U0229932

中文翻译版

哈里森心血管病学

Harrison's Cardiovascular Medicine

原书第2版

主　编　〔美〕约瑟夫·洛斯卡奥（Joseph Loscalzo）

主　译　韩雅玲

科学出版社

北　京

图字：01-2017-7073

内 容 简 介

本书为世界级心血管医学经典专著，由著名的心血管病专家韩雅玲院士领衔翻译，多名心血管病专家共同参与。全书包括6部分44章500余幅图表，分别介绍了心血管疾病简介、心血管疾病的诊断、心律失常、心脏疾病和血管疾病、心血管疾病图谱等，最后是临床相关的重要实验检查参考值和自测题。

本书以第18版《哈里森内科学》中关键的心血管章节为基础，并且突出心血管病诊断和治疗个性化优势。适合内科医师，尤其心血管病医师阅读。

图书在版编目(CIP)数据

哈里森心血管病学：原书第2版/（美）约瑟夫·洛斯卡奥（Joseph Loscalzo）著；韩雅玲主译.—北京：科学出版社，2018.4

书名原文：Harrison's Cardiovascular Medicine

ISBN 978-7-03-055993-7

Ⅰ.①哈… Ⅱ.①约… ②韩… Ⅲ.①心脏血管疾病—诊疗 Ⅳ.①R54

中国版本图书馆CIP数据核字(2017)第312893号

责任编辑：路　弘 / 责任校对：韩　杨
责任印制：李　彤 / 封面设计：龙　岩

Joseph Loscalzo
Harrison's Cardiovascular Medicine
ISBN 978-0-07-181498—0
Copyright © 2013 by McGraw-Hill Education.

科 学 出 版 社 出版
北京东黄城根北街16号
邮政编码：100717
http://www.sciencep.com
北京虎彩文化传播有限公司 印刷
科学出版社发行　各地新华书店经销
*
2018年4月第　一　版　　开本：889×1194　1/16
2022年5月第四次印刷　　印张：35 3/4
字数：1 130 000
定价：198.00元
（如有印装质量问题，我社负责调换）

2nd Edition

HARRISON'S™

CARDIOVASCULAR MEDICINE

EDITOR

Joseph Loscalzo, MD, PhD

Hersey Professor of the Theory and Practice of Medicine, Harvard Medical School;
Chairman, Department of Medicine; Physician-in-Chief, Brigham and Women's Hospital,
Boston, Massachusetts

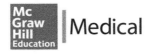

New York   Chicago   San Francisco   Lisbon   London   Madrid   Mexico City
Milan   New Delhi   San Juan   Seoul   Singapore   Sydney   Toronto

原著者

Jamil Aboulhosn, MD
Assistant Professor, Departments of Medicine and Pediatrics, David Geffen School of Medicine, University of California, Los Angeles, Los Angeles, California

Elliott M. Antman, MD
Professor of Medicine, Harvard Medical School; Brigham and Women's Hospital, Boston, Massachusetts

Eric H. Awtry, MD
Assistant Professor of Medicine, Boston University School of Medicine; Inpatient Clinical Director, Section of Cardiology, Boston Medical Center, Boston, Massachusetts

Robert C. Basner, MD
Professor of Clinical Medicine, Division of Pulmonary, Allergy, and Critical Care Medicine, Columbia University College of Physicians and Surgeons, New York, New York [Appendix]

Deepak L. Bhatt, MD, MPH
Associate Professor of Medicine, Harvard Medical School; Chief of Cardiology, VA Boston Healthcare System; Director, Integrated Interventional Cardiovascular Program, Brigham and Women's Hospital and VA Boston Healthcare System; Senior Investigator, TIMI Study Group, Boston, Massachusetts

Eugene Braunwald, MD, MA (Hon), ScD (Hon) FRCP
Distinguished Hersey Professor of Medicine, Harvard Medical School; Founding Chairman, TIMI Study Group, Brigham and Women's Hospital, Boston, Massachusetts

Cynthia D. Brown, MD
Assistant Professor of Medicine, Division of Pulmonary and Critical Care Medicine, University of Virginia, Charlottesville, Virginia [Review and Self-Assessment]

Christopher P. Cannon, MD
Associate Professor of Medicine, Harvard Medical School; Senior Investigator, TIMI Study Group, Brigham and Women's Hospital, Boston, Massachusetts

Jonathan Carapetis, PhD, MBBS, FRACP, FAFPHM
Director, Menzies School of Health Research, Charles Darwin University, Darwin, Australia

Agustin Castellanos, MD
Professor of Medicine, and Director, Clinical Electrophysiology, Division of Cardiology, University of Miami Miller School of Medicine, Miami, Florida

Murali Chakinala, MD
Associate Professor of Medicine, Division of Pulmonary and Critical Care Medicine, Washington University School of Medicine, St. Louis, Missouri

Panithaya Chareonthaitawee, MD
Associate Professor of Medicine, Mayo Clinic College of Medicine, Rochester, Minnesota

John S. Child, MD, FACC, FAHA, FASE
Streisand Professor of Medicine and Cardiology, Geffen School of Medicine, University of California, Los Angeles (UCLA); Director, Ahmanson-UCLA Adult Congenital Heart Disease Center; Director,

UCLA Adult Noninvasive Cardiodiagnostics Laboratory, Ronald Reagan-UCLA Medical Center, Los Angeles, California

Wilson S. Colucci, MD
Thomas J. Ryan Professor of Medicine, Boston University School of Medicine; Chief of Cardiovascular Medicine, Boston Medical Center, Boston, Massachusetts

Mark A. Creager, MD
Professor of Medicine, Harvard Medical School; Simon C. Fireman Scholar in Cardiovascular Medicine; Director, Vascular Center, Brigham and Women's Hospital, Boston, Massachusetts

Robert H. Eckel, MD
Professor of Medicine, Division of Endocrinology, Metabolism and Diabetes, Division of Cardiology; Professor of Physiology and Biophysics, Charles A. Boettcher, II Chair in Atherosclerosis, University of Colorado School of Medicine, Anschutz Medical Campus, Director Lipid Clinic, University of Colorado Hospital, Aurora, Colorado

Andrew J. Einstein, MD, PhD
Assistant Professor of Clinical Medicine, Columbia University College of Physicians and Surgeons; Department of Medicine, Division of Cardiology, Department of Radiology, Columbia University Medical Center and New York-Presbyterian Hospital, New York, New York [Appendix]

Jonathan A. Epstein, MD, DTMH
William Wikoff Smith Professor of Medicine; Chairman, Department of Cell and Developmental Biology; Scientific Director, Cardiovascular Institute, University of Pennsylvania, Philadelphia, Pennsylvania

David P. Faxon, MD
Senior Lecturer, Harvard Medical School; Vice Chair of Medicine for Strategic Planning, Department of Medicine, Brigham and Women's Hospital, Boston, Massachusetts

J. Michael Gaziano, MD, MPH
Professor of Medicine, Harvard Medical School; Chief, Division of Aging, Brigham and Women's Hospital; Director, Massachusetts Veterans Epidemiology Center, Boston VA Healthcare System, Boston, Massachusetts

Thomas A. Gaziano, MD, MSc
Assistant Professor, Harvard Medical School; Assistant Professor, Health Policy and Management, Center for Health Decision Sciences, Harvard School of Public Health; Associate Physician in Cardiovascular Medicine, Department of Cardiology, Brigham and Women's Hospital, Boston, Massachusetts

Ary L. Goldberger, MD
Professor of Medicine, Harvard Medical School; Wyss Institute for Biologically Inspired Engineering, Harvard University; Beth Israel Deaconess Medical Center, Boston, Massachusetts

Anna R. Hemnes, MD
Assistant Professor, Division of Allergy, Pulmonary, and Critical Care Medicine, Vanderbilt University Medical Center, Nashville, Tennessee [Review and Self-Assessment]

Helen H. Hobbs, MD
Professor of Internal Medicine and Molecular Genetics, University of Texas Southwestern Medical Center, Dallas, Texas; Investigator, Howard Hughes Medical Institute, Chevy Chase, Maryland

Judith S. Hochman, MD
Harold Snyder Family Professor of Cardiology; Clinical Chief, Leon Charney Division of Cardiology; Co-Director, NYU-HHC Clinical and Translational Science Institute; Director, Cardiovascular Clinical Research Center, New York University School of Medicine, New York, New York

Sharon A. Hunt, MD, FACC
Professor, Division of Cardiovascular Medicine, Stanford University, Palo Alto, California

David H. Ingbar, MD
Professor of Medicine, Pediatrics, and Physiology; Director, Pulmonary Allergy, Critical Care and Sleep Division, University of Minnesota School of Medicine, Minneapolis, Minnesota

Adolf W. Karchmer, MD
Professor of Medicine, Harvard Medical School; Division of Infectious Diseases, Beth Israel Deaconess Medical Center, Boston, Massachusetts

Louis V. Kirchhoff, MD, MPH
Professor of Internal Medicine (Infectious Diseases) and Epidemiology, Department of Internal Medicine, The University of Iowa, Iowa City, Iowa

Theodore A. Kotchen, MD
Professor Emeritus, Department of Medicine; Associate Dean for Clinical Research, Medical College of Wisconsin, Milwaukee, Wisconsin

Alexander Kratz, MD, PhD, MPH
Associate Professor of Pathology and Cell Biology, Columbia University College of Physicians and Surgeons; Director, Core Laboratory, Columbia University Medical Center, New York, New York [Appendix]

Thomas H. Lee, MD, MSc
Professor of Medicine, Harvard Medical School; Network President, Partners Healthcare System, Boston, Massachusetts

Jane A. Leopold, MD
Associate Professor of Medicine, Harvard Medical School; Brigham and Women's Hospital, Boston, Massachusetts

Peter Libby, MD
Mallinckrodt Professor of Medicine, Harvard Medical School; Chief, Cardiovascular Medicine, Brigham and Women's Hospital, Boston, Massachusetts

Joseph Loscalzo, MD, PhD
Hersey Professor of the Theory and Practice of Medicine, Harvard Medical School; Chairman, Department of Medicine; Physician-in-Chief, Brigham and Women's Hospital, Boston, Massachusetts

Hari R. Mallidi, MD
Assistant Professor of Cardiothoracic Surgery; Director of Mechanical Circulatory Support, Stanford University Medical Center, Stanford, California

Douglas L. Mann, MD
Lewin Chair and Chief, Cardiovascular Division; Professor of Medicine, Cell Biology and Physiology, Washington University School of Medicine, St. Louis, Missouri

Francis Marchlinski, MD
Professor of Medicine; Director, Cardiac Electrophysiology, University of Pennsylvania Health System, Philadelphia, Pennsylvania

Matthew Martinez, MD
Lehigh Valley Physician Group, Lehigh Valley Heart Specialists, Allentown, Pennsylvania

Robert J. Myerburg, MD
Professor, Departments of Medicine and Physiology, Division of Cardiology; AHA Chair in Cardiovascular Research, University of Miami Miller School of Medicine, Miami, Florida

Rick A. Nishimura, MD, FACC, FACP
Judd and Mary Morris Leighton Professor of Cardiovascular Diseases; Professor of Medicine; Consultant, Division of Cardiovascular Diseases and Internal Medicine, Mayo Clinic College of Medicine, Rochester, Minnesota

Patrick T. O'Gara, MD
Professor of Medicine, Harvard Medical School; Director, Clinical Cardiology, Brigham and Women's Hospital, Boston, Massachusetts

Michael A. Pesce, PhD
Professor Emeritus of Pathology and Cell Biology, Columbia University College of Physicians and Surgeons; Columbia University Medical Center, New York, New York [Appendix]

Daniel J. Rader, MD
Cooper-McClure Professor of Medicine and Pharmacology, University of Pennsylvania School of Medicine, Philadelphia, Pennsylvania

Anis Rassi, Jr., MD, PhD, FACC, FACP, FAHA
Scientific Director, Anis Rassi Hospital, Goiânia, Brazil

Stuart Rich, MD
Professor of Medicine, Department of Medicine, Section of Cardiology, University of Chicago, Chicago, Illinois

Richard M. Schwartzstein, MD
Ellen and Melvin Gordon Professor of Medicine and Medical Education; Associate Chief, Division of Pulmonary, Critical Care, and Sleep Medicine, Beth Israel Deaconess Medical Center, Harvard Medical School, Boston, Massachusetts

Andrew P. Selwyn, MD, MBCHB
Professor of Medicine, Harvard Medical School; Brigham and Women's Hospital, Boston, Massachusetts

David D. Spragg, MD
Assistant Professor of Medicine, Johns Hopkins University, Baltimore, Maryland

Lynne Warner Stevenson, MD
Professor of Medicine, Harvard Medical School; Director, Heart Failure Program, Brigham and Women's Hospital, Boston, Massachusetts

Gordon F. Tomaselli, MD
Michel Mirowski, MD Professor of Cardiology; Professor of Medicine and Cellular and Molecular Medicine; Chief, Division of Cardiology, Johns Hopkins University, Baltimore, Maryland

Charles M. Wiener, MD
Dean/CEO Perdana University Graduate School of Medicine, Selangor, Malaysia; Professor of Medicine and Physiology, Johns Hopkins University School of Medicine, Baltimore, Maryland [Review and Self-Assessment]

译者名单

主　译　韩雅玲

副主译　王效增　朱鲜阳　王祖禄　荆全民
　　　　　　闫承慧　李　毅

译　者（以姓氏笔画为序）

于海波	王　耿	王　斌	王祖禄
王效增	王琦光	邓　捷	田孝祥
朱鲜阳	刘海伟	闫承慧	孙　毅
孙鸣宇	杜占奎	李　毅	杨桂棠
肖家旺	吴光哲	张　坡	张　剑
张　磊	张端珍	陈火元	孟立立
赵　昕	赵　明	赵　巍	荆全民
徐　凯	陶　杰	梁　明	梁延春
梁振洋	韩雅玲		

译者前言

　　《哈里森心血管病学》是世界知名的教材，在医学教材领域享有重要地位。它的成功来源于多年形成的优良传统。首先，这本教材与其他的哈里森系列教材一样，都着重介绍了疾病的病理生理机制和治疗，这非常符合医学的规律。因为同一种疾病会有多种临床表现，而同样一个临床症状可能会源于多种疾病，只有理解疾病的病理生理机制，才能更好地理解和记忆其病因、病理、临床表现、诊断、鉴别诊断、治疗和预防等。可以说病理生理机制是认识疾病的"核心"，抓住了病理生理机制，也就抓住了重点，这也是医生"知其然，知其所以然"的必要步骤。医生在给病人治疗疾病时，只有充分了解其可能的获益和风险，才能给病人最合适的治疗。本书原著者尽可能地囊括了心血管疾病的最新进展，每一次出版前，都要对内容进行大幅度的更新，从最新的医学进展中进行归纳、总结，筛选出最值得广大医生了解的新知识，花费大量的时间和精力，以求给读者耳目一新的感觉。

　　《哈里森心血管病学》可以称作是心血管领域的一本巨著。为了帮助中国心血管内科、心血管外科的医生学习此书，我们非常乐意，也很荣幸地接受了此书的翻译任务。作为中华医学会心血管病学分会候任主任委员，我邀请了本学科优秀的心血管病专家参与本书的翻译工作，他们在各自领域都取得过非常优异的成绩，对其翻译内容的透彻理解有助于形成精品，从整体上保证此书的权威性。在此我感谢各位同行的热心参与，也感谢每一位译者的辛苦付出，正是有了你们夜以继日、加班加点的工作，才如期把这本书的中文版呈现给广大读者。

　　最后，我们也想说明，虽然译者们付出了大量的心血，但不足之处在所难免，各位读者在阅读此教材过程中如有建议，请与出版社或译者联系，我们将在修订时更正。

中国工程院院士

2018 年 4 月 10 日

原著前言

60 多年来《哈里森内科学》一直是受人尊敬的医学信息来源。随着时间流逝,传统的教科书已经有了很大发展变化,能够满足内科医师、家庭医师、护士及其他卫生保健人员的需求。"哈里森系列"越来越多,现在有了专为 iPad 用户设计的哈里森系列书籍、哈里森医学手册、在线哈里森系列书籍。《哈里森心血管病学》现在也已经出了第 2 版。

我们的读者始终关注哈里森系列书籍专业章节内容的全面性。我们的目标是把这些信息以更加简洁和可用的方式带给我们的读者。内容越集中,越有可能通过详述文字和表格来加强它的表达。我们还设置了复习与自测章节,其中包括了一些有争议的问题及回答,还提供了额外的教学要点。

心血管疾病是美国人致死的主要原因,也正迅速成为发展中国家人们致死的主要原因。心血管疾病治疗和预防措施的改进,明显改善了患有这些常见的、潜在的致死性疾病患者的生活。但在全球范围内,心血管疾病的流行程度及危险因素(特别是美国的肥胖和全球的吸烟)都在持续增长。因此,心血管内科学对于内科学领域至关重要。

心血管内科是一个不断发展的庞大的二级专业,它包含了许多特定的分支领域,包括冠心病、先天性心脏病、心脏瓣膜病、心血管影像、电生理学和介入心脏病学。这些学科均涉及有助于诊断和治疗的新技术。心脏病学分支学科高度专业化,心脏病科医师越来越专业化,这就要求内科医师在帮助和指导患者及在治疗过程中做出决策时具有广阔的心血管医学视角。

心血管病学的科学基础也在迅猛地发展。现在许多疾病的分子发病机制和遗传基础都已明确。拥有这些理论基础后,诊断和治疗越来越个体化。心血管疾病的表型非常复杂,这种结构和生理学的复杂性是其背后复杂的分子和遗传系统的体现。了解这些复杂系统的相关知识之后,识别独特治疗靶点的概率就增加了,就有很大的希望在未来进行明确的干预。再生医学是正在快速转化中的心血管医学的另一个领域。尽管在典型的损伤中很少见,但成人的心脏是可以自我修复的,心肌细胞中的心脏干细胞可完成心脏的修复。如果不能再生一个正常的心脏,那么用干细胞来修复心脏会是这一领域一个惊人的进步。这些概念展现了一个全新的方法,将会给未来的分支学科带来变革。

鉴于心血管内科在内科领域中的重要性,以及该学科相关科学基础的迅速发展,《哈里森心血管病学》应运而生。这本书的目的是给读者提供一个简明的心血管病学领域的概述。《哈里森心血管病学》以第 18 版《哈里森内科学》中关键的心血管章节为基础,由该领域的权威专家编写。这本书不仅仅适用于在心内科轮转的实习医师,也可用来训练临床医师及其他医疗专业人员,同时可供想在这个快速发展的领域中不断充实和更新自己知识的年轻医师所用。编者相信这本书将会增加读者该领域的知识,并提升读者对其重要性的认识。

本书的第一部分"心血管疾病介绍"提供了一个系统的概论,先介绍了心血管系统的基础生物学,接着介绍了心血管疾病的流行病学、患者的处理方法。将病理生理学和临床治疗相结合是《哈里森心血管病学》的特点,在各个疾病章节中都会体现这一特点。本书分成 6 个主要部分,涵盖了心血管病学的主要范围:心血管疾病介绍、心血管疾病的诊断、心律失常、心脏疾病、血管疾病、心血管疾病图谱。

我们通过网络、期刊和数据库获得信息的方法是非常高效的。尽管这些信息资源本身非常宝贵,但是庞大的数据带来了更大的数据整合需求,这需要靠该领域的专家来完成。因此,这些章节的准备过程是一项特殊的工程,需要具备从大量的知识库中提取出核心信息的能力。因此,我们感谢本书的作者——他们是国际上公认的权威,他们将一个主题提炼成为简洁而又有趣的章节,同时还提供全面的概述。我们感谢麦格劳希尔集团的同事。Jim Shanahan 是哈里森系列书籍的支持者,这些书毋庸置疑由 Kim Davis 来生产制作。我们希望这本书在你努力为了患者坚持学习时,能对你有所帮助。

Joseph Loscalzo,MD,PhD

目　录

第一部分　心血管疾病介绍

第二部分　心血管疾病的诊断

第三部分　心律失常

第六部分　心血管疾病图谱

第一部分　心血管疾病介绍

第 1 章

心血管系统的基础生物学

Joseph Loscalzo　Peter Libby　Jonathan Epstein

血管

血管超微结构

　　血管系统时时都在参与内环境稳态的维持,并且几乎与所有器官疾病的病理生理学有关。因此,对血管生物学基本要点的认识将为理解所有器官系统的正常功能及多种疾病奠定基础。毛细血管是最小的血管,由排列在基底膜上的单层内皮细胞构成,偶尔还可见到与内皮相邻的被称为周细胞的平滑肌样细胞(图 1-1A)。与大血管不同,周细胞并不包裹整个微血管,因此,无法形成一个连续的鞘。静脉和动脉通常由 3 层膜结构构成(图 1-1B～E)。内膜由与毛细血管相连续的单层内皮细胞构成。中层,又被称为中膜,由平滑肌细胞层构成(图 1-1B)。外层,又被称为外膜,由疏松的细胞外基质和少量的成纤维细胞、肥大细胞及神经末梢构成。较大的动脉具有给自身供血的血管,即滋养血管,用于营养中膜的近外膜部分。许多静脉的外膜都比内膜厚。

　　肌型小动脉的张力可调节血压和流经各种动脉床的血流。这些小动脉具有相对于外膜而言较厚的中膜(图 1-1C)。中等大小的肌型动脉同样含有明显的中膜(图 1-1D);动脉粥样硬化通常影响这一类型的肌型动脉。大的弹性动脉含有更结构化的中膜,该中膜由环形的平滑肌细胞层和夹在平滑肌细胞层之间的富含弹性蛋白的细胞外基质层构成(图1-1E)。大的动脉含有界线明显的内弹力板,形成内膜和中膜之间的分界。外弹力板则将动脉的中膜与其周围的外膜区分开来。

血管细胞的起源

　　人动脉内膜中单层血管内皮细胞的下面通常含有少量的平滑肌细胞。不同类型动脉中平滑肌细胞的胚胎起源是不同的。某些上身动脉中的平滑肌细胞来源于神经嵴,而下身动脉一般在发育期间从相邻的中胚层组织募集平滑肌细胞。前心外膜器官除产生心外膜层外,还参与形成冠状动脉的血管平滑肌细胞。最近的证据表明,骨髓可能产生血管内皮和平滑肌细胞,尤其在损伤修复或血管病变形成等情况下。实际上,骨髓修复受损内皮单层的能力可能有助于血管健康的维持,而这种修复能力的丧失则可能导致动脉疾病。内皮和间充质前体细胞或它们的干细胞前体的确切来源仍然是目前研究的热点课题。

血管细胞生物学

内皮细胞

　　内皮细胞是血管内膜的主要细胞,在健康和疾病时发挥多方面作用。最明显的,内皮形成了组织和血液之间的分界。因此,它必须以选择性的方式调节分子和细胞进入组织。而在许多血管疾病,包括动脉粥样硬化和高血压病,内皮细胞选择性通透屏障的功能发生障碍。这种通透性的调节障碍同样发生在肺水肿及其他"毛细血管渗漏"疾病中。

　　内皮还参与血流和血管管径的局部调节。在体生理条件下,内皮细胞产生的内源性物质,如前列环素、内皮源性超极化因子、一氧化氮(nitric oxide,NO)和过氧化氢(hydrogen peroxide,H_2O_2)提供张力性血管舒张刺激(表 1-1)。NO 生成减少或分解代谢过盛会损伤内皮依赖的血管舒张功能,从而参与多种病理条件下的血管过度收缩。另一方面,内皮细胞也能以可调节的方式产生内皮素等强力的缩血管物质。在病理条件下(如过度暴露于血管紧张素Ⅱ),内皮或平滑肌细胞产生过量的超氧阴离子(O_2^-)等反应性氧簇,促进局部的氧化应激,并使 NO 失活。

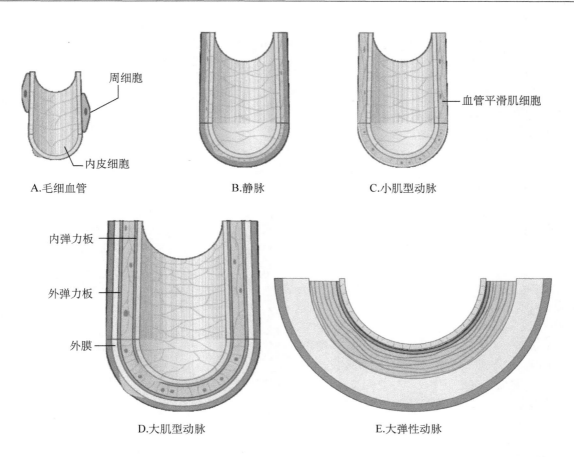

图 1-1　不同类型血管结构示意图

A. 毛细血管由内皮管及紧贴内皮的不连续的周细胞构成；B. 静脉通常中膜薄而外膜厚；C. 小肌型动脉特点是中膜明显；D. 大肌型动脉中膜明显，且平滑肌细胞包埋于复合细胞外基质中；E. 大弹性动脉由柱形的弹性组织层和与之交替的平滑肌细胞同心环构成

表 1-1　健康和疾病状态下的内皮功能

稳态表型	功能障碍表型
血管舒张	舒张受损，血管收缩
抗栓，促纤溶	促栓抗纤溶
抗感染	促炎
抑制增殖	促进增殖
抗氧化	促氧化
选择性通透	屏障功能受损

内皮单层在正常宿主防御时和病理状态时的炎症过程中发挥至关重要的作用。正常内皮可以对抗与白细胞的长期接触；但当内皮在感染或损伤时被细菌产物如内毒素或促炎细胞因子激活后，内皮细胞会表达一系列白细胞黏附分子，从而结合各种白细胞。在不同病理条件下，内皮细胞似乎可以选择性地募集不同类型的白细胞。急性细菌感染

时产生的一整套黏附分子和细胞因子倾向于招募粒细胞。而在慢性炎性疾病如结核和动脉粥样硬化时，内皮细胞表达的黏附分子倾向于招募单核细胞，从而使单核细胞在这些疾病时发生特征性聚集。

内皮还可以动态调控血栓和止血。NO 除了具有血管舒张功能，还可以抑制血小板活化和聚集。和 NO 类似，正常情况下内皮细胞产生的前列环素不仅提供舒血管刺激，还能对抗血小板活化和聚集。内皮细胞表面表达的血栓调节素在低浓度时结合血栓素，通过激活蛋白 C 途径、失活凝血因子 Ⅴa 和 Ⅷa 抑制凝血，从而对抗血栓形成。内皮细胞表面含有硫酸乙酰肝素糖胺聚糖，为血管提供内源性的抗血栓涂层。内皮细胞还积极参与纤维蛋白溶解及其调节。它们表达纤溶酶原和纤溶酶原激活物的受体，产生组织型纤溶酶原激活物。通过在局部产生

纤溶酶,正常的内皮单层能促进新生血栓的溶解。

当被炎症因子如细菌内毒素或血管紧张素Ⅱ激活时,内皮细胞能产生大量的纤维蛋白溶解的主要抑制物,即纤溶酶原激活物抑制因子-1(plasminogen activator inhibitor 1,PAI-1)。因此,在病理情况下,内皮细胞可以促进局部血栓聚集,而不是对抗它。炎性刺激还可以诱导强效的促凝组织因子的表达,从而参与败血症中的弥散性血管内凝血。

内皮细胞还参与很多免疫介导疾病的病理过程。补体介导的内皮细胞裂解就是免疫介导的组织损伤的一个例子。实质器官同种异体移植物中内皮细胞对异体组织相容复合体抗原的提呈可激发免疫排斥。此外,免疫介导的内皮损伤可能参与血栓性血小板减少性紫癜及溶血性尿毒综合征患者的发病。因此,除了参与固有免疫反应,内皮细胞还积极参与体液免疫和细胞免疫反应。

内皮细胞还调节与之相邻的平滑肌细胞的生长。内皮细胞上表达的硫酸乙酰肝素糖胺聚糖能严格控制平滑肌的增殖。相反,当暴露于多种损伤刺激时,内皮细胞能表达生长因子和趋化因子,如血小板源性生长因子,促进平滑肌细胞的迁移和增殖。这些生长刺激分子的异常表达可能促进平滑肌细胞在动脉粥样硬化病变中的堆积。

内皮功能的临床评价

人的内皮舒张功能可以通过多种侵入性和非侵入性手段进行评价。药理学激动药或血流增加都能刺激内皮迅速产生效应分子,改变内皮下平滑肌细胞的张力。侵入性评价可以通过注射胆碱能受体激动药乙酰胆碱和醋甲胆碱刺激正常内皮细胞释放NO实现。定量测量冠状动脉直径的变化可以通过侵入性手段,向冠状动脉内注射上述半衰期短、作用迅速的药物。而评价前臂循环的内皮功能则可采用非侵入性手段,通常是用血压计袖带阻断肱动脉血流,以此激发袖带释放后的反应性充血;最终产生的血流增加一般会引起内皮依赖的血管舒张,通过超声测量肱动脉血流和直径变化可对其进行评价(图1-2)。这种方法依赖于血流恢复后剪切应力依赖的内皮释放NO的变化及前臂缺血组织(一过性)释放的腺苷的效应。

通常,这些侵入性和非侵入性方法能检测出诱导性血管舒张约10%的管径变化。在有动脉粥样硬化或其多种危险因素(尤其是高血压、高脂血症、糖尿病和吸烟)的个体中,上述方法检测出的内皮功能障碍表现为较小的管径变化,在某些极端病例中,

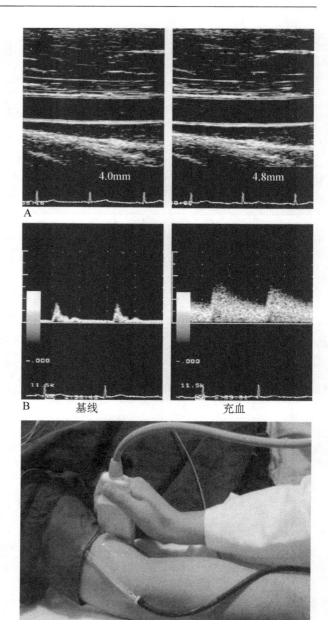

图1-2　通过血压计袖带阻断或释放评价内皮功能。袖带排气时,超声检测肱动脉直径(A);超声检测肱动脉血流(B);超声在体外探测肱动脉的方法(C)(Reproduced with permission of J. Vita, MD.)

甚至出现所谓的矛盾性血管收缩,这是由于胆碱能受体激动药对血管平滑肌细胞张力的产生具有直接作用。

血管平滑肌细胞

平滑肌细胞是血管中膜的主要细胞类型,积极

参与血管的病理学。肌型动脉中平滑肌细胞的收缩和舒张控制着血压、局部血流及左心室后负荷(见后文)。平滑肌细胞张力还调控静脉的舒缩张力,从而调节静脉树容量并影响左、右心室的前负荷。成体血管中的平滑肌细胞几乎不增殖。平滑肌细胞这种稳态的静止在动脉损伤或炎症激活时会发生改变。动脉平滑肌细胞的增殖和迁移与表型转变密切相关,表现为收缩蛋白减少,细胞外基质大分子产生增加,从而参与动脉粥样硬化时动脉狭窄的进展,维持并加重高血压的小动脉重塑及血管成形术或支架释放后损伤血管的增生反应。在肺循环中,平滑肌细胞的迁移和增殖在左向右分流等持续的高血流状态所引起的逐渐发生的肺血管疾病中起关键作用。这种肺血管疾病是许多成人先天性心脏病患者治疗中的一个主要障碍。阐明调节可逆性的平滑肌细胞表型转换的信号通路仍是目前研究的热点。在其他介质中,microRNAs已作为这一转换过程有力的调控因子出现,为人们提供了新的干预靶点。

活化的发生表型转化的平滑肌细胞分泌大量的血管细胞外基质。胶原和糖胺聚糖的过度表达参与高血压和动脉粥样硬化过程中动脉的重塑及其生物学和生物力学的改变。在大弹性动脉中,平滑肌细胞分泌的弹性蛋白不仅维持正常动脉结构,还帮助维持血流动力学稳定。大动脉,如主动脉,储存收缩期动力学能量的能力可促进舒张期组织灌注。与老化或疾病相关的动脉僵硬,表现为脉压增宽,将增加左心室后负荷,提示预后不佳。

与内皮细胞类似,血管平滑肌细胞不仅只对其他类型细胞产生的血管舒缩或炎性刺激做出反应,它本身也可作为这些刺激的来源。例如,当暴露于细菌内毒素或其他促炎刺激时,平滑肌细胞能产生细胞因子和其他炎症介质。此外,一旦受到炎症激活,动脉平滑肌细胞还能像内皮细胞一样产生促栓介质如组织因子、抗纤溶蛋白PAI-1及其他调节血栓和纤溶的分子。平滑肌细胞还能产生自分泌生长因子,放大对动脉损伤的增生性反应。

血管平滑肌细胞的功能

血管平滑肌细胞调控血管张力。钙离子通过细胞膜内流至细胞内及钙离子从细胞内钙池释放,均使胞内钙离子浓度增加,从而刺激平滑肌细胞发生收缩(图1-3)。在血管平滑肌细胞中,电压依赖性L型钙通道在膜除极时开放,这一过程受能量依赖的离子泵(如钠钾泵)和其他通道(如钙离子敏感的钾离子通道)调节。细胞内钙离子浓度的局部变化被

称为钙火花,是由钙离子通过电压依赖的钙通道内流产生,并由肌浆网中兰尼碱敏感的钙释放通道簇的协同激活引发。钙火花可直接放大细胞内钙浓度,还可通过激活氯离子通道间接增加细胞内钙浓度。此外,钙火花可通过激活大电导钙敏感的钾离子通道使细胞膜超极化,从而限制电压依赖的细胞内钙离子增加,最终降低平滑肌收缩力。

生化激动药同样可以提高细胞内钙浓度,在这种情况下,受体依赖的磷脂酶C活化后水解磷脂酰肌醇4,5-二磷酸,产生二酰甘油(diacylglycerol, DAG)和肌醇-1,4,5-三磷酸(inositol 1,4,5-trisphosphate,IP_3)。这些细胞膜的脂质衍生物反过来激活蛋白激酶C并增加细胞内钙浓度。此外,IP_3还可与肌质网膜上特异性受体结合促进钙离子从肌质网钙池外流至胞质。

血管平滑肌细胞的收缩主要由肌球蛋白轻链的磷酸化调控。在稳定状态下,这种调控依赖于肌球蛋白轻链激酶和肌球蛋白轻链磷酸酶两者作用之间的平衡。钙通过形成钙-钙调蛋白复合物激活肌球蛋白轻链激酶。该激酶可磷酸化肌球蛋白轻链,提高肌球蛋白ATP酶活性,增加收缩力。而肌球蛋白轻链磷酸酶则使肌球蛋白去磷酸化,降低肌球蛋白ATP酶的活性和收缩力。肌球蛋白轻链磷酸酶上的肌球蛋白结合亚单位(thr695)可被Rho激酶磷酸化,从而抑制磷酸酶活性并降低收缩装置对钙的敏感性。Rho激酶本身可以被小GTP酶RhoA激活,而RhoA则被鸟苷酸交换因子激活、被GTP酶激活蛋白抑制。

环腺苷酸和环鸟苷酸都可以通过复杂的机制舒张血管平滑肌细胞。β受体激动药通过其G蛋白偶联受体起作用,可激活腺苷酸环化酶,将ATP转化为环腺苷酸;NO和心房钠尿肽分别通过直接作用和G蛋白偶联受体激活鸟苷酸环化酶,将GTP转化为环鸟苷酸。环腺苷酸和环鸟苷酸反过来分别激活蛋白激酶A和蛋白激酶G,使肌球蛋白轻链激酶失活,降低血管平滑肌细胞张力。此外,蛋白激酶G能直接与肌球蛋白轻链磷酸酶的肌球蛋白结合底物亚单位相互作用,提高磷酸酶活性,降低血管张力。最后,多种机制驱动NO依赖的、蛋白激酶G介导的血管平滑肌细胞钙浓度下降,包括磷酸化依赖的RhoA失活;IP_3形成减少;IP_3受体相关的环鸟苷酸激酶底物磷酸化,继而引起IP_3受体功能受到抑制;受磷蛋白磷酸化增加肌质网中钙ATP酶的活性及钙的存留;以及蛋白激酶G依赖的质膜上钙ATP酶活性

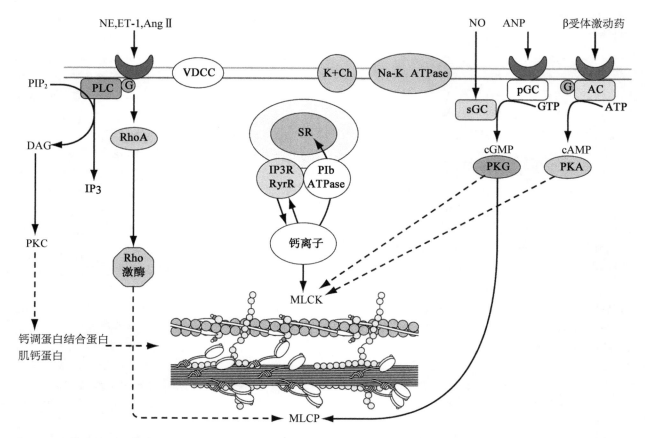

图 1-3 血管平滑肌细胞钙浓度和肌动球蛋白 ATP 酶依赖的收缩的调节。AC. 腺苷环化酶；Ang Ⅱ. 血管紧张素Ⅱ；ANP. 心房钠尿肽；DAG. 二酰甘油；ET-1. 内皮素-1；G. G 蛋白；IP_3. 肌醇-1,4,5-三磷酸；MLCK. 肌球蛋白轻链激酶；MLCP. 肌球蛋白轻链磷酸酶；NE. 去甲肾上腺素；NO. 一氧化氮；pGC. 颗粒型鸟苷环化酶；PIP_2. 磷脂酰肌醇-4,5-二磷酸；PKA. 蛋白激酶 A；PKC. 蛋白激酶 C；PKG. 蛋白激酶 G；PLC. 磷脂酶 C；sGC. 可溶型鸟苷环化酶；SR. 肌质网；VDCC. 电压依赖型钙通道（Modified from B Berk. in Vascular Medicine. 3rd ed. 2006：23. Philadelphia，Saunders，Elsevier，with permission.）

的激活，这种激活可能是由于钠钾泵活化或钙依赖的钾离子通道活化所引起的细胞膜超极化。

血管平滑肌细胞张力的调控

血管平滑肌细胞张力在严密调控的控制网络中受到自主神经系统和内皮的调节。自主神经元从外膜进入血管中膜，在主动脉弓和颈动脉体中对压力和化学感受器应答，在皮肤中对温度感受器应答，从而调节血管平滑肌细胞张力。这些调节因素包括快反应反射弧和情感刺激。快反应反射弧受中枢输入信号调节，对感觉输入信号（嗅觉、视觉、听觉和触觉）做出应答。三类神经介导血管张力的自主调节：交感神经，其主要神经递质为肾上腺素和去甲肾上腺素；副交感神经，其主要神经递质为乙酰胆碱；以及非肾上腺素能/非胆碱能神经，包括氮能神经和肽能神经两个亚群。氮能神经的主要神经递质为

NO，而肽能神经的主要神经递质为 P 物质、血管活性肠肽、降钙素基因相关肽和 ATP。

上述每一种神经递质都通过特异性受体作用于血管平滑肌细胞，调节细胞内钙，最终调节收缩张力。

去甲肾上腺素激活 α 受体，肾上腺素激活 α 和 β 受体（肾上腺素能受体）；在大多数血管中，去甲肾上腺素在大动脉中激活神经肌接头后 $α_1$ 受体，而在小动脉和微动脉中激活 $α_2$ 受体，引起血管收缩。多数血管的平滑肌细胞上表达 $β_2$ 肾上腺素能受体，并通过 AMP 依赖的舒张对 β 受体激动剂做出应答。副交感神经元释放的乙酰胆碱可结合血管平滑肌细胞上的毒蕈碱样受体（该受体有 M_{1-5} 5 个亚型）引起血管舒张。此外，NO 刺激突触前神经元释放乙酰胆碱，继而刺激内皮释放 NO。氮能神经元释放由

神经元 NO 合成酶产生的 NO，NO 通过前述的环鸟苷酸依赖和非依赖机制引起平滑肌细胞舒张。所有肽能神经递质都能直接地或通过内皮依赖的 NO 释放间接地降低血管平滑肌细胞张力，从而有力地舒张血管。

内皮通过直接释放多种效应因子调节血管平滑肌张力。这些效应因子包括引起血管舒张的 NO、前列环素、硫化氢、内皮源性超极化因子及引起血管收缩的内皮素。它们的释放受到机械因素（剪切力、牵张应力等）和生化介质（嘌呤能受体激动剂、毒蕈碱能受体激动剂和肽能受体激动药）的刺激，其中生化介质通过内皮细胞上每种介质的特异性受体发挥作用。除了这些血管平滑肌细胞张力的局部旁分泌调节因子，之前讨论过的循环中的介质，包括去甲肾上腺素、肾上腺素、血管加压素、血管紧张素 Ⅱ、缓激肽和钠尿肽（ANP、BNP、CNP 和 DNP）也可以影响张力。

血管再生

新血管的生长可发生于慢性缺氧或组织缺血时。生长因子，包括血管内皮细胞生长因子（vascular endothelial growth factor，VEGF）和成纤维细胞生长因子（fibroblast growth factor，FGF），可激活刺激内皮增生和管腔形成的信号通路，这一过程被称为血管新生（angiogenesis）。侧支血管网络在缺血心肌中的形成反映了血管新生这一过程。该血管网络的形成源于内皮祖细胞的选择性激活，这些内皮祖细胞可能存在于血管壁中，或从骨髓归巢到闭塞或严重狭窄血管所支配的缺血组织。正常情况下，在成体哺乳动物的心血管系统中不会发生真正的动脉新生（arteriogenesis）或者包含三层结构的血管发育。血管重新发育的分子机制及体现这一过程的前体细胞目前正处于飞速进展的研究当中。

血管药物基因组学

血管对药物的反应存在个体差异。20 世纪明确见证了这一差异潜在的遗传学方面的长足进步。许多研究人员将研究的焦点集中在与血管功能的神经体液调节相关的受体和酶，以及那些用来代谢影响血管张力药物的肝酶。到目前为止，已发现遗传多态性与血管对药物反应性的差异相关，这种血管反应性差异常常（但不一定）与感兴趣的受体或酶的功能或表达上的差异有关。某些多态性似乎在特定种族的人群中含有不同的等位基因频率。在表 1-2 中总结了最近发现的决定血管药物基因组学差异的多态性。

表 1-2　血管功能和疾病风险的基因多态性

基因	等位基因多态性	临床意义
α 肾上腺素能受体		
α1A	Arg492Cys	无
α2B	Glu9/G1712	CHD 事件增加
α2C	A2cDcl3232-325	高血压和心力衰竭风险的种族差异
血管紧张素转化酶（angiotensin-converting enzyme，ACE）	内含子 16 插入/缺失多态性	D 等位基因或 DD 基因型可提高对 ACE 抑制剂的反应性；有关增加动脉粥样硬化性心脏病和高血压风险的数据不一致
血管紧张素 Ⅱ Ⅰ 型受体	1166A → C Ala-Cys	对 Ang Ⅱ 反应性增加、妊娠高血压风险增加
β 肾上腺素能受体		
β1	Ser49Gly	HR 加快，DCM 风险增加
	Arg389Gly	黑种人中心力衰竭增加
β2		
	Arg16Gly	家族性高血压，肥胖风险增加
	Glu27Gln	白种人 2 型糖尿病患者发生高血压
	Thr164Ile	对激动剂亲和力下降，HF 预后不良
B2-缓激肽受体	Cys58Thr，Cys412Gly，Thr21Met	在某些种群中高血压风险增加

续表

基因	等位基因多态性	临床意义
内皮型一氧化氮合酶（endo-thelial nitric oxide syn-thase,eNOS)	内含子 4 和 13 有核苷酸重复，Glu298Asp Thr785Cys	MI 和静脉血栓增加 早发冠心病

CHD.冠心病；HR.心率；DCM.扩张型心肌病；HF.心力衰竭；MI.心肌梗死
（源自：Derived from B Schaefer,et al. Heart Dis,2003,5：129.）

心肌收缩的细胞学基础

心肌超微结构

约 3/4 的心室重量由心肌细胞构成。心肌细胞通常长 60～140μm，直径 17～25μm（图 1-4A）。每个细胞包含多个杆状、有交叉条纹的纤维样结构（肌原纤维）。肌原纤维沿细胞长轴走行，并由一系列被称为肌小节的重复结构构成。在肌原纤维之间的胞质中含有其他细胞成分，包括单个居中的细胞核、大量的线粒体和细胞内的膜系统（即肌质网）。

肌小节是收缩的结构和功能单位，位于相邻的两条 Z 线之间。Z 线是重复的暗带，在透射电镜下非常明显。Z 线之间的距离随心肌收缩或舒张变化范围为 1.6～2.2μm。在肌小节内，亮带和暗带交替出现，使肌纤维在光镜下呈现为横纹样外观。在肌小节的中间是一条固定长度的暗带（1.5μm），即 A 带。A 带两侧有两条亮带，即 I 带，其长度不等。心肌的肌小节和骨骼肌类似，含有两套相间错杂的肌丝。粗肌丝主要由肌动蛋白构成，横贯 A 带；直径约 10 nm，两端逐渐变细。细肌丝主要由肌动蛋白构成，从 Z 线经过 I 带到达 A 带；直径约 5 nm，长度约 1.0μm。因此，粗肌丝和细肌丝仅在（暗）A 带重叠，而（亮）I 带仅包含细肌丝。在电子显微镜下，可能会在 A 带中见到延伸在粗肌丝和细肌丝之间的桥；这些桥是与肌动蛋白丝结合的肌球蛋白头部。

收缩过程

肌肉收缩的肌丝滑行学说是建立在以下的基本观察基础上的，即在收缩和舒张过程中，粗肌丝和细肌丝的总长度不变。收缩时，肌动蛋白丝被推向 A 带，A 带长度不变，而 I 带变短，Z 线互相靠近。

肌球蛋白分子是一个复杂的不对称的纤维状蛋白，分子量约为 500 000Da(1Da＝1.657×10⁻²⁷kg)；

它有一个长度约 150 nm 的杆部和位于杆部尾端的球部（头部）。肌球蛋白的这些球部不仅形成肌动蛋白与肌球蛋白之间的桥梁，同时也是 ATP 酶的活性部位。粗肌丝由约 300 个纵向堆积的肌球蛋白分子构成，在其形成过程中，肌球蛋白分子的杆部以一种有序的极化的方式排列，使球部向外突出，从而与肌动蛋白相互作用，产生收缩力并缩短（图 1-4B）。

肌动蛋白分子量约 47 000Da。细肌丝包含一个含双链肌动蛋白分子的双螺旋。两个肌动蛋白分子在更大的原肌球蛋白上互相缠绕。一组调节蛋白，即肌钙蛋白 C、I 和 T，在细肌丝上间隔一定间距分布（图 1-5）。与肌球蛋白不同，肌动蛋白缺乏固有的酶活性，但是它在 ATP 和 Ca²⁺ 存在时可以与肌球蛋白发生可逆的结合。钙离子激活肌动蛋白 ATP 酶，后者反过来降解作为收缩能量来源的 ATP（图 1-5）。肌动蛋白 ATP 酶的活性决定了肌动-肌球蛋白横桥的形成率或分解率，最终决定了肌肉收缩的速度。在舒张的肌肉中，原肌球蛋白可抑制这种相互作用。肌联蛋白（图 1-4D）是一种大的有弹性的肌纤维蛋白，将肌球蛋白连接到 Z 线；它的拉伸与心脏弹性有关。肌营养不良蛋白是一种长的细胞骨架蛋白，含有一个氨基末端肌动蛋白结合结构域和一个羧基末端结构域。该羧基末端结构域与位于细胞膜黏附连接上的肌营养不良蛋白聚糖复合体结合，从而将肌小节固定在细胞膜上与相邻的收缩性心肌细胞紧密偶联的区域。肌营养不良蛋白复合体成分的突变可引起肌肉萎缩和相关的心肌病。

在心肌细胞的激活过程中，Ca²⁺ 与肌钙蛋白异三聚体中的一种成分结合，引起调节性原肌球蛋白的构象发生改变，暴露出肌动蛋白横桥相互作用位点（图 1-5）。肌球蛋白头部和肌动蛋白丝的反复相互作用被称为横桥循环，可引起肌动蛋白沿肌球蛋白丝滑行，最终导致肌肉缩短和（或）张力的产生。ATP 的水解将肌球蛋白横桥从肌动蛋白上解离下来。在 ATP 存在时（图 1-5），只要有足够的 Ca²⁺，

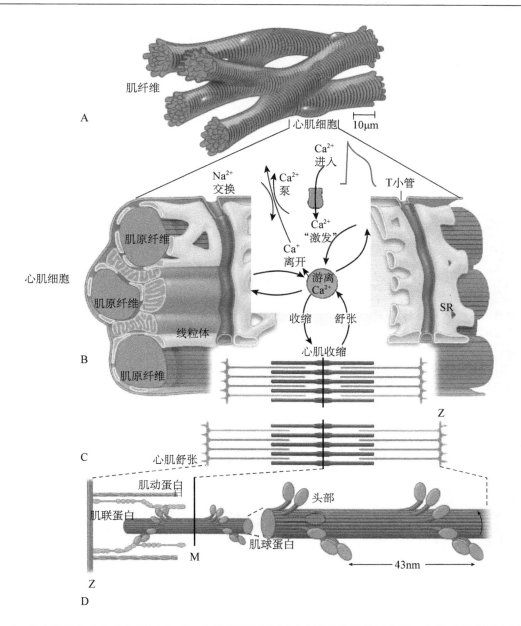

图 1-4　A. 分支的肌细胞构成心肌纤维。B. 心肌细胞胞质中[Ca^{2+}]变化起关键作用。如示意图所示,去极波沿肌膜走行作用于钙通道使其开放,Ca^{2+}通过开放的钙通道进入胞质。这些 Ca^{2+} 激发肌质网(SR)释放更多的钙,从而启动一个收缩-舒张循环。最终,进入细胞的少量 Ca^{2+} 主要通过钠钙交换体离开细胞,而细胞膜上 Ca^{2+} 泵所起的作用较小。心肌收缩(B)(此时[Ca^{2+}]最大)和心肌舒张(C)(此时[Ca^{2+}]最小)时,肌动蛋白-肌球蛋白的重叠程度不同。D. 与粗肌丝相连的肌球蛋白头部和细肌丝相互作用。(From LH Opie, Heart Physiology,reprinted with permission. Copyright LH Opie,2004.)

肌动蛋白和肌球蛋白丝之间的桥连将循环往复地被形成和打破;当[Ca^{2+}]低于临界水平时,桥连终止,并且肌钙蛋白-原肌球蛋白复合体再次阻止肌球蛋白横桥与肌动蛋白丝发生相互作用(图 1-6)。

　　胞质内 Ca^{2+} 是心脏变力状态的一个主要决定因素。大多数刺激心肌收缩的药物(正性肌力刺激)包括洋地黄类和 β 肾上腺素能受体激动剂,均能提高肌丝附近的[Ca^{2+}],从而激发横桥循环。心脏肾上腺素能神经中神经冲动的增加可引起心脏肾上腺素能神经末梢释放去甲肾上腺素,从而刺激心肌收缩。去甲肾上腺素可激活心肌 β 受体,并通过兴奋型鸟苷酸结合蛋白激活腺苷酸环化酶,催化 ATP 形

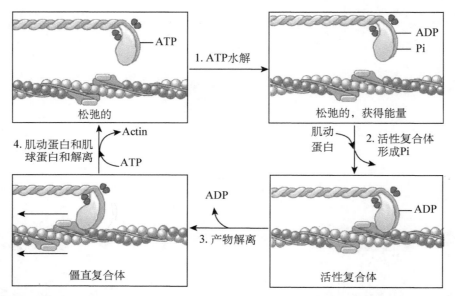

图 1-5 心肌收缩和舒张的 4 个步骤。 在舒张的心肌中(左上),ATP 与肌动蛋白横桥结合,使粗肌丝和细肌丝分离。**步骤 1:** 在肌动蛋白头部 ATP 酶部位,与肌动蛋白结合的 ATP 被水解,核酸的化学能被转移到激活的横桥(右上)。当胞质中钙离子浓度低时(如在舒张的心肌中),反应不能继续进行。这是由于细肌丝上的原肌球蛋白-肌钙蛋白复合体阻碍了肌动蛋白上的活性位点与横桥发生相互作用。因此,即使横桥被激活,它也不能与肌动蛋白发生相互作用。**步骤 2:** 当细肌丝上与肌钙蛋白 C 结合的 Ca^{2+} 暴露出活性位点时,肌动蛋白将与肌球蛋白横桥相互作用,形成活性复合体(右下)。来自 ATP 的能量可以保留在肌动蛋白结合的横桥上,但横桥的方向并未发生偏移。**步骤 3:** 当 ADP 从横桥上分离下来时,肌肉发生收缩。这一步骤导致低能僵直复合体的形成(左下)。在低能僵直复合体中,ATP 水解产生的化学能被消耗用来做机械功(横桥的"滑行"运动)。**步骤 4:** 肌肉恢复至静息状态,当新的 ATP 分子结合到僵直复合体并将横桥从细肌丝上解离下来,循环终止。这一循环一直持续到钙从细肌丝上的肌钙蛋白 C 上解离下来,继而引起收缩性蛋白恢复到静息状态,而横桥处于激活状态。ATP. 腺苷三磷酸;ADP. 腺苷二磷酸(From AM Katz, Heart failure. Cardiac function and dysfunction, in Atlas of Heart Diseases, 3rd ed. WS Colucci [ed]. Philadelphia, Current Medicine, 2002. Reprinted with permission.)

成细胞内第二信使环腺苷酸(图 1-6)。环腺苷酸又可激活蛋白激酶 A(protein kinase A,PKA),PKA 磷酸化心肌肌膜上的 Ca^{2+} 通道,从而增强 Ca^{2+} 向心肌细胞内流。PKA 的其他功能将在后文中讨论。

肌质网(sarcoplasmic reticulum,SR)(图 1-7)是一个复杂的相互交织的细胞内通道网络,包绕着肌原纤维。其纵向暴露的小管紧密地包绕着单个肌小节的表面,但是与细胞的外面没有直接的连续性。但是,在结构上和功能上与 SR 紧密相关的横小管,或被称为 T 系统,却是由沿 Z 线(即肌小节末端)延伸到心肌纤维的肌膜内陷形成的。

心脏激活

在非激活状态,心肌细胞表现为电极化;即相对于细胞外,细胞内部带负电荷,跨膜电位为 $-80 \sim -$ 100 mV(参见第 14 章)。肌膜在静息状态下对 Na^+ 几乎不通透,上面含有 Na^+-K^+ 泵,由 ATP 供能将 Na^+ 排出细胞;该泵对静息电位的形成起重要作用。因此,细胞内[K^+]相对高而[Na^+]低;相反,细胞外[Na^+]高而[K^+]低。同时,在静息状态下,细胞外[Ca^{2+}]远高于游离的细胞内[Ca^{2+}]。

动作电位分为 4 期(图 14-1B)。在动作电位的平台期(2 期),有一个缓慢的内向电流通过肌质网上的 L 型 Ca^{2+} 通道(图 1-7)。除极电流不仅能沿细胞表面传导,还能通过分支的 T 小管系统深入到细胞内。穿过肌膜和 T 系统的 Ca^{2+} 绝对量相对很小,就这个量本身而言,似乎不足以引起收缩装置的完全激活。然而,这一较小的 Ca^{2+} 电流可以激发 SR 释放更大量的 Ca^{2+},这一过程被称为 Ca^{2+} 诱导的 Ca^{2+} 释放(Ca^{2+}-induced Ca^{2+} release)。后者是胞质内[Ca^{2+}]和心肌收缩力的主要决定因素。

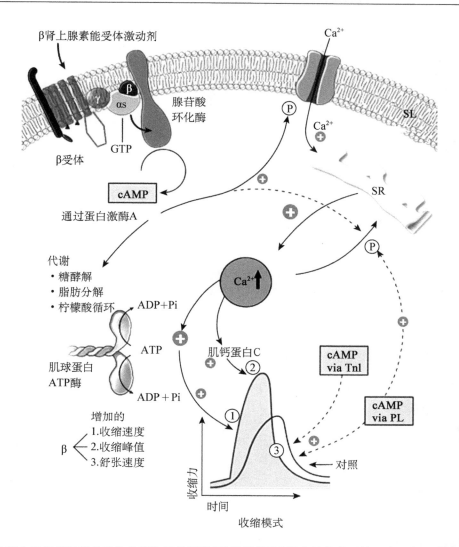

图 1-6　参与 β 肾上腺素能刺激的正性收缩和正性舒张（增强的舒张）效应的信号系统。 当 β 肾上腺素能激动剂与 β 受体发生相互作用时，一系列 G 蛋白介导的变化会引起腺苷酸环化酶的激活和环腺苷酸（cyclic adenosine monophosphate，cAMP）的形成。后者通过蛋白激酶 A 促进代谢（左）并磷酸化 Ca^{2+} 通道蛋白（右），导致 Ca^{2+} 通道开放的可能性增大，从而增加 Ca^{2+} 通过 T 小管肌膜（sarcolemma，SL）的内向运动。这些 Ca^{2+} 能促进更多的钙从肌质网（sarcoplasmic reticulum，SR）中释放出来，提高胞质 Ca^{2+} 浓度并激活肌钙蛋白 C。Ca^{2+} 还能提高腺苷三磷酸（adenosine triphosphate，ATP）分解为腺苷二磷酸（adenosine diphosphate，ADP）和无机磷（inorganic phosphate，P_i）的速度。增强的肌球蛋白 ATP 酶活性可以解释收缩速度的增加，而肌钙蛋白 C 活化增强则可以解释收缩力峰值的增加。舒张速度增加可以由 cAMP 激活受磷蛋白（phospholamban）这一事实解释。受磷蛋白位于 SR 膜上，调控 SR 摄入钙的速度，这一作用可以解释舒张增强（正性舒张效应）。P. 磷酸化；PL. 受磷蛋白；TnI. 肌钙蛋白 I（Modified from LH Opie，Heart Physiology，reprinted with permission. Copyright LH Opie，2004.）

Ca^{2+} 由 SR 通过 Ca^{2+} 释放通道释放，该通道是一种兰尼碱受体的心脏异构体（isoform of the ryanodine receptor，RyR2），可调控胞质内［Ca^{2+}］，并且可引起和血管平滑肌中类似的细胞内［Ca^{2+}］的局部变化（又被称为钙火花）。许多调节蛋白，包括钙通道稳定蛋白 2（calstabin 2），能抑制 RyR2 进而抑制 Ca^{2+} 从 SR 的释放。PKA 将钙通道稳定蛋白从 RyR2 上解离下来，增强 Ca^{2+} 的释放和心肌收缩力。血浆儿茶酚胺水平过高和心脏交感神经元释放去甲肾上腺素会导致 PKA 过磷酸化，产生没有钙通道稳

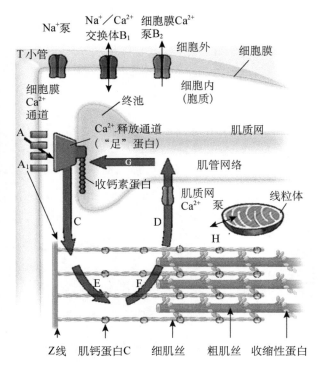

图 1-7　参与心肌兴奋-收缩偶联的 Ca²⁺ 流和关键结构。 箭头示 Ca²⁺ 流的方向。每个箭头的宽度代表钙离子流的强度。两个 Ca²⁺ 循环调控着兴奋-收缩偶联和舒张。较大的循环全部发生在细胞内，包括 Ca²⁺ 流入和流出肌质网，以及 Ca²⁺ 与肌钙蛋白 C 的结合和解离。较小的细胞外 Ca²⁺ 循环发生在 Ca²⁺ 流入或流出细胞时。动作电位使细胞膜上的 Ca²⁺ 通道开放，允许 Ca²⁺ 从细胞外液被动地进入细胞内（箭头 A）。进入细胞内的 Ca²⁺ 中，仅有一小部分直接激活收缩性蛋白（箭头 A₁）。当 Ca²⁺ 被主动转运回细胞外液后，Ca²⁺ 的细胞外循环完成。Ca²⁺ 的上述转运是通过钠钙交换体（箭头 B₁）和细胞膜钙泵（箭头 B₂）介导的 2 次细胞膜钙流动实现的。在胞内 Ca²⁺ 循环中，Ca²⁺ 通过终池中的通道被动地被释放（箭头 C），从而启动收缩；肌管网络（箭头 D）上的 Ca²⁺ 泵主动摄取 Ca²⁺ 从而舒张心脏。Ca²⁺ 在肌质网内的扩散（箭头 G）使这种激活性的阳离子返回到终池，在那里与收钙素蛋白或其他钙结合蛋白以复合体形式储存起来。当肌质网释放的 Ca²⁺ 与肌钙蛋白 C 结合时，会启动收缩（箭头 E）。当肌质网使胞质内 [Ca²⁺] 下降时，将导致 Ca²⁺ 从肌钙蛋白上解离下来（箭头 F），使心脏舒张。Ca²⁺ 还能在线粒体和胞质之间来回移动（H）（Adapted from AM Katz. Physiology of the Heart, 4th ed. Philadelphia, Lippincott, Williams & Wilkins, 2005, with permission.）

定蛋白 2 结合的 RyR2。后者会耗尽 SR 中的 Ca²⁺ 储备，使心脏收缩功能受损，导致心力衰竭并激发室性心律失常。

从 SR 释放的 Ca²⁺ 随后向肌原纤维扩散，在那里与肌钙蛋白 C 结合（图 1-6）。通过抑制肌钙蛋白 C 这一收缩抑制因子，Ca²⁺ 激活肌原纤维使其缩短。在复极化过程中，SR 中 Ca²⁺ 泵的活性，即 SR Ca²⁺-ATP 酶（SERCA₂A），可对抗浓度梯度再次积聚 Ca²⁺，最终积聚的 Ca²⁺ 通过与收钙素蛋白（calsequestrin）结合被储存在 SR 中。

这种 Ca²⁺ 的再蓄积是一个耗能（ATP）过程，可将胞质 [Ca²⁺] 减低到足以抑制负责收缩的肌动-肌球蛋白相互作用的水平，从而引起心肌舒张。此外，在肌膜上还存在 Ca²⁺ 和 Na⁺ 的交换（图 1-7），可降低胞质 [Ca²⁺]。cAMP 依赖的 PKA 可磷酸化 SR 上的受磷蛋白（phospholamban）；后者又反过来引起 Ca²⁺ 泵的激活，从而增加 SR 对 Ca²⁺ 的摄取，加速舒张并为 SR 提供大量 Ca²⁺，以便其在随后的除极时释放，最终刺激收缩。

因此，通过传导动作电位、释放并再聚集 Ca²⁺，细胞膜、横小管和 SR 三者的组合在心肌的节律性收缩和舒张中起根本作用。不管何种病因引起的上述任何成分的遗传或药理学改变，都会干扰这些功能。

心功能和心排血量的调控

在正常的心脏中，心肌收缩的程度及心室的搏出量取决于 3 个主要因素：①收缩发生时心肌的长度，即前负荷；②收缩过程中心肌的张力，即后负荷；③心肌的收缩力，即在一定的前负荷和后负荷下，心肌缩短的程度和速度。前负荷/后负荷及收缩力的主要决定因素见表 1-3。

心肌长度的作用（前负荷）

前负荷决定了收缩开始时肌节的长度。肌节长度约为 2.2 μm 时可产生最强有力的收缩。这一长度为两套肌丝的相互作用提供最佳构象。肌节的长度还调节收缩系统的激活程度，即对 Ca²⁺ 的敏感性，因此，又被称为长度依赖的激活。肌丝对 Ca²⁺ 的敏感性在最佳肌节长度时达到最大。肌纤维的初始长度与收缩力产生之间的关系对心功能至关重要。这一关系是形成心脏 Starling 定律的基础。Starling 定律认为，在一定范围内，心室收缩力依赖于心肌舒张末长度；在正常心脏中，后者与心室收缩末容积密切相关。

表 1-3 每搏输出量的决定因素

Ⅰ. 心室前负荷	Ⅲ. 心肌收缩力[a]
A. 血容量	A. 心肌内[Ca^{2+}] ↑ ↓
B. 血容量的分布	B. 心脏肾上腺素能神经活性 ↑ ↓[b]
1. 体位	C. 循环中的儿茶酚胺 ↑ ↓[b]
2. 胸腔内压力	D. 心率 ↑ ↓[b]
3. 心包内压力	E. 外源性正性肌力药物 ↑
4. 静脉张力	F. 心肌缺血 ↓
5. 骨骼肌的挤压作用	G. 心肌细胞死亡(坏死、凋亡及自噬) ↓
C. 心房收缩	H. 肌节或细胞骨架蛋白改变 ↓
Ⅱ. 心室后负荷	1. 遗传
A. 全身血管阻力	2. 血流动力学超负荷
B. 动脉树弹性	I. 心肌纤维化 ↓
C. 动脉血容量	J. 慢性神经激素过表达 ↓
D. 心室壁张力	K. 心室重构 ↓
1. 心室半径	L. 慢性和(或)心肌过度肥厚 ↓
2. 心室壁厚度	

[a]. 箭头示收缩力决定因素引起收缩力变化的方向

[b]. 收缩力先升高后下降

心功能

心室舒张末压或"充盈"压有时被用来作为舒张末容积的替代指标。在离体的心脏或心-肺样本中,每搏输出量的变化与舒张末心肌纤维长度(前负荷)呈正相关,而与动脉阻力(后负荷)呈负相关。而当心力衰竭,即心肌收缩力下降时,正常甚至增大的舒张末容积仅能产生逐渐减少的每搏输出量。心室舒张末压力与心室每搏功(心室功能曲线)之间的关系为正常机体的收缩力水平提供了很有用的定义。收缩力的增加伴随着心室功能曲线向左上移动(在任何心室舒张末压力水平每搏功均变大,或在任何每搏功水平舒张末容积均变小),而曲线向右下移动则表明收缩力下降(图 1-8)。

心室后负荷

和离体心肌一样,正常心脏中,在前负荷和心肌收缩力一定的情况下,心室肌纤维缩短的程度和速度与后负荷,即对抗收缩的负荷呈负相关。在正常心脏,后负荷被定义为射血期间心室壁产生的张力。后负荷取决于主动脉压力及心室腔的容量和厚度。Laplace 定律认为心肌纤维的张力等于心室腔内压与心室半径的乘积除以室壁厚度。因此,在一定的主动脉压力水平下,扩张左心室的后负荷将超过正常大小左心室的后负荷。相反,在主动脉压力及心室舒张容积相同时,肥厚心室的后负荷比正常心室后负荷低。主动脉压力依次依赖于外周血管阻力、动脉树的物理特性及射血开始时主动脉内所含的血容量。

心室后负荷精密地调节着心血管功能(图 1-9)。如前所述,前负荷和收缩力增加均能增强心肌纤维的收缩,而后负荷增加则起相反作用。心肌纤维收缩的程度和左心室大小决定了每搏量。血管收缩引起的动脉压力的增加会增大后负荷,从而阻碍心肌纤维收缩,降低每搏量。

当心肌收缩力变小且心室扩张时,后负荷增大(Laplace 定律),心排血量下降。后负荷增加还可能源于心排血量下降时发生的神经体液激活。此时,后负荷的增加进一步降低心排血量,增加心室容积并启动恶性循环,尤其是在患缺血性心脏病且心肌 O$_2$ 供给受限的患者中。扩血管药物治疗起相反的作用;当后负荷下降时,心排血量增加(参见第 17 章)。

在正常情况下,作用于心功能的各种影响因素在早期会以一种复杂的方式相互作用,将心排血量维持在满足代谢组织学要求的适当水平(图 1-9);因此,仅干扰一种机制可能不会影响到心排血量。如静息状态下血容量的中度减少或者心房对心室收缩的贡献丧失通常可以得到代偿,而不引起心排血量的下降。在这种情况下,其他因素,如肾上腺素能神

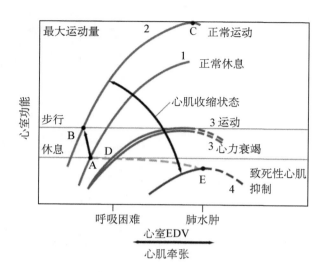

图 1-8　心肌牵张对心室舒张末容积（end diastolic volume，EDV）的影响与心肌收缩状态的相互关系。横坐标示与充盈压相关的引起呼吸困难和肺水肿的心室 EDV 水平。纵坐标示休息、步行和最大运动时所需的心室功能水平。虚线示心室功能曲线的降支，这种情况在人一生中几乎见不到，除非 EDV 增加到极高的水平，才会出现这种心脏功能水平。如需进一步的解释，请参见正文［Modified from WS Colucci and E Braunwald：Pathophysiology of heart failure, in Braunwald's Heart Disease, 7th ed, DP Zipes et al（eds）. Philadelphia：Elsevier, 2005, pp 509-538. ］

经向心脏发出的冲动频率增加、心率加快和静脉张力提高，将作为代偿机制维持正常个体的心排血量。

运动

对运动的综合反应，可说明影响每搏量 3 个因素（前负荷、后负荷和收缩力）的相互作用（图 1-8）。运动时过度通气、骨骼肌的挤压作用和静脉收缩都会增加静脉回流，从而增加心室充盈和前负荷（表 1-3）。同时，向心肌发出的肾上腺素能神经冲动的增加、循环中儿茶酚胺浓度的增加及运动中出现的心动过速，将在不改变甚至不降低舒张末压和舒张末容积的情况下（图 1-8，A 点和 B 点），共同提高心肌收缩力（图 1-8，曲线 1 和 2）、提高每搏量和每搏做功。肌肉运动时，肌肉中的血管舒张，这有助于限制动脉压的升高。如果失去这种限制，动脉压会升得很高。在最大运动量时，心排血量能升到高过基础水平 5 倍的水平，此时如果没有肌肉中的血管舒张，动脉压可能发生不受限制的显著增大。因此，这种血管舒张最终使得在运动时，虽然动脉压仅比静息

状态下中度增高，但却可获得大幅度的心排血量的提高。

心功能的评价

在临床实践中，有多种技术可以用来评价受损的心功能。心力衰竭存在时，心排血量和每搏量可能下降，但这些变量保持在正常范围内的情况也非常多见。更为敏感些的心功能指标是射血分数，即每搏量与舒张末容积的比值（正常值＝67％±8％）。在收缩性心力衰竭时，即使每搏量本身是正常的，射血分数也常常下降。此外，异常升高的心室舒张末容积［正常值＝（75±20）ml/m²］或收缩末容积［正常值＝（25±7）ml/m²］也代表左心室收缩功能受损。

非侵入性技术，尤其是超声心动图、放射性核素闪烁显像和心脏磁共振成像（magnetic resonance imaging，MRI）（参见第 12 章），在心功能的临床评价中有重要的价值。这些技术可以测量舒张末和收缩末容积、射血分数、收缩期短轴缩短率，并且还能评价心室充盈（见后文）及局部心肌的收缩和舒张。对缺血性心脏病而言，局部收缩和舒张的测量尤为重要，因为心肌梗死会引起局部心肌损伤。

在评价心功能时，仅测量心排血量、射血分数和心室容积有其局限性，因为心室负荷对这些参数有很大影响。因此，在心功能正常的患者中，可能会出现射血分数和心排血量都降低的情况，这是由于前负荷降低（如低血容量时）或后负荷增加（如急性动脉压升高）。

收缩末左心室压力-容积关系是评价左心室功能一个特别有用的指标，因为它不依赖于前负荷和后负荷（图 1-10）。在心肌收缩力一定时，左心室收缩末容量的变化与收缩末压呈负相关；当收缩力下降时，收缩末容积（在收缩末压力水平一定时）增加。

舒张功能

心室充盈受心肌舒张的程度和速度影响。心肌舒张又依赖于 SR 摄取 Ca^{2+} 的速率；后者可以被肾上腺素能神经的激活增强、被缺血降低，因为缺血使用于将 Ca^{2+} 泵到 SR 的 ATP 减少（见前文）。室壁僵硬同样阻碍心室充盈。心室僵硬随心肌肥厚和心肌浸润病变（如淀粉样变）而增加，或因外部约束而产生（如心脏压塞）（图 1-11）。

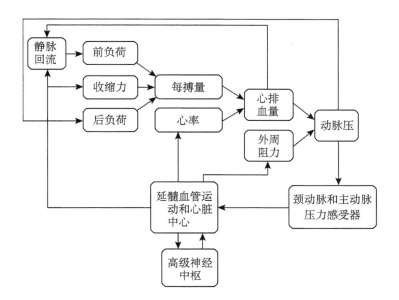

图 1-9 **前负荷、收缩力和后负荷在产生每搏量时的相互作用。** 每搏量与心率决定心排血量。心排血量与外周血管阻力决定了组织灌注的动脉压。动脉系统的特点决定其与后负荷有关,后负荷的增加降低每搏量。这些因素与颈动脉和主动脉弓压力感受器的相互作用,向高级的延髓和血管运动心脏中枢及更高级的中枢神经系统提供了一个负反馈机制,从而产生调节心率、外周血管阻力、静脉回流及收缩力的效应(From MR Starling. Physiology of myocar dial contraction,in Atlas of Heart Failure:Cardiac Function and Dysfunction.3rd ed.WS Colucci and E Braunwald [eds]. Philadelphia:Current Medicine,2002:19-35.)

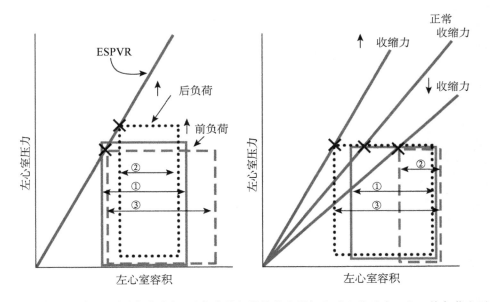

图 1-10 **压力容积图示左心室对前负荷增加、后负荷增加及收缩力增加和减少的反应。** 左.前负荷和后负荷增加对压力容积环的影响。由于收缩力没有改变,收缩末压力-容积关系(end-systolic pressure-volume relation,ESPVR)不变。当后负荷增加时,每搏量下降(1→2);当前负荷增加时,每搏量升高(1→3)。右.当心肌收缩力增加且左心室舒张末容积不变时,ESPVR 向左移动(在收缩末容积一定时舒张末容积降低),每搏量增加(1→3)。当心肌收缩力下降时,ESPVR 向右移动;收缩末容积增加,每搏量下降(1→2)

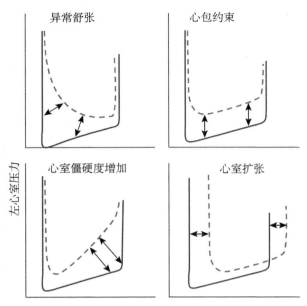

图 1-11　压力-容积图示引起舒张功能障碍的机制。 图中描绘了压力-容积环的下半部分。实线代表正常人；虚线代表有舒张功能障碍的患者（From JD Carroll, et al. The differential effects of positive inotropic and vasodilator therapy on diastolic prop-erties in patients with congestive cardiomy-opathy. Circulation, 1986, 74：815. with permission.）

心室充盈可以通过用多普勒超声连续测量流经二尖瓣的血流速度评价。通常，在舒张早期的血流速度较心房收缩时更快；如果舒张轻中度受损，舒张早期充盈率下降，而收缩早期充盈增加。如充盈进一步受损，则会出现"假性正常化"，此时心室的早期充盈加快，因为位于僵硬左心室上游的左心房压力提高了。

心脏代谢

心脏需要连续的能量供应（以 ATP 的形式），以执行其机械的泵功能，并调节细胞内和跨肌膜的离子运动及浓度梯度。在心脏的泵功能中，张力的产生、收缩的频率和心肌收缩力的大小是心脏大量能量需求的主要决定因素。心脏对 O_2 的需求大概占整个机体需求的 15%。

大部分 ATP 的产生依赖于对底物［葡萄糖和游离脂肪酸（free fatty acids, FFAs）］的氧化。心肌 FFAs 来源于循环中的 FFAs，后者主要来自于脂肪组织中的脂肪分解，而肌细胞中的葡萄糖来自于血浆和细胞中储备糖原的分解（糖原分解）。心肌中乙酰辅酶 A 这两种主要来源呈反向变化。葡萄糖在胞质中分解为三碳产物丙酮酸，丙酮酸进入线粒体中，被代谢成二碳片段乙酰辅酶 A，乙酰辅酶 A 继续被氧化。FFAs 在胞质中被转化为酰基辅酶 A，然后在线粒体中被转化为乙酰辅酶 A。乙酰辅酶 A 进入柠檬酸（Krebs）循环，通过线粒体中的氧化磷酸化作用产生 ATP；然后 ATP 从线粒体中进入胞质。细胞内 ADP 由 ATP 分解产生，可以增强线粒体 ATP 的生成。

在禁食、静息状态下，循环中 FFA 浓度及心肌对 FFA 的摄取水平很高，它们被用于产生心脏中的大部分乙酰辅酶 A（约 70%）。在进食状态下，血糖和胰岛素水平升高，葡萄糖氧化增加而 FFA 氧化减弱。心脏做功增加、摄入正性肌力药、缺氧和轻度缺血均能增强心肌对葡萄糖的摄取、糖原分解引起的葡萄糖生成及葡萄糖代谢为丙酮酸（糖酵解）。相反，应激状态下发生的 β 肾上腺素能激活，可提高循环中 FFA 水平及有利于葡萄糖的 FFA 代谢。严重缺血会抑制胞质内丙酮酸脱氢酶。尽管糖原和葡萄糖此时都分解，但葡萄糖仅代谢为乳酸（无氧糖酵解），而乳酸不能进入柠檬酸循环。无氧糖酵解产生的 ATP 比有氧葡萄糖代谢少得多，在有氧糖代谢中，葡萄糖被代谢为丙酮酸，继而被氧化成 CO_2。当肾上腺素能神经激活与严重缺血同时出现时，循环血中的 FFAs 水平增高，引起氧化磷酸化水平降低，并导致 ATP 损耗、心肌中 ATP 含量下降，引起心肌收缩减弱。此外，FFA 分解产物对心肌细胞膜有毒性作用，可能导致心律失常发生。

心肌能量以磷酸肌酸（creatine phosphate, CP）形式储存，CP 与能量的直接来源 ATP 处于动态平衡。在可利用能量减少的情况下，CP 的储存首先下降。心肌肥厚、纤维化、心动过速、心室扩张引起的室壁张力增加及胞质内［Ca^{2+}］升高均能增加心肌的能量需求。当伴有冠状动脉血流储备减少时（可于冠状动脉阻塞或冠状动脉微循环异常时发生），心肌 ATP 的生成与需求之间的相对平衡可能会被打破，导致缺血加重或引发心力衰竭。

心血管系统发育生物学

心脏是胚胎发育过程中最先形成的器官（图 1-12）。在生长过程中，它必须完成向正在形成的其他器官供应血液、营养和氧气的任务，同时心脏本身也发生复杂的形态变化。在多种信号（包括来自神经管闭合以前神经外胚层的信号）的刺激下,心脏的早期前体发生于脏壁中胚层外侧极早期的新月形区。早期心脏前体表达调控心脏发育的重要的转录因子,如 NKX2-5 和 GATA4;这些转录因子的突变会导致某些形式的先天性心脏病发生。早期心脏前体形成两个并列的心管,每个心管由单层心肌前体细胞包裹单层心内膜细胞构成。随后,并列的心管向中线迁移并发生中线融合,形成单个中线心管。心管尾端、血流流入区的位置比较靠前,代表原始心房;而心管头端、血流流出区则形成动脉干,动脉干将分隔形成主动脉和肺动脉近端。在头端和尾端之间是形成心室的前体结构。

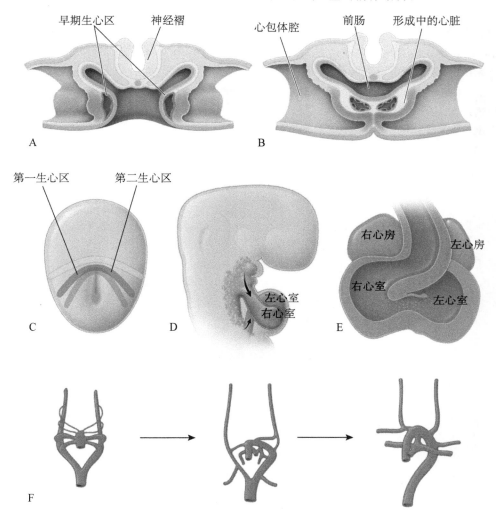

图 1-12 A. 早期胚胎横切面示意图,显示双侧心管形成的区域;B. 双侧心管随后向中线迁移,融合形成线性心管;C. 在胚胎发育的早期心脏新月期,心脏前体包含形成线性心管的原始生心区和向心脏流入极和流出极添加心肌的第二生心区;D. 第二生心区的细胞在迁移到成熟心脏之前分布在咽区;E. 右心室和流出道的大部分及心房中的部分细胞来自于第二生心区;F. 主动脉弓形成是对称的血管在神经嵴的影响下发生重构,形成不对称的成熟血管的过程

线性心管发生不对称的成襻过程(在发育中的胚胎中首个明显的左-右不对称的证据)。成襻过程使心管中将来形成左心室的部分处于更靠头端的右心室和流出道前体的左侧。成襻与心腔的特化及心管不同区域的膨胀协调作用,形成未来的心房和心室。

最新的研究表明,成襻发生后,发育中心脏新加入的细胞形成了大部分右心室。这些细胞来源于咽腹侧第二生心区的前体细胞,并表达可用于谱系鉴定的标志物,如 islet-1。右心室和左心室中细胞不同的胚胎来源可能有助于解释为什么某些先天性和成体心脏病不同程度地影响心脏的这些区域。

成襻和心腔形成后，一系列分隔事件将心脏左右两侧分开，将心房从心室分离出来，并使动脉干形成主动脉和肺动脉。在心房和心室之间及心室和流出血管之间形成心脏瓣膜。在发育早期，单层心肌细胞分泌富含透明质酸的细胞外基质。这种细胞外基质被称为"心胶质"，聚集在心内膜垫中。心内膜垫是心脏瓣膜的前体。来自于心肌细胞的信号，包括转化生长因子 β 家族成员，可激发其下层心内膜细胞的迁移、侵入和表型改变。心内膜细胞可发生上皮-间质转化并侵入到心胶质中，使心内膜垫细胞化。间叶细胞成分增殖并重塑，形成成熟的瓣叶。

一系列双侧对称的主动脉弓发生不对称的重塑事件，最终形成的成熟血管即大血管。起自背神经管的神经嵴细胞的迁移调控了这一过程。这些细胞是主动脉弓重塑及动脉干分隔所必需的。它们分化为主动脉、动脉导管及颈动脉中膜中的平滑肌细胞。而降主动脉中的平滑肌细胞则来自于不同的胚胎来源，即侧板中胚层。神经嵴细胞对维生素 A 和叶酸都很敏感。因此，涉及主动脉弓异常重塑的先天性心脏病被发现与母体缺乏这些维生素有关。此外，与主动脉弓缺陷相关的遗传综合征还与神经嵴颅面衍生物（包括上腭）的其他畸形相关。

冠状动脉的形成则需要另外一群不起源于胚胎生心区的细胞。心外膜细胞来自于前心外膜器官（pericardial organ）。前心外膜器官是横膈的衍生物，参与横膈的纤维部分和肝的形成。前心外膜细胞参与冠状动脉平滑肌细胞的形成和正确的排列。心脏中其他细胞类型（包括成纤维细胞，也可能有一些心肌细胞），可同样来源于前心外膜。

心脏传导系统的功能是产生并传导电冲动。心脏传导系统主要来自于多能的心脏前体细胞。传导系统包括慢（近端）组分[如窦房（sinoatrial，SA）结和房室（atrioventricular，AV）结]及快（远端）组分（包括希氏束、束支和浦肯野纤维）。AV 结主要作用是延迟心房和心室之间的电冲动（表现为减速传导），而远端传导系统则将冲动迅速传遍心室。最近大量研究集中在探讨特化的传导网络中不同组分的胚胎起源。静脉窦中的前体细胞形成 SA 结，而 AV 管中的前体细胞成长为构成 AV 结的多种细胞类型。心肌细胞转分化为浦肯野纤维，从而形成远端传导系统。在结和束中的快、慢传导细胞具有表达独特缝隙连接蛋白的特征，包括缝隙连接蛋白和标志独特细胞命运及组织电生理特性的离子通道。传导系统形态发生和谱系决定中出现的发育缺陷将导致各种电生理异常，包括先天性心脏传导阻滞和预激综合征如 Wolff-Parkinson-White 综合征（参见第 16 章）。

对心脏干细胞和前体细胞的研究表明，渐进的谱系限定导致心脏中成熟细胞的命运被逐渐地、逐步地确定。因此，我们在早期前体细胞中可以看到它能够同时具备内皮、平滑肌和心肌的表型，而随着分化进行，这些前体细胞则进一步特化为心房、心室和特化的传导细胞。

心肌组织再生

直到最近，成体哺乳动物心肌细胞还被认为是完全分化细胞，不具备再生潜能。但当前的证据支持成熟心肌细胞、心脏自身前体细胞和（或）骨髓来源的干细胞具有有限的内源性再生潜能。当前，研究人员投入了相当大的精力去评价这些细胞来源在提高心脏再生潜能方面的作用。这些方法的成功将有望为重建梗死或衰竭心脏提供令人兴奋的可能性。

（田孝祥 闫承慧 韩雅玲 译）

第 2 章

心血管疾病的流行病学

Thomas A. Gaziano　J. Michael Gaziano

心血管疾病(cardiovascular disease,CVD)是目前全世界范围内导致死亡最常见的原因。而 1900 年以前,导致死亡最常见的原因是传染性疾病和营养不良,CVD 死亡率仅占总死亡率的 10% 以下。如今,CVD 死亡率几乎占全世界总死亡率的 30%,在高收入国家中占了近 40%,低中收入国家占了 28% 左右。

流行病学转变

20～21 世纪发病率和死亡率的空前转型导致了全球 CVD 的增加。所谓流行病学转变,是由工业化、城市化及相关生活方式的改变驱动的,它发生在全世界的每个角落,贯穿所有种族、宗教组织和文化。转变分为 4 个基本阶段:大流行与饥荒期、流行衰退期、退行性及人为疾病期、延迟的退行性疾病期。在某些国家中可能出现的第五阶段,特征为缺乏运动与肥胖的流行(表 2-1)。

大流行与饥荒期,营养不良、传染性疾病及婴儿和儿童高死亡率被高的生育力所抵消。致命的肺结核、痢疾、霍乱和流感病毒,导致了平均预期寿命只有 30 岁左右。CVD 死亡率占总死亡率的 10% 以下,主要为感染和营养不良导致的风湿性心脏病和心肌病。全世界接近 10% 的人口仍然停留在大流行与饥荒期。

表 2-1　流行病学转变的 5 个阶段

阶段	描述	与 CVD 有关的死亡率(%)	主要 CVD 类型
大流行与饥荒时期	营养不良和传染性疾病是导致死亡的主要原因;婴儿及儿童死亡率高;平均期望寿命低	<10	风湿性心脏病、感染和营养不良导致的心肌病
流行衰退期	营养和公共卫生的改善使得营养不良和感染所致死亡率降低;婴儿和儿童死亡率急剧下降	10～35	风湿性瓣膜疾病、高血压、冠心病、卒中(出血性为主)
退行性及人为疾病时期	脂肪和热量摄入的增加,缺乏身体锻炼导致了高血压和动脉粥样硬化的出现;期望寿命的增加,慢性疾病、非传染性疾病所致死亡超过了营养不良和传染性疾病所致死亡	35～65	冠心病和卒中(缺血和出血性)
延迟的退行性疾病期	CVD 和癌症是发病率和死亡率最高的疾病;更好的治疗和预防措施有助于避免这些疾病所致死亡且可延迟主要事件的发生;年龄校正的 CVD 死亡率下降;CVD 影响老年人	40～50	冠心病、卒中、充血性心力衰竭
缺乏运动与肥胖的流行	超重和肥胖患者以惊人的速率增长;糖尿病和高血压发病率增加;吸烟率下降至稳定的水平;少数人达到了推荐的运动量	年龄校正的死亡率下降可能会被逆转	冠心病、卒中、充血性心力衰竭、外周血管疾病

源自:Adapted from AR Omran:Milbank Mem Fund Q 49:509,1971; and SJ Olshansky,AB Ault:Milbank Q 64:355,1986.

在流行衰退期公共卫生系统初步建立、清洁水源供应、营养改善使得传染病和营养不良的死亡率下降,个人平均收入和预期寿命增加。婴儿和儿童的死亡率降低,但CVD死亡率增长到了总死亡率的10%～35%。风湿性心瓣膜病、高血压、冠心病(CHD)及卒中是主要的CVD类型。约40%的世界人口目前处于这个阶段。

退行性及人为疾病期的特征是非传染性疾病(主要是CVD)的死亡率超过了营养不良和传染病的死亡率。热量,特别是来自动物脂肪的热量摄入增加。冠心病(coronary heart disease,CHD)和卒中开始流行。35%～65%的死亡可以归因于CVD。通常而言,CHD的死亡率超过了卒中的死亡率,两者之间的比率达到了(2:1)～(3:1)。在本阶段平均预期寿命超过了50岁。35%左右的世界人口处于这个阶段。

延迟的退行性疾病期,CVD和癌症是患病率和死亡率最高的疾病,CVD死亡率占总死亡率的40%。然而,年龄校正的CVD死亡率降低了,这得益于一系列预防措施的实施,例如,戒烟项目、有效的血压控制、医院急救及科技的进步(如心脏旁路移植术)。CHD、卒中和充血性心力衰竭是主要的CVD。约15%的世界人口目前处于这个阶段或者正在退出这个阶段进入流行病学转变的第五阶段。

在工业化国家,总的能量摄入增加的同时体育锻炼在持续减少。超重和肥胖的流行可能标志着缺乏运动与肥胖时期的开始。2型糖尿病、高血压、血脂异常的发病率呈现上升趋势,且这种趋势在儿童中尤其明显。如果这些危险因素持续不消除,年龄校正的CVD死亡率在未来几年将会上升。

美国流行病学转变

美国和其他高收入国家一样经历了流行病学转变的四个阶段。最近的趋势是一些慢性和退行性疾病的下降速率在减慢。美国拥有大量可以获取的数据,可用于参考对照。

大流行与饥荒期(1900年以前)

美洲殖民地的人们出生于大流行与饥荒期,1620年到达的朝圣者,第2年春天有50%死于传染病和营养不良。19世纪末期,美国的经济仍然是以农业为主,超过60%的人口生活在农村。1900年,平均预期寿命增长到了50岁。然而,肺结核、肺炎和其他传染病仍然是主要的死因。CVD死亡率仅占总死亡率的10%以下。

流行衰退期(1900～1930年)

1900年,公共卫生基础设施逐步完善:40个州拥有卫生部门,许多较大的城镇拥有提高供水和污水处理系统的主要市政工程。市政普遍使用氯气给水消毒,巴氏消毒法及其他方法被应用在食品加工中,卫生保健人员的文化水平得到了提升。这些改变使得传染病的死亡率急剧下降。然而,从农村以农业为基础的经济体系,向城市工业化的经济体系持续转变,会带来一系列导致CVD的高危行为和因素。由于从农场到市中心缺少冷藏运输设备,新鲜蔬菜和水果的消费减少,而肉类和谷类的消费增加,导致饮食中动物脂肪和加工过的糖类的比例升高。另外,工业卷烟的生产使得烟草对于大多数人来说更容易获得且负担得起。在此期间,年龄校正的CVD死亡率,从1900年的200/10万增加到390/10万,这主要是由急剧升高的CHD发病率所致。

退行性及人为疾病期(1930～1965年)

在此期间,传染病死亡率降到每年50/10万以下,预期寿命增加到接近70岁。同时,国家越来越城市化和工业化,使得许多重要生活方式发生了改变。到1955年,55%的成年男性吸烟,脂肪占了总摄取热量的接近40%。低体育锻炼水平、高脂饮食及不断上升的吸烟率将CVD死亡率推上了顶峰。

延迟的退行性疾病期(1965～2000年)

在20世纪60年代中期,年龄校正的CVD死亡率开始大幅下降。在20世纪70年代和80年代,年龄校正的CHD死亡率几乎每年下降2%,卒中率每年下降3%。本阶段的主要特征是CVD的首次发病年龄稳步上升。本阶段在两个方面取得重大进展,分别是CVD死亡率的下降、新的治疗方法和预防措施的实施。血管成形术、心脏旁路移植术、除颤器的置入曾一度被认为是先进的技术,而现在均是标准治疗方案。高血压和高胆固醇的治疗及阿司匹林的广泛应用显著降低了CVD的死亡率。除此之外,美国人一直致力于公共卫生运动,改善生活方式从而有效地降低吸烟的流行、高血压和血脂紊乱。

美国进入第五阶段了吗?

年龄校正的CVD死亡率从20世纪70年代和80年代每年下降3%减少到20世纪90年代每年下降2%。然而,在新世纪的前十年,CVD死亡率每年下降3%～5%。2000年,年龄校正的CVD死亡率为341/10万。到2006年,这个数字下降到263/10万。竞争趋势似乎起到了作用。一方面,糖尿病和肥胖的患病率显著增加,吸烟率下降缓慢,高血压的检出率和治疗率不再增高,这些均是负面因素。另一方面,他汀应用率的增加使得胆固醇水平持续降低。

当前全球变化

在全球范围内出现了类似美国的流行病学转变,但在很多地区具有显著的区域特征。就经济发展而言,世界可以分为高收入国家和低中收入国家,后者又可进一步分为 6 个不同的经济/地理区域。目前,85% 的世界人口生活在低中收入国家,这些国家主导了全球 CVD 发病率的改变(图 2-1)。2001年高收入国家有 300 万人死于 CVD,而在低中收入国家,这个数字为 1300 万。

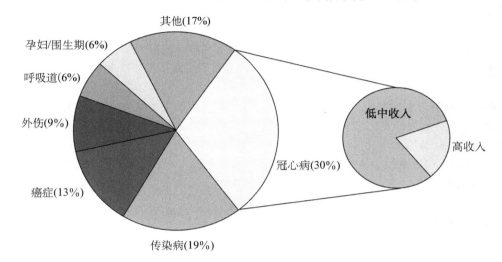

图 2-1　CVD 数据和其他死亡原因比较 (Based on data from CD Mathers et al: Deaths and Disease Burden by Cause: Global Burden of Disease Estimates for 2001 by World Bank Country Groups. Disease Control Priorities Working Paper 18. April 2004, revised January 2005.)

高收入国家

高收入国家约有 9.4 亿人口,在这些人群中 CHD 最主要是 CVD,其发病率是卒中的 2～5 倍。加拿大、新西兰、澳大利亚及西欧国家的 CVD 发病率和美国相近。但在西欧国家中,南北方的 CVD 绝对发生率相差了 3 倍,最高见于芬兰、爱尔兰、苏格兰等北方国家,最低见于法国、西班牙、意大利等地中海国家。在过去的一个世纪中,日本是唯一一个卒中率急剧升高而 CHD 发病率没有大幅升高的高收入国家。这种差别在一定程度上可以归因于遗传因素,但是以鱼和蔬菜为主食的低脂饮食带来的低胆固醇水平起到了更加重要的作用。值得注意的是,日本人的饮食习惯正在经历重大的变化,从胆固醇水平的升高可以看出。

低中收入国家

世界银行将低中收入国家(人均国民收入低于 9200 美元)分为 6 个地理区域:东亚及太平洋地区、东欧及中亚地区、拉丁美洲及加勒比地区、中东及北非地区、南非、撒哈拉以南的非洲。尽管传染病仍然是最主要的死亡原因,CVD 已经成为低中收入国家

的一个重要健康问题。大多数地区,城市中心区的 CHD、卒中及高血压的发病率均高于农村。

尽管 CVD 发病率迅速升高,但是地区和国家之间,甚至国家内部都存在着巨大的差距。许多因素导致了这种异质性。首先,各个地区处在不同的流行病学转变阶段。其次,生活方式和行为风险因素存在着巨大的差异。再次,民族和种族的差异导致不同类型 CVD 的易感性发生改变。另外,值得注意的是,大部分国家由于不需要常规开具死亡证明且无全国性的死亡登记,因此,缺少完整的特定原因死亡率数据。

拥有 20 亿人口的东亚和太平洋地区,似乎处在流行病学转变的第二阶段向第三阶段过渡时期,中国、印尼和斯里兰卡的总人口数巨大,对主要流行病学趋势起主导作用。总的来说,CVD 是中国人的主要死因,但是与日本相同,卒中(特别是出血性卒中)的死亡率高于 CHD,比率约为 3:1。然而从 1984 年到 1999 年,年龄校正的 CHD 死亡率增加了 40%,提示进一步的流行病学转变。中国似乎也表现出跟西欧相似的地域差异,北方比南方 CVD 的发病率高

6 倍。其他国家,如越南和柬埔寨,才刚刚摆脱大流行与饥荒期。

东欧和中亚地区正稳定地处在第三阶段的巅峰,CVD 死亡率(58%)居于全世界之首,几乎是高收入国家的 2 倍。更令人苦恼的是,死于 CHD 的患者中,接近 35% 为正处在工作年龄的成人,这个数字是美国的 3 倍。在俄罗斯,升高的 CVD 发病率导致了预期寿命的降低,特别是对于男性,预期寿命从 1986 年的 71.6 岁降到了如今的 59 岁。相反,波兰的男性年龄校正的死亡率在 20 世纪 90 年代下降了接近 30%,而在女性中这个指标下降得更多。斯洛文尼亚、匈牙利、捷克和斯洛伐克也有类似的下降。

总的来说,拉丁美洲似乎是处在流行病学转变的第三阶段,尽管它和其他低中收入地区一样也有区域异质性,某些地区处在转变的第二阶段,另外一些地区处在第四阶段。目前在此地区,CVD 死亡率约占总死亡率的 28%,CHD 发病率(35%)高于卒中发病率(29%)。和东欧一样,墨西哥、哥斯达黎加和委内瑞拉等国的年龄校正的 CHD 死亡率从 1970 年到 2002 年整体上升了 3%～10%,而同期在阿根廷、巴西、智利和哥伦比亚等国家,年龄校正的 CHD 死亡率每年下降 2%。中东和北非似乎正在进入转变的第三阶段,整体预期寿命增加,CVD 死亡率略低于发达国家。CHD 占总死亡率的 17%,卒中占总死亡率的 7%。传统的低脂低胆固醇高纤维饮食已经迅速发生了改变。在最近几十年中,此地区大多数国家的每日脂肪消耗增加了,增加幅度从苏丹的 13.6% 到沙特阿拉伯的 143.3%。超过 75% 的埃及人超重或者肥胖,在伊拉克和约旦这个数字为 67%。接近 60% 的叙利亚人和伊拉克人反映他们缺乏身体锻炼(每天少于 10min)。

大部分南亚人民生活在印度农村,印度的心脏病发病率正在以惊人的速度增长。2000 年,CVD 占总死亡率的 32%,预计 2010 年将会有 200 万人死于 CHD,意味着此 10 年间将会增加 30%。南亚地区的 CHD 是主要的 CVD 类型,这一流行病学转变似乎与西方类似。在 1960 年,印度 CHD 所致死亡占所有 CVD 死亡的 4%,到 1990 年这个比率超过了 50%。这一发现令人意外,因为在流行病学转变的早期,卒中往往是更主要的因素。此结果可能与特定原因死亡率估计的不准确性或者潜在的遗传因素有关。对于西方生活方式,印度人的胰岛素不敏感性表现很明显,可能是 CHD 发病增长率超过卒中的原因。在低收入地区,南亚的糖尿病发病率是最高的,在市区发病率高达 14%。在一些农村地区,CVD 的流行程度及其高危因素正在接近市区发病率。尽管如此,风湿性心脏病仍然是发病率和死亡率最高的疾病。

撒哈拉以南的非洲,大部分地区仍然停留在流行病学转变的第一阶段,CVD 发病率是发达国家的 50%。根据世界银行的报告,它的预期寿命是世界上最低的,自 20 世纪 90 年代以来,预期寿命平均下降了 5 年,主要是因为艾滋病和其他慢性疾病。CVD 仍然占了非传染病所致死亡的 46%,且是年龄大于 35 岁成年人的主要死因。随着越来越多的艾滋病患者接受抗病毒治疗,在这些人群中治疗 CVD 高危因素,例如血脂紊乱需要更多的关注。然而,高血压仍然是主要的公共健康问题,它使得卒中成为主要的 CVD 类型。风湿性心脏病仍然是 CVD 发病和死亡的重要原因。

心血管疾病的全球趋势

1990 年,CVD 死亡占了世界上 5040 万死亡人口的 28%,同时占了 14 亿伤残调整生命年(DALYs)丢失的 9.7%,到了 2001 年,CVD 死亡占了总死亡率的 29%,占了 15 亿 DALYs 丢失的 14%。到 2030 年,总人口将达到 82 亿,33% 的死亡将会由 CVD 所致(表 2-2)。这些人当中,14.9% 的男性死亡及 13.1% 的女性死亡是由于 CHD,10.4% 的男性死亡及 11.8% 的女性死亡是由于卒中。

在高收入国家,低中收入国家移民的进入给人口增长带来动力,但是高收入国家人口占世界人口的比例将会缩小。开始于 20 世纪后 1/3 的 CVD 死亡率小幅下降将会继续,但是下降速度变得更慢。然而,这些国家的 CVD 患病率预计将会增加,死亡的绝对数和人口年龄也会增加。

低中收入国家的大多数人已经进入了流行病学转变的第三阶段,某些地区已经进入了第四阶段。世界人口结构的变化对于未来预测 CVD 起着非常重要的作用。例如,1990－2001 年,东欧和中亚人口每年增加 100 万,南亚则每年增加 2500 万。

CVD 患病率也会产生经济影响。在接下来的 30 年,即使 CVD 危险因素没有增长,大多数国家,特别是印度和南非 35～64 岁的人中将有大量的人死于 CVD,同样中年人心脏病和卒中的发病率将会增加。在中国,据估计到 2030 年死于 CVD 的人将会从 2002 年的 240 万人增加到 900 万人,其中 50% 的人年龄为 35～64 岁。

表 2-2 估计的心血管疾病死亡率：2010～2030 年

死亡	2010 年	2030 年
心血管疾病所致死亡：每年的数量	1810 万	2420 万
心血管疾病所致死亡：占所有死亡的百分比	30.8%	32.5%
冠心病所致死亡：占所有男性死亡的百分比	13.1%	14.9%
冠心病所致死亡：占所有女性死亡的百分比	13.6%	13.1%
卒中所致死亡：占所有男性死亡的百分比	9.2%	10.4%
卒中所致死亡：占所有女性死亡的百分比	11.5%	11.8%

源自：Adapted from J Mackay, G Mensah: Atlas of Heart Disease and Stroke. Geneva, World Health Organization, 2004.

危险因素的地区趋势

正如前面指出的，全球 CVD 发病率的变化跟已知危险行为和因素的时代性和地区差异有关。主要 CVD 危险因素和死亡率的生态分析证实跟预期和观察到的死亡率密切相关的有三个主要危险因素：吸烟、血清胆固醇、高血压，并且传统危险因素的不同是许多地区差异的基础。

行为危险因素

烟草

每年生产的香烟超过 5.5 万亿支，足够给全球每个人提供 1000 支。2003 年全球有 13 亿人吸烟，预计这个数字在 2030 年将会达到 16 亿。烟草目前每年导致 500 万人死亡，占所有死亡的 9%。几乎有 160 万人的死亡与 CVD 有关。如果目前这种吸烟模式继续下去，到 2030 年将会每年有 1000 万人死于烟草引起的疾病。低中收入国家的一个特征是相对便宜的烟草产品容易得到，因此，在流行病学转变早期吸烟非常容易。在南亚，本地自制的烟草而不是生产的卷烟盛行，使得控制消费更具挑战性。

饮食

随着国家的发展，人均总热量摄取增加了。与心血管疾病有关的关键性饮食变化包括：饱和动物脂肪和氢化植物油摄入增加（两者均含具有促动脉硬化作用的反式脂肪酸），同时植物性食物摄取减少，简单糖类的摄取增加。在中国和印度农村，脂肪仅占热量的 20% 以下，在日本不到 30%，而在美国远高于 30%。在高收入国家，来源于脂肪的热量摄取似乎在下降。在美国 1971－2000 年，饱和脂肪所占热量比例从 13% 降到了 11%。

缺乏体力活动

机械化的增加伴随着经济转型导致要求体力活动的农活转变为久坐不动的工业和办公室工作。在美国，接近 1/4 的人不参与任何休闲体育锻炼，且只有 22% 的人每周至少 5d 参与持续体育锻炼不少于 30min（当前推荐）。与此相反，在像中国这样的国家，体力活动仍然是日常生活不可或缺的一部分。

代谢危险因素

血脂水平

据估计，高胆固醇水平导致了全世界 56% 的缺血性心脏病和 18% 的卒中，平均每年导致 440 万人死亡。随着国家正在经历流行病学转变，平均血浆胆固醇水平趋于上升。伴随城市化而发生的社会和个体变化在其间起了重要作用，因为城市居民的血浆胆固醇水平趋于比农村居民的血浆胆固醇水平更高。这种转变主要是由于大量膳食脂肪的摄取（主要来源于动物产品和加工植物油）和缺乏体力活动。人均胆固醇水平在高收入国家往往处于下降过程，而在低中收入国家则呈现出多样性。

高血压

血压升高是流行病学转变的一个早期标志。在全世界范围内，接近 62% 的卒中和 49% 的缺血性心脏病归因于血压不理想（收缩压大于 115mmHg），这也是导致平均每年超过 700 万人死亡的原因。需要注意的是，近 50% 事件出现在收缩压小于 140mmHg 的人中，尽管这个血压水平在许多国家的指南里被用作定义高血压的阈值。升高的人均血压很明显跟人口工业化和农村到城市转变有关。在印度,城市男性和女性的高血压患病率分别为25.5%和29.0%,而农村男性和女性高血压的患病率分别为14.0%和10.8%。在低中收入国家一个主要的问题是高血压的未知晓率和未治疗率过高。这也许至少在一定程度上能解释,这些国家流行病学转变早期的卒中发病率高于CHD发病率。高血压的高发病率,特别是未诊断的高血压,可能导致整个亚洲出血性卒中的高发。

肥胖

肥胖与CHD风险增加显著相关,但其大部分危害可能并不是直接的,而是由其他CVD危险因素介导的,如高血压、糖尿病和血脂失衡。在20世纪80年代中期,世界卫生组织(WHO)的MONICA项目对48个人群进行了抽样,以了解心血管危险因素。在除了中国男性的所有男性人群和大多数女性人群中,35～64岁的成人中50%～75%的人超重或肥胖。另外,极度肥胖(BMI大于40kg/m^2)的发病率增加了3倍多,从1.3%增长到了4.9%。在许多低中收入国家,肥胖似乎和营养不良、营养失调共存。全世界肥胖的发生越来越多,特别是在发展中国家,跟发达国家相比增加的幅度更大。根据WHO的最新数据,世界上有约13亿的成人超重。1998年进行的一项调查发现,生活在南非的非洲女性超重或肥胖者多达58%。

糖尿病

因为体重指数的增加和体力活动的缺乏,全世界范围内糖尿病的发病率(特别是2型糖尿病)正在增长。2003年,1.94亿成人或者5%的世界人口患有糖尿病。到2025年,这个数字预计会增加72%,达到3.33亿。2025年,六个低中收入地区中预计将会有三个地区2型糖尿病的人数会翻倍:中东和北非、南亚、撒哈拉以南的非洲。在不同的种族和民族糖尿病似乎有明显的遗传易感性。例如,移民研究指出南亚和印度人群往往比欧洲血统的人具有更高的风险。

总结

尽管高收入国家CVD的发病率在下降,但是世界上其他地区CVD的发病率几乎都在增长。这种可以预防的流行趋势的后果将会表现在各个水平:个体发病率和死亡率、家庭痛苦、惊人的经济花费。

三项补救措施可以用来减少其危害。首先,基于广泛人群的公共卫生措施可降低CVD危险因素的总体负担,如在全国范围开展反对吸烟、不健康饮食和缺乏身体活动的运动。其次,甄别高危人群,通过低成本的预防干预使大多数高危人群获益,如筛查和治疗高血压、高胆固醇。再次,还需研究简单、低成本的干预措施,如包含阿司匹林、他汀和抗高血压药物的"复合药片"。最后,要在急性期干预和二级预防方面进行资源配置。对于资源有限的国家,进行一项全面计划的关键第一步是更好地评估特定原因死亡率和发病率,同时评估主要可预防危险因素的流行程度。

同时,考虑到许多国家的经济限制,高收入国家要继续承担起旨在预防和治疗的研发责任。流行病学转变的概念提供了改变CVD流行过程方法的新视角。有效的低成本预防和治疗策略可以改变流行的自然过程,从而减少可预防的CVD的额外全球负担。

（李　毅　译）

第 3 章

Chapter 3

疑似心血管疾病患者的处理方法

Joseph Loscalzo

问题的严重程度

心血管疾病是工业化国家最普遍的严重疾病,且在发展中国家是一个迅速增长的问题(参见第 2 章)。美国的心血管疾病年龄调整死亡率在过去 40 年下降了 2/3,表明确定并减少冠心病、心律失常、心力衰竭的危险因素和改进治疗、干预措施同样重要。尽管如此,心血管疾病仍然是死亡最常见的原因,占所有死亡的 35%,每年死亡近 100 万人。近 1/4 的此类死亡为猝死。另外,心血管疾病非常普遍,8000 万成年人被诊断患有此病,约占成年人总人口的 35%。肥胖、2 型糖尿病和代谢综合征等动脉粥样硬化重要危险因素的流行(参见第 32 章),可能会逆转冠心病年龄调整死亡率下降的进程。

多年来,心血管疾病被认为在男性中比女性普遍。实际上,继发于心血管疾病的死亡占所有死亡的百分比,女性(43%)要高于男性(37%)。另外,虽然男性继发于心血管疾病死亡的绝对数量在过去几十年下降了,但是在女性中这个数字上升了。炎症、肥胖、2 型糖尿病和代谢综合征在女性冠状动脉粥样硬化的进程中似乎扮演了更加重要的角色。女性冠心病(CAD)与冠脉微循环障碍的关系比男性冠心病更加密切。运动试验心电图预测心外膜梗阻的诊断准确性女性低于男性。

心脏症状

心脏疾病的症状最常见的是来源于心肌缺血、心肌收缩或舒张的干扰、血流受阻或者异常的心脏节律或速率。缺血,是由于心肌氧供和需求的失衡,最常见的症状是胸部不适(参见第 4 章),然而心脏泵血功能的减弱通常会导致疲劳和衰竭心室上游的

血管内压力升高。随后导致异常液体的积聚,外周水肿(参见第 7 章)或者肺淤血和呼吸困难(参见第 5 章)。血流受阻或者瓣膜狭窄,会导致心力衰竭类似症状(参见第 17 章)。心律失常通常发生得很突然,引起的症状和体征通常突发突止,如心悸(参见第 8 章)、呼吸困难、低血压和晕厥。

尽管呼吸困难、胸部不适、水肿和晕厥是心脏疾病的基本临床表现,但是在其他情况下它们也能出现。呼吸困难在各种肺部疾病、肥胖和焦虑中也能出现(参见第 5 章)。同样,胸部不适可能由于许多非心脏疾病或者心肌缺血以外的其他心脏疾病导致(参见第 4 章)。水肿是未经治疗或者治疗不当的心力衰竭的重要表现,同样可能出现在原发肾疾病和肝硬化的患者中(参见第 7 章)。晕厥不仅仅出现在严重的心律失常中,也出现在许多神经系统疾病中。这些症状是否是心脏疾病引起的通常可以由仔细的临床检查来判定(参见第 9 章),并在安静时和运动时用心电图(参见第 11 章)、心脏超声、X 线和其他形式的心脏影像检查(参见第 12 章)等非侵入性检查补充诊断。

在休息时,心肌或者冠状动脉的功能可能是足够的,而在体力消耗时可能就不够了。因此,活动时呼吸困难或胸部不适是心脏病患者的特征,而与此相反,休息时出现症状,活动时症状缓解,很少出现在这类患者中。因此,仔细询问患者症状与体力活动的关系非常重要。

许多心血管疾病患者的症状在休息和体力活动时均可出现,但是可能表现为异常的体征,如心脏杂音、动脉压升高、异常心电图(ECG)或者胸部 X 线或其他影像学检查显示异常心脏影。对无症状个体进行 CAD 整体风险评估非常重要,对某些患者进行临床评估联合胆固醇及其组分和其他生物标记的测定,例如 C 反应蛋白(参见第 30 章)。因为以前无症

状的患者首次出现的 CAD 临床症状可能是灾难性的,如心源性猝死、急性心肌梗死或卒中,所以必须确定这些事件的高危人群并制定进一步的检查和预防措施。

诊断

根据纽约心脏协会(NYHA)的概述,完整的心脏诊断应该包括以下内容。

1. 潜在病因 是先天性疾病、高血压、缺血,还是炎症?

2. 解剖上的畸形 哪些心脏腔室受累?肥大、扩张或两者都有?哪些瓣膜受到了影响?瓣膜反流或者狭窄?心包是否有受累?是否有心肌梗死?

3. 生理失调 是否出现心律失常?是否有心力衰竭或心肌缺血的证据。

4. 功能障碍 什么程度的体力活动会引起症状?NYHA 提供的分类方法可以用来描述功能障碍(表 3-1)。

表 3-1 纽约心脏协会功能分级

Ⅰ级	Ⅲ级
体力活动不受限制	体力活动明显受限
日常活动不引起症状	少于一般日常活动即可引起症状
Ⅱ级	休息时没有症状
体力活动轻度受限	Ⅳ级
日常活动引起症状	不能进行任何体力活动休息时即出现症状

(源自:Modified from The Criteria Committee of the New York Heart Association:Nomenclature and Criteria for Diagnosis,9th ed. Boston,Little,Brown,1994.)

一个例子可以说明建立一个完整诊断的重要性。劳力性胸部不适的患者,考虑到病因的临床重要性,认定为心肌缺血。然而,简单地认定为缺血不足以制订治疗策略或者判定预后,除非鉴定出潜在的心肌缺血的解剖学异常,如冠状动脉粥样硬化或主动脉瓣狭窄。还需要评估是否有其他的导致氧供需失衡的生理失调,如严重贫血、甲状腺功能亢进症、室上性心动过速。最终,功能障碍的严重程度会影响检查的程度和频率并强烈地影响所选择的治疗策略。

一个正确且完整的心脏诊断的建立常常开始于病史和体格检查(参见第 9 章)。确实,临床检查仍然是诊断各种疾病的基础。以下五种实验室检查可以对临床检查进行补充:①ECG(参见第 11 章);②无创影像学检查[胸部 X 线、超声心动图、放射性核素显像、电子计算机断层扫描(CT)、磁共振成像(参见第 12 章)];③血液检查评估风险[如脂质测定、C 反应蛋白(参见第 30 章)]或者心功能[如脑钠肽(BNP)(参见第 17 章)];④特殊的侵入性检查[如心导管和冠状动脉造影(参见第 13 章)];⑤基因检测来鉴别单基因心脏疾病[如肥厚型心肌病(参见第 21 章)、马方综合征、异常的心脏离子通道导致的长 Q-T 间期和增加的猝死风险(参见第 16 章),这些检测现在运用得越来越广泛。

家族史

在询问已知或疑似心脏病患者的病史时,要特别注意家族史。许多心脏疾病表现出家族聚集性。孟德尔遗传的单基因缺陷可能出现在肥厚型心肌病(参见第 21 章)、马方综合征及与长 QT 间期综合征相关的猝死中(参见第 16 章)。早发冠状动脉疾病和原发性高血压、2 型糖尿病及高脂血症(冠状动脉疾病最重要的危险因素)通常是多基因疾病。尽管多基因疾病的家族遗传没有单基因疾病明显,但是对多基因疾病进行危险和预后评估是很有用的。心血管疾病的家族聚集性,不仅仅可能有遗传基础,而且与家庭的饮食习惯或行为方式有关,例如过量摄入盐或热量、吸烟。

功能障碍的评估

当我们尝试着去评估心脏病患者功能障碍的严重程度时,确定患者的活动水平和速度是有帮助的,因为在症状出现之前它们就发生了改变。因此,它不足以说明患者呼吸困难的症状。在跑完两段冗长的楼梯后出现呼吸急促比在水平地面上走几步即出现同样症状患者的功能障碍要轻得多。同样,还应该考虑工作和休息时习惯的体力活动水平。训练有素的马拉松运动员出现双相呼吸困难比久坐不动的人出现单相呼吸困难要严重得多。病史还应包括患者详细的治疗方案。如正在接受最佳剂量的利尿药及其他心力衰竭治疗措施的患者水肿、呼吸困难或其他心力衰竭症状持续或发展(参见第 17 章),比出现相似的症状未经治疗的患者要严重得多。同样,尽管使用了最佳剂量的多重抗心绞痛药物仍然出现心绞痛症状的患者(参见第 33 章)比未经治疗出现同样症状的患者要严重得多。为了确定症状的进展及潜在疾病的严重程度,弄清某些特定的任务,患者在 6 个月或者 1 年以前能够完成而现在不能,是非常有帮助的。

心电图

尽管已知或者疑似心脏病的患者都必须记录ECG(参见第 11 章),但是除了能识别心律失常、传导异常、心室肥大和急性心肌梗死,它通常不能建立一个特定的诊断。正常心电图的范围很宽泛,而且

其改变可以受很多非心脏因素的显著影响,例如年龄、体型、血清电解质浓度。通常,心电图的变化应该在其他心血管异常的条件下进行解释。

评估患者的心脏杂音

引起心脏杂音的原因往往可在系统地评估其主要属性后很容易地阐明(图 3-1):发生时间、持续时间、强度、特性、频率、构成、位置及放射,结合病史、全身体检、其他心脏检查,就像第 9 章所描述的。

大多数心脏杂音是收缩中期的,柔和的[(1~2)/6 级]。当无症状的儿童或者没有其他心脏病证据的年轻人出现这种杂音时,通常是正常的,不需要做超声心动图。相比之下,建议出现响亮收缩期杂音(>3/6 级)的患者做二维的和多普勒超声心动图(参见第 12 章),特别是那些出现全收缩期、收缩晚期和大多数舒张期或持续杂音的患者。

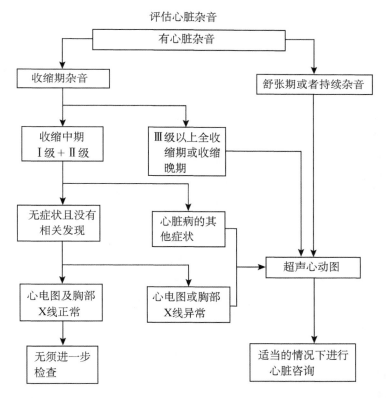

图 3-1　另一种"超声心动图第一"的评估心脏杂音的方法。在只有轻微的收缩中期杂音、没有其他体检异常的无症状患者中也用到了 ECG 和胸部 X 线的结果。这种方法对 40 岁以上的人群是有用的,这些人群中引起杂音的原因是冠状动脉疾病的流行和主动脉狭窄患病率的增加 (From RA O'Rourke, in Primary Cardiology,2nd ed, E Braunwald, L Goldman [eds]. Philadelphia, Saunders, 2003.)

自然史

心血管病通常非常严重,以往无症状的患者出现急性心肌梗死(参见第 35 章),或者肥厚型心肌病(参见第 21 章),或者 Q-T 间期延长(参见第 16 章),其首发临床症状是晕厥或者猝死。然而,在出现这些症状之前很长一段时间医师可能会观察到患者有这些并发症的风险并采取措施预防它们发生。例如急性心肌梗死的患者通常有多年的动脉粥样硬化的危险因素。这些危险因素能否被察觉,它们被消除或减少可能会延迟或者防止心肌梗死的发生。同样,肥厚型心肌病的患者可能会有多年的心脏杂音和家族史。这些发现可能会导致超声心动图检查,在严重的急性症状出现之前,识别出它们并采取适当的治疗。

相比之下,心脏瓣膜病的患者或者先天性扩张型心肌病的患者可能会有一个长时间的逐渐加重的呼吸困难或者其他慢性心力衰竭的表现,只有在疾病的晚期才会出现急性恶化。了解多种心脏病的自然史对在疾病的各个阶段采取适当的诊断及治疗措施,以及告知患者及其家属可能的预后都是至关重要的。

心血管治疗的误区

内科学精细分科的增加及心脏病学先进诊断技术的完善可能会导致一些不良的后果,举例如下。

1. 非心脏病科医师不能系统识别心脏疾病的重要症状。如卒中的患者应该考虑存在二尖瓣狭窄、卵圆孔未闭和(或)短暂的房性心律失常,硬皮病或雷诺综合征的患者应该考虑肺动脉高压和肺源性心脏病。应该进行心血管检查来确定和评估伴随许多非心脏疾病的心血管疾病的严重程度。

2. 心脏病科医师不能察觉心脏病患者潜在的系统性疾病。如老年患者出现心房颤动和不能解释的心力衰竭应该考虑甲状腺功能亢进症,不明原因波动的房室传导阻滞患者应该考虑莱姆病。心血管的异常可能为识别某些系统性疾病提供关键的线索。例如不明原因的心包积液可能为诊断结核和肿瘤提供早期的线索。

3. 过度依赖和使用实验室检查,特别是侵入性技术,来评价心血管系统。心导管和冠状动脉造影(参见第 13 章)可能为已知或疑似 CAD 的患者制订治疗计划提供准确的诊断信息。尽管这些检查已经引起了很多关注,关键是认识到它们的作用是对仔细的临床检查和非侵入性技术的补充,而不是替代。对于怀疑有缺血性心脏病的胸痛患者,冠状动脉造影不能替代仔细的病史询问。尽管冠状动脉造影可以确定冠状动脉是否阻塞及阻塞程度,但是手术结果常不能明确解释患者的胸部不适是否由冠状动脉粥样硬化引起及是否需要血管重建。

由于会导致一些风险、价格较高且需要具备一些特定设备,故尽管侵入性检查更具价值,但只在会改变非侵入性检查的诊断或治疗措施时才会被用及。

疾病的预防和管理

心脏病的预防,特别是 CAD 是初级卫生保健工作者及心脏病学专家的重要任务之一。预防始于风险评估,其次是注意生活方式,如体重达标、体育锻炼、戒烟、积极治疗所有危险因素,如高血压、高血脂、糖尿病。

心脏病患者建立完整的诊断后,大量的治疗措施都是可行的。举几个例子来说明心血管疾病治疗的一些原则。

1. 对于没有心脏病证据的患者,应该明确告知他们这项评估,而不是不时地要求他们做重复的检查。如果没有疾病的证据,这种持续的关注可能会引起患者对可能的心脏病的不恰当的担忧。

2. 如果没有心血管疾病的证据,但是患者有一个和(或)多个缺血性心脏病的危险因素(参见第 33 章),我们需要制订一个减少危险因素的计划,患者需要不时地进行检查来评估风险减少的依从性和有效性。

3. 解剖学上非常严重但是无症状或者症状轻微的患者,应该定期评估,每 6～12 个月进行临床及非侵入性检查。心室功能恶化的早期迹象可能意味着在发展为功能丧失综合征、不可逆性心肌损伤及过多的外科手术风险之前需要手术(参见第 20 章)。

4. 在决定 CAD 患者(参见第 33 章)的治疗形式时(药物、经皮冠状动脉介入治疗、外科血管重建),应该考虑可行的实践指南。在美国,机械性血管重建可能使用得太频繁,在东欧和发展中国家则使用得太少。仅仅只有心绞痛和(或)冠状动脉造影证实的关键冠状动脉狭窄,不能反射性地做出让患者接受血管重建治疗的决定。反而,这些介入措施应该限制性地使用于对充分的药物治疗没有反应的心绞痛患者或者血管重建能够改善自然史的患者（如急性冠状动脉综合征或多支血管病变合并左心室功能障碍的 CAD 患者）。

致谢

Dr. Eugene Braunwald 撰写了之前出版的《哈里森内科学》的本章使源自第 17 版的材料得到了传承。

（李　毅　译）

第二部分　心血管疾病的诊断

第 4 章

胸部不适

Thomas H. Lee

胸部不适是门诊和急诊临床医师面临的最常见挑战。胸部不适的鉴别诊断包括影响整个胸腔和腹部多种器官的疾病,其预后差异很大,可以从良性到危及生命(表 4-1)。如果不能及时发现潜在的严重疾病如急性缺血性心脏病、主动脉夹层、张力性气胸、肺栓塞,则可能导致严重的并发症,甚至死亡。反之,对低危险患者的过度治疗则会导致不必要的住院、检查、操作和焦虑。

表 4-1　无心肌梗死胸痛患者的疾病诊断

疾病诊断	所占比例(%)
胃食管疾病[a]	42
胃食管反流	
食管运动障碍	
消化性溃疡	
胆结石	
缺血性心脏病	31
胸壁综合征	28
心包炎	4
胸膜炎/肺炎	2
肺栓塞	2
肺癌	1.5
主动脉瘤	1
主动脉瓣狭窄	1
带状疱疹	1

[a]. 按发病频率

源自:P Fruergaard et al:Eur Heart J 17:1028,1996.

胸部不适的原因

心肌缺血和损伤

当氧供不能满足心肌代谢需求时发生心肌缺血。这种不协调可能由于氧供减少、需求增加或者两者兼而有之。心肌缺血最根本的原因是冠状动脉粥样硬化导致的血管阻塞。在这种阻塞存在的情况下,由于强体力活动引起氧需求增加导致短暂的心肌缺血反复发作。但是缺血也可能来源于心理压力、发热、大量膳食或由于贫血、缺氧、低血压所致的氧输送受损。由于瓣膜性心脏病、肥厚型心肌病或高血压所致的心室肥厚可能由于心外膜到心内膜的冠状动脉血流受损导致心肌缺血。

1. 心绞痛　心肌缺血所致的胸部不适通常是一种感官上的不适如胸闷或压榨感(表 4-2),其他常见的心绞痛症状可能有烧灼感和酸痛等。一些患者否认疼痛但可能表现为呼吸困难或模糊的焦虑感。尖锐一词有时被患者用于描述强度而不是特性。

心绞痛的位置通常位于胸骨后,大多数患者不是位于任何一个小区域,这种不适可以放射到颈部、下颌、牙齿、双臂或肩部。反射最常见来源于支配心脏和这些部位的脊髓灰质后角感觉神经元,一些患者出现这些区域的反射痛可作为仅有的症状。偶尔有些患者缺血性发作表现为上腹部疼痛,少数患者放射到脐下或背部。稳定型心绞痛常在用力、情绪激动和饱餐后加重,休息或舌下服用硝酸甘油几分钟后缓解。相比之下,疼痛持续几秒钟即消失仅在发病初期而且非常少见,同样,疼痛持续数小时很少出现在心绞痛患者中,尤其是患者的心电图无明显缺血改变时。心绞痛发作在生理或心理压力状态下可促发心动过速。大多数心肌灌注发生在舒张期,此时来自左心室的压力最小以对抗冠状动脉血流量,因为心动过速缩短了心室舒张时间,必然导致心肌灌注减少。

2. 不稳定型心绞痛和心肌梗死　急性心肌缺血综合征患者常常主诉类似心绞痛症状,但持续时间更长、更严重。症状最初发生在休息、睡眠刚醒时,舌下服用硝酸甘油可能暂时减轻或不缓解。患者可能伴随出汗、呼吸困难、恶心和轻度头晕。缺血性心脏病伴有胸部不适患者体格检查可能完全正常。在缺血发作期间仔细听诊可能发现第三或第四心音,反映心脏收缩及舒张功能异常。二尖瓣反流产生的杂音提示乳头肌缺血性功能障碍。严重缺血发作可能导致肺淤血,甚至肺水肿。

　　3. 其他心脏因素　由心肌肥厚或主动脉缩窄导致的心肌缺血可能产生类似冠状动脉粥样硬化的心绞痛症状,在这种情况下,明显的收缩期杂音或其他阳性发现可能比冠状动脉粥样硬化更能反映患者的临床症状。一些有胸痛症状而冠状动脉造影正常的患者可能由于冠状动脉循环功能障碍所致。部分冠状动脉痉挛患者表现为冠状动脉造影发现异常的舒张反应和加重的血管收缩反应。把有心绞痛症状和明显缺血性 ST 段压低表现而冠状动脉造影正常的患者称为 X 综合征,一些数据显示这部分患者可能在反应运动负荷或者冠脉血管扩张药时冠状动脉血流呈现限制性改变。

心包炎

　　目前认为心包炎的疼痛是由毗邻的壁层胸膜炎症所致,因为大多数心包膜对疼痛不敏感,感染性心包炎通常累及毗邻的胸膜表面,倾向于与疼痛有关,当炎症仅发生在局部(如心肌梗死或尿毒症)和心脏压塞可能倾向于轻度或无胸痛。毗邻的壁层胸膜感觉神经支配来自于几个区域,因此,心包炎的疼痛可能来自于颈部和肩部到腹部和背部。大多数是胸骨后疼痛,所有导致胸膜表面移动的情况如咳嗽、深呼吸和体位改变等都会加重疼痛。疼痛通常在仰卧加重而坐直和向前倚靠时减轻。少见的是类似急性心肌梗死表现为稳定的疼痛感觉。

主动脉疾病

　　主动脉夹层是一种由于主动脉血管内膜下血肿进展的潜在的灾难性状态。血肿可能开始于主动脉内膜撕裂或主动脉中层滋养血管的破裂。这种症状可能发生于创伤,包括交通事故或医学操作如消融及球囊损伤主动脉内膜,非创伤性主动脉夹层很少发生在没有高血压和(或)主动脉中层肌肉组织和弹性纤维退化时。主动脉中层囊性改变是几种遗传性结缔组织疾病包括马方综合征和先天性结缔组织发育不全综合征(Ehlers-Danlos 综合征)的主要特点。约有 50% 40 岁以下女性主动脉夹层发生在妊娠期间。

　　尽管一些慢性主动脉夹层患者无明显症状,但

几乎所有的急性夹层患者都有严重的胸痛症状。不同于缺血性心脏病疼痛,主动脉夹层患者疼痛在短时间内立刻达到峰值,常由于疼痛剧烈出现衰竭症状。经典的教材描述疼痛常常反映主动脉壁裂开或撕裂的过程。但最近更多的数据显示,最常见的突然发生严重的、急剧的疼痛,部位常常与撕裂进展有关。因此,撕裂开始于升主动脉并向降主动脉延伸,产生的疼痛由前胸扩展至后背部,两侧肩胛骨之间。

　　体格检查也能反映主动脉夹层进展导致受累动脉血流进入大动脉分支的程度。因此,单侧或双上肢脉搏消失、脑血管意外或截瘫可能是主动脉夹层的灾难性后果。血肿进展破坏冠状动脉或主动脉瓣可能发生急性心肌梗死或急性主动脉瓣关闭不全。主动脉夹层破裂入心包区域可能导致心脏压塞。

　　另一种可能出现胸痛症状的主动脉异常是胸部主动脉瘤。胸主动脉瘤通常无症状,但如果压迫毗邻组织可能会出现胸痛和其他症状,这种疼痛常表现为深部的主动脉瘤,有时可能很严重。

肺栓塞

　　目前认为肺栓塞导致的胸痛主要来自于肺动脉扩张或毗邻胸膜部分肺梗死。大块肺栓塞出现胸骨后疼痛提示急性心肌梗死,更常见的是小块血栓导致肺梗死产生的单侧胸膜疼痛,伴随症状包括呼吸困难,偶有咯血。心动过速常常存在,尽管不是持续存在,一定特征的心电图改变可能支持诊断。

气胸

　　突然发生壁层胸膜疼痛和呼吸困难应考虑自发性气胸,也包括肺栓塞。这些情况可能发生在没有肺部疾病急性事件的患者中,或者是作为潜在肺部疾病的一个结果。

肺炎或胸膜炎

　　肺部损伤和胸膜炎常产生尖锐、刀刺样疼痛,呼吸及咳嗽后加重。

消化道疾病

　　由于胃酸反流、痉挛、阻塞或损伤所致的食管疼痛与心肌缺血综合征难以鉴别。胃酸反流产生典型的深部烧灼样不适感,乙醇、阿司匹林或部分食物会使其加重,这种不适通常在抑制胃酸或减少胃酸治疗后减轻。胃酸反流通常在躺下时和凌晨由于胃部食物排空而吸收胃酸时加重。

　　食管痉挛可能发生在存在或无胃酸反流情况下,产生压榨性疼痛与心绞痛难以鉴别。应用减轻心绞痛的治疗如舌下服用硝苯地平可减轻食管痉挛,进而消除由此产生的症状。胸痛也可能来自于

食管损伤,如剧烈呕吐所致的食管贲门黏膜撕裂综合征(Mallory-Weiss综合征)。

胸痛也可能来自于隔膜下的胃肠道疾病,包括消化性溃疡、胆道疾病和胰腺炎。这些情况下通常也产生类似胸部不适的异常疼痛,但症状与用力无关。溃疡病所致的典型疼痛发生在餐后60～90min,当餐后产生的酸性产物不再被胃内食物中和时。胆囊炎导致的疼痛通常发生在餐后1h或更长时间。

神经肌肉骨骼疾病

颈椎间盘疾病由于压迫神经根可产生胸痛,疼痛在皮肤区域分布主要由于肋间肌肉痉挛或带状疱疹引起。由带状疱疹引起的胸痛通常发生在皮肤明显破损之前。肋骨软骨和胸肋综合征是引起胸部肌肉骨骼疼痛的最常见原因。少数情况下是肋软骨炎引起,表现为肿胀、发红、皮肤温暖(痛性非化脓性肋

软骨肿大,Tietze's syndrome)。这种情况下的疼痛往往是短暂的、急剧的,但有些患者表现为持续几个小时的钝痛。在肋骨软骨和肋胸关节处的直接压力或其他肌肉骨骼综合征可能再次产生疼痛。肩周、脊柱的关节炎和滑囊炎也可能产生胸痛,有这些疾病的患者常导致与心肌缺血造成症状混淆。

情感和精神性疾病状态

约有10%的患者在急性胸部不适等紧急状态下,有恐慌和其他情绪状况。这些人群的症状千差万别,但不适症状通常被描述成内脏紧缩感或疼痛超过30min。一些患者提供其他不典型症状如疼痛转瞬即逝、急剧性和(或)位于一个小区域。精神状态异常患者的心电图难以解释,如过度通气引起心电图出现ST-T异常改变。详细的病史可能提供一些线索,如沮丧、先前的恐惧发作、躯体化症状、陌生环境恐慌症或其他恐惧症等。

表 4-2　急性胸部不适主要原因的临床特点

疾病特点	持续时间	性质	部位	相关特点
心绞痛	2～10min	压迫感、紧缩感、压榨感、沉重感、烧灼感	胸骨后,常单独或放射至颈部、下颌、肩部或上肢,常发生在左侧	常由体力活动、寒冷、精神压力时诱发,疼痛发作时有第四心音奔马律或二尖瓣反流杂音
不稳定型心绞痛	10～20 min	类似心绞痛,但通常更严重	类似心绞痛	类似心绞痛,但常在低体力活动,甚至在休息时发作
急性心肌梗死	不确定,通常超过30min	类似心绞痛,但通常更严重	类似心绞痛	硝酸甘油不缓解,可能与心力衰竭或心律失常有关
主动脉缩窄	反复发作类似心绞痛	类似心绞痛	类似心绞痛	收缩晚期杂音,放射至颈动脉
心包炎	持续几小时或几天,可能是插入式的	尖锐	胸骨后或向心尖部可能放射至左肩部	可能在坐位和向前倾靠时减轻,心包摩擦音
主动脉夹层	突然发生,剧烈疼痛	撕裂样或裂开样、敏感性、刀刺样	前胸部,常常放射至两肩胛骨之间的后背部	与高血压和(或)潜在的结缔组织疾病(马方综合征),主动脉关闭不全杂音,心包摩擦音,心脏压塞,或外周动脉波动消失
肺栓塞	突然发生,持续几分钟到几小时	胸膜炎表现	通常是单侧的,在栓塞侧	呼吸困难、呼吸急促、心动过速、低血压
肺动脉高压	不固定	压迫感	胸骨后	呼吸困难,静脉压升高的征象包括水肿和颈静脉怒张

续表

疾病特点	持续时间	性质	部位	相关特点
肺炎或胸膜炎	不固定	胸膜炎表现	单侧的,通常是局部的	呼吸困难,咳嗽,发热,啰音,偶尔有摩擦音
自发性气胸	突然发生,持续几小时	胸膜炎表现	患侧	呼吸困难,患侧呼吸音减弱
食管反流	10～60min	烧灼感	胸骨后、上腹部	餐后或卧床加重,服用抗酸药减轻
食管痉挛	2～30min	压力感,紧缩感,烧灼感	胸骨后	可能类似心绞痛
消化性溃疡	持续很久	烧灼感	上腹部、胸骨后	进食或抗酸治疗后减轻
胆囊疾病	持续很久	烧灼感、压迫感	上腹部、右上腹 1/4 象限、胸骨后	可能餐后发作
肌肉骨骼疾病	不固定	疼痛	不确定	活动后加重,可能在体检局部施加压力时再发
带状疱疹	不固定	尖锐或烧灼感	皮肤区域	不适区域出现疱疹
心理和精神因素	不固定,可能转瞬即逝	不固定	易变性、可能在胸骨后	情感因素可能促发症状,详细询问病史能够发现有焦虑或沮丧

走近患者　胸部不适

胸部不适患者的评估必须达到两个目的:一个是诊断问题,另一个是评估立刻进行处理方案的安全性。当急性胸痛患者出现在急诊室时,后者通常是主要的。在这种情况下,临床医师必须判定患者采取有创侵入性诊断措施,还是立即处理潜在的危及生命的各种情况,包括急性缺血性心脏病、急性主动脉夹层、肺栓塞和张力性气胸。如果排除这些状况,临床医师应该进行判定其他情况如患者回家的安全性、允许进入非冠心病监护病房或者直接进行运动试验。表 4-3 已经列出一系列问题用于评估急性胸痛患者,包括带有诊断目的的每个阶段评估应考虑的重要因素。

表 4-3　胸部不适患者的评估方法

1. 胸部不适是否由于急性、具有潜在危及生命危险的疾病导致需要立即住院和侵入性评估?
   急性缺血性心脏病　肺栓塞疾病　主动脉夹层　自发性气胸

2. 如果不是,胸部不适是否由于慢性疾病引起可能导致严重并发症?
   稳定型心绞痛　主动脉缩窄　肺动脉高压

3. 如果不是,胸部不适是否由于一种急性疾病导致需要某种特殊治疗?
   心包炎　肺炎/胸膜炎　带状疱疹

4. 如果不是,胸部不适是否由于另一种需要治疗的慢性疾病所导致?
   食管反流　　　　　　颈间盘疾病
   食管痉挛　　　　　　肩部关节炎或脊柱
   消化性溃疡　　　　　肋软骨炎
   胆囊疾病　　　　　　其他肌肉骨骼疾病
   其他消化道疾病　　　焦虑状态

急性胸部不适

临床医师必须首先评估急性胸痛患者的呼吸和血流动力学状态。如果患者存在上述其中一种情况,患者诊断性评估采取之前必须先采取措施使患者病情平稳。但是如果患者不需要紧急处理,那么询问病史、体格检查、实验室评估都应该进行,以便用于评估危及患者生命的各种风险。

临床医师在诊室时不应该推断或假定患者没有急性缺血性心脏病,尽管这种发病率可能比较低。在诊室评估逐渐受到重视的情况下,治疗不当相关心肌梗死基本消失,在许多这样的患者中不再进行心电图检查。由于急诊室的急剧增加,在医院就诊能够被识别的高危患者正逐渐增加。

无论在哪种情况下,病史提问应该包括胸部不适的特点和部位(表 4-2)。患者也应该被问到疼痛发作时性质和持续时间。心肌缺血通常与持续几分钟、逐渐加重症状有关。如果疼痛转瞬即逝或持续几小时而无心电图改变通常不可能是缺血性疾病导致。尽管冠心病危险因素存在可能提高对诊断的关注,但不存在这些危险因素不能影响医师判断进而排除患者发生心肌缺血的风险。

胸痛放射范围广泛将增加演变成心肌梗死的可能性。在急性缺血性心脏病者胸痛放射至左臂是常见的,但放射至右臂也和诊断高度相关(图 4-1)。几项研究结果显示,根据病史不同临床特点对于诊断急性心肌梗死是有帮助的。右肩疼痛在急性胆囊炎中也比较常见,但这种症状通常伴随下腹部疼痛而不是胸痛。胸痛放射至肩胛骨之间增加主动脉夹层的可能。体格检查应该包括双上肢及下肢的血压和脉搏,肢体的低灌注可能由于主动脉夹层撕裂所致的由主动脉到其分支的缓慢血流引起。胸部听诊可闻及呼吸音减弱,胸膜摩擦音或气胸、肺栓塞、肺炎或胸膜炎。张力性气胸可能导致气管从中线向远离患侧移位。心脏检查应该包括寻找心包摩擦音、收缩期和舒张期杂音,第三和第四心音。由肌肉骨骼原因所致的胸痛可能因胸壁的压力再产生相关症状。对于临床医师来说在确保更危险的潜在因素不出现之前,询问患者胸痛症状是否完全再现是十分重要的。

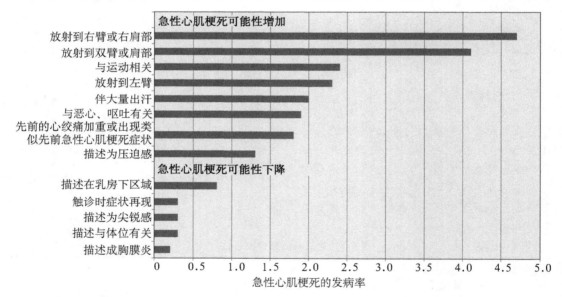

图 4-1 胸痛特点对急性心肌梗死发病率的影响(Figure prepared from data in CJ Swap,JT Nagurney: JAMA 294:2623,2005.)

对于成年人来说,如果胸痛不是由于明显外伤所致,心电图检查应该是必需的。在这些患者中,心电图出现缺血或梗死改变与急性心肌梗死和不稳定型心绞痛的风险高度相关(表 4-4),这些患者应该进行反映心脏功能的动态心电图和容量监测。没有这些改变也不能完全排除缺血性心脏病,但正常心电图或仅有非特异性 ST-T 改变的患者发生危及生命并发症的风险相对较低。如果这些患者不能被马上排除,通常应该尽早或立刻进行心电图运动试验。在急诊室急性胸部不适评估心肌损伤的标志物常常能够获得,近年来,肌钙蛋白 I 和 T 选择作为评估心肌损伤标志物已经取代 CK 和 CK-MB。一些数据支持应用其他标志物如髓过氧化物酶和 B 型利尿钠肽（BNP），但目前还没有被列入常规检查。这些标志物中没有任何一种对急性心肌梗死或其并发症的预测是高度敏感的，因此，不能将这些指标的阴性结果包括肌钙蛋白作为判断患者出院的基本原则。

表 4-4　急诊室胸痛患者出现急性缺血性心脏综合征的发生率

阳性发现	心肌梗死（%）	不稳定型心绞痛（%）
心电图上有新发现的 ST 段抬高（≥1mm）或 Q 波	79	12
心电图上有缺血和损伤改变（ST 压低≥1mm 或缺血性 T 波）	20	41
没有前面提到的 ECG 改变，但有心绞痛或心肌梗死病史（如胸痛或应用硝酸甘油史）	4	51
没有前面提到的 ECG 改变，没有心绞痛或心肌梗死病史（如胸痛或应用硝酸甘油史）	2	14

（源自：Unpublished data from Brigham and Women's Hospital Chest Pain Study，1997-1999.）

对于有持续胸痛的冠心病患者进行诱发试验是不合适的。对这些患者静息心肌灌注显像是可以考虑的，正常灌注显像冠心病的可能性减小，避免了低风险患者的住院率。正在出现的计算机断层血管成像（CTA）技术已成为那些冠状动脉疾病不确定患者的选择性诊断技术策略。

临床医师对于稳定性患者常常采用治疗性策略如舌下含服硝酸甘油或抗酸药或质子泵抑制药等进行诊断性尝试，常见的错误是通过患者对这些治疗手段的反应，对诊断分级进行推断，而当这些信息通常是有帮助的时候，患者的反应却可能是安慰剂的作用。因此，心肌缺血从来不能因为患者对抗酸治疗的反应而被单独排除。同样，硝酸甘油没有减轻疼痛也不能排除冠心病的诊断。

如果病史或检查与主动脉夹层一致，因为在这种状态下可能出现灾难性并发症的高风险，必须采取影像学检查评估主动脉情况。比较合适的检查包括胸部 CT、MRI 或经食管超声心动图，最近数据显示 D-二聚体升高更加有助于临床医师对主动脉夹层诊断的怀疑。

患者出现呼吸系统症状、胸膜炎的胸痛、咯血、静脉血栓史或凝血异常可能考虑急性肺栓塞。最初的检查包括 CT 血管成像或肺扫描，有时需要结合下肢动静脉超声或 D-二聚体检测。

如果急性胸部不适患者没有显示危及生命的状态，临床医师应该集中考虑这些严重的慢性疾病出现主要并发症的可能性，最常见的是稳定型心绞痛。无论是在门诊，还是在急诊室，对于这些低危险患者早期应用心电图运动试验、负荷超声心动图或负荷心肌灌注显像是一种能够接受的处理策略。但是如果患者在试验时可能发生缺血性疼痛，或者不能确定心电图改变是否与缺血有关，这种情况下进行运动试验是不合适的。

如果患者胸部不适持久不变，并且没有证据显示存在危及生命的情况，应该评估患者能否从紧急治疗中获益（表 4-3）。心包炎可通过病史、体格检查和心电图显示（表 4-2），临床医师应该仔细评估血压模式和超声心动图探查患者即将发生的心脏压塞的证据。胸部 X 线用于评估肺部疾病。

急性胸部不适的指南和主要策略

对于急性胸痛患者最初评估指南已经在美国心脏病学会（ACC）、美国心脏协会（AHA）及其他组织中逐步发展。这些指南推荐所有胸痛患者，包括没有明确心脏疾病所致疼痛的患者，都要进行心电图检查，有迹象或症状显示可能存在充血性心力衰竭、瓣膜性心脏病、心包炎、主动脉夹层或动脉瘤的患者应进行胸部 X 线检查。

ACC/AHA 指南关于心电图运动试验支持在急诊室的低风险患者，也可在选择性中度危险患者中应用。但是指南强调心电图运动试验仅应在筛查过高风险患者后或其他准备住院的患者中采用。

许多医学中心已经采用关键路径和指南的其他形式以提高效率和加快具有高度危险缺血性心脏病患者的治疗。这些指南主要集中在以下策略：

·快速诊断和紧急再灌注治疗，既可通过经皮冠状动脉介入术（PCI），也可通过溶栓治疗，提高治疗效果。

·将发生并发症低危的患者如心电图无新的缺血改变和无进行性胸痛的患者，分诊到不具备冠心病监护设备（如 ICU 或胸痛单元）的医疗单元，这些患者在没有特定的冠心病监护情况下，能够耐受心电图运动试验或者离院回家可能是安全的。通过采用前瞻性多元算法验证对急性缺血性心脏病和其并发症进行危险分层是有帮助的。

· 短暂停留在冠脉监护病房和住院。如果在运动试验或其他危险分层技术可以采纳的情况下，没有出现进展症状而在监护病房12h或更短时间观察的相关推荐已经明显减少。

非急性胸痛

对于没有住院要求或不需要住院观察的患者，应该去寻求症状产生的原因和发生主要并发症的可能性。对于冠状动脉疾病的非侵入性检查既可诊断冠心病又可识别从再血管化中获益的高危冠心病患者。胃肠道原因所致的胸痛可通过内镜、X线检查或实验性医学治疗进行评估。情感和精神因素所致的胸部不适也需要采取合适的评估和治疗；随机的研究数据显示，患者认知的治疗和群体干预可能减少这些患者的症状。

（吴光哲 译）

第 5 章

呼吸困难

Richard M. Schwartzstein

呼吸困难

美国胸部疾病协会（ATS）将呼吸困难定义为强度不同的、性质显著的自我感觉呼吸不畅。这种体验来自于多种因素的相互作用，如生理上、心理上、社会、环境因素。并可能导致继发的生理和行为上的反应。呼吸困难是一种症状，必须与劳动量增加导致的呼吸加快相区别。

呼吸困难的机制

呼吸敏感性是来自于大脑到呼吸肌（前向反馈）的传出神经冲动或分支和来自于遍布身体的受体传入感觉神经及分支（反馈）相互作用的结果，也是推测的在大脑发生这些信息综合过程（图 5-1）。相比较而言，令人不快的感觉通常由单一的神经末梢的刺激引起，呼吸困难更常被认为是全身性的，类似于饥饿或口渴。一种特定疾病状态引起的呼吸困难通常是由一种机制或多种机制导致的，其中一些机制在某种状态下是有作用的，如运动可在不同状态下发生改变。

传出神经的发动

呼吸泵异常最常见的是增加呼吸系统的气道阻力或僵硬度（降低气道顺应性），与增加呼吸工作量或呼吸费力感有关。当呼吸肌虚弱或疲乏时，尽管呼吸系统结构正常，需要做很大的努力。来自运动皮质的逐渐增加的神经中枢输出信息通过一个推测放电被感知。一个神经中枢信号被传到感觉皮质，同时发动输出指令直接到呼吸肌。

传入神经的感知

颈动脉体和髓质的化学感受器由于缺氧、急性高碳酸血症和酸血症被激活，这些感受器和其他感受器激活都可导致通气增加，产生空气饥饿感。肺

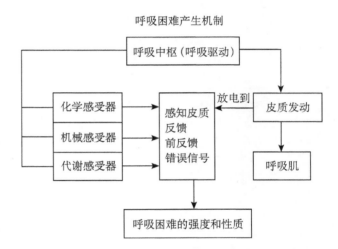

呼吸困难产生机制

图 5-1　呼吸困难感知信号输出集成的假定模型。 来自遍及呼吸系统感受器的传入信息直接投射到感觉皮质，导致初级的感觉经历和提供作用于呼吸泵的反馈。传入信息也直接作用于调控呼吸的大脑区域。感知的皮质，直接反映来自于调控中心的输入信号，传递神经信号到呼吸肌，直接放电到感知皮质（前反馈的指令直接传递到肌肉）。如果前反馈和反馈信息不匹配，错误信号产生，呼吸困难强度增加〔Adapted from MA Gillette, RM Schwartzstein：Mechanisms of dyspnea, in Supportive Care in Respiratory Disease, SH Ahmedzai and MF Muer（eds）. Oxford, UK, Oxford University Press，2005.〕

组织内的机械性感受器，当受到支气管痉挛刺激时，导致胸部紧迫感。肺血管感受器（J-受体）对组织间水肿敏感，可通过肺动脉压力急剧改变被激活，进而出现通气不足性空气饥饿。高度膨胀与呼吸工作量增加敏感性、无力深呼吸或不能进行令人满足的呼吸有关。位于骨骼肌内的代谢性感受器，被认为是在运

动期间通过局部生物化学环境改变被激活,当受到刺激时,导致呼吸不适。

融合:传出-再传入不协调

到呼吸肌的前反馈和能够监测呼吸泵反应受体的反馈之间的矛盾或不协调将增加呼吸困难的强度。当呼吸泵出现机械性紊乱,诸如哮喘或慢性阻塞性肺疾病(COPD),在这种情况下尤其重要。

焦虑

急性焦虑状态下,机体既可通过改变感觉信息的翻译或者通过引导呼吸模式以提高呼吸系统生理状态的异常情况来增加呼吸困难的强度。例如,在呼气受到限制的患者中,伴随急性焦虑导致的通气过度,同时增加呼吸频率,增加呼吸做功和费力呼吸,产生一种令人不满意的呼吸感觉。

呼吸困难的评估

感觉性质

和疼痛一样,呼吸困难的评估起始于对呼吸不适感性质的判定(表 5-1)。无论是呼吸困难问卷调查还是最常用的描述症状短语列表,都可以帮助那些难以描述呼吸困难感觉的患者。

感觉强度

改良 Borg 评分或视觉模拟评分都可以用于评估休息状态下、立即运动后或繁重的体力负荷状态下如在家爬楼梯时的呼吸困难。一个可以替代的方法是询问患者能够做的运动来获得患者呼吸异常的感觉。基线呼吸困难指标和慢性呼吸疾病问卷调查是实现这一目标的常用工具。

表 5-1　呼吸不足的病理生理学机制和描述症状的相关性

描述症状	病理生理学
胸部紧迫感或压缩感	支气管狭窄,间质水肿(哮喘、心肌缺血)
呼吸做功或用力增加	气道阻塞,神经肌肉疾病(慢性阻塞性肺疾病、中到重度哮喘、肌肉病变、脊柱侧弯)
空气饥饿,需要呼吸,激励呼吸	增加呼吸驱动(充血性心力衰竭、肺栓塞、中到重度呼吸道阻塞)
不能深呼吸,不令人满意的呼吸	通气过度(哮喘、慢性阻塞性肺疾病)和潮气量受限(肺纤维化、胸壁受限)
沉重呼吸、急促呼吸、更大程度呼吸	去适应作用

(源自:From RM Schwartzstein: The language of dyspnea, in Dyspnea:Mechanisms, Measurement, and Management, DA Mahler and DE O'Donnell (eds). New York, Marcel Dekker, 2005 and RM Schwartzstein, D Feller-Kopman: Shortness of breath, in Primary Cardiology, 2nd ed, E Braunwald and L Goldman (eds). Philadelphia, WB Saunders, 2003.)

情感的维度

如果一种感觉被作为一种症状来记录,那么它一定是被观察到不高兴的和被解释为异常的。实验室研究已经表明,空气饥饿会激起更强烈的情绪反应胜于增加费力呼吸。针对呼吸困难的一些治疗措施,如肺康复,部分地通过改变这种情感维度来减轻呼吸不适。

呼吸困难的鉴别诊断

呼吸困难是偏离心肺系统正常功能的结果。这些异常偏离产生呼吸停止,作为通过增加驱动呼吸、增加费力呼吸和呼吸做功和(或)刺激心、肺、血管系统感受器的一种结果。大多数呼吸系统疾病都与肺和(或)胸壁机械性能改变有关,经常作为气道疾病和肺实质疾病的一种结果。相比较而言,心血管系统疾病更常见的是通过产生气体交换异常或刺激肺和(或)血管感受器导致的呼吸困难(表 5-2)。

呼吸系统疾病所致的呼吸困难

1. 气道疾病　最常见的阻塞性肺疾病如哮喘和 COPD,常以流出气道阻塞为主要特点,常导致肺和胸壁动力性过度通气膨胀。中度到重度慢性疾病会增加呼吸肌的抵抗力和弹性负荷(与呼吸系统僵硬度有关的术语)及呼吸做功。急性支气管收缩患者也常诉说一种紧缩感,这种感觉甚至在肺功能尚属正常范围内就可能存在。急性支气管狭窄患者也常抱怨紧缩感,他们(她们)通常是由于换气过度所致。胸部紧缩感和换气过度都可能是肺部感受器受到刺激所致。哮喘和 COPD 由于通气血流比例失调(肺气肿患者在运动期间气体弥散受限)可能导致缺氧和高碳酸血症,由于氧气和二氧化碳与血红蛋白结合途径的差异,低氧血症比高碳酸血症更常见。

2. 胸壁疾病　在胸壁僵硬的状态下,如脊柱侧弯或呼吸肌减弱(重症肌无力或吉兰-巴雷综合征)都与增加呼吸用力有关。大量胸腔积液如合并肺膨

表 5-2 常见疾病导致呼吸困难的机制

疾病	呼吸做功增加	呼吸驱动增加	低氧血症ª	急性高碳酸血症ª	肺部感受器的激活	血管感受器的激活	代谢感受器
COPD	•		•	•	•		
哮喘	•	•	•	•	•		
ILD	•	•	•		•		
PVD		•	•		•	•	
CPE	•	•	•		•	•	•
NCPE	•		•	•	•		
贫血							•
Decond							•

ª. 在这些情况下,低氧血症和高碳酸血症不是一直存在的。当低氧血症存在时,虽然通过给予一定的氧气供应,呼吸困难程度会减轻,但通常会持续。COPD.慢性阻塞性肺疾病;CPE.心源性肺水肿;Decond.去适应作用;ILD.间质性肺疾病;NCPE.非心源性肺水肿;PVD.肺血管疾病

胀不全,通过增加呼吸做功和刺激呼吸感受器也可导致呼吸困难。

3. **肺实质疾病** 间质性肺病可能随着感染、职业暴露或自体免疫异常增加,与增加呼吸器官僵硬度(顺应性下降)和增加呼吸道做功有关。另外 V/Q 比例失调及破坏和(或)增厚肺泡-毛细血管表面可能导致缺氧和增加呼吸做功。肺感受器受到刺激后可能进一步加重轻中度肺间质疾病。

心血管系统疾病所致的呼吸困难

1. **左心系统疾病** 由于冠脉疾病和非缺血性心肌病导致左心室舒张末期容积和压力增加,也包括肺血管压力增大。这些压力增大将导致组织间隙水肿,并刺激肺感受器,从而产生呼吸困难。由于通气/血流比例失调导致的低氧也会产生呼吸困难。左心室舒张功能异常以左心室十分僵硬为特点,可能导致轻度体力活动即出现严重的呼吸困难,尤其是如果与二尖瓣反流有关。

2. **肺血管疾病** 肺栓塞性疾病和原发性肺血管疾病(肺动脉高压、肺血管炎)可通过增加肺动脉压力和刺激肺感受器产生呼吸困难。过度通气是常见的,低氧血症可能是存在的。但是,对于大多数患者,补充氧气治疗对于严重呼吸困难和过度通气的作用是微小的。

3. **心包疾病** 限制性心包炎和心脏压塞都与增加心脏内和肺部血管压力有关,这些情况可能是导致呼吸困难的原因。在休息或者运动时,代谢性或化学性感受器受到刺激(如果乳酸产生堆积),一定程度的心排血量受到限制也可能导致呼吸困难。

呼吸系统和心血管系统正常的呼吸困难

轻度到中度贫血与运动时呼吸困难有关,这种情况主要是由于贫血患者血氧饱和度正常与代谢性感受器刺激有关。肥胖患者呼吸困难可能与多种机制有关,包括心排血量增加、呼吸泵功能受损(胸壁顺应性下降)等。心血管异常(不健康)以早期厌氧代谢发展和化学性及代谢性感受器刺激为特点。

走近患者 呼吸困难

在获得病史方面,患者应该用他们自己的语言来描述不适觉像什么,也包括体位的影响、感染和环境因素刺激对呼吸困难等(图 5-2)。端坐呼吸是充血性心力衰竭、与肥胖有关的膈膜机械性损伤或由食管反流诱发哮喘的一种常见表现。夜间阵发性呼吸困难提示充血性心力衰竭或哮喘。急性、间歇发作的呼吸困难更有可能反映心肌缺血、支气管哮喘或肺栓塞。而慢性持续性呼吸困难典型的是慢性阻塞性肺疾病(COPD)、间质性肺病和慢性血栓栓塞性疾病。职业性肺病和冠心病的危险因素应该可以被发现。当患者出现平卧呼吸,直立体位出现呼吸困难而仰卧位减轻时应该考虑左心房黏液瘤或肺肝综合征。

体格检查应该在见到患者时进行。停止深呼吸之前无法表达完整语句的患者往往提示由于呼吸调节器受到刺激或与呼吸泵受损伴随的容量减少有关。呼吸做功增加的证据如锁骨上凹陷、呼吸辅助肌参与和三脚架体位(以坐位双臂抱膝为主要特点),往往提示气道阻力增加或肺及胸壁僵硬。当评估呼吸功能时,应该准确评价呼吸频率和检查奇脉。如果超过 10mmHg,认为存在 COPD 或急性哮喘。在一般检查中,应该寻求贫血(结膜苍白)、发绀、肝硬化(蜘蛛痣、男性乳房发育)等征象。胸部的检查

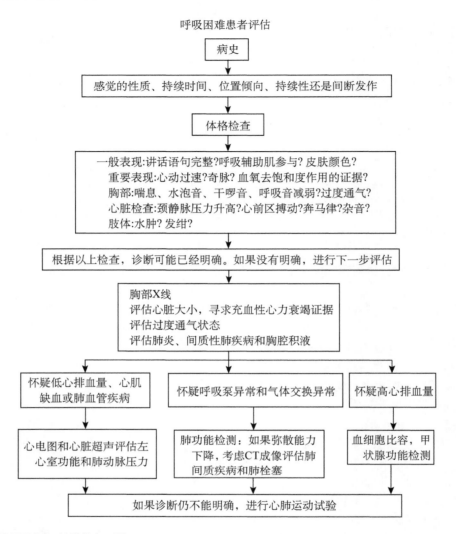

呼吸困难患者评估

病史

感觉的性质、持续时间、位置倾向、持续性还是间断发作

体格检查

一般表现:讲话语句完整?呼吸辅助肌参与? 皮肤颜色?
重要表现:心动过速?奇脉? 血氧去饱和度作用的证据?
胸部:喘息、水泡音、干啰音、呼吸音减弱?过度通气?
心脏检查:颈静脉压力升高?心前区搏动?奔马律?杂音?
肢体:水肿? 发绀?

根据以上检查,诊断可能已经明确。如果没有明确,进行下一步评估

胸部X线
评估心脏大小,寻求充血性心力衰竭证据
评估过度通气状态
评估肺炎、间质性肺疾病和胸腔积液

怀疑低心排血量、心肌缺血或肺血管疾病

怀疑呼吸泵异常和气体交换异常

怀疑高心排血量

心电图和心脏超声评估左心室功能和肺动脉压力

肺功能检测:如果弥散能力下降,考虑CT成像评估肺间质疾病和肺栓塞

血细胞比容,甲状腺功能检测

如果诊断仍不能明确,进行心肺运动试验

图 5-2　呼吸困难患者评估规则〔Adapted from RM Schwartzstein: The language of dyspnea, in Dyspnea: Mechanisms, Measurement, and Management, DA Mahler and DE O'Donnell (eds). New York, Marcel Dekker, 2005 and RM Schwartzstein, D Feller-Kopman: Shortness of breath, in Primary Cardiology, 2nd ed, E Braunwald and L Goldman (eds). Philadelphia, WB Saunders, 2003.〕

应集中在运动的对称性,叩诊(胸腔积液的浊音、肺气肿的过清音),听诊(喘鸣音、水泡音、干啰音、呼吸时相延长、呼吸音减弱、呼吸道异常的线索、间质水肿或纤维化)。心脏检查应该集中在右心室压增高(颈静脉怒张、水肿、肺动脉第二心音亢进)、左心室功能异常(第三或第四心音奔马律)和瓣膜疾病(杂音)。当检查仰卧患者腹部时,应注意是否有矛盾运动(吸气时内向运动),是膈膜减弱的一种征象。呼气时下腹部变圆提示肺水肿。槌状指可能提示肺间质纤维化,与雷诺病一致存在的关节肿胀或变形可能提示与肺疾病有关的血管结缔组织病。

劳力性呼吸困难的患者应该要求观察患者在行

走时症状是否再次出现,应该检查患者在休息状态下是否有症状或血氧饱和度是否有新发现。

在病史和体格检查之后,应该进行胸部X线检查。肺容量应该被评估(过度膨胀提示阻塞性肺疾病、低容量提示肺间质水肿或纤维化、膈膜功能异常或胸壁运动受损)。

肺实质进行检查以明确间质还是实质病变,肺上部区域血管扩张提示肺静脉高压,而中心区域肺动脉扩张提示肺动脉高压。心影增大提示心肌肥大或血管疾病。双侧胸腔积液是充血性心力衰竭和一些结缔组织病的典型表现。单侧胸腔积液增加心脏肿瘤和肺栓塞的发生率,但也可能发生于心力衰竭

患者。胸部 CT 一般用于进一步评估肺实质疾病（间质性肺疾病）和肺栓塞可能。

实验室检查应该包括心电图检查，寻找心室肥厚和曾经发生心肌梗死的证据。超声心电图可以提示收缩功能异常、肺动脉高压或可疑血管性心脏病患者。支气管激发试验对于间歇发作、但一般检查和肺功能正常的可疑哮喘患者是有意义的。大约有超过 1/3 临床诊断的哮喘患者常规检查时没有反应性气道疾病。

心血管系统和呼吸系统导致呼吸困难的鉴别

如果患者有肺疾病和心脏疾病的证据，那么应该进行心肺相关运动耐力试验进一步明确是哪个系统运动受限。如果在运动极限，达到最大通气量，患者表现出无效通气增加、缺氧或支气管哮喘，呼吸系统疾病可能是导致呼吸困难的主要原因。如果在运动期间，患者心率超过极限心率的 85%、无氧阈值发生提前，血压异常增高或降低、氧脉冲下降（氧消耗与心率比值，卒中的一个预测因素）或心电图有缺血改变，心血管系统异常可能是导致呼吸困难的原因。

治疗　呼吸困难

首要目标是纠正产生症状的潜在疾病问题。如果解决这个问题不可能，就要试图减轻症状及由此症状对患者生活质量产生的影响。如果患者在休息时氧饱和度小于或等于 89%，或者由于活动患者氧饱和度下降到小于或等于 89% 应该给予氧补充。对于 COPD 患者，肺部康复项目已经显示对呼吸困难、运动耐受力和再住院率的积极效应。抗焦虑和抗抑郁治疗没有显示出积极的益处。试验性手段如面部冷空气刺激、胸壁震动、吸入呋塞米等通过调节整个呼吸系统感受器的传入信息进行治疗已经被研究。

肺水肿

肺水肿液体积聚的机制

肺间质液体积聚的程度取决于肺毛细血管和周围组织静水压和胶体压之间的平衡。流体静水压支持液体从毛细血管流向组织间隙。胶体渗透压，是由血浆蛋白浓度决定的，支持液体流入血管组织内。白蛋白作为血浆中最主要的蛋白，如在肝硬化和肾病综合征时白蛋白水平很低。当白蛋白水平低时，液体流入任何水平毛细血管静水压的组织中，通常情况下，组织自身液体量不足以产生组织间隙水肿。在健康机体中，毛细血管和内皮之间的紧密连接不会出现蛋白质渗透，淋巴组织携带的少量蛋白质可能渗漏。同时这些因素产生胶体压，维持毛细血管内液体平衡。但是内皮屏障的破坏允许蛋白质脱离毛细血管床，增加液体向肺组织转移。

心源性肺水肿的机制

心脏异常导致肺静脉压增加，使毛细血管和组织间隙之间的压力平衡发生转换。静水压增加，液体离开毛细血管速度增加，导致组织间隙水肿，严重情况下发生肺泡水肿（参见第 28 章）。

胸腔积液的发生可能进一步损害呼吸系统功能，导致呼吸困难。肺水肿早期征象包括劳力性呼吸困难和端坐呼吸。胸部 X 线表现为外周支气管增厚，肺上部区域血管突出明显，出现 Kerley B 线。由于肺水肿恶化，胸部 X 线表现为不均匀的肺泡充血，典型沿肺门周围分布，进一步向肺泡浸润，增加的气道水肿与干啰音和喘息有关。

非心源性肺水肿

在非心源性肺水肿，肺组织水量增加与肺毛细血管损伤内膜蛋白质渗漏和其他大分子渗透有关。由于胶体渗透压发生改变，导致液体由血管流向肺组织周围。这个过程与肺泡表面张力异常有关，肺泡表面张力增加，导致肺泡塌陷，肺组织容积下降。在生理学方面，非心源性肺水肿以肺内分流伴随低氧和肺顺应性下降为主要特点。病理学方面，肺泡透明膜和炎症导致的肺纤维化可能被发现。在临床表现上，呈现从轻度呼吸困难到呼吸衰竭不等。尽管胸部 X 线有弥散性肺泡浸润表现，而肺部听诊可能正常。CT 扫描显示肺水肿的分布可能比先前预计的更加多样。尽管在大量或部分肺水肿时心脏内压力正常，正如先前描述的病理过程，对某些患者而言，心源性和非心源性肺水肿是有明显差别的。

针对非心源性肺水肿产生原因进行分类，如肺损伤可能由于直接的、间接的或肺血管原因所致，是非常有帮助的（表 5-3）。直接损伤可能来自于气道（如吸气）或钝性胸壁损伤的结果。间接损伤是通过到达肺部血流调节的结果。第三种分类包括肺血管压力急性改变的结果，也可能是由于神经源性或高原环境所致的肺水肿突然自动排泄的结果，或者胸膜腔压力的突然改变，也包括再扩张性肺水肿情况下的肺毛细血管短暂损伤。

表 5-3 非心源性肺水肿的常见病因

肺的直接损伤
　胸部外伤、肺挫伤
　吸气
　烟吸入
　肺炎
　氧中毒
　肺栓塞、再灌注损伤
肺的血行性损伤
　败血症
　胰腺炎
　非胸部外伤
　白细胞凝集反应
　大量多种液体输注
　静脉注射吸毒药物应用,如海洛因
　心肺分流
可能的肺损伤加静水压增高
　高原性肺水肿
　神经源性肺水肿
　再扩张性肺水肿

心源性与非心源性肺水肿的鉴别

　　病史对于评估潜在心脏疾病的可能性,以及鉴别与非心源性肺水肿相关的某种疾病都是至关重要的。心源性肺水肿体格检查的典型证据是心腔内压力增大(第三心音奔马律、颈静脉压增高、外周水肿)、胸部听诊有啰音或喘息音。相比而言,非心源性肺水肿,体格检查以急进性表现为主,在早期肺部的体格检查可能是正常的。心源性肺水肿胸部 X 线典型表现是心脏影增大、血管重新分部、间质增宽、肺门周围肺泡浸润影像,胸腔积液是常见的。而在非心源性肺水肿,心脏大小正常、肺泡浸润分布在整个肺部、胸腔积液不常见。最后,心源性肺水肿的缺氧是由于通气血流比例失调所致,对补充氧气治疗是有反应的。而在非心源性肺水肿的缺氧是由于原发性肺内分流造成的,尽管吸入高浓度的氧气,缺氧也持续存在。

　　　　　　　　　　　　　　　　(吴光哲　译)

第 6 章

Chapter 6

缺氧和发绀

Joseph Loscalzo

缺氧

心肺系统的基本功能是携带氧气和养分到细胞,并将二氧化碳和其他代谢产物从细胞中带走。这种正常功能的维持不仅依赖于心血管系统和呼吸系统的完整性,也取决于正常红细胞及血红蛋白的数量和呼吸气体中含足够的氧供应。

机体对缺氧的反应

细胞缺乏可利用的氧气将导致氧化磷酸化受到抑制,增加无氧糖酵解,这种由有氧代谢向无氧代谢的转换,即巴斯德效应。一般情况下,尽管减少但能够继续产生一些 ATP 产物,但在严重缺氧时,当 ATP 产物不能维持机体离子和渗透平衡的能量代谢需求,细胞膜破坏将导致难以控制的 Ca^{2+} 内流,激活 Ca^{2+} 依赖性磷酸酯酶和蛋白酶。反之,这些情况将产生细胞肿胀,最终导致细胞死亡。

机体在缺氧状态下,部分可通过上调基因编码不同种类的蛋白质进行调解,这些蛋白质包括糖酵解酶如磷酸甘油酸酯酶和磷酸果糖激酶,也包括葡萄糖载体葡萄糖转运蛋白-1(Glut-1)和葡萄糖转运蛋白-2(Glut-2)。同时,还通过生长因子如血管内皮生长因子(VEGF)和增加红细胞生成的促红细胞生成素(EPO)进行调解。缺氧诱发这些关键蛋白质表达主要通过缺氧敏感转录因子和缺氧诱导因子-1(HIF-1)进行调控。

缺氧期间至少部分由于 ATP 产物减少而开放血管平滑肌细胞 ATP 敏感性钾通道(K-ATP 通道)导致全身细动脉扩张。相比较而言,肺部血管平滑肌细胞则通过抑制钾通道除极进一步恶化,转而激活电压门控性-钙通道增加 Ca^{2+} 浓度,产生血管平滑肌收缩。缺氧导致肺动脉收缩进而使血液由通气差

的部分肺组织转向通气较好部分肺组织,但同时也会增加肺部血管阻力和右心室后负荷。

对中枢神经系统的影响

中枢神经系统特别是较高级神经中枢的改变,对缺氧造成的后果尤为重要。急性缺氧将导致辨别力受损,运动不协调,临床表现类似急性酒精中毒。高原病常以继发脑血管扩张引起的头痛、胃肠道症状、头晕、失眠、疲乏或嗜睡为主要特点。肺动脉和部分肺静脉收缩将导致毛细血管渗出和高原肺水肿,这些情况将加重缺氧,进一步促进血管收缩。极少见情况下出现高原性脑水肿,以严重头痛和视盘水肿为特点,导致患者昏迷。由于缺氧变得更加严重,脑干调节中枢受到影响,常常因呼吸衰竭导致患者死亡。

缺氧的病因

1. 呼吸性缺氧 当呼吸衰竭导致缺氧发生时,氧分压下降。当呼吸衰竭持续存在,氧合血红蛋白解离曲线右移,导致在任何组织氧分压水平下大量氧气释放,如动脉性低氧即动脉血氧饱和度下降等。与吸入气体中氧浓度分数降低导致的氧分压下降相比,来自肺部疾病的氧分压下降更易导致发绀,其氧分压下降继发于缺氧导致的高通气量和氧合血红蛋白解离曲线左移,阻止任何氧分压水平下的血氧饱和度和氧分压下降。呼吸系统导致最常见的缺氧原因是通气血流比例失调即血流灌注正常而肺泡通气障碍;呼吸性缺氧也可能由于肺换气不足所致,这种情况与二氧化碳分压增高有关。上述两种情况通常与在几分钟之内吸入气体中氧浓度达到 100% 有关。第三个原因是由于肺膨胀不全或通过肺动静脉沟通,血液通过灌注通气不良部分肺组织,导致血液由肺动脉流入静脉床(肺内右向左分流),在这种状态下的氧分压降低仅部分与吸入气体中氧浓度达到

100%有关。

2. 继发于高海拔的缺氧 当海拔迅速增加到3000m，呼吸的氧浓度下降导致肺泡氧分压下降到接近60mmHg时，高原疾病显现。在较高海拔状态下，动脉血氧饱和度迅速下降，症状将变得更加严重。在海拔5000m时，不能适应的机体常常由于早期出现中枢神经系统改变而导致机体正常活动停止。

3. 继发于右向左肺外分流的缺氧 从生理学角度看，这种原因导致的缺氧类似肺内右向左分流，但是由于充血性心力衰竭，如法洛四联症、大动脉转位和艾森门格综合征所致。正如肺部右向左分流，在吸入100%氧气时氧分压也不能达到正常。

4. 贫血性缺氧 血液内血红蛋白浓度下降往往伴随血液内氧运输能力下降。在贫血性缺氧患者中，尽管氧分压正常，但每单位容积血液内运输氧的绝对值明显减少。当贫血的血液通过毛细血管时，正常数量的氧气将被带走，静脉系统内的氧分压和氧饱和度将比正常状态下有很大程度的下降。

5. 一氧化碳(CO)中毒 血红蛋白与一氧化碳结合后（碳氧血红蛋白，COHb）氧运输能力难以实现。另外，碳氧血红蛋白的存在导致氧合血红蛋白解离曲线左移，致使氧气仅在低张力水平状态下被释放，导致组织缺氧更加严重。

6. 循环性缺氧 正如贫血性缺氧，尽管氧分压正常，但由于组织灌注减少和大量组织氧气释放，静脉和组织氧分压明显下降，这种病理学改变将增加动脉-静脉血氧差或血氧梯度。广泛的循环性缺氧通常发生在心力衰竭和大多数类型休克患者中。

7. 特殊器官缺氧 由于血管发生动脉粥样硬化，或者血管收缩产生的一系列后果，导致血管阻塞，血流灌注减少，局部循环性缺氧可能发生，如被观察到的雷诺现象。局部缺氧也可能来源于静脉闭塞和由于组织间隙液体反流所致局部肿胀引起小动脉受压，从而导致动脉血流减少。水肿会增加氧气弥散到细胞的距离，也会产生局部缺氧。对于继发于心力衰竭或低容量性休克的心排血量降低患者，血管收缩为维持重要器官的血流灌注，可能出现四肢和皮肤血流灌注减少，导致这些区域缺氧。

8. 氧需求增加 如果组织氧消耗增加而组织灌注没有相应的增加，组织缺氧将发生，静脉血氧分压下降。一般情况下，由于代谢率增高，如发热或甲状腺功能亢进，导致缺氧患者的临床特点，与其他类型的缺氧有明显差别，由于增加皮肤血流会

驱散产生的热量，使皮肤温暖、发红，通常不会出现发绀。

运动是增加组织氧需求量的典型例子，这种需求通过机体的几种机制同时调控是能够满足的：①心排血量和通气量增加，将氧气输送到组织；②通过直接或反射性改变运动组织血管床的血管阻力，使血流优先流向运动肌肉；③增加血液输送氧释放和增大动静脉血氧压差；④组织和毛细血管的pH下降，使氧合血红蛋白解离曲线右移，血红蛋白释放氧增加。如果这些机制表达过度，那么尤其是运动肌肉的缺氧将产生。

9. 氧利用不适当 氰化物和其他几种类似有害物会产生细胞缺氧。组织不能利用氧气，导致静脉血对氧高度敏感，这种状态被称作组织中毒性缺氧。

机体对缺氧的适应

呼吸系统对缺氧反应多数情况下是由颈动脉、主动脉体和脑干呼吸中枢的特殊化学敏感细胞引起的，这些细胞对于缺氧的刺激会增加通气，伴随二氧化碳的降低，导致呼吸性碱中毒。当与来自乳酸的代谢性酸性产物相结合，血浆碳酸氢盐水平下降。随着二氧化碳分压的下降，为了维持脑部氧供应，脑血管阻力下降和脑血流增加。但是由于过度通气导致的氧分压下降，同时伴随二氧化碳分压下降，脑血管阻力反而增加，进而脑血流减少，脑组织缺氧加重。

一般性缺氧常出现弥漫、系统性血管扩张，将会增加心排血量。对于有潜在心脏病的患者，缺氧引起外周组织血管扩张导致心排血量增加，可能促进充血性心力衰竭发生。有缺血性心脏病患者，氧分压下降会加重心肌缺血，进一步损害左心室功能。

慢性缺氧一个最重要的代偿机制是循环血液中增加血红蛋白浓度和红细胞数量等，红细胞增多症常继发于促红细胞生成素。由于持续居住在高海拔地区的慢性缺氧患者(>4200m)，将会发生慢性高山病。这种疾病常表现为继发于肺动脉高压的呼吸反应迟钝、通气量减少、红细胞增多、发绀、虚弱、右心室扩大等特点，严重甚至出现昏迷。

发绀

发绀是指由于这些组织的小血管内还原血红蛋

白(去氧血红蛋白)和血红蛋白衍生物(高铁血红蛋白或硫化血红蛋白)增加导致皮肤和黏膜呈蓝色。最明显部位在嘴唇、甲床、耳朵和颧骨隆起处。发绀,尤其是最近出现的,最可能被患者家人发现而不是患者本人。红细胞增多症皮肤呈现鲜红色,与真正的皮肤发绀有明显区别。碳氧血红蛋白会引起樱桃红色皮肤而不是皮肤发绀。

发绀的程度可能因面颈部皮肤色素沉着、厚度和毛细血管状态而被掩盖。临床上准确判断发绀是否存在及程度是困难的,因为需要通过血氧定量检测才能证实。在某些情况下,中心性发绀可通过血氧饱和度下降到85%时被发现;在其他情况下,尤其是皮肤黑的患者,可能在血氧饱和度下降到75%时被发现,此时检查口腔黏膜和结膜比皮肤更有助于发现发绀。当皮肤黏膜血管中还原血红蛋白数量增加(既可以是由于毛细血管的小静脉和深静脉末端扩张导致的静脉血中数量增多,也可以是毛细血管血液中血氧饱和度降低所致)时,就会产生发绀。一般来说,当毛细血管血液中还原血红蛋白浓度超过40g/L时,发绀就会很明显。

还原血红蛋白数量绝对降低,而不是相对的,是产生发绀的重要原因。在严重贫血患者,与血液中血红蛋白总量相比,静脉血中还原血红蛋白相对量是非常大的。但由于血液中血红蛋白浓度明显减少,还原血红蛋白减少的相对值就非常小。而且严重贫血,甚至有明显的动脉性去氧饱和作用(稀释作用),患者可能不会出现发绀。相反,血红蛋白总量越高,发绀倾向也越大。因此,与正常数量红细胞患者相比,红细胞增多症患者的血氧饱和度在较高水平时就会出现发绀。同样,局部被动充血,在这一区域血管中还原血红蛋白的总量增加,将会产生发绀。当血红蛋白功能异常如血液中存在高铁血红蛋白或硫化血红蛋白时,发绀也会被观察到。

发绀可以分为中心性和周围性两种类型。对于中心性发绀,由于存在血氧饱和度下降或异常血红蛋白衍生物,黏膜和皮肤都会受到影响。周围性发绀是由于血流减慢或正常动脉血氧饱和度时大量氧异常释放所致,原因来自于血管收缩,外周血流减少,诸如寒冷、休克、充血性心力衰竭和外周血管疾病。在这些状态下,口腔和舌下黏膜可能不会出现发绀。临床鉴别中心性和周围性发绀并不总是简单的,在心源性休克合并肺水肿时,可能是这两种类型混合存在。

发绀的鉴别诊断

中心性发绀

血氧饱和度下降是由于明显的血氧分压降低所致(表6-1)。氧分压降低可能是由于没有足够的代偿性肺泡高通气以维持肺泡氧分压导致的吸入气体氧浓度分数下降产生的。在海拔达到4000m时,发绀通常变得更明显。

严重的肺功能损伤,出现非通气性肺灌注、肺通气面积减少或肺泡通气不足,是产生中心性发绀的常见原因。这种情况可能急剧发生,如大面积肺炎或肺水肿,也可能是慢性发生,如慢性肺部疾病(肺气肿等)。在慢性肺部疾病时,继发性红细胞增多症常存在,杵状指可能出现。另一种导致血氧饱和度下降的原因是静脉系统血液分流到动脉循环通路。几种类型的先天性心脏病与这种机制所致的发绀有关。

肺动静脉瘘可能是先天性或获得性,单独存在或多种疾病并存,可能是微小的或巨大的。由于这些瘘管产生的发绀严重程度取决于瘘管的数量和大小。有时发生在遗传性出血性毛细血管扩张患者中。血氧饱和度下降和发绀也可能发生在肝硬化患者中,推测可能是肺动静脉瘘或门静脉-肺静脉吻合的结果。

表 6-1　发绀的原因

中心性发绀
动脉氧饱和度下降
　大气压下降——高海拔
　肺功能受损
　　肺泡通气不足
　　肺通气/血流灌注(通气不足肺泡的灌注)不协调
　　氧弥散受损
　组织性分流
　　某些类型的先天性心脏病
　　肺动静脉瘘
　　多种少量的肺内分流
　　与氧亲和力低的血红蛋白
血红蛋白异常
　高铁血红蛋白症——遗传性、获得性
　硫化血红蛋白——获得性
　碳氧血红蛋白(不是真正的发绀)
周围性发绀
心排血量降低
寒冷暴露
四肢血流的重新分布
动脉阻塞
静脉阻塞

在心脏病或肺部右向左分流患者，发绀的存在和严重程度取决于分流与系统血流的相对值，也与静脉血氧合血红蛋白饱和度有关。与静息状态相比，运动状态肌肉从血液中释放的氧气增加，由静脉返回右心系统的非氧合血将会增加，这种分流的血液会加重发绀。继发于红细胞增多症的患者，在这种状态下会频繁发生发绀。

在循环血液中含有少量的高铁血红蛋白或极少量的硫化血红蛋白也可能产生发绀。这两种血红蛋白衍生物不能与氧结合，尽管它们导致发绀的情况不常见，但当发绀不能用循环系统或呼吸系统异常来解释，应该通过光谱学分析来寻求是否由于异常血红蛋白衍生物所致。一般而言，槌状指不会发生这些情况。

周围性发绀

周围性发绀的常见原因可能是暴露在寒冷空气或冷水中的正常血管收缩，当心排血量下降时，皮肤血管收缩，作为一种代偿机制，使血液由皮肤转移到更重要的区域，如中枢神经系统和心脏，甚至在动脉血氧饱和度正常情况下，四肢就会出现发绀。

动脉阻塞到远端，如血栓或小动脉收缩（寒冷所致的血管痉挛，雷诺现象），通常导致皮肤苍白和湿冷，可能与发绀有关。静脉阻塞，如血栓性静脉炎或深静脉血栓，扩张真皮乳头层下静脉丛而且加重发绀。

走近患者 发绀患者

对于判断发绀的原因，某些特点是非常重要的。

1. 确定发绀发作的时间是非常重要的。发绀从出生或婴儿期出现通常是由于先天性心脏病所致的。

2. 中心性和周围性发绀必须明确。呼吸系统或心血管系统异常的证据是有帮助的，按摩或温暖发绀的手足会增加外周血流，排除周围性发绀。

3. 杵状指是否存在应该明确。在先天性心脏病和右向左分流患者中常常伴有发绀和杵状指同时存在，而在肺疾病（如肺脓肿、肺动静脉瘘）中少见。相比较而言，周围性发绀或急剧发展的中心性发绀一般不会出现杵状指。

4. 应该探查血氧分压和血氧饱和度。发绀机制不明确时，血液的光谱学分析可以用于寻求异常的血红蛋白类型，这在发绀的鉴别诊断中意义重大。

杵状指

手指和足趾末端的选择性球状扩大由于连接组织增殖所致，尤其在背侧面，被称为杵状指，也会在杵状指指甲基底部出现海绵状软组织增加。杵状指可能是遗传性、特发性或获得性（与不同疾病状态有关），包括发绀型先天性心脏病、感染性心内膜炎、各种肺疾病（原发性或转移性肺癌、支气管扩张、石棉沉着病、结节病、肺脓肿、囊性纤维化、肺结核、间皮瘤），也包括一些消化道疾病（炎性肠病和肝硬化），甚至在一些情况下是职业性的（如手提钻操作者）。

在原发性和转移性肺癌、间皮瘤、支气管扩张或肝硬化患者中出现的杵状指，可能与肥厚性骨关节病有关。在这种疾病状态下，在四肢长骨骨干末端的骨膜下形成的新骨会产生疼痛和类似对称性关节炎样的改变，如在肩部、膝部、踝部、腕部和肘部。肥厚性骨关节病的诊断可通过骨骼 X 线片或 MRI 证实。尽管杵状指发病机制不明确，但它可能继发于体液物质及指端循环中尚未裂解的血小板前体释放的生长因子引起的指端血管扩张。

（吴光哲 译）

第 7 章

水 肿

Eugene Braunwald　　Joseph Loscalzo

水肿是指组织间隙内液体明显增加,通常在症状明显时已有几升液体积聚。因此,在出现明显水肿之前,患者体重往往已经增加了几千克。轻度水肿患者在应用利尿药时,出现类似的体重减轻才能达到体重干重。全身水肿是指大量的全身普遍性水肿。腹水和胸腔积液分别指腹膜腔和胸膜腔的液体积聚,是一种特殊形式的水肿。

基于病因和发病机制,水肿可能是局部性或全身性。全身性水肿常表现为面部水肿,通常发生在眼眶周围,按压后出现持续的皮肤凹陷,被称为凹陷性水肿。在更为敏感的情况下,通过听诊器从胸壁上移开,钟形边缘出现持续几分钟的压痕来提示患者有水肿。当患者戴戒指的手指感觉比过去更紧,或者患者抱怨尤其在晚上穿鞋困难时,水肿就可能出现了。

水肿的发病机制

人体内约有 1/3 液体局限于细胞外间隙,其中约有 75% 细胞外液体存在于组织间隙,余下的分布于血浆中。

Starling 力

经常调节细胞外区域两部分之间的液体流向力被称作 Starling 力。血管系统的静水压和组织间隙内胶体渗透压共同作用,导致液体从血管内流入血管外部。相比而言,由血浆蛋白维持的胶体渗透压和组织间隙内的静水压将促进液体流入血管系统。这些力量的最终结果是液体从血管组织移动和扩散到毛细血管的动脉系统末端,通过淋巴系统,液体在毛细血管静脉末端由组织间隙流入血管系统。除非这些通道受阻,淋巴回流增加的同时,也增加液体从血管系统到组织间隙的净态流动。

尽管它们之间大量的液体交换不断重现,这些液体流动通常是平衡的,使血管组织内和组织间隙维持一种稳定状态。但是,如果静水压或血浆胶体渗透压发生明显改变,细胞外空间的两部分血管组织和组织间隙液体净运动将会进一步加大。在 Starling 力中一个或更多因素发生改变,会增加液体从血管系统流向组织间隙或进入身体腔隙内,导致水肿的发生。因毛细血管压力增加导致的水肿可能与由于静脉或淋巴系统阻塞所致静脉压升高有关。毛细血管压力增加可能是普遍存在的,如在充血性心力衰竭患者中。

Starling 力失去平衡也可能与任何原因产生的低蛋白血症致血浆胶体渗透压下降有关,如严重营养不良、肝病、大量蛋白丢失进入尿液或胃肠道,或一种严重的分解代谢状态。当由于单侧血栓性静脉炎导致静脉压升高,水肿可能出现在肢体远端。

毛细血管损伤

水肿也可能由于微血管内皮损伤所致,微血管损伤将增加血管渗透性,导致蛋白质转移到组织间隙。微血管壁的损伤可能由于药物、病毒或细菌、热损伤或机械损伤所致。毛细血管渗透性增加也可能是高敏反应的结果和免疫损伤的典型特征。微血管内皮损伤推测可能与炎性水肿有关,这种水肿通常是非凹陷性、局部的,伴随一些其他炎症征象如红斑、发热和局部柔软。

有效动脉容量减少

在水肿的许多形式中,代表动脉血管树充盈的一个参数,有效动脉血容量是明显减少的。由于心排血量减少和(或)全身性血管阻力减低,可能产生动脉树充盈受限。作为充盈受限的结果,为使有效循环血量恢复正常,机体会产生一系列生理反应,这些反应的一个关键就是盐和水的潴留,最终导致水肿。

肾因素和肾素-血管紧张素-醛固酮系统(RAAS)

最终分析结果显示,肾性钠潴留是发展成为全身性水肿的关键(图 7-1)。有效循环血量减少的典型特征是肾血流减少,通过肾球旁细胞(在肾入球小动脉周围的特殊肌上皮细胞)转换成增加肾素释放的信号。肾素是一种分子量大约 40 000Da,承担底物作用的酶类,血管紧张素原是一种 α₂ 球蛋白,通过肝合成,释放血管紧张素Ⅰ,一种十肽,被转换成

血管紧张素Ⅱ(AⅡ),一种八肽,血管紧张素Ⅱ有广泛的血管收缩功能,尤其对肾出球小动脉的作用。这种作用会减少肾小管周围毛细血管静水压,而且滤过分数的增加将提高这些血管的胶体渗透压,促进近端肾小管及髓襻升支的盐和水再吸收。

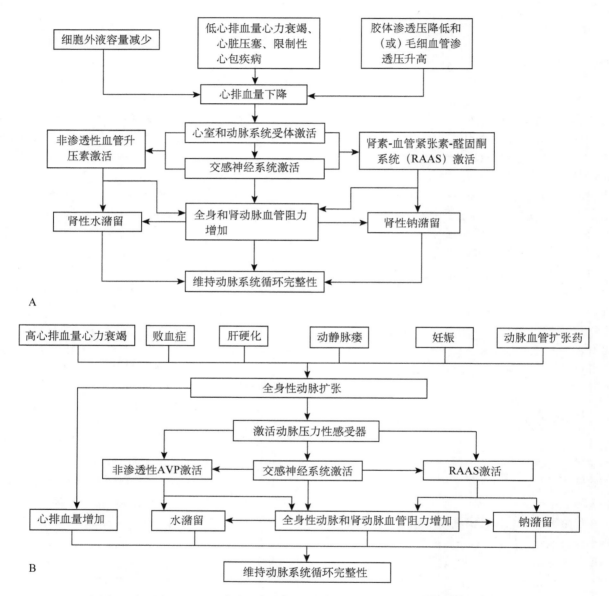

图 7-1 心排血量减少(A)和全身动脉扩张(B)的临床情况导致动脉充盈减少,引起神经激素系统激活和肾性水钠潴留。另外,激活神经激素轴,肾上腺素刺激肾血管收缩,通过近端肾小管上皮细胞增加钠和水转运
(Reprinted from RW Schrier:Ann Intern Med 113:155,1990.)

肾素血管紧张素系统已经被公认作为一种激素系统,但也可以在局部起作用。肾内产生的血管紧张素Ⅱ会导致肾小球出球小动脉收缩,这种管球反

馈反应会产生盐和水潴留,从而形成水肿。

血管紧张素Ⅱ进入循环系统将会刺激肾上腺皮质的球状带分泌醛固酮,醛固酮转而通过集合管提

高钠离子的重吸收和钾离子的排泄。心力衰竭患者不仅醛固酮分泌增加，而且醛固酮的生物半衰期延长，进一步提高血浆醛固酮水平。肝血流下降，尤其是在运动后，将会减少醛固酮在肝的代谢。

在心力衰竭和其他水肿状态下醛固酮分泌数量增加，螺内酯和依普利酮（醛固酮拮抗药）或阿米洛利（一种上皮细胞钠通道抑制药）在水肿状态下有一定的利尿作用，可抑制醛固酮的作用。但是，持续增加的醛固酮（或其他盐皮质激素）不是一直单独促进水肿的积聚，证据是在大多数原发性醛固酮增多症时并没有明显的液体滞留。而且，尽管正常机体会在有效的盐皮质激素如醋酸去氧皮质酮和醋酸氟氢可的松作用下保留部分氯化钠和水，但持续暴露在这种激素下，液体积聚会自我限制，这种现象被叫作"盐皮质激素逃逸"。正常机体不会出现大量盐皮质激素增加而积聚大量细胞外液可能是肾小球滤过率增加（压力性利钠作用）和促进尿钠排泄物质作用的一种结果。持续分泌醛固酮在水肿状态下对于促进液体积聚可能是更重要，因为继发于心力衰竭、肾病综合征和肝硬化的水肿患者一般不可能纠正有效循环血量不足，不会发展成压力性利钠作用。

血管升压素（抗利尿激素、AVP）

血管升压素发生在细胞内液渗透浓度增加时，通过刺激 V_2 受体，血管升压素促进远端肾小管和集合管自由水的重吸收，进而增加整个机体液体量。许多心力衰竭患者继发于因有效循环血量减少的非渗透性刺激导致的循环中血管升压素水平增高，这些患者由于不能因为渗透压降低而出现血管升压素减少，导致水肿形成和低钠血症。

内皮素

这种强效的血管收缩素通过内皮细胞释放，在心力衰竭患者中内皮素浓度增高导致肾血管收缩、钠潴留和水肿。

利尿钠肽（ANP）

心房扩大和（或）钠负荷会产生心房利尿钠肽（ANP）释放入循环血液中。心房利尿钠肽是一种多肽，一种高分子量的 ANP 前体储存在心房肌细胞分泌颗粒中。ANP 的释放原因：①由于肾小球滤过率增加导致的钠和水排泄，阻止近端肾小管钠的重吸收，抑制肾素和醛固酮释放。②由于血管紧张素Ⅱ、AVP 和交感神经刺激导致的血管紧张和收缩作用，动脉和静脉系统出现扩张。因此，ANP 在高容量状态下，有抑制钠潴留和动脉压升高的作用。最为密切相关的脑钠肽（BNP）最初储存在心室肌内，当心室收缩压增高时释放，它的作用与 ANP 相似，都能与在心肌内发现的钠肽受体-A 结合。但是，另外一种 C 型利尿钠肽（CNP）是属内皮和肾源性，CNP 更易与大部分在血管内表达的钠肽受体-B 结合，循环中 ANP 和 BNP 水平在充血性心力衰竭和肝硬化腹水时明显升高。但对阻止水肿形成不够充分。另外，在水肿状态下对利尿钠肽的反应会出现异常抵抗。

水肿的临床病因

肢体静脉或淋巴回流受阻

在这种情况下，毛细血管床反流向近阻塞区的静水压升高，导致异常数量的液体由血管流向组织间隙。由于可选择的路线（如淋巴通道）也可能阻塞或大量液体积聚，增加肢体组织间隙的液体量（如肢体末端组织间隙液体积聚）。液体流向一侧肢体可能发生在消耗机体残余血流量基础上，使得有效动脉血容量减少，导致氯化钠和水潴留，直到低血容量被纠正。

充血性心力衰竭

心室收缩性排空和（或）心室舒张受损时，以有效循环血容量减少为代价，促进静脉循环中大量液体积聚，进而产生前面提及的系列事件（图 7-1）。在轻度心力衰竭患者中，血容量的少量增加会修复动脉血容量不足，建立一个新的稳定状态。通过心脏的 Starling 定律，心室舒张容积的增加会导致更强的心肌收缩，进而维持心排血量。但是如果心功能衰竭变得更加严重，液体潴留持续存在，增加的血容量积聚在静脉循环，增加静脉压力，进而导致水肿。

心室排空不完全（收缩性心力衰竭）和（或）心室舒张不完全（舒张性心力衰竭）都可导致心室舒张压增高。如果心功能异常最初包含右心室，静脉系统和毛细血管的压力会升高，增加液体流向细胞间隙，增加了外周性水肿的可能。静脉压力增高传输到胸导管将导致淋巴回流减少，进一步增加水肿的积聚。如果心功能受损最初包括左心室，肺静脉压和毛细血管压都会升高。肺动脉压升高将影响右心室的排空，导致右心室舒张压、中心静脉压和全身静脉压升高，进而增加外周性水肿形成的可能性。肺部毛细血管压力的升高将会产生肺水肿，导致气体交换受损，由此导致的低氧血症会损害心功能，进一步产生恶性循环。

肾病综合征和其他低蛋白状态

这种异常状态的最初改变是由于大量蛋白进入

尿液导致的血浆胶体渗透压减低,随着严重的低蛋白血症和血浆胶体渗透压进一步减低,保留的氯化钠和水不能被限制在血管系统内,全部和有效循环血容量都将减少。这种过程开始于早期水肿形成中,包括 RAAS 系统的激活。肾功能受损将进一步加重水肿形成。类似的事件也可能发生在导致低蛋白血症的其他状态,包括严重的营养不良状态,严重的慢性肝疾病,蛋白丢失性肠病变。

肝硬化

这种状态下,部分以肝静脉流出受阻为主要特点,导致门静脉血流量增加,增加肝淋巴液形成。肝内压力增高刺激肾钠潴留并减少有效循环血量。这种改变往往由于肝合成减少导致的低蛋白血症和系统性血管扩张而变得更加复杂。这种效应将进一步减少有效循环血量,导致 RAAS 系统、肾交感神经和其他钠水潴留机制的激活。由于肝衰竭代谢障碍,导致循环中醛固酮浓度增高。最初阶段,过多液体首先积聚近端阻塞的门静脉系统和肝淋巴管内,局限在腹腔内产生腹水。在后期,尤其存在严重的低蛋白血症,可能产生外周组织水肿。在肝硬化患者中,过多的前列腺素类物质(包括前列腺素 PGE_2 和前列环素 PGI_2)会抑制肾性钠潴留。但由于非甾体消炎药(NSAIDs)将抑制这些物质的合成,导致肾功能恶化和钠潴留增加。

药物导致的水肿

广泛应用大剂量药物会产生水肿(表 7-1)。机制包括肾血管收缩(非甾体抗炎药和环孢素)、动脉血管扩张(血管扩张药)、增加肾重新吸收钠(类固醇类激素)和毛细血管损伤(白细胞介素-2)。

表 7-1 与水肿形成有关的药物

非甾体抗炎药
抗高血压药物
  直接动脉/小动脉血管扩张药
    肼屈嗪
    可乐定
    甲基多巴
    胍乙啶
    米诺地尔
  钙通道阻滞药
  α-肾上腺素阻滞药
  噻唑烷二酮类药物
甾体类激素
  糖皮质激素
  合成代谢类固醇

续表

雌激素
孕激素
环孢素
生长激素
免疫治疗
  白细胞介素-2
  抗 CD3 单克隆抗体

[源自:From GM Chertow:Approach to the patient with edema, in Primary Cardiology, 2nd ed, E Braunwald, L Goldman (eds). Philadelphia,Saunders 2003.]

水肿的鉴别诊断

局限性水肿

静脉或淋巴阻塞引起的局限性水肿可能由于血栓性静脉炎、慢性淋巴管炎、局部淋巴结切除、丝虫病等引起。淋巴水肿尤其棘手,因为淋巴回流受限增加蛋白在组织间隙积聚,这种情况将进一步加重液体潴留。

全身性水肿

全身性水肿的主要病因鉴别详见表 7-2。

大多数全身性水肿表现心脏、肾、肝异常或营养障碍。因此,全身性水肿的鉴别诊断应该直接识别或排除这几种情况。

1. *心力衰竭引起的水肿* 心脏疾病常表现为心脏扩大、心率快和心力衰竭证据如呼吸困难、肺基底部水泡音、静脉扩张和肝大等,通常提示水肿是由于心力衰竭所致。非无创性检查如心电图可能对于心脏疾病的诊断是有帮助的。心力衰竭引起的水肿典型表现与体位有关,发生在身体下垂部分。

2. *急性肾小球肾炎和其他形式的肾衰竭引起的水肿* 肾小球肾炎急性期所引起的水肿特点与血尿、蛋白尿和高血压有关,尽管一些直接证据支持液体潴留是由于毛细血管渗透压增加所致,但在大多数患者,水肿主要由肾衰竭所致的钠水潴留所引起。这种状态有别于充血性心力衰竭,以心排血量正常(或有时甚至升高)和正常动静脉氧差为特点。肾衰竭引起水肿的患者常常伴有动脉性高血压,甚至在没有心脏扩大的情况下胸部 X 线表现为肺淤血,但不会发展成端坐呼吸。慢性肾衰竭患者由于钠水潴留也可导致水肿。

3. *肾病综合征引起的水肿* 明显的蛋白尿(>3.5g/d)、低血浆蛋白(<35g/L)和一部分病例出现高脂血症。肾病综合征可在不同类型肾病发作期间

表 7-2　全身性水肿的主要病因、病史、体格检查及实验室发现

器官系统	病史	体格检查	实验室发现
心源性	突出表现是劳力性呼吸困难,通常与端坐呼吸或夜间阵发性呼吸困难有关	颈静脉压增高,室性奔马律(第三心音),偶尔出现异位或运动障碍性心尖冲动,周围性发绀,肢端发凉,严重时脉压变小	尿素氮/肌酐比率升高常见,血尿酸增高,血清钠浓度减低,肝淤血偶尔伴肝酶升高
肝源性	呼吸困难不常见,除非与大量腹水有关,通常有滥用乙醇病史	常出现腹水,颈静脉压正常或降低,血压比肾源性或心源性疾病更低,存在一项或多项慢性肝病表现(黄疸、肝掌、手掌腱膜挛缩症、蜘蛛痣、男性乳房发育、扑翼样震颤、脑病的其他表现)	如果严重,血浆蛋白、胆固醇和其他肝源性蛋白(转铁蛋白、纤维蛋白)下降,肝酶增高取决于肝损害的病因和严重程度,低钾倾向,呼吸性碱中毒,由于叶酸缺乏导致巨红细胞症
肾源性(慢性肾衰竭)	通常是慢性的:可能出现尿毒症的症状和体征包括:食欲缺乏,改变口味(金属或鱼类),改变睡眠类型,难集中精力,不宁腿或肌痉挛,呼吸困难存在但不如心力衰竭明显	血压升高,高血压性视网膜病变,氮性异味,晚期尿毒症患者出现心包摩擦音	蛋白尿,低蛋白血症,有时血浆肌酐和尿素氮增高,高钾血症,代谢性酸中毒,高磷血症,低钙血症,贫血(正常红细胞性)
肾源性(肾病综合征)	儿童糖尿病,血浆细胞恶病质	眶周水肿,高血压	蛋白尿(3.5g/d),低蛋白血症,高脂血症,低血浆蛋白,微量血尿

［源自：Modified from GM Chertow：Approach to the patient with edema, in Primary Cardiology, 2nd ed, E Braunwald, L Goldman (eds). Philadelphia, Saunders 2003.］

发生,包括肾小球肾炎、糖尿病肾病和高敏反应,既往的肾病病史可能或不可能引起。

4. 肝硬化引起的水肿　肝病引起水肿的特点有腹水、生物化学证据、临床证据(如静脉侧支循环、黄疸、蜘蛛痣),腹水常常是难治性的,因为腹水主要是由于肝淋巴回流受阻、门静脉高压和低蛋白血症所致。大量的腹水积聚可能增加腹内压力和阻止远端静脉回流,因此会促进这些区域水肿形成。

5. 营养不良引起的水肿　膳食中蛋白质缺乏持续一段时间可能导致低蛋白血症和水肿。水肿可能因为脚气性心脏病发展而加重,由于营养不良,许多外周动静脉瘘导致有效组织灌注和有效循环血量减少,促进水肿形成。当饥饿个体被提供足量的饮食时,水肿可能急性加重。更多的食物摄取将增加氯化钠的摄取,同时伴随水潴留。所谓的再摄取性水肿也可能与胰岛素释放增加,直接增加肾小管钠重吸收有关。另外,低蛋白血症、低钾血症和热量不足可能参与饥饿性水肿形成。

6. 其他原因引起的水肿　这些原因主要包括甲状腺功能减退症(黏液性水肿)和甲状腺功能亢进症(Graves 病导致的继发性胫前黏液性水肿),水肿典型表现为非凹陷性水肿,由于 Graves 病导致的透明质酸沉积和淋巴渗透及炎症,外源性皮质醇增多症,妊娠及雌激素和血管扩张药,尤其是二氢吡啶类如硝苯地平所致。

水肿的分布

水肿的分布对于寻求水肿的病因十分重要。水肿局限于上肢或下肢通常由于静脉或淋巴受阻所致。由于低蛋白血症所致的水肿常是全身性的,但在眼睑、面部等软组织部位晨起水肿明显,由于夜间休息体位液体重新分布所致。少见的面部水肿原因是旋毛虫病、过敏反应和黏液性水肿。相比而言,如水肿与心力衰竭有关,主要表现为下肢广泛水肿而且晚间加重,呈现特点很大程度上与体位有关,如患者卧床,水肿最明显部位在骶骨前区。麻痹患者患

侧淋巴和静脉排出减少而出现单侧水肿。

在诊断中需要考虑的其他因素

皮肤颜色、厚度和敏感性是有意义的。局部敏感和发热可能提示炎症。局部发绀可能提示血管阻塞。如果患者曾出现反复持久水肿,超过水肿区域以外皮肤会出现局部增厚、硬化和发红。

在评估水肿时,估计静脉压力是非常重要的。一般情况下,明显增加的静脉压力常常通过颈静脉塌陷程度来鉴别。如果患者血管阻塞在上腔静脉,水肿可能局限于面部、颈部和上肢,静脉压力评估通常与肢体远端相比较。严重心力衰竭产生的腹水与肝硬化所致的腹水可通过颈静脉压力测定相鉴别,在心力竭衰患者中,颈静脉压力往往增高而在肝硬化患者中是正常的。

血浆白蛋白浓度至少在一定程度上有助于鉴别水肿是否由于血浆胶体渗透压降低所致。蛋白尿的存在也通常会提供有价值的线索。蛋白尿阴性基本可以排除肾病综合征,但不能排除由非蛋白尿所致

的肾衰竭。轻到中度蛋白尿是心力衰竭患者的常见表现。

走近患者 水肿

对于水肿而言,首要问题要明确水肿是局限性的,还是全身性的。如果是局限性水肿,应当考虑导致局限性水肿的原因。如果是全身性的,首先要考虑是否存在严重的低蛋白血症,如血浆白蛋白低于<25g/L 等。如果存在后者,应进行病史采集、体格检查、尿液分析和其他实验室检查,以便评估是否存在肝硬化、严重营养不良和肾病综合征等异常情况。如果不存在低蛋白血症,应当考虑是否存在严重的充血性心力衰竭导致的全身性水肿。最后,应考虑患者尿量排出是否足够,或者是否存在明显的少尿或无尿。

(吴光哲 译)

第 8 章

Chapter 8

心 悸

Joseph Loscalzo

心悸在内科医师面临的患者中极其常见。心悸被定义为胸部断断续续的跳动感、撞击感或颤动感。这种感觉既可以是间歇性的,也可以是持续的,既可以是规律的,也可以是不规律的。绝大多数患者把心悸描述成一种对心跳的特殊感受,当有跳跃感或漏跳感时,患者尤其关注。当患者安静休息时,由于其他刺激变小,心悸通常在此时被注意到。与体位有关的心悸能够反映心脏内结构性病变(如心房黏液瘤)或毗邻心脏的疾病(如纵隔肿瘤等)。

根据大量研究结果,在引起心悸的原因中,心脏因素占 43%,精神性因素占 31%,多方面因素占 10%,不确定因素占 16%。在心脏因素中主要有房性和室性期前收缩、室上性和室性心律失常、二尖瓣脱垂(有或无相关心动过速)、主动脉瓣关闭不全、心房黏液瘤和肺动脉栓塞等。间歇性心悸发作常由房性和室性期前收缩引起,期前收缩后的心搏常常由于在该心动周期中代偿间歇后心室舒张末期容积增加和收缩力增强(期外收缩后的增强效应)而被感觉到。规律的持续性心悸一般都是由于规律的室上性和室性心动过速引起的。不规律的持续性心悸一般都是由于心房纤颤引起的。关注大多数心律失常与心悸没有关联是十分重要的,在这种情况下,询问患者出现心跳加速的节律或当患者感觉心悸时触摸脉搏通常是有用处的。一般情况下,来自于运动、紧张和嗜铬细胞瘤的儿茶酚胺刺激导致的心血管系统高动力状态常引起心悸。心悸在运动员中常见,尤其是年龄大耐力持久的运动员。另外,主动脉瓣反流引起的心室肥大和伴随频繁的高动力性心脏搏动导致心悸感觉。其他增加心肌收缩力的因素包括烟草、咖啡因、氨茶碱、阿托品、甲状腺素、可卡因和安非他明都可能产生心悸。

精神性因素产生的心悸包括恐惧或不正常的焦虑状态和躯体化症状,可单独或共同作用。据报道,

由精神因素所致的心悸常持续时间较长(>15min),引起的其他伴随症状超过由其他原因所致的心悸患者。在多因素产生心悸的原因中包括甲状腺功能亢进、药物、乙醇、自发性胸壁骨骼肌收缩、嗜铬细胞瘤和系统性肥大细胞增多症。

走近患者 心悸

评估心悸的主要原则是判断症状是否由危及生命的心律失常造成的。对于过去有冠心病或者有冠心病危险因素的患者来说,如果存在室性心律失常作为心悸原因,具有极高的危险。另外,与心悸相关的其他症状预示血流动力学障碍,包括晕厥或头晕目眩支持诊断。有冠心病患者出现由持续性心动过速所致的心悸可能伴随心绞痛或呼吸困难。有心室功能障碍(收缩或舒张)、主动脉缩窄、肥厚型心肌病或二尖瓣狭窄的患者,无论是否存在冠心病,都可能出现由于左心房和肺静脉压力增高导致的呼吸困难。

体格检查的关键是证实或排除是否由心律失常导致心悸和不利的血流动力学后果,包括生命体征的评估,颈静脉压力和脉搏的评估,胸部和心前区区域听诊。静息心电图检查可以证实心律失常。如果已经明确是由于运动负荷增加导致的心律失常和伴随心悸症状,心电图运动试验可以用于明确诊断。如果心律失常发作次数不频繁,其他方法可以采用,如动态心电图监测,电话传输监测,在发作期间通过该装置感知、追踪并传输心电图变化。环形记录仪(体外或置入式)和移动式门诊患者心脏遥测技术,能够捕捉到心电事件以便随后进行检查分析。近期研究数据显示,动态心电图监测在临床应用中有局限性,而置入式环形记录仪和移动式门诊患者心脏

遥测技术在评估反复发作难以解释的心悸患者是安全的,可能更高效。大多数心悸患者没有严重的心律失常或者潜在的结构性心脏病。偶发的良性房性或室性期前收缩如果对患者造成足够的因扰,通常采用β阻滞药治疗。由于乙醇、烟草或违禁药物所诱发的心悸需要通过戒断措施治疗。而那些由于药物作用导致的心悸患者如果时机合适或可能的话,可以考虑替代药物进行治疗。由精神因素导致的心悸患者可从认知角度和药物治疗中获益。医师应该意识到心悸会给患者带来烦扰并且偶尔会给患者造成恐惧。所以,一旦导致心悸的严重病因被排除,应当告知患者心悸并不会对其后造成不良的影响。

(吴光哲 译)

第 9 章

心血管系统的体格检查

Patrick T. O'Gara   Joseph Loscalzo

处理已患或疑患心血管疾病的患者,首先要进行直接的病史采集和重点的体格检查这些传统方法。这些医疗活动的范围取决于就诊时的临床环境,包括选择性的流动性随访及更加专业的急诊就诊。从医学生到学科专家的体格检查技能在过去20 年间逐渐下降,临床医师和医学教育者对此十分担忧。经典的心脏表现仅被少数内科医师和家庭实习住院医师发现。不管大众如何认为,临床医师体格检查的水平并不像其经验累积一样得到预期的提高;相反,对于忙碌的执业医师来说,学会新的检查技能更加困难。当前,在培训医学生和住院医师时,投入到辅导心血管检查方面的时间越来越少。上述趋势的结果是导致了无创性影像学检查的过度使用,而医师通常倾向于采用这些影像学检查来确认心血管疾病的存在及其严重程度,甚至当体格检查提示患者患有疾病的可能性很低的时候也这样做。提高床旁技能的教学方法包括背诵病史,以患者为中心的教学会议,应用多普勒超声心动图显像对听诊活动进行反馈性的视觉显示。

联系病史、体格检查和心血管疾病的存在、严重性和预后的证据基础在冠心病、心力衰竭及瓣膜性心脏疾病中已严格建立。例如,观察心率、血压、肺淤血征象及二尖瓣反流(MR)对急性冠状动脉综合征患者的风险评估非常重要。体格检查的观察可以在知晓心脏生物标记结果之前为临床决策提供信息。收缩性心力衰竭患者预后评估可根据颈静脉压力(JVP)和第三心音(S3)的存在与否。心脏杂音的精确描述为很多瓣膜或先天性心脏疾病的自然历史提供了重要理解。最后,体格检查增强临床医师和患者之间联系的重要作用不能被高估。

常规体格检查

任何检查都要首先评估患者的一般表现,包括记录年龄、姿势、行为和全部健康状态。患者身处痛苦还是平静休息,是否呼吸困难、出汗?患者是否选择避免某一特定体位以减轻或消除疼痛,由此可能怀疑急性心包炎。是否有线索提示呼吸困难源于肺部原因,如前后径增加的桶状胸畸形、呼吸急促、唇呼吸?皮肤苍白、发绀、黄疸容易鉴别并提供附加线索。慢性病容消瘦患者可能提示长期心力衰竭或另一种系统性紊乱,如恶性肿瘤。各种遗传性综合征常包含心血管系统,也很易识别,如21-三体、马方综合征、心手综合征。应常规测量身高、体重,并计算体重指数和体表面积。腰围和腰-臀比例可预测远期心血管风险。在对话和检查过程中还应持续评估精神状态、机敏度及情绪。

1. 皮肤　中心性发绀发生于心或肺水平明显的右向左分流,使去氧血进入系统循环。相反,周围性发绀多与末梢小血管收缩、血流减少有关,可见于严重心力衰竭、休克或外周血管疾病患者,不对抗 α 介导收缩的 β 肾上腺素阻滞药可加重症状。差异性发绀是指发生在大的动脉导管未闭(PDA)或继发性肺动脉高压伴大血管水平的右向左分流患者中下肢而非上肢的孤立性发绀。作为 Osler-Weber-Rendu 综合征(遗传性出血性毛细血管扩张症)的一部分,遗传性唇、舌及黏膜的毛细血管扩张,类似于蜘蛛痣可作为右向左分流的证据,发生在肺水平也是如此。颊部的毛细血管扩张也可见于晚期二尖瓣狭窄及硬皮病患者。异常的茶色或青铜色皮肤变色可能提示血色沉着病,可引起收缩性心力衰竭。黄疸,可能首先表现在巩膜,具有宽泛的鉴别诊断,在适当情况下,与晚期右侧心力衰竭、充血性肝大或晚期"心脏硬化"表现一致。皮肤瘀斑多见于服用维生素 K 拮抗药或抗血小板药物如阿司匹林和噻吩并吡啶。各种脂质紊乱有时与皮下黄色瘤相关,尤其是沿着腱鞘或在四肢伸肌表面。严重的高三酰甘油血症可与暴发型黄瘤病和脂血性视网膜相关。掌纹黄色瘤是Ⅲ型高脂蛋白血症的特殊表现。弹性纤维假黄瘤，一种与过早的动脉粥样硬化相关的疾病，表现为腋窝及颈部皱褶处皮肤皮革样、卵石样改变，眼底检查可见血管样条纹。大量雀斑可见于多种进展延迟的心血管综合征，包括 Carney 综合征，表现为多发心房黏液瘤。结节病的皮肤表现如冻疮样狼疮、结节样红斑可能提示一种可引起扩张型心肌病的疾病，尤其伴有心传导阻滞，心室内传导延迟或室性心动过速。

2. 头颈部　每个患者均应评估牙齿和口腔卫生，其可能成为潜在感染源，也可作为一般健康状况的指标。硬腭高拱是马方综合征和其他结缔组织疾病综合征的特征。悬雍垂裂见于 Loeys-Dietz 综合征，橙色扁桃体是 Tangier 病的特征。甲状腺功能亢进症的眼部特征已被很好地描述。很多先天性心脏病患者表现为眼距过宽、耳低位或小颌畸形。蓝视是成骨发育不全的特征。角膜弓作为冠心病的风险指标缺乏特征性。眼底镜检测并未被充分利用，尤其在已知动脉粥样硬化、高血压或糖尿病的患者中可用来评估微血管病变。为更好地观察可应用扩瞳药。在评估可疑心内膜炎和有急性视力改变病史的患者，应常规行眼底镜检查。分支视网膜动脉闭塞或 Hollenhorst 斑块在适当情况下可立即缩小鉴别诊断范围。多软骨炎可表现为耳郭发炎，晚期由于鼻部软骨破坏有鞍状鼻畸形，Wegener 肉芽肿病也可有鞍状鼻畸形。

3. 胸部　中线胸骨切开术、左后外侧胸廓切开术、置入起搏器或除颤仪的锁骨下瘢痕不可忽视，尤其在不能提供明确病史的患者中可为潜在的心血管异常提供基本线索。明显的静脉侧支循环可提示锁骨下或腔静脉闭塞。如头颈部晦暗、轻微发绀，静脉压明显增高，无可视性搏动，应考虑上腔静脉综合征。结缔组织病综合征患者的胸廓畸形已被很好地描述，包括鸡胸（鸽子胸）和漏斗胸。桶状胸畸形提示阻塞性肺疾病，尤其伴有呼吸急促、唇呼吸、使用辅助呼吸肌。强直性脊柱炎特征性的严重脊柱后凸和代偿性腰、骨盆和膝盖弯曲，提示应仔细听诊大动脉反流（AR）杂音。直背综合征是指失去胸椎正常的后凸，可见于二尖瓣脱垂（MVP）及其变异型。在一些发绀型先天性心脏病患者中，胸壁不对称，左半胸向前移位。自主呼吸时应记录呼吸频率、方式，还要注意呼吸深度、哮鸣音及喘鸣音。肺部检查可发现提示肺水肿、肺炎或胸膜炎的附加音。

4. 腹部　在一些晚期阻塞性肺疾病患者中，最强心脏搏动点可能位于上腹部。慢性心力衰竭患者常有肝大及触痛。肝收缩期搏动提示严重的三尖瓣反流（TR）。脾大可能是感染性心内膜炎的特征，尤其是症状持续数周或数月时。腹水是非特异性征象，但可能存在于晚期慢性右侧心力衰竭、缩窄性心包炎、肝硬化或腹腔恶性肿瘤。颈静脉搏动增强提示心血管疾病。在非肥胖患者，可在上腹及脐之间触及主动脉搏动。检出腹主动脉瘤（搏动及膨胀性团块）的触诊敏感性随身型增大而降低。单用触诊确定诊断不够精确，建议应用筛查性的超声检查。腹部动脉杂音提示高级的动脉粥样硬化疾病，尽管精确定位很困难。

5. 四肢　四肢皮温、颜色，杵状指、蜘蛛指、相关指甲征象可在检查过程中快速认定。杵状指提示中心型右向左分流，心内膜炎患者也有此体征。其表现可从甲床根部发绀变软到典型的指甲基底和皮肤间正常角度的消失，以及肥大性骨关节病的骨骼和骨膜改变，这在晚期肺及肝疾病中很少见。Holt-Oram 综合征患者有不可相对的、手指化拇指，而马方综合征患者有蜘蛛指和阳性手腕征（拇指和小指围绕手腕重叠）和拇指征（当手指握紧拇指成拳时拇指突出于手的尺侧）。心内膜炎的 Janeway 病变是无触痛的、手掌和足底轻微出血，而 Osler 结是手指或足趾垫处柔软、突出的小结。碎片样出血传统认为是甲床中间的线形出血点，并应与更常见的靠近甲床末端的外伤性出血点鉴别。

JPV 增加的情况下，表明容量负荷过重的下肢及骶前水肿可能是慢性心力衰竭或缩窄性心包炎的特征。下肢水肿不伴颈静脉高压可能是淋巴管或静脉阻塞或更常见的静脉功能障碍所致，其还伴有静脉曲张、静脉溃疡（典型位于中间部位）及含铁血黄素沉积引起的皮肤褐色变（象牙质变性）。凹陷性水肿可见于应用二氢吡啶类钙通道阻滞药的患者。Homan 征（足抗阻力主动背屈时小腿后部疼痛）对于深静脉血栓既不特异，也不敏感。肢体肌肉萎缩或毛发缺如与严重动脉功能不全或神经肌肉功能失调表现一致。

心血管检查

1. 颈静脉压力和波形　颈静脉压力是评估容量状态的一种最重要的床旁测量。首选颈内静脉，因为颈外静脉有静脉瓣且不与右心房和上腔静脉线性连接。然而，当测试医学生、住院医师和主治医师时,颈外静脉被用来区别低中心静脉压(CVP)和高中心静脉压。床旁评估颈静脉波形以精确估算中心静脉压或右心房压很困难。静脉压力测定传统上是颈静脉搏动顶点和胸骨弯曲点(Louis 角)的垂直距离。抬高 30°时距离大于 4.5cm 是异常的。然而,右心房中部和 Louis 角间的实际距离因患者体型大小和评估时患者的角度(30°、45°、60°)而差异明显。将胸骨角作为参照点导致常低估中心静脉压,此方法应较少应用于半定量,而是用来区分正常和异常升高的中心静脉压。应用锁骨可以为标准化提供简易参考。坐位时静脉搏动高于此水平明显异常,此时锁骨和右心房距离至少是 10cm。当半卧位测得的压力升高有疑问时,让患者取坐位,腿下垂在床边重新测定。应该注意,床旁中心静脉压测出的厘米水柱要转换为毫米汞柱,与普遍认同的血流动力学指标相关联(1.36cmH_2O = 1.0mmHg)。

颈静脉波有时很难和颈动脉搏动区分开来,特别是在非正式检查中。然而,颈静脉波有几个特征性表现,在大多数患者可以对其各个组分进行鉴别(图 9-1)。在窦性心律患者,颈静脉波通常是双相的,而颈动脉搏动是单相的。

正常颈静脉搏动图有几个独特的波,a 波反映右心房的期前收缩,紧随心电图的 P 波之后,在第一心音(S1)之前。明显的 a 波见于右心室顺应性减低的患者。大炮 a 波见于房室分离患者,心房收缩时恰巧三尖瓣关闭引起。在宽 QRS 心动过速患者,颈静脉搏动图的大炮 a 波可以确定其心律是室性起源的。心房颤动时 a 波消失。χ 下降波出现在 a 波之后,代表右心房压力的降低。C 波位于 χ 下降段,其后有更深的负向波。ν 波代表心房充盈(心房舒张期),位于心室收缩期。ν 波的高度取决于右心房的顺应性及右心房的回心血量,包括腔静脉的前向回心血流及三尖瓣关闭不全的逆向血流。三尖瓣反流(TR)的患者 ν 波明显,其后的压力下降(γ 下降)快。随着三尖瓣反流程度的加重,ν 波与 c 波融合,右心房及颈静脉波"心室化"。γ 下降位于 ν 波顶点之后,右心室流入道梗阻时该波持续时间延长或变钝,同样的改变也会出现在三尖瓣狭窄或心脏压塞。正常情况下,吸气时静脉压至少下降 3mmHg。Kussmaul 征定义为吸气时静脉压不下降,甚至反而升高,是缩窄性心包炎的典型表现,也见于限制型心肌病、大的肺栓塞、右心室梗死及晚期左心室收缩性心力衰竭的患者。

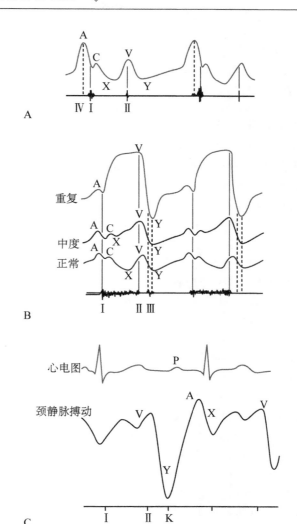

图 9-1 A. 描记的颈静脉搏动图(上)及心音图(下)。A 波反映右心房的期前收缩,紧跟心电图的 P 波之后,在第一心音之前(Ⅰ)。在该图中,A 波因右心室顺应性减低而明显增大,同时右侧 S4 也有提示(Ⅳ)。当右心室将关闭的三尖瓣推向右心房时,C 波反映了颈部的颈动脉搏动和(或)收缩早期右心房压的增高。χ 下降在 A 波之后,代表心房压力继续下降。ν 波代表心室收缩期间的心房充盈,在第二心音达峰值(Ⅱ)。γ 下降与三尖瓣开放后右心房压力的下降一致。B. 与正常相比,轻度(中图)及重度(上图)三尖瓣反流的颈静脉波,下方有与心音相对应的心音描记图。随着三尖瓣反流的加重,颈静脉波"心室化"。C. 心包缩窄的心电图(上)、颈静脉波形(中)和心音图(下)。注意显著而快速的 γ 下降,与心包叩击音(K)同时出现(From J Abrams.Synopsis of Cardiac Physical Diagnosis.2nd ed. Boston:Butterworth Heinemann,2001:25-35.)

静脉压升高也可由腹颈静脉回流或下肢被动抬高等引起。这些体征阳性说明存在容量负荷过重及静脉过度扩张或收缩造成的顺应性受限。腹颈静脉回流（abdominojugular reflux）可由稳定持续地用手向上腹部，尤其是右上腹加压至少 10s 以上引出。手离开腹部后，JVP 升高大于 3cm 并持续至少 15s 被定义为腹颈静脉回流征阳性。在操作过程中，须嘱患者不得屏气或做 Valsalva 样动作。腹颈静脉回流对肺动脉楔压超过 15mmHg 的心力衰竭患者具有预测价值。

尽管 JVP 是用来估算右心室充盈压的，但它与肺动脉楔压之间也存在预测关系。在一项针对晚期心力衰竭患者的大型研究中，右心房压大于 10mmHg（由床旁检查估测）预测肺动脉楔压大于 22mmHg 的敏感性为 88%。此外，无论是有症状的心力衰竭患者，还是无症状的左心室收缩功能障碍患者，JVP 升高对他们的预后都有预测价值。JVP 升高还与因心力衰竭住院和（或）因心力衰竭死亡的风险增高有关。

2. 血压的评价　虽然血压的测量通常委派助理医师完成，但临床医师仍应重复测量以确认。血压的精确测量依赖于体位、手臂大小、测量设备大小、测量技术及测量者。通常，医师记录的血压高于护士记录的血压。测量血压时，被检查者最好先放松 5～10min，取坐位，手臂置于心脏同一水平，并使用大小合适的袖带。当在仰卧位测量血压时，被检查者手臂应上抬至右心房中部水平。袖带的长度和宽度应分别达到被检查者臂围的 80% 和 40%。操作中常见的错误是使用过小的袖带导致测量值偏高，或使用过大的袖带导致测量值偏低。袖带应充气至高于预期收缩压 30mmHg，然后以 2～3mmHg/s 的速度缓慢放气。收缩压和舒张压分别通过第 1 期和第 5 期 Korotkoff 音确定。在慢性、重度主动脉瓣反流（aortic regurgitation，AR）患者或大的动静脉瘘患者中，可能会记录到由于舒张期"径流"增大导致的极低（甚至达到 0mmHg）的舒张压。此时，应将第 4 期和第 5 期的 Korotkoff 音都记录下来。尽管血压可以在桡动脉、腘动脉或足动脉搏动水平测量，但最好在肱动脉水平测量。通常，当在较远端的动脉测量时，收缩压会上升，而舒张压则下降。双侧手臂的血压都应测量，且正常时两者相差应小于 10mmHg。如果双臂血压的差值超过这一阈值，则可能与动脉粥样硬化性或炎性锁骨下动脉疾病、主动脉瓣上狭窄、主动脉缩窄或主动脉夹层有

关。大腿收缩压通常比手臂收缩压高 20mmHg。大腿-手臂压差增大常见于慢性重度 AR 患者及广泛钙化的下肢外周动脉疾病的患者。踝肱指数（足背动脉或胫后动脉中压力较低者与两个肱动脉中压力较高者的比值）是一个强有力的长期心血管病死亡率的预测因子。

在诊室或医院中测得的血压可能无法准确地反映在其他地方的血压水平。"白大衣高血压（white coat hypertension）"是指在没有任何靶器官损伤证据的情况下，至少 3 次独立的诊室血压大于 140/90mmHg，以及至少 2 次非诊室血压小于 140/90mmHg。有白大衣高血压的个体可能无法从药物治疗中获益，尽管随着时间推移他们更有可能发展为持续性高血压。在晚期动脉粥样硬化性疾病患者中，尤其当存在靶器官损害的证据或能听到杂音时，如果记录到正常血压，甚至低血压，此时应怀疑隐匿性高血压（masked hypertension）。

直立性低血压（orthostatic hypotension）是指在从仰卧位变为直立位后 3min 内，收缩压下降大于 20mmHg 或舒张压下降大于 10mmHg。此时如不出现代偿性的心动过速，则提示自律性不足，多可见于糖尿病或帕金森病患者。直立性低血压是体位性眩晕/晕厥的一种常见原因，因此对出现上述症状的患者应进行常规评估。直立性低血压可能被老龄、脱水、某些药物、食物、去适应作用和环境温度加重。

3. 动脉搏动　颈动脉搏动恰好发生在升主动脉搏动之后。主动脉搏动在上腹部脐正上方最易查及。应进行常规评价的外周动脉包括锁骨下动脉、肱动脉、桡动脉、尺动脉、股动脉、腘动脉、足背动脉和胫后动脉。对疑患颞动脉炎或风湿性多肌痛的患者，应检查颞动脉。尽管高达 10% 的正常人中，两支足动脉中的一支可能搏动不明显，两支应该是对称的。在对桡动脉进行器械操作前，应常规进行 Allen 试验，以评价掌弓循环的完整性。动脉搏动检测包括搏动的对称性、容量、时相、形状、振幅和时长。如有必要，同时听诊心脏有助于确定延迟到达的动脉搏动。同时触诊桡动脉和股动脉搏动可能发现高血压患者或疑似主动脉缩窄患者的股动脉延迟。不能同时检查双侧颈动脉搏动，也不能在没有听诊杂音之前检查。对于易感的老年患者，检查时施加的压力要轻，以免引起颈动脉窦超敏综合征和晕厥。动脉搏动随动脉与心脏距离的增加变得快而高尖，反映了更靠近外周动脉的肌肉状态及入射波和反射

波的叠加。一般来说,动脉搏动的性质和形状取决于搏出量、射血速度、血管顺应性和全身血管阻力。在心排血量降低和老年、慢性高血压或外周动脉疾病所致动脉硬化患者中,动脉搏动的检查结果可能是误导性的。

动脉搏动的性质在颈动脉水平分析最佳(图 9-2)。弱而延迟的脉搏(细迟脉)表明有严重的主动脉狭窄(AS)。部分 AS 患者可能出现缓慢、有切迹的或带有震颤或抖动的中断的脉搏上升支(升线重波脉)。相反,慢性重度 AR 时,颈动脉搏动骤起骤落(Corrigan 脉或水冲脉)。某些严重 AR 的患者可能出现两裂或双峰脉,即两个收缩峰。两裂脉还可见于肥厚阻塞型心肌病(HOCM)患者,描述为震荡波或潮汐波。在接受主动脉内球囊反搏(IABP)的患者中可以很容易地见到双峰脉,其中第二个峰位于舒张期。

奇脉是指吸气时收缩压下降大于 10mmHg,可见于心脏压塞患者,也可见于大面积肺栓塞、出血性休克、重度阻塞性肺疾病和张力性气胸的患者。检查奇脉的关键是记录两个收缩压之间的差异。一个收缩压是呼气过程中首次听到的 Korotkoff 音,另一个收缩压是每次心跳时听到的与呼吸无关的 Korotkoff 音。在这两种压力之间,Korotkoff 音仅能间歇性在呼气时听到。一定要缓慢释放袖带的压力才能发现奇脉。在心动过速、心房颤动或呼吸急促的患者中检查奇脉比较困难。当压差超过 15mmHg 时,可能在肱动脉或股动脉水平检出奇脉。这种吸气时收缩压下降是一种心室间相互依赖的放大结果。

相反,交替脉是指脉搏振幅交替。交替脉通常发生于心律规律的患者,且与呼吸周期无关。袖带压力缓慢降低时,只有听到每隔一个 1 期 Korotkoff 音才代表出现交替脉。交替脉可见于严重左心室收缩性心力衰竭的患者,且被认为由细胞内钙离子和动作电位时程的周期性改变所致。有趣的是,当交替脉与心电图 T 波的交替相关时,心律失常事件的发生风险似乎会增加。

在极少见的情况下,升主动脉瘤可在胸骨右侧表现为可触及的包块。如果触到明显的腹主动脉搏动,应立即进行非侵入性影像学检查,以更好地对其定性。对有主动脉瘤的患者,应检查是否有股和(或)腘动脉瘤。

引起跛行的动脉闭塞的水平常可由体格检查确定(图 9-3)。如小腿跛行的患者,股总动脉和腘动脉之间脉搏幅度如有降低,则可将闭塞的水平定位在

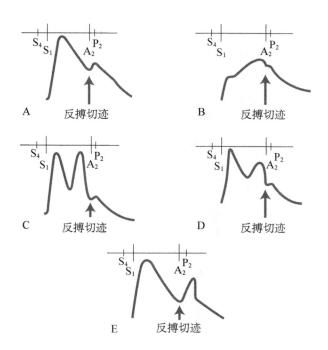

图 9-2　颈动脉搏动波形变化示意图及其鉴别诊断

图中也描绘了心音。A. 正常。S₄. 第四心音;S₁. 第一心音;A₂. 第二心音的主动脉部分;P₂. 第二心音的肺动脉部分。B. 主动脉狭窄。升线重波脉的升支上升缓慢,峰值降低。C. 双峰脉在收缩期有两个峰。这一脉搏在重度主动脉瓣反流的患者中极少发现。D. 肥厚阻塞型心肌病患者中的双峰脉。第一个峰快速上升(震荡波),而第二个峰缓慢上升(潮汐波)。E. 重搏脉在收缩期和舒张期各有一个峰。这一波形可见于败血症或接受主动脉内球囊反搏的患者(From K Chatterjee, W Parmley. Cardiology: An Illustrated Text/Reference. Philadelphia: JB Lippincott, 1991.)

股浅动脉,尽管可能同时存在股总动脉水平以上流入阻塞。对颈动脉、锁骨下动脉、腹主动脉和股动脉的杂音听诊应常规进行。但是,杂音与血管闭塞程度的相关性差。颈部杂音是一个弱的指示颈动脉狭窄程度的指标;没有杂音不能排除有显著的管腔阻塞。如果杂音延伸到舒张期或存在震颤,血管阻塞通常很严重。其他原因引起的动脉杂音包括动静脉瘘时的血流增加。

发生明显的下肢外周动脉疾病的可能性随典型症状(跛行、皮温低、脉搏检查异常或有血管杂音)的出现而增加。异常的脉搏氧饱和度测量(手指和足趾氧饱和度相差大于 2%)可用于检测下肢外周动脉疾病,其特性与踝肱指数相当。

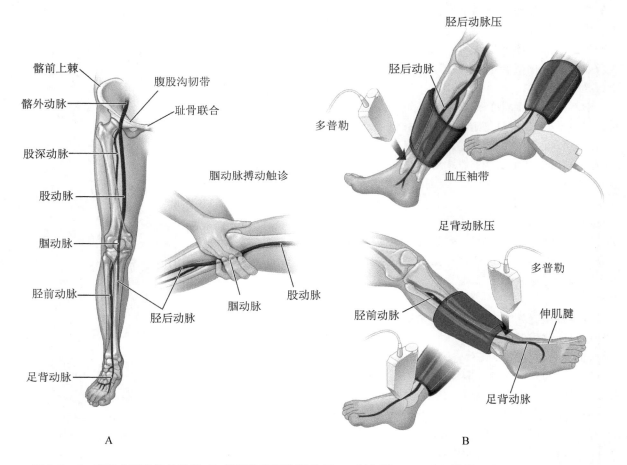

图 9-3 A. 下肢主要动脉的解剖；B. 踝部收缩压的测量（From NA Khan，et al. JAMA，295：536-546，2006.）

4. **心脏的视诊和触诊** 在胸壁薄的成年人的锁骨中线第 5 肋间，可能见到左心室心尖冲动。此位置以外其他任何部位可见的搏动都是异常的。左心室或右心室增大或高动力型的患者，其左前胸可能有起伏。正如前文提到的，胸骨旁右上出现可见搏动提示升主动脉瘤。在瘦高的患者或有严重阻塞性肺疾病且横膈扁平的患者，在上腹部可能会见到心脏搏动，此时应与肝缘搏动相区别。

触诊心脏时，首先嘱患者取 30°仰卧位。如果想增强触感，可嘱患者取左侧卧位。正常的左心室搏动半径小于 2cm，并迅速远离手指；因此，最好在呼气末触诊，此时心脏靠近前胸壁。触诊时应注意搏动的大小、幅度和发力速度等特征。

左心室扩大表现为心尖冲动变大，并向左下移位。心尖持续冲动是压力超负荷的一个体征，可见于 AS 或慢性高血压的患者。收缩期前可触及的搏动对应第四心音（S_4），提示左心室顺应性下降和心房收缩引起的心室充盈。明显的第三心音（S_3）提示心力衰竭患者快速早期充盈，有时甚至在未闻及奔马律时就可出现。大的左心室室壁瘤可在心尖冲动以外触及异位搏动。在极少见的情况下，肥厚阻塞型心肌病可能会引起心尖三音律搏动，由明显的 S_4 和双峰脉的两组分引起。

右心室压力或容量超负荷可能会引起胸骨抬举。TR（颈静脉搏动的 cv 波）和（或）肺动脉高压（单个响亮的或明显的 P_2）的体征可用于进一步确证。右心室可以增大到左侧事件无法鉴别的程度。右心室压力或容量过负荷的患者，当取左侧卧位时，有时能触及左右心室之间的收缩区。收缩期和舒张期震颤提示有湍流或高速血流。震颤的位置有助于确定心脏杂音的起源。

心脏听诊

1. **心音** 心室收缩位于第一心音（S_1）和第二心音（S_2）之间（图 9-4）。S_1 包括二尖瓣和三尖瓣的关闭。在年轻患者或右束支传导阻滞的患者，其三尖瓣关闭相对延迟,因此可闻及正常的 S_1 分裂。S_1 的强度取决于二尖瓣前叶返回瓣环平面所走行的距离、瓣叶活动度、左心室收缩力和 P-R 间期。S_1 通常在早期风湿性二尖瓣狭窄(MS)、高动力循环状态或短 P-R 间期的患者中增强。而在 MS 后期瓣叶僵硬钙化、应用 β 受体阻滞药、长 P-R 间期及左心室收缩功能不全时,S_1 减弱。此外,任何心音强度都可被以下增加听诊器和相应心脏事件距离所减弱,包括机械通气、阻塞性肺疾病、肥胖、气胸和心包积液。

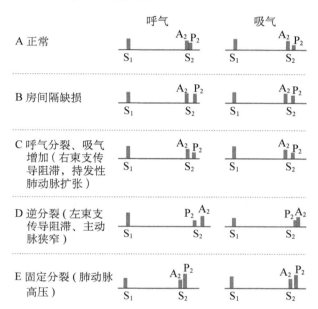

图 9-4　心音。A. 正常。S_1. 第一心音;S_2. 第二心音;A_2. 第二心音主动脉部分;P_2. 第二心音肺动脉部分。B. 房间隔缺损所致的 S_2 固定分裂。C. 右束支传导所致的生理性但增宽的 S_2 分裂。D. 左束支传导阻滞所致的逆分裂或反常分裂。E. 肺动脉高压所致的 S_2 分裂变窄(From NO Fowler. Diagnosis of Heart Disease. New York: Springer-Verlag,1991:31.)

　　主动脉瓣和肺动脉瓣关闭构成了第二心音(S_2)。正常或生理性 S_2 分裂时,A_2-P_2 间距在吸气时增加而在呼气时变窄。这种生理性间距在右束支传导阻滞时由于肺动脉瓣关闭进一步延迟而增宽,在严重 MR 患者中由于主动脉瓣提前关闭而增宽。分裂的异常缩窄甚或出现单一的 S_2 是肺动脉高压的一个特征。S_2 的固定分裂是指 A_2-P_2 间距增宽,但不随呼吸周期发生改变。固定分裂可发生于继发孔型房间隔缺损。逆分裂或反常分裂是指病理性主动脉瓣关闭延迟,可见于左束支传导阻滞、右心室

尖部起搏、严重 AS、HOCM 和急性心肌缺血。逆分裂或反常分裂时,S_2 的两部分在呼气末可被闻及,且两者间距随吸气变窄,两部分出现的顺序与正常生理情况相反。当 P_2 强度在心底超过 A_2 时,可认为 P_2 增强。此时,可在肺动脉近端(左第 2 肋间)触及 P_2,或在胸骨左缘下端或心尖部闻及 S_2 的两个部分。主动脉瓣狭窄和肺动脉瓣狭窄时分别引起 A_2 和 P_2 强度降低。此时,可能出现仅有一个成分的 S_2。

　　2. 收缩期心音　喷射音是一种高调的收缩早期心音,在时相上与颈动脉搏动的升支相对应。喷射音通常与先天性二叶主动脉瓣或肺动脉瓣疾病相关;但是,喷射音有时也可以在孤立的主动脉或肺动脉根部扩张且半月瓣正常的患者中出现。伴随二叶主动脉瓣疾病出现的喷射音,随瓣叶钙化和硬化逐渐减弱并消失。伴随肺动脉瓣狭窄(PS)出现的喷射音,随狭窄程度的加重向 S_1 靠近。此外,肺动脉喷射音仅能在右侧闻及,并随吸气减弱。喷射音通常在胸骨左缘下端较在心底更易被闻及。非喷射音(喀喇音,click)在颈动脉升支开始之后发生,与二尖瓣脱垂相关,可为单个或多个。非喷射喀喇音可能引发心脏杂音。这一喀喇音-杂音复合体在做心室前负荷增加的动作(如下蹲)时会远离 S_1;而在站立时,喀喇音-杂音复合体则靠近 S_1。

　　3. 舒张期心音　MS 的高调开瓣音(opening snap,OS)发生于第二心音之后非常短的间期之后。A_2-OS 间距与左心房-左心室舒张压力阶差的大小成反比。MS 中 S_1 和 OS 的强度随二尖瓣前叶钙化和僵硬程度的进展而降低。心包叩击音(pericardial knock,PK)也是一种高调心音,发生比开瓣音稍晚,在时相上对应缩窄性心包炎患者三尖瓣开放后心室扩张的突然终止,以及颈静脉波形中变深的 y 波降支。肿瘤扑落音是一种低调心音,在心房黏液瘤的患者中很少能听见。肿瘤扑落音仅在特殊体位下能听到,是由肿瘤在舒张期脱垂经过二尖瓣所产生。

　　第三心音(S_3)发生于心室舒张的快速充盈期。它可在正常的儿童、少年或青年中闻及;但是在老年患者中,S_3 的出现提示有心力衰竭。来自左心室的 S_3 是一种低调心音,在左心室(left ventricle,LV)心尖部听诊最佳。来自右心室的 S_3 通常宜在胸骨左缘下端听诊,且吸气时增强。慢性心力衰竭患者出现来自左心室的 S_3 是心血管病发病率和病死率的一个预测因素。有趣的是,S_3 在有或无左心室收缩功能障碍的心力衰竭患者中发生率相同。

　　第四心音(S_4)发生于心室舒张的心房充盈期,

提示左心室收缩前期的扩张。S_4 在心室充盈主要得益于心房收缩的患者中更常见，如有慢性左心室肥厚或心肌缺血的患者。心房颤动时不出现 S_4。

4. 心脏杂音 心脏杂音产生于湍流增加引起的可闻及的振动，并根据其所处的心动周期的时相定义。并非所有杂音都提示结构性心脏病，因此，准确判断良性或功能性收缩期杂音能避免对健康人进行额外的检查。心脏杂音的时长、频率、形态和强度取决于相应的心房之间、心室之间或心室与其大动脉之间压差的大小、变异性和时长。心脏杂音的强度从被分为 6 级；杂音强度达到或超过 4 级时出现震颤。其他有助于准确判断杂音的属性包括位置、传导及对床旁操作的反应。虽然临床医师检出并正确判断心脏杂音的可靠性一般，但仔细全面的床旁听诊通常能发现那些需要接受经胸超声心动图检查并进行随访的瓣膜性心脏病患者，还能排除那些无须做进一步评估的患者。

收缩期杂音可分为早期、中期、晚期或者全收缩期杂音（图 9-5）。急性重度 MR 可以导致逐渐减弱的收缩早期杂音，其特点与收缩期左心房压力急剧、快速上升后导致左心室与左心房压力梯度逐渐降低有关。重度 MR 表现为后叶脱垂或向前和向基底部的连枷运动，这种杂音与主动脉狭窄杂音容易混淆。MR 前叶参与的 MR 向后及向腋下传导。肺动脉压力（PA）正常的急性 TR 患者，可在胸骨左缘下端闻及吸气时增强的早期收缩期杂音，并可在颈静脉搏动处见反流的 cv 波。

收缩中期杂音出现在 S_1 后，并且在 S_2 前结束，表现为典型的渐强-渐弱模式。在成人中，主动脉狭窄是引起收缩中期杂音最常见的原因。体格检查很难评估瓣膜病变的严重程度，尤其是有颈动脉硬化的老年高血压患者，或心排血量低的患者，其收缩期杂音强度误导性地柔和。严重 AS 的检查结果包括细迟的颈动脉上行冲动，峰值延迟的 3 级或 3 级以上收缩中期杂音，柔和的 A_2，持续的左心室心尖冲动及 S_4。有时很难区分主动脉硬化与重度瓣膜狭窄病变。前者是指主动脉瓣叶局灶性增厚和钙化并没有严重到阻塞的程度。瓣膜改变与主动脉瓣跨瓣多普勒射流速度在 2.5m/s 或更少有关。主动脉硬化患者可以出现 2 级或 3 级的收缩中期杂音，与更严重 AS 患者杂音的听诊特征相同。其他引起收缩中期杂音的原因还包括肺动脉瓣狭窄（有或者没有喷射音），HOCM，大的房间隔缺损及左向右分流的患者肺血流量增加，以及没有结构性心脏病但血流增

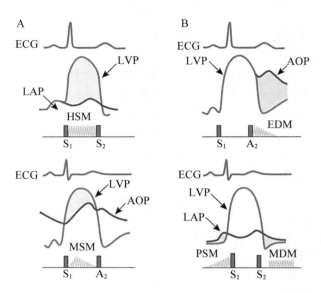

图 9-5 A. 上图图示为左心房和左心室收缩压差异（绿色阴影区）及二尖瓣反流的全收缩期杂音（HSM）心音图。ECG. 心电图；LVP. 左心室压力；LAP. 左心房压力；S_1. 第一心音；S_2. 第二心音。下图图示为主动脉狭窄患者的左心室与主动脉收缩压力阶差（绿色阴影区）。记录一个渐强-渐弱收缩中期（MSM）杂音。AOP. 主动脉压力。B. 上图图示为主动脉反流患者主动脉与左心室的舒张压差（蓝色阴影区），导致逐渐减弱的始于 A_2 的舒张早期杂音（EDM）。下图图示为二尖瓣狭窄患者左心房-左心室之间的舒张压差（蓝色阴影区），伴舒张中期杂音（MDM）及迟发收缩前期杂音（PSM）

加的情况，如发热、甲状腺功能亢进症、妊娠、贫血和正常青少年。

根据疾病的病理生理特点可知，肥厚型阻塞性心肌病的杂音具有左心室流出道阻塞及 MR 的特征。根据其对 Valsalva 动作、被动抬腿及站/蹲动作等床旁操作的反应，HOCM 收缩期杂音通常可以与其他病因区分。一般来说，降低左心室前负荷（或增加左心室收缩力）的动作会使杂音增强，而增加左心室前负荷或后负荷的动作会降低杂音的强度。因此，在 Valsalva 动作的应变期及从蹲位快速站立过程中，HOCM 收缩期杂音变响。当被动抬腿及蹲位时，杂音变柔和。AS 杂音通常在右侧第 2 肋间最明显并且向颈动脉传导，而 HOCM 杂音在胸骨左缘下段和心尖之间最明显。PS 杂音在左侧第 2 肋间最明显。大的房间隔缺损（ASD）伴肺血流增加的收缩中期杂音在胸骨左缘中段最响。

收缩晚期杂音在心尖部最明显,提示 MVP。如前所述,此杂音能或不能被非喷射样的喀喇音引起。如前所述,杂音传导方向不同或许可以帮助确定黏液瘤所致的特定小叶受累。这种喀喇音-杂音复合体与 HOCM 患者在 Valsalva 动作及站/蹲过程中产生的杂音定向性相似(图 9-6),MVP 杂音可由伴随非喷射样喀喇音确认。

全收缩杂音构成稳定,反映了慢性 MR 左心室与左心房之间、室间隔缺损(VSD)左心室与右心室之间及 TR 右心室与右心房之间连续且较宽的压力梯度。与急性 MR 相反,在慢性 MR 时,左心房扩大,其顺应性正常或者增加至任何反流量增加引起的心房压力增大也变化甚微的程度。MR 杂音在心尖部听诊最清楚。增加左心室后负荷的动作可使杂音增强,如持续握手。VSD(无明显肺动脉高压)杂音也是全收缩期杂音,在胸骨左缘中部最明显,常伴有震颤。TR 杂音在胸骨左缘下部最明显,吸气时增

强(Carvallo 征),颈静脉波形可见 cv 波,有时会有搏动性肝大。

5. 舒张期杂音　与收缩期杂音不同的是,出现舒张期杂音常提示结构性心脏病(图 9-5)。急性或严重 AR 因左心室舒张压快速上升及主动脉-左心室舒张压梯度逐渐降低,其杂音相对柔和,持续时间短。相反,慢性严重 AR 通常可闻及逐渐减弱的吹风样舒张期杂音,原发性瓣膜病变的患者可在胸骨左缘闻及杂音,原发性主动脉根部病变的患者可在胸骨右缘闻及杂音。慢性 AR 脉压增宽及动脉脉搏波动。这些明显的舒张期径流征象在急性期消失。肺动脉反流杂音也在胸骨左缘闻及,常由肺动脉高压及肺动脉瓣环扩大所致。S_2 单一响亮并且可触及。右心室/胸骨旁隆起提示慢性右心室压力超负荷,法洛四联症或者肺动脉瓣闭锁修复术后出现的 PR 杂音则不明显。术后杂音变得更加柔和、低调,伴随的肺动脉反流的严重程度可能明显被低估。

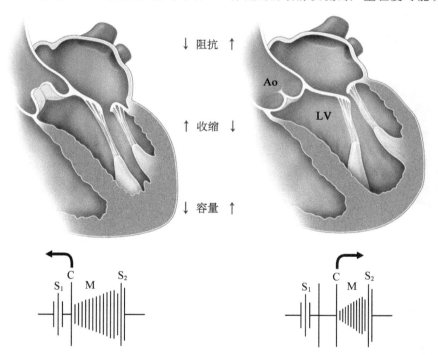

图 9-6　二尖瓣脱垂的喀喇音和杂音表现及负荷(容量,阻抗)和收缩力的变化。S_1. 第一心音;S_2. 第二心音。站立时(左图)容量和阻抗下降,因此,喀喇音和杂音更接近 S_1。蹲位时(右图),由于左心室容积和阻抗(后负荷)增加,导致喀喇音和杂音远离 S_1(Adapted from RA O'Rourke,MH Crawford:Curr Prob Cardiol,1:9.1976.)

二尖瓣狭窄是中晚期舒张期杂音的常见原因,左侧卧位心尖部听诊最明显,为低调隆隆样声,在风湿性疾病早期发生于 OS 后。收缩前期增强是指在第一心音前杂音强度增加,发生于窦

性心律患者,心房颤动患者中消失。风湿性三尖瓣狭窄患者的听诊结果常被左侧事件所掩盖,虽然其性质与 MS 患者相似。"功能性"二尖瓣或三尖瓣狭窄是指增加或加速的跨瓣舒张期血流引起

的舒张中期杂音,即使没有瓣膜梗阻,发生于重度 MR、重度 TR 或大的 ASD 伴左向右分流。慢性重度 AR 的 Austin Flint 杂音是一种低调的心尖部舒张中晚期杂音,有时易与 MS 混淆。应用血管扩张药后 Austin Flint 杂音强度降低,而 MS 杂音可以伴有开瓣音,并且在应用血管扩张药后因心排血量增加而杂音增强。舒张中期杂音的不常见原因包括心房黏液瘤、完全性心脏传导阻滞及急性风湿性二尖瓣炎症。

6. **连续性杂音** 存在压力梯度的两心腔间或者跨越收缩期和舒张期的血管间存在连续性杂音。这种杂音典型开始于收缩期,覆盖第二心音(S_2),部分跨越舒张期。在混合型瓣膜性心脏病患者中很难区分单纯的收缩期和舒张期杂音。典型的连续性杂音见于动脉导管未闭,常在胸骨缘附近第 2 或第 3 肋间闻及。其他导致连续性杂音的原因包括伴有主动脉-右心房或右心室瘘的 Valsalva 动脉瘤窦瘤破裂,冠状动脉或大血管动静脉瘘和透析治疗用的动静脉瘘。有两种良性的连续性杂音。儿童或青少年锁骨上窝闻及的颈静脉杂音,听诊器隔膜加压听诊时可消失,尤其是受检查者头部转向检查者方向时;怀孕期间乳房杂音与膨胀乳房的动脉血流增加有关,听诊器加压可使杂音的舒张期成分消失。

7. **动态听诊** 简单的床旁检查确定心脏杂音并描述其意义可提高诊断准确性(表 9-1)。除了肺动脉喷射样杂音外,右侧事件随吸气增强,呼气减弱,左侧事件则相反(100% 敏感性,88% 特异性)。如前所述,MR,VSD 和 AR 的杂音强度在诸如紧握

手及应用血管加压药等增加左心室后负荷的操作后可增加,而给予血管扩张药后杂音强度降低。下蹲可突然增加左心室前后负荷,而快速站立则突然降低前负荷。由于心室容量增加时瓣叶脱垂延迟,MVP 患者下蹲时喀喇音及杂音远离第一心音,而快速站立时,喀喇音和杂音接近第一心音,因为心脏收缩期在更小的心腔范围内瓣叶脱垂发生得更早。HOCM 的杂音表现类似,下蹲时杂音变得更轻更短(95% 敏感性,85% 特异性),快速站立时杂音变得更长更响(95% 敏感性,84% 特异性)。心房颤动患者期前收缩后第一个心搏或者一个长循环周期后心搏的收缩期杂音强度变化,提示是瓣膜性 AS 而非 MR,尤其是在老年患者,其 AS 的杂音可很好地传导至心尖(Gallavardin 效应)。然而,HOCM 期前收缩后心搏的收缩期杂音强度也增加。期前收缩后任何左心室流出道杂音强度增加与左心室充盈增加(舒张期延长)和期外收缩后左心室收缩功能增强的联合作用有关。在任一种情况下,前向血流加速,引起跨左心室流出道血流(动力型或混合型)梯度增加,收缩期杂音增强。相反,MR 的杂音强度在期前收缩后没有改变,因为几乎恒定的左心室至左心房压力梯度相对没有变化,二尖瓣血流也无进一步变化。床旁运动有时可增加心排血量,其次,可增加收缩期和舒张期心脏杂音强度。多数左侧心脏杂音的强度和持续时间在 Valsalva 动作的负荷期降低,然而 MVP 和 HOCM 的杂音却是例外。在晚期心力衰竭患者中,Valsalva 动作还可用来评估心血管系统的完整性。

表 9-1 心脏杂音及心音强度的生理及药理干预效应

呼吸 右侧杂音及心音强度常随吸气增加,PES 除外。左侧杂音和心音常在呼气过程中变响

Valsalva 动作 多数杂音变短变弱。两种情况例外,HOCM 的收缩期杂音常变响,MVP 的收缩期杂音变长变响。Valsalva 动作放松后,右侧杂音恢复到对照强度早于左侧杂音

VPB 或 AF 后 起源于正常或狭窄的半月形瓣膜的杂音,在 VPB 后的心动周期或长的心房颤动循环周期后增强。相反,AV 瓣膜反流的收缩期杂音不变、减弱(乳头肌功能失调)或变短(MVP)

体位改变 站位时大多数杂音减弱,两种情况例外,HOCM 杂音变响,MVP 杂音变长且常增强。蹲位时大多数杂音变响,HOCM 和 MVP 杂音常减弱或消失。被动抬腿常产生同样结果

运动 血流通过正常或梗阻瓣膜所产生的杂音(如 PS,MS)在等张和亚极量等长收缩动作(紧握手)时变响。在紧握手动作时,MR,VSD 及 AR 的杂音强度也增加。然而 HOCM 杂音常在极量紧握手动作时减弱。左侧 S_4 及 S_3 心音常在运动后增强,尤其是与缺血性心脏病相关时

AF.心房颤动;AR.主动脉反流;HOCM.肥厚阻塞型心肌病;MR.二尖瓣反流;MS.二尖瓣狭窄;MVP.二尖瓣脱垂;PES.肺动脉喷射性杂音;VPB.心室期前收缩;VSD.室间隔缺损

8. 人工心脏瓣膜　人工瓣膜功能障碍导致复发症状的首要线索通常是心音性质改变或出现新的杂音。人工生物瓣膜的心音与自然瓣膜的心音相似。二尖瓣生物瓣膜常在胸骨左缘闻及 2 级或 3 级收缩中期杂音(血液流经左心室流出道时,经过瓣膜的湍流产生),也可在正常左心室充盈时产生柔和的舒张中期杂音。这种舒张期杂音常仅在左侧卧位和运动后可闻及。高调或全收缩期心尖部杂音提示瓣膜旁漏或生物瓣反流,额外成像也可证实。生物瓣膜功能障碍出现后临床症状会快速恶化。在胸骨上切迹基底部或下方常可闻及主动脉瓣 2 级或 3 级收缩中期杂音。任何情况下 AR 的舒张期杂音都是异常的。机械瓣膜功能障碍首先表现为瓣膜开放和关闭的声音强度降低。机械性二尖瓣人工瓣膜患者会出现高调心尖部收缩期杂音,机械性主动脉瓣人工瓣膜患者出现舒张期递减型杂音提示瓣膜旁反流。人工瓣膜血栓形成的患者临床会出现休克症状,心音不清及柔和的杂音。

9. 心包疾病　心包摩擦音对于诊断急性心包炎几乎具有 100% 特异性,尽管其敏感性并没有这么高,因为在急性期的过程中,摩擦音可能时有时无,或很难听到。摩擦音听起来类似皮革样或刮擦样三相音或二相音,也可为单相音。窦性心律患者的典型三相音出现在心室收缩、快速早期舒张期充盈及心房收缩后晚期收缩前充盈期。在几个不同的体位听诊是很重要的。通过询问病史和 12 导联心电图可发现额外线索。心包腔内积液容量增加会导致摩擦音消失。大量心包积液患者出现奇脉超过 12mmHg 诊断心脏压塞的敏感性达 98%,特异性 83%,阳性似然比 5.9(95% 可信区间 2.4~14)。

体格检查的发现与仔细询问病史和预先获知的症状相结合,形成适当的鉴别诊断,并进一步进行特定的影像和实验室检查。体格检查是诊断方法中不可替代的一个重要部分,在部分患者可借此预测预后。提高临床医师体格检查的水平最终可以节省医疗费用,尤其是当体格检查结果影响影像学适应证选择时。

(孙鸣宇　韩雅玲　译)

第 10 章

心脏杂音的鉴别诊断

Patrick T. O'Gara　Joseph Loscalzo

引言

心脏杂音的诊断要从判断杂音性质及不同体位时杂音的反应开始。通过病史、临床背景及体格检查对确定心脏杂音的意义能提供更多线索。在床旁准确识别心脏杂音，可以决定相应的无创性检查，并安排心血管专家进行诊治，与患者初步讨论有关抗生素的应用或风湿热的预防，建议患者限制各种体力活动，同时对其家庭筛查也非常重要。

心脏杂音是因湍流增强引起的可听振动，是由加速的血流通过正常或异常的瓣口，经狭窄或不规则的孔道进入扩张的血管或心腔、关闭不全的瓣膜、室间隔缺损及动脉导管未闭所引起。根据杂音在心动周期中的不同时相而命名（图 10-1）。收缩期杂音开始于第一心音（S_1）之后，终止于第二心音（S_2）组成成分之前（A_2 或 P_2）。舒张期杂音开始于 S_2 组成成分之后，终止于下一个 S_1 之前。连续性杂音不局限于心动周期的任一时相，开始于收缩早期越过 S_2 至全部或部分舒张期。鉴别心脏杂音的第一步是准确识别杂音时相，在 S_1 和 S_2 之间，区别收缩期和舒张期往往比较简单，但在快速性心律失常时分辨则比较困难，此这种情况下，可通过同时触摸颈动脉搏动来区分心音，颈动脉搏动紧随 S_1。

1. 持续时间　心脏杂音的持续时间依赖于心腔即左心室与主动脉、右心室与肺动脉及大血管间压力阶差存在时间的长短。压力阶差的大小及变化与心腔及大血管的几何形状与顺应性相匹配，杂音频率、形状及强度由血流的速度及湍流的程度所决定。慢性主动脉瓣关闭不全（aortic insufficiency，AI）为舒张期吹风样的高频杂音，而二尖瓣狭窄（mitral valve stenosis，MS）杂音由左心房-左心室舒张压差所致，钟形听诊器闻及低频隆隆样杂音。组成心脏杂音的频率成分在不同听诊部位亦不同。

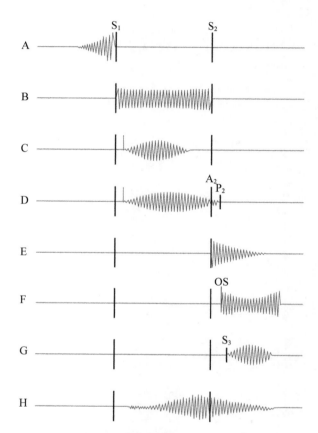

图 10-1　描述主要心脏杂音简图。 A. 二尖瓣或三尖瓣收缩前期杂音。B. 二尖瓣、三尖瓣关闭不全或室间隔缺损全收缩期杂音。C. 主动脉瓣喷射性收缩期杂音始于喷射性咔嗒音消失于第二心音前。D. 肺动脉瓣狭窄收缩期杂音越过 A_2，使肺动脉瓣关闭延迟。E. 主动脉瓣或肺动脉瓣舒张期杂音。F. 二尖瓣开瓣音（OS）后长的舒张期杂音。G. 第三心音后短的舒张中期杂音。H. 动脉导管未闭连续性杂音。（Adapted from P Wood, Diseases of the Heart and Circulation, London, Eyre & Spottiswood, 1968. Permission granted courtesy of Antony and Julie Wood.）

主动脉瓣狭窄（aortic valve stenosis，AS）的粗糙收缩期杂音，听诊音调更高、菱峰时更清晰，此现象称为 Gallavardin 效应。有些杂音性质独特，如二尖瓣脱垂（mitral valve prolapse，MVP）引起二尖瓣关闭不全（mitral regurgitation，MR）患者出现的"雁鸣"音。

心脏杂音形态描述为递增型、递减型、递增-递减型或一贯型。慢性主动脉瓣关闭不全（表 10-1E）递减型杂音为舒张期主动脉和左心室之间压力阶差逐渐降低所致。主动脉瓣狭窄递增-递减型杂音则反映射血时左心室与主动脉间收缩压力阶差的变化，而慢性二尖瓣关闭不全（图 10-1B）杂音为平台形状是因左心室与左心房之间压差大且几乎恒定所形成。

2. 强度　心脏杂音强度分为 1～6 级（或Ⅰ～Ⅵ）。1 级杂音轻柔，需仔细才能听到；2 级杂音能听到但不特别响；3 级杂音响但最强部位不合并震颤；4 级杂音非常响且合并震颤；5 级杂音非常响，听诊器仅接触胸部就能听到；而 6 级杂音则非常响，听诊器轻轻离开胸部亦能听到。3 级以上杂音表示存在严重的结构性心脏病且提示产生杂音的部位血流速度增快。如小的室间隔缺损左心室至右心室的高速射流，常合并 4 级以上收缩期杂音。而房间隔缺损左向右分流血流速度低，常无杂音。心腔内杂音的起源部位和胸壁听诊器之间距离加大也会引起心脏杂音强度减弱的改变，如肥胖、阻塞性肺部疾病、大量心包积液等。心排血量严重减少或产生杂音的心脏结构之间压力阶差小，仅依据杂音强度会被误认为病变轻。

3. 部位和传导　识别杂音的部位及传导方向有助于对杂音进行准确鉴别（图 10-2）。附加音，如收缩期喀喇音或舒张期开瓣音，或异常的 S_1 或 S_2 或许也能对准确鉴别杂音提供额外线索。听诊检查时仔细注意呼吸周期杂音特征及其他心音，同时在床边通过简单动作区别杂音的变化。特定的收缩期、舒张期和连续性杂音及建议的相关检查在后文中讨论（表 10-1）。

收缩期杂音

1. 收缩早期杂音　收缩早期杂音开始于 S_1 延长至不同时期，终止于 S_2 之前。引起收缩早期杂音的原因相对少见。急性重度二尖瓣关闭不全时，血液反流至大小正常、顺应性相对较差的左心房，引起递减型的收缩早期杂音，在心尖搏动处最易闻及。

这些特征表明收缩期时左心室与左心房压力阶差逐渐减少，由于收缩期血液经二尖瓣反流入左心房，左心房容量负荷突然增加引起左心房压力快速增高，听诊杂音特点比慢性二尖瓣关闭不全要尖锐。临床上急性重度二尖瓣关闭不全发生的原因包括：①急性心肌梗死乳头肌断裂（参见第 35 章）；②二尖瓣黏液样病变引起腱索断裂（二尖瓣脱垂，参见第 20 章）；③感染性心内膜炎（参见第 25 章）；④胸壁钝器伤。

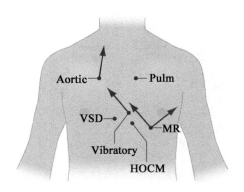

图 10-2　6 种单独收缩期杂音最大强度和传导范围。HOCM. 肥厚性梗阻型心肌病；MR. 二尖瓣关闭不全；Pulm. 肺动脉瓣狭窄；Aortic. 主动脉瓣狭窄；VSD. 室间隔缺损；Vibratory. 震颤（From JB Barlow，Perspectives on the Mitral Valve. Philadelphia，FA Davis，1987，p 140.）

乳头肌断裂所致急性重度二尖瓣关闭不全常合并下壁、后壁或侧壁的心肌梗死，一般发生在心肌梗死后 2～7d。胸痛、低血压和肺水肿通常是其发生的信号，近 50% 的病例中无杂音。断裂更常见发生在后中乳头肌，发生率是前外侧乳头肌的 6～10 倍。乳头肌断裂的杂音需与心肌梗死后室间隔破裂的杂音相区别，后者出现在胸骨左缘并伴有收缩期震颤，持续时间为全收缩期。心肌梗死后出现新的心脏杂音是行经胸超声心动图（TTE）检查的适应证（参见第 12 章），TTE 对杂音产生的病因及病理生理能够鉴别。急性二尖瓣关闭不全和室间隔破裂也能通过右心导管检查来区别，测定心脏各腔室顺序的血氧饱和度，同时分析压力波形（二尖瓣关闭不全肺动脉楔压中 v 波增高）。心肌梗死后室间隔破裂对血流动力学的影响较大，需快速安排外科手术。

自发的腱索断裂可出现在二尖瓣黏液样病变（二尖瓣脱垂）中，并且引起新发的"急性或慢性"重

表 10-1　心脏杂音产生的主要原因

收缩期杂音
 收缩早期
  二尖瓣
   急性二尖瓣关闭不全
  室间隔缺损
   肌部
   非限制性室缺合并肺动脉高压
  三尖瓣
   三尖瓣关闭不全合并肺动脉压正常
 收缩中期
  主动脉
   梗阻性
    瓣上——主动脉瓣上狭窄、主动脉缩窄
    瓣——主动脉瓣狭窄和主动脉硬化症
    瓣下——夹层、隧道或肥厚型梗阻性心肌病
   血流增强,高动力循环状态、主动脉瓣关闭不全、完全性心脏阻滞
   升主动脉扩张、粥样斑块、主动脉炎
  肺动脉
   梗阻性
    瓣上——肺动脉狭窄
    瓣——肺动脉瓣狭窄
    瓣下——漏斗部狭窄
   血流增强,高动力循环状态、左向右分流(如房间隔缺损)
   肺动脉扩张
 收缩晚期
  二尖瓣
   二尖瓣脱垂、急性心肌缺血
  三尖瓣
   三尖瓣脱垂
 全收缩期
  房室瓣反流(二尖瓣反流、三尖瓣反流)
  心室水平左向右分流(室间隔缺损)
舒张早期杂音
 主动脉瓣反流
  瓣:先天性(二叶主动脉瓣)、风湿性、心内膜炎、脱垂、创伤、瓣膜切开术后
  瓣环扩大:主动脉夹层、逐年扩张的主动脉、血管壁中层变性、高血压、强直性脊柱炎
  结合部增宽:梅毒
 肺动脉瓣反流
  瓣:瓣膜切开术后、心内膜炎、风湿热、类癌瘤
  瓣环扩大:肺动脉高压、马方综合征
  先天性:单独或合并法洛四联症、室间隔缺损、肺动脉瓣狭窄
舒张中期杂音
 二尖瓣
  二尖瓣狭窄
  Carey-Coombs 杂音(急性风湿热舒张中期菱峰杂音)

　　通过无狭窄二尖瓣血流增加(如二尖瓣反流、室间隔缺损、动脉导管未闭、高输出量状态、完全性心脏传导阻滞)

三尖瓣

　　三尖瓣狭窄

　　通过无狭窄三尖瓣血流增加(如三尖瓣反流、房间隔缺损、全肺静脉异位引流)

左或右房肿瘤(黏液瘤)

重度主动脉瓣反流(奥-弗杂音)

连续性杂音

动脉导管未闭	冠状动脉近端狭窄
冠状动脉瘘	妊娠期乳鸣
主动脉窦瘤破裂	肺动脉分支狭窄
主肺间隔缺损	气管侧支循环
颈静脉哼鸣	小(限制性)房间隔缺损合并二尖瓣狭窄
异常左冠状动脉	肋间肺动静脉瘘

　　[源自:E Braunwald, JK Perloff, in D Zipes et al (eds): Braunwald's Heart Disease, 7th ed. Philadelphia, Elsevier, 2005; PJ Norton, RA O'Rourke, in E Braunwald, L Goldman (eds): Primary Cardiology, 2nd ed. Philadelphia, Elsevier, 2003.]

度二尖瓣关闭不全。二尖瓣脱垂可独立存在,也可为多组织联合病变的一部分,如马方综合征。感染性心内膜炎引起的二尖瓣瓣叶损坏、腱索断裂亦可导致急性重度二尖瓣关闭不全。胸壁钝器伤致二尖瓣关闭不全的病因明显,但往往重视程度不够,它能引起乳头肌挫伤和断裂,腱索脱离或瓣叶撕裂。疑似急性重度二尖瓣关闭不全的患者采用 TTE 明确诊断,同时确定病变原因及严重程度,测量左心室大小和收缩功能,并对需修补的瓣膜提供适当的评估。

　　小的先天性室间隔缺损(参见第 19 章)可能合并收缩早期杂音。随着室间隔缺损逐渐关闭,收缩期的杂音仅局限于收缩早期,杂音位于胸骨左缘(图 10-2),强度在 4 级或 5 级,无肺动脉高压及左心室容量负荷过度的表现。大型未矫正的室间隔缺损通常涉及膜部,可引起肺动脉高压,合并左向右分流的杂音,早期可能为全收缩期杂音,随后因肺血管阻力增高导致右心室压力快速增加引起心室间压力阶差的减少,杂音仅限于收缩期开始部分,心动周期余下部分无杂音,此时肺动脉高压的表现占优势(右心室增大,S_2 单一强或窄分裂),在胸骨左缘能闻及柔和的杂音。对疑似室间隔缺损患者是 TTE 检查的适应证。

　　肺动脉压正常的三尖瓣反流,发生在感染性心内膜炎时,可出现收缩早期杂音。在胸骨左下缘可闻及轻柔的杂音(1 级或 2 级),吸气时杂音增强(Carvallo 征),可见颈静脉搏动反流的"c-v"波。这种情况下三尖瓣反流不是合并右心衰竭的体征。

　　2. 收缩中期杂音　收缩中期杂音在 S_1 短的间隔后开始,终止于 S_2 之前(图 10-1C),形态通常为递增-递减型。成人收缩中期杂音最常见于主动脉瓣狭窄。主动脉瓣狭窄杂音在胸骨右缘第 2 肋间最响(主动脉瓣区,图 10-2)并且向颈动脉传导。通常杂音越接近菱峰,音调变得越高(如前述 Gallavardin 效应)。

　　区分心尖部收缩期杂音与二尖瓣关闭不全可能不容易。主动脉瓣狭窄在期前收缩后的正常搏动时杂音强度增加,或响度增强,而二尖瓣关闭不全每搏搏动杂音强度较为恒定。主动脉瓣狭窄杂音强度随心排血量而变化,心排血量正常时,收缩期震颤及 4 级以上强度的杂音常提示重度主动脉瓣狭窄,心力衰竭和心排血量降低时杂音轻柔。重度主动脉瓣狭窄时其他听诊特点包括 A_2 减弱或缺失,S_2 逆分裂,出现 S_4,菱峰出现在收缩晚期。在儿童、青少年及年轻人的先天性主动脉瓣狭窄中,通常能听到收缩早期喷射音(click),常沿着胸骨左缘而非心底部传导。它的出现标志着二叶瓣(或其变形之一)柔韧、无钙化并且局限在瓣膜水平(而非瓣上或瓣下)阻塞左心室流出道。

　　更多信息可通过评估容积及颈动脉搏动上升速度来获取。小的延迟的上升支提示重度主动脉瓣狭窄。然而,在动脉硬化的老年患者中,颈动脉搏动检查几乎无差别。狭窄严重时,心电图显示左心室肥厚。采用 TTE 评估主动脉瓣解剖特征、狭窄严重程度、左心室大小、室壁厚度、心脏功能，以及主动脉根部和升主动脉近端的大小和外形。

通常肥厚型梗阻性心肌病收缩中期杂音最响，杂音沿着胸骨左缘或左下缘和心尖部之间传导（参见第21章，图10-2）。杂音由左心室流出道梗阻和二尖瓣关闭不全所产生，杂音性质由喷射性及反流性混合构成。杂音强度在不同激发动作时而不同，但一般不超过3级。通常引起流出道梗阻加重的动作会使杂音强度增加，如减轻心脏前或后负荷的动作（Valsalva动作，站立，血管扩张药），或增加心肌收缩力（正性刺激）。增加前负荷动作（下蹲、抬腿、液体输注）或增加后负荷动作（下蹲、血管升压药），或减弱心肌收缩力（β-肾上腺素受体阻滞药）杂音强度均减轻。极少数患者，可见 S_2 逆分裂，存在持续的左心室心尖搏动和 S_4。与主动脉瓣狭窄相比，颈动脉上升支快速并且容积正常。少见的外形是两次搏动或出现分叉（图9-2D），主要归因于主动脉瓣收缩中期关闭。心电图显示左心室肥厚，超声心动图能够确诊。虽然收缩期杂音合并二尖瓣脱垂与肥厚型心肌病在行 Valsalva 动作和站立/下蹲时表现相似（图10-3），但联合其他检查也能区分，如肥厚型心肌病出现左心室肥厚或二尖瓣脱垂时非喷射性咔嗒音。

先天性肺动脉瓣狭窄（PS，参见第19章）的递增-递减型收缩中期杂音在第2～3肋间（肺动脉瓣听诊区）最为明显（图10-2和图10-4）。瓣膜狭窄程度越重，杂音持续时间越长，P_2 强度减弱（图10-1D）。在年幼患者中早期喷射音强度在吸气时减弱。胸骨隆起并且心电图显示右心室肥厚说明压力负荷过重。如果行胸部 X 线检查则显示主肺动脉窄后扩张，建议行 TTE 明确所有特征。

房间隔缺损（参见第19章）引起心内严重左向右分流时，肺血流增多，增多的血流通过肺动脉瓣时在胸骨左上缘中部出现2～3级收缩中期杂音，S_2 固定分裂。成人继发孔型房间隔缺损是产生分流的最常见原因。原发孔型房间隔缺损包括二尖瓣前叶裂隙可引起二尖瓣反流，心电图电轴左偏。静脉窦型房间隔缺损形成收缩期杂音的左向右分流通常不足够大，心电图可能显示窦房结功能异常。原发性肺动脉扩张患者在胸骨左上缘可闻及2～3级收缩中期杂音，也可出现肺动脉喷射音。当存在2级或3级收缩中期杂音及其他心脏疾病体征时采用 TTE 评估。

单纯闻及1级或2级收缩中期杂音，缺乏心脏

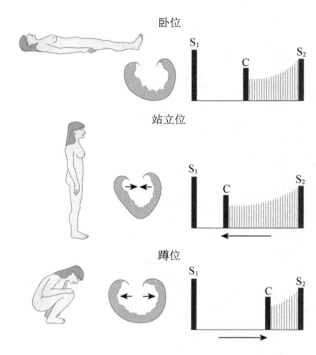

图 10-3　二尖瓣脱垂产生收缩中期非喷射性音（C）伴递增性收缩晚期杂音终止于第二心音（S_2）。站立静脉回流减少，心脏变小，C 越靠近 S_1，二尖瓣反流性杂音产生越早。快速下蹲时，静脉回流增加，心脏变大。C 靠近 S_2，杂音持续时间更短（From JA Shaver，JJ Leonard，DF Leon，Examination of the Heart，Part IV，Auscultation of the Heart. Dallas，American Heart Association，1990，p 13. Copyright，American Heart Association.）

病症状及体征，常见为良性杂音而没必要进一步评估，包括 TTE 检查。最常见的例子为主动脉硬化症的年老患者在胸骨右侧第2肋间可闻及递增-递减型杂音（图10-2）。主动脉硬化症是指主动脉局灶性增厚和主动脉瓣有一定程度的钙化但不影响瓣膜开放。颈动脉上升支正常，心电图无左心室肥厚。在怀孕、甲状腺功能亢进或贫血患者中，生理性血流速度增加，通常在胸骨左缘能闻及1级或2级收缩中期杂音。Still 杂音指的是在正常儿童及青少年中，在胸骨左下缘闻及的2级收缩中期良性杂音（图10-2）。

3. 收缩晚期杂音　收缩晚期杂音常见于二尖瓣脱垂（参见第20章），在心尖部最易闻及。杂音通常为单一或多发喷射性咔喇音。杂音的传导有助于识别脱垂或连枷的瓣叶。连枷指的是缺乏腱索及附

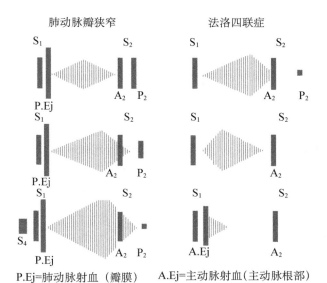

肺动脉瓣狭窄　　　　　　　　法洛四联症

P.Ej=肺动脉射血（瓣膜）　　A.Ej=主动脉射血（主动脉根部）

图 10-4　**左**：室间隔完整的肺动脉瓣狭窄，右心室收缩喷射音随着梗阻加重逐渐变长，造成杂音更响更长，覆盖第二心音主动脉瓣成分（A_2）。肺动脉瓣成分（P_2）出现晚，分裂宽，听诊更困难，A_2 消失在杂音中，P_2 变得更弱，音调更低。当肺动脉瓣压力阶差增加，等长收缩变短，肺动脉瓣喷射音和 S_1 融合。严重肺动脉瓣狭窄伴向心性肥厚，右心室顺应性减低，出现第四心音。**右**：法洛四联症合并漏斗部狭窄，流出道阻塞加重，右心室血流通过室间隔缺损而大量分流。因此，梗阻加重，杂音变短，时间更早和强度更弱。严重法洛四联症时 P_2 消失。增粗的主动脉根部接受双侧心腔排血量，主动脉根部扩张伴随不受呼吸影响的喷射音（From JA Shaver, JJ Leonard, DF Leon, Examination of the Heart, Part Ⅳ, Auscultation of the Heart. Dallas, American Heart Association, 1990, p 45. Copyright, American Heart Association.）

属结构的部分瓣叶无支撑时运动形状。二尖瓣后叶脱垂或连枷，关闭不全时血流射向前内侧，杂音向心底部传导而易被认为由主动脉瓣狭窄所致。前叶脱垂或连枷关闭不全的杂音向腋窝或左肩胛下区传导，杂音强度在 3 级或 4 级，胸壁薄的患者在心前区容易闻及。出现 S_3 或短的隆隆样舒张中期杂音提示为重度二尖瓣关闭不全时血流通过较多而致瓣膜相对性狭窄。

瓣叶脱垂引起收缩早期杂音，增加左心室前负荷的动作，如站立，能使咔嗒音和二尖瓣脱垂杂音更靠近第一心音，也能使杂音增强和持久。在下蹲时，

左心室前负荷和后负荷急速增加，左心室容积扩增，瓣叶脱垂的咔嗒音及杂音远离第一心音，杂音变弱并且持续时间变短（图 10-3）。如前所述，站立和下蹲的反应与肥厚型梗阻性心肌病患者中所观察到的现象相似。

急性心肌梗死时闻及短暂的心尖收缩晚期杂音提示二尖瓣关闭不全，是因心室及二尖瓣环结构及功能改变而导致的瓣叶顶端对合不良。杂音强度随着左心室后负荷状况而变化，在高血压时杂音增强。当心脏存在收缩晚期杂音时建议行 TTE 评估。

4. 全收缩期杂音　（图 10-1B 和图 10-5）全收缩器杂音开始于 S_1 持续至 S_2。通常出现在慢性二尖瓣、三尖瓣反流或室间隔缺损时，需行 TTE 检查以进一步确定。慢性二尖瓣关闭不全的全收缩期杂音在心尖部最易闻及并向腋下传导（图 10-2）。收缩期左心室与左心房压力阶差大，通常产生的杂音音调高，形状为平台状。与急性二尖瓣关闭不全不同，慢性二尖瓣关闭不全左心房顺应性正常或增高，增加的左心房回流量仅仅引起左心房压轻度增加。

在下述几种情况下伴有慢性二尖瓣关闭不全时心尖部可闻及全收缩期杂音，包括瓣叶风湿性瘢痕形成，瓣环钙化，心肌梗死后左心室重构和重度左心室扩大。扩张型心肌病患者随着左心室扩大二尖瓣环周径增加致瓣叶对合不良引起中心性二尖瓣关闭不全（参见第 21 章）。乳头肌、瓣叶及二尖瓣环与左心房心内膜相连续，慢性二尖瓣关闭不全左心房逐渐增大可引起瓣环进一步拉伸变长，导致关闭不全进行性加重。因此，"二尖瓣关闭不全会导致关闭不全进一步加重"。如前所述，在一些慢性严重二尖瓣关闭不全的患者中，舒张期过度充盈将会引起左心室扩大及心尖搏动向左侧移位。

通常慢性三尖瓣关闭不全较二尖瓣关闭不全所产生的全收缩期杂音要更加柔和，杂音在胸骨左下缘最响，吸气时强度增加（Carvallo 征），相关体征还包括颈静脉搏动 c-v 波、肝大、腹水及外周水肿。尽管多普勒超声证实存在三尖瓣关闭不全，但是，仅能发现异常的颈静脉波形，而不能闻及心脏杂音。原发性三尖瓣关闭不全包括黏液性疾病（三尖瓣脱垂），心内膜炎，风湿性疾病，类癌瘤，Ebstein's 畸形及右心室心内膜组织活检后腱索断裂。三尖瓣关闭不全是一被动体征，通常继发于右心室和肺动脉压的增高，右心室增大，瓣环扩大，乳头肌移位及瓣叶对合不良。

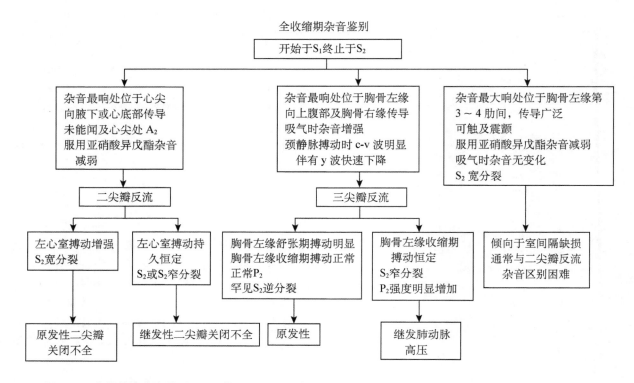

图 10-5 全收缩期杂音鉴别。S₁. 第一心音；S₂. 第二心音；P₂. 肺动脉瓣第 2 心音；A₂. 主动脉瓣第 2 心音

室间隔缺损全收缩期杂音在胸骨左中下缘最响（图 10-2）且传导广泛。大部分患者在杂音最强部位可触及震颤，吸气时杂音强度无变化。杂音强度随着缺损大小而变化。小的限制性室间隔缺损，如 Roger 病，因左右心室持续存在明显的收缩压力阶差使杂音显著增强。大型室间隔缺损，两心室压力均衡，可无明显杂音。心肌梗死后室间隔破裂和二尖瓣关闭不全的杂音鉴别已在前面叙述。

舒张期杂音

1. 舒张早期杂音　（图 10-1E）慢性主动脉瓣关闭不全为舒张早中期高调吹风样递减型杂音，开始于 S₂ 主动脉瓣成分（A₂）后，在胸骨右缘第 2 肋间最易闻及（图 10-6）。当杂音轻柔时不易闻及，可于身体前倾呼气末时听到，因身体前倾时主动脉根部更靠近胸壁。杂音传导的方向可为主动脉瓣关闭不全产生的原因提供线索。原发性瓣膜疾病，如先天性二叶瓣疾病或感染性心内膜炎，舒张期杂音沿着胸骨左缘传导，且较右侧第 2 肋间增强。由主动脉根部疾病引起主动脉瓣关闭不全时，舒张期杂音沿着胸骨右缘传导，亦可起主动脉瓣环扩张或变形，瓣叶对合不良。病因包括马方综合征合并主动脉瘤形

成、主动脉扩张、强直性脊柱炎和主动脉壁夹层形成等。

慢性严重主动脉瓣关闭不全在心尖部也可产生低调中晚期 1 级或 2 级舒张期杂音（Austin Flint 奥-弗氏杂音），此杂音的产生是由于主动脉瓣反流和二尖瓣前向血流在二尖瓣流入区域形成湍流所致（图 10-1G）。与二尖瓣狭窄杂音的鉴别为 Austin Flint 杂音缺乏开瓣音及两者对血管扩张药的反应不同。降低后负荷药物如亚硝酸异戊酯能减少主动脉与左心室舒张压力阶差的持续时间与强度，因此在重度主动脉瓣关闭不全时 Austin Flint 杂音变得更短更轻。二尖瓣狭窄（图 10-6）的舒张期杂音强度要么固定，要么随着后负荷减轻而增强，因后负荷降低心排血量，使通过二尖瓣血流量增加。

虽然主动脉瓣狭窄和关闭不全可能同时存在，但是单纯性重度主动脉瓣关闭不全通常在心底部能闻及 2 级或 3 级递增-递减型舒张中期杂音，主要是由于血容量增加和收缩期流速增快。如果颈动脉搏动正常或舒张中期杂音强度在 4 级以上，准确辨别是否合并主动脉瓣狭窄则显得困难。无心力衰竭存在时，慢性主动脉瓣关闭不全具有几个明显外周血管体征，包括脉压增大、水冲脉和毛细血管搏动征。

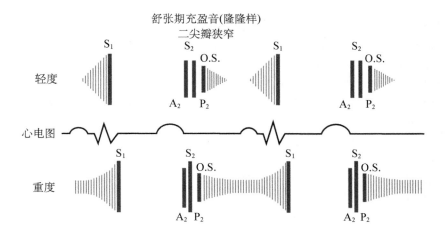

图 10-6 **二尖瓣狭窄舒张期充盈(隆隆样)杂音。**轻度二尖瓣狭窄,舒张早期和收缩前期跨瓣舒张压力阶差较小,隆隆样杂音位于两期之中。当狭窄加重时,舒张期充盈时压力阶差加大,隆隆样杂音出现在全舒张期。当左心房压力越高时,A_2(或 P_2)与开瓣音(O. S)间距越短。重度二尖瓣狭窄时,继发性肺动脉高压,P_2增强,分裂变窄(From JA Shaver,JJ Leonard,DF Leon,Examination of the Heart,Part IV,Auscultation of the Heart. Dallas,American Heart Association,1990,p 55. Copyright,American Heart Association.)

急性重度主动脉瓣关闭不全较慢性主动脉瓣关闭不全的杂音持续时间短、音调低,在心率快时难以识别。这些特征反映左心室舒张压升高增快并且主动脉与左心室舒张压的压差下降亦加大。左心室舒张压快速增加致使二尖瓣提前关闭及第一心音轻柔,同时缺乏外周血管体征。

肺动脉瓣反流为递减型舒张早-中期杂音(Graham Steell 杂音),开始于 S_2 肺动脉成分,在第 2 肋间隙最易闻及,沿着胸骨左缘传导,吸气时杂音强度增加。肺动脉瓣反流最常见于肺动脉压力增高时肺动脉瓣环扩张。肺动脉高压体征包括右心室心前区隆起,S_2 单一或窄分裂。这些特征有助于与主动脉瓣关闭不全的杂音相鉴别。无肺动脉高压时肺动脉瓣关闭不全可发生于感染性心内膜炎及先天性瓣膜畸形中,通常出现在儿童时期行法洛四联症修复术后,杂音比典型 Graham Steell 杂音要轻柔,音调要低,识别肺动脉瓣关闭不全的严重程度比较困难。

TTE 检查对舒张早中期杂音的患者能够进一步进行评估。瓣膜损伤严重程度、心室内径大小及舒张功能的评估有助于决定是否需要外科处理。虽然 CT 和 MR 能精确显示升主动脉及根部的特征,但是 TTE 亦能提供相关解剖情况(参见第 12 章)。

2. 舒张中期杂音 (图 10-1G 和 10-1H)舒张中期杂音是由于二尖瓣或三尖瓣水平梗阻和(或)血流增加所产生。风湿热是引起二尖瓣狭窄最常见的原因(图 10-6),年轻患者瓣膜柔软,S_1 增强并且杂音始

于开瓣音之后,开瓣音为 S_2 后的高调音。第 2 心音肺动脉成分(P_2)与开瓣音的间距及左心房左心室压力阶差的大小相反。二尖瓣狭窄杂音音调较低,使用钟型听诊器最易闻及,杂音在左心室心尖部最响并且部分患者仅在左侧卧位时才能闻及,杂音强度通常为 1 级或 2 级,有时尽管梗阻明显,但心排血量严重减少时可无杂音。增加心排血量和二尖瓣血流量的体位可使杂音强度增加,例如运动。杂音持续时间反映左心房压力超过左心室舒张压的时间长度。杂音强度在 S_1 前增加,这种情形称为收缩期前杂音增强现象(图 10-1A 和 10-6)。窦性心律患者产生的机制为心房收缩后期通过二尖瓣血流量增加,此征象不发生在心房颤动患者中。

舒张中期杂音存在于三尖瓣狭窄时,在胸骨左侧下缘最易闻及,并且在吸气时增强。颈静脉波形可见"γ"延迟下降。此杂音不易闻及通常易被左侧其他杂音所掩盖。

另外,舒张中期杂音还可由其他几种原因产生。巨大的左心房黏液瘤下垂脱入二尖瓣引起不同程度的阻塞(参见第 23 章)。心房黏液瘤的杂音随体位变动时,持续时间及强度亦发生变化,不存在开瓣音,无收缩期前杂音增强征象。在二尖瓣关闭不全、心室或大动脉水平存在大的左向右分流时,舒张期过二尖瓣的血流量增加也能产生舒张中期杂音,柔和的快速充盈音(S_3)之后紧随短的低调的舒张中期杂音。慢性重度主动脉瓣关闭不全的 Austin Flint

杂音已叙述。

　　急性风湿热期间很少能闻及短的舒张中期杂音（Carey-Coombs 杂音），产生原因可能为血流通过水肿的二尖瓣所致。急性期不存在开瓣音，随着急性发作的消退杂音即消失。完全性心脏传导阻滞房室激动不同步时，如果心房收缩期二尖瓣处于部分关闭状态，或许也可出现间歇性舒张中晚期杂音。严重的单纯性三尖瓣关闭不全、大的房间隔缺损合并大量左向右分流时，舒张中期杂音提示通过三尖瓣的血流量增加。房间隔缺损还存在其他体征（参见第 19 章），包括 S_2 固定分裂，胸骨左侧中上缘收缩中期杂音。当存在舒张中晚期杂音时应行 TTE 评估。及早发现疾病特殊征象有助于指导治疗。

连续性杂音

　　（图 10-1H 和 10-7）连续性杂音开始于收缩期，高峰接近第二心音，并且持续全部或部分舒张期，存在于整个心动周期表明在收缩期和舒张期两个心腔或血管持续的压力阶差。动脉导管未闭的连续性

杂音在胸骨左缘上方最易闻及。大的、未矫治分流的动脉导管可以引起肺动脉高压，出现杂音减弱或舒张期成分消失，当分流出现逆转时，下肢会显现差异性发绀。主动脉窦瘤破裂在胸骨右上缘突然出现连续性杂音，典型病变为破入右侧心腔，杂音提示主动脉与右房或右室持续存在压力阶差。冠状动脉瘘时胸骨左缘及血液透析时动静脉瘘通道部位均能闻及连续性杂音。主动脉缩窄时肋间动脉扩张，血流增加，沿着一根或多根肋骨范围可出现连续性杂音。颈部双期杂音（图 10-7）通常提示颈动脉高度狭窄。

　　并非所有连续性杂音均为病理性，在一些健康儿童和年轻人中也能闻及连续性静脉营营音，妊娠妇女中更为多见。该杂音在右侧锁骨上窝最易判别，按压右颈内静脉或让患者头转向检查者时杂音消失。妊娠时乳房充盈致滋养动脉血流增加产生连续的乳鸣，通常在妊娠期的后 3 个月或产褥早期消失，该杂音在收缩期时更响，听诊时用力按压听诊器可使舒张期成分消失。

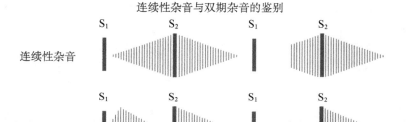

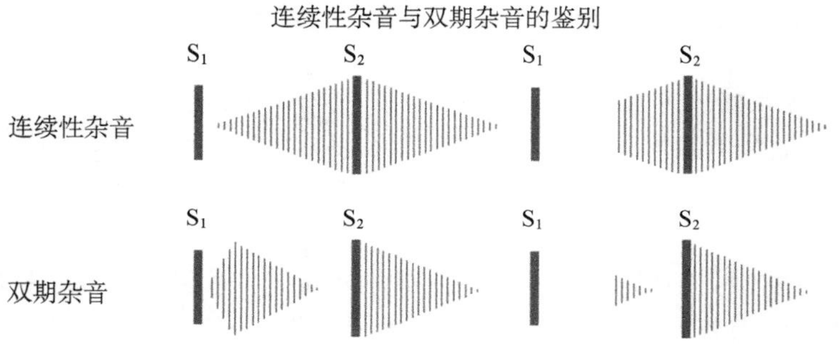

图 10-7　**比较连续性杂音和双期杂音。** 高压和低压系统存在的异常通道时，在整个心动周期存在较大的压力阶差产生连续性杂音。典型病例就是动脉导管未闭。连续性杂音和双期杂音有时容易混淆，后者包括收缩期射血性杂音和半月瓣关闭不全杂音。主动脉瓣狭窄并关闭不全为双期杂音的典型病例。连续性杂音围绕 S_2 增强，而双期杂音为两种成分。收缩中期喷射性杂音呈递减性接近 S_2 时消失（From JA Shaver，JJ Leonard，DF Leon，Examination of the Heart，Part IV，Auscultation of the Heart. Dallas，American Heart Association，1990，p 55. Copyright，American Heart Association.）

动态听诊

　　行每个改变血流动力学的动作或体位时，仔细注意心脏杂音的变化能提供引起该杂音的重要线索及意义（表 10-2 和表 9-1）。

　　1. 呼吸音　应该在平静呼吸或呼吸适度增加的情况下进行听诊，胸部剧烈活动可致心音模糊。心脏左侧产生杂音在呼气末最易闻及，呼气末时肺容量最小，心脏和大血管更靠近胸壁，典型例子为主

动脉瓣关闭不全。心脏右侧产生的杂音如起源于三尖瓣或肺动脉瓣的反流，在吸气时杂音强度增加，而心脏左侧产生的杂音在吸气时固定不变或减轻。

　　床旁检查诊断也能评估呼吸时 S_2 性质及主动脉与肺动脉成分之间的动态关系（图 10-8）。S_2 逆分裂是重度主动脉瓣狭窄、肥厚型心肌病、左束支传导阻滞、右心室心尖起搏或急性心肌缺血的特征。而固定分裂同时在胸骨右中上缘出现 2 级或 3 级收缩中期杂音，提示存在房间隔缺损。呼吸周期

过程中出现生理性宽分裂提示主动脉瓣提前关闭，在重度二尖瓣关闭不全时也能出现，肺动脉瓣狭窄或右束支传导阻滞时肺动脉瓣关闭延迟均可出现宽分裂。

表 10-2　动态听诊：改变心脏杂音强度的动作

1. 呼吸
2. 等长运动(手握法)
3. 一过性动脉闭塞
4. 使用增加前负荷和(或)后负荷的药物
5. Valsalva 动作
6. 快速站立/下蹲
7. 被动抬腿
8. 期前搏动后

　　2. 体循环血管阻力改变　体循环阻力变化与增加左心室后负荷动作时的杂音也能发生改变。二尖瓣关闭不全和室间隔缺损的收缩期杂音在持续握拳，双上肢末端血压表套袖充气，压力高于正常血压 $20\sim40mmHg$ 持续 20s，或注射血管加压药均可使杂音增强。而主动脉瓣狭窄或肥厚型心肌病的杂音在上述情况下杂音减轻或无改变。主动脉瓣关闭不全的舒张期杂音在增加体循环阻力时增强。

　　使用降低体循环阻力的药物时，收缩期和舒张期杂音可能向相反方向变化。吸入亚硝酸异戊酯有助于区分主动脉瓣狭窄或肥厚型心肌病及二尖瓣关闭不全或室间隔缺损的杂音，现在已很少应用。如果有必要，吸入亚硝酸异戊酯后前两种疾病杂音强度增加，而后两种疾病杂音减轻。如前所述，使用亚硝酸异戊酯降低体循环阻力后，主动脉瓣关闭不全所致的 Austin Flint 杂音明显减轻，但二尖瓣狭窄舒张中期隆隆样杂音显著增强。

　　3. 静脉回流改变　Valsalva 动作增加胸腔内压力，使静脉回流减少，心室充盈不足而导致心排血量减少。在 Valsalva 动作过程中，大部分杂音强度减弱。有两种特定情况的杂音除外，二尖瓣脱垂及肥厚型梗阻性心肌病产生的杂音，在 Valsalva 动作过程中增强。二尖瓣脱垂导致收缩早期心室容量减少可致杂音变长，站立时这些杂音性质相似。二尖瓣脱垂的咔嗒音和杂音从下蹲到快速站立时更靠近 S_1（图 10-3）。肥厚型梗阻性心肌病时，杂音增强提示心室充盈减少，左心室流出道压力阶差增大，下蹲时静脉回流（前负荷）增多及左心室后负荷快速增加，使这两种疾病杂音减弱及持续时间变短。二尖

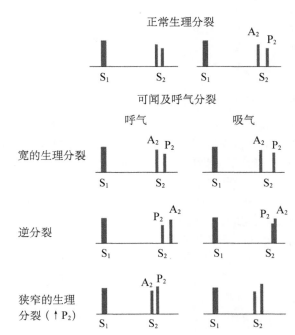

图 10-8　上图为正常生理分裂。呼气期间，第二心音主动脉成分（A_2）和肺动脉成分（P_2）分离 ＜30ms 被认为单一心音。吸气期间，分裂增宽，A_2 和 P_2 清楚分为两个不同心音。**中图为逆分裂。**P_2 延迟引起宽分裂。A_2 延迟引起逆分裂，导致反常运动；如吸气时 P_2 靠近 A_2，分裂间期窄。**下图为狭窄的生理分裂（↑P_2）。**可闻及呼气分裂，肺动脉高压时出现窄分裂，其间期因 P_2 强度和高频成分增加在呼气时能闻及 A_2 和 P_2（From JA Shaver,JJ Leonard,DF Leon,Examination of the Heart, Part IV, Auscultation of the Heart. Dallas, American Heart Association, 1990, p 17. Copyright, American Heart Association.）

瓣脱垂时咔嗒音及杂音在下蹲时远离 S_1，对不能下蹲或站立的患者，抬高下肢也能增加静脉回流。抬腿时肥厚型心肌病的杂音减弱，但二尖瓣脱垂杂音几乎无改变。

　　4. 室性期前收缩后　期前收缩后第一个搏动或心房颤动患者长周期后搏动时收缩期杂音强度的改变，有助于区别主动脉瓣狭窄及二尖瓣关闭不全，特别是主动脉瓣狭窄的老年患者时，杂音容易传导至心尖部。主动脉瓣狭窄的收缩期杂音是因为左心室流出道梗阻所致。左心室充盈增加及期前收缩后心肌收缩功能增强的两种因素可致期前收缩后心搏

增强。前向血流速度加快引起压力阶差增加及杂音增强。二尖瓣关闭不全时,期前收缩后的二尖瓣血流及左心室与左心房压力阶差几乎无增加,因此杂音强度亦无变化。

临床背景

病史及体格检查亦能获取病因外的线索及杂音的意义。检查颈静脉压力及波形、动脉脉搏、额外心音、肺、腹部、皮肤及四肢末端有助于鉴别心血管、神经病学或肺部疾病。在一些病例中,早期行实验室检查、心电图和(或)胸部 X 线检查可能包含有价值的信息。如疑似感染性心内膜炎患者,发热时或许有杂音、寒战、食欲缺乏、疲劳、呼吸困难、脾大、瘀点及血培养阳性。近期心肌梗死患者新发收缩期杂音伴血压明显下降提示心肌有破裂。相反,在健康、活泼的年轻人中,出现胸骨左缘 1 级或 2 级收缩中期杂音,很可能为无害性杂音,无须进一步评估。

超声心动图

(图 10-9,参见第 9 章和第 12 章)彩色多普勒超声心动图对心脏杂音的鉴别非常有价值,能容易查

明瓣膜结构和功能、心脏大小、室壁厚度、心室功能、估测肺动脉压力、心内分流、肺静脉、肝静脉血流及主动脉血流的情况。超声心动图能探测到多普勒信号微量或无不良后果的轻度瓣膜反流,微弱信号不可能产生足够湍流而引起可闻及的杂音,最重要的是判断三尖瓣、肺动脉瓣及二尖瓣的结构是否正常。

闻及收缩早期、晚期或全收缩期及≥3 级收缩中期的杂音时,应采用超声心动图评估。1 级或 2 级收缩中期杂音但存在其他心血管病的症状或体征(包括心动图或胸部 X 线),也应行超声心动图检查。任何舒张期杂音或连续性杂音(除外静脉营营音或乳鸣)的患者均应采用超声心动图评估。有症状及体征但可能不是来源于心脏疾病的患者,需要超声心动图检查证实心脏结构及功能是否正常。无症状的心脏瓣膜病者应多次超声心动图检查来评估病情发展,为何时决定手术提供有价值的信息。存在 1 级或 2 级收缩中期杂音但无症状的患者,且无其他心脏病的体征不建议常规超声心动图检查。对于这种群体患者,在初始检查后如对心脏杂音存在疑问,应考虑安排心血管专家诊治。

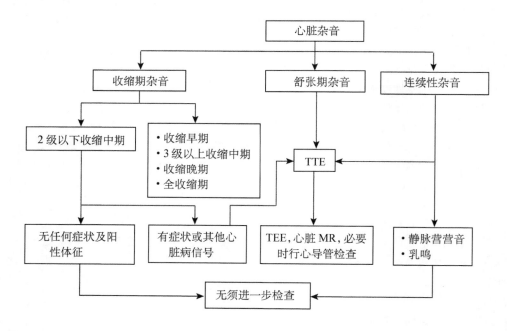

图 10-9 心脏杂音评估策略。如果已行心电图或胸部 X 线检查并且结果正常,则行超声心动图检查。TTE. 经胸超声心动图;TEE. 经食管超声心动图;MR. 磁共振(Adapted from RO Bonow et al:J Am Coll Cardiol 32:1486,1998.)

早期选择性的采用超声心动图检查不应过分关注费用和效益。至少有一个研究建议有心脏杂音的

患儿初期治疗应安排一位专科医生,这样能适度节省费用。对一些临床医生而言,手提式或小型化的

心脏超声仪器已代替了听诊器。虽然几项研究证实这样的仪器对瓣膜性心脏病的敏感性较高,但准确性却高度依赖于操作者,并且没有充分注明对增加费用的考虑。建议采用电子的或数字的光谱显示仪听诊器增强心脏杂音的特征及用于心脏听诊的启蒙教学。

其他心脏测试

（图 10-9,参见第 12 章）少数患者中,临床判定及 TTE 均不能对心脏杂音的起源及意义给予确定时,那么进一步评估则需经食管超声心动图（TEE）检查,特别在 TTE 视窗有限时,身体胖瘦、胸部结构或胸廓的生理因素均影响 TTE 视窗。TEE 提高了探测心脏结构异常的范畴。心电门控性磁共振（CMR）,虽然显示瓣膜形态学有限,但能提供有关瓣膜功能的信息,如狭窄严重程度、反流分数、反流量、分流量、心腔及大血管内径、心室功能和心肌灌注。CMR 比心脏 CT（CCT）更强大,很大程度上已取代了心导管检查,并且当临床与超声心动图检查有分歧时,CMR 也能取代侵入性血流动力学评估检查。瓣膜手术前大部分成年人或老年人存在着危险因素,特别是疑似冠心病患者需行冠状动脉造影。对于年轻人中,瓣膜术前冠心病可能性小可使用 CT 冠脉造影（CCTA）来除外冠心病。

小结

准确鉴别心脏听诊的杂音可采用系统处理方法。如前所述,先描述杂音的主要属性,检查者给予初步诊断,然后通过病史、心脏检查、常规体格检查及临床征象,这些有价值的信息整合一起来明确诊断。需进一步检查随之进行,如比较心脏听诊与非创伤性检查资料,互相对照反馈,能提高体格检查的技能。对诊断、治疗及结果有益时,增加非创伤性成像检查费用也是合理。新的成像技术检查用于有心脏杂音的患者时,还需要其他的研究来评估成本与效益比。

（陈火元　译　朱鲜阳　审校）

第 11 章

Chapter 11

心 电 图

Ary L. Goldberger

概述

心电图(ECG 或 EKG)是记录心脏电活动变化的图形。通过记录连接在四肢和胸壁上的金属电极所获得的电信号,并经放大描记在心电图纸上。心电图的导联实际上显示的是电极间的即刻电位变化。

心电图的临床实用性源于它是可以及时获得的一种无创、廉价、应用广泛的检查。除用于检测心律失常、传导异常及心肌缺血,心电图也可以发现危及生命的代谢紊乱(如高钾血症)或者引起心源性猝死增加的易感人群(如长 QT 间期综合征)。

电生理现象

(可参见第 15 章和第 16 章)心脏除极是心脏收缩的开始。心脏中传递的电流由三部分产生:心脏起搏细胞、特异性传导组织及心肌本身。然而,心电图记录到的只有心房和心室肌细胞除极(刺激)和复极化(恢复)产生的电位变化。

正常心脏的除极刺激起源于窦房结(图 11-1),为起搏细胞的聚集地。这些细胞能自发地产生激动,即具有自律性。心脏电活动的第一阶段是除极波传导至右心房、左心房,紧接着是心房收缩。接下来激动刺激起搏细胞和房室交界区的房室结和希氏束的特异性传导组织,这两部分构成了房室结区。希氏束分出两个主要的分支:右束支和左束支,并且通过浦肯野纤维迅速传递除极信号至右心室和左心室的心肌。左束支又分出两个主要的分支:左前分支和左后分支。然后除极电位通过心室壁传播,从心内膜到心外膜,引起心室收缩。

因心脏除极和复极化的电波具有方向和振幅,所以可以用向量来表示。向量分析阐明了心电图的

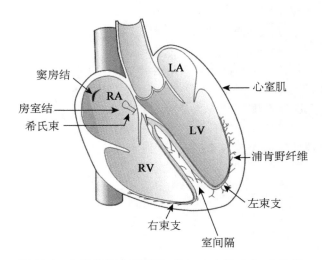

图 11-1　心脏传导系统概述。RA:右心房;LA. 左心房;
RV. 右心室;LV. 左心室

一个核心概念:心电图是记录从体表采集到的、全部参与电活动心肌细胞电位的、复杂的空间和瞬时变化的综合结果。这一原则限制了心电图的灵敏度(某些心脏区域的活动可能被抵消或是太弱以至于记录不到)和特异性(相同向量相加可以导致选择性的增强或是反方向向量的损耗)。

心电图的波形和间期

心电图波形按字母顺序标记,从 P 波开始,代表心房除极(图 11-2)。QRS 波群代表心室除极,ST-T-U 波群(ST 段、T 波和 U 波)代表了心室复极化。J 点是 QRS 波群结束和 ST 段开始的交界处。心房复极化通常电压太低以至于探测不到,但是它可能在一定条件下出现,例如:急性心包炎和急性心房梗死。

体表心电图上的 QRS-T 波形反映的是同时得到的处于不同阶段的心室动作电位,是心肌纤维的

细胞内记录(参见第 15 章)。动作电位的快速上升期(0 相)对应 QRS 的起始部。平台期(2 相)对应等电位线的 ST 段,快速的复极期(3 相)对应 T 波。降低 0 相坡度的因素包括损伤的 Na^+ 内流(如高钾血症和氟卡尼药物的应用),引起 QRS 时相延长。2 相延长的情况下(胺碘酮的使用、低钙血症)增加了 QT 间期。相比之下,是心室复极化(2 相)缩短,如洋地黄效应或高钙血症,导致 ST 段缩短。

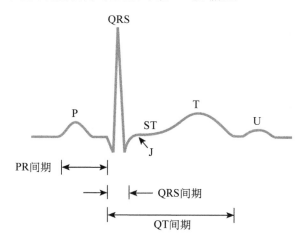

图 11-2 基本心电图波形及间期。R-R 间期是相邻 QRS 波时限,此图未列举

心电图通常记录在特殊方格纸上,记录纸被分成 $1mm^2$ 的小网格。由于心电图走纸速度一般是 25mm/s,最小的横向单位(1mm)对应 0.04s (40ms),粗线间隔 0.20s(200ms)。纵向是心电图图形测量具体波的振幅(标准电压:1mV=10mm;下面提到的肥厚的电压标准是毫米)。4 个主要的心电图间期:R-R 间期、PR 间期、QRS 间期和 QT 间期(图 11-2)。心率(每分钟心搏次数)可以容易地通过计算心搏间期(R-R 间期)获得,以 300 除以 R 波间的大格(0.20s)数或以 1500 除以小格(0.04s)数。PR 间期测定的是心房和心室除极间期(通常为 120~200ms),其中包括细胞刺激在房室结的生理延迟。QRS 间期反映心室除极的持续时间(通常 100~110ms 或更短)。QT 间期包括心室除极和复极化的时间,与心率呈反比关系。心率相关性("校正的")QT 间期,QT_c,可以通过 QT/√R-R 计算获得,通常小于或等于 0.44s(一些参考值给出 QT_c 男性上限为 0.43s,女性为 0.45s。也有一些不同的公式被提出计算 QT_c,但未达成共识)。

QRS 波群又被分成特殊的偏倚或者波。如果一个特殊导联 QRS 起始波是负的,被称作 Q 波,第一个正向波被称作 R 波。R 波后的负向波是 S 波,随后的正向或负向波被分别称为 R′ 或 S′。小写字母(qrs)用于振幅相对小的波。完全负向的 QRS 波群被称作 QS 波。

心电图各导联

常规心电图为 12 导联,记录身体各部位电极之间的潜在区别或变化。导联分为两大类:即 6 条肢体导联和 6 条胸导联。肢体导联记录额面的电信号(图 11-3A),而胸导联则记录水平面的电信号(图 11-3B)。

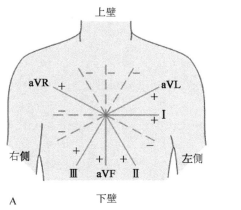

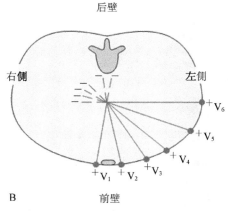

图 11-3 额面 6 导联(A)与水平六导联(B)共同呈现了一个三维的心脏电活动过程

Hexaxial 图表示出 6 条额面导联的空间定位和极性(图 11-4)。6 条胸导联(图 11-5)记录以下各部位的单电极:V_1,胸骨右缘第四肋间;V_2,胸骨左缘第 4 肋间;V_3,位于 V_2 与 V_4 两点连线的中点;V_4,位于锁骨中线与第 5 肋间相交处;V_5,位于左腋前线与 V_4 同一水平处;V_6,位于腋中线与 V_4 同一水平处。

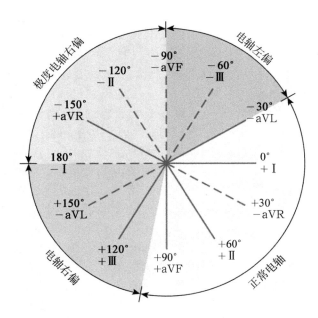

图 11-4　Hexaxial 图表中所示的额面导联（肢体导联）。
心电图各个导联都有其特定的空间方向和电极。每一导联轴的正极（实线）和负极（虚线）以它们与 I 导联为正极 0° 的形成角度来划定。QRS 波群平均电轴测量如图所示

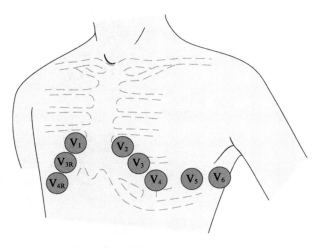

图 11-5　在水平导联（胸或心前区）的电极位置如图所示

额面与水平面的电极共同呈现了一个三维的心脏电活动过程。各个导联好比不同角度的摄像头，在同一时间从不同空间位置来观察心室心房的除极和复极过程。特殊情况下，可在常规 12 导联心电图的基础上加做额外的导联。例如，右心前区 V_3R、V_4R 等导联，这有助于探查急性右心房心肌缺血。床旁监护和动态 ECG（Holter）通常仅记录 1~2 个

确定的导联。心内心电图和电生理测试会在第 15 章、第 16 章讲解。

ECG 导联这样来确定正负偏移：如果导联中波的除极朝正极传播，则此导联中记录为正向偏转，如果波朝负极则记录负向偏转。如果在特定的导联中，电轴的除极向量的平均方向位于导联轴的右侧角度，记录为双向偏转（正极方向，负极方向相等）。

正常心电图的产生

P 波

正常心房除极向量起源向下、向左，反映从窦房结到右心房再到左心房的除极传播过程。由于 II 导联向量指向正极方向，aVR 导联向量指向负极方向，所以正常 P 波在 II 导联方向向上，在 aVR 导联方向向下。相反，在心房较低位置或是房室交界区发生了异位起搏点激动心房，就会产生倒置的 P 波（II 导联 P 波负向，aVR 导联 P 波正向）。V_1 导联正常 P 波可双向，正向反映右心房除极过程，负向反映左心房除极过程（$<1mm^2$）。

QRS 波群

正常的心室除极是个快速的、连续的激动波扩散的过程。波群可划分为两个主要的连续阶段，并且每个阶段可体现一个平均向量（图 11-6）。第一阶段是室间隔从左至右前的除极过程（向量 1），第二段是左右心室的除极过程，通常体积较大的左心室起主导作用，以至于向量 2 指向左和向后。因此，右胸导联 V_1 为双向除极过程，一个较小的正向偏转（室间隔 r 波），随后为一个较大的负向偏转（S 波）。左心前区导联，例如 V_6，记录相同的结果，较小的负向偏转（室间隔 q 波）随后一个相对较高的正向偏转（R 波）。胸前从右至左的中间各个导联表现为：R 波振幅相对逐渐增高，S 波振幅逐渐减小。R 波与 S 波振幅几乎相等的心前区导联被称为过渡区（通常是 V_3 或 V_4）（图 11-7）。

在 6 条额面导联中，QRS 向量的平均方向决定 QRS 的电轴，QRS 波形基于各个导联中电轴的变化而变化。QRS 电轴的正常范围是 $-30°$~$+100°$（图 11-4）。电轴偏转 $<-30°$ 视为电轴左偏，偏转 $>+100°$ 视为电轴右偏。电轴左偏可以是正常的改变，但更常见于左心室肥大，左前分支阻滞或者下壁心肌梗死。电轴右偏可以是正常的变异（尤其是儿童

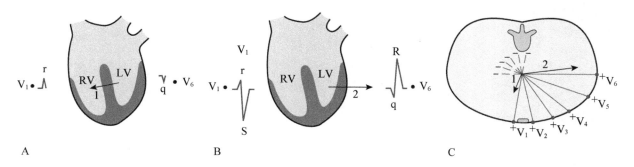

图 11-6 心室除极可划分为两个主要阶段,每个阶段可体现一个平均向量。A. 第一阶段(箭头 1)是室间隔的除极过程,从左至右进行。V_1 导联中表现为小"室间隔"r 波,V_6 中表现为小"室间隔"q 波。B. 第二段是左右心室的同时除极过程,向量 2 朝向左侧和后侧,反映左心室的电主导作用。C. 两个阶段的向量(箭头)在水平面导联上的体现(After AL Goldberger:Clinical Electrocardiography:A Simplified Approach,8th ed. Philadelphia,Elsevier/Saunders,2013.)

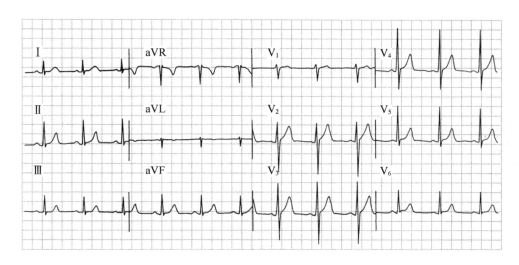

图 11-7 健康个体的正常心电图。窦性节律,心率:每分钟 75 次,PR 间期 0.16s,QRS 间期 0.08s,QT 间期 0.36s,QT_C 0.40s,平均 QRS 电轴+70°。心前区导联 V_3 显示过渡区(R 波=S 波)中正常 R 波

和青少年),也可能是左右手臂电极反向,右心室负荷过重(急性或慢性),左心室侧壁心肌梗死,右位心,左侧气胸和左后分支阻滞。

T 波和 U 波

通常,T 波平均向量大致与 QRS 波群的平均向量方向一致(约是额面 45°平面上)。由于除极和复极化是相反的电过程,QRS-T 向量的一致性说明:复极化通常必须在与除极相反的方向上进行(即从心室的心外膜向心内膜)。U 波通常较小,呈圆形偏转(≤1mm),随 T 波后出现,一般与 T 波电极方向相同。U 波振幅异常增高一般是因为药物(如多非

利特、胺碘酮、索他洛尔、奎尼丁、普鲁卡因胺、丙吡胺)或低钾血症等原因。显著的 U 波出现提示尖端扭转型室性心动过速的可能性增高。心前区导联 U 波倒置是异常表现,可能是缺血的轻微征兆。

主要的 ECG 异常

心脏肥大和肥厚

右心房负荷过重(急性或慢性)导致 P 波振幅增高(≥2.5mm)(图 11-8)。左心房负荷过重典型表现为在 V_1 中为双相 P 波,负向 P 波或者时限延长(≥120ms),在一条或者多条肢体导联中表现为缺口样

P 波(图 11-8),这种波形也可发生于无心房肥大的左心房传导延迟,统称为左心房异常。

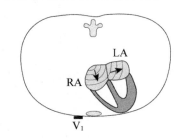

	正常	右	左
II	RA LA	RA LA	RA LA
V₁	RA LA	RA LA	RA LA

图 11-8 右心房(RA)负荷过重可以引起肢体或心前区导联高尖 P 波。左心房(LA)异常可以引起肢体导联增宽的、有切迹的 P 波,V₁导联双相 P 波及由于左心房除极延迟的负向 P 波(After MK Park,WG Guntheroth:How to Read Pediatric ECGs,4th ed. St. Louis,Mosby/Elsevier,2006.)

压力负荷(由于肺动脉瓣狭窄或肺动脉高压)导致右心室肥大,在 V₁导联中表现为相对高大的 R 波(R≥S),通常伴随电轴右偏(图 11-9),或可能在 V₁或 V₃R 中呈 qR 型。由右到中间胸前导联常会出现 ST 段压低或 T 波倒置。此波形以前被称为右心室"劳损"。原因是急性或者慢性心肌过负荷的异常复极化。在左侧心前区导联会出现显著的 S 波。由于继由于发孔型房间隔缺损导致的右心室肥大,伴有右心室容量过负荷,通常与 QRS 电轴右偏的完全或不完全右束支传导阻滞有关。

如肺栓塞所致的急性肺源性心脏病可以表现为正常或异常改变的心电图。尽管其他的快速心律失常可能发生,如心房颤动、心房扑动,但窦性心动过速仍是心律失常中最常发生的一种。QRS 电轴右偏,有时形成所谓的 S₁Q₃T₃波形(I 导联 S 波为主波,III 导联 Q 波为主波、同时 T 波倒置)。急性右心室扩大也可以与 V₁～V₄导联的慢 R 波传导和 ST-T 改变有关,类似急性前壁心肌梗死。右心室传导紊乱也可出现。

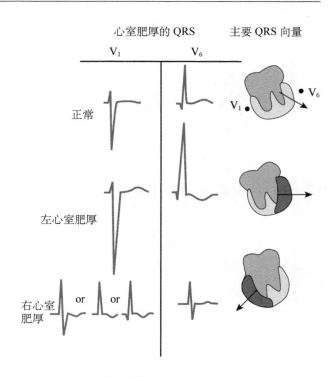

图 11-9 左心室肥厚电压增大,电轴偏向左方和后方。复极化异常使 ST 段压低,R 波为主波的导联中 T 波倒置。右心室肥厚(RVH)可使 QRS 向量偏向右侧,这种影响通常伴有 V₁导联 R、RS 或 qR 形。在右心前区导联中表现为 T 波倒置

阻塞性肺疾病导致的慢性肺源性心脏病(参见第 17 章)通常不能在传统心电图中造成早期明显的右心室肥大。部分由于横膈膜和心脏向下移位的关系,图表中并没出现右心前区高大的 R 波,而是表现为心前区从右到中间导联 R 波变小,由于肺的过度通气,波群通常表现为低电压。

根据左胸前区 R 波的高度和右胸前区 S 波的深度制订了左心室肥厚的一系列不同电压标准[如 SV₁+(RV₅或 RV₆)>35mm]。以 R 波为主波的导联中会表现出复极化的异常(ST 段压低伴有 T 波倒置,以前被称为左心室劳损波形)。然而,心前区电压可以有正常变异,尤其是运动员和年轻个体。左心室肥厚可以增加肢体导联电压,同时伴或不伴心前区电压升高(如 RaVL+SV₃女性>20mm,男性>28mm)。在临界电压标准条件下,左心房异常的存在增加了潜在的左心室肥厚的可能性。左心室肥厚常常进展成不完全或完全性左束支阻滞。在肥胖人群和吸烟人群中,左心室肥厚的常规电压标准的敏感性有所下降。左心室肥厚的 ECG 证据是心血管

疾病、包括心脏猝死在内的发病率和死亡率危险增加的主要无创指标。但由于假阳性和假阴性的诊断，ECG 图在诊断心房或心室肥大方面具有局限性。超声心动图能提供更为精确的信息（参见第 12 章）。

束支阻滞

　　右束支或左束支系统中传导的内在损伤（室内传导阻滞）导致 QRS 间期延长。当完全束支阻滞时，QRS 间期≥120ms；而不完全束支阻滞，QRS 间期为 100～120ms。QRS 向量的方向指向除极延长的心肌区域（图 11-10）。因此，当右束支阻滞时，QRS 向量通常起源于心肌除极区域指向右前方（典型的 V$_1$ 导联呈 rSR′型同时 V$_6$ 呈 qRS 型）。左束支阻滞改变了心室除极中的早期和后期阶段。主要 QRS 向量方向指向左后方。另外，间隔激动的正常早期左向右图形改变以至于间隔复极也从右至左进行。结果左束支阻滞产生宽大的主要是 V$_1$ 导联中负向的 QS 波和 V$_6$ 导联中完全正向的 R 波。同样左束支阻滞产生的尖锐波形与由于左心室激动延迟的右心室电起搏波形相似。

　　很多情况下均可发生束支阻滞，除心脏器质上的疾病，通常右束支较左束支常见。右束支阻滞也可发生于先天性（如房间隔缺损）和获得性（如瓣膜病、缺血）疾病。左束支阻滞常是与心血管疾病发病率和死亡率增加相关的 4 个潜在条件之一：冠心病（通常伴有左心室功能受损）、高血压心脏病、主动脉瓣病变和心肌病。束支阻滞也可以是慢性的或间歇性的。有的束支阻滞可以是心率相关性的，例如它常发生在心率超出某些临界值时。

　　继发于人工起搏的束支阻滞和除极异常不仅影响心室除极（QRS），也与继发性复极化（ST-T）异常显著相关。束支阻滞时，T 波方向明显与 QRS 终末方向相反。QRS-T 波向量的不协调性是由于继发于复极改变的除极顺序改变。相反的，原发的复极化异常独立于 QRS 改变，与心肌纤维本身电特征的急性改变有关（如膜的静息电位或动作电位间期），并不仅仅是改变了复极化的结果而已。缺血、电解质紊乱、药物如洋地黄，均可引起 ST-T 的改变。原发性和继发性 T 波改变可并存。如右胸导联 T 波倒置合并左束支阻滞的或左胸导联 T 波倒置合并右束支阻滞，可能是潜在缺血或其他异常的重要标志。在右胸导联中，类似右束支阻滞伴有 ST 段上抬的特征性异常波形见于 Brugada 波（参见第 16 章）。

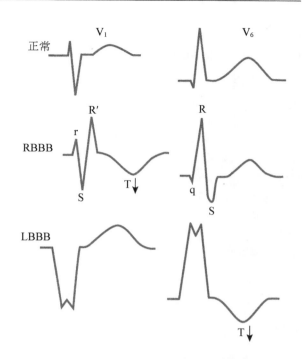

图 11-10　V$_1$ 和 V$_6$ 导联中，右束支传导阻滞（RBBB）、左束支传导阻滞（LBBB）和正常心电图典型的 QRS-T 区别。注意继发的倒置 T 波的改变（箭头所示），RBBB 时 rSR′波形，LBBB 时变宽的 R 波

　　左束支系统（左前或后分支阻滞）中的部分阻滞（分支或半阻滞）通常不大幅延长 QRS 间期，而是额面的 QRS 轴偏转（相应的左偏或者右偏）。左右束支系统中发生较多束支和分支阻滞组合的复杂情况。如双侧分支阻滞包括：右束支阻滞伴左后分支阻滞、右束支阻滞伴左前分支阻滞和完全左束支阻滞。无症状的慢性双侧分支阻滞的患者中，有较低的发展为高度房室阻滞的风险。相反，急性前壁心肌梗死的双侧分支阻滞大大增加了完全阻滞的风险。左右束支阻滞交替是三分支阻滞的征兆。但 PR 间期延长和双侧分支阻滞并不能说明是三分支阻滞，房室结病变和双侧分支阻滞也可能出现这种现象。室内传导延迟也可由外在（中毒）因素引起，减慢心室传导，特别是高钾血症或一些药物（如一类抗心律失常药物，三环类抗抑郁药，吩噻嗪类）。

　　QRS 期间延长并不一定说明传导延迟，也可能是心室旁路的预激，如 WPW 综合征（参见第 16 章）和相关变异等。WPW 的诊断依据：QRS 波形宽度增宽，伴有相对 PR 间期缩短，以及 QRS 起始部有预激波（δ 波），伴有心室心肌异常活动的晚期效应。旁路的存在使容易发生折返性室上性快速心律失常。

心肌缺血、心肌梗死

（参见第 35 章）心电图是诊断急慢性缺血性心脏病的基础，通过几个关键的因素来判断：过程的性质，包括可逆性的（如缺血）和不可逆的（如梗死），间期的长短（急性和慢性），程度（透壁性和心内膜下）及部位（前壁、下后壁），还有一些其他的潜在异常（心室肥厚、传导障碍）。

缺血对心肌细胞电特性产生复杂的时间依赖效应。严重的急性缺血降低细胞膜的静息电位，缩短动作电位持续时间。此改变造成正常区域和缺血区域的电压梯度。结果此区域形成电流流动。损伤电流在心电图中表现为 ST 段改变（图 11-11）。当发生急性透壁缺血时，ST 段向量方向通常移向外层（心外膜）方向，造成 ST 段抬高，有时在缺血的早期，缺血区域形成高大的直立的 T 波，称为超急性 T 波。当缺血局限在心内膜下时，ST 段向量移向心内膜下和心室，所以过度导联（如前壁胸前导联）显示 ST 段压低（aVR 导联 ST 段上抬）。急性缺血 ST 段改变的幅度大小受多种因素影响。多个导联 ST 段过度上抬或压低，通常提示非常严重的缺血。从临床上看，把急性心肌梗死分类为 ST 段抬高型和非 ST 段抬高型很有意义，因为急诊再灌注治疗仅限在前者应用。

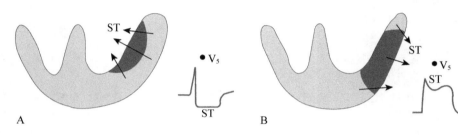

图 11-11　急性缺血形成损伤电流。 当缺血主要是在心内膜下时（A），ST 段向量朝向受损心室的内侧或者心室腔。其上导联呈 ST 段压低。当缺血发生在心室外侧壁（B）（透壁型或心外膜损伤），ST 段向量指向外侧。其上导联呈 ST 段抬高

心电图各导联在对 ST 段抬高型缺血的区域定位时，比非 ST 段抬高型缺血的帮助更大。例如急性透壁型前壁（包括心尖部、侧壁）心肌缺血反映在一个或多个心前区导联（$V_1 \sim V_6$）和 I 、aVF 导联中 ST 段上抬或者 T 波高耸。下壁缺血时，在 II 、III 、aVF 导联中出现变化。后壁缺血（通常涉及侧壁或下壁）时，可以直接从对应的 $V_1 \sim V_3$ 导联 ST 段压低中辨认（这构成了等价的 ST 段抬高急性冠状动脉综合征）。在右胸导联中，ST 段上抬是右心室缺血的表现（图 11-5）。缺血性 ST 段抬高作为急性心肌梗死的最早期表现，在数小时至数天伴随典型的 T 波倒置演变，在同样导联分布中常伴有 Q 波形成。可逆的透壁缺血，如冠状动脉痉挛（Prinzmetal 变异型心绞痛和可能的 Tako-Tsubo 心肌破碎综合征），可以引起一过性 ST 段抬高而不发展为 Q 波，也可发生在急性冠脉综合征非常早期的再灌注中。ST 段抬高可以在数分钟内完全恢复或者伴随持续数小时甚至数天的 T 波倒置，取决于缺血的严重程度和持续时间。患者缺血性胸痛，表现为多个心前区导联（$V_1 \sim$ V_4）出现较深倒置的 T 波，伴或不伴心肌酶升高的症状，一般会有左前降支冠脉的严重堵塞图（图 11-12）。相反，急性透壁缺血发作期间，患者已有异常的 T 波倒置的心电图可发展成正常 T 波（假性改善）。

心肌梗死时，除极（QRS）的改变通常伴随有复极化（ST-T）异常。当一定量的心肌坏死时，可以导致前壁或下壁导联出现 R 波振幅降低或异常 Q 波（即使没有透壁，图 11-13）。先前提过，透壁型心肌梗死通常会出现异常 Q 波，而心内膜下心肌梗死则不会出现异常 Q 波。然而，心电图-病理的相关研究表明，透壁型心肌梗死可不出现 Q 波，心内膜下（非透壁型）有时也会出现 Q 波。因此，心肌梗死精确地分类为 Q 波型和非 Q 波型。缺血性心脏病的主要急性心电图改变已在示意图中总结出来（图 11-14）。由于后壁、侧壁心肌梗死使得除极向量减小，可以引起对应导联 V_1 、V_2 中 R 波振幅增加，导致常规心电图导联中无异常 Q 波。心房梗死因心房电流损伤可以伴有 PR 段异常，改变 P 波形态，导致房性心律失常。

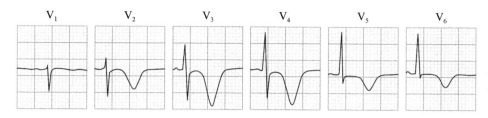

图 11-12　严重的前壁缺血(伴或不伴梗死)在心前区导联可以引起显著的 T 波倒置。这种波形(有的叫作 Wellens T 波),通常发生在左前降支冠状动脉重度狭窄

心肌梗死后数周或数月,心电图的改变有可能持续存在或得到恢复。Q 波心肌梗死在心电图中完全正常化很少出现,但也有可能发生,其中,小面积的心肌梗死更容易发生。相反,Q 波心肌梗死后的 ST 段上抬持续几周或更多,即使没有形成室壁瘤,也会导致室壁运动障碍(运动不能或运动障碍)。心肌缺血的心电图的改变也许是自发的,或者是被各种运动试验诱发(负荷心电图,参见第 33 章)。

心电图在缺血性心脏病的诊断中缺少敏感性和特异性。虽然单独的常规心电图不能排除缺血或是急性心肌梗死,但当急性心肌梗死发作时,常规心电图是有着特异性的地方。持续的胸痛即使没有诊断意义的 ECG 改变也应该立即进行仔细检查,以排除其他非冠脉原因引起的胸痛(参见第 4 章)。另外,急性缺血或进行性缺血的诊断性改变经常被以下现象所掩盖:左束支传导阻滞、心室起搏波形、WPW 预激综合征。然而,临床医师仍然基于 ST 段抬高或压低 T 波倒置,T 波高耸,或者非缺血性心脏病的 Q 波(伪梗死波形)等过度诊断心肌缺血或心肌梗死,如类似缺血表现出的 ST 段上抬图形,也可能是其他改变引起的如心包炎、心肌炎、正常变异(包括典型的"早期复极化"波),或者其他条件下的变化(表 11-1)。类似的,T 波高耸并不是恒定地代表着急性心肌缺血,也可能是正常变异、高钾血症、脑血管损伤、二尖瓣或主动脉瓣关闭不全致左心室容量负荷过重等其他原因。

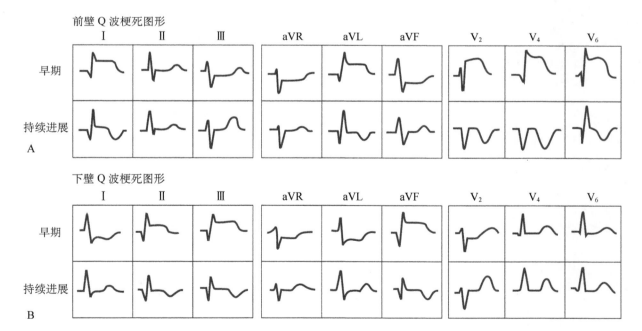

图 11-13　急性前壁或者急性下壁 Q 波梗死时除极和复极化的改变。前壁梗死、I 导联和 aVL 导联中 ST 段上抬,同时在 II、III、aVF 导联中 ST 段呈对应性压低。相反,急性下壁(或后侧壁)心肌梗死,在 V₁~V₃导联中呈对应性压低(After AL Goldberger:Clinical Electrocardiography:A Simplified Approach,8th ed. Philadelphia,Elsevier/Saunders,2013.)

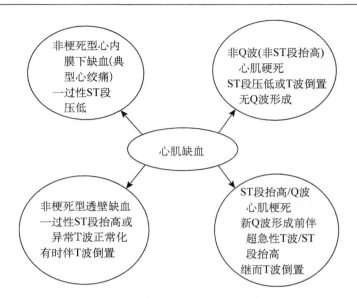

图 11-14　急性心肌缺血心电图波形的改变。ECG 也可能正常或者非特异性异常。另外，这些分类并不相互排斥（After AL Goldberger：Clinical Electrocardiography：A Simplified Approach，7th ed. St. Louis，Mosby/Elsevier，2006.）

表 11-1　ST 段抬高的鉴别诊断

缺血性/心肌梗死
　非梗死型透壁缺血（变异型心绞痛和可能的 Tako-Tsubo 综合征可以与典型的急性心肌梗死类似）
　急性心肌梗死
　心肌梗死后室壁瘤图形
急性心包炎
正常变异（包括早期复极图形）
左心室肥厚/左束支阻滞[a]
其他（少见）
　急性肺栓塞[a]
　Brugada 图形（右束支阻滞样图形伴右胸导联 ST 段抬高）[a]
　I C 类抗心律失常药物[a]
　直流电复律
　高钙血症[a]
　高钾血症[a]
　低体温［J（Osborn）波］
非缺血性心肌损伤
　心肌炎
　肿瘤侵犯左心室
　心室外伤

[a]. 通常位于 $V_1 \sim V_2$ 或 V_3

（源自：Modified from AL Goldberger：Clinical Electrocardiography：A Simplified Approach，8th ed. Philadelphia，Elsevier/Saunders，2013.）

未发生心肌缺血时，在 V_1、V_2 中出现 ST 段抬高、T 波高耸通常是左束支阻滞或左心室肥厚的表现。Q 波的鉴别诊断包括：生理学方面、位置变化因素、心室肥厚、急性或慢性非冠脉心肌损伤、肥厚型心肌病、心室传导紊乱。地高辛、心室肥厚、高钾血症和其他因素的变化可以引起像心内膜下缺血的 ST 段压低的表现。心室肥厚、肥厚型心肌病、心肌炎、脑血管损伤（特别是颅内出血）可出现显著的 T 波倒置现象。

代谢因素和药物影响

各种代谢和药物因素引起 ECG 的变化，特别是导致复极化（ST-T-U），有时 QRS 延长。某些威胁生命的电解质紊乱，可早期被诊断并从 ECG 中反映出来。高钾血症产生一系列的变化（图 11-15），通常初始表现为变窄的、高尖（隆起）的 T 波。随着细胞外血钾浓度的升高，房室传导紊乱、P 波振幅减小、QRS 间期进一步增宽。严重的高钾血症，甚至导致机械性慢正弦类型（正弦波）的心搏骤停，随后心脏停搏。低钾血症（图 11-16）使心室复极化延长，常伴有显著 U 波。增加心室动作电位间期的药物会引起 QT 间期延长：包括 IA 类抗心律失常药（如奎尼丁、丙吡胺、普鲁卡因胺、三环抗抑郁药和吩噻嗪类）和Ⅲ类抗心律失常药物［如胺碘酮（图 11-16）、多菲利特、决奈达隆、索他洛尔和伊布利特］。明显的 QT 间期延长，有时伴有宽且深的倒置 T 波，可以发生于颅内出血,尤其是蛛网膜下腔出血(CVA T 波)(图 11-16)。系统性的低钾血症也延长复极化,通常伴有特征性的 J 点突出、上抬(Osborn 波)。低钙血症延长使 QT 间期延长,而高钙血症引起 QT 间期缩短(图 11-17)。洋地黄苷类也缩短 QT 间期常伴有特征性的 ST-T"鱼钩样"改变(洋地黄效应)。

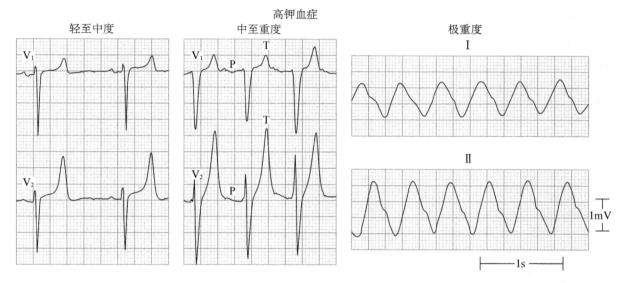

图 11-15 **高钾血症早期心电图改变为高尖(隆起)的 P 波。随着血清中钾浓度进一步增高,QRS 波群增宽,P 波振幅减小甚至消失,最终形成正弦波导致心脏停搏,需要紧急治疗干预**(After AL Goldberger:Clinical Electrocardiography:A Simplified Approach,8th ed. Philadelphia,Elsevier/Saunders,2013.)

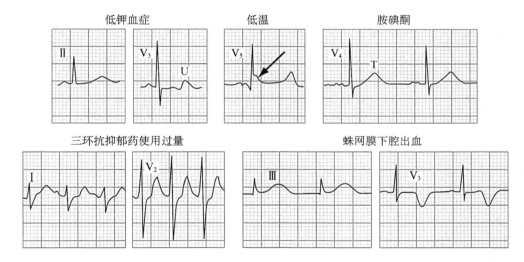

图 11-16 **各种代谢紊乱、药物作用等其他因素可能引起心室复极化的延长,表现为 QT 间期延长或显著 U 波出现。尤其是,如果是由低钙血症、遗传性离子通道异常、某些药物制剂作用引起的显著复极化的延长,提示高度怀疑尖端扭转型室性心动过速(参见第16 章)。显著突出的 J 点(Osborn 波,箭头所指)与系统性低钙血症有关,J 点是由室性动作电位特异性变化所致。注意 QRS 和 QT 间期延长伴有窦性心动过速在三唑仑抗抑郁药物过量中的表现**

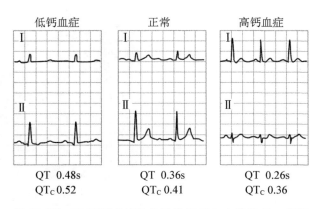

低钙血症	正常	高钙血症
I	I	I
II	II	II
QT 0.48s	QT 0.36s	QT 0.26s
QTc 0.52	QTc 0.41	QTc 0.36

图 11-17 QT 间期延长是典型的低钾血症的表现。高钾血症可以引起 ST 段缩短和 QT 间期缩短

ECG 的改变还与许多其他因素有关，尤其是心室复极化的改变。T 波低平、轻度 T 波倒置、轻微 ST 段压低（非特异性 ST-T 改变）可以在电解质紊乱和酸碱失衡、各种感染、中枢神经系统紊乱、内分泌异常、药物作用、缺血缺氧、心肺功能异常中出现。虽然轻微的 ST-T 改变是缺血的标志，但短暂的非特异性的复极化改变也会出现在饭后、体位（直立性）改变，过度换气及健康个体运动时。

电交替

在心电图信号的一个或多个构成中，心搏到心搏的改变是电交替。它是多种血流动力学和电生理干扰的一种常见的非线性血管反应。全部电交替（P-QRS-T）伴有窦性心动过速是心包积液、同时伴有心脏压塞的相对特异性标志。其形成机制与心脏在积液中以刚好半数心率频率的周期性摆动有关。

复极化（ST-T 或 U 波）交替标志着电的不稳定性，也可能发展为室性心动过速。

心电图的临床解读

精确的心电图分析需要周全、仔细。患者的年龄、性别、临床症状都应考虑在内。大意会导致心电图解读失误。因此，系统的方法很有必要。以下 14 点在每幅心电图中需要仔细分析：标准化（定标）、节律、心率、PR 间期/房室传导、QRS 间期、QT/QTc 间期、平均 QRS 电轴、P 波、QRS 电压、心前区 R 波过程、异常 Q 波、ST 段、T 波和 U 波。

以上几点分析后要制订解读内容。应提出准确的、重要的临床相关内容和推断结果。例如窦性心动过速伴有 QRS 和 QT-(U) 间期延长，尤其是有精神状态的改变，提示三环类抗抑郁药物过量（图 11-16）。T 波高尖（高钾血症）、由于 ST 段延长的长 QT 间期（低钙血症）和左心室肥厚（系统性高血压）三联征，提示慢性肾功能不全。与之前的心电图进行比较是非常重要的。具体的心律失常和传导紊乱的诊断和治疗方案将在第 15 章、第 16 章中讲解。

计算机化心电图

计算机化 ECG 系统广泛应用于大量的需立即回报的心电图数据。ECG 数据的计算机解读仍有许多局限性，对心律失常和复杂异常会出现不完整或者不精确的解读。因此，计算机化解读（包括心电图基本间期的测量）应该经过临床医师的仔细复核。

（张　剑　译）

第 12 章

非侵入性心脏成像：超声心动图、核心脏病学和MRI/CT成像

Rick A. Nishimura   Panithaya Chareonthaitawee   Matthew Martinez

心血管成像在心脏病临床实践中起着至关重要的作用。二维(2D)超声心动图利用超声波可以直接对心脏进行实时观察，并实时评估心肌层、心腔、瓣膜、心包膜和大血管。多普勒超声心动图可检测血红细胞的运动速度，已成为可替代心导管术进行血流动力学评价的非侵入性检查手段。经食管超声心动图(TEE)为心脏后部的高分辨率成像提供了一个特别的窗口，尤其有利于左心房、二尖瓣和主动脉的成像。核心脏病学利用放射性示踪剂评估心肌灌注和代谢及心室功能，主要用于评估心脏缺血性疾病的患者。心脏MRI和CT可以高分辨率地描述心脏结构和功能，在检测心脏肿瘤、心包膜、大血管和心室功能与灌注方面尤其适用。钆增强的心脏MRI还可为心肌灌注提供更多的信息。在疑似冠状动脉疾病的特定患者中，可用CT检测冠状动脉钙化，并用CT血管造影(CTA)对冠状动脉进行直接观察。本章将对这些心脏成像模式的基本概念和每种方式的临床适应证进行概述。

超声心动图

二维超声心动图

1. 基本原理　二维超声心动图利用心脏结构对超声的反射生成心脏的图像(表 12-1)。其中经胸超声心动图(transthoracic echocardiogram，TTE)是将手持式探头直接置于胸壁进行成像。对于需要进行 TEE 的特定患者，应将探头安装在内镜的顶端，置于食管中，使之面向心脏结构。

现有的超声心动图仪较为轻便，可以直接推到病床旁边。因此，超声心动图相对于其他成像模式的主要优势在于它能够实时显示心脏的图像，便于

实时分析。所以超声心动图已成为心脏突发事件理想的成像模式。不过，TTE 的不足之处在于，无法在所有患者中获得高质量图像，特别是对胸壁较厚或伴有严重肺病的患者，因为超声波很难穿过肺实质。对于声窗较差的患者，可利用谐波成像技术或静脉注射对比剂(将经过肺循环)增强心内膜边界。

表 12-1　超声心动图的临床应用

二维超声心动图	多普勒超声心动图
心腔	瓣膜狭窄
心腔容积	压力差
左心室肥厚	瓣口面积
室壁运动异常	瓣膜反流
瓣膜	半定量
形态和运动	心内压
心包膜	血流量
心包积液	舒张期充盈
心脏压塞	心内分流
团块	**经食管超声心动图**
大血管	经胸超声心动图补充
负荷超声心动图	主动脉疾病
二维	感染性心内膜炎
心肌缺血	栓塞来源
存活心肌	人工瓣膜
多普勒	外科手术过程中
瓣膜疾病	

2. 心腔大小和功能　2D 超声心动图是评价左心室(LV)大小和功能非常理想的成像模式(图 12-1)。有经验的操作人员能够直接根据 2D 图像对心室腔和收缩功能进行定性分析。2D 超声心动图非常适用于诊断 LV 肥厚，也是诊断肥厚型心肌病的首选成像模式。其他心腔(包括左心房和右心室)的

大小也可通过目测分析。

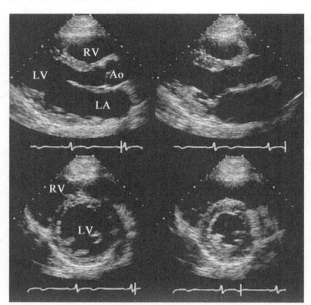

图 12-1 心脏健康患者的二维超声心动图静态图像。上图：舒张期（左）和收缩期（右）胸骨旁长轴观。收缩期心肌层增厚，左心室容积（LV）减小。瓣叶较薄且开口较大。下图：舒张期（左）和收缩期（右）胸骨旁短轴观，收缩期左心室容积减小室壁增厚。LA. 左心房；RV. 右心室；Ao. 主动脉

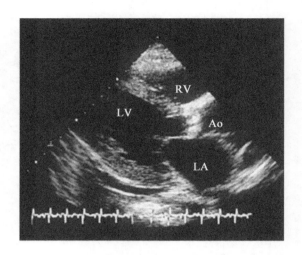

图 12-2 主动脉狭窄患者的二维超声心动图静态图像。胸骨旁长轴切面显示主动脉瓣严重钙化。RV. 右心室；LV. 左心室；Ao. 主动脉；LA. 左心房

3. 瓣膜异常　2D 超声心动图是瓣膜形态和运动成像的"金标准"，可分析小叶厚度和移动性、瓣膜钙化及瓣膜下和瓣膜上的结构。瓣膜增厚且运动性下降可诊断为瓣膜狭窄。2D 超声心动图同样也是诊断二尖瓣狭窄的金标准。二尖瓣狭窄通常会引起圈合和舒张期二尖瓣圆顶状凸起，而狭窄的严重程度可通过计算二尖瓣口面积来确定。2D 超声心动图可检测半月瓣狭窄是否存在及其发病原因（图 12-2），但狭窄的严重程度还需要多普勒超声心动图确认（稍后讨论）。瓣膜反流的诊断需要多普勒超声心动图，但反流的病因及反流对心室大小、形状和功能的影响可以通过 2D 超声心动图来确定。

4. 心包疾病　2D 超声心动图是检测心包积液的首选成像模式，心包积液在图中显示为包绕心脏的黑色无回声卵形结构（图 12-3）。在心脏压塞的血流动力学不稳定的患者中，超声检查的典型结果包括下腔静脉扩张、右心房塌陷和随后的右心室塌陷。超声心动图指导下的心包穿刺如今已成为治疗的标准手段。

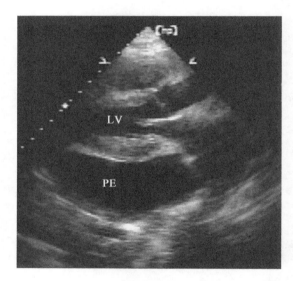

图 12-3 心包积液患者的二维超声心动图静态图像。图中环绕心脏无回声的空间为心包积液（PE）。LV. 左心室

5. 心内团块　在图像质量足够的情况下，2D 超声心动图可观察到心内团块。实性的团块表现为强回声结构，位于心腔或渗入心肌层或心包膜。LV 血栓也表现为强回声结构，通常位于心尖位置，与局部室壁运动异常相关。根据血栓的形态和运动性可预测栓塞事件。赘生物表现为连接在瓣叶上可活动的线性回声结构。心房黏液瘤表现为连接在房间隔上的边界清晰的可活动团块（图 12-4）。进一步描述心

肌层团块（尤其是直径小于 1cm 的团块）需要进行 TEE 获取更高分辨率的图像。

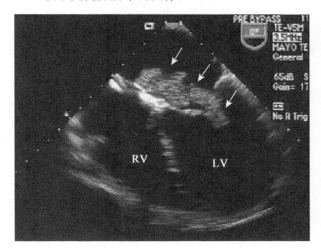

图 12-4　左心房黏液瘤患者的经食管超声心动图静态图像。左心房中存在大块强回声团块，连接于房间隔。团块在舒张期穿过二尖瓣。LV. 左心室；RV. 右心室

6. **主动脉疾病**　2D 超声心动图可为主动脉疾病提供极其有用的信息。经胸途径通常可以观察到升主动脉近端、主动脉弓和降主动脉远端。确诊疑似的主动脉夹层通常需要进行 TEE，以迅速提供胸主动脉升支和降支近端的高分辨率图像（图 12-5）。

多普勒超声心动图

1. **基本原理**　多普勒超声心动仪根据运动中红细胞反射回来的超声来测定血液穿过瓣膜、在心腔内运动或穿过大血管时的速度，可非侵入性地检测正常和异常的血流模式。彩色血流多普勒成像可将血流速度实时叠加在 2D 超声心动图上。不同颜色代表血流的不同方向（红色代表朝向探头，蓝色代表远离探头），绿色代表湍流。脉冲波多普勒可检测 2D 超声心动图上特定位置的血流速度。连续波多普勒超声可检测沿多普勒波束方向的高速血流速度，如瓣膜狭窄、瓣膜反流或心内分流时出现的高速血流。测定的血流速度可用改良伯努利方程来计算心脏内的压力差：

$$压力变化＝4×（速度）^2$$

组织多普勒超声心动图可检测心肌运动的速度。根据心肌速度可确定心肌应变率，定量反映心肌局部的收缩和舒张情况。

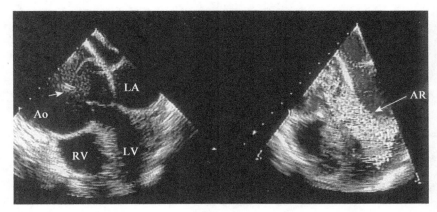

图 12-5　经食管超声心动图静态图像，患者有主动脉扩张、主动脉夹层和严重主动脉反流。箭头所示为扩张的主动脉降支上的内膜片。左图：舒张期长轴切面，心尖朝下的黑白二维超声心动图。右图：彩色血流图像显示大面积五彩镶嵌的主动脉反流束。Ao. 主动脉；RV. 右心室；AR. 主动脉反流；LA. 左心房；LV. 左心室

2. **跨瓣压差**　瓣膜狭窄时，穿过狭窄瓣膜的血流速度加快，可利用连续波多普勒超声检测跨瓣压差（图 12-6），还可以根据多普勒速度计算瓣口面积。

3. **瓣膜反流**　有无瓣膜反流可根据多普勒超声心动图能否检测到异常逆行血流进行诊断。多普勒超声方法中最常用于瓣膜反流检测的是彩色血流成像模式，它可以观察到存在反流的瓣膜邻近心腔中的高速湍流束（图 12-7）。彩色血流束进入"接收心腔"的大小和范围可半定量地反映反流的严重程度。

4. **心内压**　心内压可根据反流病灶区连续波多普勒信号的峰值计算得出，该峰值可反映两心腔之间的压力差。该方法通常用于三尖瓣反流束，可计算得到右心房和右心室间的舒张期压力差，从而精确计算肺主动脉舒张压（图 12-8）。

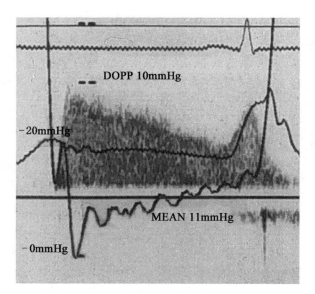

图 12-6 **连续波多普勒检测二尖瓣狭窄患者的二尖瓣运动速度。**根据多普勒(DOPP)计算得出该患者平均压差为 10mmHg,与同步进行的心导管术测得的平均压差 11mmHg 相近

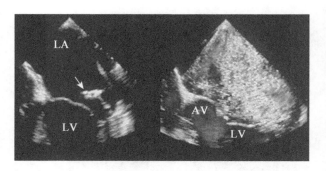

图 12-7 **左图**:连枷样后叶引起严重二尖瓣反流患者的经食管超声心动图。箭头所示为无支持的后叶部分,在收缩期时凸入左心房。**右图**:彩色血流图像显示大块五彩镶嵌的主动脉反流束。LA:左心房;LV:左心室;AV:主动脉瓣

5. 心排血量 多普勒超声心动图可准确地检测体积流率(又称心搏量、心排血量)。血流量等于血液流过的血管或心腔的横截面积乘以多普勒超声检测出的血流速度。

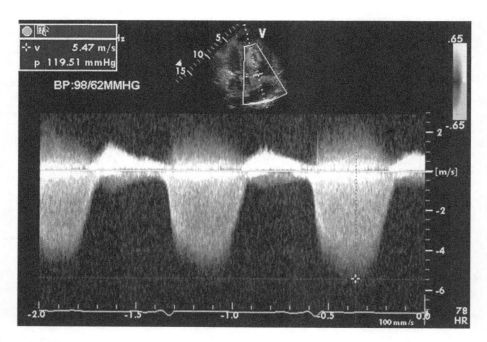

图 12-8 **肺动脉高血压患者三尖瓣反流的连续波多普勒超声心动图。**血流速度增加至 5.4m/s。根据改良伯努利方程计算可得,收缩期左心室和左心房压力差的峰值为 116mmHg。假设右心房压为 10mmHg,那么右心室收缩压则为 126mmHg,若右心房流出道不存在堵塞,则提示患者有严重的肺动脉高压,肺主动脉收缩压为 126mmHg

6. 舒张期充盈 多普勒超声心动图可非侵入性地对心室舒张期充盈进行评估。二尖瓣血流速度曲线可反映舒张期左心房和左心室之间的相对压差,并受心室舒张率、跨瓣膜压力和心室顺应性的影响。舒张功能障碍的早期主要可见 LV 舒张受损、早期二尖瓣血流减少而心房收缩期血流补偿性增加

（图 12-9）。当疾病发展到心室顺应性降低且左心房压升高时，将引起左心房压力升高，导致早期二尖瓣血流速度增加，舒张早期血流减速时间缩短。组织多普勒超声检测分析瓣环和心肌应变速度可以提供更多与心脏舒张功能相关的信息。

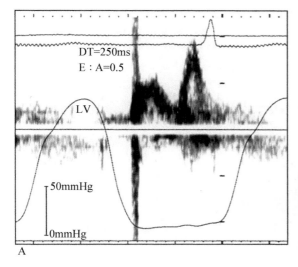
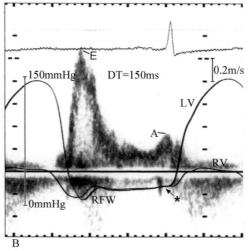

图 12-9　高保真左心室（ⅣV）压力曲线与多普勒超声心动图检测的二尖瓣血流速度曲线叠加图。 心室舒张早期和舒张末期血流比值称为 E：A 比值。减速时间（DT）测定的是舒张早期血流速度减慢的速度，反映左心室的有效顺应性。左图：舒张功能障碍早期可见舒张异常，舒张早期（S 波）充盈减少，心房收缩期（A 波）充盈增加，导致 E：A 比值降低至 0.5，DT 延长至 250ms。此时 LV 舒张压低至 6mmHg。右图：随着左心室舒张功能障碍的发展，心室充盈受限，舒张早期血流速度升高，而心房收缩期血流速度降低，导致 E：A 比值升高至 3.0，DT 缩短为 150ms。此时 LV 舒张压显著升高至 34mmHg

　　7. 先天性心脏病　2D 和多普勒超声心动图在评估先天性心脏病患者情况中也有广泛应用。

　　可评价患者的先天性瓣膜损伤（狭窄或反流），检测心内分流，或评价手术分流和导管的开放度。

负荷超声心动图

　　2D 和多普勒超声心动图通常在患者的静息状态进行。而在运动或药物负荷时重新成像可以提供更多的信息。负荷超声心动图主要用于确诊缺血性心脏病并确定缺血的范围。

　　收缩期心肌层的缺血部分（阶段）收缩减弱，即局部室壁运动异常，通常发生于症状或心电图改变之前（图 12-10）。负荷后新室壁运动异常、射血分数降低和收缩末期容积都是心肌缺血的标志。运动负荷试验通常按照一定的运动方案进行，利用直立跑步机或自行车运动。对于无法运动的患者，可通过注射多巴酚丁胺增加心肌耗氧需求进行药物负荷。多巴酚丁胺负荷超声心动图也可用于评价收缩功能较差且伴 CAD 患者的心肌存活性，此时所用多巴酚丁胺的剂量要低于标准药物负荷剂量。

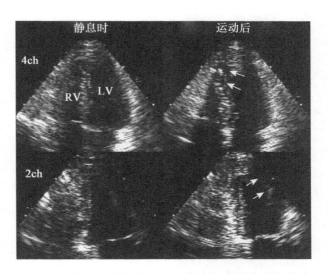

图 12-10　接受负荷超声心动图检查患者的收缩期静态 2D 超声心动图。 静息期（左图）心肌层所有节段均有收缩，运动时（右图）室壁前段和心尖部室壁存在局部室壁运动异常（箭头所示）。4 ch. 四腔切面；2ch. 二腔切面；LV. 左心室；RV. 右心室

多普勒超声心动图可用于心脏瓣膜病患者在静息状态下或运动后进行检测，以确定瓣膜压差的血流动力学反应和肺动脉压（图 12-11）。低心排血量、低压梯度型主动脉狭窄的患者对多巴丁酚胺刺激的压力反应具有诊断学和治疗学价值。

经食管超声心动图

在 TTE 声窗不足以获取足够的信息时，可采用

TEE 成像，后者能够很方便地诊断主动脉夹层等主动脉疾病。TEE 一大常见适应证为确定栓塞的来源，检测心房血栓、开放性卵圆孔及主动脉斑块等异常现象，也可用来观察其他的团块，尤其是心房中的团块。TEE 还可检测赘生物的存在以帮助诊断感染性心内膜炎，并对赘生物引起的并发症进行评估。在心房颤动患者中，这项技术还可用于心脏复律前，以排除左心房或左心耳中的血栓。

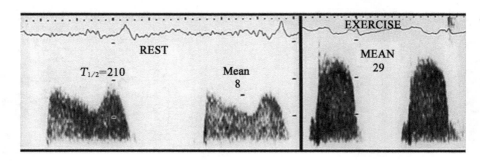

图 12-11　二尖瓣狭窄患者的跨二尖瓣连续波多普勒超声心动图。静息状态时（左图），平均压差为 8mmHg，运动状态时（右图），平均压差升高至 29mmHg，提示存在血流动力学改变显著的二尖瓣狭窄

核心脏病学

核心脏病学的基本原理

核成像（或放射性核成像）需要静脉注射放射性药物（核素或示踪剂）。注射后核素参与人体的生理过程，并被特定器官摄取。在此过程中，核素发生发射性衰变，原子核从高能级跃迁至低能级，并以光子形式（通常为伽马射线）产生辐射。一种特殊的相机能够检测到这些光子，并通过计算机界面产生图像。临床核心脏病学最常用的两种技术分别是单光子发射计算机断层显像（single-photon emission computed tomography，SPECT）和正电子放射断层显像（positron emission tomography，PET）。这些技术的不同之处包括仪器、获取结果、分辨率及所用的核素。

临床应用

1. 评估心肌灌注和冠状动脉疾病　利用 SPECT 或 PET 进行核素心肌灌注显像（nuclear myocardial perfusion imaging，MPI）在确诊和疑似冠心病（coronary artery disease，CAD）患者的评价

和护理中有着明确且重要的作用。SPECT 和 PET MRI 都需要在患者静息和心脏负荷时注射核素，以获得与局部血流成比例的心肌局部核素摄取的图像。正常情况下，心脏负荷时心肌血流量可升高至静息态的 5 倍，以满足心肌的耗氧需求。当冠状动脉存在固定狭窄时，狭窄位置的动脉无法增加其供血范围内的心肌灌注，从而产生血液流量差和心肌示踪剂摄取不均匀的现象。对于无法运动的患者，可利用药物增加血流量，产生与运动负荷相似的效果。

最常用于 SPECT 灌注的示踪剂是铊-201（^{201}Tl）和锝-99m（^{99m}Tc）标记的异氰化物。^{99m}Tc 异氰化物相比于 ^{201}Tl 而言，光子能量更高，半衰期更短，因此 ^{99m}Tc 异氰化物的注射剂量可以更高，而辐射暴露更少，同时又能得到更高质量的图像。FDA 批准的 PET 示踪剂是铷-82（^{82}Rb）和 ^{13}N 氨（^{13}NH$_3$），可用剂量较高，显像步骤较少。

通常人们直接目测分析 SPECT 和 PET 心肌灌注图像，也可利用定量软件提供更多的信息。正常的心肌灌注图像中，整个 LV 心肌层的示踪剂摄入均匀一致（图 12-12）。相反，心肌血流减少的位置（图 12-13）心肌局部示踪剂摄入也减少，其减少程度可通过半定量法进行分级。

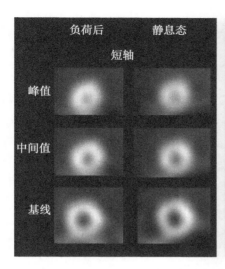
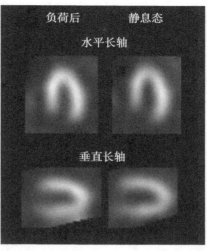

图 12-12　65 岁非典型心绞痛男性患者运动负荷的锝 99m-sestamibi 显像。图像以三种标准视角显示,每个视图中左图为负荷后图像,右图为静息态图像。三种视图中均可见静息态和负荷峰值时,整个左心室心肌层示踪剂摄入均匀一致

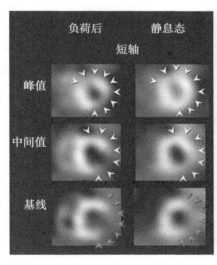
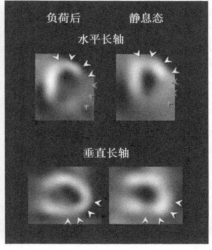

图 12-13　75 岁典型心绞痛女性患者运动负荷状态锝 99m-sestamibi 显像和静息态铊-201 显像。图像以三种标准视角显示,每个视图中左图为负荷后图像,右图为静息态图像。负荷状态图像显示心尖、前壁中段、侧壁中段和下壁中段位置(白色箭头所示)示踪剂摄入减少,静息态相应位置示踪剂摄入正常或接近正常(白色箭头所示),提示存在与心肌缺血症状一致的可逆性缺损。静息态图像中前壁中段和侧壁中段区域示踪剂摄入未能完全恢复正常水平(缺少可逆性),说明该区域存在相关的梗死(黄色箭头所示)。不论负荷状态还是静息状态,下壁基底和侧壁基底区域示踪剂摄入均显著减少,表明该位置存在固定缺损,与心肌梗死症状一致(红色箭头所示)。后续侵入性冠状动脉造影结果表明,冠状动脉左前降支中段存在严重狭窄,且冠状动脉左回旋支及其附属血管闭塞,在静息态和负荷状态图像中表现为固定缺损,与心肌梗死症状相符。负荷状态示踪剂摄入减少而静息状态维持不变或有所提高的现象称为可逆性缺损,提示该位置存在心肌缺血。PET可以用绝对数值对心肌血流和血流储备进行定量

运动负荷或药物负荷状态下,利用²⁰¹Tl 和^{99m}Tc 异氰化物作为标记的 SPECT 诊断血管造影可确诊的 CAD 的平均灵敏度为 87%,特异性 73%,相比之下,PET MPI 的准确性更高(平均灵敏度 90%,特异性 89%)。利用鲁棒法对 PET 进行衰减校正可改善其特异性,尤其是在肥胖人群和女性群体的检查中,且 PET 示踪剂的高分辨率和高摄取率又能提高其灵敏度(图 12-14)。但由于 PET 仪器较难获得且经验不足,PET 的应用尚不如 SPECT 广泛,不过如今 PET 扫描仪也在逐渐普及(表 12-2)。

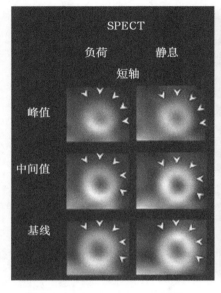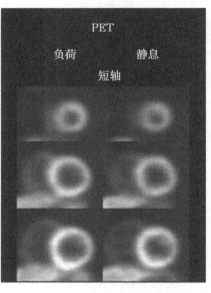

图 12-14 67 岁非典型心绞痛女性患者的 SPECT 和 PET 图像。图为短轴切面,上方为负荷状态,下方为静息状态。静息状态和负荷状态 SPECT 图像中乳房位置的改变使得心尖、前壁和前侧壁产生了明显可逆的形似缺血的衰减伪影(箭头所示)。PET 及其内部衰减校正程序对该患者的检查未发现缺损。SPECT. 单光子发射计算机断层显像;PET. 正电子放射断层显像

表 12-2　SPECT 和 PET 的相对优缺点

SPECT	PET
²⁰¹Tl	图像质量最好(尤其在肥胖患者和女性中)
放射药物价格便宜	成像时间短(尤其是使用⁸²Rb 时)
检测肺部摄入增加	成像步骤非常短(尤其是使用⁸²Rb 时)
肝和肠摄入降低	成像步骤复杂(尤其是进行存活性分析时)
检测冬眠心肌(冬眠心肌)	检测心肌存活性
示踪剂物理半衰期较长(限制注射剂量)	绝对定量
低能级	诊断准确性高
^{99m}Tc 异氰化物	预后研究有限
图像质量较好	¹³N 氨需要现场回旋加速器
心室功能评估(门控 SPECT)	⁸²Rb 需要昂贵的商业化发生器
成像时间短	低辐射,尤其是使用¹³N 氨时
成像步骤短(患者/安排方便)	高风险灌注图像特征
心肌梗死和不稳定型心绞痛时迅速成像	静息态或运动负荷状态严重 LV 收缩功能障碍(EF<35%)
定量较好	负荷诱导的大面积灌注缺损(尤其是前壁)
PET	负荷诱导的中等面积多个灌注缺损
鲁棒法衰减校正	伴 LV 扩张的大面积固定缺损
示踪剂物理半衰期短	短暂性(负荷后)LV 扩张
	肺摄取增加(铊)

LV.左心室;PET.正电子放射断层显像;SPECT.单光子发射计算机化断层显像

SPECT 和 PET MPI 都具有巨大的预后价值。SPECT MPI 结果正常的患者，1 年内心脏死亡或心肌梗死的发生率非常低（＜0.7％）。1 年内死亡/事件发生率随显像结果异常的严重程度和累及程度升高而升高。轻至中度异常的患者中死亡/事件发生率约 3％，严重异常患者中约 7％，在特定人群中这个数值可能会有所提高，如糖尿病人群或踏车运动试验结果显示高风险的人群。SPECT MPI 高风险结果包括：静息期或负荷后严重的 LV 收缩功能障碍，负荷诱导后出现大面积或多个缺损，伴 LV 扩张或 ^{201}Tl 摄取增加的大面积固定缺损。SPECT MPI 带来的额外预后价值在多种临床状况中都得到了验证，包括已确诊 CAD 的患者人群，有心肌梗死病史和（或）再血管化的患者，以及急诊室中急性胸痛的患者人群。

2. 评估心肌代谢和存活性　一直以来 PET 被视为评估心肌存活性的标准技术。利用正电子发射示踪剂 ^{18}F 氟脱氧葡萄糖（FDG）可评价心肌的葡萄糖代谢状况，并指示心肌的存活性。由于空腹状态下正常心肌的摄取能力不均一，所以患者需要口服葡萄糖负荷或同时输注胰岛素与葡萄糖来增强心肌的摄取能力。在心肌血流减少或缺血时，心肌所利用的底物从脂肪酸和乳酸转为葡萄糖，导致心肌的 FDG 摄取增强。若灌注减少区域的 FDG 摄取反而增强（称为血流/代谢"不匹配"），说明该处心肌缺血或处于冬眠状态，一旦再血管化后其功能可能会有所增强（图 12-15）。按这种不匹配检测再血管化后心肌局部收缩恢复情况的灵敏度和特异性分别为 92％和 63％。SPECT 放射性药物 ^{201}Tl 和 ^{99m}Tc 异氰化物的摄取需要心肌细胞膜完整无损（即存活细胞），因此该技术在提供灌注信息的同时，还能评价心肌的存活性。不过，PET 鉴定出的缺血或冬眠心肌中的 10％～20％区域在 SPECT 灌注示踪剂检测中被归为纤维化（梗死）心肌。缺血性心力衰竭患者中，PET 或 SPECT 检查发现心肌存活率高的患者在再血管化治疗后生存率高于心肌存活率低的患者，也高于未接受再血管化治疗的患者。

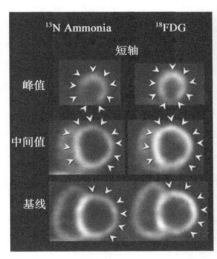
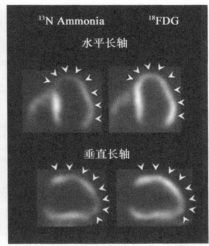

图 12-15　**63 岁女性患者的 PET 心肌存活性检查结果。**患者伴有心力衰竭、严重 LV 收缩功能障碍和严重冠状动脉疾病。图像以三种标准视角显示，每张图中左边为心肌灌注图，右边为葡萄糖代谢图。^{13}N 氨图像显示心尖、中隔、前壁和侧壁存在大面积灌注缺损（箭头所示），而 ^{18}F 氟脱氧葡萄糖（^{18}FDG）图像显示相应区域葡萄糖摄取相对正常（箭头所示）。图示的 PET 灌注-代谢不匹配现象与冬眠心肌症状相符。患者接受冠状动脉旁路移植手术后左心室收缩功能得到改善（射血分数从术前 26％提高到术后的 45％）。检查中鉴定为存活的心肌在再血管化后均恢复收缩功能

3. 心室功能评估　除了评估心肌灌注和代谢外，只要心率相对稳定，如今还可利用门控 SPECT 和 PET 图像定期检测 LV 收缩功能与容积。利用自动化技术确定 LV 腔的心包膜边界，高度可重复性的几何模型计算 LVEF 和容积。并可通过目测分析局部室壁运动。在进行风险分层时，将心肌灌注及功能的多个变量综合考虑要比单一变量分析更加有效。

另一种已经确证但应用不广的评估 LV 功能和容积的核技术是平衡法核素心室造影（equilibrium

radionuclide angiography，E-RNA），又称多门控血池成像（multiple-gated blood pool acquisition，MU-GA）。该技术包括对血液中均匀分布的^{99m}Tc标记的白蛋白或红细胞进行显像，利用所关注区域的时间活性曲线（time-activity curve）计算心动周期中的LV容积。

新兴混合成像技术——特别是PET/CT和SPECT/CT，如今正迅速发展并逐渐应用于CAD患者或疑似CAD患者的解剖学和生理学联合评估中。诊断学文献也在随着混合成像技术的出现而变革，但这些技术带来的辐射暴露仍是一个很大的问题，并且还欠缺大型临床试验来验证这些技术的临床应用、预后价值、性价比及合理性。

MRI 和 CT 成像

磁共振成像

1. **基本原理** MRI是一项基于氢原子核磁性的技术。在存在强磁场时，电场可诱导核自旋从基态跃迁到激发态，在核弛豫恢复至基态的过程中，核通过发出电磁辐射的方式释放能量，通过仪器可检测该辐射并生成图像。虽然MRI不需要对比剂就能观察到大血管，但人们经常会使用钆作为对比剂进行磁共振血管造影（magnetic resonance angio-grams，MRAs）。对比剂能够增强软组织的对比度，并提高在对比剂首次流过时迅速获得血管造影图像的机会。

心脏MRI非常有难度，因为心脏和冠状动脉的运动都很迅速。不过，如今可以通过心电触发的方式得到静态和动态的图像，通常屏气10～15s就能完成。人们可以获得血液-心肌对比度非常好的动态图像，这些图像可用于精确计算射血分数、收缩末期容积、舒张末期容积和心脏团块，结果准确可靠，重复性很好，且不需要电离辐射。

2. **临床应用** MRI可多平面成像，并具有非常好的对比度和空间分辨率，因此可以拍摄出高质量的心肌和大血管图像。对复杂的先天性心脏病患者（图12-16）和心肌病患者（图12-17）而言，MRI在确定解剖关系上有着极大的价值。MRI还可以描绘心脏团块，并与血栓进行区分（图12-18）。对于纵隔肿块和肺部肿块而言，MRI不仅能确定它们与正常解剖结构之间的关系，还能检查它们有没有侵袭到心包膜或心脏。MRI多平面成像可以观察到完整的心包膜，因此在诊断心包积液、心包增厚和炎症中很有用。特定的脉冲序列可检测图像中每个像素的血液流速，因此，跨瓣膜血流和血管中的血流也可以得到精确检测，可帮助对瓣膜疾病和心内分流的评估。

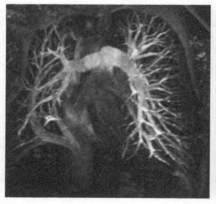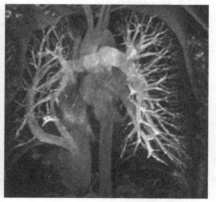

图 12-16 肺静脉畸形引流从右肺进入下腔静脉（弯刀综合征）的患者的 MRA 扫描图像。 MRA 可确定先天性心脏病患者体内心脏结构和大血管之间的异常解剖学关系

MRA是胸部和腹部主动脉及大血管成像的标准技术，其成像结果与传统血管造影本质上完全一样。冠状动脉的MRA相对更难，因为这些血管体积较小，心动周期时的运动又非常迅速且复杂，因此

冠状动脉MRA目前尚未成为一种可靠的临床技术。

利用MRI对疑似或已确诊冠状动脉疾病的患者进行评估目前已被临床所接受。MRI也可用于

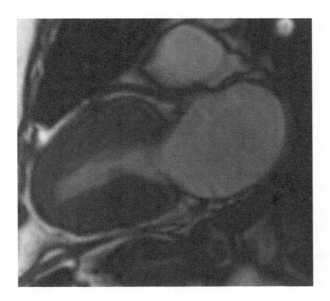

图 12-17　**肥厚型心肌病患者的 MRI 扫描图像显示左心室室壁显著增厚。心脏 MRI 是诊断心肌病的理想显像手段**

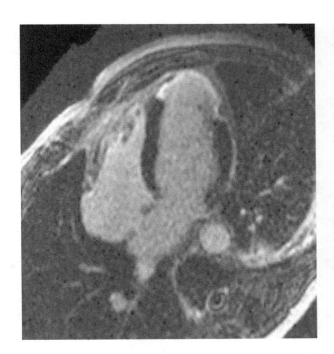

图 12-18　**大面积前壁心尖部梗死患者的钆延迟增强 MRI 扫描图像。钆（白色区域）蓄积在心肌梗死区域死亡细胞的细胞外空隙**

静息态和输注正性肌力药物时检测心室功能和室壁运动。评估心肌灌注时，可先注射一针钆对比剂，在钆流过心腔进入心肌的过程中持续扫描。相对灌注缺损表现为心肌中信号强度较低的区域。灌注显像

时可采用药物负荷（通常采用血管扩张药物）来检测生理学显著的冠状动脉病变。心脏 MRI 进行心肌灌注显像在检测心内膜下缺血方面灵敏度要高于SPECT 成像，因为 MRI 的空间分辨率更高。

注射钆 10～20min 对心脏显影可检测心肌存活性和梗死情况，又称延迟增强磁共振成像（delayed enhancement magnetic resonance Imaging）。正常心肌中，钆不能透过紧密排列的心肌细胞。而异常的心肌组织在静脉注射钆之后会蓄积过剩的钆，因为破损的心肌细胞膜能让钆被动扩散到细胞内部。慢性心肌梗死中，组织中钆的浓度会随着瘢痕层向细胞内的扩张而升高（图 12-18）。因此，延迟增强可指示无活性或梗死的心肌，并可利用高空间分辨率MRI 对心内膜下和透膜的程度对比进行准确评估。钆增强的存在和模式不仅可用于确定心肌存活性，还可用于缺血性心肌病患者的预后。利用 T₂ 加权序列可检测心肌水肿的数量，以评估心肌梗死后的"存在梗死风险的心肌"（图 12-19）。

正常　　　　　　　　急性心肌梗死

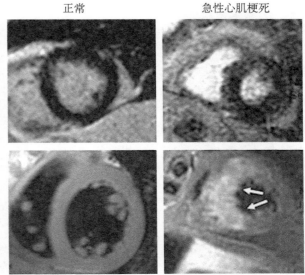

图 12-19　**左图**：正常钆增强和对"水肿"灵敏的图像。**左上**：延迟增强图像显示无梗死/纤维化的正常黑色心肌。**左下**：T₂-权加三反转恢复序列显示正常均匀灰色的心肌层。**右图**：心肌梗死后早期再血管化的患者，中隔没有证据显示心肌存在梗死和水肿。**右上**：延迟增强图像显示无梗死/纤维化的正常黑色心肌。**右下**：T₂-权加三反转恢复序列显示中隔存在水肿，但没有梗死，此处即为"抢救回的"心肌层

3. MRI 的局限性　MRI 的相对禁忌证包括体内置入起搏器、体内除纤颤器或脑动脉瘤夹。有一小部分幽闭恐惧症患者无法忍受在相对封闭的仪器空间里接受检查。对临床不稳定和接受负荷试验的患者进行检查非常困难,因为很难密切监测血流动力学和心电图。有显著心律失常的患者扫描图片的质量也很有限。肾病患者注射钆对比剂可能会发展成肾源性系统性纤维化,表现为皮肤组织胶原沉积,皮肤及其他器官纤维化。

计算机断层扫描成像

1. 基本原理　CT 是一种快速便捷的非侵入性检查手段,能够拍摄高质量的心肌和大血管图像,空间分辨率极佳,软组织对比度很高。随着电子束 CT 和多排螺旋 CT 的发展,时间分辨率逐渐提高,对跳动心脏的常规显影也得到了改善。多排螺旋 CT 技术(≥64 通道)让无移动高空间分辨率图像成为可能,可拍摄冠状动脉。

2. 临床应用　心脏 CT 在临床上有着重要的应用,可以很方便地检测心包膜钙化(图 12-20)。CT 很适合心脏团块的成像,尤其是含有脂肪或钙的团块。并能够以很高的分辨率检测微量的脂肪,因此很适合对疑似致心律失常性右心室发育不全的患者进行成像。动态图像可用于评估室壁运动,确定射血分数、舒张末期和收缩末期容积及心脏团块。

CT 血管造影(CTA)在对主动脉和大血管成像时精确度与 MRA 相似,CTA 也可用于对疑似肺栓塞的患者进行评估,并且是诊断主动脉夹层或穿透性溃疡的极佳显像手段。注射单剂量对比剂后进行

CTA 可观察到完整的主动脉。

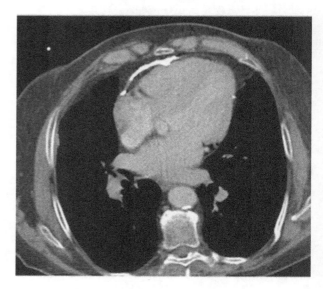

图 12-20　CT 扫描显示心包膜钙化。图像中为心肌层前方白色线状高密度影

3. 冠状动脉钙化　患有动脉粥样硬化的患者冠状动脉会出现健康冠状动脉所没有的钙化(图 12-21)。CT 在检测冠状动脉钙化方面灵敏度很高,未发生钙化的冠状动脉不会有严重的心外膜冠状动脉疾病。冠状动脉钙化的量(冠状动脉钙积分)与 CAD 的严重程度及其预后相关。不过,临床上 CT 冠状动脉钙积分对冠心病风险中等的无症状患者的预后作用有限,因为检查的结果会直接影响患者的治疗方式,从而改变预后。

无钙化　　　　中度钙化　　　　重度钙化

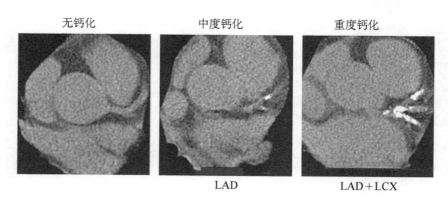

LAD　　　　LAD+LCX

图 12-21　3 例患者的 CT 扫描图像,检测冠状动脉钙化。左图:无钙化的正常冠状动脉;中间图:左前动脉(LAD)钙化;右图:LAD 和回旋支(CX)严重钙化

4. 对比增强 CT 血管造影　多排螺旋 CT 的时间空间分辨率较高，因此在某些患者中可对冠状动脉主要分支血管管腔狭窄进行准确的评估。经验丰富的医学中心的研究显示，与心导管术相比，多排螺旋 CT 在检测冠状动脉病变方面的灵敏度和特异性均大于 90%，其中对左侧冠状动脉主干和近端部分的检测准确度最高，而对较远端的部分及运动更为迅速的右冠状动脉的检测灵敏度较低（图 12-22）。

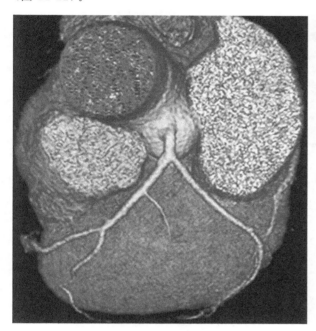

图 12-22　对比增强 CT 血管造影的三维体积渲染图像。 图像中可见正常的左冠状动脉主干从主动脉发出，以及左冠状动脉主干的两条分支血管——左前降支（左）和回旋支（右）

"非侵入性冠状动脉血管造影"这一概念让 CTA 备受瞩目。然而，正如所有显像手段一样，CTA 也有一定的局限性，需要选择合适的患者群体并进行一定的准备工作。在临床应用 CTA 前，应先了解检查前的诊断和预后数据，以及可能改变治疗方式的附加信息。目前冠状动脉 CTA 被普遍认可的适应证是对可疑的冠状动脉异常进行评估，不仅能够验证先前的诊断，还能显示与该血管走向相关的大血管（图 12-23）。对于胸痛综合征患者，CTA 最适合用于排除严重冠状动脉疾病，因为 CTA 的阴性预测价值较高。所以最适合接受 CTA 检查的是那些检查前就已经有中度 CAD 风险，又不能运动或者先前检查结果难以解释的患者。而 CTA 在其他

患者人群中的临床受益仍不清楚。

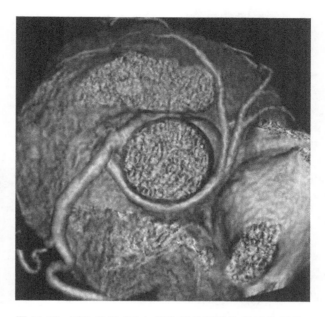

图 12-23　对比增强 CT 血管造影的三维体积渲染图像。 显示异常的左冠血管从右冠伸出绕行至主动脉后方

5. CT 的局限性　CT 的局限性包括依赖电磁辐射（与 MRI 相反）和碘对比剂。由于冠状动脉 CTA 中的辐射剂量通常都超过标准诊断所用的心导管术，目前人们仍在发展降低辐射的技术。心率过快或不规律和肢体运动会影响 CTA 的精确度。支架带来的严重钙化和人工置入物也会影响 CTA 对严重狭窄进行评估的准确性。

成像模式的选择（表 12-3）

基本前提

为特定患者选择最佳成像模式应基于需要解决的主要问题、其他伴随的临床问题，以及所在医院是否拥有该项技术的专家和仪器。另外还应该考虑每项检查的临床紧迫性和费用。为确保心血管成像模式得到充分有效的利用，多个协会组织编写了《适宜性标准》以衡量成像技术带来的临床受益。

常见临床问题

1. 左心室大小和功能　评价 LV 容积、收缩功能和室壁厚度主要采用的方法是 2D 超声心动图，该方法同时还能提供瓣膜功能、肺主动脉压和舒张期

充盈情况的信息,这些信息对于可能发生心力衰竭的患者很有价值。该方法的缺点是在某些患者中对心脏内部的分辨率较低,且定量检测的重复性较差。

平衡法核素心室造影可对 LV 容积和功能进行精确定量,但尚未普及,且不能用于心律失常的患者。门控 SPECT 和 PET 在评价心肌灌注和(或)存活性时可检测 LV 收缩功能和容积,但也需要保证患者的心率维持在相对正常的水平。MRI 和 CT 扫描都能提供高质量高分辨率的心内膜边界图像,是

各种成像模式中最精确的,但这两种检查方式都价格昂贵,便携性差,且不能像超声心动图那样同时提供血流动力学信息。

2. 心脏瓣膜疾病　2D 超声心动图和多普勒超声心动图都能提供瓣膜疾病相关的解剖学和血流动力学信息,因此是心脏瓣膜疾病检查的首选。MRI 也可观察瓣膜运动并确定跨瓣膜的异常血流的速度,但与超声心动图相比,血流动力学定量检测手段得到的验证较少。

表 12-3　成像模式选择

	超声心动图	核成像	CT[a]	MRI[b]
LV 大小/功能	首选模式;价格低廉,便携;提供辅助的结构和血流动力学信息	可用门控 SPECT 或 PET 成像	分辨率最高;价格最贵	分辨率最高;价格昂贵
瓣膜疾病	首选模式;瓣膜运动;多普勒血流动力学			可见瓣膜运动;描绘异常血流
心包疾病	心包积液;多普勒血流动力学		心包膜增厚	心包膜增厚
主动脉疾病	TEE 迅速诊断;急性夹层		完整主动脉成像;急性动脉瘤;动脉夹层	完整主动脉成像;急性动脉瘤;慢性夹层
心脏团块	TTE——心脏内较大团块 TEE——心脏内较小团块[c]		心脏外团块;心肌团块	心脏外团块;心肌团块

[a]需对比剂;[b]相对禁忌证:起搏器、金属物体、幽闭恐惧症;[c]TTE 不可见时;PET.正电子发射断层显像;SPECT.单光子发射计算机断层显像;TEE.经食管超声心动图;TTE.经胸超声心动图;LV.左心室

3. 心包疾病　疑似心包积液和心脏压塞患者的首选成像模式是超声心动图,因为超声心动仪便携且能迅速展示图像。而在疑似缩窄性心包炎的患者中,MRI 或 CT 扫描最能清晰描述心包的厚度。心包缩窄时对心室相互作用增强的血流动力学分析可用多普勒超声心动图进行评价。

4. 主动脉疾病　主动脉瘤或主动脉夹层的稳定患者最适合的成像模式是 CT 扫描和 MRI。对于疑似主动脉夹层急性发作的患者,可采用 TEE 或 CT 扫描进行成像。

5. 心脏团块　排除心脏团块的首选成像模式是 2D TTE,可清楚地观察直径大于 1.0 cm 的团块。体积较小的团块通过 TEE 可能可以观察到。CT 扫描和 MRI 最适合用于评估心脏外或关系到心肌层的团块。

选择适合评估已知或疑似 CAD 的成像模式

首先,应对患者的静息态心电图、运动能力、临床特征、体型及当地是否有专家和仪器等情况进行评估,在此基础上选择第一个检查方式(图 12-24)。CAD 标准评估时,若患者心电图结果明确且能够运动,应首选运动心电图试验。若患者静息状态下心电图异常或曾接受冠状动脉再血管化治疗,应首先进行成像试验(核成像或超声心动图)。成像试验能够在标准运动心电图试验的基础上提供预后信息,因此,在前期检查结果提示中度风险时,成像试验提供的信息尤其有用。

使用经验丰富且专家较多的成像模式对患者的检查最有利,因此还应当考虑到在何时何地一种成像模式是否优于另一种。超声心动图可提供结构信息,因此,如果怀疑患者有瓣膜疾病、心包疾病或主

动脉疾病，应考虑采用负荷超声心动图检查。而对有心肌梗死病史和（或）LV 收缩功能障碍的 CAD 患者，核成像（尤其是 PET）或 MRI 更为合适，因为这两种手段同时还能评价心肌的存活性。总体而言，在检测心肌缺血和存活性时，核成像比超声心动图灵敏度高，但特异性低。

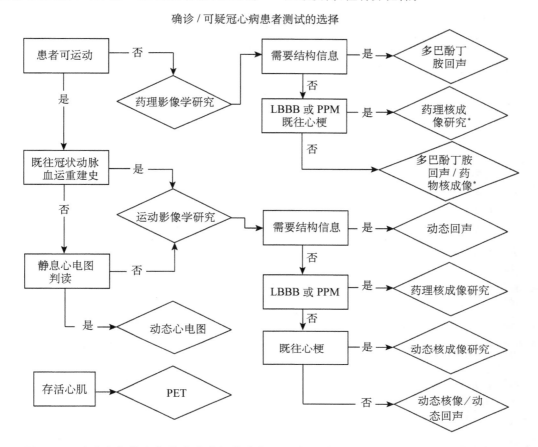

确诊/可疑冠心病患者测试的选择

图 12-24　**胸痛患者首个负荷试验选择的流程图。**有运动能力、既往未行血运重建且静息态 ECG 结果明确的患者可首先进行运动 ECG 试验。其他患者的成像研究选择取决于多种因素（见文字内容）。LBBB. 左束支传导阻滞；Pre MI-Reg ischemia. 需要进行局部缺血检测的 MI 病史；nuc. SPECT 核成像研究；Pharm. 药物。* 病态肥胖或胸部较大/致密女性患者应考虑采用 PET 成像

（徐　凯　译）

第 13 章

Chapter 13

诊断性心导管术和冠状动脉造影

Jane A. Leopold   David P. Faxon

诊断性心导管术和冠状动脉造影被视为心脏及其相关血管系统解剖和生理评估的金标准。1929年,Forssmann 将一根泌尿导管从自己手臂的静脉一直插入右心房,并通过 X 线记录了导管的位置,证明了心导管术在人类中的可行性。20 世纪 40 年代,Cournand 和 Richard 将心导管术应用于心血管疾病的患者来评估心脏的功能。他们三人因此在 1956 年获得了诺贝尔奖。1958 年,Sones 偶然间完成了首个选择性冠状动脉造影,在做血管造影时,左心室的导管意外滑过主动脉瓣进入右冠状动脉,并注射了 40ml 对比剂,结果发现造影非常清晰地显示了动脉的解剖细节,并且患者没有发生任何不良反应。Sones 继续对选择性冠状动脉造影进行了进一步研究,并由 Judkins 进一步改良,将之应用于临床,使冠状动脉造影作为一种诊断手段得到广泛应用。心导管术如今已成为美国第二常见的手术,每年有近 300 万例。

心导管术

适应证、风险和术前管理

心导管术和冠状动脉造影主要用于评估有症状患者心脏疾病的累及程度和严重程度,并检查是否需要药物、手术或基于导管的干预(表 13-1),也可用于排除某些严重疾病的可能,如非侵入性检查结果模棱两可的有症状患者及病因不明的胸痛患者,他们需要有明确的诊断以指导后续治疗。在一些非侵入性检查能明确诊断的先天性或心脏瓣膜疾病年轻患者中,以及没有并发冠状动脉疾病症状或风险因子的患者中,心脏手术前可以不做心导管术。

选择性心导管术的风险相对较低,心肌梗死风险为 0.05%,卒中风险为 0.07%,死亡风险为

0.08%～0.14%。但在对急性心肌梗死或血流动力学不稳定的患者进行紧急手术时,这些风险会大幅提高。其他的风险还包括心动过快或过缓(需抗休克药物治疗)、急性肾衰竭(需暂时或永久透析)、血管并发症(需手术修复)和穿刺点大出血。其中穿刺点大出血最为多发(发生率 1.5%～2.0%),并与短期和长期不良预后相关。

对于理解并接受心导管术相关风险的患者而言,在危急时刻心导管术并无绝对禁忌证。相对禁忌证当然也存在,包括失代偿性充血性心力衰竭、急性肾衰竭、严重的慢性肾功能不全(未安排透析的情况下)、菌血症、急性脑卒中、消化道出血活动期、未纠正的严重电解质异常、对碘化对比剂有过敏/类过敏反应病史,对这部分患者可采取经皮冠状动脉介入治疗(percutaneous coronary intervention,PCI)。

值得注意的是,对比剂过敏和对比剂诱导的肾衰竭,因为这些不良反应也会发生于健康人群,且有预防手段可减少这些风险。患者对对比剂的过敏反应发生率小于 5%,类过敏反应(临床上无法与过敏区分,但不通过 IgE 机制)发生率为 0.1%～0.2%。温和反应表现为恶心、呕吐和荨麻疹,而严重的类过敏反应会引起低血压休克,肺水肿和呼吸心跳停止。对对比剂有严重过敏史的患者应提前接受类固醇和抗组胺(H_1 和 H_2 阻滞药)治疗。此外,非离子型低渗对比剂的过敏率较低。

对比剂诱导的肾病(注射对比剂 48～72h 后肌酸酐升高至 0.5mg/dl 以上或上调 25%)发生率为 2%～7%,在糖尿病、充血性心力衰竭、慢性肾病、贫血及高龄等高风险患者中发生率为 20%～30%。0.3%～0.7% 的患者需要接受透析,这点与住院病死率升高 5 倍相关。术前 3～12h 和术后 6～24h 静脉滴注 0.9% 生理盐水[1.0～1.5ml/(kg·h)]扩张血管内液体容量可减少对比剂诱导肾病的风险。慢性肾

病患者可通过 N-乙酰半胱氨酸（Mucomist，术前和术后 2d 口服 600mg，每日 2 次）预防降低风险。服用二甲双胍的糖尿病患者应在术前 48h 停药，以降低相关

乳酸中毒的风险，其他策略还包括服用碳酸氢钠（尽管其疗效的数据仍存在争议）、采用低渗或等渗对比剂、术中限制对比剂体积在 100ml 以下。

表 13-1　心导管术和冠状动脉造影的适应证

冠状动脉疾病	伴冠状动脉栓塞的心内膜炎
有症状或无症状	伴动脉反流、心脏增大或射血分数降低的无临床症状患者
非侵入性检查发现不良预后风险较高	
心搏骤停	伴冠状动脉疾病风险因子的老年患者的瓣前手术
持续（＞30s）单一型室性心动过速	**充血性心力衰竭**
非持续（＜30s）性多形型室性心动过速	新发心绞痛或疑似未诊断的冠状动脉疾病
有症状	**先天性心脏病**
接受药物治疗的加拿大心脏协会 Ⅲ 级或 Ⅳ 级心绞痛患者	手术矫治前，患者症状或非侵入性检查提示冠状动脉疾病
不稳定型心绞痛——中高风险	疑似冠状动脉先天性异常
病因不明的胸痛综合征及非侵入性检查的可疑结果	与冠状动脉异常相关的不同形式的先天性心脏病
急性心肌梗死	**心包疾病**
首次经皮冠状动脉介入时的再灌注	疑似心脏压塞或缩窄性心包炎的有症状患者
持续或再发的缺血	**心脏移植**
严重肺水肿	围术期和术后评估
心源性休克或血流动力学不稳定	**其他疾病**
机械性并发症——二尖瓣反流、室间隔缺损	伴心绞痛的肥厚型心肌病
心脏瓣膜病	累及冠状动脉且需要治疗的主动脉疾病
有症状患者的疑似瓣膜疾病——呼吸困难、心绞痛、心力衰竭和晕厥	

（源自：Adapted from American College of Cardiology/American Heart Association Ad Hoc Task Force on Practice Guidelines：ACC/AHA Guidelines for Coronary Angiography. Circulation 1999；99：2345-2357.）

心导管术前需禁食 6h，并接受静脉清醒镇定，使患者在术中保持清醒但镇定的状态。所有疑似冠状动脉疾病的患者术前都需要服用 325mg 阿司匹林。需要 PCI 的患者先接受 600mg 负荷剂量氯吡格雷治疗，之后减为每天 75mg。导管插入前 48h 患者应接受华法林治疗，使国际标准化比值降至 2.0 以下，减少穿刺点流血并发症。心导管术为无菌手术，因此不需要抗生素预防。

技术

心导管术和冠状动脉血管造影能够为心脏和冠状动脉提供详细的血流动力学和解剖学评估。具体选择何种手术取决于患者的症状和临床状况，同时非侵入性检查也能提供一些借鉴。

1. **血管入径**　心导管术通过经皮手段将导管插入股动脉和静脉，后两者分别是适合左心和右心导管插入的穿刺位置。将弹性鞘管沿引导丝插入血管内，使诊断导管能随之进入血管，并利用荧光指引

导管逐步进入心脏。外周动脉疾病（累及腹主动脉、髂动脉或股动脉）、髂动脉扭曲、病态肥胖或术后早期下床活动的患者可以以肱动脉或桡动脉作为穿刺位置。桡动脉穿刺导致的穿刺点出血并发症发生率较低，如今倍受青睐。普通艾伦试验证实桡动脉和尺动脉均供应手掌血液是经该穿刺点穿刺的必要条件。如果患者体内置有下腔静脉滤器或需要长期监测血流，可以颈内静脉作为备用穿刺点。

2. **右心导管**　右心导管测量右心的血压目前已不再是诊断性心导管术的常规流程之一，但还会用于不明原因的呼吸困难、心脏瓣膜疾病、心包病变、左右心室功能障碍、先天性心脏病和疑似心内分流患者。右心导管将气囊漂浮导管插入股动脉或颈静脉。荧光指引下，导管顺序进入右心房、右心室、肺动脉和肺楔嵌位置（代替左心房压），检测每个心腔的血压并取血样进行氧饱和度分析以检测心内分流。

3. **左心导管**　左心导管测量左心血压以确定左心室功能。荧光指引下，导管进入升主动脉，通过

主动脉瓣进入左心室,直接检测左心室压。植入倾斜式碟瓣的患者不可将导管穿过瓣膜,不过可以利用端针导管在卵圆窝刺穿房间隔。导管从右心房伸入左心房后,可以穿过二尖瓣进入左心室。这项技术同样也用于二尖瓣瓣膜成形术。长时间手术的患者需要接受肝素治疗,以减小导管中形成血栓栓塞引起的卒中风险。

血流动力学

全面血流动力学评估包括测定左右心和外周动脉系统的血压,并测定心排血量(表 13-2)。血压波形的形状和大小能够提供重要的诊断学信息,图 13-1 为正常血压曲线。无瓣膜心脏疾病时,舒张期三尖瓣和二尖瓣开放,心房和心室形成"单室",而收缩期肺动脉瓣和主动脉瓣开放,心室及其对应的流出道形成"单室"。这些概念为通过血流动力学评价瓣膜狭窄提供了理论基础。主动脉狭窄时,左心室和主动脉间会存在收缩期压力差,而二尖瓣狭窄时,肺毛细血管楔压(左心房)和左心室间存在舒张期压力差(图 13-2)。血流动力学评价能够区别主动脉狭窄和肥厚型阻塞性心肌病,后者由于隔膜不对称增生,导致心室收缩期时产生的心室内压力差具有可变性(动态心室内压力差)。狭窄程度可以通过端孔导管检测,先将导管置于左心室心尖,在记录血压时抽出。一旦导管经过中隔阻塞区,并位于左心室心尖,就可以检测出左心室心尖和主动脉的压力差。肥厚型阻塞性心肌病可通过 Brokenbrough Braunwald 标志确认:室性期前收缩后,左心室-主动脉压力差升高,同时主动脉脉压降低。而主动脉狭窄不会出现这些症状。

表 13-2　血流动力学检测正常值

血压(mmHg)	
右心房	
平均值	0～5
a 波	1～7
v 波	1～7
右心室	
收缩期峰值/舒张末期	17～32/1～7
肺主动脉	
收缩期峰值/舒张末期	17～32/1～7
平均值	9～19
肺毛细血管楔压(平均)	4～12
左心房	
平均值	4～12
a 波	4～15
v 波	4～15
左心室	
收缩期峰值/舒张末期	90～140/5～12
主动脉	
收缩期峰值/舒张末期	90～140/60～90
平均值	70～105
阻力[(dyn-s)/cm^5]	
体循环阻力	900～1400
肺循环阻力	40～120
耗氧指数([L·min]/m^2)	115～140
动静脉血氧差(vol %)	3.5～4.8
心脏指数([L·min]/m^2)	2.8～4.2

瓣膜反流会增加"接收"心腔的体积(和压力)。在严重三尖瓣和二尖瓣反流中,心室收缩期,流入心房的血流会增加,导致 v 波增强(高出平均压力的 2 倍)。严重的主动脉反流会导致主动脉舒张压降低,同时左心室舒张末压升高,导致舒张末期两室压力平衡。

血流动力学检测也可用于区分心脏压塞、缩窄性心包炎和限制型心肌病。心脏压塞时,右心房压力升高,Y 谷深陷减弱,提示舒张早期右心房排空障碍,且所有心腔内舒张压平衡。而在限制型心肌病中,右心房压升高,且 Y 谷深陷显著,提示舒张早期右心室的快速充盈。并可观察到心室波形由于舒张期快速充盈突然中止导致的舒张压倾斜和水平(dip and plateau)样改变(又称"平方根"样改变),右心室压和肺主动脉压升高,且吸气时左右心室压改变不一致(右心室收缩压升高,而左心室收缩压降低)。后一个血流动力学现象在缩窄性心包炎中最有代表性。限制型心肌病与缩窄性心包炎的区别在于,前者右心室和肺主动脉收缩压显著升高(通常大于 60mmHg),左右心室舒张压相差大于 5mmHg(基线水平或急性容量负荷期),吸气时左右心室舒张期充盈压力变化一致(均升高)。

1. 心排血量　心排血量可通过 Fick 法、热稀释法或左心室血管造影计算来测定。通常 Fick 法和

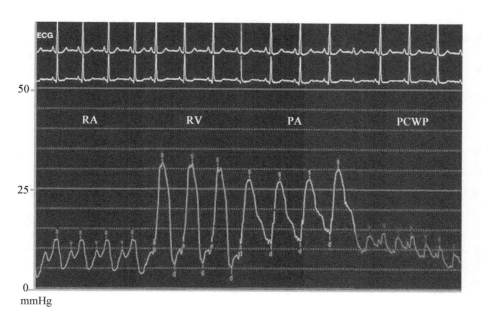

图 13-1　**右心导管时记录的正常血流动力学波形。**心房压力曲线有一个反映心房收缩的特征性"a"形曲线，还有一个"v"形曲线反映心室收缩期心房压力的改变。心室压力曲线显示舒张充盈期室压较低，在心室收缩期压力急剧上升。RA. 右心房；RV. 右心室；PA. 肺动脉；PCWP. 肺毛细血管楔压；s. 心脏收缩；d. 心脏舒张

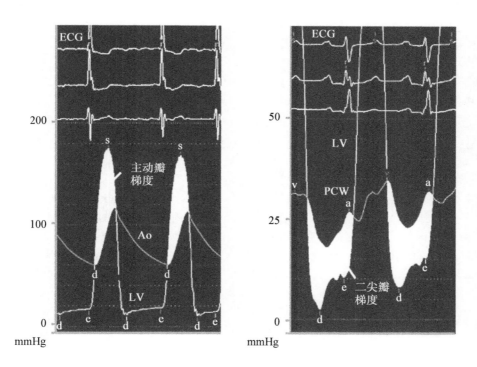

图 13-2　**严重主动脉和二尖瓣狭窄。**同步记录左心室（LV）和主动脉（Ao）压力曲线显示平均收缩压差为 62mmHg（阴影部分），相当于主动脉瓣口面积为 0.6cm²（左）。同步记录 LV 和肺毛细血管楔压（PCW）压力曲线显示平均舒张压差为 14mmHg（阴影部分），达到二尖瓣狭窄的临界值（二尖瓣瓣口面积＝ 0.5cm²）。s. 心脏收缩；d. 心脏舒张；e. 舒张末期

热稀释法都在心导管术过程中进行,不过一般认为Fick法在存在三尖瓣反流和低心排血量时测定的数值更为可靠。Fick法以氧气作为指示剂,其原理是:器官摄取或释放的底物量(耗氧量)与其血流量(心排血量)和动脉、静脉中底物浓度的差值(动静脉血氧差)的乘积相等。因此,Fick法计算心排血量的公式为:

心排血量(L/min)=耗氧量(ml/min)/动静脉血氧差(ml/L)

估算可知人体耗氧量为125ml氧气/min×人体表面积,动静脉血氧差可通过先计算血液携氧能力[血红蛋白(g/100ml)×1.36(ml氧气/g血红蛋白)×10],再乘以血氧饱和分数得到。热稀释法是将一种底物注射入静脉系统,使之与血液充分混合,再以该底物计算心排血量。如今热稀释法主要以温度作为指示剂。检测时采用顶端有温度传感器的导管在右心房注射10ml室温的生理盐水,然后检测肺主动脉端的温度变化。左心室造影也可以计算心排血量,首先用长度面积法计算舒张末期和收缩末期的左心室容积,心排血量等于心率×每搏量(即舒张末期和收缩末期的容积差)。

2. 血流阻力 体循环和肺循环的血流阻力可以根据外推欧姆定律得到,其值等于平均压力差除以平均血流量(心排血量)。因此,体循环阻力=[(平均主动脉压-平均右心房压)/心排血量]×80[乘以80是将阻力从Wood单位转换为dyn/(s·cm⁵单位)]。同样,肺循环阻力=[(平均肺动脉压-平均肺毛细血管楔压)/心排血量]×80。氧气、硝普盐、钙离子通道阻滞药、环前列腺素输液或吸入NO可降低肺循环阻力,在心导管术检查时,可帮助判断肺循环阻力升高是否得到逆转或是否可逆。

3. 瓣口面积 血流动力学数据也可用于计算瓣口面积,利用Gorlin公式:瓣口面积=穿过瓣膜的血流量/瓣膜周围心腔的压力差。评价瓣口面积的公式是:面积=[心排血量(cm^3/min)/(收缩喷射周期或舒张充盈周期)(心率)]/44.3C×压力差的平方根,主动脉瓣C=1,二尖瓣C=0.85。瓣口面积小于1.0cm²且平均压差大于40mmHg则意味着严重的主动脉狭窄;瓣口面积小于1.5cm²且平均压差大于5~10mmHg提示中至重度二尖瓣狭窄;有症状患者若运动后二尖瓣口面积大于1.5cm²,平均压差大于15mmHg,肺动脉压大于60mmHg或肺毛细血管楔压大于25mmHg,也可视为显著二尖瓣狭窄,可考虑进行治疗干预。改良后的Hakki公式也可用于计算主动脉瓣口面积。计算公式为:瓣口面积=心排血量(L/min)/压力差的平方根。Gorlin公式计算主动脉瓣口面积依赖于血流量,因此,对于心排血量较低的患者而言,有必要确定瓣口面积减少究竟是确实由于主动脉瓣的狭窄,还是因为心排血量和每搏量太低,无法完全打开瓣叶而导致的数值偏低。这些例子中,采取更谨慎的血流动力学手段,利用多巴酚丁胺增加心排血量并重新计算主动脉瓣口面积也许是必要的。

4. 心内分流 在先天性心脏病患者中,对心内分流进行检测、定位并定量是非常必要的。若患者出现不明原因的动脉血氧饱和度下降或静脉学氧饱和度升高,应怀疑是否存在心内分流。血氧含量升高提示存在从左至右的心内分流,而血氧含量下降提示从右至左的心内分流。若检测发现相邻心腔氧饱和水平差值为5%~7%,提示此处可能存在心内分流。心内分流的严重程度可通过肺循环血流量(Qp)与体循环血流量(Qs)的比值确定,或者通过公式Qp/Qs=[(全身动脉氧含量-混合静脉氧含量)/肺静脉氧含量-肺动脉氧含量]计算。在室间隔缺损患者中,心内分流比率1.5就达到显著性,与其他变量综合考虑来判断是否需要治疗干预。先天性室间隔缺损的患者中,心内分流比率≥2.0且左心室容量超负荷是手术矫治的Ⅰ类适应证。

心室造影和主动脉造影

心导管术过程中可通过心室造影评估左心室功能。插入猪尾导管逆行穿过主动脉瓣进入左心室,并注入30~45ml对比剂显示心动周期过程中的左心室。通常选择右前斜位进行心室造影,以检查室壁运动和二尖瓣功能。正常室壁运动可见所有节段对称收缩;运动减退的节段可见收缩减弱;无运动的节段不收缩;运动障碍的节段收缩期异常膨起(图13-3)。心室造影同样可以检测左心室动脉瘤、假动脉瘤或憩室,也可用于分析二尖瓣脱垂和二尖瓣反流的严重程度。左心房和左心室的对比剂显影密度的比较可反映二尖瓣反流的程度。进入左心房的最小对比剂反流定义为1⁺级二尖瓣反流,心搏3次中左心房对比剂密度大于左心室(伴对比剂流入肺静脉)定义为4⁺级二尖瓣反流。

心导管术中进行主动脉造影可观察升主动脉的异常,包括主动脉瘤扩张和大血管受累,以及伴有内膜瓣压迫真腔的主动脉夹层,其中内膜瓣分隔真假腔。主动脉造影可用于鉴别不能进行选择性插管的未闭合隐静脉移植血管及涉及主动脉的分流（如动脉导管未闭），并可以利用 $1^+\sim4^+$ 分级对主动脉反流进行定量分析（与评价二尖瓣反流的方式相似）。

舒张　　　　　　　　　　收缩

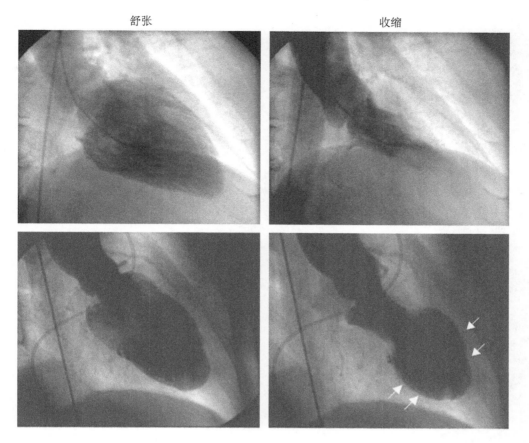

图 13-3　舒张末期（左图）和收缩末期（右图）左心室造影。 在左心室功能正常的患者中，左心室造影显示所有室壁对称收缩（上图）。60 岁男性患者前壁大面积心肌梗死后的心室造影图显示，冠状动脉疾病患者的心室造影可见室壁运动异常。在收缩期，心室前壁、上壁和下壁无运动（下图）

冠状动脉造影

心导管术时通常都会进行选择性冠状动脉造影，以明确冠状动脉的解剖结构，并确定心包冠状动脉疾病和冠状动脉移植疾病的程度。特殊形状的冠状动脉导管可用来咬合左右冠状动脉的开口。手动注射对比剂可形成一个冠状动脉"腔造影"，可通过放射图像进行记录（动态血管造影）。由于冠状动脉是会随心动周期运动的三维结构，所以需要从不同正交投影拍摄血管的造影图片，更好地观察血管，避免血管的重叠或缩短。

不同个体间正常冠状动脉解剖差异很大，不过总体而言，所有个体都有两个冠状动脉开口和三条大冠状动脉血管——左前降支、左回旋支、伴左前降

支的右冠状动脉及起源于左主干的左回旋支（图 13-4）。如果右冠供应 A-V 节点分支、后降支和后侧血管，那么该冠状动脉呈右优势型，约 85% 的个体为右优势型。而在 5% 的患者中这些分支血液来自左回旋支，即为左优势型。剩余约 10% 的患者冠状动脉呈均衡型，均衡型冠状动脉的血管由左右两侧冠状动脉同时供血。在一些患者中，中间支直接起源于左冠主干，这也是一种常见的变异。$1\%\sim2\%$ 的患者会发生冠状动脉异常，其中最常见的是左前降支和左回旋支的各有独立开口（0.41%）。

动态血管造影图片中，冠状动脉狭窄看起来是管腔狭窄。狭窄程度可用百分比表示，目测对比狭窄最严重的节段和近端或远端"正常节段"mg；狭窄程度大于 50% 可视为显著（图 13-5）。在线定量冠状动脉造影可对狭窄比例做出更准确的分析，减少

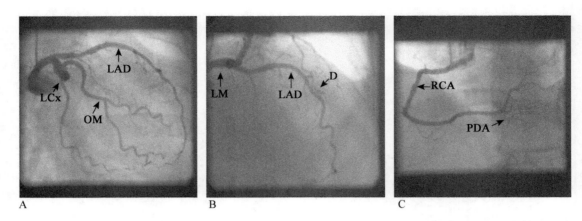

图 13-4　正常冠状动脉解剖图。 A. 冠状动脉造影显示左回旋支（LCx）和钝缘支（OM），图中同样可见左前降支（LAD），但由于视角问题可能有所缩短。B. 观察 LAD 和对角支（D）的最佳角度为俯视位。本图同样可见左冠状动脉主干（LM）。C. 右冠状动脉供应后降支（PDA）血液，冠状动脉分布呈右冠优势型

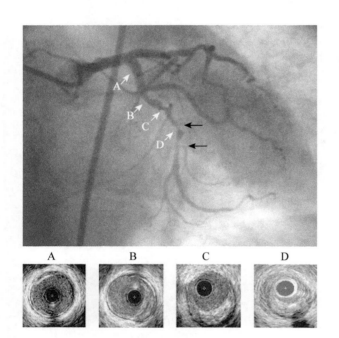

图 13-5　动态血管造影和血管内超声显示的冠状动脉狭窄。 图中血管的狭窄（黑色箭头）为显著的冠状动脉狭窄。血管内超声显示正常动脉节段（A）、偏心性斑块区域（B、C）、显著狭窄部位血管腔几乎完全阻塞（D）。图片中黑色圆圈为血管内超声导管

目测带来的估算偏高。心肌桥（最常发于左前降支）可能会被误认为是严重的狭窄，因为一部分血管被埋在心包膜表面以下，伸入心肌层中，在心室收缩期血管受压缩力作用收缩，所以会误视为狭窄。区分心肌桥和真正狭窄的关键在于，心肌桥"狭窄"的部分在舒张期会回复正常。在注射对比剂前，冠状动脉造影也可以观察到冠状动脉钙化。有时可看到侧支血管穿过一条血管连接到远端严重狭窄或完全堵塞的血管。心肌梗死溶栓治疗（TIMI）血流分级是一种统计对比剂完全布满冠状动脉所需相对时长的方法，可能会为病变严重度提供更多的信息，TIMI 血流分级 1 级或 2 级提示冠状动脉中存在显著的狭窄。

血管内超声、血流储备分数和冠状动脉血流储备

冠状动脉血管造影中，若出现中度狭窄（40%～70%）、不明确的结果或与患者症状不一致的解剖结果，则需要进一步分析。这些情况下，血管内超声可以对冠状动脉和冠状动脉粥样硬化进行更加准确的解剖学评估（图 13-5）。血管内超声采用一种顶端带有 40mHz 探头的小型弹性导管，在导丝的指引下伸入冠状动脉。血管内超声得到的图片可精确显示动脉粥样硬化斑块、确定管腔横截面积并测量血管大小，也可在经皮冠状动脉介入治疗之中或之后应用，以分析狭窄程度并确定支架放置位置是否合理。测定血流储备分数（fractional flow reserve，FFR）可以对狭窄进行功能评估。FFR 是最大舒张期狭窄病变的远端冠状动脉压与狭窄近端的主动脉压的比值。检测 FFR 时，利用冠状动脉压力传感器引导丝检测静息期和注射腺苷诱导出最大充血反应时的压力。FFR 小于 0.75 提示存在血流动力学显著的狭窄病变，治疗干预可加以改善。冠状动脉血流储备测定（coronary flow reserve，CFR）是另一种评价狭窄病变功能性严重程度的手段，相对而言它的应用少于

血流储备分数测定。CFR 是指与静息期相比最大舒张期冠状动脉血流增加的最大值,也可测定心外膜冠状动脉和微血管功能。CFR 是在注射腺苷诱导充血前后利用多普勒导丝进行检测。最大充血反应后 CFR 小于 2:1可视为异常。

术后护理

手术结束后,移除血管入径鞘管。若采用股动脉途径,则直接手动压迫、利用血管封堵器(订书机/夹子、胶原塞或手术缝合)封堵动脉穿刺部位来止血。这些封堵器可以缩短患者的卧床时间(6～24h)并提高患者满意度,但因为穿刺部位可能会出现并发症,所以封堵器并不一定优于直接压迫法。对于择期门诊手术的患者,术后需要在监控环境下卧床休养,由于对比剂具有促进渗透性利尿的作用,所以患者出院后需要多补充液体,并避免剧烈活动,同时注意观察穿刺部位是否有并发症的迹象。有严重伴发病、插管过程中出现并发症,或接受经皮冠状动脉介入治疗的高风险患者应住院过夜观察。术后早期出现低血压症可能是由于补液不足或穿刺部位腹膜后出血。

(徐 凯 译)

第三部分　心律失常

第 14 章

电生理学原理

David D. Spragg　　Gordon F. Tomaselli

历史和背景

在 20 世纪初,随着心电图的发展,艾因特霍芬(Einthoven)开辟了心脏电生理领域。体表心电图同步反映出心房与心室总的细胞动作电位。20 世纪 60 年代末,心腔内心电图记录的发展,特别是心脏内程序化刺激下记录到希氏束电图,标志着现代临床电生理学的开始。1990 年早期,采用射频技术消融心脏组织预示着介入心脏电生理学的诞生。

早在 19 世纪末,猝死的临床问题被认为是由室性心律失常导致,最常见于冠状动脉阻塞。猝死是非常棘手的问题,引领了药物和非药物疗法(包括经胸廓的除颤器、心脏按压及近期的置入式心脏除颤器)的发展。随着时间的推移,在反复的临床试验中抗心律失常药物治疗的局限性更加突出,现在,消融和器械已用于许多心律失常的一线治疗。

在过去的 20 年里,许多遗传性心律失常的遗传基础已经阐明,不仅是一些罕见的遗传性心律失常,对在许多普通心脏疾病中观察到的类似的心脏节律紊乱的发生机制也有了重大而深刻的了解。

生理学描述

正常心脏冲动是由位于右心房与上腔静脉相连接处的窦房结起搏细胞产生的(参见图 11-1)。传送的冲动缓慢通过窦房结组织到达结构复杂的心房,在房室结(AVN)处传导速度呈快速下降趋势,心电图上记录为 P 波(参见图 11-2)。冲动传导通过结构与功能多样化的房室结的过程中有明显的延迟。心房激活和房室结延迟所需要的时间在心电图上表示为 PR 间期,房室结是正常心脏中心房与心室间唯一的电传导连接部位,冲动从房室结向希氏束-浦肯野系统传导。具体从房室

束,传到左右束分支,然后再在到浦肯野纤维网,进而激动心室肌。在正常情况下,心室肌快速激动的特征是由浦肯野纤维网传导过程决定,表现为 QRS 波群(参见图 11-2)。电兴奋复极出现得比较慢,取决于局部电位激活与持续的时间,心外膜心室肌动作电位相对短暂,导致复极化首先发生在心外膜表面,然后进入心内膜,所记录的 T波通常与 QRS 波群具有相同极性。激动和复极的持续时间是由动作电位时程来决定的,在体表心电图中表现为 QT 间期(参见图 11-2)。

心肌细胞($200 \sim 400ms$)与神经元和骨骼肌细胞($1 \sim 5ms$)相比具有典型的长动作电位。动作电位的形成是多种不同的时间依赖性和电压依赖性的离子电流活动综合作用的产物(图 14-1A)。离子电流按一定次序由跨膜蛋白通过顺电化学梯度被动转运(离子通道),逆电化学梯度主动转运(水泵、转运蛋白)或电化学交换(交换体)的方式运载。

心脏动作电位有明显的区域性,心脏不同种类细胞表达出不同数量及不同种类的离子通道蛋白导致心脏动作电位的区域性变化。此外,起搏细胞与肌细胞中特殊的一组活跃离子流,在心脏不同区域内的同种细胞中电流的相对作用可能存在差异(图 14-1A)。

离子通道是个复合体,它是由多亚基跨膜糖蛋白构成,这种结构可以对多种生物刺激如膜电位的改变、配体结构的改变(直接通道改变或 G 蛋白偶联受体)及机械形变表现为开放与关闭(图 14-2)。另外,离子激发交换体和转运蛋白对心肌细胞兴奋性起着重要作用。离子泵建立与维持横跨细胞膜的离子浓度梯度是电流通过离子通道的驱动力。转运蛋白或交换体转运非电中性的离子流(如钠钙交换体传输 3 个 Na^+ 和 1 个 Ca^{2+})导致电流产生,动作电位的形成。

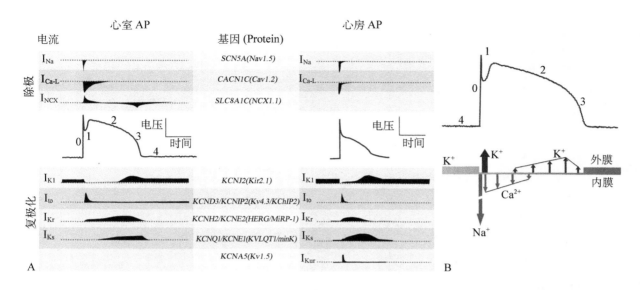

图 14-1　A. 心房细胞和心室细胞动作电位。0～4 期分别表示快速除极期、复极初期、平台期、复极末期和静息期。图中动作电位上下列出的为离子通道及它们的相应决定基因,其中动作电位下列出的离子流在心房和心室肌细胞有着不同的特征表现。B. 心室肌细胞一个动作电位不同时期的离子流示意图。钾离子流是动作电位 4 期的主要离子流同时也决定着心肌细胞静息电位的大小。钠离子流内流形成动作电位的快速除极过程(0 期);一过性钾离子通道的激活和钠离子通道的失活形成动作电位的复极初期(1 期)。平台期(2 期)是由复极化的钾离子电流和除极的钙离子电流共同作用形成的。钙离子通道的失活和钾离子通道的持续激活状态(主要为 I_{Kr} 和 I_{Ks} 电流)形成动作电位的 3 期除极过程

心脏表达的离子通道最丰富的大家族是电压门控通道。电压依赖性离子通道普遍存在的几个特征:第一,模块化的体系结构,由四个同源亚基(如钾通道)或内部同源结构域(如钠-钙通道)组成。第二,中央孔周围蛋白质的折叠,通过氨基酸排列显示精确保存了一个特定通道家族内相似的选择性(如水母、鳗鱼、果蝇和人类钠通道都有非常相似的 P 片段)。第三,激活闸门的总策略(开放和关闭是对膜电压变化的反应)是高度保守的:带正电的 S_4 跨膜残余片段,在膜区域和除极反应过程中发生移位促使离子通道的开放。第四,大多数离子通道复合体包括孔道蛋白(α 亚单位)和辅助亚基(如 β 亚单位),起到修复离子通道功能(图 14-2)。

钠通道与钙通道主要运载心房和心室的除极电流;这些电流的失活与 K 电流最大复极化的激活使心肌细胞超极化恢复到负向静息膜电位(图 14-1B)。平台期具有较少的电流流动,在除极或复极化过程相对轻微的电流变化都能对动作电位的形成和维持起重要作用。动作电位中这些通道蛋白的亚基突变导致心律失常样改变包括长或短 QT 综合征、特发性心室纤维性颤动、家族性房颤和某些形式的传导

系统疾病。

心律失常的发生机制

心律失常的发生机制是由电冲动形成异常,传导异常或两者的相结合导致。典型的心动过缓通常是由窦房结水平冲动形成受到干扰或其他水平冲动传导受到干扰引起,包括窦房结传出阻滞、房室结传导阻滞、希氏束-浦肯野传导系统受损。心动过速按照产生机制可分为几类,包括自律性增高(心房自动去除极,房室交界或心室的自发起搏),折返(除极前导波闭合性传导),或触发性心律失常(后除极引发)出现在动作电位的第 3 期或第 4 期之间心肌复极过程中或之后。侵入性电生理检测过程中进行典型的多样化的标测与起搏能够明确快速心律失常发生的潜在机制(表 14-1)。

冲动的初始化改变:自动节律性

第 4 期自动舒张除极是窦房结、房室节、希氏束-浦肯野系统、冠状窦和肺静脉自律细胞产生自动节律性兴奋的基础。第 4 期除极是大量离子电流活动叠加的结果,包括 K^+ 电流、Ca^{2+} 电流,生电性 Na 泵(Na^+,K^+-ATP酶),Na^+-Ca^+ 交换体,称为所谓的

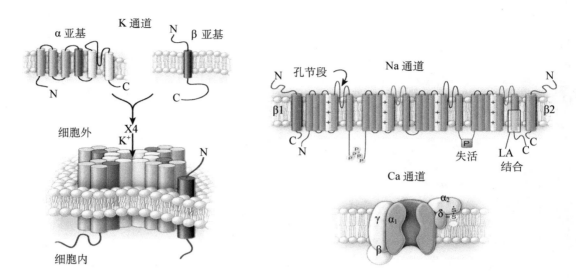

图 14-2 电压门控通道的结构和亚基组成。钾离子通道是由四聚体结构的 α 亚基或孔隙结构的亚基和一种或多种 β 亚基构成,为清楚起见上图仅列出了具有一种 β 亚基单位的结构。钠和钙离子通道是由具有 4 种同源结构域的 α 亚基和一种或多种辅助单元构成。在所有类型的离子通道中,每个亚基或结构域的第 5 和第 6 次重复跨膜单位之间的蛋白环形成了选择性离子空隙结构。钠离子通道具有磷酸化作用的靶点,其第 3 和第 4 同源域的结构对于通道的失活起着重要作用;并且其第 4 个结构域中的第 6 次跨膜结构对于和局部麻醉抗心律失常药物的结合发挥着重要作用

表 14-1 心律失常机制

电生理特征	分子组成	机制	心律失常
细胞			
冲动起始自律性	I_f, I_{Ca-L}, I_{Ca-T}, I_k, I_{kl}	抑制/促进 4 种通道	窦性心动过缓、窦性心动过速
自动触发	钙负荷,I_{TI},I_{Ca-L},I_k,I_{Na}	延迟后除极 早后除极	洋地黄中毒,再灌注室性心动过速,尖端快速性心律失常,先天性和后天性心律失常
刺激	I_{Na} I_{K-ATP} I_{Ca-L}	0 相动作电位缩短机制,无反应性抑制	缺血性室颤 房室传导阻滞
复极化	I_{Na}, I_{Ca-L}, I_k, I_{kl},钙离子稳态 I_{Ca-L},K 通道 钙离子稳态	动作电位延长 延迟后除极,早后除极 动作电位缩短	多态性室性心律失常(心衰,左室肥大) 房颤
多细胞			
细胞耦合	连接蛋白(C × 43),I_{Na} I_{K-ATP}	降低耦合	缺血性室性心律失常
组织结构	细胞外基质,胶原	可激动间隙和功能性折返	单行性室性心律失常,房颤

起搏电流。然而,这些电流的相对重要性还存在争议。

此外,第 4 期除极速度与起搏细胞发放频率是动态调整的,调节第 4 期的显著因素是自主神经系统张力。乙酰胆碱的释放并与毒蕈碱受体相结合导致副交感神经的负向变时性效应的激活,释放 G 蛋白的 βγ 亚基,激活结细胞与心房细胞的钾电流,使得 K^+ 电流量的增加对抗膜的除极,减慢动作电位 4 期的除极速率。相反,增强交感神经系统张力,可增加心肌释放的儿茶酚胺浓度,激活 α 和 β 肾上腺素能受体。在起搏细胞中 $β_1$-肾上腺素的刺激效应占优势,可增加 L 型钙电流(ICa-L)和 I_f 电流(起搏电流),进而增加第 4 期除极斜率。提高交感神经系统兴奋性能够显著增加窦房结细胞的发放频率,产生窦性心动过速,频率可每分钟大于 200 次。相比之下,浦肯野细胞发放频率的增加是有限的,很少产生频率大于每分钟 120 次的快速性室性心律失常。

正常的自动节律性可能会受到一些与心脏疾病相关的其他因素的影响。低钾血症和心肌缺血均可减少钠泵的活动,从而减少隐匿性复极化电流,增加 4 期舒张除极电流,最终导致起搏细胞的自动发放频率的增加。适度的增加细胞外的钾离子可以促进心肌细胞达到最大舒张电位,从而增加起搏细胞的除极速率。然而,大量的增加钾离子(K^+),会导致膜电位除极使得心肌难以激活。

辅助的潜在起搏点产生正常或增强的自动节律性,当主要起搏点发生障碍时产生逸搏节律。快节律对起搏细胞产生抑制作用。快节律时起搏细胞内载钠量增加,同时,通过钠泵的作用使细胞排出钠离子,导致背景复极化电流的增加,从而使 4 相舒张期除极电流减少。慢节律时,随着钠泵的激活,内流钠离子缓慢减少,逐渐导致快速舒张除极及逐渐加速的心动过速。但不是所有自动心动过速都能观察到超速驱动压抑和温醒现象,入口阻滞可能减弱或消除具有较高自律性组织的超速压抑和温醒现象。

自动节律性异常可能成为房性心动过速,特发性加速性室性心律和室性心动过速的基础,尤其与缺血和再灌注相关。有学者认为,心肌缺血边缘的损伤电流,可以导致相连的非缺血心肌组织除极,诱发自动性室性心动过速。

后除极与自动触发

自动触发活动产生依赖于后除极,能够自发开始发放冲动(图 14-3)。后除极是指发生在一个动作电位过程中(早期后除极)或之后(延迟后除极)的膜电压振荡活动。

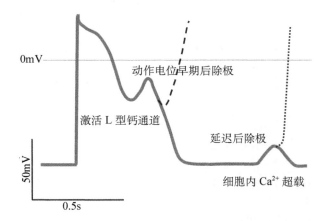

图 14-3　动作电位早期后除极(EADs)和延迟后除极(DADs)示意图。 后除极是心肌细胞的一种自发除极化活动,早期后除极发生在动作电位结束前,并且干扰了其复极化过程。延迟后除极发生在动作电位的第 4 期,此时动作电位的复极化过程已结束。关于早期除极化和延迟除极化细胞水平产生机制的差异(请参阅文本)

延迟后除极(DADs)是指在细胞胞质与肌浆网中特征性的存在 Ca^{2+} 超载而诱导产生。洋地黄中毒、儿茶酚胺和缺血均可提高 Ca^{2+} 负载量引起延迟后除极,随着钠离子和钙离子的超负荷,导致的缺血心肌中溶血磷脂的积累被视为延迟后除极和自动性触发的机制。受损区域的细胞或心肌梗死处存活细胞中内质网可自发释放钙,这可能会产生细胞内高钙"波"和心律失常。

早期后除极(EADs)发生在动作电位和肌细胞依次复极化中断的时期。传统上,早期后除极被认为由动作电位延长和除极电流的激活引起,但最近的实验证据表明先前细胞内钙的负荷量与早期后除极之间的相互关系未被认可。动作电位延长时胞质内的钙可能会增加。反过来,似乎提高 L 型钙电流,可进一步延长动作电位持续时间,同时,提供内向电流驱动 EADs 发生。通过动作电位的延长增加细胞内的钙可同样提高产生 DADs 可能性。胞内 $[Ca^{2+}]$、EADs 和 DADs 之间的相互关系对于心肌敏感性也许是一种解释,尤其是接触延长动作电位药物时,增加钙的负荷(如在缺血或充血性心力衰竭)引发心律失常。

早期后除极触发的心律失常表现为速率依赖性。一般而言,当动作电位时程延长时,在慢速率下早期后除极的振幅被增强。事实上,早期后除极发展的一个基本条件是动作电位和 Q-T 间期的延长。低血钾、低镁血症、心动过缓,最常见的是药物应用延长动作电位后,容易产生早期后除极。抗心律失常药物 IA 类和 III 类的功能(见后文)产生动作电位延长和长 Q-T 综合征,用于治疗时常导致心律失常。非心血管药物如吩噻嗪类、非镇静类抗组胺药和一些抗生素也可以延长动作电位时程和诱发 EAD 介导触发心律失常。反之,减少[K⁺]可能会降低在心室肌细胞膜上钾电流(特别是延迟整流电流,IKr),说明为什么低血钾可以引起动作电位延长和早期后除极。事实上,临床患者采用输入钾离子来缩短先天性长 Q-T 综合征(LQTS)和药物引起的获得性 Q-T 综合征的 QT 间期。

EAD 介导的触发活动可能是室性心动过速多态性的基础,如尖端扭转型室性心动过速、先天性和获得性长 Q-T 综合征患者。结构性心脏疾病,例如心肌肥厚和心肌衰竭也可延迟心室复极化(所谓的电重构)并引起心律失常相关复极化的异常,在心肌肥厚和心力衰竭中由相应药物治疗或电解质紊乱导致的复极化异常通常被放大。

冲动传导异常:折返

最常见的心律失常发生机制是折返。从根本上讲,折返被定义为激动波围绕在难以激动的障碍部位循环。因此,折返的基本要求是两条不同的电生理路径围绕难以激动区域传导冲动。即一条路径发生单向阻滞,同时在传播前导波的前端存在一段可兴奋组织区域(图 14-4)。心脏的结构和电生理学的属性可有利于产生单向阻滞及难以激动障碍区域,心脏肌束复杂的几何结构和细胞连接的空间异质性或其他活跃的膜属性(即离子电流)显得至关重要的。

对折返性心律失常分类,尤其是治疗时,主要取决于是否存在一个可兴奋间歇及其长短。当心动过速环路比心动过速的波长更加长时(λ=传导速度×不应期,代表环路的大小可以维持折返),可出现一个可兴奋间歇,允许适当的同步刺激在环路中重复传导。折返性心律失常可以存在于缺少可激动间隙的心肌中,同时心动过速波长与通路长度几乎相同,在这种情况下,前导波传导通过部分无结构障碍的不应组织和不完全可兴奋间歇,这称为主环折返(折返取决于组织的功能属性)。不同于可兴奋间歇折返,在主环折返中没有固定的解剖环路,因此,不可能用起搏或破坏环路中的一部分而

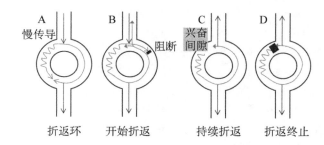

图 14-4 **折返的示意图。** A. 折返环包括两个分支,一个分支为慢传导途径。B. 一次提前的冲动发放不能通过快传导途径(正直快传导途径不应期)下传,其经慢传导途径传导,当冲动传到两路径连接点时可以逆行激活快传导途径形成折返。C. 在持续折返期间形成一个环路,其波前激活与波后恢复之间存在一个间隙(可兴奋间隙)。D. 折返终止的一种机制为环路的传导和激活特性发生改变,波前的激活与波后的恢复发生冲突,导致心动过速终止

中断心动过速,此外,主环折返中的环路常常比可兴奋间歇折返心律失常不稳定,循环周期比较多变并易于自发终止。

解剖学上确定,可兴奋间歇折返可以解释一些临床上重要的心动过速,如房室折返、心房扑动、束支折返、室性心动过速、瘢痕心肌中的室性心动过速。强有力的证据表明,更加紊乱的心律失常,如心房和心室颤动,与心脏的复杂激动和功能性折返有关。

器质性心脏病导致传导和不应性的变化,增加了折返性心律失常的风险。慢性缺血性心肌运载细胞间离子电流的缝隙连接通道蛋白(连接蛋白 43)下调,心室肌梗死和衰竭的边界区域不仅有功能性离子电流改变,而且出现组织重塑和缝隙连接的分布改变。缝隙连接通道的表达和分布的变化,与大体组织改变相结合,导致折返性心律失常中缓慢传导,使慢性冠状动脉疾病(CAD)复杂化。老年人心房肌的传导改变,表现为高度碎裂的心房电图,为折返提供了一个理想的基质,这可能为老年患者心房颤动的共同基础。

走近患者 心律失常

对疑有心律失常患者的评估是高度个体化的,然而,病史和心电图是指导诊断治疗的两个关键。

心律失常患者从无症状的心电图异常到心搏骤停幸存者具有广泛的临床表现。一般来说，症状越严重，评价和治疗越积极。意识丧失，被认为是为发生心脏病需全面寻找病因的典型提示，经常需要侵入性并依赖一定设备的治疗。结构性心脏病的存在和早期心肌梗死决定了晕厥或室性心律失常处理方法的转变。严重室性心律失常家族病史的存在或猝死前兆会影响遗传性心律失常推测的评估。

体格检查重点确定是否有与特殊心律失常相关的心肺疾病，但不总是这样的，通常没有严重的心肺疾病，常显示轻微节奏紊乱，相比之下，心悸、晕厥或近似晕厥的一组严重心脏或肺部疾病具有较多先兆性症状暗示。此外，体格检查可以提示如心房颤动等持续性心律失常的存在。

心律失常患者的评估中明智地使用无创诊断检查是一个重要的要素，没有什么检查比心电图更重要，尤其是记录某一时间段的症状。可能出现在静息心电图上的电生理学的干扰特征是较罕见的，但对于诊断非常重要。如 WPW 综合征中的 Delta 波，Q-T 间期的延长或缩短，Brugada 综合征中右心前区的 ST 段异常和致心律失常性右室发育不良中的 ε 波。体表心电图记录的变异对于心律失常基质和触发灶可以提供重要的信息。动态心电图和事件记录，连续或间歇，长时间记录体表心电图，提高了症状期间观察心脏节律的可能性，可置入式长期监测器和商业动态心电图监测服务允许远程监控诊断和评估疗效。

长时程的记录可以对心脏节奏的变时性进行评估。心率变异性（HRV）和 Q-T 间期变化（QTV）提供了非侵入性的方法来评估心脏自主神经系统的影响。HRV 降低与交感神经系统张力增加有关，可增加心肌梗死后患者的死亡率。信号平均心电图（SAECG）使用信号平均技术在体表心电图中扩大与心肌缓慢传导有关的微小电位。这些微小电位被称为晚电位，由于晚电位的时程涉及 QRS 波群并延长 QRS 波群时限，因此认为晚电位提示心室存在缓慢传导，与心肌梗死后室性心律失常的风险增加有关。运动试验心电图对于确定心肌缺血的存在很重要；最近，运动负荷后 Q-T 间期分析被用来评估严重室性心律失常的风险。较低心率 T 波的微小改变（T 波改变，TWA）可以用于识别暴露于严重室性心律失常风险的患者。心脏成像在筛查和定性易于导致心律失常的心肌结构异常中发挥着重要作用，如室性心动过速频繁地发生在心室收缩功能障碍、

心室扩张、肥厚型心肌病和一组浸润性疾病如肉状瘤病的患者中。室上性心律失常可能与特定的先天性改变有关，包括三尖瓣下移畸形（埃勃斯坦畸形）中的房室折返性心动过速。超声心动图常使用成像技术筛查心脏结构和功能障碍患者。越来越多的心肌磁共振（MR）成像被用来筛查瘢痕负荷，心肌纤维脂肪浸润在致心律失常性右室心肌病等易发生心律失常的结构改变患者中常见。

直立倾斜试验（HUT）用于一些晕厥患者的评估，然而，对于 HUT 的生理反应还不是完全清楚，但血流量的重新分布和心室收缩力增强始终存在。直立倾斜试验激活中枢反射，初始心率上升，然后出现神经介导的以心率减慢为特征的低血压。HUT 的其他反应在直立性低血压和自神经功能低下的患者中可能观察到。HUT 经常用于复发性晕厥的患者，尤其是不存在结构性心脏病，但是也可用于与损伤相关的单次发作性晕厥者。对于有结构性心脏病的晕厥患者，HUT 可用于那些其他原因（如心脏停搏，快速性室性心律失常）已被除外的患者。HUT 被建议作为有用的工具对于复发的特发性眩晕、慢性疲劳综合征、复发性短暂性脑缺血发作、老年人病因不明的反复摔倒的诊断和治疗中。更重要的是，HUT 对于危重冠心病患者（存在近端冠状动脉狭窄）、严重的脑血管疾病患者，严重的二尖瓣狭窄患者及左心室流出道阻塞（如主动脉瓣狭窄）患者是相对禁忌的。HUT 的方法是可变的，但倾斜的角度和直立姿势持续的时间对试验的诊断效果是极为重要的。体位性压力的药理学刺激如异丙肾上腺素、硝酸盐、腺苷、依酚氯铵已经被用于缩短试验并提高特异性。

电生理检查是很多心律失常诊断和治疗的关键。事实上，最常用的电生理学的检查是介入性的，同时提供诊断和治疗。电生理检查包括基线状态下传导测量（休息）和压力（速率或药物）条件下的测量，应用起搏和药物诱发心律失常。许多复杂的电标测和导管技术的开发促进了电生理实验室的导管介入治疗。

治疗　心律失常

1. 抗心律失常的药物治疗　抗心律失常药物与心脏组织间的相互作用导致电生理学复杂的变化。由于没有完全的理解这些药物的效果已经产生了严重的失误，对患者的治疗效果和新药物的发展

产生不利的影响。目前,抗心律失常药物在大多数心律失常的治疗中一直扮演辅助的角色。

对于复杂的抗心律失常药物的作用有几点解释:目标离子通道的结构相似性;随疾病的变化而改变的通道和转运蛋白表达水平的区域性差异;药物作用的时间和电压依赖性;药物对靶点的效应不同于离子通道。因为任何抗心律失常药物的分类方案都具有局限性,因此精简的描述药物的主要作用机制是比较有用的。1970 年由沃恩-威廉姆斯(Vaughan-Williams)提出的分类表方案,后来由辛格和哈里森进行了修改。抗心律失常药物的分类:Ⅰ类,因抑制 Na^+ 电流而具有局部麻醉效果;Ⅱ类,干扰 β-肾上腺素受体儿茶酚胺的作用;Ⅲ类,通过抑

制 K^+ 电流延长复极化或激活除极电流;Ⅳ类,阻滞钙离子通道(表 14-2)。Vaughan-Williams 分类方案的局限性包括:忽视了大多数药物具有多重作用,只是片面的把拮抗作用作为其作用机制;事实上,有几种药物作用机制不在以上 4 种作用的分类方案中。

2. 导管消融术　导管消融的使用是基于存在一个维持冲动产生与传播的关键解剖区域,该区域也是心律失常发生和持续所必需的,破坏这一关键区域可使心律失常消除。临床医疗中射频(RF)能量的应用已有近 1 个世纪的历史。20 世纪 80 年代早期,Scheinman 和他的同事们第 1 次使用直流能源完成了导管消融术。到 20 世纪 90 年代初,射频已经用于以导管为基础的心肌消融(图 14-5)。

表 14-2　抗心律失常药物作用

药物	分类作用				多方面作用
	Ⅰ	Ⅱ	Ⅲ	Ⅳ	
奎尼丁	++		++		α-肾上腺素阻滞剂
普鲁卡因胺	++		++		神经节阻滞剂
氟卡尼	+++		+		
普罗帕酮	++	+			
索他洛尔		++	+++		
多非利特			+++		
胺碘酮	++	++	+++	+	α-肾上腺素阻滞剂
伊布利特			+++		钠通道激活剂

射频频段(300~30 000kHz)产生的能量有几种生物医学应用,包括凝固和烧灼组织。这个频率的能量不会刺激骨骼肌或心脏,通过电阻抗机制加热组织,加热的强度和组织破坏程度与输出能量成比例。可供选择用于心律失常导管消融术,但较少应用的能源包括微波(915MHz 或 2450MHz),激光、超声波、冷冻(冷冻消融术)。这些备选的消融技术中,冷冻消融术临床使用频率最高,尤其是消融房室结区域时。在温度低于 32℃时膜离子运输被中断,导致细胞除极,动作电位振幅降低,持续时间缩短,传导速度减慢(导致局部传导阻滞)——如果组织及时再加热,上述变化均是可逆的。组织冷却可用于标测和消融。冷冻标测可以用来确认所需的消融靶点的位置,如 WPW 综合征的辅助途径,或通过在冷冻期间监测房室结传导,确定在 AV 结周围消融的安全性。另外,冷冻消融术的优势在于一旦导管尖部冷却

低于冰冻点,将紧贴组织,增强导管稳定性而不依赖于心脏的节律或起搏。

3. 设备治疗　心动过缓由于原发窦房结功能障碍或房室传导缺陷引起,通过置入永久心脏起搏器很容易得到治疗。置入起搏器的临床适应证通常取决于心动过缓症状或不稳定的逸搏节律的存在,在第 15 章更加全面的讨论。

快速性室性心律失常,特别是那些发生在进展性结构性心脏疾病情况下,如缺血性心肌病、致心律失常性右心室心肌病,尽管应用抗心律失常药物或导管消融术治疗,但病情仍可复发。对于有适应证患者置入埋藏式自动除颤复律起搏器(ICD)可降低心源猝死的发生率。部分充血性心力衰竭(CHF)和心室机械收缩不同步的患者,可实施 ICD 或起搏器置入提供心脏再同步治疗,通常是通过置入左心室起搏电极。在心室收缩不同步的 CHF 患者中,这样的治疗可以改善病情进展和死亡率。

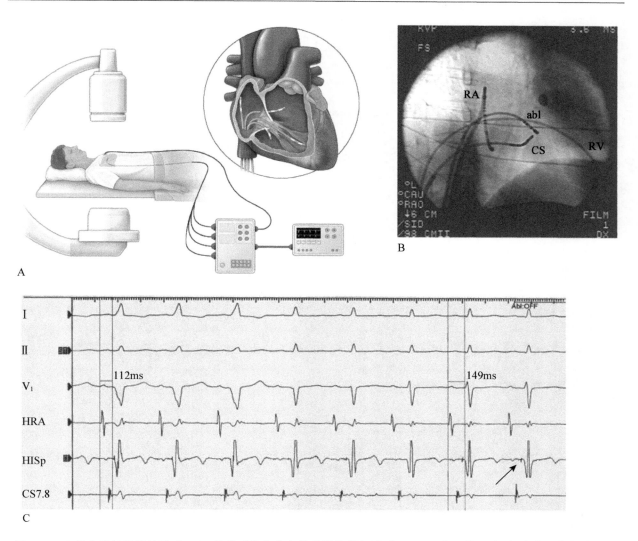

图 14-5 **心律失常的导管消融术。**A. 导管系统和病人接受导管射频消融（RFCA）装置的示意图，该装置包括介入心脏内部的导管和安放在体表的一块散在的贴片（通常背部）。插图显示的为导管位于心脏 AV 瓣膜环的一个旁道消融点。B. 右上方的荧光图像显示的为左侧旁道途径进行消融时导管的放置位置。一根导管通过穿刺间隔放置于二尖瓣环心房的一面（abI）。其他导管放置在冠状窦、右心房（RA）、右心室（RV）顶端记录局部的电活动。C. 左侧传导旁路的 WPW 综合征患者行 RFCA 记录的体表心电图（I, II, V1）和心内膜电图（HRA：右心房上端；HISp：希氏束近端电图；CS 7,8：放置在冠状窦 decapolar 导管的 7 到 8 极点的记录）。第四个 QRS 波群呈高尖状；希氏束电图显示为狭窄的波形，这很明显的揭示心室预激可以通过消融传导旁道来完成

（梁　明　韩雅玲　译）

第 15 章

Chapter 15

缓慢性心律失常

David D. Spragg　Gordon F. Tomaselli

心脏的电活动正常起源于窦房结,窦房结是最高级的起搏点,若窦房结功能障碍或被抑制,其他次级起搏点如房室结,特殊传导系统和心肌可以发生电激动。通常,次级起搏点均以低频率起搏,如果心排血量不能相应增加,可能会导致组织灌注不足。

解剖结构中特殊的起搏组织促发了心脏自发性的电激动和收缩活动,如在第 14 章所述,心脏的动作电位呈区域多相性。结性组织分离出的细胞的动作电位与心房肌细胞和心室肌细胞中记录到的动作电位有明显的区别(图 15-1)。与心房和心室肌细胞相比,存在于结性细胞中的离子电流成分导致了较少的负向静息膜电位,结性细胞的电学舒张表现为缓慢的舒张期除极(4 相),至达到阈电位时产生动作电位。与心房肌和心室肌细胞相比较,此动作电位上升支(0 相)的速度缓慢,由钙电流而不是钠电流介导。具有窦房结和房室结组织特性的细胞与心肌的其他细胞通过连接细胞发生电学联系,这种连接细胞的电生理特性介于结性细胞和心房、心室肌细胞之间。窦房结细胞的 4 相除极最快,因此是正常心脏的最高级起搏点。

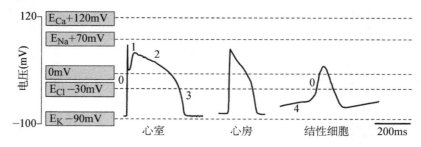

图 15-1　动作电位图示:与心房肌或心室肌细胞比较,窦房结或房室结组织的动作电位特点为更高的除极静息膜电位,0 相上升期缓慢和 4 相舒张期除极

心动过缓的发生是源于冲动形成障碍或冲动传导障碍。冲动发生障碍可能由 4 相舒张期除极减慢或丧失所致的自律性降低引起,可由疾病或药物作用所导致(图 15-2)。值得关注的是,自主神经系统可以通过调整 4 相舒张期除极速度,进而影响一级及次级起搏点的频率。结性组织至心房或心室肌细胞的冲动传导失败由于传出阻滞而发生心动过缓,心脏的心肌细胞活性和传导性的变化(纤维化)可能导致冲动传导障碍。

窦房结功能障碍和房室(AV)传导阻滞是病理性心动过缓的最常见原因。窦房结功能障碍通常很难与生理性窦性心动过缓区分,尤其是在年轻人中。

窦房结功能障碍的发生率在 50～60 岁年龄段明显增加,若患者出现乏力,运动耐受力下降,晕厥及窦性心动过缓应该考虑窦房结功能障碍。年轻人中常见一过性房室传导阻滞,这可能与高达 10% 的青壮年存在高迷走神经张力相关。获得性永久性房室传导阻滞的患者在健康成年人群中非常罕见,年发病率约每百万人口 200 人次。

症状性心动过缓的患者在排除了迷走张力增加,缺氧,低体温症等外在可逆因素和药物原因之后,采用永久性起搏治疗是其唯一可靠的治疗方法(表 15-1)。在美国,15 万例置入永久起搏器的患者中,约 50% 是由于窦房结疾病,而在欧洲,该比例为 20%～30%。

表 15-1　窦房结功能障碍病因学

外源性	内源性
自主神经系统性疾病	病态窦房结综合征(SSS)
颈动脉窦超敏反应(心脏抑制型)	冠心病(慢性/急性心肌梗死)
血管迷走性刺激	炎症疾病
药物	心包炎
β 受体阻滞药	心肌炎(包括病毒性)
钙离子通道阻滞药	风湿性心脏病
地高辛	胶原血管病
抗心律失常药物(Ⅰ和Ⅲ类)	莱姆病
腺苷	老年性淀粉样变
可乐定(其他抗交感神经药)	先天性心脏病
碳酸锂	TGA
西咪替丁	医源性
阿米替林	放射治疗
吩噻嗪	外科手术后
麻醉药(美沙酮)	胸部创伤
喷他脒	基因遗传
甲状腺功能减退	常染色体显性遗传 SSS,
睡眠呼吸暂停	OMIM♯163800(15q24-25)
组织缺氧	常染色体隐性显传 SSS,
气管内抽吸(迷走神经刺激)	OMIM♯608567(3p21)
低体温	伴有近视的 SSS
头颅内压增高	OMIM♯182190
	卡恩斯-赛尔综合征
	OMIM♯530000
	肌强直性营养不良
	Ⅰ型,OMIM♯160900
	(19q13.2-13.3)
	Ⅱ型,OMIM♯602668
	(3q13.3-q24)
	弗里德赖希共济失调
	OMIM♯229300
	(9q13,9p23-p11)

OMIM.孟德尔遗传数据库;TGA.大动脉转位

窦房结疾病

窦房结的结构和生理学

　　窦房结是由一簇小的梭形细胞组成,位于心脏的右心房与上腔静脉交界处的心外膜表面的界沟内,窦房结动脉亦走行在此。窦房结在结构上呈现多相性,与周围的心房肌细胞相比,中央区典型结细胞的特殊肌纤维明显减少,在光学显微镜下无闰盘,肌质网不发达,无横管系统。窦房结周边区域的细胞在结构和功能上都属于过渡状态。55%～60%的窦房结动脉起自右冠状动脉,40%～45%起自左回旋支。窦房结被丰富的交感神经、副交感神经和神经节支配。

　　窦房结发出的不规则且缓慢传播的脉冲与窦房结细胞电生理特性和自身结构有关。与记录的心肌细胞动作电位相比,窦房结细胞动作电位的特征表现为相对除极化的膜电位(图 15-1):－40～－60mV,0 期上升缓慢,以及相对快速的 4 期舒张期除极。内相整流钾电流（IK_1）的相对缺乏导致除极化膜电位的产生；由于缺乏快钠电流（I_{Na}），缓慢上升的 0 期由 L 型钙电流（I_{Ca-L}）开放形成。而 4 期除极是一系列的离子流叠加活动的结果。主要包括 L 型（I_{Ca-L}）和 T 型（I_{Ca-T}）钙离子流，由超极化激活环核苷酸门控通道四聚体化形成的起搏离子流（所谓的有趣电流，或 I_f）及钠钙交换泵所提供的除极电流，还有拮抗除极电流的延迟整流钾电流（I_{Kr}）和乙酰胆碱门控钾电流（I_{KACh}）。I_{Ca-L}、I_{Ca-T} 和 I_f 受 β 肾上腺素刺激调节，而 I_{KACh} 受迷走刺激调节，这解释了自主神经系统活动对舒张期除极调节的精确敏感性。窦房结内的缓慢传导是由于 I_{Na} 电流缺失及结内细胞电偶联障碍所致，结内细胞偶联障碍是由大量存在的间质组织和缝隙连接不足引发的。电偶联不良可使窦房结内电生理特性呈现梯度分布，表现为窦房结内靠近周边的移行细胞由于与心房肌发生电偶联而被沉默（图 15-2）。

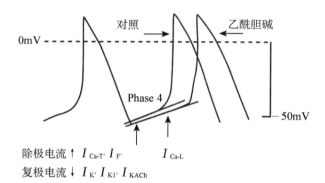

除极电流 ↑ $I_{Ca-T'}$ $I_{F'}$ I_{Ca-L}
复极电流 ↓ $I_{K'}$ $I_{K1'}$ I_{KACh}

图 15-2 原理图：结细胞动作电位和引起 4 相除极的离子流。 除极 L 型（I_{Ca-L}）和 T 型（I_{Ca-T}）钙离子通道和起搏电流（I_f）的相对增加伴复极内向整流钾电流（I_{K1}）和延迟整流钾电流（I_K）的减少导致除极。乙酰胆碱依赖钾电流（I_{KACh}）和 β 受体阻滞剂能延缓 4 期速率，从而减慢起搏频率（Modified from J Jalife et al：Basic Cardiac Electrophysiology for the Clinician，Blackwell Publishing，1999.）

窦房结疾病的病因学

窦房结功能障碍可分为内源性的或外源性的。这种分类很重要，因为外源性的功能障碍常常是可逆的，在考虑起搏器治疗之前，一般应对其加以纠正（表 15-1）。引发外源性窦房结功能障碍最常见的原因是药物和自主神经系统的作用抑制了自律性或传导性。其他外源性原因包括甲状腺功能减退症，睡眠呼吸暂停，危

重病人的低体温症，缺氧状态，颅内压增高（Cushing 反应），以及气管内抽吸致迷走神经被激活。

内源性窦房结功能障碍是退化性的，病理特点往往为窦房结或其与心房连接处的心肌细胞纤维化。急性和慢性冠状动脉疾病（CAD）可能与窦房结功能障碍有关，但在急性心肌梗死发病中（多为下壁）这种障碍通常是短暂的。炎症可能影响窦房结功能，并最终导致纤维化。心包炎、心肌炎、风湿性心脏病均与窦房结疾病有关，表现为窦性心动过缓、窦性停搏和传出阻滞。红斑狼疮（SLE）、类风湿关节炎（RA）和混合性结缔组织病（MCTDs）导致的心脏炎症亦会影响窦房结的结构和功能。老年性淀粉样变性是一种浸润性疾病，在 90 岁的患者中多发，淀粉样蛋白在心房肌沉积可损害窦房结功能。某些窦房结疾病是医源性的，窦房结可能在心胸外科手术中直接被损伤。

遗传性窦房结疾病比较罕见，目前已确认有几种窦房结疾病与遗传相关。与室上性心动过速发病相关的窦房结功能障碍（如慢-快综合征）为常染色体显性遗传，与 15 号染色体上起搏电流（I_f）的 HCN4 亚组基因的突变相关。3 号染色体上 SCN5A（心脏钠通道基因）突变所引起的一种常染色体隐性遗传的 SSS，其显著特点表现为心房无兴奋性，ECG 上无 P 波。伴有近视的 SSS 已经被发现，但基因改变尚未明确。有几种神经肌肉性疾病包括卡恩斯-塞尔综合征（眼肌麻痹，视网膜色素变性和心肌病）和强直性肌营养不良等，亦对传导系统和窦房结功能有影响。

无论在年轻人还是老年人中，SSS 均与窦房结纤维组织增加有关。CAD、糖尿病、高血压病、瓣膜性疾病和心肌病等疾病并存可加速 SSS 的发病。

窦房结疾病的临床特征

窦房结功能障碍可完全无症状，仅表现为心电图异常如窦性心动过缓、窦性停搏和传出阻滞；或发生交替性室上性心动过速，通常表现为心房颤动和心动过缓交替出现。窦房结功能障碍，尤其是慢-快综合征的症状，与心率的快慢程度相关。例如，心动过速可能导致患者出现心悸、心绞痛和心力衰竭，心动过缓可能导致患者出现低血压、晕厥、晕厥前症状、疲劳及乏力。在窦房结功能障碍中，心动过速中止时，对窦房结的超速抑制可能导致长时间的心脏停顿和晕厥。在许多情况下，窦房结功能障碍相关症状与伴随的心血管疾病相关。在极少数的 SSS 患者中，缓慢或快速的心脏频率可引起心力衰竭的症状和体征。

1/3～1/2 的窦房结功能障碍患者会发生室上

性心动过速,通常表现为心房颤动或心房扑动。其中持续性心房颤动的发生率会随着患者年龄的增长,高血压、糖尿病、左心室扩张、心脏瓣膜病的发作和心室起搏比例增高而增加。值得注意的是,某些有不适症状的患者可能会随着心房颤动的发生,其不适症状有所改善,推测可能是因为平均心率有所增加。与心房颤动患者相似,心动过缓-心动过速交替的 SSS 患者,存在血栓栓塞的风险。这些高危人群,如年龄大于或等于 65 岁,既往有卒中史、心脏瓣膜病、左心室功能障碍或心房扩大的患者应该予以抗凝治疗。高达 1/4 的 SSS 患者将会并发房室传导疾病,但仅有少数人需要针对高度房室传导阻滞进行特殊的治疗。

　　窦房结功能障碍的患者,其症状的严重程度会不断变化,即使发生过晕厥的患者,亦是如此。虽然窦房结功能障碍的症状可能非常明显,但总体死亡率通常在无并存其他疾病时不会受到影响。在决定治疗策略时需要仔细考虑病程中的这些特点。

窦房结疾病的心电图

　　窦房结功能障碍的心电图表现包括窦性心动过缓、窦性停搏、窦性静止、窦性传出阻滞、心动过速(SSS 中)和变时性功能不全。一般很难鉴别生理性和病理性窦性心动过缓。根据定义,窦性心动过缓

是指窦房结发出的节律频率小于每分钟 60 次。窦性心动过缓非常常见,多为良性的。在健康的年轻人和接受身体训练的人群中,静息频率低于每分钟 60 次很常见。清醒状态下,非体育锻炼人群,窦性频率低于每分钟 40 次通常被认为是异常的。窦性停搏和窦性静止是由于窦房结发放脉冲失败,在 ECG 上无 P 波(图 15-3)。在清醒的运动员中常见超过 3s 的窦性停搏,无症状的老年人也可能发现 3s 甚至更长的停搏。间歇性的窦房结传导障碍引起窦房阻滞,其严重程度与房室传导阻滞的分类很相似,窦房结传导延长在 ECG 上无法显现;二度窦房阻滞表现为间歇性窦房传导障碍及经常发作的不规则房性节律。

　　二度 I 型窦房阻滞,窦房结冲动传导逐渐延长,伴有间断性窦性冲动至周围心房组织的传导中断。二度窦房阻滞在心电图表现为间歇性 P 波缺失(图 15-4)。在二度 II 型窦房阻滞中,停搏前的窦房传导时间不会改变。而完全性或三度窦房阻滞,心电图上无 P 波。慢快综合征表现为交替出现的窦性心动过缓和房性心动过速。虽然房性心动过速,心房扑动和心房颤动在临床中均有发现,但心房颤动是最为常见的房性心动过速。变时性功能不全是指在运动或情绪波动等情况下,心脏不能适度增加心率,将在后面详细描述。

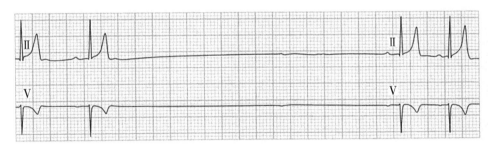

图 15-3　心电图示窦性停搏。此心电图记录 1 例无心脏病的年轻患者睡眠期间的心脏活动。停搏前心率缓慢,且 PR 间期延长,符合迷走神经张力增加表现。P 波形态与窦性心律一致。该记录来源于 2 导联的遥测系统,其中的标记 II 导联模仿额面 II 导,图中 V 代表修改的中央 I 导联,即模仿标准 12 导联心电图 V₁ 导联

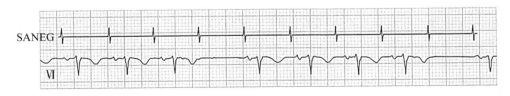

图 15-4　莫氏 I 型窦房传出阻滞。此图显示理论上的窦房结心电信号,值得注意的是,一组心搏引起规则发生的心律失常。窦房结心电信号不变而从窦房结传出至周围心房组织的时间逐渐延长,即显示为 P 波与心电信号的逐渐延长。因此,在停搏前,P-P 间期轻微缩短,并且停搏间期小于前一个窦性间期的 2 倍

诊断性检查

窦房结功能障碍是临床和心电图中最常见的诊断。静息心电图上提示窦性心动过缓或停搏对于诊断窦房结疾病远远不够，通常还需要长期的记录和与症状相关性来判定，不伴有窦性心动过缓的症状可排除窦房结功能障碍。

心电图记录在诊断和管理窦房结功能障碍上起重要作用。排除静息状态下 ECG 的局限性，Holter 或事件监测仪可以记录下与症状相关的心脏节律。当达到设定的心率标准时，许多监护仪可被自动触发进行同步记录。诊断特别困难的患者可以通过置入式心电图监测仪记录 12～18 个月的 ECG。

心率无法随着运动而增加被称为变时性功能不全。这也可被定义为在运动峰值时未达到预测最大心率的 85%，或运动中每分钟无法达到 100 次的心率，或运动中最高心率低于年龄校正后人群的 2 个标准差区间。运动试验可用于区分静息心动过缓和变时性功能不全，也可用于帮助确定运动不耐受的机制。

自主神经系统测试可用于诊断颈动脉窦高敏症：持续停搏大于 3s 的长间歇可确定诊断，但也可能发生在无症状的老年人群中。通过测定固有心率可以区分窦房结功能障碍或迷走张力增高引起的缓慢心率。经过注射 0.2mg/kg 普萘洛尔（心得安）和 0.04mg/kg 阿托品后获得正常的固有心率，范围为每分钟 117.2－(0.53×年龄)；如果低于固有心率，则考虑存在窦房结疾病。

电生理检查对于评估可能有窦房结功能障碍晕厥的患者，尤其是合并器质性心脏病的患者起一定作用。在这种情况下，电生理检查被用于排除引起晕厥的恶性病因，如室性心动过速和房室传导阻滞。几种侵入性的方法可以评估窦房结功能，如窦房结恢复时间（SNRT）：在接近窦房结的右心房超速起搏，停止后查看停顿的最长间歇（正常小于 1500ms 或经窦性周期校正后小于 550ms）；窦房传导时间（SACT）：(固有的窦性周期长度－房性期前收缩刺激后的非代偿间隙)/2（正常小于 125ms）。异常的 SNRT、SACT、降低的固有心率同时出现是诊断窦房结疾病的敏感性和特异性的指标。

治疗　窦房结功能障碍

由于窦房结功能障碍不增加死亡率，故治疗的目的是缓解症状。排除窦房结功能障碍的外在原因，考虑症状与心脏节律的相关性是患者管理中重要的部分。起搏器置入是症状性窦房结功能障碍的主要治疗方式。在评估和管理窦房结疾病的患者中，一定要重视药物的作用。一系列药物可以影响窦房结功能，成为引起窦房结功能障碍的外在因素（表 15-1）。β 受体阻滞剂和钙通道抑制剂增加窦房结功能障碍患者的 SNRT，Ⅰ 类和 Ⅲ 类抗心律失常药物可以引起窦房结传出阻滞。通常在决定此类患者是否需要永久起搏治疗之前，这些药物均须停用。长期药物治疗窦性心动过缓的疗效是有限的，某些药物可能改善窦房结功能，例如洋地黄，显示可以缩短窦房结功能障碍患者的 SNRT；注射异丙肾上腺素或阿托品可以短期内迅速增加窦性心律。长期或短期使用茶碱可以增加心率，但存在一定不良反应。如用于慢-快综合征，将会增加室上性心动过速发作的频率，器质性心脏病患者还会增加潜在恶性室性心律失常的风险。目前只有一个关于窦房结功能障碍治疗的随机研究，Holter 监测静息心率在 30～50 次/分的患者，接受双腔起搏器治疗较随机接受茶碱或未治疗者相比，晕厥事件发作明显减少，同时症状改善。

在某些情况下，窦性心动过缓无须特殊的治疗或仅仅短期的心率支持即可。如窦性心动过缓常常发生在急性下壁或后壁心肌梗死的患者中，疼痛或使用吗啡等药物诱发迷走神经张力增加会导致病情加重。窦房结动脉缺血可能发生在急性冠状动脉综合征患者中，往往在累及右冠状动脉时出现，甚至心肌梗死时也会出现，但其对窦房结功能的影响通常是短暂的。

窦性心动过缓是颈动脉窦高敏症的主要表现，亦是与血管迷走性晕厥相关的神经介导性低血压的主要表现，起搏治疗对其有效。对于伴明显心脏抑制的颈动脉窦高敏症患者，若合并反复发作的晕厥或晕厥前兆，起搏器置入有效。对于药物难治性迷走性晕厥，有数个随机试验观察了起搏器治疗的有效性，但结果不尽相同。虽然最初的研究结果表明，置入起搏器的患者晕厥复发次数减少或很长时间才会复发，但至少有一个随访研究未能证实这些结论。

窦房结功能障碍的起搏模式和适应证将在以后具体探讨。

房室传导疾病

房室结的结构和生理学

房室传导轴结构复杂，包括心房、心室及房室结。不同于窦房结，房室结是起源于移行区的心内膜下结构,是由右心房后下壁的细胞聚集体构成。上、中、下房结束汇集于房室结复合体。房室结($1mm×3mm×5mm$)位于 Koch 三角形的顶点,即在冠状窦口的后方,三尖瓣环的前方和 Todaro 腱上方。房室结延伸为房室束迅速穿越中心纤维体。并且与主动脉瓣、二尖瓣及三尖瓣非常接近。因此,当伴有瓣膜性心血管疾病或进行外科手术时易受到损伤。房室束穿过纤维环并沿着室间隔穿行,在邻近膜部室间隔处形成希氏束。右束支(RBB)从房室束的末端发出,横贯右心室;而左束支(LBB)则是位于左心室隔上广泛的心内膜下片状组织。从 RBB 和 LBB 发出的浦肯野纤维网,广泛地分布在左心室和右心室心内膜的表面。

房室束的血供来源于房室结动脉和左冠状动脉前降支的第一间隔支。束支分支有来自于左冠状动脉前降支间隔支及后降支冠状动脉分支的双重供血。房室结受节后交感神经及副交感神经的高度支配。希氏束的分支及远端传导系统受自主神经张力影响极小。

构成房室结复合体的细胞是多相性的,具有多种不同的动作电位特点。移形区内细胞的电生理特性介于心房肌细胞和结细胞之间(图 15-1),房结过渡连接区表现为递减传导,表现为随着刺激心率的增加传导发生减慢。据描述,房室结有快、慢两条通道,但这两条通路是在解剖学上截然不同,还是在房室结的不同区域上表现为不同功能仍具有争议。构成房室结的心肌细胞被除极(静息膜电位 $-60mV$),动作电位表现为低振幅,0 相缓慢上升($<10V/s$),第 4 相心脏舒张期除极,高输入电阻,以及对膜外的钾离子相对不敏感。通过离子电流的成分可分析动作电位的特征。房室结细胞缺乏 I_{K1} 电流和 I_{NA} 电流,0 相由 I_{Ca-L} 电流引起,而 4 相的去极化是由去极化电流 I_f、I_{Ca-L}、I_{Ca-T} 和 I_{NCX} 以及复极化电流 I_{Kr} 和 I_{KACh} 的集体活动形成。由于间隙连接通道表达相对稀疏(主要为连接蛋白 40)及细胞间质增加,房室结细胞之间的电耦合非常贫乏。

希氏束和束支被心室肌细胞隔离。在这些组织中可以看到心脏中最快的电传导。动作电位表现为非常快速的上升支(0 相),延长的平台期(2 相),以及适度的自律性(4 相除极)。由大量的连接蛋白 40 构成的缝隙连接很丰富,但横向连接到心室心肌的束支十分匮乏。

房室传导疾病的病因学

临床中,房室传导阻滞的发病原因有许多种,可以按几种方法来分类:功能性的或器质性的,与窦房结功能障碍的病因划分为内源性或者外源性的方法相似;房室传导阻滞按照其严重程度,可划分为一度到三度甚至是完全房室阻滞;或者按照房室传导阻滞的部位来分类。表 15-2 总结了房室传导阻滞的病因。功能性病因导致的房室传导阻滞往往是可逆的,例如自主神经性的功能异常,代谢性的/内分泌异常,药物相关的等。其他大多数病因会导致房室传导系统的结构变化,通常为房室传导轴的节段纤维化,一般都为永久性的。睡眠时或在健康人群中,迷走神经张力增高可能导致各种程度的房室传导阻滞。颈动脉窦高敏、血管迷走性晕厥、咳嗽、排尿性晕厥都可能与窦性心动过缓及房室传导阻滞有关。短暂的代谢和内分泌紊乱以及一些药物的使用也可能导致可逆的 AV 传导阻滞。

表 15-2　房室传导疾病病因学

自主神经性	
颈动脉窦超敏感	血管迷走性
新陈代谢/内分泌类	
高钾血症	甲状腺功能减退症
高镁血症	肾上腺功能不全
药物相关	
β 受体阻滞剂	腺苷
钙离子通道阻滞剂	抗心律失常药物(Ⅰ/Ⅲ类)
地高辛	锂
传染性疾病	
心内膜炎	肺结核
莱姆病	白喉

续表

美洲锥虫病	弓形虫病
梅素	
遗传性/先天性疾病	
产妇	
先天性心脏病	面肩胛臂类疾病 MD,OMIM♯158900(4q35)
系统性红斑狼疮	Emery-Dreifuss MD,OMIM♯310300(Xq28)
卡恩斯-塞尔综合征	进展型家族性心脏传导阻滞,OMIM♯113900(19q13.2-q13.
肌强直性营养不良	3,3q21)
Ⅰ型 OMIM♯160900(19a13.2-13.3)	
Ⅱ型 OMIM♯602668(3q13.3-q24)	
炎症类	
系统性红斑狼疮	混合性结缔组织病
风湿性关节炎	硬皮病
浸入性	
淀粉样变性	血色病
肉状瘤病	
肿瘤/外伤	
淋巴瘤	辐射
间皮瘤	导管消融
黑色素瘤	
退变性疾病	
列夫病	勒内格尔病
冠心病	
急性心肌梗死	

OMIM.人类孟德尔遗传定律

有些传染性疾病更易对传导系统产生影响。50%以上的莱姆病会影响心脏,10%的莱姆心肌炎患者会发展成房室传导阻滞,通常这种情况是可逆的,但仍需要应用临时起搏。常见于拉丁美洲的南美锥虫病,以及梅毒会导致更持久的房室传导紊乱。一些自身免疫性或浸润性疾病可能引起房室传导阻滞,包括系统性红斑狼疮、混合性结缔组织病、类风湿关节炎、硬皮病、淀粉样变性(原发性和继发性)、肉状瘤病、血色素沉着病及罕见恶性肿瘤也可能损伤房室传导系统。

传导系统的特发性进行性纤维化是导致房室传导阻滞最常见的退行性病因之一。衰老与室间隔顶部、中心纤维体、主动脉瓣和二尖瓣环的退行性变化相关,也被称为“左心骨架硬化”。这些变化通常会从40岁开始,而动脉粥样硬化、高血压和糖尿病可加速这一进程。进行性家族性心脏传导阻滞的进展原因已被发现,是由于家族成员心脏钠通道基因(SCN5A)发生突变,其他突变位点定位于1号和19号染色体。

房室传导阻滞也与遗传性神经肌肉疾病相关,包括核苷酸重复性疾病肌强直性营养不良、线粒体肌病卡恩斯综合征,以及一些单基因肌营养不良疾病。复杂的先天性心脏病患者可能存在先天性的房室传导阻滞(参见第19章),例如大动脉转位、原发孔型房间隔缺损(ASD)、室间隔缺损(VSD)、心内膜垫缺损和某些单心室缺陷。临床发现,患有红斑狼疮的母亲可生育心脏结构正常但存在先天性房室传导阻滞的婴儿。医源性房室传导阻滞可能发生在二尖瓣或主动脉瓣置换手术、少数的胸部放疗及射频导管消融术中。室间隔和房间隔修复术基本不会导致房室传导阻滞,但房室传导阻滞可能会使大动脉移位修复术复杂化。

冠心病能导致一过性或持续性的房室传导阻滞。冠状动脉痉挛、缺血,特别是右冠状动脉缺血可能会产生一过性房室传导阻滞。10%～25%的急性心肌梗死患者会发生一过性房室传导阻滞。其中，最常见的是一度和二度房室传导阻滞，偶尔也会有完全性传导阻滞（CHB）。急性心肌梗死中，下壁较前壁更容易发生二度和高度房室传导阻滞。然而下壁心肌梗死产生的房室传导阻滞水平通常在房室结内，伴有更稳定和更窄 QRS 波的逸搏。相反的，前壁心肌梗死的阻滞位点通常在房室结远端、希氏束或束支，导致宽 QRS 波及不稳定的逸搏频率，因此预后差，死亡率高。

房室传导阻滞的心电图及电生理学

心电图通常可以诊断房室传导阻滞，并能显示传导紊乱的严重性，从而帮助推断出阻滞的位点。轻微的传导阻滞表现为传导缓慢，而严重的传导阻滞，会表现为间歇性或持续地传导失败。一度房室传导阻滞（PR 间期＞200ms）是通过房室交界区时传导减慢（图 15-5），延迟的位置通常在房室结内，但也可能发生在心房、希氏束、浦肯野系统。宽 QRS 波提示延迟部位位于传导系统的末端，而窄 QRS 波提示延迟部位恰好在房室结或在不常见的希氏束内。在二度房室传导阻滞中，电冲动从心房到心室的传导会间歇性地失败。二度房室传导阻滞被分为两型，分别是莫氏 I 型（文氏型）和莫氏 II 型。莫氏 I 型传导阻滞的心电图特征是，有逐渐延长的 PR 间期，RR 间期缩短，一次小于前一个 RR 间期两倍的停搏。同时在心电图上可以看到，停搏后的 PR 间期小于停搏前的 PR 间期（图 15-6）。电冲动在房室结的传导减弱会导致此种心电图出现。

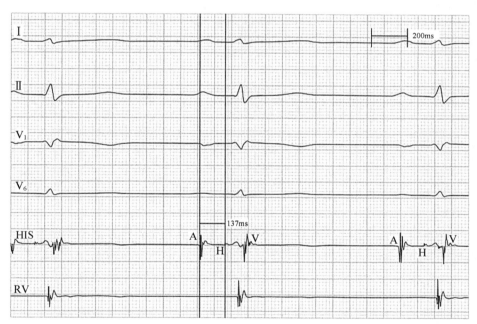

图 15-5　**一度房室传导阻滞伴房室结传导延迟**，即 A-H 间期延长，此图中的延迟达到137ms。希氏束到体表心电图的心室最早激动部位（HV）的时间是正常的。正常的 HV 传导时间提示房室结下至心室的传导正常。I 导联和 V₁ 导联是体表心电图，HIS 导联记录的是希氏束的心内电位。A、H、V 分别代表心房、希氏束和右心室的心电信号

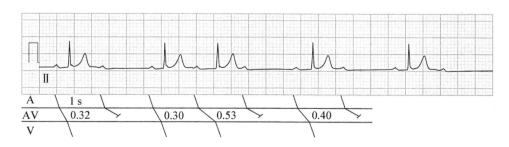

图 15-6　**莫氏I型二度房室传导阻滞**。如梯形图所示，停搏前 PR 间期逐渐延长，房室结传导缓慢引起了上述心电图表现

由于二度Ⅱ型房室传导阻滞的预后较差，因此十分必要将其与二度Ⅰ型区分开。二度Ⅱ型的特点是P波间歇性地无法下传，而之前的PR间期及R-R间期并无改变。当房室阻滞是2∶1时很难区分其为Ⅰ型还是Ⅱ型。二度Ⅱ型房室传导阻滞点通常在传导系统的远端或者希氏束下方，通常伴有心室内的传导延迟（如束支传导阻滞）。相较于二度Ⅰ型房室传导阻滞，其更容易进展为高度房室传导阻滞。二度房室传导阻滞（特别是二度Ⅱ型）可能伴有一系列无法下传的P波，亦被称为阵发性房室传导阻滞（图15-7）。它意味着明确的传导系统疾病，是永久性起搏器的置入适应证。冲动从心房到心室的传导

完全阻断的情况被称为完全或三度房室传导阻滞。介于二度和三度之间的房室传导阻滞被称为高度房室传导阻滞，而完全性房室传导阻滞意味着进展性的房室传导系统疾病。在这两种情况下，阻滞点通常是在房室结的远端，QRS波的宽度可以帮助确认阻滞的水平。当无已知的束支传导阻滞时，宽QRS逸搏节律的出现（图15-8B）意味着在希氏束远端或者是束支存在阻滞；相反，如果是窄QRS节律则提示阻滞位点在房室结或希氏束近端，逸搏心律起源于房室交界区（图15-8A）。窄QRS波的逸搏节律相较于宽QRS波的逸搏节律通常更快、更稳定，起源更加接近于房室传导系统。

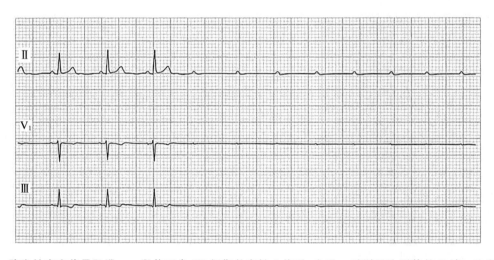

图 15-7 **阵发性房室传导阻滞。** 一段伴正常PR间期的窦性心律后，出现一系列无法下传的P波。这预示着传导系统出现严重病变，需要安装永久起搏器予以治疗

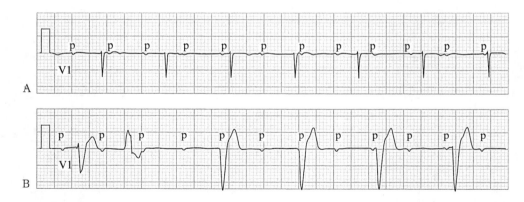

图 15-8 **高度房室传导阻滞。** A. 多个无法下传的P波伴可能起源于房室交界的规律的窄QRS逸搏心律。B. 宽QRS波逸搏节律伴单个室性期前收缩。在这两个案例中，P波和QRS波无关联

诊断性检查

房室阻滞诊断性检查的目的是为了明确传导阻滞的程度，特别是对于无症状的患者，因为其预后和治疗取决于阻滞位点是在房室结还是房室结以下。迷走神经刺激、颈动脉窦按摩、运动及给予阿托品或异丙肾上腺素都可能提供诊断信息。

由于房室结及以下的传导系统受不同的神经系统支配，迷走神经刺激和颈动脉窦按摩都会减慢房室结的传导速度，但是对房室结以下的传导组织影响较小，甚至会由于远端组织的活动频率减低反而改善了传导速度。相反的，阿托品、异丙肾上腺素及运动会提高房室结的传导速度且抑制结下传导。对于先天性 CHB 伴窄 QRS 波群的患者，运动通常可以增加心率。相比之下，对于获得性 CHB，特别是伴宽 QRS 波群的患者，运动不会增加心率。

其他的诊断评估方法，包括电生理检查，能够识别出部分发生晕厥和疑似高度房室传导阻滞的患者。特别适用于通过无创检查无法确定晕厥原因的患者，或者是因结构性心脏病伴快速性室性心律失常而产生晕厥的患者。电生理检查可以提供更精准的房室传导阻滞部位，并可用以研究房室传导在药理作用下及运动时的情况。通过定位在三尖瓣环上缘的导管得到的希氏束电图，可以提供完整的房室传导轴的信息。正确记录的希氏束电图可以反映局部的心房、希氏束及心室的活动；当同时监测体表心电图的时候，又可以评估心房内、房室结及结下的传导时间（图 15-5）。希氏束电图记录的从心房电图到希氏束的时间（AH 间期）代表通过房室结的传导时间，通常小于 130ms。从希氏束电图到体表心电图最早 QRS 波群起始部（HV 间期）代表通过希氏-浦肯野系统的传导时间，通常小于或等于 55ms。

增加起搏心率可以揭示异常的房室传导。二度Ⅰ型房室传导阻滞在短心房起搏周期时反应正常。然而，当迷走神经张力不高，且心房起搏周期大于 500ms（每分钟频率小于 120 次）时会出现异常。通常二度Ⅰ型房室传导阻滞伴 AH 间期延长，代表传导减慢且阻滞发生在房室结内。偶尔，AH 间期延长是受药物（β 受体阻滞药、钙通道阻滞药、洋地黄）或迷走神经张力升高的影响。阿托品可用于抑制迷走神经张力升高；但是如果 AH 间期延长，且在起搏间期延长的情况下房室传导阻滞持续存在，则提示很可能为自身的房室结疾病。二度Ⅱ型房室传导阻滞通常发生在结下，特别是在希-浦系统。结下阻滞是不正常的，表现为 HV 间期延长或希氏束电图显示没有心室激动（图 15-9），而在快频率起搏或伴短偶联间期的额外刺激情况下发生结下阻滞是正常的。当出现 2∶1 传导时，通常很难判断二度房室传导阻滞的分型；然而，若每个心房电图后都有希氏束电图，则意味着阻滞发生在传导系统的远端。

若电生理检查的心内电信号记录到希-浦系统传导的时间延长（如长 HV 间期），则认为其进展为高度房室传导阻滞的风险增加，且通常属于起搏适应证。对于束支传导阻滞而言，HV 间期可能揭示没有阻滞的束支传导情况，以及发展为更高度房室传导阻滞的可能性。无症状的束支传导阻滞患者若伴 HV 间期延长，则会增加发展为高度房室传导阻滞的风险。随着 HV 间期的延长，风险逐步增加。如患者的 HV 间期＞100ms，完全性房室传导阻滞的年发生率为 10%，表明需要起搏治疗。对于获得性 CHB 的患者，即使以上情况为间歇性发生，电生理检查的必要性不大，已属于起搏器置入适应证。

治疗　房室传导阻滞

对于伴随症状的房室传导系统疾病的患者，临时或永久性人工起搏是最可靠的治疗方式。然而，排除导致房室传导阻滞的可逆性原因，根据血流动力学状态提供临时的心率支持，对每个患者来说都是必不可少的。纠正电解质紊乱和缺血，抑制过度的迷走神经张力，停用引起房室传导阻滞的药物，便可增加心率。如果阻滞发生在房室结，辅助性应用阿托品或异丙肾上腺素进行药物治疗是有帮助的。由于大多数的药物需要一定的时间才能起效，临时起搏可能是必要的。经皮心脏起搏是最迅速有效的技术，前胸电极片放置在心尖部（阴极），后背电极片放置在脊柱和肩胛骨之间或在右乳头上方（阳极）。急诊经皮心脏起搏是高度有效的，但由于带给患者不适感，以及因电极阻抗变化引起的长期心室失夺获，其使用时间都会受到限制。如果患者需要更长时间的起搏支持，应该使用经静脉的临时起搏。临时起搏电极可以通过颈静脉或锁骨下静脉置入，最终到达右心室，若有必要，可以支持数天稳定的起搏。多数情况下，若没有及时的解决方案，对于房室结远端的传导阻滞需要进行永久起搏。

永久性心脏起搏器

1. 术语与并发症　永久起搏技术是窦房结功能障碍与房室传导阻滞的主要治疗手段。自20世

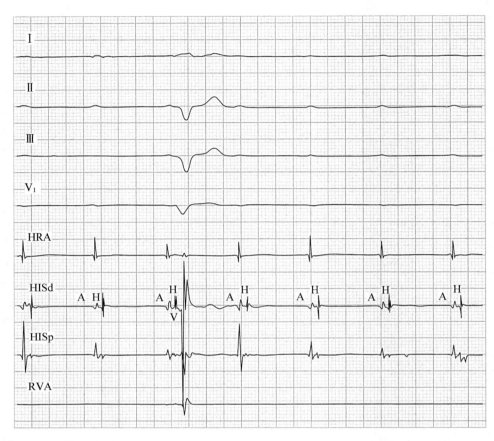

图 15-9 希氏束以下的高度房室传导阻滞。AH 间期正常，且在阻滞前无改变。心房与希氏束电图记录到房室连接处远端持续性阻滞。Ⅰ、Ⅱ、Ⅲ、V₁ 为体表心电图。HISd, HISp 和 RVA 是 HIS 远端、HIS 近端和右心室心尖部的腔内心电图。在希氏束心电信号记录中，A、H 和 V 分别代表心房、希氏束和心室电图

纪 50 年代第 1 台永久起搏器投入使用以来，技术领域的诸多进步不断实现了设备小型化，脉冲发生器的寿命延长，电极导线改进，并且增加了起搏器功能。为了更好地理解治疗心动过缓的起搏技术，熟知起搏治疗的基础知识就显得尤为重要。起搏器工作方式和功能采用 5 位字母代码进行表示。第 1 位字母代表起搏的心腔（O 表示无，A 为心房，V 为心室，D 为双腔，S 表示单腔）；第 2 位字母代表感知的心腔（O 表示无，A 为心房，V 为心室，D 为双腔，S 表示单腔）；第三位字母表示感知后的反应方式（O 表示无，I 为抑制，T 为触发，D 表示抑制＋触发）；第四位字母表示可程控性或频率应答（R 为频率应答）；第五位表示所具有的抗快速心律失常功能（O 表示无，P 为抗心动过速起搏，S 表示电击，D 表示起搏＋电击）。几乎所有的现代起搏器都具有多种程控功能，并且带有频率应答功能，其使用的频率传感器的种类包括：体动或运动传感器，每分通气量传感

器，或 QT 间期传感器。尽管起搏器可程控为多种模式，但在单腔和双腔起搏器中，最为常见的程控模式为 VVIR 和 DDDR。

虽然起搏器的安全性能很高，但仍然会出现与置入术或电子产品功能相关的一些并发症，起搏器在使用中仍然会产生一定的并发症。对于成年人，心脏起搏器最常见的置入途径是通过锁骨下-上腔静脉进入到心脏。起搏器置入术的急性并发症虽然罕见，但仍有可能发生，其中包括感染，血肿，气胸，心脏穿孔，膈肌或膈神经刺激，以及电极导线脱位。起搏器治疗产生的慢性并发症包括感染，囊袋破溃，导线损坏，以及因参数设置不当或与患者自身心电生理功能相互影响而产生异常情况。无论是有意或无意，皮下囊袋中脉冲发生器扭转会导致"旋弄综合征"。这一情况的发生将引起电极导线缠绕在脉冲发生器周围，以及导线脱落而造成心脏感知与起搏障碍。当然，更小尺寸及更轻的现代起搏器将会减少这一并发症的发生。

对房室同步和(或)左心室机械同步的影响也会导致慢性心脏起搏并发症。恢复房室同步性的起搏模式在受到干扰或失效情况下将会产生一系列症状和体征,统称为起搏器综合征,包括:颈部搏动、乏力、心悸、咳嗽、劳力性呼吸困难、头晕、晕厥、颈静脉压升高、标准 A 波及水肿、啰音和第三心音等充血性心力衰竭的典型特征。右心室心尖部起搏可诱发左心室不同步,导致左心室(LV)收缩功能受损,产生二尖瓣反流,以及前面提到的充血性心力衰竭的典型特征。维持房室同步可以降低起搏器综合征的发生。同时,在起搏模式的选择上,减少不必要的心室起搏或置入具有双室起搏功能的起搏器可以减少由起搏造成的心室机械收缩不同步。

2. 起搏器治疗窦房结功能不全 起搏器治疗窦房结功能不全用于缓解心动过缓的相关症状。由美国心脏协会(AHA)/美国心脏病学会/心律协会(ACC/HRS)出版发行的共识及指南中,按照心脏起搏器适应证及其证据水平进行分类。Ⅰ类适应证指有证据或共识证实治疗是有效的。Ⅱ类适应证指对一种操作或一种治疗的疗效存在证据上的冲突或观点上的分歧;Ⅱa 类适应证倾向于证据和观点支持治疗方案有效,Ⅱb 类适应证则认为证据或专家意见缺乏有效性。Ⅲ类适应证是指证据或观点认为该治疗方案无效甚或有害。

起搏治疗窦房结功能不全的Ⅰ类适应证包括记录到的症状性心动过缓,长期接受不可替代的药物治疗所引起的窦房结功能障碍,症状性变时功能不全。Ⅱa类适应证包括不除外窦房结功能不全,但没有记录和无法明确由窦房结功能不全引起的晕厥。Ⅱb类适应证为症状轻微,心率持续小于每分钟 40 次。对于那些无症状和服用非必须应用的药物导致的窦房结功能障碍者,无起搏治疗适应证(表 15-3)。

表 15-3 窦房结功能障碍起搏器置入指南

Ⅰ类
1. 伴有症状性心动过缓或窦性停搏相关的窦房结功能障碍
2. 必须长期接受不可替代的药物治疗所引的症状性窦房结功能障碍
3. 症状性变时功能不全
4. 伴心动过缓的心房颤动,心脏停搏大于 5.0s

Ⅱa 类
1. 每分钟心率小于 40 次的窦房结功能障碍,症状与心动过缓没有明确一致的相关性
2. 长期接受某种不可替代的药物治疗引起每分钟心率小于 40 次的窦房结功能障碍,症状与心动过缓没有明确一致的相关性
3. 不明原因的晕厥,电生理检查发现/诱发的窦房结功能障碍

Ⅱb 类
清醒状态下每分钟心率小于 40 次,但症状轻微者

Ⅲ类
1. 无症状的窦房结功能障碍,即使心率小于每分钟 40 次
2. 类似心动过缓症状,与缓慢心律无关的窦房结功能障碍
3. 由于服用非必须应用的药物导致的窦房结功能障碍

(源自:Modified from AE Epstein et al: J Am Coll Cardiol 51:e1,2008 and G Gregoratos et al: J Am Coll Cardiol 40:703,2002.)

对窦房结功能障碍患者所采用的起搏模式存在着某种程度的争议。已经开展了一些随机、单盲的起搏模式试验。但没有任何的试验表明,对于窦房结疾病患者,房室顺序起搏与单腔起搏相比能够改善患者的死亡率。一些研究显示,房室顺序起搏降低了心房颤动和血栓栓塞事件的发生率。在对置入双腔起搏器的患者进行单腔和双腔起搏的交叉设计试验中,经常因为起搏器综合征而采用房室顺序起搏。保持房室同步的起搏模式可能降低心房颤动发生率,提高患者生活质量。对于窦房结功能障碍患者,房室传导阻滞发生率虽然较低,但不排除其发病的可能性,通常置入双腔起搏器。

3. 起搏器治疗颈动脉窦高敏和血管迷走性晕厥 颈动脉窦高敏患者如果伴有显著心脏的抑制,起搏治疗是较好的选择。在这种情况下,仅需要间歇性起搏,所以单腔心室起搏通常已足够。血管迷

走性晕厥的机制尚不完全明确,似乎与心脏机械性感受器的激活相关,从而兴奋中枢神经系统后介导迷走神经激活和交感神经系统抑制。一些随机临床试验入选了药物难治性血管迷走性晕厥的患者。其中一些研究提示,与非起搏治疗相比,起搏治疗能减少晕厥复发的频率和间隔时间。然而近期在最初研究之一的后续随访结果中发现,起搏治疗迷走神经介导性晕厥的证据还不充分。

4. 起搏器治疗房室传导疾病 没有随机研究评估起搏治疗房室传导阻滞患者的疗效,因为对房室传导阻滞和未经治疗的潜在致命性高度房室传导阻滞患者,尚缺乏可靠的替代性治疗方法。起搏治疗成人获得性房室传导阻滞的共识指南为起搏治疗的适应证规划了范围(表15-4)。起搏器置入术应应用在任何有症状的心动过缓和不可逆的二度或三度房室传导阻滞的患者,且不论产生传导系统阻滞的原因或程度如何。症状包括与心动过缓、低心排血量或心力衰竭恶化、心绞痛或无法耐受基本药物治疗直接相关的表现。对无症状的房室传导阻滞患者应采取个体化的起搏治疗方案;其中起搏应考虑的情况是:①获得性CHB患者,尤其伴心脏扩大、左心室功能不全和清醒时每分钟心率小于或等于40次;②任何类型的无症状二度房室传导阻滞患者,伴宽QRS波群或阻滞点在希氏束内或以下。在以下特殊情况时可对无症状患者考虑起搏治疗:对一度房室传导阻滞及左心室功能不全患者,较短的房室间期可以改善血流动力学;患有轻度房室传导延迟(一度房室传导阻滞、心室内传导延迟),若合并源于传导系统异常的神经肌肉疾病,如强直性肌营养不良和卡恩斯-塞尔综合征。

表 15-4 获得性房室传导阻滞起搏器置入指南

Ⅰ类

1. 任何解剖水平的二度/三度房室传导阻滞。若合并:
   a. 症状性心动过缓
   b. 必须接受某种药物治疗,该药物又可导致症状性心动过缓
   c. 清醒状态下,被记录到有大于3s的停搏,或逸搏心率每分钟小于40次
   d. 术后房室阻滞预计无法恢复
   e. 导管消融房室结后
   f. 神经肌肉疾病,如强直性肌营养不良、卡恩斯-塞尔综合征,欧勃肌营养不良,腓骨肌萎缩症,无论是否有心动过缓症状
2. 伴有症状性心动过缓的二度房室传导阻滞
3. 二度Ⅱ型房室传导阻滞伴有宽QRS波群者,无论有或无症状
4. 无心肌缺血,运动诱发的伴二度/三度房室传导阻滞
5. 伴心动过缓的心房颤动,心脏停搏大于5.0s

Ⅱa类

1. 任何阻滞部位的无症状的三度房室传导阻滞
2. 无症状的二度Ⅱ型房室传导阻滞伴窄QRS波者
3. 电生理检查发现在希氏束以内或以下水平的无症状性二度房室传导阻滞
4. 一度或二度Ⅱ型房室传导阻滞伴有类似起搏器综合征的血流动力学表现

Ⅱb类

1. 典型的一度房室传导阻滞(PR间期大于300ms),左心室功能障碍患者,通过缩短AV间期改善血流动力学
2. 神经肌肉疾病,如肌强直性营养不良,卡恩斯-塞尔综合征,欧勃肌营养不良,腓骨肌萎缩症。导致的任何水平的房室传导阻滞,无论有无相关症状

Ⅲ类

1. 无症状的一度房室传导阻滞
2. 房室结水平的无症状性二度Ⅰ型房室传导阻滞
3. 可以自行恢复且不会再发生的房室传导阻滞,如莱姆病、病物中毒

(源自:Modified from AE Epstein et al:J Am Coll Cardiol 51:e1,2008 and G Gregoratos et al:J Am Coll Cardiol 40:703,2002.)

5. 起搏器治疗心肌梗死　急性心肌梗死引起的房室传导阻滞往往是短暂的,特别是在下壁梗死的患者中。急性心肌梗死的患者,起搏治疗适用于永久性二度或三度房室传导阻滞;伴有症状的,一过性的二度或三度房室传导阻滞合并束支传导阻滞。

一过性房室阻滞的患者存在以下情况时,通常不适于接受起搏治疗:无室内传导延迟;在原有束支阻滞的基础上发展为分支阻滞或一度房室传导阻滞。急性心肌梗死导致的分支阻滞在不合并其他形式房室阻滞时,也无须起搏治疗(表 15-5 和表 15-6)。

表 15-5　急性心肌梗死伴房室传导阻滞患者起搏器置入指南

Ⅰ类
1. 急性心肌梗死后存在希氏-浦肯野系统内的持续性二度房室传导阻滞伴双侧束支阻滞,或希氏束内或水平以下的三度房室传导阻滞
2. 房室结以下的一过性二度或三度房室传导阻滞伴相关的束支阻滞。若阻滞部位不明确应行电生理检查
3. 持续性和症状性的二度或三度房室传导阻滞患者

Ⅱb类
阻滞在房室结水平的持续二度或三度房室传导阻滞

Ⅲ类
1. 无室内传导异常的一过性房室传导阻滞
2. 仅有左前分支阻滞的一过性房室传导阻滞
3. 无房室传导阻滞的新发左前分支阻滞
4. 合并原有或不确定时间束支阻滞的持续一度房室传导阻滞

(源自:Modified from AE Epstein et al:J Am Coll Cardiol 51:e1,2008 and G Gregoratos et al:J Am Coll Cardiol 40:703,2002.)

表 15-6　慢性双分支和三分支阻滞起搏器置入适应证

Ⅰ类
1. 间歇性三度房室传导阻滞
2. 二度Ⅱ型房室传导阻滞
3. 交替性束支阻滞

Ⅱa类
1. 不除外与房室阻滞相关的晕厥,除外其他原因,如室性心动过速
2. 无症状患者在电生理检查中偶然发现显著延长的 HV 间期(>100ms)
3. 电生理检查中偶然发现起搏诱导的非生理性的希氏束以下阻滞

Ⅱb类
神经肌肉疾病,如强直性肌营养不良,卡恩斯-塞尔综合征,欧勃肌营养不良,腓骨肌萎缩症,导致的任何程度的分支传导阻滞,无论有无相关症状,因为房室传导疾病具有不可预知的进展性

Ⅲ类
1. 无房室阻滞或症状的分支阻滞
2. 伴一度房室传导阻滞或无症状的分支阻滞

(源自:Modified from AE Epstein et al:J Am Coll Cardiol 51:e1,2008 and G Gregoratos et al:J Am Coll Cardiol 40:703,2002.)

6. 起搏器治疗2分支和3分支阻滞　在某些特定的临床情况下,阻滞点在远端的房室传导阻滞也可能需要起搏器置入治疗。伴有症状性2分支和3分支阻滞,尤其是除外其他原因引起的晕厥患者,应

该进行起搏器治疗。无症状的2分支和3分支阻滞并伴有间歇三度或二度房室传导阻滞,或交替性束支传导阻滞的患者是起搏器置入术的适应人群。经过电生理检查提示分支阻滞伴有明显延长的 HV 间

期,或延长周长时发生希式束以下阻滞的患者也可以考虑置入永久起搏器。伴有分支阻滞和前文所述的神经肌肉疾病患者也应该接受起搏器置入术(表15-6)。

7. 起搏模式的选择 通常,保持房室顺序的起搏模式能够减少起搏相关的并发症,例如起搏器综合征和起搏器介导的心动过速,此点对于年轻患者尤为重要。双腔起搏在老年患者中的重要性尚不确定,几项研究证明,在房室传导阻滞的老年患者,应用双腔(DDD)起搏模式与单腔(VVI)起搏模式相比,其死亡率并无明显差异。一些随机起搏模式的研究表明,生理性起搏可降低慢性心房颤动和卒中的风险。对窦性心律伴有房室传导阻滞的患者,双腔起搏器置入的风险虽然轻微增加,但因避免了上述置入单腔起搏所导致相关的并发症,其总获益还是增加的。

(于海波 梁延春 译)

第 16 章

Chapter 16

快速性心律失常

Francis Marchlinski

快速性心律失常通常是指源自局灶心肌或折返环路的持续与非持续性心动过速。心动过速的标准定义是指心室率每分钟大于 100 次，但这一定义具有一定的局限性，如心房率每分钟大于 100 次而心室率却较慢时。另外，心室率每分钟可以超过基本窦率但小于 100 次，这仍代表一个重要的"心动过速"反应，如同观察到的加速性室性自主心律一样。期前收缩也被认为是快速心律失常的一种，因为它可导致心律失常的相关症状和（或）作为许多持续性心动过速的触发事件。

快速心律失常导致的临床症状

快速心律失常引起的典型的心悸或速脉，可能伴有期前收缩、漏搏或停搏，患者甚至可以感觉到缓慢的心率或眩晕症状。心动不规则或源于心房的快速心律失常不规则传导到心室时，会感觉到脉律紊乱。快速心律失常急性期，可能发生血流动力学改变，如心排血量减少引起头晕或晕厥，显著的心脏充盈压升高引起呼吸困难。有时，由于心肌缺血感受胸部不适症状。在心率相同的情况下，潜在心脏疾病决定了症状的严重程度。患者如果存在心肌肥厚所致舒张顺应性下降或心脏瓣膜狭窄，即使左心室收缩功能正常，也可出现严重的症状并发展为心动过速。心室颤动（VF）所致的血流动力学衰竭可导致心脏性猝死（SCD）。

评估快速心律失常的诊断性检查

对于常出现无生命威胁症状，如心悸或头晕的患者，心电图（ECG）对确认是否为心律失常反复发作所致是至关重要的。针对每天都有症状发作的患者应考虑 24h 动态心电图，对于间歇性症状应延长监测时间，患者触发事件监测器用来获得心电图信息，不需要持续的心电图导联的附件与记录。患者触发事件监测器具有循环记录功能（循环记录器）用来证明偶发事件和心动过速的初始发作。这对于不连续的心律失常症状患者是首选的监测技术，但它需要连续的心电图记录。监测器可自动触发记录快节律，可以用来检测无症状心律失常。间歇性心电图监测不适合发作不频繁且症状严重的患者，这部分患者可通过置入循环心电监测器，提供长时间的监测并进行自动的心律失常识别（图16-1）。

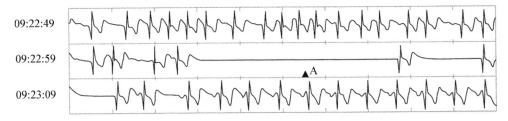

图 16-1　心房颤动的自发性终止。置入式循环心电图记录的晕厥发作时的心电图

症状表现严重的患者如晕厥，门诊的检查可能不充分。对伴有结构性心脏病伴晕厥的患者如怀疑有室性心动过速（VT），应考虑到是否需置入复律/除颤器（ICD），推荐住院治疗并行电生理学检查。对于没有结构性心脏病的窦性心律患者应该谨慎评估其 12 导联心电图，如对于明显的 V_1 和 V_2 导联 ST

段抬高是否符合 Brugada 综合征，QT 间期的变化是否符合长或短 QT 间期综合征及短的 PR 间期和 delta 波是否符合预激综合征（WPW）。这些心电图改变可用来识别可能存在的威胁生命的致心律失常基质，据此还可给予进一步的评估和治疗。单个的综合征将在本章后面详细讨论。

在几种特殊情况下提出对无症状的快速心律失常进行监测。现已明确，对于疑诊心动过速性心肌病的患者，如伴有心室扩张和收缩功能障碍，控制心律失常是非常必要的。监测心肌梗死（MI）后左心室功能下降患者的无症状室性期前收缩（VPCs）和非持续性室性心动过速（VT），对其心脏性猝死（SCD）的风险分层有帮助。无症状的心房颤动（AF）患者抗凝治疗方案依赖于对这种心律失常的准确评估。对于无症状心律失常患者可延长监测的持续时间，提高监测的能力。

心动过速时的 12 导联心电图是识别心动过速起源和机制的重要诊断工具，而通过一个或两个导联不能达到这种准度。快速性心律失常发作时的 12 导联心电图应尽可能编入永久性病历档案中。对于由运动诱发心律失常的患者，运动试验可以提供一个机会来获得快速心律失常的 12 导联心电图，避免更长时间的监测。

许多阵发性室上性心动过速与结构性心脏病的重大风险无关，除非口述得很严重或具有特征性的症状，很少需要对缺血性心脏病和心脏功能进行评估。然而，对于局灶性或大折返性房性心动过速（ATs），心房扑动（AFL）或心房颤动的患者，需要通过超声心动图进行心腔大小、功能及瓣膜功能的评估。室性心动过速（VT）患者应进行正常的超声心动图检查，对其左心室（LV）和右心室（RV）的大小和功能进行评估。在 LV 功能降低的情况下发生室性心动过速，应该高度怀疑晚期冠状动脉性心脏病（CAD）。对仅存在右心室扩张的室性心动过速者应高度注意致心律失常性右心室心肌病的诊断。无 QT 间期延长的多态性 VT 应该高度注意潜在的不稳定缺血的发生，纠正缺血能够改善 VT 的控制效果。

快速性心律失常的发病机制

心动过速是由于冲动形成异常和（或）冲动传导异常产生（图 16-2）。

1. 冲动形成异常 自律性的增加通常会引起窦率和窦性心动过速的增加（图 16-2）。异常自律性是由于增加了 4 期除极斜率或除窦房结以外的心肌

动作电位除极阈值下降引起。异常自律性被认为是大部分房性期前收缩（APCs）和室性期前收缩（VPCs）和一些房性心动过速（ATs）产生的原因。起搏不能诱发自动节律。冲动形成异常一般较少由触发活动引起。触发活动与发生在动作电位 3 期结束时的细胞后除极相关，被称为早期后除极；当发生在动作电位 4 期后，被称为延迟后除极。后除极是由于细胞内钙累积量的增加引起。如果获得足够的后除极振幅，就能够发生反复心肌除极及心动过速。早期后除极导致的 VPCs 可触发多形态室性心律失常，通常称为尖端扭转型室性心动过速（TDP）。延迟后除极被认为是地高辛中毒所致心房，交界处，分支性快速心律失常形成的原因，同样也是起源于流出道儿茶酚胺敏感性 VT 的基础。相对于自律性心动过速，触发活动引起的心动过速经常能被起搏诱发（图 16-2B）

2. 冲动传导异常 折返是由于心肌传导和（或）性能恢复的不均一性引起。单向阻滞与缓慢传导的存在使得阻滞心肌逆向传导，形成环路，如果长期存在就可维持心动过速（图 16-2C）。这些不均一性部分是心肌固有的，但在心肌正常激动/恢复中达最小化。当发生 WPW 综合征时存在额外途径使不均一性被放大；遗传因素通常决定了心肌离子通道的异常，如长 QT 间期综合征（LQTS）的发生；心肌的纤维化可使心肌正常的激动模式中断。

折返也是大部分异常的持续性室上性心动过速（SVTs）和室性心动过速（VTs）的基础。一般来说，折返都有解剖意义上的固定环路。比如存在"额外"的传导通路、本身结构上的传导障碍（如界脊，右心房的内侧垂直峋，分离右心房侧面小梁结构与右心房后面无小梁结构），以及潜在的心肌疾病引起的广泛纤维化。这种折返形式似乎更加稳定，导致一种心动过速（通常是单型）重复出现。其他折返形式似乎更多为功能性的，更加依赖于心肌电生理学属性的动态变化。这些心动过速往往更不稳定，并可导致多形性心动过速的出现。原发功能异常导致折返的两个典型的例子是急性心肌缺血引起的 VF 和由遗传性离子通道异常所致的多形性 VT，如 Brugada 综合征、LQTS 或儿茶酚胺敏感性 VT。

室上性心动过速

房性期前收缩

长期的心电图监测中，房性期前收缩被认为是

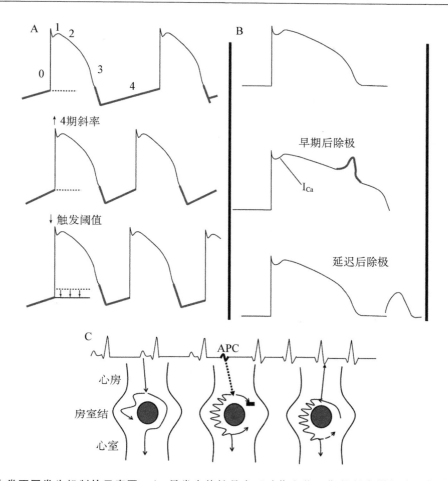

图 16-2　心律失常不同发生机制的示意图。 A. 异常自律性是由于动作电位 4 期的斜率增加或 0 期阈值下降。B. 触发活动是因为在动作电位 3 期平台期电流改变产生早期后除极或在动作电位 4 期因为细胞内钙累积导致延迟后除极。C. 折返与两个途径的基本要求为多样化的电生理学属性,允许一条路径传导阻滞和另一条途径的缓慢传播,允许足够的延迟以便阻滞点有时间恢复,允许其折返或循环的心动过速活动。上图显示了一个典型的房室结折返模式。APC. 房性期前收缩

最常见的心律失常。房性期前收缩的发生率随着年龄和结构性心肌病的存在不断增加,尽管一些患者会感觉到心悸或不规则搏动,但典型的房性期前收缩是无症状。

房性期前收缩的心电图诊断

　　房性期前收缩(APC)的心电图诊断是以识别窦性心搏前提早出现 P 波为基础(图 16-3A 和图 16-3B)。APC 的起源点与 ATs 特有的源位点类似。APCs 时 P 波形态与窦性 P 波通常不同,但来自右心耳、上腔静脉(SVC)和窦房结区界限上方类似窦性 P 波形态。APC 时 PR 间期延长,但 APCs 源点靠近房室结区时,由于心房传导到交界处的时间被缩短,实际上产生一个短的 PR 间期。过早出现的 APC 未下传到心室,产生不规则脉冲可被误认为停搏或"漏搏"。如果 APC 快速传导通过房室结,将伴随部分激动 His-Purkinje 系统,可出现与右或左束支传导阻滞相一致的 QRS 波形。这种 QRS 波形出现时,如无法识别的早发的 P 波,APC 则可能误诊为 VPCs。APCs 可特征性地重整窦房结冲动,由此产生 APC 前后的 RR 间期小于两个正常窦性 PP 间期。

治疗　房性期前收缩

　　房性期前收缩一般不需治疗。对解释和安慰无效并存在严重症状的患者,尝试应用药物抑制APCs。这些病灶可作为靶点采用导管消融治疗。还可尝试应用β受体阻滞药。值得注意的是,这些

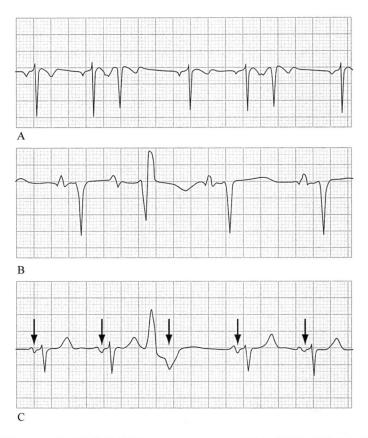

图16-3 房性期前收缩(APCs)与室性期前收缩(VPCs)。 A. APC重置窦房结并无代偿间歇。B. 即使当心室内异常传导伴束支传导阻滞型QRS波形时。C. VPCs往往不会重整窦房结活动(箭头),将显示一个完整的代偿间歇

药物可罕见地加重症状,如果房室传导阻滞伴随APC,不规则搏动就会变得更加严重。ⅠC类抗心律失常药物的应用可以消除APCs,但是如果存在结构性心肌病应避免使用。

交界性期前收缩

交界性期前收缩极为少见。冲动源自房室结和希氏束区域引起逆行性激动心房,在部分QRS波群初始或末端形成变形的P波,在Ⅱ、Ⅲ、aVF导联上误认为产生了Q波或S波。期前收缩源自希氏束,不能下传到心室而且存在心房阻滞传导,产生难以解释的体表心电图PR间期延长,这种延长不遵循标准的文氏现象(也就是心房活动中PR间期逐渐延长,最后心房激动完全受阻,引起心室漏搏)。心内电生理检查往往可以记录到希氏束除极,进而确定冲动起源于房室交区。有症状的患者通常可以应用β受体阻滞药,如果没有结构性心脏病,也可应用

ⅠC类抗心律失常药物。

窦性心动过速

生理性窦性心动过速表现为一个正常或适当的生理应激反应,如运动、焦虑或发热时可出现。病理条件下,如甲状腺功能亢进、贫血和低血压同样可以出现窦性心动过速,从其他的室上性心动过速(SVTs)中区分出窦性心动过速是非常重要的。窦性心动过速会产生一个与来自位于右心房的外侧和后方的窦房结形态一致的P波。P波在Ⅱ,Ⅲ和aVF导联呈直立,aVR导联上倒置。V₁导联的p波形态具有典型的双相性,直立/倒置的形态。窦性心动过速发作是渐进的,对于颈动脉窦压力的反应可能会有一些适度的和短暂的放缓,但不会突然终止。重要的是,诊断不应该由PR间期或每个QRS波前存在的P波为基础。PR间期与1:1房室(AV)传导特性取决于房室结与希氏束-浦肯野传导系统;因此,当窦性心动过速时保留的心房机制可使PR

间期显著延长。

生理性窦性心动过速的治疗是针对引起心动过速反应的潜在病因。如果明确了潜在的危害因素，如发生缺血性心脏病及心率相关的心绞痛症状的患者，可应用β受体阻滞药降低心动过速反应。

不适当窦性心动过速是一种不常见、然而非常重要的疾病状态，使心率自发或与生理压力/运动的程度不成比例的增加。头晕甚至直接晕厥常伴随窦性心动过速、心悸的症状，这些症状可明显影响患者生活。胸痛、头痛、胃肠不适的相关症状是较常见的。在许多患者中，这些综合征可发生在病毒性疾病后，并在 3～12 个月或以后可自发性恢复，提示病毒感染所致自主神经功能异常。

很难排除起源于窦房结区的自律性房性心动过速的诊断，需要侵入性电生理学的评估。因焦虑症而导致的生理性窦性心动过速常被误诊。

对于有症状的患者，维持强化的水化状态，盐负荷，小心滴定达到β受体阻滞的最大耐受剂量，个体化给药，常可减轻症状。症状严重的患者对β受体阻滞药不耐受或无反应，采用导管消融术可起到一定效果。因为消融后复发率高，经常需要心房起搏疗法，这种介入治疗属于二线治疗。

心房颤动

心房颤动是最常见的持续性心律失常（图 16-4）。它的特点是紊乱、快速和不规律的心房激动。心室对快速心房激动反应也是无规律的。对于一个尚未治疗的患者，心室率也往往是快速的，完全依赖于房室交界的传导性能。虽然典型的心率每分钟在 120～160 次会有所不同，但是一些患者可大于每分钟 200 次。而另外一部分患者，因为迷走神经张力增高或内在房室结传导特性，心室率每分钟小于 100 次，甚至偶尔会更加缓慢。虽然心房颤动的起

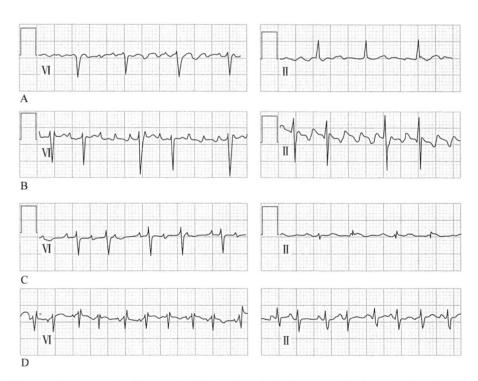

图 16-4　**室上性心动过速与不规则的心室率**。图中显示心房颤动（A），心房扑动（B），房性心动过速（C），多源性房性心动过速（MAT；D）。心房活动的特征及其形态和速度可为诊断提供线索。心室率相对于心房扑动和房性心动过速的反应显示了文氏周期性

始和维持机制一直争论不休，但似乎是局灶驱动与心房基质的复杂结构之间的相互作用，导致多子波折返得以维持。启动程序似乎主要来源于心房化的肌肉组织进入肺静脉，表现为异常自律性病灶或自主神经调节下的某些触发活动。肺静脉口小折返驱动的心房颤动现已被阐明；非肺静脉驱动心房颤动同样已经被充分认识。这些驱动灶在维持心动过速过程中扮演着重要的角色，这可能解释了为什么肺静脉隔离手术可成功治疗很多的慢性或持续性心房颤动。

尽管心房颤动在成年人中常见，但在儿童中是极其罕见的，除非存在结构性心脏病或其他形式的心律失常促发了心房颤动，例如阵发性室上性心动过速伴随 WPW 综合征的患者。心房颤动的发病率随年龄增长，如在年龄大于 70 岁人群中心房颤动发生率超过 5%。在老年人中应特别注意，很多是无症状的心房颤动患者，预计总体发病率可能是预先报告率的 2 倍多。有时心房颤动似乎有一个明确的病因，如急性甲状腺功能亢进症、急性迷走神经反射或急性酒精中毒。急性心房颤动在大血管、腹部、胸外科疾病急性期或早期恢复阶段尤为常见，在这种情况下，自主神经功能紊乱和（或）直接的机械刺激可加重心律失常。心房颤动也可由其他室上性心动过速触发，如房室结折返性心动过速（AVNRT），消除这些心律失常可预防心房颤动复发。

心房颤动相关的临床重要性：心房收缩性下降，不恰当的快速心室反应，心耳的收缩性下降，排空过程中导致血凝块的形成，随后出现血栓栓塞事件的风险。

心房颤动的症状显著不同。许多患者无症状，在心房颤动发展的过程中无明显血流动力学变化。另一部分患者只感到轻微的心悸或不规则的脉搏。然而，许多患者感觉严重的心悸。在一些患者中血流动力学的影响十分显著，取决于对正常心房收缩和心室反应的依赖程度。在一些患者中低血压、肺充血和心绞痛的症状可能比较严重。左心室（LV）舒张功能不全的患者常伴有高血压、肥厚型心肌病或阻塞性主动脉瓣膜病，尤其是在心室率不能满足心室充盈的条件下，症状可能会更加显著。心率控制不理想的标志是运动不耐受和易疲劳。有时，心房颤动的唯一表现为严重头晕或晕厥，常在心房颤动终止后出现长间歇时发生（图 16-1）。

心房颤动的心电图特点是缺乏有序的心房活动及不规律的心室反应。有时，需要同时记录多个导联心电图来识别混乱而持续心房激动。V$_1$ 导联常显示有序的心房活动现象类似心房扑动（AFL），其发生是因为界脊对电传导起到有效的解剖屏障，右心房侧面的激动是通过源于右心房顶部成分单一的激动前导波表现出来。心电图 PP 间期（<200ms）和其余导联中紊乱的 p 波形态能够佐证心房颤动的存在。

心房颤动患者的评估应该包括查找可逆性心律失常的病因，如甲状腺功能亢进症或贫血。还应该行超声心动图检查以确定是否存在结构性心脏病。同时应识别并治疗稳定性或不稳定性高血压。

治疗　心房颤动

对于心房颤动的治疗必须考虑心律失常遇到的临床情况，心房颤动的长期性，患者的抗凝情况，卒中的危险因素，患者的症状，心房颤动的血流动力学影响及心室率。

1. 急性心室率控制　无血流动力学改变时，也可选择紧急复律来终止心房颤动，治疗的最初目标是：建立心室率的控制；提出抗凝作用状态，如果心房颤动持续时间大于 12h 开始静脉肝素治疗，心房颤动时存在卒中的危险因素（表 16-1）。对于急性心房颤动最好应用 β 受体阻滞药和（或）钙通道阻滞药维拉帕米和地尔硫䓬控制心室率。给药途径和剂量取决于心室率和临床状态。特别是在急性心房颤动，地高辛可增加其他药物控制心室率的效果，但是极少单独用药。

表 16-1　卒中房颤的危险因素

卒中或短暂性脑缺血发作史	年龄>75 岁
二尖瓣狭窄	充血性心力衰竭
高血压	左心功能不全
糖尿病	显著左心房肥大（>5.0cm）
	自发超声对比现象

对于已知心房颤动是卒中危险因素的患者，抗凝治疗尤其重要。卒中的高危因素包括卒中史、短暂性脑缺血发作（TIA）或系统性栓塞，风湿性二尖瓣狭窄。其他的危险因素包括年龄大于 65 岁、充血性心力衰竭（CHF）病史、糖尿病、高血压、LV 功能障碍、明显的左心房扩大（>0.5cm）。在存在危

险因素的持续频繁及长期阵发性心房颤动患者中，华法林用于慢性抗凝治疗的目标建议达到国际标准化比值(INR)2.0～3.0。如果患者没有得到充分的抗凝，心房颤动持续时间达24～48h或以上，应完成经食管超声心动图(TEE)检查排除左心房血栓的存在，同时采用药物或非药物治疗尝试恢复窦性节律。如果心房颤动持续时间延长，抗凝作用必须与 TEE 相一致，在窦性心律恢复后至少维持1个月。TEE 检查后给予华法林抗凝，常规维持应用肝素直到 INR 达到1.8以上。心房颤动患者没有早期进行心脏电复律，抗凝治疗应该维持至少3周，采用心脏电复律前应确定在不同时间段至少两次 INR＞1.8。

是否急性终止心房颤动取决于临床指标和(或)血流动力学状态。复律前应确认前面章节所述的抗凝治疗情况，除非患者症状和临床状态需要紧急干预。在短效麻醉期间应用直流电经胸廓复律终止心房颤动是一种可靠的方式。使用200J双相同步电击成功率通常大于90%。药物治疗终止心房颤动是不可靠的。口服和(或)静脉注射胺碘酮或普鲁卡因胺效果一般。快速静脉注射伊布利特似乎能起到更好的效果，同时还可以用来筛选需要采用直流电复律(DC)终止心房颤动的患者(表16-2和表16-3)。

表 16-2 常用抗心律失常药物——静脉注射剂量范围/主要症状

药物	负荷量	维持量	主要症状	类型[a]
腺苷	6～18mg(rapid bolus)	N/A	结束 reentrante SVT 牵涉 AV 节点	—
胺碘酮	15 mg/min,10min;1mg/min,6h	0.5～1mg/min	AF,AFL,SVT,VT/VF	Ⅲ
地高辛	0.25mg q2h until 1mg total	0.125～0.25mg/d	AF/AFL 心率控制	—
地尔硫䓬	0.25mg/kg,3～5min(max 20mg)	5～15mg/h	SVT,AF/AFL 心率控制	Ⅳ
艾司洛尔	500μg/kg,1min	50μg/(kg·min)	AF/AFL 心率控制	Ⅱ
伊布利特	1mg over 10 min if over 60 kg	N/A	结束 AF/AFL	Ⅲ
利多卡因	1～3mg/kg at 20～50mg/min	1～4mg/min	VT	Ⅰ B
美托洛尔	5mg,3～5min×3 doses	1.25～5mg，每6小时1次	SVT, AF 心率控制；exercise-induced	Ⅱ
普鲁卡因	15mg/kg,60min	1～4mg/min	转变/预防 AF/VT	Ⅰ A
奎尼丁	6～10mg/kg,0.3～0.5mg(kg·min)	N/A	转变/预防 AF/VT	Ⅰ A
维拉帕米	5～10mg,3～5min	2.5～10mg/h	SVT,AF 心率控制	Ⅳ

ᵃ. 抗心律失常药物分类：Ⅰ类药物主要阻滞内向钠电流；Ⅰ A 类药物同样可以延长动作电位时程；Ⅱ类抗交感神经性药物；Ⅲ类药物主要延长动作电位时程；Ⅳ类钙通道阻滞药。A. 心房颤动；AF. 心房扑动；AV. 房室；SVT. 室上性心动过速；VF. 心室颤动；VT. 室性心动过速

表 16-3 常用抗心律失常药物：慢性口服剂量/主要症状

药物	口服剂量(mg)	半衰期(h)	新陈代谢/消除主要途径	普通症状	类型[a]
醋丁洛尔	200～400 每12小时1次	6～7	肾/肝	控制房扑心率/室上性心动过速长 QT/右心室流出道，室性心动过速	Ⅱ
胺碘酮	100～400 每天1次	40～55d	肝	预防房扑及室性心动过速	Ⅲ[b]
阿替洛尔	25～100 每天	6～9	肾	控制房扑心率/室上性心动过速长 QT/右心室流出道，室性心动过速	Ⅱ
地高辛	0.125～0.5 每天1次	38～48	肾	控制房扑心率	—

续表

药物	口服剂量（mg）	半衰期（h）	新陈代谢/消除 主要途径	普通症状	类型[a]
地尔硫䓬	30～60 每 6 小时 1 次	3～4.5	肝	控制房扑心率/室上性心动过速	IV
丙吡胺	100～300 每 6～8 小时 1 次	4～10	肝/肾各50％	房扑/预防室上性心动过速	Ia
多非利特	0.125～0.5 每 12 小时 1 次	10	肾	房扑预防	III
决奈达隆	400，每 12 小时 1 次	13～19	肝	房扑预防	IIIb
氟卡尼	50～200，每 12 小时 1 次	7～22	肝75％/肾	预防房扑/室上性心动过速/室性心动过速	Ic
美托洛尔	25～100，每 6 小时 1 次	3～8	肝	控制房扑心率/室上性心动过速长QT/右心室流出道 室性心动过速	II
美西律	150～300，每 8～12 小时 1 次	10～14	肝	预防室性心动过速	Ib
莫雷西嗪	100～400，每 8 小时 1 次	3～13	肝60％/肾	预防房扑	Ic
纳多洛尔	40～240，每天	10～24	肾	控制房扑心率/室上性心动过速长QT/右心室流出道 室性心动过速	II
普鲁卡因胺	250～500，每 3～6 小时 1 次	3～5	肝/肾	预防房扑/室上性心动过速/室性心动过速	Ia
普罗帕酮	150～300，每 8 小时 1 次	2～8	肝	预防房扑/室上性心动过速/室性心动过速	Ic
奎尼丁	300～600，每 6 小时 1 次	6～8	肝75％/肾	预防房扑/室上性心动过速/室性心动过速	Ia
索他洛尔	80～160，每 12 小时 1 次	12	肾	预防房扑/室性心动过速	III
维拉帕米	80～120，每 6-8 小时 1 次	4.5～12	肝/肾	控制房扑心率/右心室流出道 室性心动过速/特发室性心动过速	IV

[a]. 抗心律失常药物分类：I 类药物主要阻滞内向钠电流；II 类抗交感神经性药物；III 类药物主要延长动作电位持续时间；IV 类钙通道阻滞药。胺碘酮和决奈达隆都划为第三类，但也有 I、II、IV 类的属性

药物治疗维持窦性心律可在转复为窦性心律后应用，也可预先在电复律前应用（表 16-3）。短阵心房颤动不用采取任何干预或仅用短疗程的 β 受体阻滞药治疗。当心房颤动反复发作且 β 受体阻滞药治疗无效，特别是还合并有快速心率和（或）典型症状时，可尝试进行抗心律失常治疗。抗心律失常药物的选择主要依据是否存在冠状动脉疾病、非可逆的心动过速性心肌病所致左心室功能下降和（或）严重高血压所致左心室肥大。任何严重的结构性心脏病

的存在显著缩小了治疗中索他洛尔，胺碘酮、多非利特或决奈达隆的使用。左心室功能下降伴心力衰竭症状禁止应用决奈达隆，索他洛尔的应用也受到限制。由于有 QT 间期延长和诱发多形性室性心动过速的风险，所以对于大多数患者来说，索他洛尔与多非利特起始应用应在医院内进行。

对于无结构性心脏病或不伴有严重高血压心脏病患者，应用 IC 类抗心律失常药物氟卡尼或者普罗帕酮，不会出现严重的致心律失常性风险。认识

到没有一种药物是完全有效的这一点非常重要,长期随访发现不论应用何种药物或几种药物联用,一半以上患者心律失常会复发。

同样要认识到,虽然窦性心律的维持与提高长期生存率有关,但在 AFFIRM 试验和 RACE 试验中,药物维持窦性心律的存活率较控制心室率和抗凝治疗并没有得到提高。AFFIRM 和 RACE 试验观察了两种治疗策略对有卒中危险因素的心房颤动患者存活和栓塞事件的影响。有人认为不良的结果与维持窦性心律的药物治疗相关,主要是因为这些药物的治疗无效并增加了无症状心房颤动的发生率。用于心室率控制的许多药物,包括索他洛尔(心得怡)、胺碘酮、普罗帕酮、决奈达隆和氟卡尼,增加了房室传导阻滞。很多患者因无症状停止了抗凝治疗,而未给予抗凝治疗无症状心房颤动患者增加了

卒中的危险。因此,如果要停止抗凝治疗必须先进行长时程的心电监测明确是否有无症状的心房颤动。同样建议患者参与监测,慎重决定停止抗凝治疗前,每天两次获取他们的基础脉搏并明确识别是否规则。

很明显,为减少治疗心房颤动药物的并发症,使用前全面了解药物是非常关键的,如药物剂量,代谢作用,常见的不良反应及重要的药物间相互作用。作为全面回顾的起点,这些信息在表 16-2~表 16-5 中进行了总结。使用抗心律失常的药物,减慢心房传导,强烈建议考虑加入 β 受体阻滞药或钙通道阻滞药(维拉帕米和地尔硫䓬)的治疗方案。这样如果心房颤动被转换为"慢"的心房扑动,上述药物将有助于避免快速心室反应(图 16-5)。

表 16-4　常见的抗心律失常药物引起的非心律失常毒性

药物	常见的非心律失常毒性
胺碘酮	震颤,周围神经病变,肺炎,甲减-甲亢,光敏感性
腺苷	咳嗽,潮红
地高辛	厌食症,恶心,呕吐,视力改变
丙吡胺	抗胆碱作用,降低心肌收缩力
多非利特	恶心
决奈达隆	胃肠道反应,加重心衰
氟卡尼	眩晕,恶心,头痛,降低心肌收缩力
伊布利特	恶心
利多卡因	眩晕,昏迷,谵妄,癫痫,昏迷
美西律	共济失调,震颤,步态障碍,疹,恶心
莫雷西嗪	情绪改变,震颤,意识障碍,恶心
普鲁卡因胺	红斑狼疮样综合征(更常见于慢乙酰化者),厌食,恶心,中性粒细胞减少
普罗帕酮	味觉障碍,消化不良,恶心,呕吐
奎尼丁	腹泻,恶心,呕吐,金鸡纳反应,血小板减少
索他洛尔	低血压,支气管痉挛

表 16-5　常见抗心律失常药物的致心律失常表现

药物	常见致心律失常表现
胺碘酮	窦性心动过缓,房室传导阻滞,增加除颤阈值 少见:长 QT 间期,尖端快速性心律失常,1:1 房室下传
腺苷	由长间歇引起的所有心律失常,房颤
地高辛	高度房室传导阻滞,分支性室性心动过速,加速性交界性心律失常,房速

续表

药物	常见致心律失常表现
丙吡胺	长QT间期,尖端快速性心律失常,1:1房室下传,增加有结构性心脏病患者的室速的风险
多非利特	长QT间期,尖端快速性心律失常
决奈达隆	缓慢型心律失常,房室传导阻滞,长QT间期,尖端快速性心律失常
氟卡尼	1:1房室下传,增加有结构性心脏病患者的室速的风险,窦性心动过缓
伊布利特	长QT间期,尖端快速性心律失常
普鲁卡因胺	长QT间期,尖端快速性心律失常,1:1房室下传,增加有结构性心脏病患者的室速的风险
普罗帕酮	1:1房室下传,增加有结构性心脏病患者的室速的风险,窦性心动过缓
奎尼丁	长QT间期,尖端快速性心律失常,1:1房室下传,增加有结构性心脏病患者的室速的风险
索他洛尔	长QT间期,尖端快速性心律失常,窦性心动过缓

2. 长期心率控制　无论对于有症状还是无症状心动过速患者,都可选择心率控制。阵发性心房颤动患者实现心率控制往往是很困难的。大多数持续性心房颤动患者应用β受体阻滞药,钙拮抗药地尔硫䓬和维拉帕米,和(或)地高辛往往可以实现心室率的控制。联合用药可以避免一些单药高剂量治疗中产生的常见的不良反应。应尽可能通过控制心室率来降低心动过速诱导的心肌病的风险。如果安静状态下每分钟心率大于80次或适度的体力活动时每分钟达100次,则表明持续性心房颤动心室率控制得不充分。应该认真考虑延长心电监测时间和评估运动时的心率。

对于药物治疗心室率控制不充分并有症状或持续性心动过速引起左心功能恶化的患者,可尝试消融治疗终止心房颤动或行房室结消融。房室结消融必须与置入运动传感起搏器相结合以维持生理范围的心率。最近的证据表明,右心室起搏偶尔会轻度抑制左心室功能,因此制订"消融与起搏"的治疗策略时必须认真考虑选择合适的候选患者。有时,双室起搏可使右心室心尖部单独起搏所致的非同步程度最小化。选择心室率控制治疗的患者必须结合长期的抗凝治疗。多个试验评估了外科切除或封闭左心耳、血管内置入左心耳封堵装置等旨在降低血栓风险的治疗方法,这些方法使不再长期抗凝治疗成为可能。

3. 导管与外科手术消融治疗防止心房颤动的复发　虽然最佳的消融策略还没有确定,但大多数消融方法是隔离进入肺血管的心房肌袖;这些肌袖被认为是局灶性心房颤动触发灶的主要来源。目前,心房颤动症状复发的患者或起初试图使用药物治疗控制节律失败而心室率又控制不佳的患者,消

融治疗被认为是除药物治疗外的另一种可以考虑的选择。在这种情况下针对节律的控制,消融治疗似乎更加优于药物治疗。受病程长短的影响,对于早期药物治疗无效的患者,导管消融治疗预计可消除50%～80%患者的心房颤动。

导管消融治疗对于持续很长时间甚至伴有有严重心房扩张的心房颤动患者也有肯定的疗效。从治疗效果看,希氏束消融并置入永久起搏器也是很重要的选择。左心房消融手术相关的严重风险相对较低(总体在2%～4%),主要是肺静脉狭窄、心房食管瘘、系统性栓塞事件、穿孔/填塞和膈神经损伤。

外科心房颤动消融通常在其他心瓣膜或冠状动脉手术时完成,很少作为独立手术。外科迷宫术(Cox-Maze)的目的是中断所有心房中潜在发展的大折返环路,从而阻止心房纤维性颤动。为了简化手术,多种传统的迷宫术切口已经被线性消融和应用不同能源使肺静脉隔离取代。

心房颤动症状明显及口服药物治疗心室率(或节律)控制困难者,常常需要选择最佳的治疗策略。与采用药物控制节律相似,推荐导管或外科手术消融后审慎地停止抗凝治疗。在有明确指南之前,应考虑对无症状的心房颤动患者,尤其是存在多种卒中危险因素的心房颤动患者进行密切的心电图监测。如果左心耳已切除,停止抗凝治疗的适应证可放宽。心房颤动经导管或手术消融后抗心律失常的治疗通常可以停止。然而,对于部分患者,为了满意地控制心房颤动,需要在消融干预后继续给予早期药物维持治疗。

心房扑动和大折返性房性心动过速

与心房肌有关的大折返性心律失常统称为

AFL。AFL 和大折返性 AT 经常交替使用,两者都表示非局灶性的房性心律失常。典型的或最常见 AFL 环路位于右心房内,围绕三尖瓣环顺时针或逆时针旋转。右心房 AFL 环路的后边界是通过界嵴、欧氏嵴和上下腔静脉界定的。在所有 AFL 中逆时针方向的右心房 AFL 约占 80%,房间隔的优先激动,在心电图Ⅱ,Ⅲ,aVF 导联上产生锯齿状 P 波。右心房顺时针方向心房扑动在Ⅱ,Ⅲ,aVF 导联上主要产生正向 P 波(图 16-4)。左侧大折返 AFL 尽管一般很少见,但也可以产生。这种类型的心律失常见于手术或导管消融术的后遗症,左心房内形成了较大的解剖屏障或缓慢传导,多发生于二尖瓣环或部分隔离肺静脉周围。非典型 AFL 或大折返性 AT 既可以在瓣膜或先天性心脏病手术形成的切口周围产生,也可以在大面积纤维化心房组织内部或周围产生。

经典的或典型的右心房 AFL 的心房率为每分钟 260～300 次,房室传导往往是 2∶1,心室率每分钟通常为 130～150 次。当存在严重的心房传导疾病或应用抗心律失常药物时,心房率每分钟可以减慢到小于 200 次,在这种情况下,可发生 1∶1 的快速房室传导,产生不良的血流动力学效应(图 16-5)。对于由手术切口和心房纤维化所导致的非典型 AFL 或折返性 AT,则无法预测其心房率,最常见的是与局灶性房性心动过速一起影响心率,且两者相互叠加。

由于住院患者中经常监测的是 V_1 导联,导致粗心房颤动波误诊为 AFL。这种情况的发生是因为

典型的右心房 AFL 和粗心房颤动都是以右心房的界嵴作为有效的解剖屏障。右心房游离壁除极 V_1 导联能够最好地反映出来,而在这两种情况下右心房游离壁的激动均表现为单一的前导波。心房颤动时心房激动的时间更加快速,常显示可变的心房间期,有清楚 P 波时,P-P 间期小于 200ms(图 16-6)。回顾分析其他导联可以发现心房除极是紊乱的,而这正是心房颤动的特征。常有患者心房颤动和 AFL 交替出现,较少见的是一侧心房发生心房颤动,而另一侧为心房扑动,增加了鉴别诊断的难度。

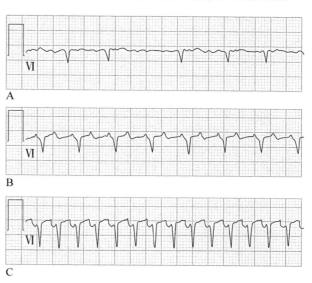

图 16-5　**心房颤动。**A. 在抗心律失常药物治疗期间转变为"慢的"心房扑动。B. 运动时发生快速心室反应伴 1∶1 房室传导。C. 导致头晕的症状

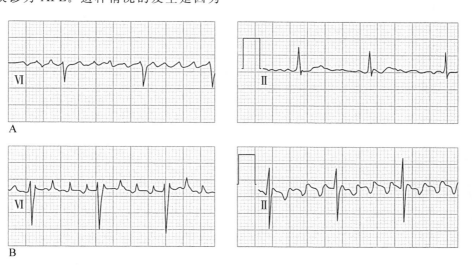

图 16-6　**心房扑动/心房颤动。**粗波心房颤动(A)与有序的心房扑动(B)的对比

治疗 心房扑动

对于 AFL 合并快速规则心室率的患者,如用减慢心室率的药物治疗药无效,通常采用直流电复律治疗。有序的心房扑动采用低能量 50～100J 体外复律通常可以终止。AFL 相关的血栓栓塞风险很高,抗凝治疗同心房颤动患者所采用的处理方式相似。

无症状的 AFL 患者可因心动过速所致严重的 LV 功能障碍而出现心力衰竭症状。对于所有患者都应努力控制心室率或维持窦性心律。使用钙离子拮抗药(地尔硫革或维拉帕米)、β受体阻滞药和(或)地高辛来控制心室率是非常困难的。甚至更高程度的 AV 传导减慢,如 4∶1 AV 传导,也只能短暂控制心室率,并很容易因活动或精神紧张而使心室率加快。由于较快的心室率,AFL 往往比心房颤动更加不耐受。

对于高麻醉危险的患者,如尝试应用药物复律,选择普鲁卡因胺、胺碘酮或依布利特是比较适当的。抗心律失常的药物治疗也可增强直流电复律的效果并有助于复律后窦性心律的维持。使用药物维持窦律 1 年内 AFL 的复发率超过 80%。

导管消融治疗 AFL 复发的患者有比较好的疗效。对于典型的右心房 AFL,从三尖瓣环峡部至下腔静脉线性消融能够永久地消除扑动,在大部分有经验的中心,预期成功率大于 90%。对于由早期外科手术切口、导管消融术或局部心房纤维化所致的大折返性房性心动过速或 AFL 患者,要细致地标示折返环路,设计最优化的消融策略才能有效地阻断折返环路。对于部分合并有心房颤动和典型右心房 AFL 的患者,药物治疗可以预防心房颤动但对预防 AFL 效果较差。这类患者应用抗心律失常药物联合右心房峡部消融治疗可同时控制心房颤动和 AFL。

多源性房性心动过速

多源性房性心动过速(MAT)是心动过速患者伴严重的肺部疾病的信号。心房节律的特点是至少有三种不同形态的 P 波和 PR 间期,相应的心房率和心室率每分钟通常在 100～150 次。等电点线的存在可使之与 AF 心律鉴别(图 16-4)。不存在任何窦性心律,MAT 的这一特点可与窦性心律伴频发多源性房性期前收缩相鉴别,尽管这种区别也许没有

实际意义但是可根据这些过程明确电生理的连续性。

治疗 多源性房性心动过速

对于 MAT 的治疗主要针对基础疾病治疗,典型,但不很常见的是慢性阻塞性或限制性肺疾病。钙通道阻滞药维拉帕米治疗也可起到一些效果。审慎地使用氟卡尼和普罗帕酮同样可以减少房性心律失常的发生。对于存在严重心室功能障碍或 CAD 患者应用这些药物前应进行筛选。小剂量胺碘酮治疗可控制心律失常并可使药物肺毒性风险最小化。

局灶性房性心动过速

对于局灶性房性心动过速的两种常见机制可以通过观察房性心动过速起始发作和对腺苷反应做出区分。自律性 ATs 开始发作时要经历"温醒"期,3～10 个 QRS 波,同样,在终止前心率减慢。它们对腺苷的反应不仅有房室阻滞,还表现为心房率逐渐减慢并终止。自律性 ATs 的起始发作往往可以通过静脉注入异丙肾上腺素而激发。心动过速的第一个 P 波与随后的 P 波有同样的形态。一些 ATs 的触发或激发可通过心房短阵快速刺激诱发,但通常不能通过程序化心房刺激诱发。

相反,支持局灶性折返性房性心动过速的证据包括心动过速可由程序化的心房刺激或自发的房性期前收缩诱发。心动过速初始时的 P 波与持续性房性心动过速时 P 波相比形态不同更具特征性。折返性心动过速在腺苷反应中也存在房室阻滞,但没有典型的减慢和(或)终止现象。无结构性心脏病的大部分局灶性 ATs 来源于特定的解剖部位。这些解剖位置似乎与解剖脊相关,例如界嵴、瓣环和卵圆窝边缘。ATs 似乎同样源于与心脏大静脉相关的肌袖,如上腔静脉(SVC)、冠状窦和肺静脉。现已知晓,这些病灶点的重复刺激也是大多数心房颤动患者的触发机制。

把局灶性 ATs 从房室结参与的折返性心动速中区分出来是非常重要的(图 16-7)。其主要区别在于当发生 AV 传导阻滞时,包括自发性、按摩颈动脉窦或给予腺苷酸等,房性心动过速仍持续不终止(图 16-4)。在房性心动过速中心房活动驱动心室,并通过 RR 间期随着 PP 间期的改变而改变;此外,当心房率发生变化时房室关系也发生改变。AT 时的 P 波与窦性 P 波形态不同;当房室呈 1∶1 传导时,除非存在严重的房室传导延迟,通常 PR 间期要比

RP 间期短（图 16-7）。

　　ATs 的 P 波取决于起源部位。此外，可以通过制造一个房室阻滞来确立 AT 的诊断,通过分析 12 导联心电图 P 波形态可以帮助排除房室结折返、房室旁道折返性心动过速、生理性或不适当窦性心动过速（图 16-7）。

　　采用心电图并不是总能把局灶自发性房性心动过速与小折返或大折返房性心动过速或典型的心房扑动区别开。尽管持续性局灶性 ATs 往往较慢,但它们的心房率常常重叠。在无结构性心脏病的情况下局灶性 ATs 是非常常见的,P 波间常常显示等电位线,然而大折返性 ATs 时心房激动是持续的,P 波之间经常不存在等电位线。在有心房手术病史的患者中,必须推测大折返的发病机制,这些区分对紧急处理并不重要,但对其相关的导管消融策略和预后非常重要。

治疗　房性心动过速

　　AT 的药物治疗通常与心房颤动和 AFL 的治疗相似。为缓解快速心室率给予房室结阻滞剂。急性期静脉给予普鲁卡因胺或胺碘酮可终止心动过速。对药物治疗无效的心动过速可给予电击复律而终止。通常情况下,治疗前不需要抗凝,除非有证据表明存在严重的心房扩张,左心房直径大于 5cm,心房颤动的风险很高和（或）有发生阵发性心房颤动的病史。大多数局灶性 ATs 适合导管消融治疗。对药物治疗无效或不愿采取长期药物治疗的患者,应该考虑选择导管治疗,预期即刻治愈率达 90%。希氏束旁和（或）来源于左心房的局灶性 AT,可能小幅增加手术相关风险。出于这个原因,应尽可能在手术前通过分析 12 导联心电图中 P 波形态来确定 AT 的可能来源。

房室结性心动过速

房室结折返性心动过速

　　房室结折返性心动过速（AVNRT）是最常见的阵发性规律性 SVT。女性比男性更加常见,通常出现在 20～40 岁。一般来说,AVNRT 多发生在非结构性心脏病的患者,因此,通常具有良好的耐受性。颈部动脉通常由心房和心室同步收缩而触摸到,心律失常时体格检查可以识别这个"青蛙标志"。当存在高血压或其他类型的结构性心脏病时心室充盈受

限,可能发生低血压和晕厥。

　　房室结折返性心动过速的产生是因为在组成的房室结肌纤维复合合胞体中存在两条不同的电生理传导途径。位于房室结上方的快径具有较长的不应期,而房室结下方区域的路径传导较慢,但具有较短的不应期。由于传导和不应期的不同步性,在期前收缩刺激时会形成折返环路。尽管在窦性心律期间两条路径均有传导,但仅显示快径传导,因此,PR 间期是正常的。快通道中 APCs 发生在特定的联律间期时,由于有较长的不应期,快径发生传导阻塞,心房激动通过慢径缓慢传导。当传导足够减慢时,阻滞的快径可恢复其兴奋性,激动可由快径逆传激动心房,形成折返环路。激动反复由慢径前传,快径逆传就导致了典型的房室结折返性心动过速（图 16-7）。

● AVNRT 的心电图表现

　　APC 诱发的 AVNRT 具有长 PR 间期与慢径传导一致这一特点。AVNRT 通常表现为窄 QRS 波群,心动过速时心率每分钟为 120～250 次。典型的 AVNRT 相关的 QRS-P 波模式是颇具特征性的,折返性房室结环路中心房与心室被同步激动。P 波经常被埋在 QRS 波群中而不可见或变形出现在 QRS 波群的起始或末端部分（图 16-7）。因为心房激动起源于房室结区域,逆传使心房除极,可在心电图的 II,III、aVF 导联上记录到负向波。

　　有时,AVNRT 发生反向激动,沿快径前传,慢径逆传。这种形式的 AVNRT 一般较少发生,心动过速时产生延长的 RP 间期,并在 II,III,aVF 导联产生负向 P 波。这种非典型的 AVNRT 通过心室刺激更容易诱发。

治疗　房室结折返性心动过速

　　1. 急性期治疗　治疗主要是针对改变房室结内的传导。迷走神经刺激,如瓦氏动作与颈动脉窦按摩可引起,可以减慢房室结内传导,终止 AVN-RT。物理方法不能终止心动过速的患者给予腺苷 6～12mg 静脉注射,多数可有效终止。静脉注射 β 受体阻滞药或钙离子通道阻滞药的治疗可作为二线治疗。如果存在血流动力学改变,可使用 100～200J R 波同步直流电复律终止快速性心律失常。

　　2. 预防　应用药物减慢前传慢径传导可以达到预防作用,如洋地黄、β 受体阻滞药和钙通道阻滞药。存在运动触发 AVNRT 病史的患者,使用 β 受体阻滞药多数可消除症状。前传慢径对药物治疗无

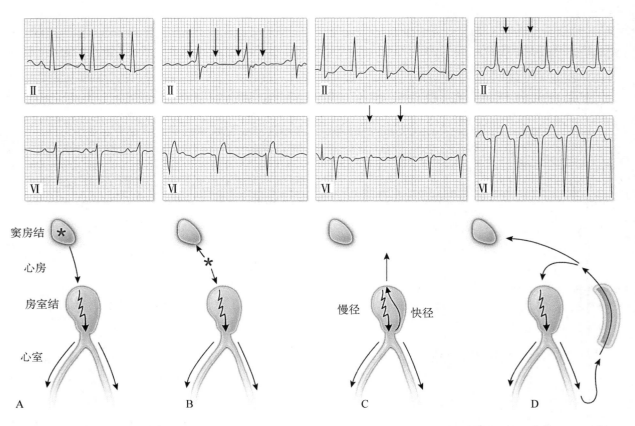

图16-7 心房与心室激动的模式,室上性心动过速期间在Ⅱ和Ⅴ₁导联记录的P波、QRS波群的特征性关系。A. 窦性心动过速;B. 源于心房顶端的心动过速心房;C. 房室节折返;D. 旁道介导的顺向性室上性心动过速

反应的患者,可以考虑应用可改变快径传导的ⅠA或ⅠC类药物进行治疗。

导管消融用于阻断或改良慢径传导,可永久地消除AVNRT。对不愿意接受长期药物治疗的患者,如反复发生的AVNRT伴有严重的症状或每分钟心率大于200次,应考虑给予消融治疗。在大于95%的患者中采用单一的导管消融术可治愈房室结折返。消融手术中房室结阻滞需要安装永久性起搏器的风险约1%。

房室交界性心动过速

房室交界性心动过速可由房室交界区自律性提高,异常自律性或触发活动所致。这种类型的心动过速可能与逆行心房传导有关,出现P波分离或产生间歇性传导,交界区提早激动。肾上腺素分泌的增加、窦房结功能障碍的患者口服一定的药物、外科手术或射频消融常可诱发此种类型的心律失常,此外地高辛中毒的患者也会有此临床表现。地高辛中毒最常见表现是心房颤动时出现规则的心室律。地高辛中毒时的交界区心动过速通常不表现出逆行传导。窦性激动与心室无关或间歇性夺获心室并伴长的P-R间期。如果心率每分钟大于50次且小于100次,称为加速性交界区心律。有时,AVNRT未传到心房易被误诊自主节律。如触发事件与心动过速的起始相关,可为正确的诊断提供线索。心动过速的起始无心房期前收缩而是心率逐步加速提示存在一个自律性的病灶。

治 疗 房室交界性心动过速

针对自发性/触发性诱导的交界性心动过速的治疗主要是减少肾上腺素的分泌和拮抗地高辛中毒状态(如果有地高辛中毒表现)。如果怀疑发生地高辛中毒应及时停止应用地高辛药物,如果心动过速症状严重需要快速终止发作可考虑给予地高辛特异性抗体片段快速扭转地高辛中毒状态。由异常自律性诱发的心动过速可给予β受体阻滞药进行治疗。也可尝试使用ⅠA或ⅠC类药物。对于持续的自发性交界性心动过速,可以于病灶处行导管消融治疗,但是该疗法也会增加房室传导阻滞的发生风险。

房室旁道相关的心动过速

心房与心室之间的旁道(APs)传导引起的心动过速通常表现为正常的 QRS 波群伴短或长 RP 间期,同时必须明确其与另外一些窄 QRS 波群心动过速的鉴别诊断。重要的是,大多数与 APs 相关的心动过速都涉及一个包括心室在内的大折返环路(图16-7)。因此,识别这些心律失常时称为"室上性"实际上是用词不当,它们应该被区别对待。

顺行的和逆行的传导旁道通常具有较强的传导能力。不存在旁道时,窦房结冲动经由房室结-希氏束-浦肯野纤维系统正常激动心室,形成的 PR 间期在 120~200ms。当一个顺行的传导旁道存在时,窦房结冲动可以绕过房室结,快速激动心室,形成心室预激综合征,使得相应的 PR 间期比预期的要短。此外,由于起始的心室激动是通过心肌与心肌之间的传导而非通过希氏束-浦肯野纤维系统的快速激动,QRS 波群的初始部分往往呈现不规则状,产生特征性的"δ波"。窦性心律时 QRS 波群的剩余部分是通过融合经房室旁道继续传导下来的心室激动和源于浦肯野纤维下传的心室激动两种波动而形成的(图 16-8)。心室预激的表现包括窦性心律中短的 PR 间期和 δ 波。

最常见的旁道(AP)为连接左心房和左心室,其次是后间隔、右游离壁、前间隔 APs。APs 通常由心房嵌入到相邻的心室肌。然而,偶尔存在起源于右心房的通路,该通路在远离房室沟的心室束支上有一个附着点。这种通路传导得很慢,被称为房束旁道传导途径。房束传导旁道是仅有前向递减传导的通路。

其他连接房室结到束支的旁道也可能存在。这些途径通常被称为马海姆(Mahaim)纤维,典型的表现为一个正常的 PR 间期伴 δ 波。

明显的预激和 WPW 综合征患者通常会发作大折返性心动过速和快心室率性心房颤动(图 16-8)。WPW 综合征患者最常见的大折返性心动过速是顺向性房室折返性心动过速。心室激动是通过房室结和 His-Purkinje 系统,然后传导再次经旁道逆行返回或折返到心房。由于旁道的传导及不应期与房室结存在差异导致折返环路的形成。

旁道与房室结相比具有更快的传导速度及较长

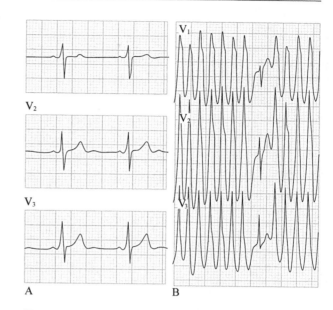

图 16-8 A. V_1 ~ V_3 导联描述的窦性心律同时显示 WPW 综合征的证据伴短的 PR 间期和 δ 波;B. 心房颤动时,心动过速可观察到快速传导到心室产生一个宽 QRS 波群伴不规则的心室反应和多形态的 QRS 波群

不应期这一特征。典型的旁道不显示顺向性递减传导,一次房性期前收缩(APC)可以在旁道传导中阻滞,并使房室结的传导充分减慢或递减,这就使激动能够逆行激动旁道,其次激动心房(图16-7)。经由旁道逆行性激动心房被称为"回搏"。当该种情况再次发作时,就会诱发心动过速。不常见的是折返环路的逆向传导,冲动经旁道到达心室,可再次通过His-Purkinje 系统和房室结反向传导回心房,这被称为逆向型房室折返和(或)预激综合征大折返,此情况下心室的完全激动起源于旁道在心室的嵌入点处。虽然不是很常见,但能够识别出逆向性 SVT 是非常重要的。在心动过速期间心电图形态类似于起源于旁道心室嵌入点的室性心动过速,窦性心律中存在明显的预激综合征可为诊断提供有价值的线索。

第二种最常见并比较严重的与 WPW 综合征相关的心律失常为心房颤动伴快速心室率。近 50% 存在 APs 的患者易发生心房颤动,激动由心房通过旁道快速顺向传导到达心室,旁道较强的传导能力常常可诱发心房颤动,导致形成比正常通过房室结时加快的心室率。快速心室率导致血流动力学改变甚至可诱发心室颤动。明显的预激综合征患者在心房颤动发作时其QRS 呈现特殊的形状改变,该改变是由来自房室结激动的不同融合程度所引起的（图 16-8）。

隐匿性旁道

约 50% 存在 APs 的患者，没有顺向性传导功能；然而，具有逆行传导能力。因此，该旁道传导在窦性心律时不明显，只有在持续性心动过速中才有明显表现。心动过速期间心房激动的时间和形态改变提示可能存在隐匿性旁道：心室激动后紧跟出现典型的 P 波伴短的 RP 波间期（图 16-7）。因为许多 APs 连接左心室到左心房，心动过速时心房激动的图形在 I 和 aVL 导联上经常产生负向 P 波。因此，心动过速环路和顺向性心动过速时的心电图表现在窦性心律的预激综合征患者和存在隐匿性旁道的患者中是一致的。存在隐匿性 APs 患者，虽然容易诱发心房颤动，但该疾病类型患者心房颤动发作时不会出现快速室性心律失常。

有时，APs 的逆行性传导非常缓慢，较长时间的逆行传导形成心动过速时的长 RP 间期（长 RP 心动过速）。由于这种减慢的传导耗时较长，不需要房性期前收缩产生相应的传导减慢即可诱发心动过速。这些患者更容易频繁地发生心动过速，并且心动过速呈现"持续性"并可发生心动过速性左心室心肌病。关于长 RP 间期心动过速的正确诊断可以观察心动过速的起始发作特征和 P 波形态的改变。然而，对该疾病的确诊还需要做进一步的电生理检查。

治疗　旁道诱导的心动过速

旁道诱导的大折返性顺向性心动过速的急性治疗与房室结折返性心动过速的治疗类似，主要针对改变房室结的传导性。瓦氏动作与颈动脉窦按压刺激迷走神经可使房室结传导减慢从而终止房室折返性心动过速（AVRT）。静脉内注射腺苷 6～12mg，为该症的一线药物治疗方法；静脉注射钙通道阻滞药维拉帕米和地尔硫草或 β 受体阻滞药也可能有效。典型预激综合征合并心房颤动的患者，治疗目的应重在预防室性心动过速的发生。在症状发作危及生命的情况下，应该使用直流电复律来终止心房颤动。在无生命威胁的情况下，可给予 15mg/kg 剂量的普鲁卡因胺静脉注射 20～30min 以预防心室反应的发生，同时可缓解和终止心房颤动。伊布利特也可以用来加速心房颤动的终止。心房颤动时通过房室结传导和旁道的传导都反应性加快。应该谨慎地使用试图减慢房室结传导的地高辛或维拉帕米；当采用静脉注射给药时，这些药物可能会使经旁道

的传导加快导致心率的迅速增加，使患者发生心室颤动的风险增高。地高辛可以直接缩短旁道不应期，从而增加心室率。维拉帕米可通过舒张血管反射性增加交感神经的兴奋性而间接缩短不应期。

长期口服 β 受体阻滞药和（或）维拉帕米或地尔硫草可用于预防与旁道相关的折返性室上性心动速的发作。明确的心房颤动合并室性心动过速的患者和那些应用房室结阻止药物后室上性心动过速反复发作者，应强烈推荐其接受 IA 类或 IC 类抗心律失常药物治疗，例如奎尼丁、氟卡尼或普罗帕酮，因为这些药物能够减慢传导同时延长旁道的不应期。

典型症状频繁发作的 SVT，持续性的 SVT 和心率每分钟大于 200 次的 SVT 的患者强烈推荐其接受导管消融术治疗。已经明确存在旁道快速前传或潜在旁道快速传导的患者同样应该考虑应用导管消融术治疗。导管消融对于明确 WPW 综合征患者治疗的成功率高达 95% 以上，并且其效果与年龄无关。导管消融治疗的并发症风险低，主要是由旁道位置决定。旁希氏束旁道的消融可能会发生传导阻滞的风险，左心房消融有一定的血栓栓塞风险，但其发生概率相对较小。必须慎重地权衡这些风险与不进行治疗的潜在风险：血流动力学改变可能带来的潜在的严重并发症、心室颤动发生的风险及由旁道诱导的心动过速所带来严重的临床症状。

没有任何心律失常病史的新近诊断为预激综合征的患者值得特别关注。首先，心动过速为典型的 SVT，尽管心律失常的风险低（<1%）但可能发展为危及生命的快速反应性心房颤动。心电图监测过程中出现的间歇性预激综合征或运动测试过程中旁道传导突然中断的患者发生危及生命的快速反应性心房颤动的风险较低。其余所有的患者均应告知他们可能的风险和治疗方案以利于控制心律失常事件。

室性快速性心律失常

室性期前收缩综合征（VPC）

室性期前收缩起源于浦肯野纤维网以外的心室组织，并形成慢速的心室激动和宽大畸形的 QRS 波（持续时间大于 140ms）。室性期前收缩常见于老年人及存在心脏结构性疾病的患者。室性期前收缩发生时具有一定的固有频率且可被心电图描记。室性期前收缩二联律即每个窦性搏动后跟随一个室性期前收

缩,室性期前收缩三联律即每个窦性搏动后出现两个室性期前收缩。室性期前收缩患者心电图形态多变,亦称"多形性或多源性"。连续发生两个室性期前收缩称为成对室性期前收缩,连续 3 个或 3 个以上的室性期前收缩且心室率每分钟超过 100 次称为室性心动过速。重复性室性期前收缩自发终止,且连续出现三次以上,称为非连续性室性心动过速。

　　房性期前收缩伴发心室差异性传导也可产生宽大畸形且提前出现的 QRS 波。当房性期前收缩的 P 波与之前的 T 波发生重叠时较难辨别,此时需结合其他手段进行诊断。室性期前收缩时的异常 QRS 形态特殊且常伴发异常的心房传导,不同于典型的左右束支传导阻滞波形。少数情况下,室性期前收缩也可能源自心室的浦肯野纤维网,此时 QRS 形态将出现异常。所以我们可以通过 12 导联心电图中 QRS 形态变化辨认其是否为心室源性。大多情况下,VPCs 发生时可出现完全性代偿间歇,即期前收缩前后 QRS 间期恰为窦性者的 2 倍(图 16-3)。典型的室性期前收缩不向心房传导,即使能够逆传到心房也不能夺获窦房结。因此,当发自窦房结的冲动下传至房室结或浦肯野纤维时将受到逆传室性期前收缩波的影响或遭遇逆行的心房波而导致传导延迟。窦房结持续规律发放冲动,导致下一个 QRS 波延迟出现(图 16-3)。当房性期前收缩发生过早时可夺获窦房结,其不应期小于代偿间歇。当室性期前收缩未能影响窦律时我们常称其为间位室性期前收缩。根据窦律的不同,心室的异位起搏点以固定频率重复发放冲动将产生可变的配对间期。由于此种异位起搏点不受窦性心律和 QRS 波传导的影响,并称之为"并行心律"。室性异位心律的间期可以是固定的,也可以是变化的。其可变性与基础窦性心律 QRS 波有关,室性波形之间的固定间期为诊断并行心律提供了必要的信息。

治疗　室性期前收缩综合征

　　VPCs 的治疗应严格把握适应证,首先应考虑解除与心悸相关的严重临床症状。频发室性期前收缩会引发可逆性心肌病,室性二联律可造成心室功能低下,频发的非持续性室性心动过速会增加患心肌病的可能。上述情况可通过有效控制室性心律失常来治疗。对于无器质性心脏疾病的患者,室性期前收缩无预后意义。而对于有器质性心脏疾病的患者,频发室性期前收缩或非持续性室性心动过速具

有预后意义,提示患者发生心脏猝死的危险性增加。然而,目前尚无研究表明,可通过抗心律失常药物治疗室性期前收缩,从而降低伴有器质性心脏病室性期前收缩患者的病死率。事实上,减慢心肌传导和(或)提高不应期离散度药物治疗虽然可以有效治疗室性期前收缩,但也可能会导致致命性的心律失常,如药物引起的长 QT 间期综合征的发生率。

加速性室性自主心律(AIVR)

　　AIVR 是指三个及以上起源于心室的 QRS 波群,节律为每分钟 40～120 次。其发生机制与心脏自律性异常相关。从定义上来看,AIVR 与缓慢性室性心动过速有重叠,两者节律均包含每分钟 90～120 次。由于 AIVR 为良性心律失常,其治疗适应证与缓慢型室性心动过速不同,所以我们有必要对上述两种疾病进行辨别。在一定周期内,AIVR 的开始与终止呈渐进性且变异性更大,其典型表现为短暂的自限性的心律失常。AIVR 最常见于急性心肌梗死、可卡因中毒、急性心肌炎、地高辛中毒、心脏手术后,也见于非器质性心脏病。持续性的 AIVR 也存在,尤其是在发生急性心肌梗死时和心脏手术后。持续性 AIVR 发生时,由于房室传导不同步,常导致血流动力学障碍。由于右冠近段堵塞导致右心室心肌梗死的患者易出现心动过缓以及 AIVR 引起的血流动力学紊乱。对于此类患者,可通过给予一定剂量的阿托品增加心房率或通过心房起搏予以治疗。

室性心动过速

　　室性心动过速起源于希氏束下游,每分钟频率大于 100 次;大多数患者可大于 120 次。持续性室性心动过速患者每分钟心室率小于 120 次,如患者服用了抗心律失常药物则可小于 100 次。室性心动过速的定义范围与 AIVR 有部分重叠,可根据两者心电图的不同特征及各自的临床特点进行鉴别诊断。缓慢持续性室性心动过速不易出现明显的"温醒效应"以及在 AIVR 中常出现的周长变化。本病多见于慢性心肌缺血或心肌病,不常见于急性心肌梗死及心肌炎。一般来说,心肌受到刺激后可出现慢型室性心动过速,表明慢性心肌病导致心肌形成大折返环路,从而导致电传导减慢。

　　室性心动过速的 QRS 波群形态可以一致(单形性),也可呈现多形性。如果多形性室性心动过速患者 QT 间期延长,且 QRS 波围绕基线波动则称为"尖端扭转型室性心动过速"。典型的心电图表现为

多形性室性心动过速伴 QT 间期延长, QRS 波围绕基线连续扭转(图 16-9)。

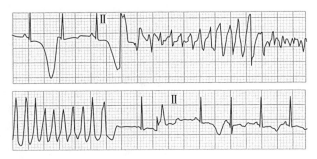

图 16-9 长 QT 间期的窦性节律与尖端扭转型室性心动过速, 窦性节律中显著的 T 波电交替

单形性室性心动过速常提示心动过速较稳定, 常见于无器质性心脏疾病患者或见于由于解剖学异常形成稳定折返环路的器质性心脏疾病患者。单形性室性心动过速易反复发作, 常于起搏后或刺激心室时发生。相比较下, 多形性室性心动过速提示多变和(或)不稳定的心动过速, 且不易反复出现。多形性室性心动过速常见于急性心肌梗死、心肌炎、QT 间期动态改变, 可使不应期离散度增高。多形性室性心动过速不易出现在起搏后或心室刺激时。

我们根据室性心动过速持续时间是否超过 30s 来区分持续和非持续性室性心动过速。由于血流动力学不稳定性必须在 30s 内终止的室性心动过速或通过置入式电除颤仪终止的室性心动过速也归为持续性室性心动过速。心电图上, 心室扑动呈正弦波, 且速率每分钟大于 250 次。快心率和心律失常的正弦波相结合导致无法辨别典型的 QRS 波。当应用抗心律失常药物时使每分钟心率降到 200 次以下时, 可看到呈正弦图像的 QRS 波。心室颤动的体表心电图表现为心室电活动完全紊乱。多形性室性心

动过速、心室扑动、心室颤动如不加以控制, 都可引起血流动力学紊乱。单形性室性心动过速血流动力学是否稳定取决于器质性心脏病的严重程度、逸搏起源部位及心室率。

单形性室性心动过速要注意与左右束支引起的室上性心动过速伴室内差异传导相鉴别。

重要的是, 窦性或基线 12 导联心电图描记有助于为宽 QRS 心动过速确立正确诊断提供重要线索。畸形 QRS 与宽 QRS 心律失常完全一致强力支持 SVT 的诊断。右束支阻滞或左束支阻滞 QRS 波形与宽 QRS 心动过速 QRS 波形不一致和(或)比宽 QRS 心动过速过程中 QRS 更宽支持 VT 诊断。大多数室性心动过速患者有器质性心脏病, 且正常窦律时可见梗死性 Q 波, 这一规律尚有争议。最终, 在正常窦性心律的 12 导联心电图中出现预激的宽大畸形 QRS 波提示房性心律失常, 如 AFL 或局灶性 AT, 以及快速传导的 AP 或逆向折返性心动过速。

除了一些先天性流出道心动过速外, 大多数室性心动过速对迷走神经刺激不敏感, 如颈动脉窦按摩、瓦氏动作、注射腺苷等。由于当患者有室性心动过速且合并器质性心脏病时, 维拉帕米会导致血流动力学紊乱, 因此, 不推荐以静脉注射维拉帕米和(或)腺苷的方式试验性诊断 VT。

室性心动过速常导致房室分离, 听诊时, 房室分离表现为间断出现大炮音和第一心音强弱不等。房室分离的心电图典型表现为心室夺获或室性融合波, 1:1 房室传导不能作为 VT 的排除诊断。

室性心动过速的 12 导联闻心电图特征还包括: ①不服药时, QRS 间期大于 140ms; ②QRS 额面轴右偏; ③QRS 宽大畸形, 与束支传导阻滞不一致(图 16-10)。表 16-6 为室性心动过速心电图特征的总结。

表 16-6 室性心动过速心电图诊断

房室分离(心室夺获, 室性融合波)
对于呈现右束支传导阻滞, RS 间期＞140ms; 对于 V₁ 呈现左束支传导阻滞, V₁＞160ms
额叶平面轴−90°~180°
在 QRS 波群初始阶段延迟激活
左束支传导阻滞-1, V₂ 的 R 波＞40ms
右束支传导阻滞—RS＞100ms
并非典型的右束支传导阻滞及左束支传导阻滞的异常 QRS 形态
所有胸前导联 QRS 形态一致
右束支传导阻滞: V₆ 导联呈 QS 型或明显的 S 波
左束支传导阻滞: V₁ 导联呈 Q 波
右束支传导阻滞: V₁ 导联呈单相 R 波或双相 qR 波或 R/S 波

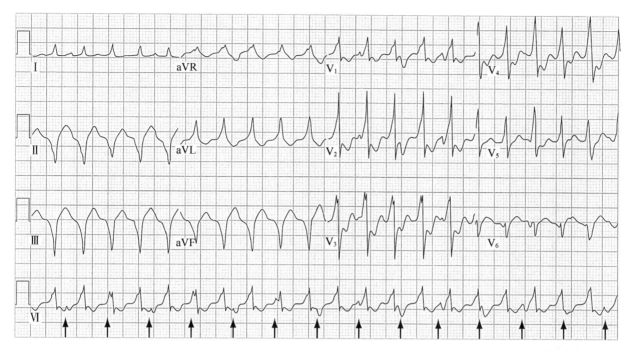

图 16-10　室性心动过速。 心电图显示房室 AV 分离（箭头标记的 P 波），QRS 波宽＞200ms，电轴左偏，QRS 起始部分圆钝和 V₆ 导联内的大 S 波都是室性心动过速的诊断线索

治 疗　室性心动过速或心室颤动

持续性多形性室性心动过速、心室扑动、心室颤动都可直接导致血流动力学紊乱，应给予紧急非同步电除颤，单相除颤电能至少 200J，双相至少 100J。非同步电除颤可避免与 QRS 波同步造成的放电延误。若一次电击无效，应提高电能再次电除颤，同时给予静脉输注利多卡因和胺碘酮。

对于单形性室性心动过速导致的血流动力学障碍，电复律时应与 R 波同步。在血流动力允许的情况下可适当给予镇静药物。对于那些可耐受宽 QRS 波室性心动过速的患者，应严格按照心电图标准进行诊断（表 16-6）。药物治疗单形性室性心动过速成功率小于 30％。通常选用静脉注射普鲁卡因胺、利多卡因、胺碘酮等。若心律失常持续存在，可在给予患者镇静治疗的基础上，进行同步化电复律。静脉注射 β 受体阻滞剂可能会对部分由触发或自律引起的局灶性流出道室性心动过速患者有效。而静脉注射维拉帕米对特发性左心室间隔室性心动过速有效。

伴有器质性心脏病的室性心动过速患者可采用置入式心脏复律除颤器（ICD）来治疗反复发作的室性心动过速，ICD 具有快速起搏、除颤等功能，是治疗室性心动过速的最有效工具（图 16-11）。

室性心动过速的预防同样重要，大于 50％ 具有室性心动过速病史或安装 ICD 的患者需口服抗心律失常药物，以预防室性心动过速复发或房性心律失常。由于 ICD 的出现使得抗心律失常药物选择范围更大。索他洛尔和胺碘酮可作为有器质性心脏病史、致命性单形性室性心动过速或非长 QT 间期综合征引起的多形性室性心动过速的一线治疗药物。索他洛尔会降低除颤阈值，即终止心室颤动所需的最低能量。胺碘酮可用于血流动力学及血压状态不稳定的患者，由于胺碘酮具一定的终末器官毒性，使用时应注意权衡利弊。其他抗心律失常药，如奎尼丁、普鲁卡因胺、普罗帕酮等由于具有致心律失常的风险而不常规用于有器质性心脏病的患者，可以考虑用于已置入 ICD 或反复发作 VT 患者。

射频消融治疗非器质性心脏病室性心动过速的成功率可达 90％ 以上。对于器质性心脏病的患者，导管消融治疗策略主要为消除无法标测的或快速的室性心动过速以及在心内膜和心外膜上可进行标测核消融。对于大多数患者来说，射频消融治疗室性心动过速可大大降低毒性药物的用量，因此适于反复发生室性心动过速的患者。目前学者们正在对如何将射频消融治疗作为减少室性心动过速患者体内

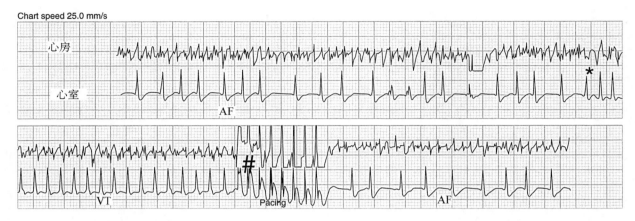

图 16-11 **心房颤动时的室性心动过速。** 置入心律转复除颤器(ICD)记录的 ICD 通过快速起搏终止心房颤动时发作的室性心动过速(VT)。心房电描记图通过追踪显示典型的颤动波。心室电描记图显示一个不规则反应与心房颤动起始阶段追踪标记的一致。(*)心室电描记图显示形态突变并变得有规律与 VT 的诊断一致。(♯)起搏瞬间加速心率并中断快速 VT。患者没有意识到危及生命的事件

ICD 放电次数的一级预防的一部分进行研究。

室性心动过速电风暴治疗

反复发作的室性心动过速且需要胸外电复律或适当的 ICD 重复放电才能终止被称为室性心动过速电风暴。尽管电风暴定义为 24h 内发作次数超过 2 次,但大多数室性心动过速电风暴患者发作远不止 2 次。当极端严重的电风暴发生时,可在较长时间内出现连续的心动过速且无法复律。对于反复多形性室性心动过速且无长 QT 间期的患者,应高度怀疑有活动性的心肌缺血或暴发性心肌炎。静脉注射利多卡因或胺碘酮时应及时评估冠状动脉情况。临床上,心内膜组织活检可用于诊断心肌炎,但其诊断阳性率较低。对于 QT 间期延长,且反复发作长间歇依赖性多形性室性心动过速的患者,应停掉导致 QT 间期延长的药物,并纠正低钾、低镁,紧急起搏治疗以预防长间歇。静脉注射 β 受体阻滞剂可用于治疗多形性室性心动过速电风暴。一旦多形性心室动过速诊断明确,立即给予靶向治疗。比如奎尼丁和异丙肾上腺素可用于治疗 Brugada 综合征。主动脉内囊反搏术或急诊冠状动脉成形术可终止因冠状动脉急性缺血而引发的多形性室性心动过速。对于室性期前收缩触发的多形性室性心动过速患者,可通过靶向消融异位起搏点以防止反复发作的室性心动过速。

对于反复发作的单形性室性心动过速患者,静脉输注利多卡因、普鲁卡因胺或胺碘酮等可预防复发。上述治疗均为经验性治疗,其临床效果并不确定。普鲁卡因胺和胺碘酮具有减慢心率并维持血流动力学稳定的作用。然而,延缓心脏传导的抗心律失常药物(如胺碘酮和普鲁卡因胺)同时可导致室性心动过速反复发作或引起持续性室性心动过速。室性心动过速导管消融可消除频发或持续性的室性心动过速或反复的 ICD 电复律。上述治疗方式可在心律失常早期应用以预防室性心动过速频发导致的不良事件及抗心律失常药物引起的不良反应。

特发的室性心动过速综合征

尽管大多数的室性心律失常发生于有心肌梗死病史的冠心病患者,但仍有一部分患者是由于其他原因导致室性心动过速。因此,有必要对每种特发性室性心动过速综合征进行简要的论述。所有能够阐明特发性室性心动过速综合征的发病机制、提高诊断准确率及建立适当治疗方法的信息都应被重视。

特发性流出道室性心动过速

没有器质性心脏病的室性心动过速也称为特发性室性心动过速。主要分为两个类型,即左心室流出道室性心动过速及右心室流出道室性心动过速。约 80％的特发性室性心动过速起源于右心室流出道,20％起源于左心室流出道。其病灶的解剖位置分布于三尖瓣瓣膜之上并呈弧形,沿着流出道顶部,经肺动脉下方的右心室游离壁和室间隔至主动脉瓣区域,然后走行于二尖瓣环的前/上边缘。此种类型的心律失常多见于女性。此类室性心律失常很少发生心源性猝死,除非特别早发的室性期前收缩触发

心室颤动。当患者在运动、压力、吸食咖啡因时，会诱发心悸。对于女性患者其心律失常与激素水平相关，常见于月经前期、妊娠时及更年期。由于室性期前收缩和室性心动过速频发导致心动过速性心肌病比较少见。

流出道室性心动过速的发病机制尚不清楚，目前尚未发现与室性心动过速明确相关的解剖学异常部位。迷走神经刺激、腺苷、β受体阻滞药可终止室性心动过速，相反，儿茶酚胺、运动和压力会加重室性心动过速。从上述现象中可以看出，其机制可能与钙依赖性激动触发有关。初步的研究数据表明，部分室性心动过速患者存在抑制性 G 蛋白突变（$G\alpha_{i2}$）可能是室性心动过速发生的基因学基础。与冠心病性室性心动过速相比，流出道室性心动过速很少被程序刺激诱发，但常见于心房或心室快速短促起搏时，特别是当注射了异丙肾上腺素时。

流出道室性心动过速在 II、III、aVF 导联中会出现宽大的单形性 R 波，特别常见于非持续性室性心动过速和（或）频发室性期前收缩，且 RR 间期不恒定。由于大多数特发性室性心动过速源于右心室流出道，室性心动过速时往往在 V_1 导联表现左束支传导阻滞（LBBB）（图 16-12）。同样，起源于左心室流出道的室性心动过速，特别当源自二尖瓣环时，V_1 多表现为右束支传导阻滞（RBBB）。

治 疗　特发性流出道室性心动过速

由于血流动力学稳定且常为非持续性发作，特发性流出道室性心动过速患者往往无须急诊治疗。静脉注射 β 受体阻滞药可以终止室性心动过速。非发作期静脉注射 β 受体阻滞剂或钙通道阻滞剂可以预防室性心动过速反复发作。ⅠA 类、ⅠC 类抗心律失常药物也对室性心动过速有效。导管消融治疗终止室性心动过速成功率可达 90%。由于此类心律失常无器质性心脏病和局部特征，故只能通过室性心动过速发生时的 12 导联心电图来确定消融靶点。运动试验和（或）心电监测可用来评估疗效。当诊断不清或拟行消融手术时可行电生理检查。

特发性左心室间隔/束支室性心动过速

另一种常见的特发性室性心动过速与左心室浦肯野纤维系统的解剖结构相关。虽可观察到自律性心动过速，但其产生机制为浦肯野纤维网中部分钙依赖性慢反应纤维形成大折返环。12 导

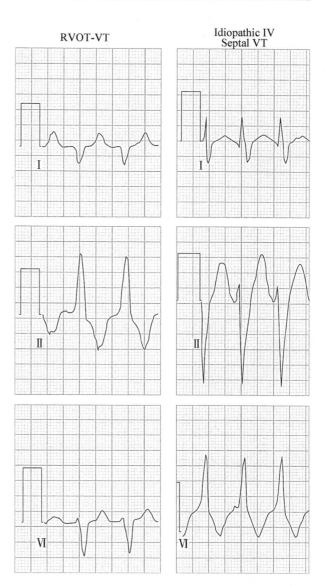

图 16-12　常见的先天性室性心动过速（VT）心电图模式。 右心室流出道（RVOT）VT 与 V_1 导联中典型的左束 QRS 波形和电轴右偏，源于左心室后间隔 VT 在 V_1 导联中狭窄的 RBBB 模式 QRS 波，并且 QRS 电轴左偏

联心电图表现为窄的右束支传导阻滞和电轴左偏（左后分支起源）或电轴右偏（左前分支起源）（图 16-12）。本型室性心动过速仅可被维拉帕米抑制，辅助治疗药物有 β 受体阻滞药。导管消融手术成功率在 90% 以上，适于药物治疗无效或药物依从性不好的患者。

左心室扩张型心肌病相关性室性心动过速

单形性和多形性室性心动过速可见于非缺血性

扩张型心肌病的患者(参见第 21 章)。虽然扩张型心肌病的表现为弥漫性纤维化,但二尖瓣、主动脉瓣区纤维化程度较重。大多数持续单形性室性心动过速可在上述区域标测到。药物治疗对预防此型室性心动过速发生无效,经验性使用索他洛尔、胺碘酮仅对 ICD 置入后复发的室性心动过速有效。心内膜下导管消融治疗对非缺血性扩张型心肌病室性心动过速的治疗效果不佳,这是由于异常病灶常起源于心外膜纤维组织,导管需经皮心包穿刺到达心外膜才能达到消融治疗的效果。有研究资料表明,对于因非缺血性扩张型心肌病导致心力衰竭,其左心室射血分数小于 30% 的患者,预防性置入 ICD 可有效减少首次室性心动过速或心室颤动发作时患者发生猝死的风险。

束支折返性室性心动过速

瓣膜性心肌病或非缺血性心肌病的单形性室性心动过速多数为希-浦系统参与的大折返性心动过速。此型心律失常与希-浦系统病变相关。折返形成的原因为窦性心律下可出现不完全左束支传导阻滞,从而导致向希-浦系统的传导延迟,这种缓慢传导构成了折返的基质。特征性的,折返环一般沿右束支前传,再经左前或左后分支逆传到左束支。心电图表现为左束支传导阻滞及电轴左偏(图 16-13)。本型心动过速偶尔出现反方向传导,先沿左束支前传再逆传到右束支,心电图表现为右束支传导阻滞。

射频消融治疗束支折返性心动过速的疗效显著,消融靶点位于浦肯野纤维网,特别是右束支。非结构性心脏病或冠心病伴发束支折返性心动过速较为少见。以 ICD 作为辅助治疗也可成功终止此型室性心动过速并改善左心室功能障碍。

肥厚型心肌病伴发室性心动过速

肥厚型心肌病也可伴发室性心动过速和心室颤动(参见第 21 章)。对于有原发性肥厚型心肌病、持续性室性心动过速或心室颤动病史、不明原因晕厥、心脏性猝死家族史、左心室间隔厚度大于 30mm、或非持续性自发性室性心动过速的患者,其发生心源性猝死的风险很高,常规应采取 ICD 置入治疗。胺碘酮、索他洛尔和 β 受体阻滞药等药物常用来控制室性心动过速的复发。由于室性心动过速时血流动力学通常不稳定,本病一般不采用射频消融治疗。消融手术主要针对形成室性心动过速或心室颤动的基质进行改良,消融区域为心肌纤维化形成的低电压区,常位于心尖室壁瘤处。肥厚型心肌病合并预激综合征患者常伴发 *PRKAG2* 基因突变。

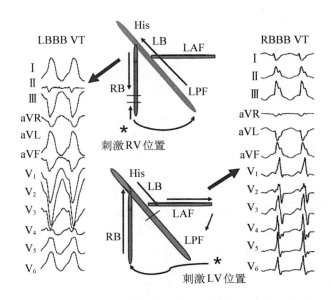

图 16-13 束支折返性室性心动过速(VT)。 上图为当室性心动过速来自右心室[左束支传导阻滞(LBBB)的室性心动过速模式]或左心室[右束支传导阻滞(RBBB)室性心动过速模式]时典型的 QRS 形态和示意图显示希氏束-浦肯野纤维参与折返环路

其他浸润性心肌病或神经肌肉功能障碍型室性心动过速

多种浸润性心肌病和神经肌肉功能障碍会增加患心律失常的概率(表 16-7)。很多患者出现房室传导紊乱且需永久性起搏治疗。是否置入 ICD 应根据目前的非缺血性心肌病治疗指南,包括左心室射血分数小于 35%,或不明原因晕厥伴有左心室功能障碍。有研究指出,心房颤动、PR 间期大于 240ms、QRS 间期 120ms,传导阻滞及 I 型肌强直性营养不良是预测猝死的高危因素。对于左心室功能障碍程度较低或其他的弥漫性心肌病患者是否也有猝死危险,以及是否需要置入 ICD,还需进一步研究证实。抗心律失常药物有可能引起药物性心律失常,药物治疗应用于有症状的心律失常,对于未安装 ICD 的患者,仅可使用胺碘酮和索他洛尔。

致心律失常型右心室心肌病/右心室发育不良(ARVCM/D)

先天性发育不良或病毒性心肌炎导致的 ARVCM/D 可引发室性心动过速和心室颤动。散发的非家族性或非发育不良性右心室心肌病较为常见且具有种族差异。具有室性心动过速倾向的患者,其三尖瓣及肺动脉瓣近端周围的右心室游离壁发生进行性纤维化。窦性心律时,体表心电图示反映右心室激动的 $V_1 \sim V_3$ 导联在 QRS 波之后出现小棘波且 T 波倒置。当小棘波较为明显且与 QRS 波分离时,称其为 epsilon 波(图 16-14)。靠近三尖瓣、肺动脉瓣基底部的右心室游离壁发生弥漫性纤维化,epsilon 波与该区域的心室迟发激动高度一致。

表 16-7　浸润/炎性和肌肉紊乱与增加室性心律失常的风险相关联

结节病[a]	E-D 肌营养不良综合征[a]
Chagas' 病[a]	肢带型肌营养不良症[a]
淀粉样变[a]	假肥大型肌营养不良症
Fabry 病	Baker 型肌营养不良症
色素沉着病	Kearns-Sayre 综合征[a]
强直性肌营养不良	弗立特里希氏共济失调
营养不良[a]	

[a]. 显示高频的室性心律失常

ARVCM/D 患者超声心动图表现为右心室扩张并伴有室壁运动异常、室壁瘤形成。MRI 显示室壁被脂肪组织代替,右心室游离壁随不断纤维化而进行性变薄并出现异常活动。由于右心室心外膜被大范围的脂肪组织覆盖,在诊断该病时,不能过度依赖 MRI。患者常发生多形性室性心动过速。典型表现为 V_1 导联上呈左束支阻滞 QRS 波型。$V_1 \sim V_6$ R

波递增不明显,符合右心室游离壁起源。窦性节律下右心室心内膜电压标测发现低电压区域将有助于明确诊断。重要的是,心内膜活组织检查并不能诊断心肌脂肪化或纤维化,除非穿刺针直接到达右心室游离壁的基底层。目前已证实 ARVCM/D 的家族遗传性与细胞桥粒蛋白基因变异相关。致心律失常性右心室发育不良合并手足角化症和羊毛状头被称为 Naxos 病,是一种特殊的基因型综合征,是导致青少年心源性猝死的高危因素。

治 疗	致心律失常性右心室心肌病/右心室发育不良

ICD 可用于 ARVCM/D 患者的治疗。当诱发顽固性室性心动过速的危险因素(存在自发性或诱导性的快速室性心动过速,或伴发左心室心肌病)长期存在时,应当及时置入 ICD。ARVCM/D 也可通过索他洛尔等抗心律失常药物治疗。β 受体阻滞药作为有效的辅助治疗药物常与其他抗心律失常药物联用。导管消融治疗主要用于能够标测到的持续性室性心律失常,可有效控制室性心动过速复发。对于部分多形性室性心动过速或不稳定室性心动过速患者,对心内膜瘢痕采用线性消融,必要时还可通过导管双极电压标测,消融心外膜瘢痕中的晚电位。上述方法有效治疗反复发作的室性心动过速。

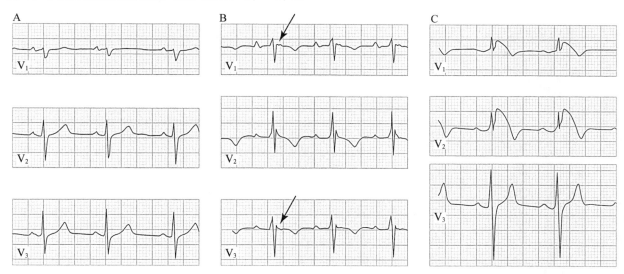

图 16-14　A. 来自正常人的窦性心律中的 $V_1 \sim V_3$ 导联;B. 源于致心律失常性右心室心肌病的患者显示 epsilon 波(箭头)和 T 波倒置;C. Brugada 综合征患者的 V_1 和 V_2 导联示 ST 段抬高

法洛四联症术后室性心动过速

法洛四联症修复术造成的心肌损伤亦可引发室性心动过速。多数患者术后多年才出现室性心动过速。室性心动过速好发于右心室收缩功能不全的患者。室性心动过速的发生机制和发生部位常为环绕右心室壁手术瘢痕至瓣膜环的大折返环。导管消融形成的线性损伤应从肺动脉瓣环或三尖瓣环一直延伸至手术瘢痕处,可有效预防心律失常反复发作。置入 ICD 治疗适用于消融术后仍可诱发持续性快室性心动过速患者或伴发左心室功能不全的患者。

地高辛中毒引起的阵发性心动过速

地高辛中毒后可导致室性逸搏发生率增加,当合并地高辛中毒引起的心动过缓时,易导致持续性的多形性室性心动过速和心室颤动。典型的地高辛中毒室性心动过速为双向性室性心动过速(图 16-15)。此类特殊的室性心动过速产生机制为地高辛抑制钠钾 ATP 酶后,导致心肌细胞钙超载从而引发异常激动。双向性室性心动过速起源于左前支和后束支,产生相对较窄的右束支传导阻滞 QRS 波形,伴随交替出现的电轴左偏或右偏。在非药物中毒的情况下,较少见到此型室性心动过速。双向性室性心动过速及其他地高辛过量引发的血流动力学不稳定的心律失常的治疗方法有:纠正机体电解质紊乱、输注地高辛特异性抗体结合片段。输注 1h 后,抗体片段将与药物地高辛充分结合以消除毒性反应。当肾功能正常时,结合产物将被排出体外。

基因异常诱发的多形性室性心律失常(遗传性室性心律失常)

离子通道(基因)缺陷能够影响心肌细胞的除极和复极化过程,进而可诱发危及生命的多形性室性心律失常和心源性猝死。这些缺陷在窦性心律的心电图中有着独特的特征,一般比较容易辨别。

长 QT 间期综合征

先天性的长 QT 间期综合征(LQTS)是由介导心肌细胞复极化的离子通道(基因)缺陷所引起的,这些缺陷使得动作电位平台期的钠或钙离子内流增加或者钾离子外流减少,动作电位复极持续时间延长,进而表现出长 QT 间期。到目前为止,已被识别的 8 个突变基因中有 5 个负责编码钾离子通道的 α 或 β 亚基单位,这种钾离子通道与心肌细胞的复极化过程相关(表 16-8)。由于许多长 QT 间期的患者并不存在上述所提及的突变基因,因此预计可能还存在其他与复极化离子通道相关的异常基因有待于

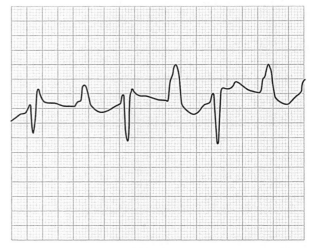

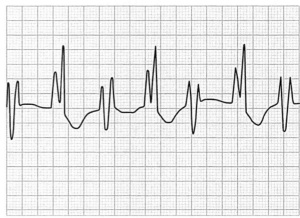

图 16-15 地高辛中毒导致的双向分支型心动过速

发现。

诱发室性心律失常的触发活动通常认为是由于动作电位平台期延长时细胞内钙离子发生积聚,进而介导早期后除极增强所诱导的。QT 间期延长时心肌复极化不均一,导致触发活动诱发出多形性室性心律失常(图 16-9)。

对于大多数长 QT 间期综合征患者,经 Bazett 公式计算的心率校正 QT 间期往往显示:男性大于 460ms,女性大于 480ms。如果患者 QT 间期的延长显著大于 500ms,相应的其心律失常的发生风险也大为提高。许多基因缺陷患者的 QT 间期值可以间断地出现在正常范围内或者适当的运动后其间期并不表现出缩短。也有些个体主要在应用某些药物时才出现该症状,如改变离子通道功能的索他洛尔。

长 QT 间期综合征相关的基因型突变对患者的预后有一定的影响,明确基因型的诊断往往可以帮助改善临床治疗效果。最先发现的三种突变基因分

表 16-8　遗传性心律失常疾病:室性心律失常的高危离子通道

DISORDER	GENE	PROTEIN/CHANNEL AFFECTED
LQT1	KCNQ1	I_{Ks} 通道 α 亚基
LQT2	KCNH2 (HERG)	I_{Kr} 通道 α 亚基
LQT3	SCN5A	Ina 通道 α 亚基
LQT4	ANK2	联接蛋白-B
LQT5	KCNE1	I_{Ks} 通道 β 亚基
LQT6	KCNE2	I_{Kr} 通道 β 亚基
LQT7	KCNJ2	I_{K1} 通道 α 亚基
LQT8	CACNA1C	I_{Ca} 通道 α 亚基
Jervell LN1	KCNQ1	I_{Ks} 通道 β 亚基
Jervell LN2	KCNE1	I_{Kr} 通道 β 亚基
Brugada 综合征	SCN5A	I_{Na} 通道
Catecholaminergic VT	Ry R2	兰尼碱受体,肌集钙蛋白受体
SQTS1	KCNH2(HERG)	I_{Kr} 通道 α 亚基
SQTS2	KCNQ1(KvLQT1)	I_{Ks} 通道 α 亚基
SQTS3	KCNJ2	I_{K1} 通道

LQT. 长 QT(间期);SQT. 短 QT(间期)

别为:LQT1、LQT2 和 LQT3,由这三种基因突变所引起的长 QT 间期综合征患者占临床相关长 QT 间期综合征患者总数的 99% 以上。体表心电图的特征性改变可用来帮助区别这三种常见的基因型突变,关于该突变基因型的明确诊断还需要基因检验。

LQT1 是一种最常见的异常基因型,携带有该基因型的患者运动时 QT 间期不表现出缩短或者相反出现 QT 间期的延长,同时 T 波宽大,宽大的 T 波往往是 QT 间期延长的主要构成部分。LQT1 患者心律失常的最常见诱发因素是运动,其次为精神紧张。

超过 80% 的男性患者在 20 岁时首次发生心脏事件,因此应该限制这一年龄段的人群进行竞争性的体育活动并且避免游泳。β 受体阻滞药通常对该类疾病有效。合并有两个 LQT1 等位基因的患者往往表现出 Jervell 和 Lange-Nielsen 综合征,其 QT 间期显著延长并且伴有耳聋,相应的,其心律失常的预后也更差。

LQT2 是第二种较常见的异常基因型,它的 T 波往往表现出缺口或者呈双峰状。LQT2 基因型的患者发病最常见诱因为精神紧张,其次为睡眠或听觉刺激。尽管该症多于睡眠时发作,但是 β 受体阻滞药对该疾病的治疗也有一定的疗效。

LQT3 是指 3 号染色体上负责编码心肌钠离子通道的基因发生了突变,这一突变导致钠离子通道失活延迟,进而引起动作电位的持续时间延长。LQT3 患者通常表现出晚发性的双向高尖 T 波峰或者不对称的高尖 T 波峰。该基因型患者心律失常事件对生命的威胁更大,相应的 LQT3 患者的预后也是所有先天性长 QT 间期综合征患者中最差的,且男性患者的预后不如女性。LQT3 患者的大多数心律失常事件发生在睡眠时,因此认为它们在心率较慢时发病风险增高。β 受体阻滞药不推荐用于该类型疾病的治疗,并且该疾病患者不需要对其运动量加以限制。

治疗　长 QT 间期综合征

对于发生过危及生命的心律失常事件的任何长 QT 间期综合征患者,强烈推荐其接受 ICD 治疗;有过晕厥史并且基于心电图或基因型明确诊断为该类型疾病的患者也同样强烈推荐其进行 ICD 治疗。LQT3 男性患者和所有 QT 间期显著延长(>500ms)的患者,尤其是那些有过家族成员心源性猝死的患者应预防性置入 ICD 作为一级预防。未来的流行病学调查可能提供更确凿的指南,进一步根据患者的基本特征如年龄、性别、心律失常发作史和基因特征进行风险分级。所有确诊或怀疑为 LQTS 的患者应禁止其使用延长 QT 间期的药物。具体的药物更新列表,请参阅 www.qtdrugs.org。

获得性 LQTS

携带散在突变基因和(或)具有单一核苷酸多态性的遗传易感者在应用某些影响离子通道复极电流的药物时可以表现出显著的 QT 间期延长。QT 间期的延长和与之相关的多形性室性心动过速在女性中较常见并且可能是 LQTS 的一种亚临床表现。药物诱导的 QT 间期延长及 TDP 经常在患者出现低血钾和心动过缓时发生,具有这种不良作用的典型性药物为阻滞 I_{Kr} 钾通道电流类的药物(表 16-5)。由于大多数药物的作用具有剂量依赖性,因此改变代谢水平的一些药物-药物相互作用和(或)因为肝或肾功能紊乱引起药物清除动力学发生改变的情况常常亦可诱发该类型的心律失常。

治疗　获得性长 QT 间期综合征

获得性 LQTS 的急性治疗旨在清除体内的诱导性药物、通过输注镁和(或)钾扭转代谢异常状态和使用临时起搏或谨慎地输注异丙肾上腺素来预防长间歇依赖性心律失常的发生。ⅠB 类的抗心律失常药(如利多卡因)尽管多数情况下无效,但因其不会引起 QT 间期的延长,可以考虑作为该症的治疗药物。对于持续性心律失常,减轻焦虑的支持疗法、缓解疼痛的休克疗法和加速药物的清除也都是十分必要的治疗措施。

短 QT 间期综合征

复极电流功能的增加导致心房和心室不应期缩短,相应的,其体表心电图 QT 间期也显著缩短(表 16-8)。T 波呈现高尖状,对于这种不常见疾病的诊断常常需要其 QT 间期小于 320ms。已发现与该症有关的突变基因型为 HERG,KvLQT1 和 KCNJ2。短 QT 间期综合征患者可能会发作相应的心房颤动和心室颤动,针对该疾病推荐的疗法是进行 ICD 置入术。需要注意的是,QRS 波和 T 波的重复计数可能导致 ICD 的不适当放电。奎尼丁治疗可以延长 QT 间期,同时也可以减小 T 波的振幅,该疾病所引起的心律失常应用奎尼丁进行长期预防的疗效目前正在评估。

Brugada 综合征

Brugada 综合征患者典型的临床表现为显著性、短暂性或隐匿性的 $V_1 \sim V_3$ 导联 ST 段抬高,这种抬高可由钠离子通道阻滞药阿义马林、氟卡尼和普鲁卡因胺所诱发,并且存在发生多形性室性心律失常的风险。研究显示,右心室流出道附近心外膜区域内钠电流的减少可能是 Brugada 综合征发病的原因(表 16-8)。无拮抗的钾离子外流所致的右心室心外膜动作电位尖峰缺失导致了动作电位时程的显著缩短。正常心内膜和快速除极的右心室流出道区域心外膜的巨大电位差导致窦性心律中 $V_1 \sim V_3$ 导联的 ST 段抬高,同时易形成局部心室折返(图 16-14)。目前可导致 Brugada 综合征的异常基因型还未完全明确,然而研究发现 20% 的 Brugada 综合征患者其 SCN5A 基因发生了突变。虽然已经确认该基因是与性别和种族无关的常染色体显性遗传基因,但是该心律失常综合征在年轻男性中最常见(约 75%),并且被认为是东南亚人群猝死和无症状突发夜间死亡综合征的重要原因。此种类型的室性心律失常多发生在休息或睡眠时,发热和一些钠离子通道阻滞药也是该室性心律失常的诱发因素。

心电图右胸导联呈现马鞍形 ST 段抬高合并晕厥史或心源性猝死生还视为 Brugada 综合征不良事件可能再次发生的一种预警。多种疾病的发生都与 SCN5A 基因突变有关,目前所知道的有 Brugada 综合征、3 型长 QT 间期综合征和心脏传导障碍,应注意区别。

治疗　Brugada 综合征

对于不明原因的晕厥而体表心电图存在可疑时(马鞍状 ST 段抬高型),采用普鲁卡因胺药物进行诱发刺激对于明确诊断和病因非常重要。阿义马林和静脉注射氟卡尼,对于鉴别该综合征可能具有更高的敏感性,但该方法在美国尚禁止使用。尽管经验有限但对于复发性 VT 通过给予异丙肾上腺素或奎尼丁的紧急处理取得成功的案例已有报道。β 受体阻滞药和抑制迷走神经作用的奎尼丁可以通过阻断 I_{TO} 延长心外膜动作电位的持续时间,从而起到一定的治疗作用,使用这两种药物无效的患者应该考虑进行 ICD 置入术。对于有确切心律失常发作史、晕厥史及自发性或可诱导的心电图 $V_1 \sim V_3$ 导联 ST 段呈马鞍形抬高的患者都应该考虑进行 ICD 置入术控制复发,预防猝死。对于发生过不良事件的患者其家庭成员也应该进行心电图筛查。对于出现 Brugada 型心电图但无症状表现的患者进行心脏程序化刺激的意义及是否应该接受 ICD 治疗尚存在一定的争议,由于刺激性诱导药物的输注及程序化刺激作用往往并不能诱发该类患者心律失常的出现。针对这些低发病风险患者应推荐其接受何种治疗方法还需要进一步做大型随访研究去确认。目前关于 Brugada 综合征存在具有争议性的方面主要包括发热和因不注意而应用了三环类抗抑郁药物对该病的潜在诱发风险。心律失常综合征患者其家庭成员是否携带有异常基因可以使用基因检测法来明确诊断。

儿茶酚胺敏感性多形性室性心动过速

儿茶酚胺敏感性室性心动过速是因患者体内负责编码心肌利阿诺定释放通道的基因发生了突变,导致肌质网内的钙离子发生了“外漏”(表 16-8),进一步引起细胞内钙离子积聚增多延迟后除极过程所诱发,患者可表现出双向的室性心动过速,非持续多形性室性心动过速或者复发性的心室颤动。目前关于该疾病发病方式的报道主要有常染色体上显性基因发生突变的家族聚集性形式和一些其他少有的发病形式。最近研究发现,常染色体上一个隐性基因的突变也可导致该疾病的发生,该突变基因负责编码肌质网上具

有钙缓冲作用的肌集钙蛋白。该类型心律失常可由运动和情绪紧张所诱发(图 16-16),因此针对该患者应限制其活动量。β 受体阻滞药和 ICD 置入术为此类型心动过速的推荐疗法,通过适当的 ICD 程序设定预防不适当或易触发的 ICD 放电对预防内源性儿茶酚胺释放诱发的 VT 风暴是必不可少的。

特别关注:类似的心动过速在运动员中的发病

无论良性的或者恶性的心动过速往往在体育活动中发生率比较高。幸运的是,在学校或重大的体育赛事中针对危及生命的室性心律失常的心肺复苏术的成功率随着自动体外除颤器的使用大为提高。罕见的,对于心脏或胸壁没有结构性损伤的心前区钝性撞击也会引起 VF(心脏震荡)。

运动员入场前应该首先评估症状的严重程度并对其加以分析,潜在致命性心律失常引起的晕厥也应该考虑到。在竞技体育中,一份全面的心脏评估在没有明确诊断是否存在威胁生命的风险前应限制运动员参与比赛。发作时的心电图记录通常可以帮助确立诊断,但是其可能很难获得。

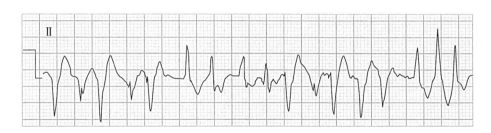

图 16-16　运动压力试验中显示的儿茶酚胺敏感性多形性室性心动过速

有过晕厥史但并无心电图证据的心律失常患者,可进行系统的常规心电图和经胸超声心动图检查以明确是否存在心脏结构异常或原发的电生理异常。常见的与致命或危及生命的室性心律失常相关的器质性心脏病,包括肥厚型心肌病,致心律失常性心肌病和急性心肌炎。如果心律失常的症状在胸痛发病前发生应怀疑冠状动脉可能出现病变。对于存在预激综合征、QT 间期延长、Brugada 型心电图波形或 ε 波和符合非缺血型右心室或左心室心肌病或心肌炎的 T 波倒置患者应选择 12 导联心电图进行筛查。此外,还可能需要心电监测。适当的压力测试可以诱发心律失常,尤其是那些周期性复发的患者。能够达到诱发心律失常的运动水平是至关重要的,这在运动试验中对于某些运动员可能是一个

挑战。

对患有心律失常运动员的处理可能是一项挑战,总的趋势是不鼓励其参加竞技比赛及专业训练,当这些活动导致其发病风险增高时。基于专家共识和循证数据指导运动员限制活动的指南已经公布,已确诊的患者更要按指南执行(表 16-9)。应按照每种心律失常综合征制定的指南对心律失常进行规范化的治疗。如果存在相应指征时可以考虑进行根治性射频消融术;ICD 治疗不适用于从事具有身体接触项目的运动员,因为钝性创伤可能会造成 ICD 设备的损坏。虽然 ICDs 治疗是有效的,但这种治疗对心理方面的影响,有时在窦性心动过速时潜在的不恰当放电,以及与电极置入相关的并发症,都必须得到应有的重视。

表 16-9　对选定心血管异常竞技运动员的建议

临床实体	临床标准	允许运动量
没有室速表型的抗心律失常的基因携带		所有运动
长 QT 综合征	男性＞0.47s,女性＞0.48s	低强度的竞技运动
布加综合征		低强度的竞技运动
儿茶酚胺敏感性多形性室性心动过速		无任何竞技运动
无症状沃尔夫帕金森白色综合征	不是强制性电生理研究	除限制性危险外的所有运动
室性期前收缩		所有竞技体育在不增加室性早搏或症状发生的运动
非持续性室性心动过速	无结构心脏疾病	所有竞技运动
非持续性室性心动过速	结构性心脏病	仅仅低强度竞技运动

（源自:改编自 ACC 贝塞斯达会议♯ 36 Pelliccia 等:美国心脏病病学杂志 52:1990-1996,2008）

（梁　明　王祖禄　译）

第四部分　心脏疾病

第 17 章

心力衰竭和肺心病

Douglas L. Mann   Murali Chakinala

心力衰竭

定义

心力衰竭(心衰)是一种临床综合征,通常发生在先天性或后天性心脏结构和(或)功能异常的患者中,并伴一系列临床症状(呼吸困难和乏力)和体征(水肿和啰音),导致患者频繁住院,生活质量降低,存活期缩短。

流行病学

心力衰竭是一个迅速发展的全球问题。全世界有超过 2000 万的患者有心力衰竭。在发达国家,成人心力衰竭的患病率约为 2%。其患病率随年龄增长成指数上升。在大于 65 岁的人群中,心力衰竭的患病率为 6%~10%。虽然女性心力衰竭发病率相对于男性较低,但由于女性的寿命较长,心力衰竭患者中至少有 50% 为女性。在北美洲和欧洲,40 岁以后患心力衰竭的风险约为 1/5。心力衰竭的总患病率在持续增长,部分原因是目前对心脏疾病,如心肌梗死、心脏瓣膜病和心律失常的有效治疗,延长了患者的生存时间。由于缺少研究数据,目前对于发展中国家心力衰竭患者的患病率或危险性知之甚少。曾经医学界认为,心力衰竭的发生主要源于左心室(LV)射血分数(EF)降低,但流行病学研究显示约有 1/2 的心力衰竭患者 EF 值正常或接近正常(EF≥40%~50%)。因此,目前心力衰竭患者被广义地划分为两组:①心力衰竭患者伴有 EF 降低(通常被称为收缩性心力衰竭);②心力衰竭伴正常 EF(通常被称为舒张性心力衰竭)。

病因学

如表 17-1 所示,任何导致左心室结构或功能改

变的情况都能使患者发展成心力衰竭。虽然射血分数正常与射血分数异常的心力衰竭的发病原因不同,但大部分病因是有交叉的。在工业化国家,冠状动脉疾病(冠心病)已经成为心力衰竭的主要病因,占心力衰竭发病人群的 60%~75%。75% 的心力衰竭患者(包括冠心病引起的)的疾病进展与高血压有关。冠心病和高血压,还有糖尿病相互作用能增加心力衰竭发作的风险。

表 17-1 心力衰竭的病因学

EF 值降低(<40%)
 冠心病
  心肌梗死[a]
  心肌缺血[a]
 慢性压力超负荷
  高血压[a]
  阻塞性瓣膜病[a]
 慢性容量过负荷
  反流性瓣膜疾病
  心左向右分流
  心脏外分流
 非缺血性扩张型心肌病
  家族性/遗传性的异常
  浸润性疾病[a]
 毒物/药物引起的损害
  代谢异常[a]
  病毒性
 南美洲锥虫病
 心率和节律异常
  长期心动过缓
  长期心动过速
EF 值正常(>40%~50%)
 病理性肥厚
  原发性(肥厚型心肌病)

续表

继发性（高血压）
老龄
限制型心肌病
浸润性疾病（淀粉样变，结节病）
血色素沉着症
纤维化症
心内膜心肌异常
肺心病
肺源性心脏病
肺部血管疾病
高输出状态
代谢异常
甲状腺毒症
营养失调（脚气病）
过度血流需求
体循环动静脉分流
慢性贫血

ᵃ. 亦可以发生射血分数保留的心力衰竭（EFpHF）

在 20%～30%收缩性心力衰竭的患者中，没有找到明确的引起心力衰竭的病因。如果这些患者病因不明，则被称为非缺血性、扩张型或特发性心肌病（参见第 21 章）。病毒感染史或毒素暴露史（如酗酒或化疗）也能导致扩张型心肌病。此外，目前越来越明确的是，大部分的扩张型心肌病继发于特定的基因缺陷，其中最主要的是细胞骨架缺陷。许多家族性扩张型心肌病表现为常染色体显性遗传。目前，已经明确编码细胞骨架蛋白（结蛋白、肌球蛋白、黏着斑蛋白）和核膜蛋白（层粘连蛋白）的基因突变将

导致扩张型心肌病。扩张型心肌病还与杜氏、贝氏和肢带型肌营养不良相关。高心脏输出性疾病，例如动静脉瘘，贫血，很少导致正常心脏发展为心力衰竭；然而在患有潜在结构性心脏病的患者中，这些情况可以导致明显的心力衰竭。

全球情况

在非洲和亚洲，风湿性心脏病仍然是导致心力衰竭的主要原因，尤其是在年轻患者中。在非洲人群和非洲裔美国人中，高血压是引起心力衰竭的重要因素。美洲锥虫病在南美洲仍是心力衰竭的主要病因。在发展中国家，贫血在心力衰竭患者中是常见的伴随因素。随着发展中国家社会经济的不断发展，心力衰竭流行病学与西欧和北美洲逐渐相似，冠心病成为心力衰竭的独立的最常见原因。虽然糖尿病对心力衰竭的影响还在继续研究中，但糖尿病能加速动脉粥样硬化的发展，并且常伴有高血压。

预后

尽管近年来心力衰竭的评估和管理有了许多进步，有症状的心力衰竭患者的预后仍较差。以社区为基础的研究显示，30%～40%的患者在诊断为心力衰竭后 1 年内死亡，60%～70%的患者在 5 年内死亡。主要死于心力衰竭恶化或突发事件（可能是室性心律失常）。虽然很难预测个体的预后，但静息时有症状（NYHA Ⅳ 级）的患者年病死率为 30%～70%，而仅在中等程度活动时出现症状的患者（NYHA Ⅱ 级）年病死率仅为 5%～10%。因此，心脏功能状态是患者预后的一个重要预测因素（表 17-2）。

表 17-2　纽约心脏协会分级

功能能力	客观评价
Ⅰ 级	患者有心脏疾病但活动量不受限制。一般日常活动不引起明显的劳累、心慌、呼吸困难或心绞痛
Ⅱ 级	心脏病患者的体力活动轻微受限，休息时无自觉症状，但平时一般活动下可出现疲乏、心悸、呼吸困难或心绞痛
Ⅲ 级	心脏病患者体力活动明显受限，休息时无自觉症状，但小于平时一般活动即出现疲乏、心悸、呼吸困难或心绞痛
Ⅳ 级	心脏病患者不能从事任何体力活动。休息状态下也出现心力衰竭或心绞痛的症状，体力活动后加重

（源自：Adapted from New York Heart Association, Inc., Diseases of the Heart and Blood Vessels: Nomenclature and Criteria for Diagnosis, 6th ed. Boston, Little Brown, 1964, p. 114.）

心力衰竭

图 17-1 提供了一个通用的概念框架来评估伴有 EF 值降低心力衰竭的发展和进程。如图所示，心力衰竭可以被视为进行性的功能障碍，起始于某

些特定事件，导致了心肌损伤并造成功能性的心肌细胞数量减少，或破坏了心肌细胞产生力量的能力从而妨碍心脏正常收缩。该特定事件可能突然发生，如心肌梗死；可能逐渐或潜伏发作，如血流动力学压力或容量超负荷；也可能是遗传性的，如许多遗传性心肌病

一样。不管触发因素的性质如何,这些特定事件的共同之处在于,均在一定程度上引起了心脏泵功能的降低。大多数情况下,在最初的泵血功能降低时,患者并无症状或仅有轻微症状,或仅在功能障碍存在一段时间后才出现心力衰竭的症状。

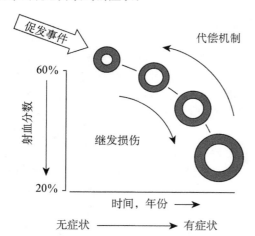

图 17-1　射血分数减少的心力衰竭发病机制。 心力衰竭始于最初导致心脏泵功能下降的促发事件。在这之后各种代偿机制被激活,包括交感神经系统、肾素-血管紧张素-醛固酮系统和细胞因子系统。在短期内,这些系统能够维持正常心血管功能稳态,使患者不出现临床症状。然而,随着时间的进展,这些系统的持续激活可导致继发性心室损伤,包括左心室重塑及随后的心功能失代偿(From D Mann:Circulation 100:999,1999.)

　　不伴心力衰竭症状的左心室功能障碍患者的确切发病原因仍不明确,一个可能的原因是在心脏损伤和(或)左心室功能障碍时,一系列代偿机制被激活,从而使患者能够维持和调整左心室功能几个月到几年。这些代偿机制包括:①肾素-血管紧张素-醛固酮(RAA)和交感神经系统激活,通过增加水钠潴留维持心排血量(图 17-2);②心肌收缩力增加。此外,拮抗血管舒张的因子激活,包括心房利尿钠肽(ANP)和脑钠肽(BNP),前列腺素(PGE$_2$和PGI$_2$)和一氧化氮(NO),这些分子抑制了外周血管的过度收缩。遗传背景,性别,年龄或环境也可能影响这些代偿机制,使左心室功能维持在生理的/平衡的范围内,从而使患者保留左心室功能或仅最小程度地受到抑制。因此,患者可以保持无症状或仅有轻微症状长达数年。然而,在某一时刻,患者会出现明显症状,发病率和病死率迅速地增加。虽然引起这个转

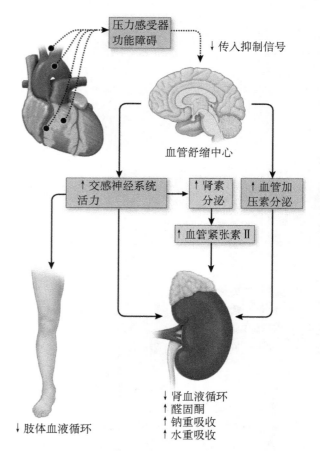

图17-2　心力衰竭时神经内分泌系统的激活。 心力衰竭患者心排血量减少导致左心室和主动脉弓,颈动脉窦压力感受器"去负荷"。这种外周压力感受器的"去负荷"将导致副交感神经对中枢神经系统(CNS)抑制减弱,从而使交感神经传出及从脑垂体精氨酸加压素(AVP)的释放相对增强。AVP(或抗利尿激素)具有强大的血管收缩效应,并能增加肾集合管的通透性,导致自由水重吸收增加。同时这些中枢神经系统的传入信号能激活支配心、肾、外周血管、骨骼肌的交感神经系统的传出通路。肾交感神经刺激导致肾素释放,使循环水平的血管紧张素Ⅱ和醛固酮合成增加。激活的肾素-血管紧张素-醛固酮系统促进水钠潴留,同时导致外周血管收缩,心肌细胞肥大,心肌细胞死亡和心肌纤维化。虽然这些神经激素的机制通过维持血压,为重要器官提供足够的灌注使患者产生了短期的适应,但在心力衰竭发展过程中,同样的神经内分泌机制导致心脏和循环终末器官的改变及过多的水钠潴留(Modified from:A Nohria et al:Neurohormonal,renal and vascular adjustments,in Atlas of Heart Failure:Cardiac Function and Dysfunction,4th ed,WS Colucci [ed]. Philadelphia, Current Medicine Group 2002, p. 104.)

变的确切机制还不明确,如这章中后续将要提及的,向有症状性心力衰竭转折时常伴有神经激素,肾上腺素和细胞因子系统的激活增加,并导致一系列心肌的适应性变化,这些被统称为左心室重塑。

与我们所知的 EF 下降型心力衰竭的发病机制相比,正常 EF 心力衰竭的发病机制仍在不断探索中。虽然舒张功能障碍(见本章后文)被认为是正常 EF 心力衰竭的唯一机制,但以社区调查为基础的研究提示,其他心外机制也可能非常重要,例如血管硬度增加及肾功能损害。

心力衰竭的基本机制

收缩功能障碍

左心室重塑是针对一系列复杂事件后发生在细胞和分子水平的反应(表 17-3)。这些变化包括:①心肌细胞肥大;②心肌细胞收缩性能改变;③细胞坏死、凋亡和自我吞噬导致心肌细胞数目不断减少;④β肾上腺素耐受;⑤心肌能量和代谢异常;⑥细胞外基质重组:围绕心肌细胞周围的结构性胶原网溶解,并随之被间质胶原基质替代,无法为心肌细胞提

表 17-3 左心室重构概述

肌细胞生物学改变
兴奋-收缩偶联
肌球蛋白重链(胚胎)基因表达
β肾上腺素脱敏
肥厚
肌溶解
细胞骨架蛋白
心肌改变
肌细胞损失
坏死
凋亡
细胞自噬
细胞外基质改变
基质降解
心肌纤维化
左心室几何构型改变
左心室扩大
左心室球形扩大
左心室壁变薄
二尖瓣关闭不全

[源自:Adapted from D Mann: Pathophysiology of heart failure, in Braunwald's Heart Disease, 8th ed, PL Libby et al (eds). Philadelphia, Elsevier, 2008, p.550.]

供结构支持。导致这些重要变化的生物学刺激包括心肌细胞的机械拉伸,循环的神经激素(如去甲肾上腺素,血管紧张素Ⅱ),炎性细胞因子[如肿瘤坏死因子(TNF)],其他多肽和生长因子(如内皮素)和活性氧(如过氧化物)。这些生物活性分子的持续过度表达产生了对心脏和循环系统的有害作用,促进了心力衰竭的进展。事实上,这种观点成为药物(如血管紧张素转化抑制药和 β 受体阻滞药)拮抗细胞因子从而治疗心力衰竭患者的临床依据。

为了理解损伤的心肌细胞引起心力衰竭患者左心室收缩功能下降的原因,我们需要先回顾一下心肌细胞的生物学(参见第 1 章)。持续的神经激素激活和机械超负荷导致调节兴奋-收缩偶联和横桥相互作用的基因和蛋白发生转录和转录后的改变(图 1-6 和图 1-7)。这些改变调节了兴奋-收缩偶联,包括降低了肌质网 Ca^{2+} ATP 酶(SERCA2A)的功能,导致肌质网(SR)钙摄入降低;以及兰尼碱受体高度磷酸化,导致钙离子从 SR 渗漏。横桥内的改变包括 α 桥肌球蛋白重链表达减少和 β 球肌球蛋白重链表达增加,肌纤维溶解及肌小节和细胞外基质的细胞骨架连接破坏。这些众多的变化损伤了心肌细胞的收缩力并导致心力衰竭患者所表现出的左心室收缩功能下降。

舒张功能障碍

心肌的舒张是腺苷三磷酸(ATP)介导的过程,这个过程由 SR 通过 SERCA2A 从细胞质摄入钙离子,并通过肌膜泵排出钙离子进行调节(图 1-7),因此,若缺血时 ATP 浓度下降,可能会影响这些过程并导致心肌舒张减慢。如果由于左心室顺应性下降(如肥厚或纤维化)导致左心室充盈延缓,左心室充盈压在舒张末期亦会升高(图 1-11)。心率不规则的增快缩短了舒张充盈时间,也有可能会引起左心室充盈压升高,尤其对于非顺应性的心室结构。升高的左心室舒张末压导致肺毛细血管压力增高,使舒张功能不全患者出现呼吸困难症状。除了心肌舒张功能受损,继发于心肌肥厚和心肌胶原含量增高的心肌僵硬度增加也会加剧舒张性衰竭。重要的是,在心力衰竭患者中,舒张功能障碍可单独出现,亦可与收缩功能障碍并存。

左心室重构

心室重构是指在发生心脏损伤和(或)异常血流动力学负荷后,左心室重量、容积、形状和心脏组成发生改变。心室机械负担加重后使重塑的左心室发生了几何结构改变,左心室重构导致心力衰竭发展,

而且随着左心室舒张末容积增加,当左心室开始扩张时,左心室壁也会变薄。左心室壁变薄逐渐进展,伴随左心室扩张后的后负荷增加,造成功能性后负荷不匹配,导致更进一步每搏量减少。此外,舒张末期高室壁张力也有可能会引起:①心内膜灌注不足,左心室功能进一步降低;②氧化应激性增高,激活对自由基生成敏感的基因家族(如 TNF 和白细胞介素-1β);③牵张激活基因(血管紧张素Ⅱ、内皮素和 TNF)的持续表达和(或)肥厚信号通路的牵张激活。左心室扩大也能引起乳头肌功能受限,从而导致二尖瓣功能不全和功能性二尖瓣反流,这将进一步引起心室血流动力学超负荷。综合所有因素,左心室重构导致的机械性负担加重引起心力衰竭进展。

临床表现

症状

心力衰竭的主要症状为乏力和气促。虽然乏力的原因通常被归咎于心力衰竭低心排血量,但骨骼-肌肉异常和其他心外并发症(如贫血)等因素也可能导致乏力的发生。在心力衰竭的早期阶段,呼吸困难仅在劳累时出现,然而随着疾病进展,呼吸困难可以在轻度活动时出现,直至最终在休息时发生。心力衰竭中呼吸困难的发生可能由多种因素共同作用(参见第5章)。其中最重要的机制是伴有间质和肺泡内液体储留的肺淤血,激活毛细血管旁J受体,从而引起以快、浅呼吸为特征的心源性呼吸困难。其他促进劳累时呼吸困难的因素包括肺顺应性下降,呼吸道阻力增加,呼吸肌和(或)膈肌疲劳和贫血。呼吸困难在右心室衰竭和三尖瓣反流患者中较少见。

1. 端坐呼吸　端坐呼吸定义为卧位时呼吸困难,与劳力累性呼吸困难相比,是心力衰竭中的更晚期表现。端坐呼吸的发生原因为卧位时,内脏循环和下肢的液体重新分布到中枢循环中,导致肺毛细血管压增高。夜间咳嗽是端坐呼吸的常见临床表现,在心力衰竭患者中常被忽视。坐直或睡觉时增加枕头高度能减轻呼吸苦难的症状。虽然端坐呼吸是心力衰竭的相对特异性症状,但在腹部肥胖,腹水患者及喜直立位的肺部疾病患者中也可出现类似症状。

2. 阵发性夜间呼吸困难　阵发性夜间呼吸困难(PND)是指急性发作的严重呼吸困难和咳嗽,通常发生在夜间,患者从睡眠中惊醒,一般在休息1～3h后发生。PND可能表现为咳嗽或喘息,主要是由于支气管动脉压力增高引起气道压迫,伴肺间质水肿导致气道阻力增加。端坐呼吸发作患者中,在床边坐直并将双脚下垂可以减轻症状,与其相反,PND即使采取坐位仍有持续的咳嗽和喘息发作。心源性哮喘与PND密切相关,其特征为继发于支气管痉挛的喘息,需与原发性哮喘和肺部原因所致喘息相鉴别。

3. 陈-施氏呼吸　也被称为周期性呼吸或循环式呼吸。在晚期心力衰竭患者中,有40%的患者出现陈-施氏呼吸,常与低心排血量相关。陈-施氏呼吸是由于呼吸中枢对动脉 PCO_2 敏感度减弱所引起。陈-施氏呼吸有呼吸暂停期,在此时,PO_2 下降,PCO_2 升高。这些动脉血气体成分的变化抑制了呼吸中枢,导致过度换气和低碳酸血症,随之再次出现呼吸暂停。患者及其家属可能将陈-施氏呼吸认知为严重的呼吸困难或短暂的呼吸暂停。

4. 急性肺水肿　参见第28章。

其他症状

心力衰竭患者也可能出现胃肠道症状。厌食、恶心、早期饱腹感伴腹痛、腹胀等是常见的主诉,可能与肠壁水肿、肝脏淤血有关。肝脏淤血和肝包膜牵拉可能引起右上象限腹痛。头部症状例如思维混乱,定向障碍,睡眠和情绪失常也有可能在严重心力衰竭患者中发生,尤其是在伴有脑动脉硬化和大脑灌注减少的老年患者中。夜尿症在心力衰竭患者中比较普遍,并会引起失眠。

体格检查

仔细的体格检查可以帮助正确地评价心力衰竭的程度。检查的目的是为了明确心力衰竭的原因及评价症状的严重性。体格检查的其他重要目的包括:获得更多的血流动力学特点,获得对治疗的反应性信息,判定预后。

常见表现和重要体征

轻度或中重度心力衰竭时,除平卧位超过数分钟外,患者在休息时无不适表现。在重度心力衰竭时,患者必须呈直立坐位,有劳力性呼吸困难,并且可能由于气短不能完整讲话。早期心力衰竭收缩压可能正常或略高,但当心力衰竭进展时,严重的左心室功能障碍可导致血压降低。脉压减少,提示存在心排血量降低。肾上腺素活性增加引起的窦性心动过速是心力衰竭的非特异性迹象。外周血管收缩引起的四肢冰凉及口唇和指甲发绀亦是由于肾上腺素活性过度增加所致。

颈内静脉

（参见第 9 章）。颈内静脉检查可以评估右心房压力。检查颈内静脉压力的最好体位是患者取卧位，头部倾斜 45°。颈内静脉压力以厘米水柱为单位进行量化（通常小于或等于 8cm），为超过胸骨角的静脉血柱高度再加上 5cm。心力衰竭早期，静脉压力可能在休息时正常，但如果给腹部持续加压（1min）可能会异常升高（腹颈静脉回流征阳性）。巨大的 v 波提示存在三尖瓣反流。

肺部检查

肺部啰音（水泡音或捻发音）是由血管间隙的渗出液进入肺泡所致。在肺水肿患者中，啰音可以在两肺野广泛分布并可能伴有呼气时的喘息表现（心源性哮喘）。若患者未并发肺部疾病，啰音是典型的心力衰竭体征。重要的是，在慢性心力衰竭患者中，由于肺泡液的淋巴回流增加，即使左心室充盈压增高，亦可经常无啰音出现。胸膜毛细血管压增高导致液体渗入胸腔引发胸腔积液。由于胸膜静脉同时回流至体静脉和肺静脉，胸膜渗出在双心室衰竭中最常见。虽然心力衰竭患者的胸腔积液多为双侧，但当它发生在单侧时，通常发生在右侧。

心脏检查

心脏检查虽然是必要的，但不能提示心力衰竭的严重性。如果存在心脏扩大，最强搏动点（PMI）通常移位至第 5 间隙以下和（或）锁骨中线外侧，并且搏动范围超过两个肋间隙。严重的左心室肥厚导致持续的 PMI。在某些患者中，可以听到第三心音，在心尖部明显。右心室扩大或过度增大的患者也许有持续延长的左胸骨旁搏动，并且该搏动扩展至整个收缩期。心动过速和呼吸急促伴有容量过负荷的患者，常存在 S_3（舒张早期奔马律），通常表示存在严重的血流动力学紊乱。第四心音（S_4）不是心力衰竭的特异性指征，但通常会在舒张功能不全患者中出现。晚期心力衰竭患者多存在二尖瓣和三尖瓣反流的杂音。

腹部和四肢

肝大是心力衰竭的重要体征。当出现肝大时，扩大的肝通常比较软，当存在三尖瓣反流时会出现收缩期搏动。腹水出现得比较晚，在肝静脉压和腹膜静脉压增高后发生。黄疸也是心力衰竭的晚期表现，继发于肝淤血和肝细胞乏氧所致的肝功能损害，常伴有直接和间接胆红素升高。

外周水肿是心力衰竭的主要症状，但该症状为非特异性，而且在有足够利尿药治疗的患者中并不明显。非卧床心力衰竭患者的外周水肿程度依赖于心力衰竭情况，主要对称发生在足踝和胫骨前区，而卧床患者的水肿可发生在骶骨区域（骶前水肿）和阴囊。长期持续水肿可能出现皮肤硬化和色素沉着。

心源性恶病质

严重的慢性心力衰竭可能存在明显的体重降低和恶病质。恶病质的发生机制尚未完全明确，可能由多因素作用引起，包括静息代谢率升高，由于肝大和腹胀所致厌食、恶心和呕吐，循环中细胞因子如 TNF 等浓度增加，以及由于肠静脉淤血引起的肠道吸收受损等原因。当出现恶病质时，预示患者预后较差。

诊断

当患者出现典型的心力衰竭症状和体征时，心力衰竭的诊断相对简单。然而很多时候心力衰竭的症状和体征非特异性且不敏感，因此，诊断的关键为高度敏感的标志物，尤其是对于那些高危患者。当这些患者出现心力衰竭的症状或体征时，应该进行额外的实验室检查。

常规实验室检查

新发心力衰竭患者和慢性心力衰竭急性失代偿发作的患者应进行完整的血液分析、电解质、血尿素氮、血肌酐、肝酶和尿常规检查。对特定患者应进行糖尿病（空腹血糖或口服糖耐量测试），血脂异常（空腹血脂系列）和甲状腺异常（甲状腺激素水平）的评估。

心电图（ECG）

推荐常规 12 导联心电图。心电图检查的主要目的：评价心脏节律；判断是否存在左心室肥大；判定既往心肌梗死（是否存在 Q 波）；测量 QRS 宽度来确定患者是否能受益于心脏再同步化治疗（见后文）。心电图正常几乎能排除左心室收缩功能障碍。

胸部 X 线片

胸部 X 线片可以帮助评价心脏大小、形状及肺血管床情况，并且有助于鉴别非心脏原因所致的患者症状。虽然急性心力衰竭患者会出现肺动脉高压，间质水肿和（或）肺水肿等症状，大多数慢性心力衰竭患者无上述表现，这种慢性心力衰竭无肺部水肿的情况反映了淋巴系统排除肺间质和肺液能力的提高。

评价左心室功能

无创性心脏成像（参见第 12 章）对于心力衰竭的诊断，评估和管理非常必要。其中最有效的检查为2D超声心动图/多普勒。2D超声心动图/多普勒能够为左心室大小及功能、是否存在心脏瓣膜病和（或）区域性室壁运动异常（提示既往心肌梗死病史）提供半定量评价。脉冲波和组织多普勒检查发现的左心房扩大和左心室肥厚及左心室舒张充盈异常对于评价EF值正常的心力衰竭非常有效。2D超声心动图/多普勒亦可用于评估右心室大小和肺动脉压力，在肺源性心脏病的评估和管理中起重要作用（见后文）。磁共振成像（MRI）能全面分析心脏解剖和功能，目前是评价左心室重量和容积的金标准。MRI正逐渐成为评估心力衰竭的一种有效且精确的形态成像方法，可以分析左心室结构并判断心力衰竭病因（如淀粉样变、心肌缺血、血色病）。

判断左心室功能最有用的指标为EF（每搏量/舒张末容积）。由于EF很容易通过无创性检查进行测量和概念化，故被广泛应用于临床。但是，由于EF值受后负荷和（或）前负荷变化的影响，在估算真实收缩力时，存在许多的局限性。尽管如此，若排除上述的局限性情况，当EF值正常（≥50%），收缩功能通常正常，而当EF值显著降低（≤30%～40%），通常提示收缩力下降。

生化指标

钠尿肽的水平是诊断心力衰竭患者的有效辅助工具。B型钠尿肽（BNP）和N端BNP前体来源于衰竭的心脏，是EF值下降心力衰竭患者的相对敏感指标。在EF值正常的心力衰竭患者，这两个指标也会升高，但升高的程度会略轻。钠尿肽水平会随着年龄的增长及肾损害发生升高，在女性易偏高，而且任何原因的右侧心力衰竭亦会导致该指标增高，但在肥胖患者中，该指标可能会伪性降低，而且某些接受正确治疗的患者该指标有可能正常。其他生物指标，例如肌钙蛋白T和肌钙蛋白I，C反应蛋白，TNF受体和尿酸亦有可能在心力衰竭时升高，并帮助判定预后。连续测量一个或多个指标最终也许能帮助指导心力衰竭的治疗，但并不推荐用于此目的。

运动试验

不提倡对心力衰竭患者进行常规的平板或自行车运动试验。但这两个试验可用于评价晚期心力衰竭患者是否需要心脏移植（参见第18章）。最大氧摄取（VO_2）<14ml/（kg·min）预示着预后较差，此类患者进行心脏移植通常比药物治疗有着更好的生存率。

鉴别诊断

与心力衰竭类似，需要被鉴别的情况有：①由于异常水钠潴留所致循环系统充血，这种情况下心脏结构和功能正常（如肾衰竭）；②非心源性肺水肿（如急性呼吸窘迫综合征）。具有典型心力衰竭症状和体征的患者，诊断心力衰竭比较简单。然而，即使是有经验的临床医师在鉴别心源性或肺源性原因所致呼吸困难时偶尔也会遇到困难（参见第5章）。在这种情况下，无创心脏成像、生物指标、肺功能测试和胸部X线片检查会有帮助。低水平的BNP或N端BNP前体能帮助排除心源性呼吸困难。踝部水肿可能继发于静脉曲张、肥胖、肾脏疾病或是重力作用。在慢性肺部疾病和（或）肥胖的EF值正常心力衰竭患者，心力衰竭对呼吸困难的影响很难确定。

治疗　心力衰竭

心力衰竭应被视为由四个相关联阶段组成的连续体。A阶段：可能发展成为心力衰竭的高危患者，无器质性心脏疾病或心力衰竭症状（如糖尿病或高血压患者）。B阶段：有器质性心脏病但还未出现心力衰竭症状的患者（如既往有心肌梗死病史和无症状性左心室功能不全患者）。C阶段：有心力衰竭症状的器质性心脏病患者（如有呼吸困难和乏力的心肌梗死患者）。D阶段：需要特殊处理的难治性心力衰竭患者（如等待心脏移植的难治性心力衰竭）。在这个连续发展的过程中，我们需要努力尝试一切方法来预防心力衰竭的发生，包括治疗心力衰竭的可预防病因（如高血压），通过药物防止B和C阶段患者的疾病进展（如ACEI和β受体阻滞药），以及对D阶段患者的症状进行治疗管理。

确定慢性心力衰竭的治疗策略

当患者进展到器质性心脏病，其治疗取决于NYHA分级（表17-2）。虽然这个分级系统非常主观，并且不同观察者间存在着巨大差异，但它经受住了时间的考验，在临床上仍然被广泛用于心力衰竭患者的治疗管理。对于无症状的左心室收缩功能障碍患者（Ⅰ级），治疗的目标是通过阻止引起的心脏重构的神经激素系统激活来延缓疾病进程（见后文）。对已经出现症状的患者（Ⅱ～Ⅳ级），治疗的主要目标是减少液体潴留，减轻功能障碍，以及降低疾病进一步发展和死亡的风险。这些目标通常需要联合利尿药（控制水钠潴留）和神经激素抑制剂（最小化心脏重构)。

心力衰竭伴 EF 降低(＜40％)的管理

1. 一般措施　临床医师需要筛选并治疗如高血压、冠心病、糖尿病、贫血和睡眠呼吸障碍等并存疾病,因为这些疾病会导致心力衰竭恶化。心力衰竭患者应被建议停止吸烟,控制酒精摄入(男性 2 标准杯/天,女性 1 标准杯/天)。怀疑有酒精性心肌病的患者需要无限期戒酒。避免极端温度环境和重体力劳动。某些可能会导致心力衰竭恶化的药物(表17-4),例如,非甾体抗炎药包括环氧化酶 2 抑制药,应避免在慢性心力衰竭患者中使用,因为在肾功能不全或应用 ACEI 的患者,该药物有引起肾衰竭和液体潴留的风险。患者应注射流感和肺炎球菌疫苗来预防呼吸道感染。对患者及其家属进行心力衰竭教育也很必要,包括正确饮食的重要性,遵从医嘱的重要性。由经过专业培训的护士或医生助理和(或)专门的心力衰竭门诊来管理门诊的患者,尤其对晚期患者的治疗非常有效。

2. 活动　虽然心力衰竭患者不建议进行重体力活动,但在 NYHA Ⅰ～Ⅲ级患者中,常规的适度运动是有益的。对于血容量正常的患者,如能耐受,应鼓励其进行等压的运动,如走路或骑固定模式的踏车训练。运动训练能减轻心力衰竭症状,增加运动能力,改善生活质量。

表 17-4　可能促进慢性心力衰竭患者发生急性失代偿的因素

饮食不当
心肌缺血/梗死
心律失常(快速性心律失常或缓慢性心律失常)
HF 治疗中断
感染
贫血
开始使用使心力衰竭恶化的药物
钙离子拮抗药(维拉帕米、地尔硫䓬)
β受体阻滞剂
非甾体抗炎药
抗心律失常药物[所有Ⅰ类药物,索他洛尔(Ⅲ类)]
抗 TNF 抗体
饮酒
妊娠
高血压恶化
急性瓣膜功能不全

　HF.心力衰竭;TNF.肿瘤坏死因子

3. 饮食　建议所有伴或不伴 EF 值降低的心力衰竭患者限制钠摄入(2～3g/d)。如果是中重度心力衰竭,需要进一步限制钠摄入(＜2g/d)。通常不必限制液体摄入,除非患者出现了低钠血症(＜130mmol/L)。低钠血症可能由肾素-血管紧张素系统激活,抗利尿激素过度分泌或者利尿药导致盐损失多于水所致。低钠血症患者,或使用大量利尿药且限钠摄入仍无法控制的液体潴留患者,应考虑限制液体摄入(＜2L/d)。严重低钠血症患者,使用抗利尿激素拮抗药可能有效。晚期心力衰竭患者和体重下降或肌肉萎缩(心源性恶病质)患者建议补充热量,然而这部分患者不建议使用类固醇,因为其可能导致容量潴留。膳食补充剂(营养品)应避免在有症状的心力衰竭患者中使用,因为还未证实这种治疗是有益的,而且与目前心力衰竭的治疗措施可能存在明显的负性相互作用。

4. 利尿药　中重度心力衰竭的许多临床表现都是由于过多的钠水潴留所致的容量扩张和充血性症状所引起。利尿药(表 17-5)是进展性心力衰竭患者中唯一可以有效控制体内液体潴留的药物,他们应被用于有充血性症状(呼吸困难、端坐呼吸、水肿)或有充盈压升高体征(湿啰音、颈静脉怒张、血管神经性水肿)的患者,从而恢复和保持正常容量状态。呋塞米、托拉塞米和布美他尼(襻利尿药)的作用机制是在肾小管髓襻升支粗段可逆地抑制 Na^+、K^+、Cl^- 的重吸收。噻嗪类及美托拉宗等则可减少 Na^+ 和 Cl^- 在第一襻远曲小管的重吸收,保钾利尿药如螺内酯则是作用在集合管水平。

尽管所有的利尿药都能增加钠的排泄和尿量,它们的药效和药理特性不尽相同。襻利尿药增加 20％～25％的钠排泄分数,噻嗪类利尿药只有 5％～10％,而且在中度或重度肾功能不全患者中可能失效(肌酐＞221μmol/L)。因此,在心力衰竭患者中恢复正常容量状态常需要使用襻利尿药。利尿药应从较低的剂量起始(表 17-5),然后缓慢增加剂量以减轻体液过多的症状和体征,并力图获得患者的"干体重",在严重容量过负荷患者中通常需要多次调整剂量,整个过程需要数天,偶尔甚至几周。在减轻急性充血时需要静脉使用利尿药,在门诊处置较安全。一旦水肿缓解,利尿药仍应继续使用以防止水钠潴留的再次发生。

利尿药治疗不敏感可能是由于利尿药治疗依从性不佳,长期利尿药使用对肾的直接作用,或潜在心力衰竭的进展。在大剂量使用襻利尿药但仍存在液体储留的患者应每日 1 次或 2 次加用噻嗪类或美托拉宗。美托拉宗相对于噻嗪类药物更加有效且作用更持久，在伴有慢性肾功能不全患者中同样有效。但是，应避免长期每日使用美托拉宗，因为可能会导致电解质紊乱及血容量不足。超滤和透析可用于使用大剂量利尿药依然反应较差的顽固性液体潴留患者，已经证实短期内是有效的。

•不良反应 利尿药有导致电解质紊乱和血容量不足及氮质血症恶化的潜在可能。此外，它们可能会导致神经内分泌激活，甚至病情进展。利尿药最严重的不良反应之一是导致钾失衡(低钾血症或高钾血症)，从而增加致命性心律失常的风险。在一般情况下，襻利尿药和噻嗪类利尿药引起低钾血症，而螺内酯、依普利酮、氨苯蝶啶则导致高钾血症。

预防疾病进展

(表 17-5)干预 RAA 系统和肾上腺神经系统过度激活的药物能通过稳定和(或)逆转心脏重构缓解伴有 EF 降低的心力衰竭患者的症状。就这一点而言，ACEI 和 β 受体阻滞药成为现代治疗低 EF 值心力衰竭的基石。

表 17-5 药物治疗慢性心力衰竭(EF＜40％)

	初始剂量	最大剂量
利尿药		
呋塞米	20～40mg，每日 1 次或每日 2 次	400mg/d[a]
托拉塞米	10～20mg，每日 1 次或每日 1～2 次	200mg/d[a]
布美他尼	0.5～1mg，每日 1 次或每日 2 次	10mg/d[a]
氢氯噻嗪	25mg，每日 1 次	100mg/d[a]
美托拉宗	2.5～5mg，每日 1 次或每日 2 次	20mg/d[a]
血管紧张素转化酶抑制剂		
卡托普利	6.25mg，每日 3 次	50mg，每日 3 次
依那普利	2.5mg，每日 2 次	10mg，每日 2 次
奈诺普利	2.5～5mg，每日 1 次	20～35mg，每日 1 次
雷米普利	1.25～2.5mg，每日 2 次	2.5～5mg，每日 2 次
群多普利	0.5mg，每日 1 次	4mg，每日 1 次
血管紧张素受体阻滞剂		
缬沙坦	40mg，每日 2 次	160mg，每日 2 次
坎地沙坦	4mg，每日 1 次	32mg，每日 1 次
厄贝沙坦	75mg，每日 1 次	300mg，每日 1 次[b]
氯沙坦	12.5mg，每日 1 次	50mg，每日 1 次
β 受体阻滞剂		
卡维地洛	3.125mg，每日 2 次	25～50mg，每日 2 次
比索洛尔	1.25mg，每日 1 次	10mg，每日 1 次
美托洛尔	12.5～25mg，每日 1 次	目标剂量
琥珀酸		200mg，每日 1 次
辅助治疗		
螺内酯	12.5～25mg，每日 1 次	25～50mg，每日 1 次
依普利酮	25mg，每日 1 次	50mg，每日 1 次
肼屈嗪/硝酸异山梨酯联合治疗	10～25mg/10mg，每日 3 次	75mg/40mg，每日 3 次
肼屈嗪/硝酸异山梨酯合剂治疗	37.5mg/20mg(1 剂)每日 3 次	75mg/40mg(2 剂)每日 3 次
地高辛	0.125mg，每日 1 次	≤0.375mg/d[b]

[a]. 根据患者充血症状调整用量；[b]. 不能达到目标剂量

1. ACEI 有大量证据支持 ACEI 应用于有症状或无症状 EF 降低(＜40％)的心力衰竭患者(图 17-3 和图 17-4)。ACEI 通过抑制使血管紧张素 Ⅰ 转化为血管紧张素 Ⅱ 的转换酶来阻断肾素-血管紧张素系统。但是，由于 ACEI 也抑制激肽酶Ⅱ，会导致缓激肽升高，其可能进一步增加了血管紧张素抑制所带来的益处。ACEI 可以稳定左心室重构,改善症状,减少住院时间,并延长患者寿命。由于体液潴留可减弱 ACEI 的效果,所以在启动 ACEI 治疗之前,应优化利尿药剂量。然而,在开始 ACEI 治疗时,有时需要降低利尿药剂量以避免症状性低血压。ACEI 应从低剂量起始,在患者耐受后逐渐增加剂量,直至达到临床试验中被证实的有效剂量(表 17-5)。高剂量比低剂量更能有效预防再住院。

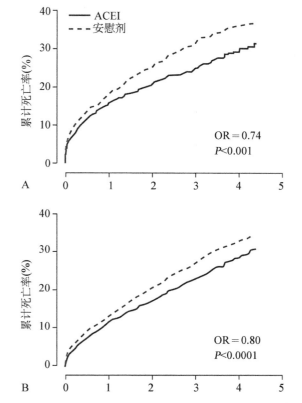

图 17-3　ACEI 在 EF 值降低心力衰竭患者中应用的荟萃分析。A. 5966 例急性心肌梗死后 EF 值降低的心力衰竭患者使用 ACEI 治疗的生存曲线(3 个研究);B. 5 个临床研究中,12 763 例使用 ACEI 治疗的 EF 值降低的心力衰竭患者 Kaplan-Meier 生存曲线分析,包括心肌梗死后患者,观察 ACEI 早期及长期的获益(源自:MD Flather et al:Lancet 355:1575,2000.)

• 不良反应　主要的不良反应与肾素-血管紧张素系统抑制相关。血压下降和轻度氮质血症是开始使用 ACEI 治疗后最常见的反应,但通常能被耐受,不需要降低剂量。然而,如果出现低血压伴头晕或者肾功能不全恶化,则有必要减少 ACEI 的剂量。如果患者正在服用补钾剂或保钾利尿药,也可能出

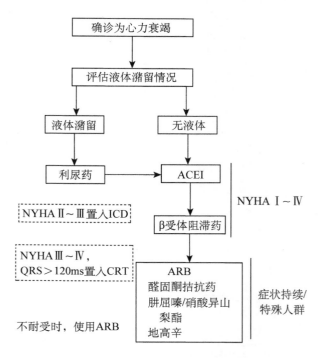

图 17-4　EF 值降低心力衰竭患者的治疗方法。临床 HF 诊断确立后,在使用 ACEI(或 ARB,如果患者 ACEI 不耐受)前患者液体潴留的治疗非常重要。β 受体阻滞药应在液体潴留症状好转和(或)ACEI 加量的基础上使用。如果患者仍有症状,可以使用 ARB,醛固酮拮抗药或地高辛,作为"三联疗法"。在非洲裔美国 NYHA Ⅱ~Ⅳ级 HF 的患者中应在使用 ACEI 和 β 受体阻滞药上增加固定剂量肼屈嗪/硝酸异山梨酯合剂。在适合的患者中,除了应用药物治疗,还应该考虑使用器械辅助治疗。ACEI. 血管紧张素转化酶抑制药;ARB. 血管紧张素受体拮抗药;NYHA. 纽约心脏协会;CRT. 心脏再同步化治疗;ICD. 置入式心脏除颤器

现钾潴留的问题。对这些措施无反应的钾潴留则需减少 ACEI 剂量。

激肽增加相关的 ACEI 的不良反应包括干咳(10%~15% 的患者)和血管性水肿(1% 的患者)。难以耐受 ACEI 引起的咳嗽和血管性水肿的患者推荐使用血管紧张素受体阻断药(ARBs)作为一线治疗(见下文)。当患者由于高血钾或肾功能不全不能耐受 ACEI,使用 ARB 也有可能出现类似不良反应。在这些情况下应考虑联合肼屈嗪和口服硝酸酯(表 17-5)。

2. ARB　由于咳嗽、皮疹、血管神经性水肿不

能耐受 ACEI 的患者,ARB 这类药物通常耐受良好。ARBs 应被用于除高钾血症或肾功能不全原因以外不能耐受 ACEI 治疗的,有症状或无症状 EF 小于 40% 的患者(表 17-5)。虽然 ACEI 和 ARBs 都能抑制肾素血管紧张素系统,但它们的作用机制不同。ACEI 主要是抑制血管紧张素 I 向血管紧张素 II 转变,ARB 类药物则通过阻断血管紧张素 I 型受体阻断血管紧张素 II 的作用。一系列的临床试验已经证实,慢性心力衰竭患者使用 ACEI 的基础上叠加使用 ARB 可获得有益的治疗效果。与 β 受体阻滞药合用,ARBs 能抑制心室重构,改善患者的心力衰竭症状,降低再住院率,并延长寿命。

• 不良反应 ARB 类药物与 ACEI 类对于血压、血钾和肾功能有着类似的影响。因此,症状性低血压、氮质血症、高钾血症等问题在两类药中类似。

3. β 肾上腺素能受体阻滞剂 β 受体阻滞药治疗心力衰竭是低 EF 心力衰竭治疗的重大进步(图 17-5)。通过竞争性拮抗一个或多个肾上腺素能受体(α_1、β_1 和 β_2),这些药物可以干扰肾上腺素能神经系统持续激活造成的有害作用。虽然阻断所有三种受体存在许多潜在的获益,但大部分的肾上腺素能激活所导致的不利影响是由 β_1 受体介导的。当与 ACEI 合用时,β 受体阻滞药能逆转左心室重构,改善患者症状,减少再住院率,并延长患者寿命。因此,β 受体阻滞药应被用于症状性或无症状性 EF 值小于 40% 心力衰竭患者。

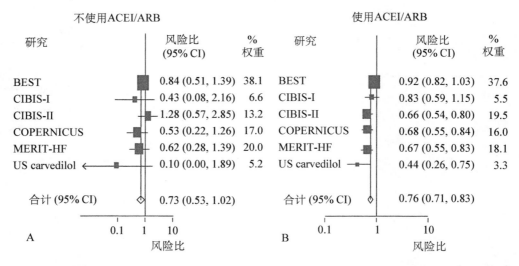

图 17-5 β 受体阻滞药对 EF 值降低心力衰竭患者死亡率影响的荟萃分析。 在 6 个临床试验中分析 β 受体阻滞药与安慰剂相比较,对不接受(A)或接受(B)ACEI 或 ARB 基线治疗患者的影响。无论患者是否基线使用 ACEI 或 ARB,β 受体阻滞药对于降低全因死亡率和心力衰竭住院的终点作用相类似(改编自:H Krum et al:Eur Heart J 26:2154,2005.)

与 ACEI 的使用类似,β 受体阻断药应以低剂量起始(表 17-5),如果低剂量耐受良好,再逐渐加量。β 受体阻滞药应该增量至临床研究中被证实的有效剂量(表 17-5)。然而,与 ACEI 可以相对快速的调整剂量不同,β 受体阻滞药的剂量调整不应快于 2 周的间隔。因为当启动或增加这些药物的剂量后,心脏和循环系统的肾上腺素能系统被阻断,导致液体潴留恶化。因此,在启动 β 受体阻滞药治疗前,优化利尿药的剂量非常重要。如果液体潴留恶化,则最有可能发生在开始治疗的 3~5d,临床表现为体重增加和(或)心力衰竭症状恶化。可以通过增加利尿药剂量控制液体潴留恶化。在某些患者中,可能需要 β 受体阻滞药减量。

与早期报道相反,大量临床试验结果提示绝大部分心力衰竭患者(≥85%)能很好地耐受 β 受体阻滞剂治疗,包括那些同时伴有伴随疾病的患者,如糖尿病、慢性阻塞性肺疾病和外周血管疾病。然而也有相当一部分患者(10%~15%)因为严重的液体潴留或症状性低血压或心动过缓而不能耐受 β 受体阻滞药。

不良反应 β 受体阻滞药产生的不良反应通常是与肾上腺能神经系统受到影响相关。如前所述,这些反应通常发生在治疗开始的前几天内,可以通过调整伴随用药而改善不良反应。使用 β 受体阻滞药治疗可导致心动过缓和(或)加重心脏传导阻滞。如果心率下降至小于每分钟 50 次和（或）出现二度或三度传导阻滞或症状性低血压时，β受体阻滞药应该减量。不推荐伴有气管痉挛发作的哮喘患者使用β受体阻滞药。β受体阻滞药也可阻断 α₁ 受体，引起血管扩张的不良反应。

4. 醛固酮拮抗剂　虽然醛固酮拮抗药为保钾型利尿药，但醛固酮阻断药物（螺内酯或依普利酮）还具有影响钠平衡的有益效应。尽管 ACEI 可能暂时减少醛固酮分泌，但是长期使用可以使醛固酮迅速恢复到 ACEI 使用前的水平。因此，对于 NYHA 心功能 Ⅳ级或Ⅲ级（以前Ⅳ级）伴 EF 降低（<35%），并接受包括利尿药、ACEI 和β受体阻滞药等标准治疗的心力衰竭患者，推荐使用醛固酮拮抗药。其使用剂量应逐渐增加至临床研究所示的有效剂量（表 17-5）。

• 不良反应　使用醛固酮拮抗药的主要问题是发生危及生命的高钾血症，这种情况更容易在接受补钾治疗或有潜在肾功能不全的患者中出现。血清肌酐大于 221μmol/L（或肌酐清除率每分钟<30ml）或血钾大于 5mmol/L 的患者不推荐使用醛固酮拮抗药。10%～15% 使用螺内酯的患者可能出现痛苦的男性乳房发育症，在此情况下可以使用依普利酮替代治疗。

特殊人群

NYHA Ⅱ～Ⅳ级非裔美国心力衰竭患者的标准治疗除β受体阻滞药，ACEI 外推荐应用肼屈嗪和硝酸异山梨酯联合治疗（表 17-5）。该联合用药的作用机制不十分明确，多认为是继发于 NO 对外周循环的有益影响。

持续存在症状的患者管理

在心力衰竭的治疗过程中，尽管已最优化地使用 ACEI 和β受体阻滞药，某些患者仍有症状存在或者症状进行性恶化，这时需要考虑其他药物治疗，包括 ARB、螺内酯及肼屈嗪和硝酸异山梨醇酯合剂和地高辛。为进一步改善预后，更佳的优化使用药物方案尚未确定。因此，在临床中具体选择哪一种药物治疗，需要综合考虑患者的情况，包括肾功能、血钾浓度、血压和种族等。由于存在高血钾的风险，不建议三联应用 ACEI、ARB 和醛固酮拮抗药。

伴有心房颤动的症状性左心室收缩功能不全患者，以及接受标准化 ACEI 和β受体阻滞药治疗后仍存在心力衰竭症状和体征的患者，建议使用地高辛。地高辛治疗的初始和维持剂量通常为每天 0.125～0.25mg。大多数患者的剂量应为每天

0.125mg，维持血清地高辛浓度小于 1ng/ml，特别是在老年、肾功能不全及低体重患者中。高剂量并无更多获益。没有证据表明在心力衰竭的初始治疗中需要使用负荷剂量的地高辛。

抗凝和抗血小板治疗

心力衰竭患者发生动脉或静脉血栓栓塞事件的风险增加。心力衰竭临床研究中，年卒中率为 1.3%～2.4%。左心室功能降低促使血液在扩张的心腔中淤滞，从而增加血栓形成的风险。华法林（目标国际标准化比值 INR：2～3）推荐用于心力衰竭伴慢性或阵发性心房颤动患者的治疗，或有全身或肺栓塞病史患者（包括卒中或短暂性脑缺血发作）的治疗。对症状性或无症状性缺血性心肌病，伴左心室血栓形成的近期大面积前壁心肌梗死，或近期心肌梗死的患者，除非有禁忌证，应在心肌梗死发生的最初 3 个月使用华法林治疗（目标 INR 2～3）。

为预防心肌梗死和死亡，推荐缺血性心肌病心衰患者使用阿司匹林。然而因为大剂量可能会导致心力衰竭的恶化，所以优选低剂量阿司匹林（75mg 或 81mg）。

心律失常的管理（参见第 16 章）

15%～30% 的心力衰竭患者会发生心房颤动，这是心功能失代偿的一种常见原因。大多数抗心律失常药有负性肌力和致心律失常作用，但胺碘酮和多非利特例外。胺碘酮是一种Ⅲ类抗心律失常药物，几乎没有负性肌力和（或）致心律失常作用，且对室上性心律失常效果很好。胺碘酮是恢复和维持窦性心律的首选药物，它可以提高心力衰竭患者电复律的成功率。胺碘酮会增加苯妥英和地高辛浓度，并且延长服用华法林患者的 INR。因此，当开始合并使用胺碘酮治疗时，需要减少这些药物的剂量至 50%。发生例如甲状腺功能亢进症、甲状腺功能减退症、肺纤维化和肝炎等不良事件的风险相对较低，特别是在应用低剂量胺碘酮时（100～200mg/d）。

置入式心脏除颤器（ICD，见下文）在治疗心力衰竭患者伴有反复发作的持续性室性心动过速和（或）心室颤动，和（或）心源性晕厥有显著疗效，可作为独立的疗法或与胺碘酮和（或）β受体阻滞药合用（参见第 16 章）。不用 ICD 而只用抗心律失常药物治疗室性心律失常无效。

器械治疗

1. 心脏再同步化　约 1/3 有 EF 减低和心力衰竭症状（NYHA Ⅲ～Ⅳ）的患者心电图显示 QRS 时限大于 120ms。心电图显示的室间或室内传导异常

被用于判定患者心室的不同步性收缩。心室机械不同步的后果包括：心室充盈不佳，左心室收缩力下降，二尖瓣严重反流及室间隔矛盾运动。双心室起搏，亦被称为心脏再同步化治疗（CRT），几乎同时激动两个心室，从而提高了心室收缩的协调性和减少二尖瓣反流的程度。最佳药物干预的窦性心律心力衰竭患者结合 CRT 治疗后，其病死率、住院率显著下降，并能逆转左心室重构，改善生活质量和运动能力。因此，伴有 EF 小于 35% 和 QRS 大于 120ms 的窦性节律患者，若使用最佳药物治疗后仍有症状（NYHA Ⅲ～Ⅳ 级），推荐使用 CRT 治疗。对于 CRT 在心房颤动患者中的疗效还未完全确定。

2. 置入式心脏除颤器（参见第 16 章） 在轻度至中度心力衰竭（NYHA Ⅱ～Ⅲ）患者中预防性地置入 ICDs 能降低缺血性或非缺血性心肌病患者突发心源性猝死的发生率。因此，已使用最佳药物治疗，心功能 Ⅱ～Ⅲ 级，EF 小于 35% 的心力衰竭患者应考虑置入 ICD。最佳药物治疗包括 ACEI（或 ARB）、β 受体阻滞剂和醛固酮拮抗剂。NYHA Ⅲ～Ⅳ 级的心力衰竭患者，建议使用 CRT-D。

射血分数保留的心力衰竭管理（EF：40%～50%）

尽管对于评估和治疗射血分数降低的心力衰竭患者的资料有很多，但没有针对射血分数保留的心力衰竭患者的证据确凿和（或）经过批准的药物或器械治疗方式。因此，最开始治疗的重点在于导致射血分数保留的心力衰竭患者的潜在病症（如心肌缺血、高血压）。可以通过控制心室率和恢复窦性心律尽早治疗心动过速和心房颤动等诱因。呼吸困难可以通过减少血容量（饮食限钠和利尿药），降低中心血容量（硝酸盐），或用 ACEI、ARB 和（或）β 受体阻滞药类药物阻断神经内分泌激活进行治疗。利尿药和硝酸盐治疗心力衰竭时，从小剂量开始使用，以避免低血压和耐药的发生。

急性失代偿性心力衰竭

1. 制订恰当的治疗策略 急性失代偿性心力衰竭（ADHF）的治疗目标是：①稳定住院患者血流动力学紊乱的症状；②识别和治疗引起失代偿的可逆因素；③重建一个有效的门诊医疗方案，以防止病情恶化和复发。大多数情况下，患者需要住院治疗，通常需要住在重症监护病房（ICU）。由于去除诱因是治疗成功的关键，所以应尽一切努力找出诱因，如感染、心律失常、饮食不当、肺栓塞、感染性心内膜炎、隐匿性心肌缺血/梗死、环境方面和（或）情绪方面的压力（表 17-4）。

ADHF 的两个主要血流动力学的改变是左心室充盈压升高和心排血量减少。通常情况下，由于过量神经激素激活，心排血量的降低常伴随全身血管阻力（SVR）的增加。由于这些血流动力学紊乱情况可单独或一起出现，急性心力衰竭患者一般表现为以下四种基本血流动力学中的一种（图 17-6）：左心室充盈与灌注正常（A 型），左心室充盈压升高伴正常灌注（B 型），左心室充盈升高伴低灌注（C 型），正常或低左心室充盈压和低组织灌注（L 型）。

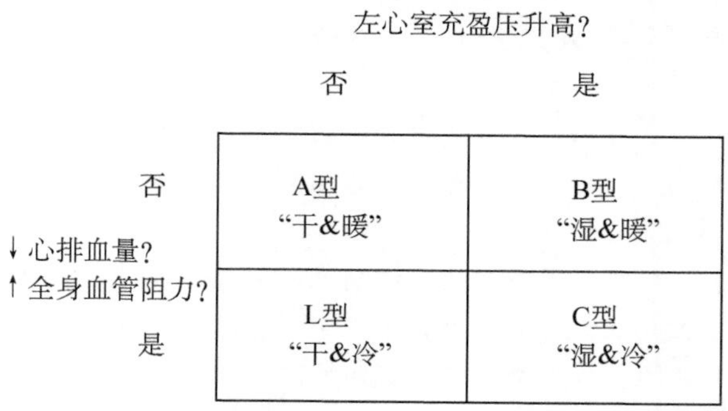

左心室充盈压升高？

	否	是
否 ↓心排血量？ ↑全身血管阻力？	A 型 "干&暖"	B 型 "湿&暖"
是	L 型 "干&冷"	C 型 "湿&冷"

图 17-6 急性心力衰竭患者的血流动力学改变。大多数患者可通过简单的床旁检查归类为以下四种血流动力学中的一种，床旁检查包括：颈静脉、肺和四肢检查。更精确的血流动力学信息可通过有创血流动力学监测得到，特别是患者病情严重或临床表现不明确时。这个血流动力学分类为管理急性心力衰竭，选择最初的合适治疗方法提供了有效的指导（摘自 KL Grady. et al.Circulation 102：2443，2000.）

因此，应根据急性心力衰竭患者的血流动力学情况选择治疗方案。治疗的目标是尽可能使患者恢复至正常的血流动力学状态（A 型）。在许多情况下，患者的血流动力学情况可以通过临床检查进行评估。如左心室充盈压升高的患者可能有体液潴留的体征（啰音、颈静脉压增高、外周性水肿），这被称为"湿"。而有低心排血量和高 SVR 的患者一般都有组织灌注不良，表现为四肢远端的"冷"。然而，应当强调的是，慢性心力衰竭患者在急性心力衰竭失代偿的初期可能没有啰音或外周水肿的证据，可能导致未意识到左心室充盈压的升高。这些患者适合进行有创的血流动力学监测。

无组织充血且组织灌注正常的患者被分别称为"干"和"暖"。当 A 型特点的急性心力衰竭患者来院时，通常表现为非心力衰竭症状（如肺部或肝脏疾病，或短暂心肌缺血）。但更常见的是，急性心力衰竭患者表现为充血性症状（B 型"暖和湿"），其中高充盈压患者可以使用利尿药和血管扩张药降低左心室充盈压。B 型包括大多数急性肺水肿的患者。这一危及生命的治疗将在第 28 章中描述。

患者也可能表现为充血，SVR 显著升高和心排血量下降（C 型"冷湿型"）。在这些患者中，使用静脉血管扩张药可以增加心排血量、降低左心室充盈压。静脉注射具有血管扩张作用的正性肌力药物（多巴酚丁胺、小剂量多巴胺、米力农）通过刺激心肌收缩力及降低心脏负荷增加心排血量（表 17-6）。

出现 L 型（"冷和干"）现象的患者应该使用右心室导管仔细检查左心室充盈压是否有隐匿性的升高。如果左心室充盈压低[肺毛细血管楔压（PCWP）<12mmHg]，可以考虑试验性补液。进一步治疗方向取决于患者的临床状况。部分患者可能无法达到预期的治疗目标，尤其在某些存在不协调的右心室功能不全或进展为心肾综合征的患者，心肾综合征表现为积极利尿时发生的肾功能恶化。因心力衰竭住院的患者有 25% 发生进行性肾功能恶化，这会导致住院时间延长及出院后病死率增加。

2. 急性心力衰竭药物管理　（参见表 17-6）。

(1) 血管扩张药：除外利尿药，静脉注射血管扩张药是治疗急性心力衰竭最有效的药物。通过刺激平滑肌细胞内的鸟苷酸环化酶、硝酸甘油、硝普钠和奈西立肽扩张动脉阻力血管和静脉容量血管使左心室充盈压降低，二尖瓣反流减少，并且在不增加心率和引起心律失常的情况下增加心排血量。低血压是所有血管扩张药最常见的不良反应。

静脉注射硝酸甘油的起始剂量通常是 $20\mu g/min$，并以 $20\mu g$ 递增，直到患者的症状改善或肺毛细血管楔压下降到 16mmHg 而收缩压不低于 80mmHg。静脉注射或口服硝酸盐最常见的不良反应是头痛，如果症状轻微，可以使用镇痛药治疗，通常可在持续治疗的过程中缓解。硝普钠的初始剂量一般在 $10\mu g/min$，并在耐受的情况下每 $10\sim20min$ 增加 $10\sim20\mu g$，以达到血流动力学目标。硝普钠迅速起效及失效，半衰期约 2min，利于在 ICU 中尽早个体化地使用血管舒张药治疗。硝普钠的主要不良反应是氰化物中毒，主要表现为胃肠道和中枢神经系统症状，最有可能发生在使用大于 $250\mu g/min$ 超过 48h 的患者。

奈西立肽，重组脑型利尿钠肽，是左心室室壁张力增加时分泌的一种内源性肽，是最新型的血管扩张药。先快速注射奈西立肽（$2\mu g/kg$），然后固定剂量输注[$0.01\sim0.03\mu g/(kg\cdot min)$]。奈西立肽可有效降低左室充盈压，并改善急性心力衰竭的症状。相比于硝酸甘油，头痛症状较少见。虽然称为利尿钠肽，在临床试验中单独使用时，奈西立肽无明显的利尿作用。但当与利尿药合用时，因能增强利尿作用，使得所需要的利尿药剂量略降低。最近已经开始关注有关于奈西立肽对急性失代偿性心力衰竭患者肾功能的不利影响，这可能与初始剂量有关。

(2) 正性肌力药：正性肌力药物通过增强心肌收缩力和扩张外周血管直接影响血流动力学。总的来说，对血流动力学的影响引起心排血量的提高和左心室充盈压下降。

多巴酚丁胺，这是急性心力衰竭治疗时最常用的正性肌力药，通过刺激 β_1 受体和 β_2 受体发挥作用，对 α_1 受体的影响很小。多巴酚丁胺以初始输注速率 $1\sim2\mu g/(kg\cdot min)$ 连续输液。严重低灌注患者常需使用高剂量[$>5\mu g/(kg\cdot min)$]，但是，若剂量增加至高于 $10\mu g/(kg\cdot min)$ 时无法带来更多的获益。持续慢性输注大于 72h，一般会发生耐药，需要增加剂量。

米力农是一种磷酸二酯酶Ⅲ抑制药，通过抑制环磷酸腺苷分解增加浓度。米力农与 β 肾上腺素受体激动药协同使用，与单独使用任一药剂相比，心排血量有进一步增加。与多巴酚丁胺相比，在与 β 受体阻滞药合用时，能更有效地增加心排血量。米力农以 $50\mu g/(kg\cdot min)$ 的单次注射给药，随后以 $0.1\sim0.75\mu g/(kg\cdot min)$ 的连续输注给药。如果患者有低血压，许多临床医师将省略推注剂量。因为米力农对血管扩张作用强于多巴酚丁胺，它降低左心室充盈压的作用更强，因此低血压的风险更大。

虽然短期使用正性肌力药物会改善血流动力学，但与血管扩张药相比，其更容易引起快速性心律失常和心肌缺血事件。因此，当血管扩张药与利尿药在临床使用都无效时，正性肌力药是适合的选择。如患者全身灌注较差和（或）心源性休克，心肌梗死后或手术后需要短期的血流动力学支持，等待心脏移植，或中晚期心力衰竭患者的姑息治疗。如果患者需要持续使用静脉正性肌力药物，应重点考虑使用置入 ICD 以预防其致心律失常的不良反应。

(3) 血管收缩药：血管收缩药被用于维持心力衰竭患者的全身血压。表 17-6 中提及的三种药剂中，多巴胺通常是适度改善收缩力和压力的第一选择。多巴胺是一种内源性儿茶酚胺，主要刺激心脏和循环系统中的 β_1、α_1 受体和多巴胺受体（DA_1 和 DA_2）。多巴胺的作用为剂量依赖性。低剂量多巴胺

[<2μg/(kg·min)]刺激 DA_1 和 DA_2 受体,使内脏和肾血管扩张。中等剂量[2~4μg/(kg·min)]刺激 β 受体,可增加心排血量,且很少或不引起心率或 SVR 的变化。较高剂量[≥5μg/(kg·min)]多巴胺对 $α_1$ 受体的作用强于多巴胺受体,引起血管收缩,从而增加 SVR,左心室充盈压和心率。肾上腺素,去氧肾上腺素,加压素是可以提供正性肌力和血压支持的其他药物(表 17-6);然而,长时间使用这些药物会导致肾/肝衰竭和四肢坏疽。因此,除了在非常紧急的情况下,不建议使用这些药物。

表 17-6　急性心力衰竭药物管理

	初始剂量	最大剂量
血管扩张药		
硝酸甘油	20μg/min	40~400μg/min
硝普钠	10μg/min	30~350μg/min
奈西立肽	快速注射 2μg/min	0.01~0.03μg/(kg·min)[a]
强心药		
多巴酚丁胺	1~2μg/(kg·min)	2~10μg/(kg·min)[b]
米力农	快速注射 50μg/kg	0.1~0.75μg/(kg·min)
多巴胺	1~2μg/(kg·min)	2~4μg/(kg·min)[b]
左西孟旦	快速注射 12μg/kg	0.1~0.2μg/(kg·min)[c]
血管收缩药		
多巴胺(伴低血压)	5μg/(kg·min)	5~15μg/(kg·min)
肾上腺素	0.5μg/(kg·min)	50μg/(kg·min)
苯肾上腺素	0.3μg/(kg·min)	3μg/(kg·min)
血管加压素	0.05U/min	0.1~0.4U/min

[a]. 通常<4μg/(kg·min);[b]. 正性肌力药物也有扩张血管的效应;[c]. 在美国批准用于急性心力衰竭的管理

(4)血管加压素拮抗药:心力衰竭和左心室功能不全患者的血管加压素水平经常升高,这种升高促进心力衰竭患者出现低钠血症。加压素拮抗药可减轻体重和水肿,并使低钠血症患者的血清钠水平正常化,但尚未有临床证据表明其与患者预后改善有关联。托伐普坦(口服)和考尼伐坦(静脉注射)目前被批准用于低钠血症的治疗,但未被批准用于心力衰竭的治疗。

3. 器械及外科手术治疗　若药物治疗无法稳定难治性心力衰竭患者的病情,器械及外科干预可以提供有效的循环支持。这些干预措施包括主动脉内球囊反搏、经皮和外科手术置入左心室辅助装置和心脏移植(参见第 18 章)。

4. 计划出院　整个住院期间都应该对患者进行教育,除了药物治疗方案外,应特别关注盐和液体状态及每日体重变化。虽然多数心力衰竭住院患者最终可以通过口服药物维持病情稳定并恢复到好的功能状态,但30%~50%诊断为心力衰竭的患者出院后,会在 3~6 个月再次住院。虽然再住院的原因有多种,但最常见的原因是未能达到出院标准。出院标准应包括:口服预计回家服用的药物后,患者的

体液状态,血压和肾功能至少稳定 24h。患者出院前,休息、洗漱和病房内步行时应无呼吸困难或症状性低血压。

肺心病

定义

　　肺心病,通常是指肺源性心脏病,其定义为肺血管疾病和(或)肺实质病变所致的右心室肥厚和扩张。以往,该定义已排除了先天性心脏疾病和继发于左心室功能障碍的右心室功能障碍类疾病。

病因及流行病学

　　急性或慢性肺血管和(或)肺实质的变化引起肺动脉高压,促使肺心病发生。两个原因使肺心病的真实发病率难以确定:首先,不是所有患慢性肺部疾病的患者都会发生肺心病;其次,常规体检和实验室检查对于诊断肺动脉高压和肺心病不敏感。然而,2D 超声/多普勒成像和生物标志物(BNP)的进展使

筛查和检测肺心病变得更容易。

一旦患有慢性肺部疾病或肺血管疾病的患者发展成肺心病时，预后就会恶化。虽然在北美洲，慢性阻塞性肺疾病（COPD）和慢性支气管炎导致了约50％的肺心病发生，其实任何影响肺血管（参见第40章）或肺实质的疾病均可导致肺心病的发生。表17-7列出了可能导致肺心病的常见疾病。与COPD相反，肺间质疾病的肺动脉压往往更高，而一氧化碳的扩散能力及患者生存率均与肺动脉压呈负相关。当肺心病与阻塞性睡眠呼吸暂停同时出现时，典型的COPD或低通气综合征［如肥胖低通气综合征（OHS）］亦同时存在。

表 17-7　慢性肺心病病因学

导致缺氧性血管收缩的疾病
慢性支气管炎
慢性阻塞性肺疾病
囊性纤维化
慢性肺换气不足
肥胖症
神经肌肉性疾病
胸壁功能紊乱
高海拔地居住
导致肺血床阻塞的疾病
急性或慢性血栓栓塞性疾病
肺动脉高压
肺静脉阻塞性疾病
导致实质性病变的疾病
慢性支气管炎
慢性阻塞性肺疾病
支气管扩张
囊性纤维化
肺尘埃沉着病
肉状瘤病
间质性肺病

病理生理学和基本机制

虽然导致肺心病的原因有很多种，但常见的病理生理机制是导致右心室扩张的肺动脉高压，伴或不伴右心室肥大。肺心病的全身症状与心排血量以及盐、水动态平衡的改变相关。从解剖学上看，右心室是一个心肌壁纤薄顺应性好的腔室，与压力超负荷相比，更适合应对容量超负荷。因此，肺动脉高压

和升高的肺血管阻力产生持续的压力超负荷，最终导致右侧心力衰竭。

右心室对于肺动脉高压的反应取决于压力超负荷的急性程度和严重程度。急性肺心病发生于突然和严重的刺激（如大面积肺栓塞），发生右心室扩大并衰竭但不伴右心室肥厚。然而，与缓慢进展的肺高压相关的慢性肺心病导致右心室适度肥厚，并随之出现右心室扩张。

导致肺血管收缩和右心室后负荷增加的间歇性事件如低氧血症，尤其是高碳酸血症引起的呼吸性酸中毒（如 OHS）及 COPD 恶化、急性肺栓塞、正压（机械）通气等持续性事件均可加重慢性肺心病失代偿。右心力衰竭也可由各种情况所致右心室容量改变引起，包括水钠潴留、房性心律失常、红细胞增多症、败血病、大的左向右（心外）分流。导致肺动脉高压最常见的机制是：血管收缩、凝血瀑布激活及肺动脉血管闭塞，将在第40章中讨论。

临床表现

症状

慢性肺心病的症状一般与潜在肺功能失调相关。呼吸困难是最常见的症状，通常继发于肺组织弹性回缩改变（肺纤维化疾病），呼吸力学改变（如 COPD 的过度充气），或低效率通气（如原发性肺血管病）所引起的过度呼吸。单纯右侧心力衰竭很少引起端坐呼吸困难和夜间阵发性呼吸困难，如伴发上述情况，常意味着并发了左心功能障碍。少数情况下，这些症状是由于仰卧位膈运动受限导致的呼吸做功增加引起。咳嗽或劳累相关晕厥的发生是由于右心室不能将足够的血液输送回左心系统。肺心病引起的腹痛与腹水类似于慢性心力衰竭中的右侧心力衰竭。下肢水肿继发于神经内分泌的激活，右心室充盈压升高或二氧化碳浓度升高，以及可导致外周血管扩张和水肿形成的低氧血症。

体征

肺心病的许多体征相似于低 EF 值的心力衰竭患者，包括呼吸急促，颈静脉压升高，肝大及下肢水肿。若患者存在三尖瓣反流，在颈静脉搏动时会有显著的 v 波。其他心血管体征包括胸骨左缘或上腹部右室抬举性搏动。三尖瓣关闭不全的患者在吸气时全收缩期杂音增强（Carvallo 征）消失的现象意味着右侧心力衰竭恶化。发绀在肺心病晚期出现，继发于低心排血量、全身血管收缩和肺通气灌注不足。

诊断

右侧心力衰竭最常见的原因不是肺实质或血管性疾病而是左侧心力衰竭。所以评估患者左心室的收缩和舒张功能障碍非常重要。严重肺动脉高压患者的心电图显示肺性 P 波，电轴右偏，右心室肥厚。胸部 X 线片可能提示肺主动脉、肺门血管、右肺动脉降支扩张。肺功能和肺容量能识别阻塞性和(或)限制性肺实质病变。动脉血气检查可以显示低氧血症和(或)高碳酸血症。胸部螺旋CT扫描对于诊断急性血栓栓塞性疾病非常有帮助；然而肺灌注扫描仍是诊断慢性血栓栓塞性疾病的最适合方法。高分辨率的胸部 CT 扫描能识别肺间质疾病。

二维超声心动图可用于测量右心室的室壁厚度、心腔大小及肺动脉和三尖瓣的解剖结构。由于右心室位于胸骨后且呈新月形，使用心脏超声对右心室功能评价非常困难，尤其当有肺实质疾病存在时。通过计算测量的右心室功能[如三尖瓣环收缩期位移(TAPSE)或 Tei 指数]可对右心室功能进行更主观的评价。有肺动脉高压的患者在收缩期可能会出现室间隔的反向运动。正如已经提到的，多普勒超声心动图能够被用来评估肺动脉压力。MRI亦可用于评估右心室结构和功能，尤其是存在严重肺部疾病，而二维超声心动图显影不佳的患者。使用右心导管可用于明确肺动脉高压的诊断，排除由于左心室压升高(PCWP 测量)导致的右侧心力衰竭。BNP 和 N 端 BNP 的水平升高可见于右心室牵张引起的肺心病患者，急性肺栓塞患者可能显著升高。

治疗　肺心病

肺心病的首要治疗目标是治疗导致肺心病的潜在原发肺部疾病，因为这些治疗将会降低肺血管的阻力和右心室后负荷。多数导致慢性肺心病的肺部疾病为进展型，对治疗反应较差。治疗的基本原则是降低呼吸做功，包括使用非创伤性的机械通气和支气管扩张药及治疗潜在感染。充足的氧供(氧饱和度≥90%～92%)和纠正呼吸性酸中毒对于降低肺血管阻力和减少右心室的负荷非常重要。对贫血患者需要进行输血治疗，对非常严重的真性红细胞增多症患者，可以考虑放血治疗。

利尿药在右侧心力衰竭的治疗上非常有意义，其使用指征与充血性心力衰竭类似。长期服用利尿药需避免由其导致的碱中毒和高碳酸血症恶化。地高辛在治疗肺心病上无明确益处，在组织低氧和酸中毒情况下可导致心律失常。因此，如果使用地高辛，应使用低剂量给药并加强监测。

当肺动脉高压单独存在时，肺部血管扩张药可通过适度降低肺动脉压和右心室后负荷改善症状。在肺实质性疾病或低通气综合征所致的肺动脉高压患者中，肺部血管扩张药的作用尚未被证实。肺动脉高压的治疗将在第 40 章讨论。

(于海波　译)

第 18 章

Chapter 18

心脏移植和长期辅助循环

Sharon A. Hunt   Hari R. Mallidi

早期心脏病的治疗方法及心性猝死的预防手段日益增多,这些措施已被认可并被广泛应用于临床,使得疾病进展并存活到终末期的心力衰竭患者增多(参见第 17 章)。当患者最终确诊为终末期或难治性心力衰竭时,医师将面临两种抉择,要么建议给予保守性的临终关怀,或者推荐给予积极的延长生命的特殊措施。对于少数无并发症的年轻患者,后者可能是更合适的选择。目前可选择的积极治疗方法仅为心脏移植(将机械心脏辅助装置作为心脏移植前过渡的"桥梁")和(理论上可行的)安装永久机械循环辅助装置。对于这些患者来说,在不久的将来,通过基因治疗改善心室功能及在细胞水平进行心脏修复将成为可能的治疗方法。但目前这两种方法尚处于试验阶段。

心脏移植

原位心脏移植技术设计于 20 世纪 60 年代,于 1967 年开始运用于临床。但直到 20 世纪 80 年代"现代的"、有效的免疫抑制治疗方案出现之后,心脏移植才得以在临床上广泛开展。20 世纪 90 年代,国际心肺移植协会(International Society for Heart and Lung Transplantation,ISHLT)注册处提供的数据显示,有心脏移植手术需求的患者与供体相当,之后超过供体,全球平均心脏移植稳定在 4000 例/年左右。之后,美国注册心脏移植数量维持在 2200 例/年左右,但全球范围内的注册数有所下降。下降的原因可能是因为虽然在美国心脏移植手术必须依法上报,但在其他国家并非一概如此,有的甚至开始建立他们自己的数据库。

外科技术

供体和受体的心脏是离体的,操作几乎相同:切

口在心房中部水平穿过心房和房间隔(心房后壁留在原位),并穿过半月瓣之上的大血管。心脏受体由另一组手术团队以解剖学上相同的方法获取,置入装有冰生理盐水的袋子中由受体医院运出,然后原位或按照正常解剖位置与等待受体重新吻合。自从手术方法首次被阐述,这些年来唯一的改进是将右心房吻合处向后移动至上下腔静脉水平,以便更好地保留右心房结构从而预防房性心律失常的发生。两种方法移植给受体的心脏都因外科手术去除了神经支配而对交感、副交感刺激失去反应,但它们对血液循环中的儿茶酚胺可发生反应。有运动需求时,虽然去除神经支配心脏的生理反应不正常,但已足够维持正常的体力活动。

供体分配制度

在美国,捐赠器官的分配工作是在与联邦政府签订合同的私营组织——器官共享联合网络(the United Net-work for Organ Sharing,UNOS)的监督下完成的。全美划分成 11 个区域来分配心脏供体,在每个区域内,心脏供体根据一个优先级别进行分配,主要考虑以下几点:①疾病的严重程度;②与供体的距离;③患者等待器官的先后顺序。因为离体心脏最多容许有 3h 的缺血,时间限制妨碍了供体心脏的充分利用。分配计划根据各个选区、供体家庭、移植专家的反馈做出改进,每年发行一次。

目前,根据疾病情况,最具优先权的患者是在移植中心接受住院治疗、给予Ⅳ级强心支持、置入肺动脉导管行血流动力学监测,或者需要机械循环支持(如主动脉内球囊反搏术、左心室或右心室辅助装置、体外膜式氧合术或者机械通气)的患者;级别稍低的优先条件是需持续应用强心支持治疗,但无须肺动脉导管监测。其他患者则根据登记在册的等待时间先后顺序决定优先权,按照 A、B、O 血型相容性

和身材大小进行匹配,即便有些患者通过与供体的交叉配血发现是"预先致敏的",或具有抗 HLA 抗体(通常与多产妇或患者先前多次输血有关)。供体与受体 HLA 匹配者心脏移植效果最理想,但仅少数患者可遇到,加上时间的限制,这种理想的匹配不太容易实现。

适应证及禁忌证

心力衰竭逐渐成为死亡的常见原因,特别是对于老年人。大多数难治的终末期心力衰竭或心功能最新分级达到四级的患者,只能适当地给予临终关怀。一部分无其他并发症的年轻患者可以考虑行心

脏移植。不同中心判定标准不同,但通常会以患者的年龄、是否合并外周及脑血管疾病、肥胖、糖尿病、癌症和慢性感染等并发症来作为参考。

结果

国际心肺移植协会组织了一项注册登记,对1982 年以来包括美国在内的全球心脏移植术后患者的生存率进行了追踪随访。最近数据显示心脏移植术后 1 年、3 年生存率分别为 83%、76%,移植术后生存率的"半衰期"为 10 年。这些患者的生活质量普遍非常好,其中几乎超过 90% 的患者在移植后恢复了正常、自由的状态(图 18-1)。

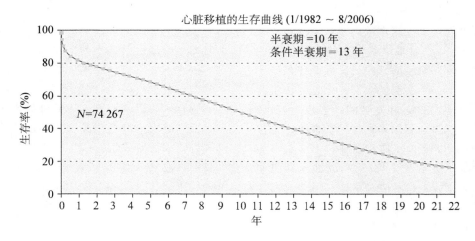

图 18-1 心脏移植 Kaplan-Meier 生存曲线(1982 年 1 月至 2006 年 6 月)。生存率通过 Kaplan-Meier 方法来计算,该方法包含了所有心脏移植受访者的信息。虽然较多患者健在,但有一些患者失访,所以并非所有患者的死亡时间都能得到,因此生存率是估算而非精确计算的,提供的是 95% 可信区间(摘自 J Heart Lung Transplant,2008;27:937-983.)

免疫抑制治疗

对于实体器官移植,各中心抑制正常免疫反应的给药方案各不相同,随着不良反应改善、毒性较小、更为有效药物的出现,这些方案仍处于不断的改进之中。所有当前使用的方案都不具有特异性,不仅具有对供体特异性的低反应性,对所有外来抗原也都具有低反应性,在治疗的同时也增加了不希望出现的并发感染、肿瘤等的易感性。大部分心脏移植给药方案包括三种药物:磷酸酶抑制药(环孢素或他克莫司)、T 细胞增殖及分化抑制药(咪唑硫嘌呤、吗替麦考酚酯或西罗莫司),以及初期短期应用的糖皮质激素。为了降低早期移植后排斥反应的发生率及严重程度,很多给药方案包含了在围术期初始诱导单克隆或多克隆抗 T 细胞抗体的程序。近年来

采用的单抗(达克珠单抗及巴利昔单抗)可阻断 IL-2 受体,在预防移植物排斥反应的同时并未额外增加全身的免疫抑制。

心脏移植物排斥反应的诊断通常由心内膜心肌活检判定,或者基于临床监测,抑或根据恶化的临床表现。在很多方案中,常于移植术后的第 1 年和第 5 年定期进行活检。治疗上通常根据排斥的严重程度来决定免疫抑制药用量、药物强度和给药时长。

移植术后的后期管理

心脏移植患者的数量逐渐增加,并且术后可存活较长时间,形成了一个有很多长期管理问题的患者群体。

移植后冠心病

心脏供体多来自于年轻人,但移植后受体仍易

患冠心病。此类冠心病多呈弥散性、同心性及纵向性发展,与正常人所患的冠状动脉粥样硬化性心脏病不同,后者常表现为局灶性及偏心性。内在原因可能主要是因为血管内皮免疫损伤,但是各种危险因素,包括非免疫因素,如血脂异常、糖尿病和巨细胞病毒感染等,都可以影响移植后冠心病的形成及进展。这是目前心脏移植后期死亡的主要原因,期待有新的、改良的免疫抑制药来降低冠心病的发生率,减少这种严重并发症的影响。迄今,免疫抑制药吗替麦考酚酯和西罗莫司、依维莫司(后两者为哺乳动物类西罗莫司靶蛋白抑制药)可在短期内降低冠状动脉内膜增厚的发生率及程度。更有报道认为,应用西罗莫司可使冠心病发生逆转。他汀类药物的应用也被证实可降低血管病变的发生率,除非有禁忌证,这些药物已普遍应用于心脏移植术后患者。经皮冠状动脉介入治疗在缓解病痛方面短期内应该是安全、有效的,但是病情常持续进展。由于移植器官的去神经支配状态,即使在疾病晚期患者也很少出现心绞痛。

对于进展的心脏移植后冠心病,心脏再移植是唯一确定有效的治疗方法,但对于患者个体来说,心脏供体的缺乏使得患者难以下决心争取再次心脏移植,同时,这也是一个棘手的伦理问题。

恶性肿瘤

众所周知,长期的免疫抑制治疗可以增加恶性肿瘤的发生率,器官移植也不例外。淋巴组织增生异常是最常见的移植术后并发症,大多数情况下可能是由 EB 病毒感染所致。有效的治疗方法主要包括减少免疫抑制药的用量(这对于维持生命的移植器官来说是一把双刃剑)、应用抗病毒药物及传统的化疗、放疗,近期发现抗淋巴细胞(CD20)治疗的效果令人满意。对于移植受体,皮肤恶性肿瘤(包括基底细胞癌、鳞状细胞癌)发生率增加,并且恶性程度高。通过减少免疫抑制药的剂量治疗这些癌症的机制尚不清楚。

感染

应用非特异性免疫抑制药来抑制移植物排斥反应,自然可以增加移植受体对感染的易感性。应用环孢素可以降低感染的发生率,但不常见的机会性感染仍然是心脏移植术后第一年内患者死亡的主要原因,对长期免疫抑制治疗的患者来说这也是终身存在的威胁。对感染的有效治疗依赖于以下几点:①熟知巨细胞病毒、曲霉菌及其他机会性病原体感染的一般临床表现;②对机会性感染早期症状、体征

的细心观察;③积极取得特异性感染的诊断。

长期辅助循环

现代机械循环支持可追溯至 1953 年,当时心肺分流术首次用于临床,需要短暂循环支持以使得心脏开放手术成为可能。随后各种各样用于短暂辅助循环的体外循环泵被研发出来。最初能够使用超过数小时的辅助循环机械装置研发缓慢,直到 1969 年,美国德克萨斯州的库利完成了一例全人工心脏移植,患者存活了 60h,直到等来可用的供体心脏并移植成功,不幸的是该患者移植术后死于肺部并发症。在机械替代心脏的整个领域中,其研发进展曾出现了长达 10 年的中断,直到 20 世纪 80 年代,经过宣传,全人工心脏被再次提出,但并未能生产出符合预期的、可治疗终末期心脏疾病的机械装置。目前,新式的全人工心脏已开始进入初期临床试验阶段。全人工心脏发展的同时,从 20 世纪 70 年代开始,可为心室衰竭提供机械支持(而不是置换心脏)的左心室辅助装置(left ventricular assist device,LVAD)也开始进入深入研究。

LVAD 最初的设计构想是开发出在生理上可代替心脏的替代品。但自研发开始,直到现在,它依然同刚开始研发时一样,只是在药物治疗无效、等待心脏供体的患者行心脏移植前充当临时过渡的"桥梁"。一些装置已获得 FDA 的批准并已广泛使用,这些装置可置入到体内,使患者在等待心脏供体的过程中能够出院并在家中生活。然而这些"桥梁"仅仅对部分患者有效,对于解决心脏供体的稀缺毫无作用。该领域的最终目标仍然是寻求合适的、能够在生理上替代心脏并且可广泛开展、经济易用的替代品。

心室辅助装置的适应证和应用

目前,长期心室辅助主要有两个适应证:第一,适合机械支持治疗,因心源性休克随时有死亡风险的慢性终末期心力衰竭患者;第二,适合行机械支持治疗,左心室射血分数小于 25%、峰值摄氧量(peak VO_2)小于 14ml/(kg·min)或依赖于强心、主动脉内气囊反搏术支持治疗的患者。如果他们符合心脏移植的条件,这些机械辅助装置则被称为"通向移植的桥梁";如果患者有心脏移植禁忌证,这些装置则被视为是"终极"的左心室支持治疗方案。

可用的设备

美国 FDA 已审核批准了四种用于成人心脏移植前起过渡作用的辅助装置,其中一个也被批准用于心脏的终极治疗或长期机械支持治疗。还有一些设备仅仅被批准用于短期支持治疗,可用于急性心肌梗死、暴发性心肌炎之后的心源性休克,或用于心脏外科手术后休克,此处不再述及。迄今为止没有一个长期装置能够全部置入体内,因为这些装置需要经过皮肤进行连接,所以都面临着感染并发症这个常见的问题。同样,这些装置还可能出现血栓栓塞并发症及可以想象到的装置失效等问题。

CardioWset 全人工心脏(total artificial heart,TAH)是一种充气、两心室、原位置入的全人工心脏,通过外部动力传导系统与控制台相连。它包括两个球形的腔和膜片构成,均为氨纶材料制成,流入管及流出管由涤纶制成,包含 Medtronic-Hall(美敦力公司,明尼阿波利斯市,MN)瓣膜。它是当前美国唯一一个经 FDA 批准可用于双心室衰竭的辅助装置,可作为在心脏移植术前的过渡治疗。

Thoratec LVAD(Thoratec 公司,普莱森顿市,CA)是一种体外泵,通过插入左心室心尖的管腔从心脏中摄取血液并使之流入插入升主动脉的管腔。体外泵置于腹部,与一个有轮的控制台相连,可进行有限的移动。其外部特点使它更适用于体格较小的患者,对这些患者而言,较大的泵不适于置入体内。

Novacor LVAD(World Heart 公司,奥克兰市,CA)也是通过插入左心室心尖的管道从心脏中摄取血液,并推动其流入另一根插入升主动脉的管道。该装置可置于手术形成的腹部筋膜囊袋内,动力传导系统埋植于皮下,通常由右上腹穿出体外与电源相连。

HeartMate XVE LVAD(梭拉特集团,普莱森顿,CA)是具有动力传导系统的体内 LVAD。该泵携带横穿膈肌的管道,可埋置于腹前壁。管道置入左心室心尖部心腔摄取血液,血液由该泵经吻合于主动脉的人造血管泵入升主动脉。心脏移植前它可起到过渡治疗的作用,患者可以携带该装置出院,于院外等待心脏移植。FDA 共批准了两个可作为终极替代治疗的装置,该装置是其中之一。

HeartMate II 左心室辅助系统(梭拉特集团,普莱森顿,CA)同样采用左心室心尖部插管将血液摄入一个容器装置,在这里通过电动机使小轮旋转,推动血液进入升主动脉(图 18-2)。该装置是唯一一个经 FDA 批准的既可作为移植前过渡也可用于终级治疗的轴流泵。近年来人们也研发其他一些轴流泵,这些装置与之前设备相比活动组件较少,提供非脉冲式血流。目前所有的轴流泵都需要不间断地经皮肤与提供动力的发动机相连。与轴流泵相比,更新型的第三代装置正在研究中,它通过不同的机制运转,同样可以提供非脉冲式血流,比现今应用的轴流泵小,其运转机制可降低血细胞损伤,使之更耐用的同时,也可以减少远期并发症。

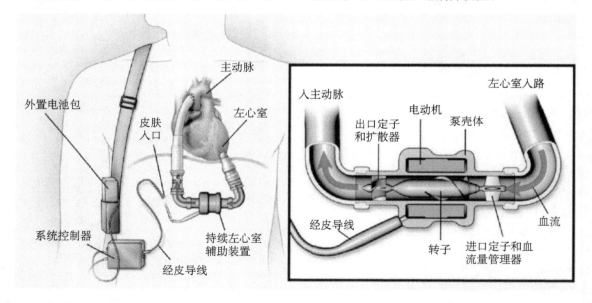

图 18-2　HeartMate II LVAD 示意图。(Reprinted with permission from Thoratec Corp., Pleasanton, CA.)

结果

在美国,上述装置的使用仅限于心外科手术后休克或心脏移植过渡期的患者。应用这种有效装置在心脏移植前进行过渡治疗效果良好,接近 75% 的年轻患者得以在 1 年内进行心脏移植,移植后存活率令人满意。

2001 年 REMATCH 试验(机械辅助装置治疗心力衰竭随机评估)结果发表。该试验以不能行心脏移植的终末期心脏病患者作为研究对象并进行随机分组,试验组行 HeartMate XVE LVAD 治疗,对照组给予持续药物治疗。结果表明,与对照组相比,尽管 HeartMate XVE LVAD 组并发症发生率偏高(如神经系统疾病等),该组患者生存率仍有所提高。LVAD 可作为心脏功能的非生物学永久替代治疗方法,再次激发了人们的兴趣,也因此使得 FDA 批准了一种装置的使用。这个结果促使国际心肺移植协会在 2002 年开始了机械循环支持的数据统计,收集了 60 个愿提供数据的国际中心 655 例患者的数据信息,并于近期发表。安装此装置的患者中仅有 12% 作为永久或"终极"治疗,6 个月生存率只有 65%,1 年生存率为 34%。

一些研究评估了 LVAD 作为心脏移植前过渡治疗的获益,最新的数据来自于 133 例置入 HeartMate II 装置的患者人群。80% 的患者在 6 个月时达到了主要治疗目标(定义为存活至心脏移植、心功能有所恢复、仍在持续应用装置辅助治疗)。LVAD 作为心脏移植前的过渡治疗,随着其经验的积累和效果的改善,与长期应用正性肌力药物治疗相比,这种治疗方法在维持终末器官功能、抑制肺动脉高压进展甚至降低肺血管阻力方面的能力,使其成为一种更具有吸引力的选择。作为移植前一种过渡治疗的早期经验显示,心脏移植术后的生存率在机械辅助治疗的患者比药物治疗的患者降低;但是近期的经验显示,移植后两种治疗方法的效果类似。这可能是由于目前更倾向于在终末器官功能不可逆性损害发生之前更早地置入该类装置的结果。

(赵　巍　陶　杰　译)

第 19 章

Chapter 19

成人先天性心脏病

John S. Child Jamil Aboulhosn

100 多年以前，William Osler 在他的经典教科书《医学原理与实践》（New York，Appleton & Co，1892）中仅用了 5 页（659-663）描述心脏的先天性疾病，开篇之句为"此类病变临床意义不大，大部分患者无法存活，即使侥幸存活，就连缓解症状也无能为力，更别说如何矫治这些缺损"。幸运的是，现今介入治疗的年代里，人们不仅逐渐掌握了这些疾病的基础知识，在有效治疗方面也取得了长足进展。

最常见出生缺陷为心血管发育异常。出现这种畸形原因非常复杂，既有遗传因素，也有环境因素，但在所有心脏畸形中，染色体畸变和单基因突变仅占不到 10%。普通人群所产活婴中，先天性心脏病（congenital heart disease，CHD）约占 1%（每年约 40 000 例），而 CHD 女性后代发病率更高，为 4%～5%。在过去的 60 年里，得益于外科手术技术的突飞猛进，90% 以上的 CHD 新生儿和儿童可活至成年，女性患者如果矫治效果满意，也能多次生育，这使得 CHD 人口数量稳步增长。女性患有主动脉疾病（如主动脉缩窄和马方综合征）存在主动脉夹层风险，发（紫）绀型 CHD、肺动脉高压、马方综合征合并主动脉根部扩张者通常应避免妊娠。对于可矫治畸形，应咨询不矫治和矫治后妊娠各自存在的风险以及妊娠后期的风险。

美国成年 CHD 患者现已超过 100 万人，他们或已手术或未手术，数量上已超过儿童患者，后者为 80 万人。真正意义上的外科治愈十分少见，所有手术，无论是姑息性还是根治性手术，均可能存在残余病变、后遗症或并发症，因此从某种程度上讲，大部分患者需进行终身专科随诊。此外，无论哪种 CHD，对心脏和循环系统所带来的解剖学和生理学影响，从胎儿到成人并非一成不变而是逐渐进展。儿童时期或为良性病变，甚至检查难以发现，成年后临床症状便会逐渐显现。如随着时间的推移，功能

正常的先天性二叶主动脉瓣会逐渐增厚和钙化，导致主动脉瓣明显狭窄；房间隔缺损（atrial septal defect，ASD）患者早期对左向右分流耐受性良好，只有在 30～40 岁之后才会出现心功能失代偿和肺动脉高压。

心脏的发生（参见第 1 章）

通常而言，CHD 患者胚胎结构正常，只是发育出现异常或者在胚胎早期发育之后这种结构没有进一步发展所致。本节简单介绍心脏的正常发育过程，以便读者能更好地理解这些缺陷，但仅做必要介绍，而不穷尽一切。心脏的发生是一个精细调节过程，需要对一个复杂的调节蛋白群组进行转录控制，这些调节蛋白能按照不同时间、不同位点分别激活或抑制其靶基因。约在胚胎发育第 3 周形成两条心索，并且相互沟通。从这点而言，原始心管存在两种来源，即心脏新月体（也称第一生心区）和咽部中胚层（也称第二生心区）。至第 21 天，原始心管开始从头端融合，形成单一心管，然后拉伸并多处出现缩窄，从而自足向头形成以下几段：静脉窦（接收脐静脉、卵黄静脉和总主静脉）、心房、心室、心球、共同动脉干、主动脉囊和主动脉弓。心管两端分别为静脉窦和动脉。

随后几周，因细胞生长速度不同，导致心管变长并形成 S 形弯曲，球室部分向右移位，而心房和静脉窦移向心室后方。原始心房和心室通过房室管相通，心内膜垫从房室管处发育成两部分（腹部和背部），然后两部分心内膜垫发生融合，将房室管分隔成两个房室入口，并移行协助室间隔形成。原始心房先被原发隔分割，后者从上壁往下向着心内膜垫生长；与心内膜垫融合之后原发隔中部被吸收，在中心形成继发孔。在原发隔右侧，第二隔也即继发隔，

开始从心房顶部腹侧壁向下朝着心内膜垫生长,但并不抵达心内膜垫,从而将继发孔大部分覆盖,但并不完全覆盖,导致两者重叠而形成卵圆孔。原始心室通过一系列精细调节进行分割,心室壁室间隔朝着心内膜垫方向向上生长,心内膜垫则形成流入道室间隔的上面部分,两部分室间隔之间存在一小孔,称为室间孔。随后,左、右心室开始并排生长,心房及其房室瓣则各自排列于心室上方。球室嵴分隔动脉干之后,便向心室延伸,最后,两部分室间隔与球室嵴融合。随着肌性圆锥的吸收,心球分割成主动脉下段,而肺动脉下部肌性圆锥被拉伸。共同动脉干被螺旋形分割并发生旋转,形成肺动脉和主动脉,排列于各自的流出道之上;主动脉瓣在左心室(left ventricle,LV)流出道之上向后移位,而肺动脉瓣在右心室(right ventricle,RV)流出道之上向前移位,导致两条大动脉呈相互环绕。

早期,静脉系统为两侧对称,静脉窦分为左右两角汇入,但到后期,除了冠状静脉窦外,大部分左侧静脉系统和左侧静脉窦角退化,体循环静脉系统通过上腔静脉和下腔静脉流入右侧静脉角。随着肺组织的出现,肺静脉系统开始从肺上以发芽方式发育,早期肺静脉系统与体循环静脉系统连接,后来肺静脉在汇流处融合,而此处原来与体循环连接的部分则逐渐退化。同时,左心房后壁膨大突起(即共同肺静脉)并继续向后生长与肺静脉汇流处融合,形成左心房后壁。

早期,动脉干和主动脉囊共发出 6 对左右对称的弓动脉,弓动脉向后弯曲,形成 6 对背动脉。本章不具体描述某些弓动脉的选择性退化过程,简而言之,选择性退化的结果是,第 3 对弓动脉发育成颈内动脉,第 4 对弓动脉左侧部分形成主动脉弓而右侧部分形成右锁骨下动脉,第 6 对弓动脉的一部分形成动脉导管,两条背胸主动脉与永存左背主动脉在腹部融合。

心脏缺损种类

按照复杂程度,表 19-1、表 19-2 和表 19-3 分别列举了简单、中度复杂和复杂 CHD 三类畸形。通常而言,简单畸形只有单个缺损伴一个水平的分流,或者为单个瓣膜病变;中度复杂畸形含有两个或两个以上简单缺损;复杂畸形同时存在中度复杂的缺损和更加复杂的心脏和血管解剖异常,常伴有发绀和心脏、大血管转位。提供这些列表的目的是,如果心脏病专家会诊或进行高级 CHD 专业护理时需要,可

表 19-1　简单成人先天性心脏病

原发病变
单纯先天性主动脉瓣病变
轻度先天性二尖瓣疾病(降落伞二尖瓣和二尖瓣裂隙除外)
单纯小型房间隔缺损
单纯小型室间隔缺损
轻度肺动脉狭窄
修复术后
动脉导管结扎或封堵术后
继发孔型或静脉窦型房间隔缺损修复术后无残余分流
室间隔缺损修复后无残余分流

表 19-2　中度复杂先天性心脏病

原发孔型或静脉窦型房间隔缺损
部分型或完全型肺静脉异位引流
部分或完全性房室隔畸形
室间隔缺损合并其他畸形(如瓣膜异常或缺如、伴有梗阻性病变、主动脉瓣反流)
主动脉缩窄
肺动脉瓣狭窄(中度至重度)
右心室流出道显著梗阻
肺动脉瓣反流(中度至重度)
动脉导管未闭(中至大型)
主动脉窦瘤/窦瘤破裂
主动脉瓣下或瓣上狭窄

表 19-3　复杂成人先天性心脏病

发绀型先天性心脏病(各种类型)
艾森门格综合征
三尖瓣下移畸形
法洛四联症或肺动脉闭锁(各种类型)
大动脉转位
单心室;三尖瓣或二尖瓣闭锁
心室双出口
永存动脉干
Fontan 或 Rastelli 术后

以提供参考。复杂 CHD 患者（包括大部分用人名命名的外科术式通常都是复杂 CHD）几乎全都需要与经验丰富的成人 CHD 中心联合，方可进行相关处理；中度复杂的 CHD 应先找心脏病专家会诊，此后也应间断找心脏病专家随访；简单畸形通常可由有经验的内科医生或普通心脏病医师处理，当然，找训练有素的成人 CHD 专家会诊更加稳妥。

房间隔缺损

ASD 是一种常见心脏畸形，也是成人最常见先天性心脏病，女性更为多见。静脉窦型 ASD 位于房间隔上部，靠近上腔静脉至右心房的入口处，常合并肺静脉异位引流--右肺静脉引流至上腔静脉或右心房。原发孔型 ASD 通常靠近房室瓣，双侧瓣膜均易形成畸形，并出现关闭不全。先天愚型综合征原发孔型 ASD 比较常见，但这种染色体缺陷患者大都表现为更为复杂的房室管畸形：只有一组共同房室瓣，并且在室间隔基底段后侧存在缺损。大部分继发孔型 ASD 位于房间隔中部，发生于卵圆窝处，注意不要与卵圆孔未闭（patent foramen ovale，PFO）混淆。卵圆孔通常于出生后迅速关闭，先是功能性闭合，继而解剖学关闭，但常残留一"探针样小孔"，这是一种正常变异，而 ASD 是房间隔出现真性缺损，处于功能和解剖双重开放状态。ASD 引起的左向右分流量取决于缺损大小、心室舒张功能及肺循环/体循环阻力比值。左向右分流导致右心室舒张期负荷加重、肺血流增多。虽然多少会影响体格发育，并且可能加重呼吸道感染，但通常而言，ASD 患者早期并无临床症状，心肺症状也仅在很多年长患者中出现。40 岁之后，许多患者将出现房性心律失常、肺动脉高压、双向分流乃至右向左分流以及右心衰竭。由于长期暴露于缺氧环境，高原地区患者出现肺高压的年龄更小。年老患者如果存在体循环高血压和（或）冠状动脉疾病（coronary artery disease，CAD），导致左心室顺应性降低，通过 ASD 的左向右分流量会相应增加。

体格检查

体格检查通常可见右心室搏动明显，可触及肺动脉搏动，第一心音正常或分裂，三尖瓣关闭音增强。由于通过肺动脉瓣血流增多，肺动脉流出道区可出现收缩中期杂音。第二心音宽分裂，相对固定而不受呼吸影响。由于通过三尖瓣血流量增加，在胸骨左缘可闻及一舒张中期隆隆样杂音，以胸骨左缘第 4 肋间交界处最为明显。对于原发孔型 ASD，如果在心尖部闻及全收缩期杂音，提示存在二尖瓣或三尖瓣关闭不全，或者室间隔缺损（ventricular septal defect，VSD）。

随着肺血管阻力（pulmonary vascular resistance，PVR）增加，左向右分流逐渐减少，上述临床表现也随之发生改变。肺动脉流出道区和三尖瓣流入道区杂音将逐渐减弱，而第二心音肺动脉瓣成分和收缩期喷射音将逐渐增强；第二心音两个成分逐渐融合，并出现肺动脉瓣舒张期反流性杂音。发生右向左分流（见后述"室间隔缺损"章节）后，患者会出现发绀和杵状指。成年患者出现心房颤动后，体格检查易与二尖瓣狭窄合并肺高压混淆，三尖瓣舒张期流量性杂音和第二心音宽分裂在听诊时容易误以为是二尖瓣狭窄的舒张期杂音和二尖瓣"开瓣音"。

心电图

继发孔型 ASD 患者心电图（electrocardiogram，ECG）常见电轴右偏，右心胸前导联可见 rSr'波形，提示右心室流出道增大；静脉窦型 ASD 可见房性异位心律或一度房室传导阻滞；原发孔型 ASD 可见右束支传导阻滞，伴电轴左偏和额面 QRS 环逆时针转位。每种缺损均会出现不同程度的右心室和右心房增大或肥厚，具体取决于肺动脉压力水平。胸部 X 线可见右心房和右心室增大，肺动脉及其分支增宽，左向右分流使两肺纹理增强，但随着肺血管疾病加重，肺纹理将逐渐减少。

超声心动图

右心容量负荷显著增加的患者，超声心动图可见肺动脉增宽，右心房和右心室扩大，室间隔运动异常（矛盾运动）。二维超声心动图、彩色血流显像和声学造影可直接显示 ASD，许多单位已用二维和多普勒超声心动图取代心导管检查。如果经胸超声心动图显示不清，则需行经食管超声心动图检查，这种情况多见于静脉窦型 ASD 或 ASD 封堵术过程中（图 19-1）。下列情况需进一步行心导管术检查：临床检查结果矛盾，存在明显肺动脉高压，怀疑合并其他心脏畸形，可能伴有 CAD。

治 疗 房间隔缺损

如果继发孔型 ASD 不合并其他畸形，并且存在明显左向右分流，即肺/体循环血量比值（Qp/Qs）≥2:1，应建议患者手术治疗。手术方式有两种：一是采用心包片或人工补片进行外科修复术，二是经皮经导管封堵术。如果不合并严重肺动脉高压，即

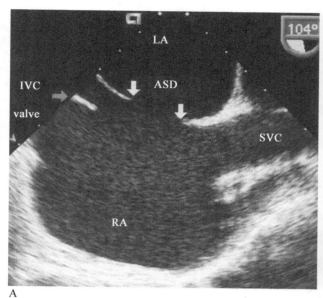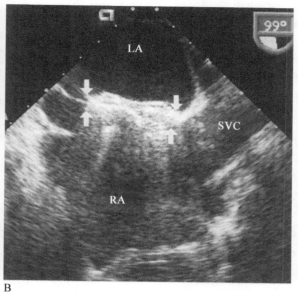

图 19-1　继发孔型房间隔缺损。 经食管超声心动图显示继发孔型 ASD 和封堵器闭合术后图像。A. 在左心房（LA）和右心房（RA）之间存在 ASD；B. 经皮经导管置入封堵器关闭缺损。IVC. 下腔静脉；SVC. 上腔静脉；valve. 瓣膜

使年龄＞40 岁，治疗效果也非常满意，而且手术风险很低。对于原发孔型 ASD，不仅需用补片修补缺损，同时也需修复二尖瓣裂隙。左向右分流不明显的小型 ASD，以及严重肺血管疾病左向右分流不明显者，均不宜手术关闭缺损。

静脉窦型和继发孔型 ASD 患者 50 岁之前死亡非常少见。50～70 岁症状进行性加重的人数将急剧增加，并常严重丧失劳动能力。药物治疗包括如下措施：及时治疗呼吸道感染；给予抗心律失常药物治疗心房颤动和室上性心动过速；如果出现高血压、冠心病和心力衰竭（参见第 17 章）等合并症，也应常规治疗。除非合并瓣膜关闭不全，或近期曾实施过外科修复术和封堵术（参见第 25 章），单纯 ASD 发生感染性心内膜炎者非常少见。

室间隔缺损

不管作为孤立缺损还是复合畸形一部分，VSD 均是最常见心脏出生缺陷之一。VSD 常单个存在，位于室间隔膜部或肌部中段，对心功能的影响取决于缺损大小和肺血管床状况。大部分大型缺损早期即需药物和外科干预，仅有小型和中型缺损存在直至成人才被发现可能。

VSD 自然病程多变，既可自动闭合，也可婴儿期即出现充血性心力衰竭乃至死亡，还可出现肺血管梗阻，右心室流出道梗阻，主动脉瓣反流和感染性心内膜炎。新生儿小型 VSD 更有可能自动闭合，大部分闭合时间为儿童期。通常，肺血管床病变情况是有无临床症状、缺损变化趋势及可否实施外科手术的主要决定因素。肺动脉压力升高系肺血流量增多和（或）肺血管阻力增加所致，而肺血管阻力增加乃肺血管床出现阻塞和梗阻所致，因此，严重肺动脉高压患者准确测量肺循环血流量/体循环血流量（Qp/Qs）和肺血管阻力非常重要。医学术语艾森门格综合征是指体、肺循环之间在主-肺动脉、心室或心房水平存在巨大交通，由于肺血管阻力升高和梗阻性肺高压导致双向分流甚至右向左分流。

大型 VSD 合并肺高压患者发生肺血管梗阻性病变概率非常高，因此大型缺损应在肺血管病变仍然可逆或者尚未发生肺血管病变之前尽早予以手术纠正。艾森门格综合征成人患者可出现劳力性呼吸困难、胸痛、晕厥和咯血等症状，右向左分流可导致发绀、杵状指和红细胞增多症（见后文）。术前肺血管阻力升高程度是决定预后的关键因素，如果肺血管阻力小于或等于体循环阻力的 1/3，术后肺血管病变继续发展的可能性很小；如果术前肺血管阻力已中、重度升高，术后肺血管病变通常不会好转甚至进行性恶化。艾森门格综合征患者禁忌妊娠。如果母亲存在心血管疾病相关性肺血管病变和肺动脉高压（如艾森门格状态和二尖瓣狭窄）和左心

室流出道梗阻(如主动脉瓣狭窄),其健康将深受威胁;如果所患畸形可引起心力衰竭和有显著血流动力学改变的心律失常,则妊娠期间存在死亡的风险。同样,如果孕妇存在发绀、心力衰竭和肺高压,胎儿也非常危险。

在婴儿期存在中-重度左向右分流的患者中,有5%～10%可出现右心室流出道梗阻。随着时间的推移,肺动脉瓣下的右心室流出道梗阻将不断加重,VSD仍然很大,但临床表现更像发绀型心脏病法洛四联症。VSD患者由于瓣膜组织缺少支撑力和主动脉瓣脱垂,约5%可出现主动脉瓣关闭不全,而主动脉瓣关闭不全不仅使病程更为复杂,而且将成为影响病程变化的主要因素。二维超声心动图结合频谱和彩色多普勒检查可明确缺损数目和所处位置,以及缺损是否具有血流动力学意义,但有时需行血流动力学检查和心血管造影方可对肺血管床病变状态进行评估,并详细了解其解剖结构变化。

治疗　室间隔缺损

肺动脉压力正常的小型VSD[Qp/Qs<(1.5～2):1]不推荐外科手术,中-大量左向右分流(Qp/Qs>1.5:1或2:1)且PVR不过度升高者具有手术矫正和经导管封堵术适应证。

VSD形成艾森门格综合征之后,使用肺动脉血管扩张药、进行单肺移植联合心内缺损修补术和心肺联合移植有望改善症状(参见第18章)。由于慢性低氧血症导致促红细胞生成素产生增多,发(紫)绀型CHD患者会出现继发性红细胞增多症(参见第6章),但称之为血细胞增多症并不恰当,因为此类患者白细胞计数正常,血小板计数正常甚至减少。如无机体铁储存不足,即使出现代偿性红细胞增多症,如果血细胞比容<65%,通常很少出现血液黏滞度增高症状,有时即使血细胞比容≥70%也没有症状,因此,代偿性红细胞增多症大都无须使用放血疗法。相反,失代偿性红细胞增多症无法在血细胞比容不稳定性增加和高血黏症之间取得平衡。放血治疗是一柄双刃剑,可以暂时缓解症状,但与此同时也限制了氧的释放,导致血细胞比容不稳定,加剧铁耗竭。由于血液黏滞度增高,即使存在铁缺乏,通常也难以察觉症状,但反复放血之后,由于铁耗竭并出现低色素性小细胞增多症,患者症状将进行性加重。铁耗竭导致大量低色素性小红细胞生

成,其携氧能力和在微循环中的变形能力均明显减低。相对于体积更大、铁含量丰富且具有变形能力的红细胞而言,虽然血细胞比容相同,但这种小红细胞却数量明显增多,血液黏滞度也明显升高,而且所占比容越大,血液黏滞度越高。结果,由于向组织供氧能力下降,这种缺铁性红细胞增多症将使症状明显加重。

发(紫)绀型CHD患者存在止血功能异常,部分原因是血容量增多使毛细血管过分充盈,血小板功能异常及对于阿司匹林或非甾体抗炎药物敏感增加;另一个原因便是外源性和内源性凝血系统功能异常。发绀女性患者忌用口服避孕药,这会增加血栓形成风险。发(紫)绀型CHD通常并不会使成人患者脑卒中风险增加,除非存在以下情况:过度放血、阿司匹林和抗凝药物使用不当、房性心律失常和感染性心内膜炎。一旦因脱水导致血浆容量减少,所有发(紫)绀和红细胞增多症患者将产生血黏滞度过高症状。如果血黏滞度过高症状并非脱水和铁缺乏所致,对门诊患者来说,放血疗法是一种简单有效的方法。操作方法如下:放出500ml血液,同时输入等量等渗生理盐水,但操作时间不得小于45min,严禁仅急性放血而不给予等量液体置换。对于铁耗竭导致的失代偿性红细胞增多症,补充血清铁可减轻铁缺乏症状,但是必须缓慢补充,以免血液血细胞比容过度上升,使得血液黏滞度过高。

动脉导管未闭

动脉导管是连接于肺动脉分叉与主动脉左锁骨下动脉远端的一支血管。正常情况下,该血管通道在胎儿时期开放,而出生后立即关闭。通过导管的血流量取决于体/肺循环压力和阻力相对大小、导管横截面积与导管长度。大多数成人患者由于肺动脉压力正常,整个心动周期都存在主动脉、肺动脉之间压力阶差和分流,导致胸骨上部左缘出现特征性震颤和连续性"机器样"杂音,该杂音于收缩晚期增强。如果出生时即存在大量左向右分流,至成年常会出现肺血管梗阻性病变并肺高压(艾森门格综合征),右向左分流和发绀。严重肺血管病变将导致血流逆向通过动脉导管,使未氧合血液进入降主动脉,引起足趾发绀和杵状趾,而手指不受影响,称之为差异性发绀。动脉导管未闭成人患者主要死亡原因为心力衰竭和感染性心内膜炎。有时,严重肺血管阻塞病变也可引起动脉导管瘤样扩张、钙化和破裂。

治疗　动脉导管未闭

如果不存在严重肺血管病变,分流以左向右为主,应行动脉导管结扎或离断手术。对于导管形态合适的患者,封堵术业已成为此类患者常规手术,可选用器材有弹簧圈、血管塞和封堵伞等。胸腔镜手术仍处于实验阶段。感染性心内膜炎即使已经治愈,手术也应推迟数月进行,因为此时动脉导管仍然多少有些水肿,并且脆性较大。

主动脉根部-右心分流

主动脉根部-右心分流多见于以下 3 个最常见疾病:先天性主动脉窦瘤破裂、冠状动一静脉瘘、左冠状动脉异常起源于肺动脉。主动脉窦瘤患者其主动脉中膜与主动脉瓣环组织相互分离或者不相融合,结果患者常于 30 岁和 40 多岁即发生破裂。主动脉心室瘘最常发生于右冠窦和右心室之间,有时也可发生于无冠窦,此时破裂的瘘管引流至右心房。主动脉窦突然破裂可引起胸痛、洪脉,并出现舒张期增强的连续性杂音和心脏容量负荷过重表现,可进一步行二维和多普勒超声心动图确诊,行心导管检查确定左向右分流量,行胸主动脉造影显示窦瘤破裂的瘘管位置。药物治疗主要针对心力衰竭、心律失常和感染性心内膜炎,手术时应闭合瘤腔并切除瘤壁组织,同时采用直接缝合或者补片/人工补片等方式将主动脉壁与心脏组织重新接合矫治。

冠状动-静脉瘘是一种少见畸形,系指在冠状动脉和另一心腔(通常为冠状静脉窦、右心房和右心室)之间存在异常交通。分流量通常很小,不影响心肌供血,但如果分流量较大,则可发生冠状动脉"窃血"现象,导致心肌缺血,甚至引起心绞痛和室性心律失常。其潜在并发症包括感染性心内膜炎,血栓形成导致远端血管闭塞或血栓栓塞伴心肌梗死,瘘管瘤样扩张后发生破裂等,而肺动脉高压和充血性心力衰竭比较罕见。如果患者没有症状,但在胸骨中段和下段旁侧可闻及一个响亮而表浅的连续性杂音,通常提示本病,应建议进一步检查。多普勒超声心动图可显示冠状动静脉瘘出口位置,如果入口位于近心端,二维超声心动图也可发现;血管造影术(包括传统的心血管造影、CT 造影和磁共振造影)均可明确瘘管大小和解剖形态。冠状动静脉瘘可通过缝合或经导管封堵术将其关闭。

第三种引起主动脉根部-右心分流的畸形为左冠状动脉异常起源于肺动脉。通常此类患者于出生后 1 岁之内即死于心肌梗死和心肌纤维化,仅有不到 20% 的未手术患者可存活至青春期或更长。ECG 显示前侧壁心肌梗死和左心室肥厚,可为诊断提供依据。成人患者的手术处理方式为内乳动脉或大隐静脉-冠状动脉旁路移植术。

先天性主动脉狭窄

左心室流出道梗阻畸形包括先天性主动脉瓣狭窄、孤立性主动脉瓣下狭窄和主动脉瓣上狭窄 3 种。二叶主动脉瓣畸形男性多于女性。先天性二叶主动脉瓣是最常见心脏先天畸形之一,早期功能正常,故年轻时难以发现。随着时间的推移,二叶主动脉瓣可出现狭窄和反流,或者成为感染性心内膜炎滋生地,因此老年患者很难将其与获得性瓣膜病变如风湿性和退行性钙化性主动脉瓣病变区分。这种主动脉瓣不仅形态先天异常,而且硬度增加,在血流冲击下常发生瓣膜增厚,后期则出现钙化。左心室射血受阻可致左心室壁向心性肥厚。升主动脉常常扩张,常误称为"狭窄后"扩张,其实是主动脉中膜组织学异常所致,与马方综合征引起主动脉夹层机制相似。超声心动图可以诊断本病,并可显示主动脉瓣和主动脉根部形态,定量测量狭窄与关闭不全严重程度。有关本病的临床表现和血流动力学变化将在第 20 章讨论。

治疗　主动脉狭窄

药物治疗:预防感染性心内膜炎;在等待外科手术时,如果心脏储备减少,可给予地高辛和利尿剂,同时限制钠盐摄入;主动脉扩张者需给予 β 受体阻滞剂。成人二叶主动脉瓣瓣膜置换术适应证:① 严重梗阻,主动脉瓣瓣口面积＜0.45cm²/m²;② 有左心室功能障碍和心肌缺血症状;③ 有左心室功能障碍血流动力学证据。对于存在严重主动脉瓣狭窄但无症状的儿童、青少年和年轻成人患者,如果没有瓣膜钙化,常可从经皮球囊主动脉瓣成形术(参见第 36 章)中获益。老年患者如果因恶性肿瘤,肝、肾衰竭而禁忌外科手术,经皮球囊主动脉瓣成形术也可暂时改善患者症状,对于严重心力衰竭患者,该方法还可成为连接瓣膜置换术的一座桥梁。

1. **主动脉瓣下狭窄**　孤立性主动脉瓣下狭窄是指有一膜性横膈或纤维肌性环环绕于主动脉瓣基

底部下方的左心室流出道。主动脉瓣下狭窄产生的射流会冲击主动脉瓣心室面,致使主动脉瓣进行性纤维化,并引起瓣膜关闭不全。超声心动图可显示主动脉瓣下梗阻处的解剖形态,多普勒超声可见主动脉瓣下方存在湍流,并可定量测量跨主动脉瓣压力阶差和瓣膜反流严重程度。治疗方法为完全切除膜性和纤维肌性环。

2. **主动脉瓣上狭窄**　可表现为升主动脉局限性狭窄,也可为弥漫性狭窄,狭窄发生于主动脉窦(Valsalva sinus)上缘、冠状动脉平面正上方。与其他类型主动脉狭窄不同,因受左心室收缩压升高影响,此型狭窄冠状动脉往往扩张、纤曲,并且过早发生动脉粥样硬化。此类患者大部分存在遗传缺陷,缺陷位于第 7 号染色体同一区域的弹性蛋白改变。主动脉瓣上狭窄是 Williams-Beuren 综合征最常见的合并畸形。该综合征具有以下特征性表现:“小精灵”面容,低鼻梁,举止快乐,智力发育迟缓但语言能力得以保留,喜欢音乐,存在主动脉瓣上狭窄和短暂性高钙血症。

主动脉缩窄

主动脉狭窄与挛缩可发生于主动脉任何区段,但最常见于左锁骨下动脉开口远心端靠近动脉韧带附着处。主动脉缩窄发生率约占 CHD 的 7%,男性多于女性,尤其是性腺发育不全患者(如 Turner 综合征)更为常见,临床表现因病变位置、狭窄程度及是否存在合并畸形而不同,最常见合并畸形为二叶主动脉瓣。此类患者 Willis 环瘤样扩张发生率可高达 10%,它可突然破裂导致患者死亡。

大部分孤立性主动脉缩窄儿童和年轻成人患者并无症状,有的可出现头痛、鼻出血、下肢发凉和运动后跛行。如果存在心脏杂音和上肢高血压,则常可引人注意并针对心血管系统进行检查。可发现股动脉搏动明显减弱甚至完全消失或脉搏迟滞;在前肋间隙、腋窝区和后肩胛区可触及扩张而有搏动的侧支血管;上肢和胸壁可能比下肢发育更好。随着管腔狭窄程度加重,最终整个心动周期缩窄段均有高速血流束通过,左肩胛区杂音也由收缩中期杂音逐渐演变为连续性杂音。此外,如在胸外侧壁出现收缩期和连续性杂音,提示侧支血管扩张、纤曲、血流量增加。ECG 可见左心室肥厚。胸部 X 线可见在左侧纵隔边缘有扩张的左锁骨下动脉显影,同时可见升主动脉扩张。在纵隔影左侧可见主动脉在缩窄处形成凹陷,而在缩窄前和缩窄后出现血管扩张,

形成一种特征性 X 线表现即“3”字征。第 3～9 肋骨可见压迹(图 19-2 和图 19-3),这是一种非常重要的 X 线表现,系扩张的肋间动脉侵蚀肋骨下缘所致。二维超声心动图胸骨上窝切面可明确缩窄部位,多普勒超声可定量测量压力阶差。经食管超声心动图、MRI 和三维 CT 可显示缩窄段长度、梗阻严重程度及侧支血管发育情况(图 19-2 和图 19-3)。成人患者行心导管术的目的主要是检查冠状动脉是否存在病变,是否对缩窄处行介入治疗(血管成形术或支架置入术)。

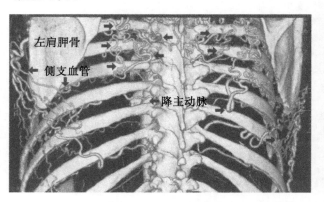

左肩胛骨
侧支血管
降主动脉

图 19-2　主动脉缩窄。三维 CT 背侧图像可见肋骨下和肩胛骨区广泛侧支血管形成,这是胸部 X 线肋骨切迹形成的原因

主动脉缩窄近心端出现严重高血压对机体主要造成以下危害:脑血管瘤形成、脑出血、主动脉夹层与夹层破裂,过早发生冠状动脉粥样硬化及左心衰竭。此外,还可在缩窄处发生感染性动脉内膜炎,如果合并二叶主动脉瓣(据估计主动脉缩窄患者二叶主动脉瓣发生率高达 75%),还可因细菌滞留而引起感染性心内膜炎。

治 疗	主动脉缩窄

治疗方法包括外科手术、经皮经导管球囊成形术和支架置入术,具体选择何种治疗方式超出本章讨论范围。如果没有残留缩窄,而术后仍存在体循环高血压,部分原因在于术前长期存在高血压。术后随访应同时测量静息时和运动后血压,这一点非常重要,许多患者只存在运动后收缩期高血压,原因尚不明确,有些可能与弥漫性血管病变有关。所有手术和支架置入术患者随访均应行高质量 MRI 或 CT 检查。

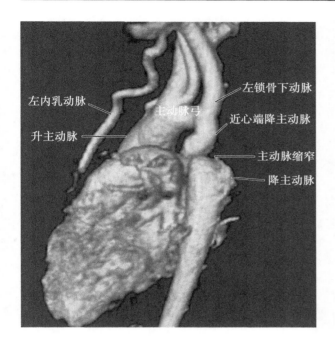

图 19-3　**主动脉缩窄**。磁共振三维成像显示主动脉缩窄（Coarct）为典型的"成人型"，缩窄位于降主动脉（DAo）左锁骨下动脉（LSCA）远心端。同时可见缩窄段远心端主动脉瘤样扩张，部分原因系主动脉中膜组织本身薄弱所致，另外可见 LSCA 和左侧内乳动脉（LIMA）扩张

图中标注：左内乳动脉、升主动脉、主动脉弓、左锁骨下动脉、近心端降主动脉、主动脉缩窄、降主动脉

室间隔完整的肺动脉狭窄

　　右心室流出道梗阻可发生于肺动脉瓣、瓣下和瓣上或多处同时出现梗阻。周围肺动脉多发狭窄是胚胎感染风疹的特征性表现之一，也可与家族性或散在主动脉瓣上狭窄同时并存。肺动脉瓣狭窄是孤立性右心室流出道梗阻最常见形式。

　　决定临床病程的最重要因素是梗阻严重程度而不是梗阻部位。在心排血量正常条件下，收缩期压力阶差＜30mmHg 表明为轻度狭窄，＞50mmHg 为重度狭窄，之间为中度狭窄。轻度狭窄患者通常没有症状，狭窄程度也并不随年龄增长而增加或仅轻微增加，而狭窄明显者，狭窄程度常随着时间延长而加重。症状因梗阻程度不同而不同。年老患者常因疲劳、呼吸困难、右心衰竭和晕厥等症状而使其活动能力受限，此类患者往往存在中度或重度梗阻，运动时阻碍心排血量增加。由于室间隔没有缺损，严重梗阻患者右心室收缩压可超过左心室。中、重度狭窄患者右心室射血时间延长，肺动脉瓣关闭音滞后且变得柔和。心室肥厚导致心室腔顺应性降低，

右心房需强有力收缩方可加大右心室充盈。可闻及第四心音，颈静脉搏动 a 波突出，有时还可见肝脏收缩期前搏动，这些都是心房强有力收缩表现。下列征象支持本病诊断：胸骨左缘抬举样搏动，胸骨左缘上方可闻及粗糙的递增-递减型收缩期杂音，并可触及震颤。如果梗阻系肺动脉瓣引起，且瓣膜无发育不良并活动度良好，则于杂音出现之前尚可闻及收缩期喷射音。严重狭窄，尤其是存在充血性心力衰竭者，可伴发三尖瓣关闭不全，从而产生全收缩期杂音。如果患者出现发绀，表明存在右向左分流，提示有卵圆孔未闭或 ASD。瓣上型和周围肺动脉狭窄杂音可仅出现于收缩期，也可为连续性杂音，狭窄所在处杂音最为明确，并向周围肺野放散。

　　轻度狭窄患者 ECG 表现正常，中度和重度狭窄可见右心室肥厚。轻、中度狭窄患者胸部 X 线可见心脏大小和肺血管分布正常。肺动脉瓣狭窄可见主肺动脉和左肺动脉扩张，这与两方面原因有关：一是瓣膜狭窄导致高速血流束直接冲击肺动脉，二是肺血管组织本身比较薄弱。严重梗阻者右心室肥厚通常非常明显，此外，严重狭窄、右心衰竭和心房水平右向左分流可使肺血管纹理减少。二维超声心动图可显示肺动脉和瓣膜形态，多普勒超声心动图可测量右心室流出道压力阶差。

治 疗　肺动脉狭窄

　　经皮球囊瓣膜成形术（参见第 13 章）通常可有效缓解瓣膜狭窄；中、重度梗阻可直接外科手术，手术风险较低；周围肺动脉多发狭窄通常无法手术，但肺动脉近端分支狭窄和主肺动脉分叉处狭窄可行外科手术矫正，也可行球囊扩张或支架置入术治疗。

法洛四联症

　　法洛四联症由部分病变组成（图 19-4）：对合不良性 VSD，右心室流出道梗阻，主动脉骑跨于 VSD 之上，右心室肥厚（系对大型 VSD 传导过来的主动脉压反应所致）。

　　临床表现决定于右心室流出道梗阻严重程度。右心室流出道发育不良程度轻重不一，重者可完全闭塞（肺动脉闭锁）。肺动脉瓣、瓣上与周围肺动脉狭窄可同时并存，也可出现一侧肺动脉缺如（通常为左肺动脉），但非常罕见。此类患者中，右位主动脉弓并右位降主动脉发生率约 25％。

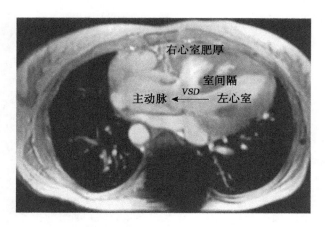

图 19-4　法洛四联症磁共振图像。 收缩中期图像可见对合不良性室间隔缺损（VSD），同时主动脉骑跨于室间隔缺损之上

血液从心室进入主动脉和肺动脉的阻力大小关系对血流动力学变化和临床表现具有重要作用。右心室流出道梗阻严重，将导致肺血流量显著减少，大量不饱和体循环静脉血通过 VSD 形成右向左分流，患者出现严重发绀和红细胞增多症，体循环低氧血症症状突出。许多婴儿和儿童梗阻程度较轻，但会进行性加重。

ECG 可见右心室肥厚，胸部 X 线显示心脏大小正常，右心室明显突出而肺动脉圆锥凹陷，使心影呈靴形（靴形心），肺血管纹量显著减少，主动脉弓和主动脉结可位于脊柱右侧。二维超声心动图可见对合不良性 VSD、主动脉骑跨，并可显示肺动脉狭窄部位与严重程度，狭窄可位于肺动脉瓣下（可固定不变，也可出现动态变化）、肺动脉瓣、主肺动脉和肺动脉分支。传统型心血管造影可提供更多详细信息，包括右心室流出道、肺动脉瓣和瓣环形态，主肺动脉分支大小，以及是否存在主、肺动脉侧支循环等。冠状动脉造影可显示冠状动脉形态与走向。在经验丰富的中心，如果是成人患者，上述问题均通过 MRI（图 19-4）和 CT 造影加三维重建明确诊断。

仅有少数法洛四联症患者由于各种原因直至成人尚未进行外科手术。成人患者多数因严重肺动脉反流而再次手术；另外，需要长期关注患者心室功能变化。室性和房性心律失常需行药物治疗、电生理检查和射频消融术，某些患者还需行导管介入治疗

（如肺动脉分支狭窄血管成形术和支架置入术）。由于中膜存在组织缺陷，主动脉根部常常扩张，并可并发主动脉瓣关闭不全。即使已行外科修补术，也仍可发生感染性心内膜炎。

完全大动脉转位

又称为右位型或 D 型大动脉转位，主动脉位于右前，直接从右心室发出，而肺动脉位于左后，从左心室发出，这使得两个循环独立而且平行。出生之后，两个循环之间必须存在某些交通方可维系生命。大部分患者存在房间交通，2/3 合并动脉导管未闭，1/3 伴有 VSD。该病变约占发（紫）绀型 CHD 的 10%，男性多见。自然病程取决于以下因素：组织缺氧严重程度；在冠状动脉供氧减少的情况下，心室对工作负荷反而增加的承受能力；其他心血管合并畸形性质；肺血管床状态。30 岁之前约 30% 的患者将出现右心室功能下降，并出现三尖瓣关闭不全进行性加重，继而引起充血性心力衰竭。如果合并大型 VSD 或大型动脉导管未闭而无左心室流出道梗阻，患者通常 1～2 岁即发生肺血管梗阻性病变。

增加新生儿心脏内体静脉和肺静脉混合血量的最简单办法是建立或扩大房间交通，可使用球囊和切割导管，也可采用外科方式。如果左心室流出道严重梗阻且肺血流减少，则需行体-肺动脉吻合术。心内修补术方法为重新矫正静脉回流，即心房内调转（switch）手术（如 Mustard 或 Senning 手术），使体静脉血直接流向二尖瓣、左心室和肺动脉，而肺静脉血改道流向三尖瓣、右心室和进入主动脉。心房内调转术后期存活率较高，但 30 年之后约 50% 的患者发生心律失常（如心房扑动）和传导障碍（如病态窦房结综合征）。令人烦恼的是，术后其承受体循环压力的右心室将出现进行性功能障碍，并可出现三尖瓣关闭不全、室性心律失常和心脏停搏，后期甚至猝死。因此，更好的解决办法是在婴儿期实施大动脉调转手术：将冠状动脉移植于后侧动脉根部，并将主动脉和肺动脉横断，交换位置，然后吻合。对于合并 VSD 并且需行旁路手术解除左心室流出道严重梗阻者，可采用心脏内心室板障、心脏外人工管道替换肺动脉的方式进行矫正（Rastelli 方法）。

单心室

这是一种复杂畸形,两组房室瓣或一个共同房室瓣向单一心室腔开放,合并畸形包括大动脉位置关系异常、肺动脉瓣或瓣下狭窄、主动脉瓣下狭窄。能否存活至成年取决于肺动脉血流是否相对正常、成年后肺血管阻力是否仍然正常、以及心室功能是否良好。通常采用改良 Fontan 手术矫正,即在体静脉和肺动脉之间创建一条新通路,但术前需仔细筛选患者。

三尖瓣闭锁

此类畸形特点为三尖瓣闭锁,存在房间交通,右心室和肺动脉常常发育不良。由于系体静脉血和肺静脉血被迫在左心室完全混合,故最主要临床表现为严重发绀。ECG 特点为右心房增大,电轴左偏,左心室肥厚。

房间隔造口术和外科估息手术可增加肺血流量,常用办法为将一支体循环动脉或静脉与肺动脉相吻合,这可使患者存活至 10～30 岁,然后对那些肺动脉阻力和压力正常或偏低、左心室功能良好者可实施 Fontan 手术,进行心房-肺动脉或全腔静脉-肺动脉吻合术,从而获得功能矫正。

Ebstein 畸形

特点为部分三尖瓣瓣叶下移至右心室。由于三尖瓣瓣叶附着点异常以及病变三尖瓣发育不良常导致三尖瓣关闭不全。三尖瓣附着点位置异常,造成房室瓣环和瓣膜起点之间的心室段"心房化"(房化右心室),它与右心房连为一体,而右心室常常发育不良。尽管临床表现多种多样,但某些患者因以下症状而引发注意:①因心房水平右向左分流而出现发绀进行性加重;②表现有三尖瓣关闭不全和右心室功能障碍的症状;③阵发性快速房性心律失常,但可伴也可不伴有房室旁路,即 Wolff-Parkinson-White(WPW)综合征。二维超声心动图可见二尖瓣和三尖瓣位置关系异常,三尖瓣隔瓣明显向心尖部移位,多普勒超声心动图可测量三尖瓣关闭不全严重程度。Ebstein 畸形可行瓣膜修复术,但如果瓣下粘连严重,则需行三尖瓣置换术。

先天性矫正型大动脉转位

该畸形存在两种基本的解剖异常,即升主动脉和肺动脉主干发生转位,同时心室发生转位。这种排列使不饱和的体循环静脉血从右心房通过二尖瓣进入左心室,继而进入肺动脉主干,而氧合肺静脉血从左心房通过三尖瓣进入右心室和主动脉,因此,血液循环从功能上获得矫正。患者临床表现、病程和预后千差万别,主要取决于心内合并畸形的性质与严重程度,以及体循环主动脉下的右心室(功能左心室)是否发生功能障碍。约 1/3 的患者 30 岁之前会出现右心室功能障碍和三尖瓣关闭不全进行性加重。左侧房室瓣(三尖瓣)常常出现 Ebstein 畸形,也可合并 VSD 和肺动脉狭窄,后者系位于肺动脉之下的右侧心室(解剖左心室)流出道梗阻所致。每 10 年完全性心脏传导阻滞发生率为 2%～10%。进行二维超声心动图和多普勒超声心动图全面检查可确诊本病。

心脏异位

心脏位置异常是指以下三种情形:心尖位于胸腔右侧(右位心);心尖位于胸腔中线(中位心);心脏位置正常,位于胸腔左侧,但内脏位置异常(孤立性左位心)。了解腹腔器官位置分布和支气管主干分支类型对确定心脏异位类型非常重要。右位心不伴有内脏反位或伴有内脏不定位,以及孤立性左位心,常伴有复杂心脏畸形或多发缺损;相反,镜像右位心虽然内脏完全反位,但除反位之外,心脏常常并无其他异常。

先天性心脏病外科矫正术后

在过去的 60 年,心脏外科手术技术取得了巨大进步,许多患者术后可长期存活,即使新生儿期或儿童期实施矫治手术也可存活至成年。由于心脏术后这些患者解剖学、血流动力学和心脏电生理学残余未处理病变和各种各样的后遗症,如何处理此类患者难度非常大。

要使 CHD 患者术后得到正确治疗与处理,不仅要求医疗人员了解患者术前心脏畸形详细情况,精准掌握其手术细节,知道残留哪些畸形(哪些畸形完全未处理,哪些仅部分矫正),还需知道手术引起了哪些后遗症和并发症。除了没有产生任何手术并发症的动脉导管未闭结扎术以外,几乎所有其他畸形外科修复术后均会遗留或引起轻重不一的心脏和循环问题。术中超声心动图检查有助于发现以前没有虑及的心脏畸形,监测手术修复效果,确定手术效果是否满意并指导进一步治疗。因此,即使觉得手术效果良好,术后也应坚持长期随访。

　　主要涉及心房的心脏手术,如 ASD 闭合术、完全型或部分型肺静脉异位引流修复术、完全性大动脉转位静脉调转矫治术(Mustard 或 Senning 手术)等,术后数年可能会出现窦房结或房室结功能紊乱,以及房性心律失常(特别是心房扑动)等。心室手术则可导致电生理异常等不良后果,包括完全性传导阻滞必须置入起搏器以防猝死等。此外,心脏首次手术远期也可引起瓣膜问题。如主动脉缩窄合并二叶主动脉瓣的患者行主动脉缩窄手术之后,原本并无梗阻的主动脉瓣会出现进行性狭窄,此外,这种主动脉瓣也是感染性心内膜炎滋生地。原发孔型 ASD 修复术后,存在裂隙的二尖瓣关闭不全程度也会进行性加重。法洛四联症患者如果首次手术未能充分减轻右心室流出道梗阻,术后三尖瓣关闭不全也将进行性加重。梗阻性病变没有充分解除,瓣膜存在残余关闭不全,缺损处存在残余分流,这些问题将使许多 CHD 患者术后出现心肌功能障碍,或者导致心脏功能障碍提前发生。虽然血流动力学得到良好修复,许多患者术后与主动脉连接的右心室(功能左心室)将逐渐失代偿并出现左心衰竭表现,还有许多患者,尤其是那些术前即已发绀多年的患者,心脏畸形本身在术前即已对心室功能造成损害。

　　最后一类外科术后问题涉及术中使用人工瓣膜、补片和管道的患者,其特殊危险性包括发生感染性心内膜炎、血栓形成及人工材料过早退化与钙化等。为使循环获得功能矫正,并使血液从右心房或右心室流入肺动脉,许多患者需要使用人工心外管道,而这些管道会逐渐发生梗阻,如果管道内含有人工瓣膜,也会逐渐发生钙化和增厚,许多此类患者需要再次手术干预(心导管介入或外科手术),也许一次,或许一生中要面临多次。此类患者的医疗护理需由专门处理成人复杂先天性心血管畸形的中心负责。术后患者能否妊娠取决于修复术效果,包括是否存在残余分流、后遗症、并发症及其严重程度。对于这类患者,避孕是一个重要话题,对于那些严格禁止妊娠者需考虑行输卵管结扎术。

感染性心内膜炎预防

　　引起感染性心内膜炎的两个前提条件是存在易感心血管基质和菌血症来源。CHD 患者术后如果发生感染性心内膜炎,其临床表现和细菌谱会因心脏外科手术和人工置入物的种类不同而改变。预防措施包括使用抗生素和改善卫生措施、细心搞好牙齿和皮肤护理等。大部分 CHD 术后患者,尤其是心脏内曾置入异物者,如人工瓣膜、管道和外科构建的分流管等,如果行有菌的牙科手术操作或所用医疗器械需经过感染区,建议常规给予抗生素预防感染。对于置入补片的患者,如果高压下不存在补片残余漏,推荐预防感染 6 个月,直至补片内皮化,未接受手术的发(紫)绀型心脏病患者也建议预防感染(参见第 25 章)。

　　　　(孟立立　赵　明　译　张端珍　朱鲜阳审校)

第 20 章
Chapter 20

瓣膜性心脏病

Patrick O'Gara　Joseph Loscalzo

有关体格检查在瓣膜性心脏病评估中的作用请参见第 9 章和第 10 章,心电图参见第 11 章,超声心动图与其他无创影像学技术参见第 12 章,心导管与心血管造影术参见第 13 章。

二尖瓣狭窄

病因和病理改变

风湿热是二尖瓣狭窄(mitral stenosis,MS)主要原因(表 20-1),其他引起左心房出口梗阻的少见病因包括先天性二尖瓣狭窄、三房心、二尖瓣瓣环钙化蔓延至瓣叶、系统性红斑狼疮、类风湿关节炎、左心房黏液瘤和感染性心内膜炎伴发大型赘生物等。在所有风湿性心脏病和有风湿热病史的患者中,单纯狭窄和以狭窄为主的 MS 约占 40%,其他风湿性心脏病患者 MS 程度较轻,同时合并二尖瓣反流(mitral regurtation,MR)或主动脉瓣病变。在过去的几十年里,尤其是温带地区和发达国家,随着急性风湿热发病率的降低,MS 发病率也大幅度下降,但在发展中国家,尤其是位于热带和亚热带地区者,MS 仍然是常见疾病。

由于纤维组织和(或)钙质沉积,风湿性 MS 瓣叶可见弥漫性增厚,瓣膜接合处融合,腱索粘连、缩短,瓣尖变硬,上述病变使瓣膜呈漏斗状或鱼嘴状,顶端狭窄。虽然始作俑者为风湿,但后期病变过程并无特异性,系因初始病变导致血流模式发生改变而损伤瓣膜所致。钙化使原本狭窄的二尖瓣瓣叶更加难以活动,瓣口进一步狭窄。血栓形成和动脉栓塞可能来源于瓣膜钙化本身,但心房颤动(atrial fibrillation,AF)患者,血栓更多来源于因 MS 而扩大的左心房(left atrium,LA),尤其是左心耳。

病理生理学

正常成人二尖瓣瓣口面积为 4~6cm^2。当瓣口出现明显梗阻,也即瓣口面积降至<约 2cm^2 时,只有在异常升高的房-室压力阶差推动下,血液方可自 LA 进入左心室(left ventricle,LV),这也是 MS 的血流动力学特点。当二尖瓣开口面积降至<1cm^2 时,通常称之为"重度"MS,此时 LA 压力需升至约 25mmHg 方可维持心排血量(cardiac output,CO)正常。肺静脉与肺动脉(pulmonary arterial,PA)楔压升高可致肺顺应性降低,引起劳力性呼吸困难。首次呼吸困难发作常各种临床事件使二尖瓣口血流量增加所致,它使 LA 压力进一步升高(参见本章后述内容)。

如欲从血流动力学角度检测梗阻严重程度,则必须同时测量跨瓣压力阶差和血流速度(参见第 13章),后者不仅取决于 CO,也与心率有关。心率加快使舒张期和收缩期均缩短,但前者缩短更多,故血流通过二尖瓣的有效时间更少。因此,在任何既定 CO 水平的前提下,包括快速 AF 在内的心动过速,都会使跨瓣压力阶差增大,LA 压力升高。依此类推,这种病理生理学变化同样也适应于三尖瓣狭窄。

孤立性 MS 者 LV 舒张压和射血分数(ejection fraction,EF)均正常,如为窦性心律,由于 LA 压力和 PA 楔压升高,心房收缩明显增强,即可见 α 波,v 波之后压力逐渐降低,并可见二尖瓣开放波形(γ 降波)。重度 MS 以及肺血管阻力明显增高患者,静息状态下肺动脉压(pulmonary arterial pressure,PAP)本已升高,运动后将进一步上升,常导致继发性右心室(right ventricular,RV)舒张末压升高,舒张末容积增大。

1. 心排血量　中度 MS 患者(二尖瓣口面积1~1.5cm^2)静息状态下 CO 可正常或者基本正常,但劳

表 20-1 瓣膜性心脏病主要病因

瓣膜病变	病因学
二尖瓣狭窄	风湿热
	先天性
	严重二尖瓣环钙化
	SLE、RA
二尖瓣反流	急性
	心内膜炎
	乳头肌断裂（MI 后）　创伤
	腱索断裂/瓣叶连枷样病变（MVP/IE）
	慢性
	黏液瘤（MVP）
	风湿热
	心内膜炎（已治愈）
	二尖瓣瓣环钙化
	先天性（裂隙、房室通道）
	HOCM 伴 SAM 显像
	缺血性（左心室重构）
	扩张型心肌病
	辐射
主动脉狭窄	先天性（二叶瓣，单叶瓣）
	退行性钙化性病变
	风湿热
	辐射
主动脉反流	瓣膜病变
	先天性（二叶瓣）
	心内膜炎
	风湿热
	黏液瘤（脱垂）
	外伤
	梅毒
	强直性脊柱炎
	主动脉根部病变
	主动脉夹层
	囊性中层变性
	马方综合征
	二叶主动脉瓣
	非综合征性家族性动脉瘤
	主动脉炎
	高血压

续表

瓣膜病变	病因学
三尖瓣狭窄	风湿性
	先天性
三尖瓣反流	原发性
	风湿性
	心内膜炎
	黏液瘤（三尖瓣脱垂）
	类癌
	辐射
	先天性（埃勃斯坦畸形）
	外伤
	乳头及损伤（MI 后）
	继发性
	RV 与三尖瓣环扩张
	各种原因引起的 RV 扩大（如长期肺动脉高压）
	慢性 RV 心尖起搏
肺动脉狭窄	先天性
	类癌样病变
肺动脉反流	瓣膜病变
	先天性
	瓣膜切开术后
	心内膜炎
	瓣环扩张
	肺动脉高压
	特发性扩张
	马方综合征

HOCM. 肥厚型梗阻性心肌病；IE. 感染性心内膜炎；MI. 心肌梗死；MVP. 二尖瓣脱垂；RA. 风湿性关节炎；RV. 右心室；SAM. 收缩期二尖瓣前叶前移；SLE. 系统性红斑狼疮

累时增加量低于正常;重度 MS 患者(二尖瓣口面积<1cm²),尤其是肺血管阻力明显升高者,静息状态下 CO 即低于正常,活动后 CO 也不能增加甚至反而下降。

2. 肺动脉高压 MS 患者的临床与血流动力学特征很大程度上受 PAP 水平影响。肺动脉高压(pulmonary hypertension,PH)来源:①LA 压力升高后被动性向后传导;②肺小动脉收缩(所谓的"二次狭窄"),推测系 LA 与肺静脉高压(反应性 PH)诱发;③肺小血管壁间质水肿;④终末期,肺血管发生器质性闭塞性病变。重度 PH 可致 RV 扩大,继发性三尖瓣反流(tricuspid regurgitation,TR)和肺动脉瓣反流(pulmonic regurgitation,PR)及右心衰竭。

症状

在温带地区,从风湿性心脏病首次发作(有明确风湿性心脏病病史患者越来越少见)至出现 MS 症状,潜伏期约为 20 年,大多数患者于 30~40 岁开始丧失劳动能力。二尖瓣瓣膜切开术问世之前的研究显示,一旦 MS 患者出现严重症状,病情将进行性加重,并于 2~5 年死亡。

如果二尖瓣开口够大,能够容纳正常血流通过而 LA 压力仅轻度升高,那么只有在心率、血容量或者 CO 突然发生变化时,如剧烈活动、情绪激动、发热、严重贫血、阵发性 AF 或其他心动过速、性交、妊娠和甲状腺毒症等,LA 压力方会显著升高,引起呼吸困难和咳嗽。随着 MS 逐渐加重,程度更轻的应激反应也会诱发呼吸困难,导致患者日常活动受限,并出现端坐呼吸与阵发性呼吸困难。出现永久性 AF 通常标志着患者病程出现转折点,此后症状恶化加速。

咯血系肺静脉高压使肺-支气管静脉连接处破裂所致,多见于 LA 压力升高而肺血管阻力无明显升高的患者,并且很少出现致命性后果。在 MS 晚期,常反复出现肺栓塞,有时伴肺梗死,是引起各种并发症和患者死亡的重要原因。此外,如不治疗,尤其是在冬天寒冷季节,MS 很容易并发肺内感染,如支气管炎、支气管肺炎和大叶性肺炎等。

1. 肺部改变 除前面所说肺血管床病变之外,MS 患者通常还可见肺泡与肺毛细血管壁纤维性增厚,以及肺活量、全肺容量、最大换气量和每单位通气摄氧量降低。活动时由于肺毛细血管压力升高,肺顺应性进一步降低。

2. 血栓和栓塞 MS 患者可在左心房,尤其是扩大的左心耳内形成血栓。体循环栓塞发生率为 10%~20%,存在 AF、年龄>65 岁和 CO 降低者最为多见。然而,体循环栓塞也可成为轻度 MS 患者的首发症状。

体格检查

请同时参见第 9 章和第 10 章。

1. 视诊与触诊 重度 MS 患者可见双颧发红、颜面发绀。如为窦性心律合并重度 PH 或三尖瓣狭窄(tricuspid stenosis,TS),由于右心房强有力收缩,颈静脉搏动可见明显的 α 波,体循环血压通常正常或略偏低。胸骨左缘出现抬举样搏动,提示 RV 扩大。患者左侧卧位时,极个别情况下可在心尖部触及舒张期震颤。

2. 听诊 第一心音(S_1)通常增强,并轻度延迟;第二心音肺动脉瓣成分(P_2)通常增强,并且第二心音(S_2)分裂变窄。可有二尖瓣开瓣音(opening snap,OS),通常于呼气时在心尖部或略靠心尖部内侧最容易闻及。该开瓣音通常在主动脉瓣关闭音(A_2)之后 0.05~0.12s 出现,A_2 与 OS 之间的时间间隔与 MS 严重程度成反比。OS 之后可闻及一低调隆隆样舒张期杂音,于患者左侧卧位心尖部最容易闻及(参见图 9-5),并且轻度运动(如几次快速仰卧起坐)后增强。总体而言,如果 CO 尚在正常范围,杂音持续时间将与狭窄严重程度呈正相关。患者如为窦性心律,杂音常在心房收缩期出现或增强(即收缩期前杂音)。单纯 MS 也常在心尖部或胸骨左缘闻及一柔和的 Ⅰ 或 Ⅱ/Ⅵ 级收缩期杂音,这并不表示一定存在 MR。出现右心衰竭后患者可出现肝大、踝部水肿、腹水和胸腔(尤其右侧胸腔)积液等。

3. 相关病变 重度 PH 患者可在胸骨左缘闻及全收缩期杂音,系功能性 TR 引起,该杂音通常吸气时增强,而用力呼气时减弱(Carvallo 征)。如果 CO 显著降低,本来典型的听诊体征,包括舒张期隆隆样杂音,均将难以闻及,形成哑型 MS,但当代偿功能恢复后会重新出现。PR 导致的 Graham Steell 杂音,是一高调、逐渐减弱的舒张期吹风样杂音,位于胸骨左缘,系肺动脉瓣环扩张所致,可见于二尖瓣疾病和重度 PH 患者。虽然此杂音在吸气时增强,并伴有响亮甚至可触及的 P_2,但有时难以与更为常见的主动脉瓣反流(aortic regurgitation,AR)杂音区分。

实验室检查

1. **心电图** 存在 MS 且为窦性心律者，P 波通常显示 LA 增大（图 11-8）。如合并重度 PH 或者 TS，由于右心房（right atrial，RA）增大，可见 Ⅱ 导联 P 波高尖，V₁ 导联 P 波直立。QRS 波群通常形态正常，但如有重度 PH，常见电轴右偏和 RV 肥厚。

2. **超声心动图** 请同时参见第 12 章。经胸超声心动图（transthoracic echocardiography，TTE）结合彩色血流和频谱多普勒显像可提供许多关键信息，包括测量二尖瓣舒张期早期和晚期血流速度（也即 E 峰和窦性心律患者的 A 峰），估测跨二尖瓣峰值与平均压力阶差，测量二尖瓣口面积，检测患者是否合并 MR 及其严重程度，瓣叶钙化程度，瓣叶活动是否受限，瓣下结构是否变形及严重程度，并评估瓣膜解剖形态是否适于经皮球囊二尖瓣成形术（percutaneous balloon mitral valvuloplasty，PBMV）。此外，TTE 还可检测 LV 与 RV 功能，心脏各腔室大小，通过测量三尖瓣反流束速度估测肺动脉压力（pulmonary artery pressure，PAP），并检测相关瓣膜是否存在病变及病变严重程度。当 TEE 不足以指导临床决策时，可考虑行经食管超声心动图（transesophageal echocardiography，TEE）检查，其图像更为清晰。PBMV 术前行 TEE 尤为重要，它可排除是否存在左心房血栓形成。

3. **胸部 X 线** 最早变化为心影左上缘变直，主肺动脉突出，上肺静脉扩张，因 LA 扩大而食管向后移位。可见 Kerley B 线，为一细小而致密的不透明水平横线，于中下肺野最明显，系静息状态下 LA 平均压超过 20mmHg 后小叶间隔增宽和淋巴管水肿所致。

鉴别诊断

与 MS 一样，显著的 MR 也可在心尖部闻及舒张期杂音，系经二尖瓣前向血流增加所致，但单纯 MR 舒张期杂音出现时间略晚于 MS，并常伴 LV 明显扩大征象，而且无开瓣音，不伴有 P₂ 增强，S₁ 低钝甚至缺失。心尖区可闻及 Ⅲ/Ⅳ 以上全收缩期杂音并伴第三心音，也提示患者存在显著 MR。与之相似，重度 AR 也可在心尖部产生舒张中期杂音（即 Austin Flint 杂音）而误认为存在 MS，也可通过杂音在收缩期前并不增强和吸入亚硝酸异戊酯后杂音变

柔和两点进行有效鉴别。不合并 MS 的孤立性 TS 非常罕见，两者同时存在时许多 MS 临床特征会被 TS 掩盖，甚至完全消失，但如果存在 TS，吸气时舒张期杂音会增强。

1. **房间隔缺损（参见第 19 章）** 也可能误诊为 MS。两者均有 RV 扩大与肺血管纹理增强的临床、心电图和胸部 X 射线征象，但房间隔缺损无 LA 扩大和 Kerley B 线，而在胸骨左缘中上部可闻及固定分裂的 S₂ 和 Ⅱ/Ⅲ 级收缩中期杂音。因舒张期血流量增多，房间隔缺损伴大量左向右分流者也可出现功能性 TS。

2. **左心房黏液瘤（参见第 23 章）** 阻碍 LA 排空，引起呼吸困难和舒张期杂音，出现类似 MS 的血流动力学变化，但左心房黏液瘤常伴有全身系统病变，如体重减轻、发热、贫血、系统性栓塞、血清 IgG 抗体和白细胞介素 6（interleukin 6，IL-6）浓度升高等，而且听诊结果会随体位改变而明显不同。左心房黏液瘤可通过 TTE 确诊，表现为 LA 存在特殊超声团块。

心导管检查

当临床与 TTE 结果不一致而又不能通过 TEE 和心脏磁共振（cardiac magnetic resonance，CMR）解决时，则需行左、右心导管检查。随着 CMR 评估瓣膜性心脏病经验的不断积累，人们对心导管等有创性检查的需求逐渐下降。心导管检查有助于发现伴随病变，如主动脉狭窄（aortic stenosis，AS）和 AR 等。如果患者年龄 ＜65 岁，体格检查和 TEE 发现有重度二尖瓣梗阻的典型表现，则心导管检查与冠状动脉造影并非决定患者是否行外科手术的必要因素。男性 ＞40 岁，女性 ＜45 岁，或者虽然更为年轻但存在冠心病危险因素，尤其是无创性压力负荷试验显示存在心肌缺血的患者，建议术前行冠状动脉造影检查，确定患者是否存在严重冠状动脉梗阻，手术时是否需行冠状动脉旁路术。目前，在瓣膜性心脏病手术前，对前期检查显示冠状动脉疾病（coronary artery disease，CAD）可能性较低的患者，常先用计算机断层冠状动脉造影（computed tomographic coronary angiography，CTCA）（参见第 12 章）进行筛查。大多数 PBMV 或外科瓣膜手术再次出现狭窄症状的患者，尤其是超声心动图检查后仍对瓣膜病变严重程度有疑问时，均需行心导管和左心室造影检查。

治 疗　二尖瓣狭窄

二尖瓣狭窄治疗方案见图 20-1。作为风湿热的二级预防，对有风湿性 MS 风险的患者用青霉素预防 A 组 β 溶血性链球菌感染（参见第 26 章）非常重要（表 20-2），最近也倾向推荐对感染性心内膜炎进行预防。有症状者通过限制钠摄入量和口服小剂量利尿药，症状常能获得改善。对于 AF 患者，可用 β 受体阻滞剂、非二氢吡啶类钙通道阻滞剂（即维拉帕米和地尔硫草等）和洋地黄类药物降低心室率。有 AF 或有血栓栓塞病史者，应长期给予华法林治疗，使国际标准化比值（international normalized ratio，INR）维持在 2～3。窦性心律伴 LA 扩大（最大直径 >5.5 cm）者，无论有无自发性超声对比现象，是否常规使用华法林仍有较大争议。

表 20-2　瓣膜性心脏病的药物治疗

病变	控制症状	自然病史
二尖瓣狭窄	β 受体阻滞药，非二氢吡啶类钙离子拮抗剂或地高辛控制 AF 患者心室率；新发 AF 并 HF 电复律治疗；利尿药治疗 HF	有 AF 或血栓栓塞者给予华法林；青霉素预防风湿热
二尖瓣反流	利尿剂治疗 HF；急性二尖瓣反流者给予血管扩张药	有 AF 或血栓栓塞者给予华法林；血管扩张药治疗高血压
主动脉瓣狭窄	利尿药治疗 HF	无有效药物
主动脉瓣反流	利尿药和血管扩张药治疗 HF	血管扩张药治疗高血压

注：根据目前美国心脏协会指南，推荐预防性使用抗生素。以上类型瓣膜性心脏病，如果既往有心内膜炎病史，可以进行预防性治疗。出现 HF 症状是外科手术或介入治疗指征，此处的药物治疗建议仅用于矫治术之前短期治疗，但如果患者因存在合并症而无法实施外科手术，根据现有指南可持续使用上述药物治疗 HF（具体见正文）。AF. 心房颤动；HF. 心力衰竭（源自：NA Boon, P Bloomfield：Heart 87；395，2002；获准使用）

如果近期才发生 AF，且 MS 并不严重，暂时无须行 PBMV 或外科二尖瓣分离术，可考虑药物或电

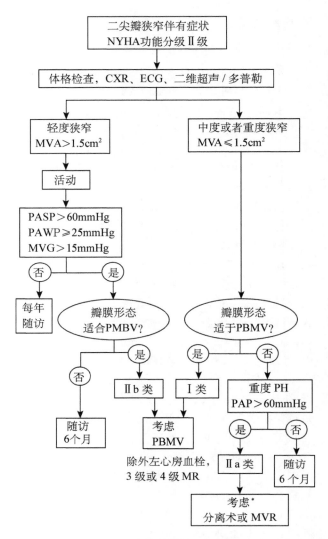

图 20-1　二尖瓣狭窄伴轻微症状处理策略。*. 严重 MS（MVA<1cm²）和重度肺动脉高压（PH）（PASP>60 mmHg）的患者是否应进行经皮球囊二尖瓣扩张术（PBMV）或二尖瓣置换（MVR）以防止右心室衰竭尚有争议。CXR. 胸部 X 线；ECG. 心电图；MR. 二尖瓣反流；MVA. 二尖瓣口面积；MVG. 平均二尖瓣压力阶差；NYHA. 纽约心脏协会；PASP. 肺动脉收缩压；PAWP. 肺动脉楔压（源自：RO Bonow et al：J Am Coll Cardiol 48：e1，2006；获准使用）

复律恢复窦性心律。通常，复律前应至少进行 3 周抗凝治疗，而且 INR 必须达到治疗目标值。如果需要紧急电复律，复律之前应静脉注射肝素，并行 TEE 检查除外左心房血栓。重度 MS，尤其是 LA 已显著扩大或者 AF 已经超过 1 年者，很难转复为窦性心律，而且即使转复成功，也很难维持。

二尖瓣成形术

单纯 MS 患者如果有效二尖瓣口约＜1cm²/m²体表面积或者正常体形成人患者＜1.5cm²,且有症状(NYHA 功能分级Ⅱ~Ⅳ级),除非有禁忌证,否则应进行二尖瓣成形术治疗。二尖瓣成形术有两种方式:PBMV 和外科瓣膜切开术。PBMV 手术步骤详见图 20-2 与图 20-3,穿刺房间隔成功后,将导管直接送入 LA,然后将单球囊导入二尖瓣口,充盈球囊实施扩张。最理想的操作对象为瓣膜相对柔软,且瓣膜接合处没有或几乎没有钙化,此外,瓣下结构不应有明显瘢痕或增厚,并且左心房无血栓。如果患者选择得当,PBMV 短期和长期效果与外科瓣膜切开术相似,但并发症发生率和围术期死亡率更低。年龄＜45 岁且瓣膜柔软的患者,PBMV 术后无事故存活率非常高,3~7 年及以上无事故存活者达80%~90%。因此,在医学中心手术量大且术者操作技术熟练的前提下,PBMV 对这种患者而言不失为一种良好选择。

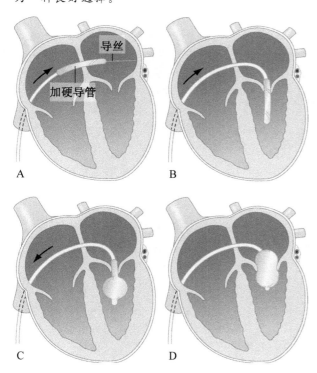

图 20-2　使用 Inoue 球囊行经皮球囊二尖瓣成形术。A. 穿刺房间隔成功后将球囊导管通过房间隔,然后通过二尖瓣进入左心室;B~D. 在二尖瓣口逐步充盈球囊

经胸超声心动图检查有助于确定患者是否适于 PBMV,在安排手术时应常规行 TEE 检查以除外左

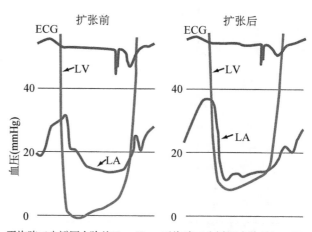

平均跨二尖瓣压力阶差15mmHg
心排血量3L/min
二尖瓣口面积0.6cm²

平均跨二尖瓣压力阶差3mmHg
心排血量3.8L/min
二尖瓣口面积1.8cm²

图 20-3　重度二尖瓣狭窄患者经皮球囊二尖瓣成形术。术前和术后同时记录的左心房(LA)与左心室(LV)压力(Raymond G. McKay,MD 惠赠;获准刊用)

心房血栓。"超声心动图评分"也有助于术者决策,评分内容包括瓣叶增厚程度、钙化程度和活动度,以及瓣下结构增厚程度,评分越低预示着 PBMV 操作成功率越高。

如果不能行 PBMV,或者 PBMV 不成功,或者是术后再狭窄,则有必要在体外循环下行"开放性"瓣膜成形术。此时,除切开瓣膜接合处外,松解乳头肌和腱索等瓣下结构的融合,去除大块钙沉积物,从而改善瓣膜功能也十分重要,同时也需清除心房血栓。该手术围术期死亡率约 2%。

瓣膜成形术成功的定义,是平均跨二尖瓣压力阶差降低 50%,二尖瓣瓣口面积加倍。如获成功,无论是球囊还是外科成形术,均可明显改善症状和血流动力学,延长患者寿命。然而,并无证据表明手术可改善心功能完好或轻度受损者的预后,因此,对完全无症状和(或)仅有轻度狭窄(瓣口面积＞1.5cm²)的患者并不推荐行瓣膜成形术,除非患者反复出现体循环栓塞或存在重度 PH(静息状态下 PA 收缩压＞50mmHg 或负荷状态下＞60mmHg)。如果瓣膜成形术后患者症状无明显改善,提示手术可能无效,或者导致了 MR,或者合并其他瓣膜病变和心肌病变。约 50% 的患者于外科二尖瓣成形术后10 年需再次手术。妊娠妇女患有 MS,虽经药物强化治疗但仍存在肺充血则应行瓣膜成形术,此时应优先选择 PBMV,并在 TEE 指导下操作,尽量少用或不用 X 线。

以下患者需行二尖瓣替换术(mitral valve replacement,MVR)治疗:MS 合并明显 MR;因曾行二尖瓣介入治疗或外科手术而瓣膜严重变形;外科医生发现瓣膜成形术可能无法改善瓣膜功能。目前行 MVR 手术均常规保留腱索,这样可使 LV 功能恢复至最佳程度。MVR 围术期死亡率与患者年龄、LV 功能、是否存在 CAD 和相关合并症有关。总体死亡率平均为 5%,年龄小者较低,而年龄>65 岁且有合并症者是前者的 2 倍(表 20-3)。由于瓣膜置换术也有长期并发症,在那些术前评估可能需行 MVR 的患者中,只有存在重度 MS(瓣口面积≤1cm²)和 NYHA 心功能分级 Ⅲ 级(也即采用最佳药物治疗后日常活动仍有症状)的患者方行 MVR。MVR 术后 10 年总体存活率约为 70%,如术前年龄>65 岁,体质虚弱,CO 显著降低,则术后预后更差,此外,术前存在 PH 和 RV 功能不全也是手术效果不佳的危险因素。

表 20-3 瓣膜病外科术后死亡率[a]

手术种类	手术例数	未校正手术死亡率(名)
AVR(孤立性)	20 168	3.2
MVR(孤立性)	4616	5.0
AVR+CAB	16 678	5.0
MVR+CAB	2479	8.8
AVR+MVR	1239	9.0
MVP	5617	1.8
MVP+CAB	4932	4.8
TV 手术	6235	9.2
PV 手术	480	6.0

[a]. 数据来源于 2008 年 912 个网点报告结果,共计 276308 例手术。数据可从胸外科医师协会获得,网址为 http://www. sts. org/documents/pdf/ndb/2ndHarvestExecutiveSummary_2009. pdf. AVR. 主动脉瓣置换术;CAB. 冠状动脉旁路术;MVR. 二尖瓣置换术;MVP. 二尖瓣修复术;TV 手术. 三尖瓣修复术和置换术;PV 手术. 肺动脉瓣修复术和置换术

二尖瓣反流

病因学

二尖瓣装置的 5 个功能部件(瓣叶、瓣环、腱索、乳头肌和邻近心肌)中的任意一个或多个发生异常或病变均可能引起 MR(表 20-1)。急性 MR 可见于急性心肌梗死(myocardial infarction,MI)后乳头肌断裂(参见第 35 章)、钝性胸壁外伤和感染性心内膜炎。急性 MI 后,由于血供单一,后内侧乳头肌比前外侧乳头肌更容易受累。缺血发作期,甚至反复心绞痛发作都可引起短暂或急性 MR。瓣膜黏液样变性患者,腱索断裂可导致"慢性 MR 急性加重"。

慢性 MR 可源于风湿性疾病、二尖瓣脱垂(mitral valve prolapse,MVP)、二尖瓣瓣环广泛钙化、先天性瓣膜缺陷、肥厚型梗阻性心肌病(hypertrophic obstructive cardiomyopathy,HOCM)和扩张型心肌病(参见第 21 章)。在风湿进程中,瓣膜顶端将逐渐僵硬、变形和挛缩,瓣叶接合处出现融合,腱索也将变短、收缩并融合。MVP 与 HOCM 所致 MR 通常本质上属于动力型关闭不全。HOCM 出现 MR 系前乳头肌错位和收缩期二尖瓣前叶前移至 LV 流出道所致。瓣环钙化在肾病晚期十分普遍,并且常见于年龄>65 岁且患有高血压和糖尿病的女性。MR 也可是一种先天畸形(参见第 19 章),最常见于心内膜垫缺陷(房室隔缺损)、原发孔房间隔缺损也常伴有二尖瓣前叶裂隙。慢性 MR 常继发于心肌缺血,由于发生心室重塑、乳头肌错位或乳头肌纤维化,心肌梗死痊愈后和缺血性心肌病也可出现 MR。与上述机制相似,非缺血性扩张型心肌病患者一旦 LV 舒张末期直径达 6cm,也会出现瓣环扩张和心室重构,引起 MR。

不论什么原因,慢性重度 MR 均会逐渐进展。随着 LA 扩大,二尖瓣后叶张力也将逐渐加大,从而将其拽离二尖瓣口,加重瓣膜功能不全;同样,LV 扩张也会导致反流增加,而这反过来又将进一步使 LA 和 LV 扩大,造成腱索断裂,形成恶性循环,故人们常说"二尖瓣反流引起二尖瓣反流"。

病理生理学

MR 患者 LV 排空阻力(LV 后负荷)降低,结果因血液射入 LA 而使 LV 降低减压,随着收缩期 LV 体积的缩小,其张力也迅速降低。MR 早期代偿机制是 LV 进行更多排空,然而,随着时间的推移,反

流程度将逐渐加重，LV 收缩功能逐渐恶化，LV 容量会逐渐增加。虽然 LV 顺应性常常可以增加，致使直至疾病晚期 LV 舒张压才升高，但 LV 容积增加后也往往伴随着前向 CO 的减少。反流量随着 LV 收缩压和反流孔径的变化而变化，反过来，如前所述，后者又受 LV 大小和二尖瓣环扩张程度影响。由于 LV 功能正常的患者出现严重 MR 后射血分数（ejection fraction，EF）反而会增加，故 EF 即使稍有下降（＜60％）也提示明显功能不全。

如果不合并 MS，在舒张早期随着扩大 LA 的排空，可形成骤然下降的 γ 波。由于血流通过大小正常的二尖瓣口速度加快，单纯 MR 患者可于舒张早期产生短暂 LA-LV 压力阶差，故常常出现快速充盈心音（即 S$_3$），并产生类似 MS 的舒张中期杂音。

左室射血分数（left ventricular ejection fraction，LVEF）、CO、PA 收缩压、反流量、反流分数（regurgitant fraction，RF）和有效反流口面积均可用多普勒超声心动图进行半定量测量，也可用 CMR 进行上述检测，但左、右心导管和心室造影较少使用。重度非缺血性 MR 定义为每次反流量 ≥60ml，RF ≥50％，以及有效反流口面积 ≥0.4cm^2，而重度缺血性 MR 有效反流口面积通常 ＞0.3cm^2。

左心房顺应性

发生急性重度 MR 时，血液系反流至大小正常的 LA，其顺应性正常或低于正常，故一旦容量增加，LA 压力将明显升高，故 LA 压力脉冲产生的 ν 波常常十分突出。由于 LA 和肺静脉压力显著升高，患者常出现肺水肿。由于心室收缩期 LA 压力迅速升高，然后 LV-LA 压力阶差进行性下降，急性 MR 产生的杂音往往出现很早，为递减型杂音，并恰好终止于 S$_2$ 之前。急性 MR 患者 LV 收缩功能可正常、降低或出现高动力状态，具体取决于临床实际情况。

与之相反，慢性重度 MR 患者 LA 已经显著扩张，顺应性已明显增加，因此，即使血流量增加，也几乎不会引起 LA 和肺静脉压力增加，相对而言，ν 波突出也不明显。由于 LV-LA 压力阶差保持相对恒定，典型的慢性 MR 杂音在时相上表现为全收缩期杂音，在形态上表现为高原波形。发病早期，由于前向 CO 降低，患者常常疲乏无力，而肺充血症状并不明显。一旦 LA 显著扩张，AF 几乎总会如影随形而至。

症状

单纯轻、中度慢性 MR 常无症状，LV 对这种容量负荷耐受性良好。疲劳、劳累性呼吸困难与端坐呼吸主要见于慢性重度 MR。心悸常见，常提示已经出现 AF。右心衰竭、肝淤血伴有肝区疼痛、踝关节水肿、颈静脉怒张、腹水和继发性 TR 常见于 MR 伴肺血管疾病和显著 PH 者，相反，急性肺水肿常见于急性重度 MR 患者。

体格检查

慢性重度 MR 患者由于前向 CO 减少，虽然颈动脉搏动会骤然上冲，但动脉血压通常正常。心尖区通常可触及收缩期震颤，LV 呈现高动力状态，出现快速收缩期冲动，并可触及快速充盈波（S$_3$），心尖冲动常向左移位。

急性重度 MR 患者，动脉压可能降低，并伴脉冲波形变窄，颈静脉压力和压力波形可正常或增大，心尖冲动不移位，而肺淤血症状明显。

听诊

慢性 MR 患者 S$_1$ 常消失或变柔和，或被掩盖于全收缩期杂音之中。重度 MR 患者主动脉瓣关闭提前，导致 S$_2$ 出现生理性宽分裂。可于主动脉瓣关闭音之后 0.12～0.17s，即 LV 快速充盈期即将结束之时闻及低调的 S$_3$，目前认为该心音系乳头肌、瓣叶和腱索突然绷紧所致。即使二尖瓣在结构方面无狭窄性病变，有时也可在 S$_3$ 之后闻及短促的舒张中期隆隆样杂音。急性重度 MR 患者如为窦性心律，常可闻及第四心音，但单纯 MR 患者并不一定能闻及收缩期前杂音。

慢性重度 MR 患者听诊方面最大特征是可闻及强度 Ⅲ/Ⅵ 级以上收缩期杂音，通常为全收缩期杂音（参见图 9-5A），但正如前所述，急性重度 MR 则为递减型杂音并终止于收缩中-晚期。慢性 MR 产生的收缩期杂音通常在心尖区最为明显，并向腋窝传导，然而，如果存在腱索断裂或者主要是二尖瓣后叶受累，形成脱垂或连枷样改变，则会形成偏向前方的反流束，冲击邻近主动脉根部的左心房壁，此时，收缩期杂音将向心底部传导，易与 AS 杂音混淆。腱索断裂所致收缩期杂音具有"海鸥鸣"特质，而连枷样病变所产生的杂音具有音乐性质。非 MVP 所致慢性 MR，其收缩期杂音可通过静力运动（如握拳）而增强，而在 Valsalva 动作张力期因 LV 前负荷减少而减弱。

实验室检查

1. 心电图 窦性心律患者可见 LA 增大，如伴有重度 PH,也可见 RA 增大。慢性重度 MR 常伴 AF。许多患者 ECG 无明显心室增大表现,也有一些可见 LV 肥大。

2. 超声心动图 TTE 可检测 MR 发病机制与血流动力学严重程度。通过测量 LV 舒张末期和收缩末期容积与 EF 等指标可评价 LV 功能,还可观察瓣叶结构与功能、腱索完整性、LA 和 LV 大小、瓣环钙化程度,LV 局部和整体收缩功能。多普勒超声心动图可测量 MR 彩色返流束在 LA 内的宽度与面积,连续波多普勒信号强度、肺静脉血流轮廓、早期二尖瓣血流速度峰值,并可定量测量反流量,RF 和有效返流口面积。此外,可通过 TA 反流束速度估测 PA 收缩压。TTE 也用于慢性 MR 患者随访,并快速评估其细微的临床变化。MVP 的超声心动图特点将在下一节介绍。相较于 TTE,TEE 可提供更

多详细信息(图 12-5)。

3. 胸部 X 线片 慢性 MR 主要累及 LA 和 LV 两个心腔,疾病晚期 LA 可显著扩大并构成心影右侧缘,有时可见肺静脉充血、肺间质水肿与 Kerley B 线。风湿性心脏病患者如果病程很长,同时合并 MS 和 MR,二尖瓣瓣叶常明显钙化,有时也可见二尖瓣环钙化,以胸部侧位片更为明显。急性重度 MR 患者如果反流束主要射向肺上叶静脉开口,也可出现非对称性肺水肿。

治疗 二尖瓣反流

1. 内科治疗 参见图 20-4 和表 20-2。如何处理慢性重度 MR 在一定程度上取决于病因。一旦出现 AF,应给予华法林抗凝治疗,使 INR 目标值达到

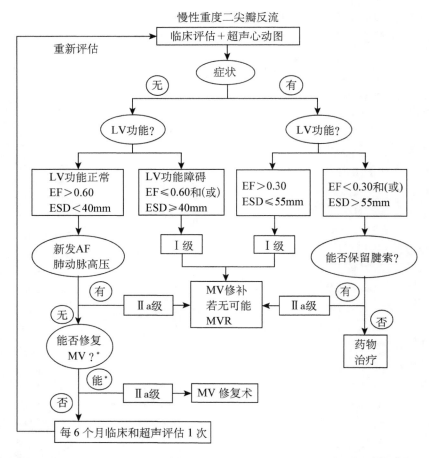

图 20-4 慢性重度非缺血性二尖瓣反流处理策略。 * 如果是由经验丰富的外科医师团队进行手术,而且二尖瓣 (MV)修复成功的可能性>90%,那么即使患者没有症状,左心室功能正常,也可考虑行二尖瓣修复术。AF. 心房颤动,EF. 射血分数;ESD. 收缩末期直径;MVR. 二尖瓣置换术(来源于 RO Bonow et al:J Am Coll Cardiol 48:e1,2006;获准使用)

2～3，是否行电复律取决于临床情况和左心房大小。与急性 MR 不同，目前并没有大规模、前瞻性研究证实，单纯慢性重度 MR 患者在不合并高血压而且左心室收缩功能正常的前提下可给予血管扩张药治疗。通过有循证证据的措施积极处理心力衰竭之后，包括给予利尿药、β 受体阻滞药、血管紧张素转化酶（angiotensin-converting enzyme，ACE）抑制剂、地高辛与双心室起搏如心脏再同步化治疗（cardiac resynchronization therapy，CRT）等，缺血性或非缺血性扩张型心肌病患者 MR 严重程度将逐渐下降。重度 MR 患者即使没有症状，仍为窦性心律，LV 大小和收缩功能正常，也应降低运动量。

急性重度 MR 患者需采取紧急措施稳定病情，同时准备外科手术。不管是 MI 后乳头肌断裂还是其他形式的急性重度 MR，都可应用利尿剂和静脉血管扩张药（尤其是硝普钠），甚至行主动脉内球囊反搏（IABP）治疗。

2. 外科治疗　在选择慢性、非缺血性重度 MR 患者行外科手术时，必须对病变仍在不断缓慢进展与手术即刻和长期风险之间权衡利弊。一期瓣膜修复风险要显著低于瓣膜替换术（表 20-3），通常包括采用各种瓣膜成形术技巧实施瓣膜重建和置入瓣环成形术两种方式。瓣膜修复术规避了瓣膜置换术可能出现的长期不良后果，即机械瓣置换术后的血栓栓塞和出血并发症和生物瓣置换术后因迟发性瓣膜衰败而需行再次瓣膜替换术的风险。此外，通过保留乳头肌、瓣下结构与腱索的完整性，二尖瓣修复术和成形术能更大程度地维护 LV 功能。

慢性非缺血性重度 MR 一旦出现症状，尤其是尚可行瓣膜修补术者，应尽早手术治疗（图 20-4），可以考虑行二尖瓣修复术的其他指征包括近期出现 AF 和 PH（静息状态下 PA 压力≥50mmHg 或活动后≥60 mmHg）。慢性非缺血性重度 MR 患者如无症状，则只有 LV 功能出现进行性降低，包括 LVEF 降至 60% 以下和（或）收缩末期直径增至 40mm 以上，方具有外科手术适应证。之所以积极推荐外科手术，是因为二尖瓣修复术疗效显著，尤其是瓣膜黏液性变导致瓣叶连枷样改变或脱垂者。事实上，如果是对年龄 75 岁以下、左心室收缩功能正常且不合并 CAD 的患者进行一期瓣膜成形术，经验丰富的外科医师可将围术期死亡率控制在 1% 以下，而且几乎 95% 的黏液性病变均可行二尖瓣修补术。瓣膜修复术长期效果极佳，一期修复后 10 年之内，每年仅有 1% 的患者因手术失效需再次手术。对于 AF 患者，常行左侧或双心房迷宫手术或者肺静脉射频隔离术以减少术后 AF 复发。

外科处理缺血性 MR 则更为复杂，并且几乎总需同时行冠状动脉血运重建术。虽然在临床实践中，有学者在冠状动脉旁路手术同时，对存在中度或以上 MR 患者置入小口径环以减轻反流，但这种瓣环成形术疗效并未经前瞻性、随机对照试验证实。鉴于与器质性病变（黏液样变性）相比，此类患者修复术后残余反流发生率和 MR 再发生率都明显偏高，故对他们而言，难以确定瓣膜修复术和瓣膜置换术孰优孰劣。如果 LV 功能明显受损（EF＜30%），虽然外科手术风险将明显增加，术后 LV 功能也不能完全恢复，致使长期存活率下降，但是非手术治疗又几乎束手无策，所以仍宜手术治疗，而且有些患者，尤其是虽然存在严重 CAD 但可行旁路手术的患者，虽已是疾病晚期，但术后临床和血流动力学改善有时非常显著。业已证实，严重扩张型心肌病出现明显 MR 之后，行常规瓣膜修复术并不能提高长期存活率。急性重度 MR 患者给予适当药物治疗通常可暂时稳定病情，但最终仍需手术矫治，如为乳头肌断裂，需紧急手术，其他情况大多数患者也需在数天至数周之内行手术治疗。

如打算行外科手术治疗，但临床和 TTE 检查结果矛盾，而且 TEE 和 CMR 也无法确定患者是否存在重度 MR，则左、右心导管检查和左心室造影或有帮助，此外，冠状动脉造影可确定患者是否需同时行冠脉血运重建术。

3. 经皮二尖瓣修复术　虽然这种技术应扮演什么角色仍在积极调查之中，但如果解剖条件合适，无论是器质性还是功能性 MR，经导管治疗均是切实可行的。其中方法之一便是通过房间隔途径送入一个夹子，然后在二尖瓣叶中间位置夹住其瓣叶前沿（前夹 2-后夹 2，即 A2-P2，图 20-5）。迄今为止的临床试验认为，通过两个瓣叶前沿之间的间隙长度和宽度可以确定患者是否适于本操作。初步结果显示，虽然这种方法对操作技术要求高，但效果良好。第二种方法是在冠状窦内置入一个装置，通过调整可使其周长减少，从而使二尖瓣环周长和有效瓣口面积缩小，这与外科植入环非常相似。由于冠状窦与二尖瓣环和冠状动脉左回旋支之间的解剖关系复杂多变，使这种技术应用受限。也有学者尝试用长度可调节的束带在瓣下位置穿过 LV，以此来减少扩张瓣环的室间隔侧尺寸，但其效果有待研究。

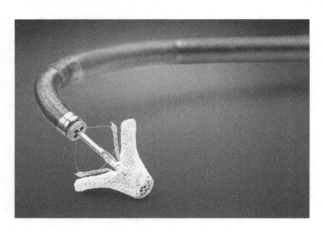

图 20-5　二尖瓣反流患者实施经皮修复术时用来夹住前叶和后叶游离缘中间部分的二尖瓣夹（Abbott Vascular. © 2010 Abbott Laboratories 惠赠。版权所有）

二尖瓣脱垂

二尖瓣脱垂（mitral valve prolapse，MVP）也称作收缩期喀喇音综合征、Barlow 综合征、瓣膜松弛综合征、二尖瓣翻腾综合征，是一种比较常见但临床特征多变的综合征，系二尖瓣装置发生不同病理改变所致。这些患者二尖瓣组织过多或者冗长，常伴黏液样变性，并且某些多糖含量显著增加。

大多数 MVP 发病原因不明，但某些似乎与遗传性胶原蛋白异常有关。目前认为，该病变系 Ⅲ 型胶原蛋白生成减少所致，电子显微镜也发现此类患者存在胶原蛋白原纤维断裂现象。

MVP 频发于遗传性结缔组织病患者，包括马方综合征、成骨不全症和埃勒斯综合征等。与马方综合征类似，MVP 也常存在胸部骨骼异常，但似乎没有那么严重，患者仅出现高拱形腭及胸部和胸椎病变等，包括所谓的直背综合征。

虽然也可累及三尖瓣和主动脉瓣，但大多数 MVP 患者黏液样变性仅限于二尖瓣。通常对二尖瓣后叶的影响大于前叶，而且常见二尖瓣环扩张。许多患者因腱索拉长、冗余或者断裂而导致瓣膜反流，或使反流加重。

引起 MVP 的其他少见原因包括急性风湿热、缺血性心脏病和各种心肌病，约 20% 的继发孔型房间隔缺损也可发生 MVP。

MVP 也可导致乳头肌张力过大，而这又反过来引起乳头肌及其下面心室肌功能障碍和缺血。腱索断裂、瓣环进行性扩张与钙化均可致瓣膜反流，而这会使病变侧二尖瓣装置承受更大压力，从而引起恶性循环。心电图改变（详见本章后面内容）与室性心律失常似乎系乳头肌张力增加导致心室局部功能障碍所致。

临床特征

MVP 多见于女性，15～30 岁最为多见，临床大部分为良性过程。中老年人（＞50 岁）也可出现 MVP，常为男性，此时 MR 往往较严重，需外科手术治疗。某些患者呈现家族性发病率增高趋势，表明这是一种常染色体显性遗传形式，但不完全外显。MVP 临床表现多变，二尖瓣后叶轻度脱垂者可仅有收缩期喀喇音和杂音，而腱索断裂和瓣膜连枷样病变则可引起重度 MR，而且瓣叶黏液样变轻重程度也差别巨大。许多患者进展缓慢，病程往往数年或数十年，而腱索断裂或心内膜炎引起的 MVP，病情可迅速恶化。

大多数患者没有症状，甚至就此终其一生，然而在北美洲所有需行外科手术治疗的孤立性重度 MR 患者中，MVP 是最常见原因。据报道，此类患者最常见心律失常有室性期前收缩、阵发性室上性和室性心动过速，以及心房颤动，可引起心悸、头晕与晕厥。猝死非常罕见，通常发生于重度 MR 并且 LV 收缩功能严重受损患者，此外，单叶连枷样病变患者猝死风险也非常高。许多患者存在原因不明性胸痛，常位于胸骨后，呈持续性疼痛，并且与劳累无关，但类似心绞痛样疼痛者非常罕见。曾有因内皮撕裂导致二尖瓣上血栓脱落而出现短暂性脑缺血发作的报道，此外，MR 和（或）瓣叶增厚也可诱发感染性心内膜炎。

听诊

听诊最重要体征为收缩中、晚期（非喷射性）喀喇音，出现于 S_1 之后 0.14s 或更晚，现认为该喀喇音系可能由松弛、拉长的腱索突然紧绷，或者脱垂的二尖瓣叶达到其最大位移所产生。收缩期喀喇音可出现多个，并于其后可出现一高调、递增-递减型收缩晚期杂音，有时为"海鸥鸣"，有时为"雁鸣"音，心尖部听诊最为明确。站立动作，Valsalva 动作张力期及任何使 LV 容量减少的干预行为，均会加重二尖瓣脱垂而使喀喇音和杂音提前出现；相反，下蹲和静力运动等动作，因增加 LV 容量而使 MVP 减轻，喀喇音-杂音组合体将延迟出现，远离 S_1 甚至消失。有些患者在收缩中期出现喀喇音却没有杂音，有些患者则有杂音无喀喇音，还有些患者则两者在不同时期出现。

实验室检查

绝大多数患者 ECG 正常，但 Ⅱ、Ⅲ、aVF 导联可见 T 波双相或倒置，偶有室上性或室性期前收缩。TTE 在判断二尖瓣异常部位和脱垂瓣叶方面尤其有效。MVP 超声心动图定义是，在胸骨旁长轴切面，二尖瓣瓣叶在收缩期超出二尖瓣瓣环平面向 LA 位移至少 2mm。彩色血流和连续波多普勒显像有助于发现继发性 MR，并可对反流程度进行半定量评估。由于 MVP 所致 MR 反流常呈偏心性，故测量 EF 和有效反流口面积会比较困难。如需更准确信息，则需行 TEE 检查，此外 TEE 也是瓣膜修复中常规指导工具。有创性左心室造影几乎没有必要，但也能显示后叶脱垂，有时甚至可见双叶脱垂。

治疗　二尖瓣脱垂

只有既往有心内膜炎病史者需进行感染性心内膜炎预防。β 受体阻滞药有时可减轻胸痛和控制心悸。如因重度 MR 出现症状，则需行二尖瓣修复术，个别患者需行瓣膜置换术（图 20-4）。有短暂性脑缺血发作者应给予抗血小板药物（如阿司匹林），如果无效，应考虑给予抗凝药（如华法林）；一旦发生 AF，也应给予华法林。

主动脉瓣狭窄

主动脉瓣狭窄（aortic valve stenosis，AS）约占所有慢性瓣膜性心脏病的 1/4，成年患者中约 80% 有症状的膜性 AS 为男性。

病因和发病机制

参见表 20-1。成人 AS 系主动脉瓣退行性钙化所致，常见于有先天性疾病基础者，如二叶主动脉瓣（bicuspid aortic valve，BAV）、慢性三叶瓣退化，或者既往有风湿性炎症者。最近病理学研究显示，从 AS 主动脉瓣置换术时切除的瓣膜标本来看，53% 为二叶瓣，4% 为单叶瓣。与以前教材相反，主动脉瓣退化与钙化并非一个被动过程，而是与血管粥样硬化享有诸多相同之处，包括内皮功能障碍、脂质沉积、炎细胞激活、细胞因子释放与多条信号通路上调等（图 20-6）。最终，瓣膜肌纤维母细胞分化为成骨细胞表型，主动产生骨基质蛋白，并使得钙羟基磷灰石

晶体沉积。钙化性 AS 存在基因多态性，包括维生素 D 受体，绝经后妇女的雌激素受体，白介素-10 和载脂蛋白 E4 等，都与钙化性 AS 存在进展有关，法国西部也曾报道了一个具有强烈家族聚集性的 AS 病例。业已发现，数个动脉粥样硬化传统危险因素，包括低密度脂蛋白（low-density lipoprotein，LDL）胆固醇、脂蛋白 a、糖尿病、吸烟、慢性肾疾病与代谢综合征等，均与钙化性 AS 发生、发展有关。65 岁以上患者如出现主动脉瓣硬化（瓣叶局灶性增厚和钙化，但不足以引起梗阻），往往发生心血管死亡和 MI 风险非常高。虽然 65 岁以上老年人约有 30% 存在主动脉瓣硬化，但仅 2% 出现明显狭窄。

主动脉瓣风湿性病变可出现接合处融合，有时甚至形成二叶样主动脉瓣，这种情形反过来又使瓣膜更易受损伤，最终导致纤维化和钙化，使瓣口进一步缩小。待到因 LV 流出道梗阻而出现严重临床症状之时，瓣膜往往已经形成一个坚硬的钙化团块，即使仔细检查也难以甚至根本无法确定其病因。风湿性 AS 几乎均累及二尖瓣，并常伴 AR。纵隔放射治疗也能导致 AS 的瓣叶后期出现瘢痕化、纤维化和钙化。

二叶主动脉瓣病变

二叶主动脉瓣（bicuspid aortic valve，BAV）是最常见的先天性心脏瓣膜病变，发生率为 0.5%～1.4%，男性多见，男女比例为（2～4）:1。虽然从 Turner 综合征患者 BAV 发生率来看，有学者认为存在 X 染色体连锁成分，但目前仍考虑其遗传方式为常染色体显性遗传伴不完全外显。在 BAV 患者一级亲属中，BAV 发生率约为 10%。虽然某些家族存在 NOTCH1 基因突变，但尚无法用单基因缺失来阐释大部分 BAV 病例，也有学者认为内皮 NO 合酶与 NKX 2.5 异常也参与本病变。BAV 患者也常见主动脉缩窄或中层变性伴升主动脉动脉瘤形成，与同等条件下三叶主动脉瓣病变患者相比，BAV 患者主动脉往往更宽。这种主动脉病变以后如何发展与主动脉瓣膜病变造成的血流动力学严重程度无关，并且是发生主动脉夹层的独立危险因素，此外，BAV 也是更多复杂先天性心脏病（伴或不伴左心梗阻性病变）的一个组成部分。

左心室流出道梗阻其他类型

除瓣膜性 AS 之外，还有 3 种病变能造成 LV 流出道梗阻，分别是肥厚型梗阻性心肌病（参见第 21

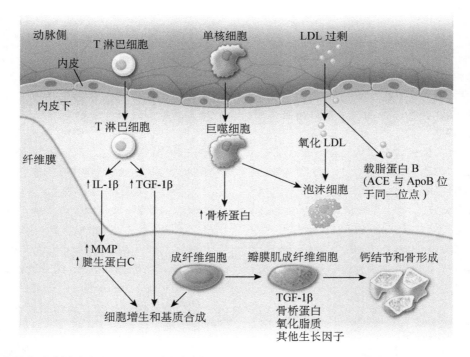

图 20-6 **钙化性主动脉瓣狭窄发病机制。**炎细胞浸入内皮屏障，释放细胞因子，作用于成纤维细胞，刺激细胞增生和基质重构。LDL 氧化修饰后被巨噬细胞吞噬，成为泡沫细胞。血管紧张素转化酶与 Apo-B 位于同一位点。部分肌纤维成骨细胞分化为成骨细胞，促进骨形成。ACE. 血管紧张素转化酶；ApoB. 载脂蛋白 B；LDL. 低密度脂蛋白；IL. 白介素；MMP. 基质金属蛋白酶；TGF. 转化生长因子（源自：RV Freeman，CM Otto：Circulation 111：3316，2005；获准使用）

章），与其他病变无关的纤维肌性/膜性主动脉瓣下狭窄和主动脉瓣上狭窄（参见第 19 章），可通过心脏和多普勒超声心动图检查区分左心室流出梗阻原因。

病理生理学

因 LV 流出道梗阻，LV 与主动脉之间将产生收缩期压力阶差。如用实验方法制造突发严重梗阻，LV 的反应是心室腔扩张，同时心搏量降低，然而，某些患者出生时就可能存在梗阻，然后逐年加重或经多年进展才逐渐出现梗阻，因出现向心性肥厚，LV 收缩功能能够维持正常。在发病早期，这是一个自适应机制，就如 Laplace 关系式 $S=Pr/h$（$S=$收缩期室壁应力，$P=$压力，$r=$半径，$H=$左心室壁厚度）一样，室壁肥厚可将收缩期室壁应力降至正常。即使跨主动脉瓣压力阶差巨大，也可多年无 CO 降低和 LV 扩张，直至最后，即使过度肥厚也无法适应，于是 LV 收缩功能开始下降，继而舒张功能异常并逐步加重，心肌向不可逆性纤维化发展。

CO 正常而收缩期平均压力阶差＞40mmHg，或

者有效主动脉瓣口面积＜约 1cm²（或正常体形的成人瓣口面积＜约 0.6cm²/m² 体表面积），也即约小于正常瓣口面积的 1/3，通常便认为 LV 流出道存在重度梗阻。许多患者虽然存在重度 AS，射血分数也保持在正常范围，但 LV 舒张末压升高，这表示 LV 肥厚后其顺应性已经下降。许多重度 AS 患者 EF 维持在正常水平而 LV 舒张末压升高，这表示因 LV 肥厚而导致顺应性下降。虽然大部分重度 AS 患者静息时 CO 位于正常范围之内，但活动时却无法像正常人一样随之升高。如果失去同步而有力的心房收缩，如 AF 和房室分离等，患者症状将迅速恶化。在疾病后期，由于后负荷过重导致心脏收缩功能恶化，CO 和 LV-主动脉压力阶差将下降，而 LA、PA、RV 平均压升高，如同时合并 CAD，LV 功能将进一步受损。

由于 LV 心肌肥厚，导致需氧量增加，此外，即使没有梗阻性 CAD，冠状动脉血流也会受到损害，损害程度相当于因需求增加所致心肌缺损。相对于室壁厚度，毛细血管密度降低，加上室壁张力增加和 LV 舒张末压升高，冠状动脉灌注压也会下降。在这

种机制下,心内膜下心肌尤易因缺血而受损。

症状

在瓣口面积狭窄至约 $1cm^2$ 之前,AS 几乎没有临床意义。由于 LV 肥厚后可以通过增加心室内压力而维持每搏输出量正常,故即使重度 AS 已经存在多年,患者也可毫无症状,一旦出现症状,则表示需行瓣膜置换术。

大多数单纯狭窄或以狭窄为主的患者梗阻会逐年加重,但在 50～70 岁之前可能一直没有症状,不过,成人 BAV 患者会提前 10～20 年出现明显瓣膜功能障碍和临床症状。劳力性呼吸困难、心绞痛与晕厥是 3 个最主要症状。通常,疲劳和呼吸困难等症状发展隐渐,并伴随活动能力逐渐受限。呼吸困难主要缘于肺毛细血管楔压升高,后者系 LV 顺应性降低与舒张功能受损,导致 LV 舒张压升高所致。心绞痛通常出现较晚,它表示心肌在需氧增强和氧供减少之间已经失衡。虽然 65 岁以上 AS 患者常合并 CAD,但并非每例患者均如此。劳力性晕厥可能缘于动脉血压降低,系 CO 相对固定的情况下,运动肌肉血管舒张而非运动肌肉血管收缩不足引起,也可能系心律失常使 CO 突然降低所致。

由于静息时通常 CO 维持完好,故患者需至疾病后期才会出现明显疲劳、虚弱、周围性发绀、恶病质和其他 CO 降低引起的临床表现,至疾病晚期才会出现端坐呼吸、阵发性夜间呼吸困难和肺水肿等 LV 衰竭症状,而且孤立性 AS 通常很晚才会出现重度 PH,引起右心衰竭和体循环静脉压力升高、肝大、AF 和 TR 等表现。

如果 AS 与 MS 并存,MS 会降低 CO,导致跨主动脉瓣压力阶差降低,从而将许多 AS 临床表现掩盖。

体格检查

患者通常心律规整,除非是病程后期,否则,其他时候出现 AF 更可能系二尖瓣病变所致。体循环血压通常在正常范围内,但在病程后期由于每搏量下降,收缩压可降低,导致脉压缩小,外周动脉搏动波上升缓慢,高峰延迟,形成细迟脉。颈动脉可触及震颤,常位于左侧。老年人动脉壁硬化,可能会掩盖这一重要体征。由于室间隔肥厚并向 RV 侧隆突,导致 RV 腔扩张受限,许多患者颈静脉搏动 a 波明显。

LV 冲动通常是向左移位,可触及双重心尖冲动

(触及 S_4),尤其左外侧卧位时更为明显。身体前倾时在心底部至胸骨右侧之间触及收缩期震颤,或者在胸骨上切迹处触及。

听诊

在先天性 BAV 儿童、青少年和较年轻的成年患者中,常可闻及收缩早期喷射音,瓣膜钙化和硬化后该喷射音常消失。随着 AS 加重,LV 收缩期将逐渐延长,主动脉瓣关闭音将不再位于肺动脉瓣关闭音之前,两者可能同时出现,甚至主动脉瓣关闭位于肺动脉瓣关闭之后,形成 S_2 反常分裂(参见第 9 章)。主动脉瓣关闭音最常见于瓣膜柔软的 AS 患者,随着瓣膜钙化,该音逐渐减弱。常于心尖部闻及 S_4,提示存在 LV 肥厚和 LV 舒张末压升高,而 S_3 一般出现于疾病晚期,系 LV 扩张和收缩功能严重受损所致。

AS 特征性杂音为收缩(中)期喷射性杂音,开始于 S_1 后不久,逐渐增强并于收缩中期达到高峰,恰好于主动脉瓣关闭之前结束,其典型特征是低调、粗糙、刮擦样,在心脏底部最响(常位于胸骨右侧第 2 肋间隙)。该杂音通常沿颈总动脉向上传导,偶尔向下传递至心尖部,此时容易与 MR 所致收缩期杂音混淆(Gallavardin 效应)。几乎所有存在重度阻塞而 CO 保持正常的患者,杂音均在 Ⅲ／Ⅵ 级以上,而轻度梗阻或虽然存在重度狭窄但同时存在心力衰竭和 CO 降低的患者,由于每搏输出量减少,导致跨瓣血流速度降低,杂音将相对柔和而短暂。

实验室检查

1. **心电图**　大部分重度 AS 患者存在 LV 肥厚,疾病晚期可见 Ⅰ 和 aVL 等标准肢体导联与左侧胸部导联 ST 段明显压低和 T 波倒置(LV"劳损"),但心电图表现与血流动力学梗阻严重程度并不密切相关,而且即使心电图无 LV 肥大表现也并不能排除严重阻塞。许多 AS 患者有高血压,这也会促进 LV 肥厚。

2. **超声心动图**　TTE 主要表现为瓣叶增厚、钙化、收缩期开放程度减少和 LV 肥厚,先天性二叶主动脉瓣的特征性改变为瓣叶呈偏心性关闭;通常 TEE 在显示瓣口阻塞程度方面效果极佳,但并不要求常规行 TEE 检查予以准确检测;通过多普勒超声测量跨主动脉瓣血流速度可估测跨瓣压力阶差和主动脉瓣面积。重度 AS 定义为瓣口面积 $<1cm^2$,中度 AS 为 $1～1.5cm^2$,而轻度 AS 为 $1.5～2cm^2$。相反,如果是主动脉瓣硬化,射流速度将 $<2.5m/s$

（峰值压力阶差<25mmHg）。LV 扩张和收缩期缩短率减低均系 LV 功能受损表现。人们在使用纵向应变与应变率检测 LV 收缩功能早期变化特征方面的经验越来越丰富，并在 EF 下降之前即能很好意识到这种变化，此外，多普勒检测也经常可见 LV 舒张功能受损。

在判断是否合并其他瓣膜异常、区分是膜性 AS 还是其他类型 LV 流出道梗阻，以及测量主动脉根部和升主动脉近端直径方面，超声心动图均非常有用。对 BAV 患者而言，主动脉检测尤为重要。AS 合并重度 LV 收缩功能不全（EF<0.35）的患者通常很难正确判断其 AS 严重程度，此时进行超声心动图多巴酚丁胺负荷试验非常有用。

3. 胸部 X 线　即使患病多年，胸部 X 线也可能没有或基本没有心脏整体扩大表现。仅有肥厚而无心腔扩大者，正位片可见心尖部有些圆钝，而侧位片可见心脏略向后移。此外，正位片可见升主动脉近端（位于心影右上缘）扩张，如有主动脉瓣钙化，侧位片可以辨别，但主动脉瓣钙化通常在 X 线透视和超声心动图下表现便已非常明显。成年患者如无瓣膜钙化，表示瓣膜并不存在严重狭窄。在疾病后期，随着 LV 扩张，X 线下 LV 扩大、肺充血，以及 LA、PA 和右侧心腔扩大等表现会日趋明显。

4. 心导管检查　采用左心和右心导管对 AS 进行有创性检查目前并不常用，但如临床表现与多普勒超声结果不一致，则该检查仍十分有益。需要引起注意的是，穿过主动脉瓣测量 LV 压力存在脑栓塞风险。对以下三种不同类型的患者，心导管检查仍然有益。①联合瓣膜病变：有助于确定每个瓣膜病变所起作用，制订手术治疗计划。②先天性 AS 不伴有钙化，且患者年轻无症状，心导管术可确定 LV 流出道梗阻严重程度。如果存在重度 AS，即使没有症状，也有外科手术和经皮球囊主动脉瓣成形术（percutaneous aortic balloon valvoplasty，PABV）适应证，而且左心导管术后即可同台进行球囊成形术。③怀疑 LV 流出道梗阻不在主动脉瓣，而位于主动脉瓣下或瓣上水平。

某些重度 AS 患者如考虑行外科手术，需行冠状动脉造影查明患者是否存在 CAD 或者排除 CAD。50% 以上成人患者在行主动脉瓣置换术（aortic valve replacement，AVR）时，因存在明显 CAD 而需同时行冠状动脉旁路术。

自然病史

重度 AS 患者死亡高峰为 60～70 岁。从外科手术广泛开展之前的尸检数据来看，患者出现症状到死亡的时间如下：心绞痛平均为 3 年，晕厥为 3 年，呼吸困难为 2 年，充血性心力衰竭为 1.5～2 年，而且，80% 以上 AS 患者自出现症状至死亡，时间<4 年。因膜性 AS 而死亡的成年患者中，猝死占 10%～20%，推测死于心律失常，但大部分猝死患者之前存在症状。在无症状患者中，以猝死为重度 AS 首发表现者非常少见（<1%/年）。钙化性 AS 病变会进行性加重，瓣口面积平均每年减少 $0.1cm^2$，射流束速度峰值和平均跨瓣压力阶差每年分别增加 0.3m/s 和 7mmHg（表 20-2，图 20-7）。

治疗　主动脉瓣狭窄

1. 内科治疗　即使没有症状，重度 AS 患者（瓣口面积<$1cm^2$）也应避免剧烈体力活动和竞技运动。注意避免脱水和血容量不足，防止 CO 显著降低。如果患者没有症状，LV 收缩功能位于正常范围之内，使用治疗高血压和 CAD 药物如 β 受体阻滞剂和 ACE 抑制剂等，通常不会产生安全性问题，CAD 患者给予硝酸甘油有助于缓解心绞痛症状。回顾性研究显示，退行性、钙化性 AS 患者给予 HMG-CoA 还原酶抑制剂（"他汀"类）治疗后，其瓣膜钙化和主动脉瓣口面积缩小进度较不使用者变慢，但另一项前瞻性随机化研究采用大剂量阿托伐他汀或者同时联合使用辛伐他汀/依折麦布治疗，在瓣膜方面却并没有发现显著作用。尽管如此，出于对 CAD 进行一级与二级预防的考虑，仍建议持续使用他汀类药物。目前没有有关 ACE 抑制剂治疗 AS 效果的前瞻性研究，心内膜炎预防也仅限于之前有感染性心内膜炎病史的患者。

2. 外科治疗　钙化性 AS 患者虽有严重梗阻但无症状应仔细随访，观察症状变化，并连续行超声心动图检查，观察是否出现 LV 功能恶化证据。重度 AS 患者（瓣口面积<$1cm^2$ 或<$0.6\ cm^2/\ m^2$ 体表面积）。手术适应证：①出现症状；②没有症状，但存在下列情形：LV 功能障碍（EF<50%）；BAV 合并动脉瘤或主动脉根部扩张（最大直径>4.5cm 或每年增大>0.5cm 以上）。中、重度 AS 患者即使没有症状，如需行 CABG 手术，也应同时实施 AVR。无心力衰竭患者 AVR 手术风险约为 3%（表 20-3），但风险会随患者年龄及是否需要同时行冠状动脉旁路术而相应增加。在过去的 5 年里，随着患者外科手术效果的持续提高，人们对无症状患者是否需行 AVR

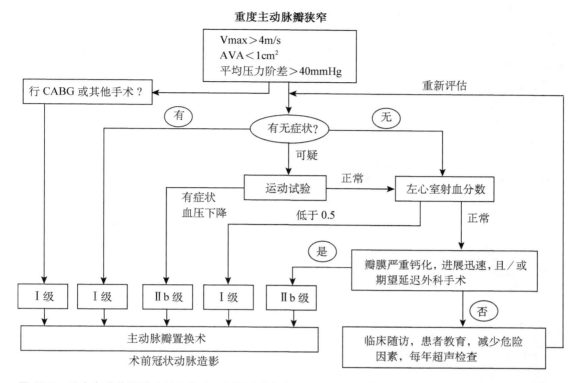

图 20-7　**重度主动脉瓣狭窄处理策略。** 根据患者年龄、症状与冠心病危险因素,术前应常规行冠状动脉造
　　　　　影。当临床表现与超声心动图结果不一致时,可行心导管和心血管造影检查。AVA. 主动脉瓣
　　　　　面积;CABG. 冠状动脉旁路移植术;Vmax. 多普勒超声所测跨主动脉瓣最大血流速度(来源于
　　　　　RO Bonow et al: Circulation 114:450,2006;CM Otto: J Am Coll Cardiol 47:2141,2006.)

的争论也日趋激烈。外科手术相对适应证如下:负荷运动试验反应异常;AS进展迅速,尤其是紧急医疗处理可能反而有害时;极重度 AS(瓣口面积<0.6cm²);重度 LV 肥厚(室壁厚度>15mm)。运动试验在无症状患者中可安全实施,多达 1/3 的患者试验中会出现功能受损征象。

　　外科手术应在出现症状后 3~4 个月进行,很显然在 LV 功能衰竭之前手术最佳。在疾病晚期,跨主动脉瓣压力阶差将与 CO 和每搏量同步降低,形成低压力阶差,低输出量型 AS。这种患者围术期死亡风险很高(15%~20%),而且即使手术获得成功,心肌病变也会持续存在。术后长期存活率与术前 LV 功能有关,但此类患者如果采用药物治疗预后甚至更差,故而除了外科手术通常别无选择,尤其是多巴酚丁胺负荷超声心动图试验显示仍有收缩储备(给予多巴酚丁胺后每搏输出量增加≥20%)者,更应积极手术处理。重度 AS 与 CAD 并存的患者有时在解除 AS 并给予再血管化治疗后,临床表现和血流动力学均能显著改善(表 20-3)。

　　由于许多钙化性 AS 患者年龄较大,在 AVR 之前必须特别注意肝、肾、肺功能是否能够足以支撑手术。年龄并非 AS 患者 AVR 手术禁忌证,在很大程度上手术死亡率取决于患者术前临床和血流动力学状态。

　　AVR 患者 10 年存活率约为 60%。术后 10 年约 30% 的生物瓣因原发性瓣膜衰败而需重新置换,机械瓣置换术后由于抗凝治疗,也有相同比例患者出现大出血并发症。同种移植 AVR 通常仅限于主动脉瓣感染性心内膜炎患者。

　　Ross 手术包括使用自体肺动脉瓣替换病变主动脉瓣,而在自身肺动脉瓣位置植入同种移植物。由于操作技术复杂,加上术后迟发性主动脉根部扩张和自体移植物衰败伴 AR 发生率较高,在美国这种手术已大幅下降。虽然发生率较低,同种移植瓣膜也可出现狭窄。

　　3. 经皮球囊主动脉瓣成形术　与外科手术相比,该操作更适于患有先天性、非钙化性 AS(参见第 19 章)的儿童和年龄较小的成人。由于再狭窄发生率非常高(术后 1 年内达 80%),加上手术并发症多,不推荐对存在重度钙化的 AS 成人患者实施该操作,但某些患者存在重度 LV 功能障碍,甚至休克,由于过于虚弱暂时无法耐受外科手术,也可实施本操作,目的是使患者成功向外科手术过渡。

4. 经皮主动脉瓣置换术　目前世界范围内已有超过 20 000 例的高危(以胸外科协会的手术死亡风险>10%为高危标准)成年患者接受经导管主动脉瓣置入术(Transcatheter aortic valve implantation,TAVI)治疗。该技术现有两种系统可用,分别为球囊扩张型瓣膜和自膨式瓣膜,均内含心包移植

物(图 20-8)。该操作要求主动脉-髂股动脉必须能通过大口径鞘管,外科指导下直接经 LV 心尖途径送入瓣膜是另一种瓣膜输送方式。有报道显示,如果采用血管外科套袖技术,也可使用腋动脉和锁骨下动脉作为操作径路。操作的第一步为球囊主动脉瓣成形术,目的是创建一个足以让人工瓣膜通过的瓣口。目前手术操作成功率已超过 90%,中期随访显示人工瓣膜功能完好。TAVI 术后轻度瓣周 AR 常见,自膨式瓣膜植入术后心脏传导阻滞更为多见。TAVI 初步结果非常喜人(图 20-9),虽然目前仅加

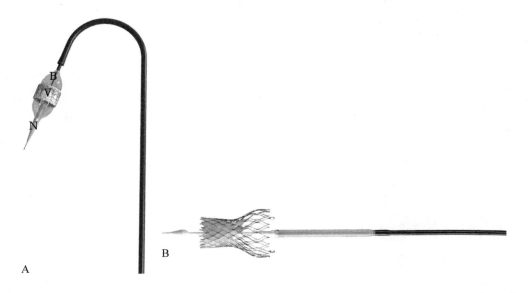

图 20-8　经导管主动脉瓣置换术瓣膜。 A. 球囊扩张型瓣膜。B. 自膨式瓣膜。B. 充盈的球囊;N. 鼻锥体;V. 瓣膜(A. Edwards Lifesciences,Irvine,CA 惠赠,获准使用。RetroFlex 3 Edwards Life-sciences Corporation 商标。B. © Medtronic 公司,2010。Medtronic CoreValve 经导管主动脉瓣。CoreValve 是 Medtronic 公司注册商标)

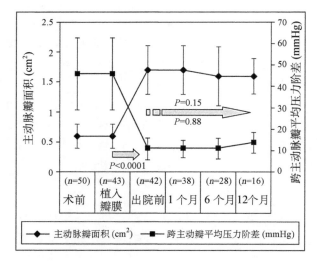

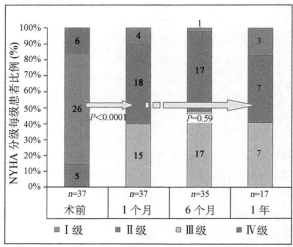

图 20-9　经皮主动脉瓣置换术后 12 个月结果。(源自 JG Webb et al:Circulation 116:755,2007;获准使用)

拿大和欧洲用于临床,但预计美国监管部门即将批准该技术用于因风险太高而无法实施外科 AVR 的重度 AS 患者。前瞻性随机研究显示,对年龄大、有症状、因风险高而不宜外科手术的重度 AS 患者,TAVI 能延长患者寿命,改善患者功能。目前人们正在积极研究,应用这些装置能否治疗非瓣周反流所致的人工瓣膜失效(也即瓣中瓣技术),并以之替代再次开胸瓣膜置换术。

主动脉瓣反流

病因学

主动脉瓣反流(aortic valve regurgitation,AR)既可由原发性瓣膜病变引起,也可继发于主动脉根部疾病(表 20-1)。

1. 原发性瓣膜病变　风湿病可使主动脉瓣瓣叶增厚、变形和缩短,导致瓣膜无法在收缩期正常打开、舒张期正常关闭。单纯 AR 而不合并二尖瓣病变很少是风湿病所致;先天性 BAV 患者可出现以关闭不全为主的 AR,并且约 20% 的患者需在 10～40 岁行主动脉瓣手术;先天性主动脉瓣穿孔形缺损有时也引起轻度 AR;主动脉瓣下膜性狭窄也常使主动脉瓣增厚,形成瘢痕并引起继发性 AR;主动脉瓣脱垂可引起慢性 AR 并使 AR 进行性加重,这种病变可见于约 15% 的室间隔缺损(参见第 19 章),但它也可单独存在,或系黏液样变性所致,后者有时也累及二、三尖瓣。

感染性心内膜炎也可引起 AR。感染性心内膜炎可发生于曾受风湿病影响的瓣叶,或存在先天畸形的瓣膜,甚至完全正常的主动脉瓣,常造成一个或多个瓣膜穿孔、糜烂。梅毒和强直性脊柱炎在发病过程中也可使主动脉瓣出现瘢痕并挛缩,但更主要的是它可引起主动脉根部病变,继而产生 AR。虽然主动脉瓣因外伤性破裂或撕裂而导致急性 AR 并不常见,但它确实是心脏非贯穿伤存活者中最常见的严重病变。当有血流动力学意义的 AS 与 AR 共存时,AR 几乎均为风湿或先天性病变所致,其他少见病因基本可以排除。原发性瓣膜病变所致 AR 常导致主动脉瓣环继发性扩张,从而使反流更为严重。

2. 主动脉根部原发性病变　AR 也可能全然系主动脉显著扩张(即主动脉根部病变)所致,而毫无原发性瓣膜病变,此时的 AR 系主动脉瓣环增宽和瓣叶相互分离所致(参见第 38 章)。升主动脉中层

囊性变(也可同时存在马方综合征其他临床表现)、特发性主动脉扩张、主动脉环扩张、骨发育不全和严重高血压等都可引起主动脉瓣环扩张,导致 AR 逐渐加重;有时主动脉夹层逆行撕裂主动脉瓣环也可引起 AR;梅毒和强直性脊椎炎虽然都对主动脉瓣本身有影响,但也可导致胸主动脉中层细胞浸润和瘢痕形成,从而使主动脉扩张,形成动脉瘤,引起严重反流。主动脉梅毒现已非常少见,它可累及内膜,使冠状动脉开口缩小,继而引起心肌缺血。

病理生理学

AR 患者 LV 总搏出量(即有效前向搏出量和返回 LV 血流量之和)不减反增,重度 AR 患者甚至反流量与有效前向搏出量相同。与 MR 患者一部分搏出量排至低压腔 LA 不同,AR 患者整个 LV 搏出量均射入高压腔主动脉。LV 舒张末期容量(前负荷)增加是 AR 患者主要血流动力学代偿方式,LV 扩张和离心性肥大使之能在不增加肌原纤维相对性缩短的前提下即可提高搏出量,因此,在 LV 舒张末期压力和舒张末期容积同时增加的前提下,重度 AR 甚至可以使有效前向搏出量和 LVEF[LVEF =(有效前向搏出量 + 反流量)/舒张末期容积]维持在正常水平。然而,根据 Laplace 定律,欲将收缩压保持在某一既定水平不变,LV 扩张将使 LV 收缩期张力随之增加,因此,慢性 AR 患者 LV 前负荷和后负荷均增加,但这种自适应机制终将失效,随着 LV 功能的恶化,舒张末期容量将进一步增加,导致前向搏出量和 EF 下降。通常 LV 功能恶化在前,而症状出现在后。慢性 AR 也可出现 LV 壁显著肥厚,尸检可见这些患者的心脏均在最大心脏之列,有些甚至 > 1kg。

主动脉至 LV 的反向压力阶差是驱动 AR 血液反流的动力,因其在舒张期迅速降低,故产生逐渐减弱型舒张期杂音。慢性重度 AR 患者,尤其是心率较慢时,主动脉和 LV 压力将于舒张期结束之前趋于平衡。发生急性重度 AR 时,LV 对反流所增加的容量负荷毫无准备,LV 顺应性正常甚至降低,结果,LV 舒张压急剧上升,有时甚至 > 40mmHg,在舒张期结束之前,LV 压力便可超过 LA,这种反向压力阶差将使二尖瓣提前关闭。

慢性重度 AR 患者的有效前向 CO 在静息时基本正常或仅轻微下降,但活动时常无法正常升高。LV 功能障碍早期征象为 EF 降低及至疾病晚期,即使在静息状态下,患者 LA、PA 和 RV 压力以及 PA

楔压也均会显著升高,而前向 CO 降低。

由于 LV 扩张、肥大和收缩期张力增加,心肌需氧量增加,加上冠状动脉血流受损,AR 患者也可出现心肌缺血。冠状动脉血流灌注大部分发生在舒张期,舒张期动脉压降低之后,冠状动脉灌注和驱动压随之下降。一方面心肌需氧量增加,另一方面供氧量却减少,患者即使不合并 CAD,也会出现心肌缺血,尤其是心内膜下心肌,更容易累及。

病史

在所有单纯瓣膜性 AR 或以瓣膜关闭不全为主的 AR 患者中,约 3/4 为男性,而女性主要是在合并风湿性二尖瓣病变的基础上出现原发性瓣膜性 AR。有时风湿性或先天性主动脉瓣病变患者还同时存在感染性心内膜炎病史,而且常是感染导致患者突然出现症状或者使原来的症状明显加重。

急性重度 AR 可见于感染性心内膜炎、主动脉夹层和外伤等,由于 LV 不能充分扩张以维持搏出量,LV 舒张压将迅速上升,导致 LA 压和 PA 楔压显著升高,患者将迅速出现肺水肿和(或)心源性休克。

慢性重度 AR 潜伏期很长,无明显症状时间甚至可长达 10～15 年。早期主要为心跳方面不适,尤以平躺时更为明显。因活动或情绪激动时产生窦性心动过速或因存在室性期前收缩,患者自觉心慌、头涨,非常难受。在出现劳力性呼吸困难之前,上述症状可能会持续多年,而劳力性呼吸困难往往是心脏储备降低的首发症状,此后可相继出现端坐呼吸、夜间阵发性呼吸困难和过度出汗等症状。重度 AR 即使没有 CAD,甚至非常年轻,也可出现心绞痛样症状。这种心绞痛在静息和劳累状态下均可发作,尤其是夜间型心绞痛,非常难受,可同时伴大汗,而且心绞痛发作时间长,且常对舌下含服硝酸甘油反应效果差。疾病晚期,患者可出现体液蓄积现象,如淤血性肝大、踝部水肿等。

体格检查

慢性重度 AR 可见患者整个身体随心跳而晃动,头部随心跳而摆动,大动脉突然扩张、突然塌陷现象非常明显。应主要针对造成 AR 的原因进行检查,如二叶瓣、感染性心内膜炎、马方综合征和强直性脊柱炎等。

1. 动脉搏动 水冲脉(也叫 Corrigan 脉,脉搏快速上升,如水冲击,又在收缩后期和舒张期因动脉压快速下降而突然消退)和毛细血管搏动(也叫 Quincke 脉,压迫指甲顶端可见指甲根部皮肤交替变红、变白)是慢性 AR 典型体征。此外,在股动脉处可闻及枪击音(Traube 征),如果用听诊器轻轻压迫股动脉,还可闻及拉锯样杂音(Duroziez 征)。

脉压差增宽,系收缩期血压升高和舒张期血压降低所致。此时用血压计测量动脉舒张压将非常麻烦,因为即使将袖带完全放空,也常可闻及收缩期脉搏音,而实际上,Korotkoff 音(Ⅳ 期)突然减弱时的袖带压力往往与动脉内舒张压非常接近。由于主动脉舒张压不可能低于 LV 舒张末压,故随着疾病的发展和 LV 舒张末压的升高,动脉舒张压也会升高。同样的道理,急性重度 AR 脉压差仅轻微增宽,此类患者几乎总会出现心动过速,机体试图通过增加心率而将 CO 维持正常。

2. 触诊 慢性重度 AR 患者,LV 搏动加重,并向左下方向移位,心尖部收缩期扩张和舒张期收缩均非常明显。胸壁薄者可在胸骨左缘触及舒张期震颤,有时也可在胸骨柄上方触及明显收缩期震颤,并向颈动脉传导。这种收缩期震颤和杂音未必表示同时存在 AS,因为许多单纯 AR 和 AS、AR 并存的患者颈动脉搏动均存在双峰,也即两个收缩波被一个波谷分开(参见图 9-2D)。

3. 听诊 重度 AR 患者主动脉瓣关闭音(A₂)通常消失;BAV 患者可闻及收缩期喷射音,偶可闻及 S₄。典型慢性 AR 杂音为高调、吹风样、逐渐减弱型舒张期杂音,最佳听诊位置为胸骨左缘第 3 肋间(参见图 9-5B)。轻度 AR 杂音较短,随着关闭不全程度加重,杂音通常变得更响,时间更长,甚至横跨整个舒张期。杂音柔和时,最好用听诊器膜片侧听诊,而且患者需坐立、前倾、用力呼气然后抑制呼吸。如果 AR 系原发性瓣膜病变所致,舒张期杂音通常在胸骨左缘比胸骨右缘更响。如果杂音在胸骨右缘更响,提示 AR 系主动脉根部瘤样扩张所致。舒张期杂音呈"海鸥鸣"或乐音性质提示主动脉瓣发生了翻转,并在反流束中出现振动。

孤立性 AR 常可闻及收缩中期喷射性杂音,通常于心底部最容易闻及并向颈动脉传导,该杂音有时很响,但并不表示存在主动脉梗阻。重度 AR 患者有时还可闻及第三种杂音,即 Austin Flint 杂音,系一柔和、低调、隆隆样舒张中-晚期杂音,它可能系 AR 血流使二尖瓣前叶舒张期移位所致,而非有血流动力学意义的二尖瓣梗阻引起。持续用力握拳等动作因增加体循环血管阻力,可使 AR 听诊特征更为明显。

急性重度 AR 患者因 LV 舒张末压升高,致使二尖瓣提前关闭,S_1 更为柔和,脉压增宽也不明显,也使 AR 杂音仅见于舒张早期,且柔和而短暂。

实验室检查

1. 心电图　慢性重度 AR 患者 ECG 可见明显 LV 肥厚表现(参见第 11 章),此外,常于 Ⅰ、aVL、V_5 和 V_6 导联见 ST 段压低和 T 波倒置(LV 劳损)。电轴左偏和(或)QRS 时间延长,提示存在弥漫性心肌病变,常系斑片状纤维化引起,往往预后不佳。

2. 超声心动图　慢性 AR 患者如无心肌收缩功能降低(表现为射血减少或 LV 收缩末期直径增加),虽会出现 LV 增大,但其收缩功能正常甚至高于正常。超声心动图特征性表现是,二尖瓣前叶因主动脉反流束冲击而在舒张期产生快速、高频震颤。超声心动图在判断 AR 病因方面也非常重要,它可检测主动脉瓣环和根部是否存在扩张,主动脉是否存在夹层(参见图 12-5),瓣膜是否存在原发性病变。如系重度 AR,彩色血流多普勒超声测量的中心性反流束宽度将超过 LV 流出道的 65%,每次反流量 ≥60ml,反流分数 ≥50%,并在降主动脉近心端可见舒张期血液逆流。由于 LV 舒张压迅速升高,急性重度 AR 患者连续波多普勒超声显像可见快速减速时间。TTE 监测成为纵向随访的基石,并且能够早期发现 LV 大小和功能的变化。如果超声心动图因声窗条件不佳而无法使用或者无法行半定量测量,也可行门控心脏 MR 检测,后者不仅能准确测量主动脉大小,也显示主动脉外形。

3. 胸部 X 线　慢性重度 AR 患者,前后位胸部摄片可见心尖向左下移位,左前斜或侧位摄片可见 LV 向后移位并压迫脊柱。如 AR 继发于主动脉根部病变,则可见主动脉呈瘤样扩张,侧位片可见主动脉充满胸骨后间隙。在检测主动脉根部扩张方面,超声心动图、心脏 MR 和 CT 造影比胸部 X 线更为敏感。

4. 心导管与造影检查　必要时也可行心导管和造影检查,确定反流程度和 LV 功能,有些患者手术前需常规行冠状动脉造影检查。

治疗　主动脉瓣反流

1. 急性主动脉瓣反流　参见图 20-10。急性重度 AR 对静脉注射利尿药和血管扩张药(如硝普钠)

会有反应,但仅能短时间维持病情稳定,患者须行急诊手术治疗。禁止使用主动脉内气囊反搏术,β 受体阻滞剂也最好不用,以免进一步减少 CO 或降低心率。首选手术,并且通常需在诊断后 24h 内进行。

2. 慢性主动脉瓣反流　呼吸困难和运动耐力下降等早期症状对利尿剂反应良好,血管扩张药如 ACE 阻滞药、二氢吡啶类钙通道拮抗药和肼屈嗪等也能改善症状,病情控制之后即可安排手术事宜。在出现症状之前,或者在出现 LV 功能障碍之前,是否应该给予血管扩张药以延长慢性重度 AR 患者代偿期备受争议,专家共识强烈建议将慢性 AR 患者收缩压控制在 <140mmHg 水平,而血管扩张药作为抗高血压制剂,列为首选,但由于重度 AR 患者搏出量增加,通常很难将血压完全控制在目标范围。重度 AR 患者对心律失常和机体感染耐受力差,一旦出现上述情况,应立即采取强有力措施予以控制。虽然硝酸甘油和长效硝酸酯类药物在缓解此类患者的心绞痛方面不如缺血性心脏病有效,但仍值得一试。梅毒性主动脉炎应给予青霉素治疗,并且疗程要足。对马方综合征和主动脉根部扩张患者,如果年龄小,给予 β 受体阻滞药和血管紧张素受体阻滞药氯沙坦有助于延缓主动脉根部扩张。由于早期研究显示氯沙坦治疗马方综合征有效,现在也用其治疗 BAV 和主动脉病变等其他疾病。既往人们担心 β 受体阻滞药会减慢心率,使舒张期反流时间更长,因而认为是治疗瓣膜性 AR 相对禁忌证,但最近观察性研究显示,β 受体阻滞药能改善慢性 AR 患者心功能。对合并高血压的慢性 AR 患者而言,它有时还能加大血压降低幅度。重度 AR,尤其是继发于主动脉病变者,应避免力量型锻炼。

3. 外科治疗　在权衡手术利弊和决定最佳手术时,机时应牢记以下两点:①慢性重度 AR 通常在出现心肌功能障碍之前不会出现症状;②手术太晚(出现症状或 LV 功能障碍 1 年之后),即使实施手术治疗,LV 功能也不能恢复正常。因此,如果想在最佳时机(即出现 LV 功能障碍之后和严重症状出现之前)对慢性重度 AR 患者进行手术,则需每隔约 6 个月随访 1 次,进行仔细临床观察,并用超声心动图进行无创性检测。只要患者既无症状,又能保持 LV 功能正常,而且 LV 腔扩张不严重(舒张末直径 >75mm 为严重扩张),则可延迟手术。

重度 AR 无论 LV 功能如何,只要出现症状,便需行 AVR 治疗。一般而言,如果患者没有症状,则只有重度 AR 且 LV 功能障碍进行性加重(LVEF<

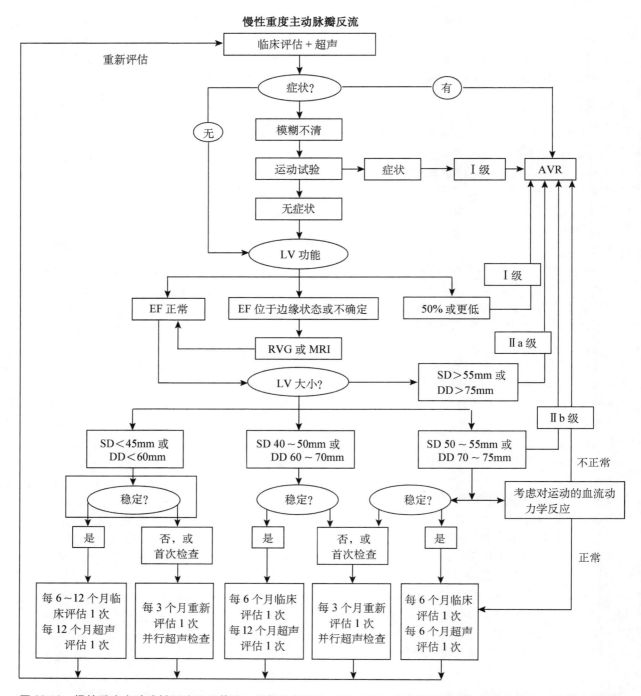

图 20-10 慢性重度主动脉瓣返流处理策略。根据患者年龄、症状和冠心病危险因素确定患者术前是否需常规行冠状动脉造影。当临床与超声心动图结果不一致时,心导管和造影检查也有助于明确诊断。"稳定"是指超声心动图测量结果稳定。某些中心进行连续随访时采用核素心室造影(RVG)或心脏磁共振(MRI)显像检测左心室(LV)容积和收缩功能,而不采用超声心动图。AVR. 主动脉瓣置换术;DD. 舒张末期直径;EF. 射血分数;SD. 收缩末期直径(源自 RO Bonow et al:Circulation 114:450,2006,有所更改)

50%,LV 收缩末期直径＞55mm 或收缩末期容积＞55ml/m²,或 LV 舒张期直径＞75mm)才实施外科手术,当然,体型较小者也可将上述阈值适当缩小。如果重度 AR 患者无手术适应证,则需每 3～12 个月随访 1 次,并进行临床和超声心动图检查。

在过去的 10 年里,主动脉瓣和主动脉根部病变的外科手术方式明显增多。风湿性 AR 和许多其他类型的反流,通常均需使用合适的机械瓣或生物瓣行 AVR 治疗。在极少数情况下,瓣膜因感染性心内膜炎而穿孔或者因胸部外伤而从主动脉瓣环附着处撕裂,则也有可能行一期外科修复术。如果 AR 系主动脉根部或升主动脉近心端扩张引起,而非原发性瓣膜病变所致,也可能不需行瓣膜置换术,通过环缩主动脉瓣环或者切除一部分主动脉根部即可减少甚至消除反流。选择性保留主动脉瓣的主动脉根部重构术通常也需将瓣膜重新植入管道内,并将冠状动脉补片附着于管道内壁,因此最好在专科中心实施本手术(图 20-11)。A 型主动脉夹层所致急性 AR 患者中,约 50% 可行自体主动脉瓣悬吊术,而其他病变目前别无他法,只能将引起反流的主动脉瓣或瘤样扩张的升主动脉予以置换,并置入带瓣管道。这种手术操作难度非常大,比单纯 AVR 风险更高。

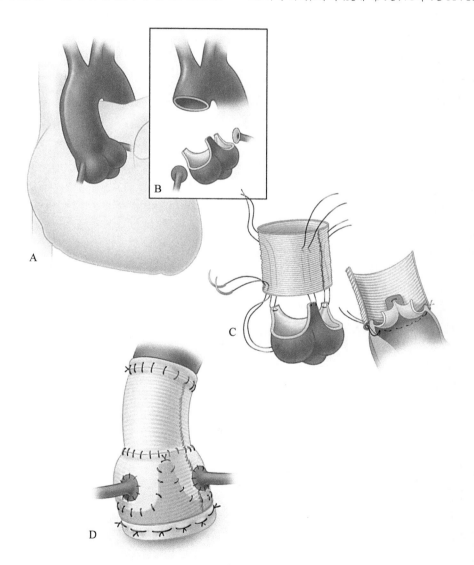

图 20-11　保留主动脉瓣的主动脉根部重构术(David 手术)。(源自 P Steltzer et al [eds]:Valvular Heart Disease:A Companion to Braunwald's Heart Disease,3rd ed,Fig 12-27,p 200.)

如同其他瓣膜病变一样，手术风险和后期死亡率主要与手术时发病阶段和心肌功能有关。单纯 AVR 总体死亡率约 3%（表 20-3），如果患者出现明显心脏增大和 LV 功能不全很长时间后再做手术，手术死亡率可达 10%，后期死亡率约 5%/年，这与手术技术无关，而系 LV 衰竭所致。尽管如此，由于内科治疗预后非常差，即使患者存在 LV 收缩功能衰竭，也仍应考虑手术治疗。

急性重度 AR 需立即手术，这往往是救命之举。

三尖瓣狭窄

在北美和西欧，三尖瓣狭窄（tricuspid valve stenosis，TS）远比 MS 少见，常源于风湿，女性较男性多见。该病变不会单独存在，常伴随 MS 出现。在重度 MS 患者中，有 5%～10% 出现有血流动力学意义的 TS，风湿性 TS 常合并不同程度的 TR，非风湿性 TS 十分罕见。

病理生理学

在 RA 与 RV 之间存在舒张期压力阶差即为 TS，这种压力阶差会随着吸气期跨三尖瓣血流量增加而增大，而呼吸期则相应缩小。舒张期平均压力阶差增加 4mmHg 即足以使 RA 压力明显增加，并引起体循环静脉淤血，除非限制钠盐摄入并给予利尿药，否则患者将出现肝大、腹水和下肢水肿，有时甚至非常严重。对于窦性心律患者，RA 收缩产生的 α 波往往非常高，有时甚至接近 RV 收缩压水平，而 γ 降波延长。静息时 CO 常偏低，而且活动时也不增加。虽然合并 MS，但由于 CO 降低，患者 LA、PA 和 RA 收缩压往往正常或仅轻微升高。因此，存在 TS 会掩盖 MS 的血流动力学改变和临床表现。

症状

由于 MS 通常出现于 TS 之前，许多患者早期会出现肺淤血症状和易疲劳现象。重度 TS 的典型特征是，相对于肝大、腹水和双下肢水肿等明显临床表现而言，他们几乎没有呼吸困难症状。由于 CO 降低，TS 和（或）TR 患者常自觉疲乏无力，因顽固性水肿、腹水和明显肝大导致的不适感也十分常见。有些患者甚至在行二尖瓣充分切开之后而右心衰竭症状仍持续存在，才首次疑及 TS 的可能。

体格检查

由于 TS 常合并其他瓣膜明显病变，因此除非

虑及此病，否则非常容易漏诊。重度 TS 常伴发明显肝淤血，并引起肝硬化、黄疸、严重营养不良、全身水肿和腹水。严重三尖瓣病变患者甚至出现淤血性肝大和脾大。颈静脉怒张，窦性心律患者还可见巨大 α 波，而 ν 波不明显，同时，由于存在三尖瓣梗阻，舒张期阻碍了 RA 排空，可见 γ 波缓慢下降，窦性心律患者也可见肿大的肝脏在收缩前期出现明显搏动。

听诊偶可闻及三尖瓣 OS，大约在肺动脉瓣关闭之后 0.06s。TS 舒张期杂音有许多 MS 舒张期杂音性质，加上 TS 几乎总与 MS 并存，导致该杂音很容易遗漏，然而，三尖瓣杂音通常在剑突之上胸骨左缘下方最容易闻及，窦性心律者杂音在收缩前期最为明显。TS 杂音在吸气期增强而呼气期减弱，尤其是 Valsalva 动作张力期，因跨三尖瓣血流减少，杂音明显减弱。

实验室检查

ECG 特征为 RA 增大（图 11-8），表现为 Ⅱ 导联 P 波高尖，V_1 导联 P 波突出、直立。如果患者存在右心衰竭症状，也确实存在 MS，而 ECG 缺乏右心室肥厚（right ventricular hypertrophy，RVH）表现，这表明患者同时存在三尖瓣病变。胸部 X 线显示，TS 合并 MS 者 RA 和上腔静脉明显突出，而肺动脉无明显扩张，肺血管充血显像也比单纯 MS 差。超声心动图可见三尖瓣增厚，并于舒张期隆起，可用连续波多普勒超声心动图常规估测跨三尖瓣压力阶差。TTE 还可检测二尖瓣结构与功能，LV 和 RV 结构与功能及 PA 压力等。

治疗　三尖瓣狭窄

TS 患者常体循环静脉淤血明显，术前准备期间应加强限盐，卧床休息，并给予利尿治疗，这样可减少肝淤血，改善肝功能，降低手术风险，尤其是出血方面的风险。如果患者存在中、重度 TS，而且舒张期平均跨瓣压力阶差超过约 4mmHg，三尖瓣开口面积 <1.5～2.0cm² ，应外科手术松解 TS，该手术最好与二尖瓣外科切开术或 MVR 同时进行。TS 几乎总是同时伴有明显 TR，修复术通常可大幅度改善三尖瓣功能，如果无法修复，则必须行瓣膜置换术，以大型生物瓣为佳。与其他瓣膜相比，三尖瓣行金属瓣置换术后更容易出现血栓栓塞并发症。

三尖瓣反流

三尖瓣反流(tricuspid valve regurgitation，TR)最常见原因为 PH 引起 RV 增大，继而三尖瓣瓣环显著扩张。任何原因导致 RV 扩张，包括下壁 MI 累及 RV，均可引起功能性 TR，但以风湿性或先天性心脏病合并重度 PH(肺动脉收缩压>55mmHg)，以及缺血性或特发性扩张性心肌病所导致的心力衰竭终末期最为多见。如果 PH 能够减轻，TR 也可部分缓解。风湿热也可引起器质性(原发性)TR，但常同时合并 TS。RV 乳头肌梗死、三尖瓣脱垂、类癌心脏病、心内膜下心肌纤维化、辐射、感染性心内膜炎和外伤等，都可引起 TR。先天性三尖瓣畸形，包括房室隔缺损和三尖瓣 Ebstein 畸形等(参见第 19 章)，均可出现 TR，但比较少见，此外，长期 RV 心尖部起搏最终也会出现 TR。

如同 TS 一样，TR 临床特征也主要源于体循环静脉淤血和 CO 降低。PH 患者出现 TR 后，肺充血症状减轻而右心衰竭症状加剧，患者可出现颈静脉怒张，v 波突出，y 波快速下降，明显肝大、腹水、胸腔积液、水肿、肝收缩期搏动、肝颈静脉回流征阳性。患者特征性体征为胸骨左缘可见明显 RV 搏动，并在胸骨左缘下段可闻及全收缩期吹风样杂音，杂音于吸气期增强而呼气期和 Valsalva 动作张力期减弱。此外，患者常有 AF。

ECG 可出现引起 RV 扩张、导致 TR 的基础病变的特征性改变，如下壁 Q 波型 MI 和 RHV 等。超声心动图有助于发现 RV 扩张，三尖瓣瓣叶脱垂、连枷样改变和移位，而彩色血流多普勒显像可诊断 TR 并评估其严重程度(图 12-8)，重度 TR 可伴有肝静脉收缩期血液逆流。连续波多普勒通过测量 TR 反流束速度可估测 PA 收缩压。胸部摄片通常可见 RA 和 RV 同时扩大。

重度 TR 患者常 CO 显著降低，RA 压力波在收缩早期可能不出现 x 降波而出现明显的 c-v 波，而且 y 波快速下降。RA 平均压和 RV 舒张末期压常明显升高。

治 疗 三尖瓣反流

孤立性 TR 如系感染性心内膜炎或外伤所致而且不存在 PH 的话，通常耐受性良好，无须手术。事实上，如果患者肺动脉压力和阻力正常，即使完全切除被细菌感染的三尖瓣，患者也会多年耐受性

良好。治疗引起左心衰竭的基础病变之后，随着三尖瓣瓣环缩小，功能性 TR 也会随之减轻。对于二尖瓣病变患者，如 TR 系 PH 和 RV 扩张引起，外科手术将二尖瓣畸形有效矫正之后，PA 压力会随之降低，即使没有直接处理三尖瓣，TR 也会逐渐减小甚至消失。然而，如果在二尖瓣手术时，尤其是对存在三尖瓣瓣环扩张的患者，进行三尖瓣瓣环成形术(通常置入一个外科环)，重度功能性 TR 将恢复更快，如三尖瓣存在严重器质性病变，则需实施三尖瓣置换术，但这种情况非常罕见(表 20-3)。重度原发性 TR 需行三尖瓣瓣环成形术或三尖瓣置换术者非常少见。

肺动脉瓣病变

与其他瓣膜相比，肺动脉瓣很少被风湿热波及，也较少成为感染性心内膜炎病灶。肺动脉瓣最常见获得性异常为肺动脉瓣反流，系重度 PH 引起肺动脉瓣瓣环扩张所致。肺动脉瓣瓣环扩张会产生 Graham Steell 杂音——一种高调、逐渐减弱的舒张期吹风样杂音，该杂音位于胸骨左缘，有时与更为常见的 AR 杂音难以区分。肺动脉瓣反流通常没有明显血流动力学意义，事实上，即使肺动脉瓣被心内膜炎完全毁坏或者被外科完全切除，也不会引起心力衰竭，除非同时存在明显 PH。

类癌综合征也会引起肺动脉狭窄和(或)反流，在儿童时期因法洛四联症而行 RV 流出道重建术的患者中肺动脉反流十分普遍。先天性肺动脉狭窄已在第 19 章讨论。

经皮肺动脉瓣置换术已成功应用于因儿童时期行法洛四联症修复术而出现重度 PR，以及肺动脉瓣狭窄和肺动脉瓣缺如的患者，该技术甚至先于经皮主动脉瓣置换术引入临床。

多发性和混合性瓣膜病变

许多获得性和先天性心脏病变可引起一个或多个心脏瓣膜狭窄和(或)反流，如风湿热可累及二尖瓣(MS，MR，MS 并 MR)，主动脉瓣(AS，AR，AI 并 AR)和(或)三尖瓣(TS，TR，TS 并 TR)。常见联合病变为二尖瓣病变合并继发性 TR，这在前面已经讨论。主动脉瓣感染性心内膜炎也可累及二尖瓣；纵隔照射也可导致主动脉瓣、二尖瓣甚至三尖瓣病变，而且大都狭窄与关闭不全并存；麦角胺及以前联用苯氟拉明和苯丁胺，均可引起联合瓣膜病变，类癌心

脏病也是如此；马方综合征既可因主动脉根部扩张而引起 AR，也可因 MVP 而导致 MR。

临床评估多发性和混合性瓣膜病变有时非常困难。如果二尖瓣病变与主动脉病变并存，二尖瓣病变引起的血流动力学紊乱反而会使主动脉瓣病变的临床特征显示不全。如重度 MS 会降低 LV 前负荷，导致 AS 或 AR 程度被低估。或者由于 MS 的作用，既往觉得该患者主动脉病变并无意义，但如果在二尖瓣病变过程中出现 AF，患者症状便会骤然恶化。在混合性 MS/MR 或 AS/AR 患者中，反流性病变往往更为突出，并且往往因此而促使患者接受外科手术或经导管介入治疗。然而例外总是无处不在，因此术前必须仔细评估。如果同时合并 AS 和 AR，由于存在 LV 肥厚，即使反流导致前负荷增加，LV 也可能不会扩张，因此在自然病程中，患者心功能受损征象和症状可能相对而言会出现得更早，这种情况下，连续超声心动图随访有助于正确判断。

检查瓣膜性心脏病时还需考虑患者是否存在其他心脏病和全身性疾病，如高血压、冠状动脉病变、肥胖、睡眠呼吸暂停综合征和骨骼肌功能失调等，它们也会引起运动耐量下降。

瓣膜置换与修复术

外科瓣膜置换术效果取决于：①手术时患者心肌功能和当时的医疗条件；②手术团队技术水平和术后护理质量；③人工瓣膜的使用寿命、血流动力学特征和促凝性。随着患者年龄越大、合并症越多（如肺和肾疾病，需同时行瓣膜以外的心血管外科手术，糖尿病等），术前状态越差、PH 越重，围术期死亡率也越高。瓣膜置换术晚期并发症包括血栓栓塞，抗凝剂引起的出血，机械瓣血栓形成，血管翳向内生长，瓣周漏，溶血，结构毁损，感染性心内膜炎，人工瓣不匹配（相对于患者解剖结构，置入瓣膜太小，导致置入瓣膜出现功能性狭窄）等。

选择生物瓣还是机械瓣必须同时权衡两者利弊，生物瓣存在瓣膜结构毁损风险，并有可能需要再次手术，而机械瓣则必须终身抗凝治疗，同样也存在风险。瓣膜结构毁损概率因年龄而异，妊娠和终末期肾病会加速瓣膜毁损。生物瓣置换术后 10 年因瓣膜衰败而需再次手术者达 30%，术后 15 年达 50%。二尖瓣置换术后瓣膜结构毁损速度高于主动脉瓣，之所以出现这种现象，部分原因在于二尖瓣关闭后承受压力更大。

常规而言，65 岁以下能规律服用抗凝药的患者选择机械瓣更佳，而 65 岁以上患者推荐使用生物瓣，除非他们同时还有其他疾病需行抗凝治疗，如 AF 等。如同胸外科医师协会反映的那样，近年来美国心脏外科调查显示，人们越来越倾向于对 65 岁以下患者也进行生物瓣置换术。出现这种发展趋势的原因在于，新一代生物瓣膜使用寿命更长，再次手术的死亡风险和重大并发症发生率明显下降，长期抗凝存在较大危险性，患者因生活方式原因不喜欢抗凝治疗。在决定使用哪种瓣膜时，也必须考虑患者的偏好。65 岁以下患者行主动脉瓣或二尖瓣置换术时，如果没有抗凝治疗禁忌证，则使用机械瓣比较合理，但如果在充分认识到生物瓣置换术后还存在再次手术风险的基础上，患者因生活方式原因依然选择生物瓣，那么即使患者年龄同样小于 65 岁，即使同样行主动脉瓣和二尖瓣置换术，使用生物瓣也照样合情合理。

不管主动脉瓣还是二尖瓣，65 岁以上患者仍以选择生物瓣为佳，此外，仍期望妊娠的女性，拒绝抗凝治疗及对抗凝治疗存在禁忌证的患者也应选择生物瓣。生物瓣包括以下两种：异种移植，如猪主动脉瓣和冷藏、包埋后的牛心包瓣膜等；同种移植，取用尸体的主动脉瓣，或者将自体肺动脉瓣移植至主动脉瓣处（Ross 手术）。在处理感染性心内膜炎损害的主动脉瓣时，以同种瓣膜行置换术更佳。

如无抗凝治疗禁忌证，尤其是 65 岁以下患者，选择机械瓣较为合理。由于血流动力学性能良好，而且促凝作用小，现在许多外科医师使用 St. Jude 公司生产的机械瓣（一种双叶翻转式瓣膜）进行主动脉瓣和二尖瓣置换术，而三尖瓣置换术宜选择生物瓣。

只有经验丰富的外科医师认为瓣膜修补术不合适或不可行之后，才能最终决定对患者实施瓣膜置换术治疗。如前所述，无论是二尖瓣还是主动脉瓣，瓣膜修复技术在过去的 10～15 年均取得了巨大进展，一期修复术，尤其是对 MR 患者，LV 功能受损风险更小，并且避免了人工瓣膜带来的长期风险。

瓣膜置换术后或人工瓣环成形术后，在牙龈组织和牙周组织等口腔手术之前，以及口腔黏膜病变等，均应给予抗生素预防感染。术后 3 个月需用 TTE 对人工瓣膜和心室功能进行评估，术前应行全血细胞计数和网织红细胞计数，并检测乳酸脱氢酶（lactate dehydrogenase，LDH）血清含量作为基础值备用,以便今后怀疑溶血时进行对照。抗凝强度请遵照指南推荐实施。

瓣膜性心脏病的全球负担

作为公共卫生的重大威胁,原发性瓣膜性心脏病排名于冠心病、卒中、高血压、肥胖和糖尿病之后,然而,它却是死亡和并发症发生之源。在发展中国家,风湿热是瓣膜性心脏病主要原因,其患病率差异巨大,在哥斯达黎加学龄人群中仅有 $1/10^5$,而中国竟高达 $150/10^5$。在某些发展中国家,风湿性心脏病占心血管病住院患者的 12%～65%,占医院出院患者的 2%～10%。不同群体,其患病率和死亡率不同,即使是同一个国家,也是如此,这取决于该群体的人口密度,能否有效获取医疗资源,能否在群体内广泛开展 A 型链球菌咽喉炎检测和治疗。在经济贫困地区,热带和亚热带(尤其是印度次大陆),中美洲和中东地区,风湿性心脏病比其他较为发达的国家进展更快,并且常常在 20 岁以内即引起严重症状,这种自然病程明显加快的现象可能与反复感染致病性更强的风湿源性链球菌菌株有关。全球范围内约有 1600 万人患有风湿性心脏病,到 2000 年为止,全球范围内的风湿性心脏病死亡人数约占整个人群的 $5.5/10^5$($n=33\ 200$),据报道以东南亚所占比例最高,为 $7.6/10^5$。

虽然近来在北美地区也有链球菌感染暴发的零星报道,但发达国家瓣膜病仍主要是退行性病变和炎性病变导致瓣膜增厚、钙化和功能障碍所致。瓣膜性心脏病患病率随年龄增长而增加,在 75 岁以上人群中,出现左心瓣膜明显病变者可达 12%～13%。在美国,2005 年共有 150 万例患者出院时诊断为瓣膜性心脏病,其中 9.4 万涉及瓣膜病外科手术问题(大部分涉及主动脉瓣和二尖瓣)。

随着人口的老龄化、血管内移植物和心脏内装置日趋广泛的应用、致病性更强的多重耐药微生物的出现,以及糖尿病患者的日趋增多,感染性心内膜炎(参见第 25 章)发生率也明显升高,因感染性心内膜炎而导致急性瓣膜反流也更加常见。二叶主动脉瓣占整个人群的 0.5%～1.4%,如今,先天性心脏病儿童存活率越来越高,这些患者晚年也会出现瓣膜功能障碍。可以预见,瓣膜性心脏病的全球负担将还会加重。

业已证明,与其他医疗卫生条件一样,瓣膜性心脏病在医疗资源使用和护理质量方面均存在巨大差异,年龄不同、性别不同、种族不同、管理决策也不同,疗效也不一样,在这方面今后还需对各级提供医疗资源者加强教育。

(肖家旺　译　张端珍　朱鲜阳　审校)

第21章

Chapter 21

心肌炎和心肌病

Lynne Warner Stevenson Joseph Loscalzo

定义和分类

心肌病是一种心脏肌肉组织的病变。在美国已经确诊的 500 万～600 万心力衰竭患者中有 5%～10% 的患者为心肌病。该名词所指的是除外冠状动脉疾病、原发性瓣膜疾病或严重高血压等器质性心脏疾病所导致的心功能障碍。一般来讲，对缺血性心肌病，有时用于描述存在多支冠状动脉血管病变时导致的心功能障碍；非缺血性心肌病是指其他原因引起的心肌病。2006 年，将心肌疾病定义为一组与机械和（或）电学功能障碍相关的多种心肌病变，常（但不一定总是）表现为不适当的心室肥厚或扩张，可由各种原因引起，通常为遗传性。

传统的心肌疾病分为扩张型、限制型和肥厚型三类，早期的分类依据是尸检结果，后期依据超声心动图检查。扩张型和肥厚型心肌病可以根据左心室壁厚度和左心室腔直径来区分；然而，限制型心肌病却存在不确定性，其左心室壁厚度和左心室腔直径可能会减小或轻微增加伴有心房显著扩大。限制型心肌病目前多根据舒张功能异常来定义，但该种舒张功能异常同样存在于扩张型和肥厚型心肌病患者中，不过舒张功能异常不是扩张型和肥厚型心肌病患者的早期主要临床表现。限制型心肌病与扩张型和肥厚型心肌病在临床表现、大体形态学和病因学等方面有重叠（表 21-1）。

表 21-1　症状性心肌病的临床表现

	扩张型心肌病	限制型心肌病	肥厚型心肌病
射血分数（正常大于 55%）	症状严重者通常 <30%	25%～50%	>60%
左心室舒张末期直径（正常小于 55mm）	≥60mm	<60mm（也许减小）	常减小
左心室壁厚度	变薄	正常或增厚	显著增厚
心房大小	增大	增大，可能巨大	增大或相对正常
瓣膜反流	与瓣环扩张相关；失代偿时，早期二尖瓣发生反流，晚期三尖瓣发生反流	与心内膜受累相关；常见二尖瓣、三尖瓣反流，重度反流少见	与瓣膜和间隔相互作用相关：二尖瓣反流
通常首发症状	运动耐量下降	运动耐量下降，早期体液潴留	运动耐量下降，可伴胸痛
充血症状	左心室先于右心室，除右心室，在年轻人中充血显著	右心室通常占主导地位	左心室充血发生较晚
心律失常	室性快速性心律失常；Chagas 疾病和家族性疾病可发生传导阻滞；心房颤动	室性心律失常少见，除非是肉瘤病和淀粉样变性；心房颤动	室性快速性心律失常；心房颤动

随着知识的扩展,传统的根据表型进行的三种心肌病分类方法在疾病的界定和治疗中逐渐变得不充分。依据心肌病更多遗传性状的证实,提出了原发性心肌病和继发其他系统疾病心肌病的四种分类方案。原发性心肌病的原因被分成遗传型、遗传和后天获得混合型和后天获得型。然而在目前的实践中,疾病最初的表现中经常无法得到遗传信息,特别是缺乏心脏以外的表现时。许多基因突变与同一个表型相关,一个有缺陷的基因可以显示多种复杂的表型。此外,很多治疗方法的证据基础取决于疾病的临床表型。尽管推荐的遗传学分类方法还未用来指导当前的临床策略,但从个体器官病理学转变成集成系统方法学将更加合适。

一般表现

对于所有的心肌病患者而言,早期的症状与运动耐量下降有关,包括气短或疲劳等,通常来自运动时心力储备量不足。这些症状,在最初不引人注意,或把他归因于其他方面的原因,通常认为与肺部相关。液体潴留导致静息时充盈压升高,气短可以发生在日常活动中,例如穿衣,也可表现为卧位呼吸困难和咳嗽。即使存在严重的液体潴留,有些患者中常见的充血和外周性水肿的标志性表现也可以不出现,特别是在年轻患者中。充血性心力衰竭这一非特异性名词仅用于描述液体潴留导致的综合征,它在三种心肌病中常见,也见于其他心脏疾病伴充盈压升高的患者。尽管心脏基础结构不同,所有三种类型的心肌病都与瓣膜反流、典型和不典型的胸痛、房性和室性快速性心律失常及栓塞事件有关。初步评估来自详细的病史和体检,寻找心脏和心脏以外的线索及家族性疾病的线索(表 21-2)。初步评估、预后判断和治疗一般依据心脏和临床功能障碍的严重性及一些病因学的特有特征来决定。

表 21-2　心肌病的初期评估

临床评估

通过病史和体格检查发现心脏或非心脏病症[a]

心力衰竭、心肌病、骨骼肌疾病、传导障碍疾病、快速性心律失常、猝死的详细家族史

饮酒史,吸毒史,化疗和放疗治疗史[a]

评估完成常规活动和完成想进行活动的能力[a]

评估身体容量状况,直立性血压,体重指数[a]

续表

实验室评估

心电图[a]

胸部 X 线片[a]

二维和多普勒超声心动图[a]

生化

　血清钠[a]、钾[a]、钙[a]、镁[a]

　空腹血葡萄糖(糖尿病患者查糖化血红蛋白)

　肌酐[a]、尿素氮[a]

　白蛋白[a]、总蛋白[a]、肝功能[a]

　血脂

　甲状腺激素[a]

　血清铁,转铁蛋白饱和度

　尿分析

　肌酸激酶

血液学

　血色素/血细胞比容[a]

　白细胞计数及分类[a],包括嗜酸性粒细胞

　红细胞沉降率

仅用于特殊可能诊断用的初期评估

存在临床可疑征象时进行感染方面滴定检查

　急性病毒感染(柯萨奇病毒、艾柯病毒群、流感病毒)

　人类免疫缺陷病毒

　南美洲锥虫病、莱姆病、弓形体病

具有心绞痛可能进行介入治疗的患者行冠状动脉造影检查

活动性风湿性疾病的血清学检查

当特殊诊断需要并对治疗有提示帮助时进行心内膜心肌活检包括活检样本电镜检查

检测睡眠呼吸障碍

[a].成人慢性心力衰竭指南实践 Ⅰ 类推荐(源自:from SA Hunt et al:Circulation 112;e154,2005.)

心肌病的遗传学病因

随着对家族史重要性认知程度的提高及遗传学检测的应用,估计遗传学病因的心肌病诊断率将持续提高。遗传学病因在肥厚型心肌病中有很好的认知,在非明确病因导致的扩张型心肌病患者中约 30% 为遗传学病因。详细的家族史应该不仅包括心肌病和心力衰

竭病史,还应该包括家族的猝死人员史。这些家族猝死人员在患有心房颤动、中年时置入了心脏起搏器或患有肌营养不良疾病时,常错误地将猝死的病因归于重大的心脏病发作。要在具有家族史的成员中进行定期检查,特别要在同胞和堂兄弟姐妹之间进行,他们可能在相似的年龄发病。

多数家族性心肌病呈常染色体显性遗传,偶尔呈常染色体隐性遗传和X染色体连锁遗传(表21-3)。某种基因突变的表型和外显率随着其他遗传性状、后天发育及环境决定因素的不同而不同。一些突变与原发兴奋传导系统疾病和扩张型心肌病有关。少见情况,如代谢酶缺陷的替代治疗,目前的治疗是基于表现型而不是遗传缺陷。然而,对于遗传缺陷的认知也许会影响对置入除颤起搏器指征判断。

表 21-3　与心肌病相关的遗传缺陷

	基因产物	遗传	心脏表型	独立的心脏表型	心外表现
肌节	MYH7(β)肌球重链蛋白	AD	HCM,DCM,LVNC	是	骨骼肌病
	MYBPC3(肌球结合蛋白 C)	AD	HCM,(DCM)	是	
	TNNT2(心脏肌钙蛋白 T)	AD	HCM,DCM,LVNC	是	
	TNNI3(心肌肌钙蛋白 I)	AD,AR	HCM,DCM,RCM	是	
	TTN(肌联蛋白)	AD	HCM,DCM	是	
	TPM1(α 原肌球蛋白)	AD	HCM,DCM	是	
	TNNC1(缓慢型肌钙蛋白 C)	AD	DCM	是	
	ACTC(α 肌动蛋白)	AD	HCM,DCM,(LVNC)	是	
	MYL2(肌球蛋白调控轻链)	AD	HCM	是	骨骼肌病
	MYL3(必需肌球蛋白轻链)	AD	HCM	是	
	MYH6(α 肌球蛋白重链)	AD	HCM,(DCM)	是	
Z 盘和细胞骨架	DES(结蛋白)	AD	DCM	是	骨骼肌病
	LDB3(Cypher-ZASP)	AD	DCM,LVNC	是	骨骼肌病
	MYOZ2(Myozenin)	AD	HCM	是	
	TCAP(Telethonin)	AD	DCM,HCM	是	
	ANKRD1(CARP)	AD	HCM,(DCM)	是	
	CSRPS3(MLP)	AD	DCM,(HCM)	是	
	OBSCN(Obscurin)	AD	HCM	是	
	ACTN2(α-辅肌动蛋白 2)	AD	DCM	是	
	CRYAB(αβ-晶状体蛋白)	AD	DCM	是	

续表

	基因产物	遗传	心脏表型	独立的心脏表型	心外表现
原子核细胞膜	LMNA（核纤层蛋白A/C）	AD	CDDC	是	骨骼肌病
	EMD（伊默菌素）	X 染色体	CDDC	否	骨骼肌病,挛缩
	TMPO（胸腺五肽）	AD	DCM	是	
激动收缩偶联	PLN（受磷蛋白）	AD	DCM	是	
	SCN5A（NAV 1.5）	AD	CDDC	是	
	RPR2（心肌斯里兰卡肉桂咸受体）	AD	ARVC	是	
细胞代谢	PRKAG2（AMP 磷酸转移酶的 γ 亚基）	AD	HCM+	是	
	LAMP2（膜蛋白质的溶酶体）	X 染色体	HCM+	否[a]	Danon 疾病:骨骼肌疾病,认知损害
	TAZ（Tafazzin）	X 染色体	DCM,LVNC	否	Bareh 综合征:骨骼肌疾病,认知损害,中性粒细胞减少症
	FXN（蛋白质产物）	AR	HCM	否	Friedreich 共济失调:共济失调,2 型糖尿病
	ABCC9（磺酰脲感受器 2）	AD	DCM	是	
	TMEM43（跨膜蛋白43）	AD	ARVC	是	
	GLA（α 半乳糖苷酶-A）（其他全身性代谢缺陷见表 21-4）	X 染色体	HCM	是	Fabry 疾病:肾衰竭、血管胶质瘤、神经病的疼痛
线粒体	线粒体 DNA	母系遗传	DCM,HCMc	否	MELAS、MERRF、卡恩斯综合征、视觉疾病
肌浆膜	DMD（肌营养不良蛋白）	X 染色体	DCM	否[a]	迪谢那和贝克尔肌营养障碍
	DMPK（损坏蛋白激酶）	AD	DCM	否	1 型营养不良性肌强直
	SGCD（δ-sarcogly-can）	AD	DCM	是	
	VCL（旁黏着斑蛋白）	AD	DCM	是	
桥粒	DSP（桥粒蛋白质类）	AD,AR	ARVC	是	Carvajal 综合征(AR)
	DSG2（桥粒芯糖蛋白2）	AD	ARVC	是	
	DSC2（桥粒胶蛋白）	AD	ARVC	是	
	PKP2（亲斑蛋白 2）	AD	ARVC	是	β
	JUP（斑珠蛋白）	AD,AR	ARVC	是	Naxos 综合征(AR)

续表

	基因产物	遗传	心脏表型	独立的心脏表型	心外表现
其他	*EYA4*	AD	DCM	否	感觉神经性耳聋
	RBM20（结合 RNA 基序 20）	AD	DCM	是	
	PSEN1（早老素-1,2）	AD	DCM	是	痴呆

ª.指独立的心脏表型可发生在伴有 X 染色体缺陷的女性

AD. 常染色体显性遗传；AR. 常染色体隐性遗传；ARVC. 致心律失常性右室心肌病；CDDC. 传导系统疾病伴扩张型心肌病；DCM. 扩张型心肌病；HCM＋. 肥厚型心肌病伴预激；HCMc. 肥厚型心肌病伴传导系统疾病；LVNC. 左心室致密化不全；MELAS.（线粒体）疾病、脑病、乳酸酸中毒、卒中样发作综合征；MERRF. 肌阵挛型癫痫；RCM：限制型心肌病

（源自：From Neal Lakdawala，MD，Cardiovascular Genetics，Brigham and Women's Hospital.）

肌球蛋白、肌动蛋白和肌钙蛋白等的肌蛋白缺陷是最具有特征的。虽然这些大多数与肥厚型心肌病有关，但扩张型心肌病中肌蛋白变异的数字在不断增长，也与左心室的非协调性有关。迄今为止，很少有兴奋-收缩偶联蛋白质被证实发生突变，也许因为该蛋白质太重要了不允许发生突变。

由异常结构基因所编码的许多蛋白质跨过不止一个肌细胞功能区（图 21-1）。蛋白质促成了 Z 盘肌

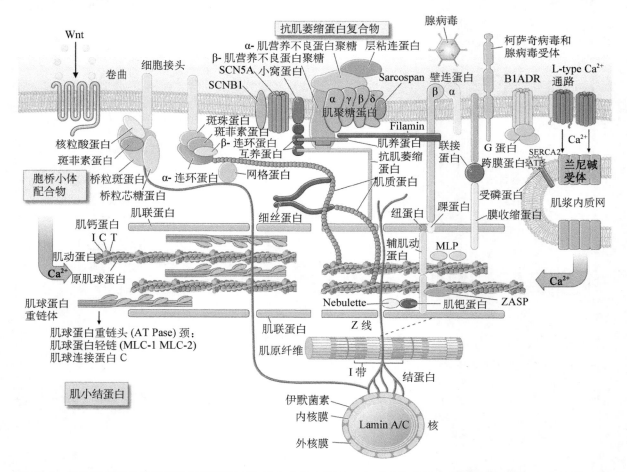

图 21-1 与心肌病相关的肌细胞异常基因产物的多个位点图示。 主要功能基团包括肌节蛋白（肌动蛋白、肌球蛋白、原肌球蛋白和相关调控蛋白）。抗肌营养不良蛋白复合物稳定和连接细胞膜及细胞内结构，桥粒复合物与细胞之间的连接和稳定性有关，多种细胞支架蛋白质稳定了肌细胞。ATP. 腺苷三磷酸。（图片出自 Jeffrey A，Towbin，MD University of Cincinnati，with permission）

节的结构和稳定。其他多种蛋白质用于连接和维护肌细胞的细胞骨架。例如，肌节蛋白组成了中间丝，用来连接细胞核和细胞膜，Z 线和插入肌细胞间的闰盘。肌节蛋白突变损害了心肌和骨骼肌力度、信号的传导，因此，与心肌病包括扩张型心肌病有关。多数已证实的 Z 盘和细胞骨架遗传缺陷被认为与扩张型心肌病有关。

肌纤维膜上的蛋白质与扩张型心肌病有关。最为熟知的是 X 染色体的营养障碍基因，是引起 Duchenne 和 Becher 肌营养不良的原因（有趣的是，不正常的营养障碍基因可通过柯萨奇病毒感染的病毒性心肌炎获得）。这种蛋白质提供支持肌纤维膜和连接肌节的网架。这种心肌和骨骼肌累积的功能缺陷表现在对机械应激的易损性上。营养障碍基因与细胞膜其他复杂的蛋白质的复合体相关联，例如旁黏着蛋白，它发生异常引起常染色体显性遗传所致的扩张型心肌病。肌纤维膜的通道蛋白缺陷一般与原发性心律失常相关。SCN5A 的基因突变常交织于扩张型心肌病中，但不同于导致 Brugada 或者长 QT 间期综合征的基因突变。

肌细胞的核膜蛋白质缺陷，能以常染色体或是 X 染色体占主导的方式引起骨骼肌病。这与那些还没检测出有心肌病的家族成员所发生的房性心律失常和兴奋传导系统疾病高度相关。

心肌细胞间的闰盘是细胞间电机械偶联发生的基础，也用于连接细胞内的结蛋白纤维。桥粒蛋白质复合体的突变使肌细胞附件受到损害，导致复合体分离、死亡，或是被脂肪或纤维组织替代。这部分区域有高度致心律失常性，也可能发展成动脉瘤结构。尽管在右心室表现得更为明显，这种情形却常影响双心室。桥粒对于毛发、皮肤的弹性也很重要，一些有缺陷的桥粒蛋白质表现为明显的胎毛状发和掌部、足底部皮肤变厚。

由于多个系统信号通道的保留，我们希望发现更多的基因异常的心脏以外的表现来初步考虑存在心脏疾病。相反，影响心脏的代谢单基因遗传病会影响多器官系统已被清楚认知（表 21-4）。目前最重要的是那些有缺陷的酶类，有效的酶类替代疗法可以减轻疾病的进程，例如用于 Fabry 病替代治疗的 α 半乳糖苷酶。线粒体 DNA 异常会损害能量的产生，有多种临床表现，包括损害认知功能和肌病。在胚胎发展期根据母源线粒体的分布，基因型的表达方式具有高度可变性。遗传系统性疾病，例如家族性淀粉样变性和血色素沉着病，可以不通过特异心脏基因的不正常表达来影响心脏。

对任何可疑或被证实有家族遗传疾病的患者来说，其家族成员应该以纵向方式去考虑和评估。筛查包括超声心动图和心电图。需要特定的基因检测适应证和综合征依赖于特定的突变。关于家族疾病获得和遗传的真相是一个严肃和敏感的深奥话题，理论上由受过训练的遗传顾问提供。

表 21-4　与心肌病相关的代谢路径遗传缺陷举例，通常为限制性或假肥大性表现

糖原贮积症
Ⅱ-Pope's(α 1,4 葡糖苷酶)
Ⅲ-Forbes：脱支酶(淀粉 1,6 葡糖苷酶)
葡糖糖代谢（缺乏 PRKAG2[a]）
脂肪酸代谢
肉碱运输缺陷
中链长酯酰 CoA 脱氢酶
长链酰基辅酶 A 脱氢酶
鞘酯类代谢障碍
法布斯疾病(α 半乳糖苷酶)
戈谢病(β 葡糖脑苷酯)
溶酶体功能障碍
Danon 疾病(溶酶体伴随细胞膜蛋白 LAMP2)
多方面性
血色素沉着症——Fe 代谢
家族性淀粉样变性——异常的转甲状腺素蛋白
Barth 综合征——tafazzin 缺陷影响心磷脂
Friedreich 共济失调——一种蛋白质产物

[a]. AMP 活性蛋白的 Gamma-2 调控亚单位对葡萄糖代谢的重要性

扩张型心肌病

扩张型心肌病的特征表现为左心室扩大并伴有通过左心室射血分数测量的收缩功能下降（图 21-2 至图 21-4）。心脏收缩功能衰竭比常伴随的舒张期功能障碍更显著，尽管后者功能上在容量超负荷中更严重。扩张型心肌病综合征有多发病因（表 21-5）。后面要讨论到有近 1/3 的患者可能为家族性。后天性心肌病常归因于短暂的原发损伤，如感染或者毒素暴露。一些肌细胞可能死亡于最初损害，然而其他的幸存肌细胞在之后变为程序性细胞死亡（凋亡）。甚至在缺乏进一步原发性损伤下，幸存心肌会变肥厚以适应室壁张力负荷增加,局部和循环因子的刺激会引发疾病进展的有害应答。心脏间质结构的重构影响了舒张功能和心室扩张量。由于心室扩张引起瓣环拉伸扭曲、有

时因心肌局部损伤或在心力衰竭严重时,二尖瓣反流常见。很多表现为"急性"发作的病例,已经在这些阶段发展了数月至数年。

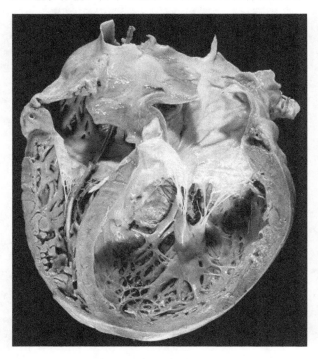

图 21-2　扩张型心肌病。心脏移植时取下的大体心脏标本显示左心室明显扩大和右心室中度扩大。尽管左心室显现出特有的室壁变薄,但是这个心脏有明显肥大,其重量超过了 800g(正常的上限是 360g)。可以看到除颤器的导线通过三尖瓣进入右心室心尖(图片由 Robert Padera, MD, PhD, Department of Pathology, Brigham and Women's Hospital, Boston 提供)

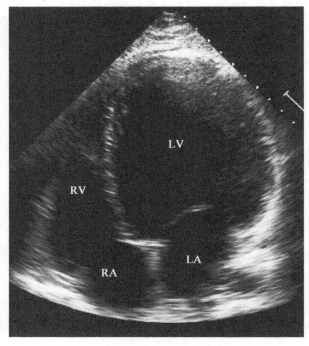

图 21-3　扩张型心肌病。一位年轻男性扩张型心肌病患者的超声心动图显示出左心室明显球形扩大和室壁变薄。与正常相比,左心房也出现了扩大。注意的是超声心动图和病理学图像位置是相反的,左心室在超声心动图的右侧顶端成像,在病理学中则是右侧底部成像(图片由 Justina Wu, MD, Brigham and Women's Hospital, Boston 提供)

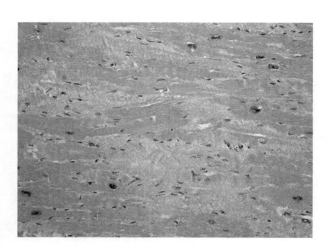

图 21-4　扩张型心肌病。扩张型心肌病标本显微镜下观察表现为间质纤维化和以心肌细胞尺寸增大、细胞核不规则扩大为特征的肌细胞肥大等非特异性变化。苏木精和伊红染色,放大 100 倍(图片由 Robert Pa-dera, MD, PhD, Department of Pathology, Brigham and Women's Hospital, Boston 提供)

表 21-5　扩张型心肌病的主要原因(伴随共同的表现)

炎性心肌炎	代谢[a]
感染性	营养缺乏：硫胺素、硒、卡尼汀
病毒(柯萨奇病毒、腺病毒、HIV 病毒、丙型肝炎病毒)	电解质缺乏：钙、磷酸盐、镁
寄生虫(美洲锥虫病、弓形体病)	内分泌病：
细菌(白喉)	甲状腺病
螺旋体(疏螺旋体-莱姆病)	嗜铬细胞瘤
立克次体(Q 热)	糖尿病
真菌(伴随全身性感染)	肥胖症
非感染性	血色素沉着症
炎性肉芽肿疾病	**遗传代谢途径缺陷**(详见表 21-4)
肉样瘤病	**家族性**[a](详见表 21-3)
巨细胞性心肌炎	骨骼肌病和心肌肌病
过敏性心肌病	营养障碍基因相关的营养不良(Duchenne,Becker)
多发性肌炎、皮肌炎	线粒体疾病(卡恩斯-塞尔综合征)
胶原血管病	致心律失常性心室发育不良
围生期心肌病	血色素沉着症
移植排斥	与其他全身性疾病相关
毒素	**对免疫介导性心肌炎敏感**
乙醇	扩张型心肌病的最低程度
儿茶酚胺类：苯丙胺类,可卡因	血色素沉着症
化学治疗剂(蒽环类,曲妥单抗)	淀粉样变性
干扰素	肥厚型心肌病(衰退的)
其他治疗因素(羟氯喹,氯喹)	**"特发性"**[a]
药物滥用(依米丁,蛋白同化留类)	**混合的**(具有上述病因学共同元素)
重金属：铅,水银	致心律失常性右心室发育不良[a](可以影响左心室)
职业暴露：烃类,砷剂	左心室致密化不全[a]
	围生期心肌病

　　[a]. 在家族性心肌病中一些特异性病例现在可以和特异的基因突变相联系；另外一些具有相同表现型的病例可能为后天获得或尚未发现的遗传因素所致的特发性病例

　　不考虑细胞直接损伤的性质和程度,最后导致的功能损害常包括一些可逆的继发性应答反应。在缺乏初始损伤时扩张型心肌病的潜在可逆性,保留了一个活跃的争论话题。几乎 50% 的新近发生的心肌病患者显示了实质的自发性恢复。一些患者在药物治疗期间射血分数显著提高,接近正常,尤其是应用 β 肾上腺素阻滞药联合肾素血管紧张素系统抑制药。有趣的是,在年轻患者中经过 1 年或更长的机械循环支持,偶然恢复的左心室功能刺激了无冠状动脉疾病患者心肌病的恢复潜能。在本章中关于扩张型心肌病的诊断和治疗是根据具有特异特点的心力衰竭不同阶段(参见第 17 章)进行描述。

感染性心肌炎

　　心肌炎是一种炎症性过程,通常多数归因于传染性有机体直接侵入心肌,产生心脏毒素,引起慢性炎症应答反应。已有报道,几乎所有感染因子都能引起感染性心肌炎,但是通常大多数与病毒感染有关,在南美洲与锥虫原生动物有关和非洲赤道与心内膜心肌纤维化有关。

　　1. 病毒性心肌炎　起源于急性感染。病毒通过呼吸道或胃肠道侵入循环,它们能感染具有特殊感受器的器官,如心脏上的柯萨奇腺病毒受体。病毒的侵害和复制能够直接导致心肌的损害与溶解。病毒蛋白酶有多重作用,作用之一是降解蛋白质,在肌细胞膜复合物中的肌营养不良蛋白,在一些肌营养不良的患者中呈不正常遗传。病毒抗原激活免疫应答,有助于整除初期感染,但是后期也许会持续。免疫组分包括非特异性细胞因子类,特异性抗体和在一些病例中可以识别肌细胞蛋白质的细胞毒性 T 淋巴细胞。有多重证据表明,病毒感染进程存在潜伏期,此期病毒遗传基因组和病毒蛋白质持续存在。病毒持久性存在及其引起的有害宿主免疫应答所造成的渐进性功能障碍,在人类疾病中还未被清楚阐述(图 21-5)。与其他病因学的心力衰竭相同,病毒感染的后期主要是基因表达的非特异性次级变化和局部、系统性的神经激素应答。

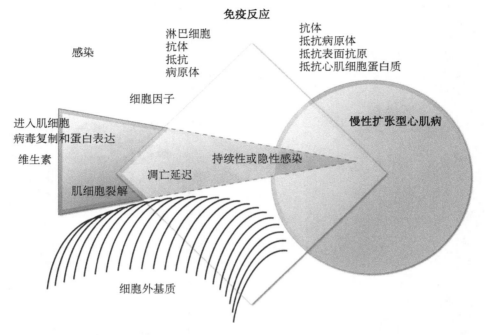

图 21-5　图示通过直接、继发感染和自身免疫应答致扩张型心肌病的可能过程。支持这一过程的多数证据基于动物模型。还不清楚持续感染和持续进行的免疫应答造成了什么程度的慢性期心肌损害

尽管普遍认为病毒性心肌炎是一种后天获得的心肌病,但是报道有家族呈现的临床疾病符合病毒性心肌炎综合征。对这种明显的混合病因学,一种可能的解释是一些遗传变异的心肌细胞表面受体更易与某些特定的病毒相结合,尤其是柯萨奇病毒和腺病毒。

心肌炎的典型临床现象是,一个年轻人经过近期的伴有发热和提示骨骼肌损害的肌痛等病毒感染综合征后,出现几天至数周的渐进性呼吸困难和乏力。一些患者表现为非典型的或类似心绞痛的胸痛,或者伴有胸膜炎,或者由于心肌炎引起某种程度心包炎导致位置性胸痛。以室性心动过速为主要临床表现的患者可能患病毒性心肌炎,但是应该评估是否为肉瘤样病或者巨细胞心肌炎。以来源于心脏栓子引起肺循环和体循环栓塞事件为临床表现的患者,一般早已存在慢性严重的心功能不全。

一小部分患者表现为急性暴发性心肌炎,患者从出现发热的呼吸道综合征到心源性休克引发多器官系统衰竭包括凝血功能障碍这一过程发展急剧。这样的患者常在急诊室给予抗生素治疗后离开医院,当再返回医院就诊时已病危濒临死亡。快速筛查分类患者至关重要,给予高水平的静脉强心药物治疗,偶尔需要机械循环支持,通过提供这些强力支持,有超过 50％ 的这样急性暴发性心肌炎患者可以存活,开始几周患者心功能显著改善,通常可以恢复到接近正常的收缩功能。

许多受病毒性疾病侵害后表现为心力衰竭的患者,实际上患持久性心肌病,该心肌病会急剧恶化,但不是由新的病毒性疾病引起。由任何原因引起的心力衰竭在受到感染后都可以一过性恶化,可能归因于心肌循环细胞因子的抑制作用。左心室显著扩大和左心室充盈压严重升高并不伴有明显肺水肿,提示这是慢性渐进式疾病。在患病毒综合征前,运动耐量逐渐变化的病史进一步支持这一观点。

通常亚急性的表现,心肌病的诊断可由超声心动图证实,进一步评估要确定心肌炎是否存在。肌钙蛋白常轻度升高,肌酸激酶可以通过心肌损伤和骨骼肌损伤释放入血液。在一些病例中,心导管检查可以排除急性缺血。磁共振成像更多地用于心肌炎的诊断,它作为组织水肿和钆增加的证据支持诊

断,特别是心肌中层明显有别于冠状动脉疾病。心肌炎的心内膜心肌活检诊断标准需要有淋巴细胞浸润伴心肌坏死的证据(图 21-6),但是该证据在典型心肌炎表现患者中仅占 10%～20%。许多暴发性心肌炎活检显示仅仅只有明显的组织水肿而没有细胞浸润,在许多不是急性病例中,很可能其特点是具有组织水肿和细胞因子所致的心肌功能抑制,包括一些抗体介导的内皮损伤,而没有显著的细胞浸润。通常检测急性期和恢复期的病毒滴度,但是它从公共健康角度比个体角度可能更重要。

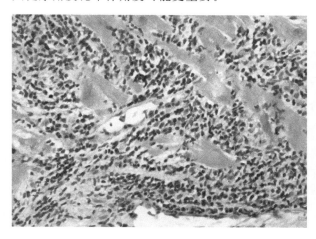

图 21-6　急性心肌炎。 心内膜心肌活检的显微图像显示大量单核细胞浸润和偶尔嗜酸性细胞浸润伴有明显心肌损害。肌细胞细胞核扩大活跃。如此心肌广泛受累将导致在即使炎性应答被抑制下也出现广泛的替代性纤维变性。苏木精和伊红染色,比原始放大 200 倍(图片由 Robert Padera,MD,PhD,Department of Pathology,Brigham and Women's Hospital,Boston 提供)

病毒性心肌炎的治疗,最初直接是针对血流动力学状态的稳定,之后变成调整神经激素拮抗治疗心力衰竭。对暴发性心肌炎表现患者,像前面讨论的要求迅速地评价和治疗。对于亚急性表现的患者,随机对照临床试验显示出,即使活检显示了淋巴细胞浸润的证据,糖皮质激素免疫抑制治疗或者静脉滴注免疫球蛋白,都没有明显的获益。但在缺乏获益证据基础上目前仍然在应用免疫抑制治疗,一部分归因于对于心脏移植后急性排斥的理解。动物实验表明,感染的初期应用免疫抑制治疗会使病毒复制和心肌损伤加剧。然而,对于持续性炎性心肌炎和数周病情进行性下降的患者,为避免心脏移植采用糖皮质激素的治疗经验也可应用。

病毒性心肌炎的真实预后还不清楚,因为多数未被认知的病例可能是自行痊愈,而其他一些病例在没有其他明显原因情况下进展为心肌病。然而,那些最近不到 3～6 个月期间没有明显其他病因患心肌病的患者中,几乎 50% 的患者左心室的射血功能在接下来的 6～12 个月中,会有很大的提高。那些左心室射血功能和直径恢复正常的患者,通常被认为有亚临床心肌病后遗症。神经激素抑制治疗在经调整剂量避免药物不良反应患者能耐受情况下通常要连续治疗。

· 特异病毒

在人类,病毒常被怀疑但很少被证实是引起心肌炎的直接原因。通常涉及的是 RNA 病毒的小核糖核酸病毒科,有柯萨奇病毒、艾柯病毒和脊髓灰质炎病毒等肠道病毒群。流感病毒是另一种与心肌炎有关的 RNA 病毒,它的表面抗原年复一年地发生变化。对于 DNA 病毒、腺病毒、天花、牛痘和疱疹病毒属(水痘带状疱疹。巨细胞病毒,EB 病毒)是公认的心肌炎的原因。从活组织检查遗传分析,细小病毒 B19、柯萨奇病毒、EB 病毒是最常被涉及的因素。细小病毒 B19 作为引起心肌炎和心肌病的原因很难确定,因为有证据表明近 50% 的个体先前感染过这种 DNA 病毒,引起儿童时期传染性红斑。

患有人免疫缺陷病毒(HIV)临床疾病的患者中有 10%～40% 有超声心动图的异常表现。在患有 HIV 的心肌病患者中,可能有其他与心脏有关的病毒导致心脏受累,例如巨细胞病毒和丙型肝炎。抗病毒药物治疗慢性 HIV 能够引起心肌病,包括直接心脏毒素作用和药物超敏反应途径。临床表现很复杂包括心包积液和肺动脉高压。在尸体解剖中发现淋巴细胞性心肌炎的高频事件,在一些病例中证明心肌中有病毒颗粒,与疾病的直接原因一致。

已经反复提到丙型肝炎涉及心肌病,特别是在德国和亚洲。通过干扰素的治疗,心功能也许可好转。这种细胞因子本身可以使心功能短暂下降,细心地调整给药及进行临床评估是关键。乙型肝炎病毒累及心脏不常见,但是可见于系统性脉管炎(结节性多发性动脉炎)。

心脏涉及的其他病毒感染很复杂,在任何全身性细胞因子活化期间超出了心功能下降的范畴,包括腮腺炎、呼吸道合胞病毒、虫媒病毒(登革热和黄热病)、沙粒病毒(拉沙热)。

2. 寄生虫性心肌炎　美洲锥虫病是世界第三大常见寄生虫感染,同时也是最常见的引起心肌病的原因。锥虫属原生动物经常通过猎蝽虫的叮咬而被传染,流行于南美洲和中美洲农村区域。传播也能发生在输血、器官捐献、母婴传播,也能偶然通过经口传播。随着消灭媒介昆虫的进行南美洲的发病率从 1600 万下降到少于 1000 万,但在西方的发达国家被诊断患者却逐渐增加。近 10 万感染患者目前居住在美国,他们大多数是在流行病区感染的疾病。

美洲锥虫病寄生虫血症的急性期通常不被识别,但是在临床上有不到 5% 的患者在感染几周内表现为非特异性症状,偶尔表现为急性心肌炎和脑膜脑炎。在没有抗寄生虫药物治疗情况下,静息期进展缓慢,经过 10~30 年的慢性期超过 50% 患者表现为慢性的心脏和胃肠道症状。出现明显的临床心力衰竭后,5 年生存率不到 30%。

多种发病机制是复杂的。寄生虫本身就能够引起肌细胞的溶解和原发的烟胺比林药物损伤,特异性免疫应答能识别出寄生虫或者有关联的抗原,并导致在缺乏探测到寄生虫的情况下,慢性免疫的活化。分子技术可以在感染个体显示出持续存在的寄生虫 DNA 碎片。寄生虫感染的更确切的证据是心脏移植后,免疫抑制药应用期间寄生虫皮疹病灶的出现。在后病毒心肌炎时期,与持续感染和继发性自身免疫损害有关的作用还没有明了(图 21-5)。美洲锥虫病进展的额外因素是自律性功能障碍和微血管的损害也许会导致心脏和胃肠疾病。

美洲锥虫病的典型特征是传导系统的异常,特别是窦房结、房室结功能障碍和右束支阻滞。心房颤动和室性快速型心律失常也会发生。小的心室壁瘤也很常见,尤其在心尖部。扩张的心室尤其易形成血栓,引起肺循环和体循环栓塞。IgM 的酶联免疫吸附测定在诊断上很大程度上代替了以前的补体结合试验。

疾病晚期的治疗聚焦在疾病的临床表现上,治疗心力衰竭、起搏器或除颤起搏器应用和抗凝治疗,然而更加强调慢性期的抗寄生虫药物治疗。最常见的有效的抗寄生虫药物是苄硝唑,都有复杂的严重的不良反应,包括皮炎、胃肠道不良反应和神经病变。无主要心外疾病的患者器官移植之后,被要求终身抑制感染反应治疗。

非洲锥虫病的感染起因于采蝇的叮咬,能发生在非洲出行时的暴露旅行者中。非洲西部的病原是锥虫属布鲁斯亚种,病情经数年缓慢进展。非洲东部的病原是锥虫属布鲁斯亚种,起病快,通过外周血管浸润致心肌炎和心力衰竭,经常发生心律失常。诊断依据是在血液中、淋巴结或其他感染的地方发现锥虫。理想的药物治疗进展有限,取决于疾病的类型和阶段(血淋巴学的或神经病学的)。

弓形虫病感染途径包括通过没有煮熟的受感染的牛肉和猪肉、猫科动物的粪便、器官移植、输液、母婴传播等。免疫功能受损的宿主处于对潜伏感染包囊再次激活的高风险中。在死于艾滋病的患者中,尸检证实 40% 有包囊。弓形虫病可能表现为脑炎和脉络膜视网膜炎,在心脏可以导致心肌炎、心包积液、缩窄性心包炎和心力衰竭。对免疫妥协宿主的疑似诊断证据包括心肌炎和弓形虫病的血清学证据。在心肌上的偶然采样可以发现囊肿。联合治疗包括乙胺嘧啶、磺胺嘧啶和克林霉素。

旋毛虫病由通过摄入未烹饪熟肉类中的旋毛线虫幼虫引起。幼虫迁移骨骼肌肉引起肌痛、乏力、发热。眼眶周围和面部水肿,结膜和视网膜出血也可见到。尽管幼虫有时偶尔侵入心肌,但临床心力衰竭少见。一旦出现心力衰竭,应该归因于嗜酸性细胞的炎症应答。诊断来自特异性血清抗体,嗜酸性细胞增多症的存在进一步支持诊断。如果炎症严重,治疗包括抗蠕虫药和糖皮质激素类。

棘球属的心脏受累是少见的,但包囊在心肌和心内膜可以形成或破裂。

3. 细菌感染 大部分细菌感染可以累及心脏,偶尔通过直接侵入和脓肿形成,但是很少发生。严重感染和脓毒血症通过全身性炎症应答引起收缩性下降。白喉在几乎 50% 的患者会影响到心脏,也是这种感染患者最常见的死因。疫苗的应用使这种疾病的发病率更多见于不常规应用疫苗的农村地区和失去免疫力的老龄人口。杆状菌释放毒素损害蛋白质的合成,特别是传导系统。应该尽快给予特异抗毒素治疗,比抗生素优先。其他影响心脏的全身性细菌感染包括布氏菌病、衣原体属、军团菌属、脑膜炎球菌、支原体属、鹦鹉热、沙门菌感染,它们的治疗为直接针对全身性感染。

梭状芽孢杆菌感染通过释放毒素,引起心肌损伤。在心肌中可以检测到气泡,在心肌和心包膜内偶尔也会形成脓肿。β 溶血性链球菌感染通常与急性风湿热有关,特点为心肌瓣膜和全身结缔组织的感染和纤维化,也能通过单核细胞局灶和弥散浸润而引起心肌炎。

结核病可直接涉及心肌,也通过结核性心包炎影响心脏,但该疾病通过抗生素治疗很少发生心脏影响。惠普尔疾病由吸收障碍菌属引起。常见表现见于胃肠道症状，但是心包炎、冠状动脉炎、心瓣膜病变和临床心力衰竭偶然也会发生。多重抗结核药治疗有效，但是即使在给予了合适的治疗，疾病也可能恶化。

4．其他感染

（1）螺旋体心肌炎的诊断是通过心肌活检，包括博氏包柔螺旋体引起的莱姆病，莱姆心肌炎通常表现为关节炎和传导系统疾病，经抗生素治疗1～2周后缓解，很少引起临床心力衰竭。

（2）真菌性心肌炎的发生可以为血源性的或其他部位感染播散而来，被形容为曲霉菌病、放射菌病、芽生菌病、念珠菌病、球孢子菌病、隐球菌病、组织胞浆菌病和毛霉菌病，然而心肌感染并不是这些感染的主要临床特征。

（3）立克次体感染、Q 热、斑疹热和恙虫热斑疹伤寒，经常伴有心电图的演变，但是大多数临床特征与全身性血管受累有关。

非感染性心肌炎

心肌炎可以发生在没有明显先前感染的情况下。一个非感染性炎症的范例是心脏移植排斥，其心肌抑制是可以快速发生和逆转，非细胞性调解因子如抗体和细胞因子及淋巴T细胞起了重要作用，心肌抗原会在严重的物理损伤和病毒感染中暴露出来。

非特异性感染的最常见诊断是肉芽肿性心肌炎，包括肉瘤样病和巨细胞性心肌炎。肉瘤样病是多系统疾病，最常见影响肺部，在非裔美国年轻男性中有较高的患病率。肺部有类肉瘤的患者具有心脏受累的高风险性，但是心脏的肉瘤样病也可以发生在没有肺部疾病、没有性别之分的中年白种人。疾病的区域集中发病支持了一种怀疑，即肉芽肿性反应是由感染或周围环境的变应原所触发的，但是未经证实。

心脏肉芽肿的部位和密度、病程、心脏以外涉及的程度，具有显著的变化性。患者可能表现为迅速发生的心力衰竭和室性快速心律失常，传导阻滞，胸痛综合征，或者是较少的心脏体征发现伴有视觉受累，浸润性皮疹，或者是非特异性发热。经过数月或数年之后剧烈的心脏症状后，他们的症状也可能表现得不那么急剧。如果不伴随冠状动脉疾病的心力衰竭最初表现以室性心动过速或者是传导阻滞为主要特点，应该高度怀疑肉芽肿性心肌炎。

随病程变化，心室可能会表现出限制或是扩张，经常以右心室为主。小心室壁瘤很常见。即使在缺乏临床肺部疾病的基础上，胸部的 CT 检查经常显示出肺部的淋巴结病。整个胸部的代谢成像[正电子发射断层术（PET）]可以突出显示摄取葡萄糖活跃的活动性结节病病灶。心脏磁共振成像（MRI）可以识别心脏可能的炎性区域。为了除外慢性肉芽肿感染，诊断通常需要病理学认证。扩大的纵隔结节的活组织检查也许可以提供最高的检出率。肉瘤样病散在的肉芽肿可能会被心脏活检所错过（图21-7）。

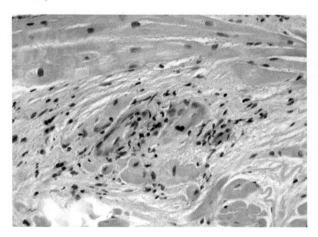

图 21-7　肉瘤样病。 心内膜心肌活检的显微图像显示出肉瘤样病的非干酪化肉芽肿伴随典型的间质纤维化。特殊染色未发现微生物及异物。苏木精和伊红着色，比原始放大 200 倍（图片由 Robert Padera, MD, PhD, Department of Pathology, Brigham and Women's Hospital, Boston 提供）

肉瘤样病的免疫抑制治疗是应用大剂量的糖皮质激素，它对心律失常比对心力衰竭来说更有效。整体来看起搏器和置入心脏转复除颤起搏器能够阻止危害生命的心脏传导阻滞和室性心律失常。因为炎症经常变成广泛的纤维化，会损害心脏功能和提供心律失常的折返传导路径。肉芽肿没有广泛形成，预后是最好的。

巨细胞性心肌炎比肉瘤样病少见，在心肌炎活检中阳性病例占 10%～20%。巨细胞性心肌炎的典型表现是迅速加重的心力衰竭和快速性心律失常。广泛的炎性浸润造成的弥漫肉芽肿性损害，不大可能在心脏心内膜活检中漏诊。伴随症状是胸腺瘤、甲状腺炎、恶性贫血、其他自身免疫性疾病和偶然的新近感染。糖皮质激素的疗效不如肉瘤样病效果好,有时联合其他免疫抑制药。病程程通常是快速恶化,需要紧急移植。尽管临床表现严重和心肌组织学比肉瘤样病更突出,但偶尔发现巨细胞性心肌炎发生在肉瘤样病后,提示某些病例可能是一种相似疾病的不同临床阶段。

过敏性心肌炎通常是一种预想不到的诊断,活检显示出淋巴细胞和伴有大比例嗜酸性粒细胞的单核细胞浸润(有时成为嗜酸性粒细胞性心肌炎,这不应该和高嗜酸粒细胞综合征混淆,它循环中嗜酸性粒细胞引起心内膜心肌纤维化)。通常造成这种反应归因于抗生素,特别是长期用抗生素的,但是噻嗪类、抗惊厥药、吲哚美辛和甲基多巴也经常涉及。高剂量的糖皮质激素可以用于治疗。

心肌炎与全身性感染疾病相关,例如多发性肌炎和皮肌炎。有时也用来解释其他炎性疾病的心脏阳性发现,例如系统性红斑狼疮,最常引起心包炎、脉管炎、肺动脉高压,或者是加速冠状动脉疾病的原因。

围生期心肌病发生在妊娠末期,或者发生在妊娠后的前 6 个月,发生的概率是 1:15 000～1:3000。发生机制仍然有争议,但是已经涉及炎症。危险因素包括母亲高龄,产次增加,双胞胎,营养不良,早产儿的子宫收缩治疗,先兆子痫和妊娠期毒血症。妊娠所引起循环需求的增加,能加重其他临床上未识别的心脏疾病,对做出围生期心肌病诊断至关重要的是,没有证据表明妊娠前存在心脏疾病。

以前在尼日利亚,习俗新妈妈盐摄入量增加和躺在温暖舒适的床里,很可能造成分娩后过度循环容量损害,分娩后早期经常发生心力衰竭。在西方,淋巴细胞性心肌炎经常在心肌活检中发现。有假说认为,这种炎症应答增加了病毒性心肌炎和自身免疫心肌炎的易感性,归因于拮抗心肌的抗子宫抗体的交叉反应性。基于动物模型提出的另一种机制包括催乳素裂解碎片。

中毒性心肌病

报告显示心肌毒性反应与多个环境及药理因素有关。通常心肌分别在高暴露或过量用药时会出现心肌毒性反应。在出现心肌毒性反应时,急性心肌梗死心电图和血流动力学异常可能反映出药物的直接毒性作用和全身毒性。

1. 酒精 是引起慢性扩张型心肌病最常见的毒素。过度饮酒可能造成 10% 以上的心力衰竭病例,包括瓣膜病和先前出现的梗死等原发性病因等

病例的恶化。酒精及其主要的代谢产物乙醛都能引起心肌毒性反应。编码乙醛脱氢酶和血管紧张素转化酶基因的多态性增加了酒精性心肌病发病的风险。维生素缺乏和有毒的酒精添加物很少与酒精性心肌病有关。连续 5～10 年每天饮酒 6 杯(约 4 盎司的纯乙醇)足以在正常的心脏产生心肌病。但频繁大量的饮酒亦足以引发心肌病。然而,许多患酒精性心肌病的患者心功能是完备的,没有明显的酗酒特征。

在心力衰竭症状出现之前,可以诊断到心脏舒张功能障碍、轻微心室扩张及亚临床收缩功能不全。心房颤动很常见。严重的酒精性心肌病的心肌损伤既有永久性心肌损伤,也有停止饮酒后可逆的大量短暂性心肌损伤。药物治疗包括抗神经内分泌拮抗药和输液治疗所需的利尿药。注意避免戒断现象加重心力衰竭和心律失常的恶化及对症支持治疗。戒酒 3～6 个月后,即使重度心力衰竭也会有明显的改善。只有待戒酒的时间足够长后,方可延迟置入式除颤器。如果戒酒后射血分数显著提高,则不用置入式除颤器。如果继续饮酒,预后情况会很糟糕。

可卡因、苯丙胺和相关的儿茶酚胺类兴奋药能够引起慢性心肌病及急性缺血和心动过速,其病理显示为小血管缺血引起微梗死。嗜铬细胞瘤也发现类似的结果。

2. 化疗 药物是导致心肌病的最常见药物。因为许多癌症的治疗是一个漫长的过程并且预后不良的情况不亚于心力衰竭,因此需要在平衡恶性肿瘤风险与心脏毒性风险的情况下谨慎用药。

蒽环类药物引起空泡变性和肌纤维减少的特征性组织学变化。目前,对造成心肌损伤和心肌纤维化的最好的解释是血红素相关的活性氧簇的生成。肌联蛋白的断裂可能会造成肌节减少。蒽环类药物引起的心肌病有 3 种表现。单剂量的给药会使急性心力衰竭恶化,但临床上几周内会好转。3% 的心力衰竭患者在慢性治疗中或慢性治疗后会早发多柔比星心脏毒性。这与多柔比星的总剂量有关。多柔比星心脏毒性可能会迅速恶化,但也可能会改善从而恢复心室功能。青春期前还是青春期后给药,其慢性进展是不同的。青春期接受多柔比星治疗的患者心脏的发展不足以将心功能支持到 20 岁初。青春期后接受多柔比星治疗,会发生慢性症状或者会产生流感、心房纤颤等急性发作的可逆的心肌损伤。多柔比星引起的心肌病,心室腔是不大的,这可能与心肌纤维化有关。这会使每搏量骤减,使射血分数

降低到原来的 30% ～ 40%，其他典型的心室扩张型心肌病患者能很好地耐受射血分数的骤减。治疗心力衰竭时要注意仔细抑制"不适当"窦性心动过速和这些患者中可能出现的直立性低血压。原来认为有些多柔比星心肌病患者需要很多年治疗。但研究发现，经仔细治疗后这些患者能够恢复到接近正常的临床功能并保持很多年。

曲妥珠单抗是一种单克隆抗体，能减少对肿瘤细胞的增长和心脏适应性至关重要的细胞表面受体的形成。曲妥珠单抗引起的心肌毒性损害弱于蒽环类药物，但联合使用这两类药物时会加大对心肌毒性损害。尽管曲妥珠单抗对心肌损害多数是可逆的，但是仍有不可逆的造成一些患者心力衰竭甚至死亡。心力衰竭疗法同蒽环类药物心肌毒性的疗法相同。但目前仍不清楚神经激素的拮抗药是否能够同时提高自然改善率。

环磷酰胺及异环磷酰胺引起的心肌毒性损害发作较急且与高剂量有关。氟尿嘧啶、顺铂及一些其他的烷化剂能引起偶尔导致不完全收缩的冠状动脉痉挛反复发作。针对恶性肿瘤的许多小分子酪氨酸激酶抑制药正在研发中。尽管这些抑制药以特异的肿瘤受体或信号通路为"靶点"，但是信号通路的生物保守性会导致抑制药在心脏和脉管系统产生"脱靶效应"。急性使用干扰素 α 能够引起低血压和心律失常。反复长期用药会引起临床心力衰竭，但停药后心力衰竭会消失。

3. 其他药物 能够引起心肌毒性损害的其他治疗性药物也包括羟氯喹、氯喹、依米丁及抗反转录病毒药物。

4. 暴露 在事故中，毒性暴露最易引起急性心律失常和呼吸系统损伤。慢性暴露可以引起心肌毒性损害，包括碳氢化合物、氟碳化合物、砷、铅和水银。

扩张型心肌病的代谢原因

1. 内分泌紊乱 影响心脏等多个器官及系统，包括心脏。在正常的心脏中，甲状腺功能亢进症和甲状腺功能减退症通常不能直接引起心力衰竭但常能加重心力衰竭。现在认为心力衰竭患者的甲状腺功能紊乱是由使用胺碘酮引起的，碘胺酮是一种含有大量碘的药物。临床上甲状腺疾病的临床表现可能多是隐匿的。因此，甲状腺功能检测是临床发现心肌病的一种常规方法。治疗甲状腺功能减退症时应该缓慢地按比例增加剂量以避免心动过速和心力衰竭恶化。甲状腺功能亢进症可以被认为是心房颤动和室性心动过速的诱因，这种心房颤动的快速心室反应很难控制。在可能导致心力衰竭进行性恶化的抗甲状腺药的滴定过程中，同时患有甲状腺功能亢进症和心力衰竭是很危险的，为此应该密切观察，并通常需要住院治疗。嗜铬细胞瘤是一种罕见病。当患者有心力衰竭、血压和心率不稳定且有时伴有心悸症状时，应当注意是否是由嗜铬细胞瘤引起的。多数嗜铬细胞瘤患者有直立性低血压表现。除了 α 肾上腺素受体拮抗药治疗外，确定性治疗还需要外科切除。肾动脉狭窄导致的高肾素水平可以导致射血分数适度下降，心室轻度扩张或不扩张；还可导致与血管张力和血管内容量突然变换有关的显著的一过性肺水肿症状。

对糖尿病和肥胖能否足以引起心肌病仍存争议。多数糖尿病患者的心力衰竭是由心外膜冠状动脉疾病引起的，并发的高血压、肾功能不全会进一步增加冠状动脉的风险。出现心肌病的部分原因是胰岛素抵抗和高级糖基化终产物的增加。后两者能影响心脏收缩和舒张功能。然而，多数功能紊乱可以归因于局灶性心肌缺血。这种缺血是由远端冠状动脉变细和微血管灌注不足引起的，而冠状动脉近端却没有局部狭窄。糖尿病、高血压、高龄、女性是射血分数正常的心力衰竭的典型危险因素。

人们普遍认为心肌病是由肥胖引起的。除糖尿病、高血压、代谢性血管炎引起的心血管受累外，肥胖本身可以使额外的容量负荷排出受阻，而随着时间的推移，额外的容量负荷排出受阻能够导致室壁张力增加及继发性神经体液反应。脂肪组织对利钠肽的快速清除可能导致液体潴留。如果有收缩功能障碍，但没有明显心室扩张的肥胖患者所患的心肌病没有明显的病因，实际下降的体重与射血分数和心脏功能的明显改善有关。

2. 营养不良 可以偶尔引起扩张型心肌病，但在发达的西方国家营养不良性心肌病不常见。在营养不良人群和从酒中获得大部分热量的患者中，硫胺素缺乏引起的脚气病性心脏病可能源于营养不良。据报道，仅食用高度加工食品的青少年易患硫胺素缺乏引起的脚气病性心脏病。这种扩张型心肌病开始是伴有高排血量心力衰竭的血管扩张状态继而是低排血量心力衰竭状态；补充硫胺素能够使心血管功能迅速恢复。肉碱代谢异常可以引起扩张型或限制型心肌病，易儿童居多。硒等微量元素的缺乏可以引起心肌病（克山病）。

钙离子是兴奋收缩耦联所必需的,作为一种强心药使用。常见于甲状旁腺功能减退症(尤其是术后甲状旁腺功能减退症)或肠功能紊乱(腹泻综合征和肠广泛切除)的慢性缺钙能够引起严重的慢性心力衰竭,为此需要数日或数周钙补充。磷酸盐是有效的能量传递和多信号传导通路所需的高能化合物的成分。低磷血症可以在饥饿时、长时间节食后快速补液时易发生,在高营养时也偶有发生。镁是依赖硫胺素的反应和钠-钾 ATP 酶的辅助因子。低镁血症极少能引起临床心肌病。

3. *血色素沉着症* 可分为代谢病或贮积症。血色素沉着症是造成限制型心肌病的病因之一,但限制型心肌病的临床症状通常表现为扩张型心肌病。常染色体隐性遗传与 HFE 基因有关。因为10%的人群有 HFE 基因杂合子突变,该病的临床患病率可能高达 0.2%。疾病的低外显率表明其他基因和环境因素在基因表达中的作用。血色素沉着症的临床症状包括:肝硬化、糖尿病、性腺功能减退。血色素沉着症也可以由溶血性贫血和输血导致的铁超负荷引起。过多的铁蓄积在心肌细胞核周隔室,破坏细胞内结构和线粒体功能。可以通过测量血清铁和转铁蛋白饱和度迅速诊断,男性阈值为大于 60%,女性大于45%~50%。磁共振成像可以定量分析肝和心脏中铁的含量。心内膜心肌的活组织检查时铁可以着色而被检查出来(图 21-8)。如果能够早期诊断出来,血色素沉着症可以通过反复的静脉切开放血来移除铁。对于更加严重的铁超负荷来说,如果心肌细胞损伤和纤维化不太严重,使用去铁胺(去铁敏)或地拉罗司进行的铁螯合疗法能够提高心脏的功能。尽管先天性代谢障碍通常与限制型心肌病有关,但呈现出扩张型心肌病的情况偶有发生(表 21-4)。

家族性扩张型心肌病

家族性扩张型心肌病的发病频率已经增长到约30%(表 21-3)。公认的家族性综合征是肌肉萎缩症。杜氏肌肉营养不良症和更加良性的贝氏肌营养不良症是由肌纤维膜的 X 染色体相关的抗肌萎缩蛋白基因引起的。骨骼肌病属于多个其他遗传性心肌病(表 21-3),有些骨骼肌病与肌酸激酶升高有关。线粒体肌病与不同程度的骨骼侵犯有关。在活组织检查中表现出"边缘模糊的红纤维"的特征。一些线粒体肌病的患者会出现眼睑下垂的症状。与线粒体异常有关的能量不足以引起多系统综合征。其他的家族性代谢缺陷多表现为限制型心肌病,但有时可

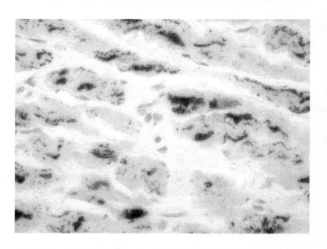

图 21-8 **血色沉着病。**心内膜心肌活检的显微图像显示心肌细胞内有广泛的铁沉积,铁沉积着普鲁士蓝色(原始放大倍数 400 倍)(Image courtesy of Robert Padera,MD,PhD,Department of Pathology,Brigham and Women's Hospital,Boston.)

以通过电镜下心内膜心肌活检确诊。

有房性心律失常史、心脏传导系统疾病、心肌病史的家族可能有核膜核纤层蛋白的异常。尽管所有扩张型心肌病都有发生猝死的危险,但是有心肌病家族史猝死的风险增高,怀疑与有特定的致心律失常基因突变有关;即使在满足猝死一级预防所需的降低的射血分数正常值之前,也可以考虑为相关家族成员置入除颤起搏器。

未临床诊断为心肌病之前,有显著的猝死和室性心动过速病史表明编码桥粒蛋白的基因缺陷,这种缺陷可以引起心室发育不良性心律失常(图 21-9)。最初认为这种失常只影响右心室[右心室发育不良性心律失常(ARVD)],现在发现这种失常同样可以影响左心室。患者首先表现为室性心动过速。桥粒蛋白的基因缺陷破坏了肌细胞的连接处和粘连,导致脂肪沉积替换心肌。在超声心动图上能够看到薄心室壁,在 MRI 上看得更清楚。这种蛋白同样可以影响头发和皮肤,在某些情况下导致发生独特的"羊毛状发"综合征及手掌和脚掌发厚。预防猝死要置入除颤起搏器。对于右、左或双心室心力衰竭疗效已经有了不同的进展。

左心室心肌致密化不全是一种检出率未知的症状。但随着成像技术的成熟,包括首先出现的二维超声心动图和最近出现的磁共振成像,检出率不断提高。诊断标准包括左心室远端乳头肌有多个小梁形成,形成海绵状的顶体。左心室致密化不全与肌

节及 tafazzin 等其他蛋白质的多基因遗传变型有关。左心室致密化不全可能偶然诊断出，或者是在那些携带之前诊断出明确的扩张型、限制型、肥厚梗阻性

心肌病的患者中诊断出。三个最主要的临床特征是室性心律失常、栓塞和心力衰竭。治疗通常包括抗凝和考虑置入除颤起搏器。

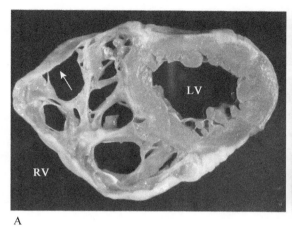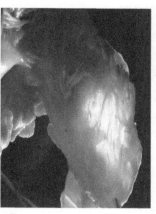

图 21-9　右室发育不良性心律失常。移植时去除的病理标本的横截面切片显示右心室严重发育不良伴右心室心肌广泛的脂肪替代。透照法（B）显示相当薄的右心室游离壁（图片由 Richard Mitchell，MD，PhD，Division of Pathology，Brigham and Women's Hospital，Boston 提供）

一些家族易发生病毒诱导性心肌炎。这种倾向性可能是由结合病毒蛋白的柯萨奇病毒-腺病毒受体等细胞表面受体的变异引起的，还可能是由于心肌与病毒蛋白具有部分同源性从而引发了针对心肌的自身免疫反应。

家族性扩张型心肌病的治疗主要是根据疾病的临床阶段和猝死的风险治疗。有时家族病因学有助于预后的判断，特别是在新的诊断后关于恢复的可能性预测。对于家族性疾病来说，恢复的可能性不太大。而对于后天获得性疾病，经常可以恢复。病情进展的速度在某种程度上是遗传的，尽管可以明显看到进展的速度不尽相同。但是临床上也有急性发病后有明显缓解的病例，这些病例可能经历了类似感染性心肌炎的可逆的损伤。

基因检测对检测扩张型心肌病不太奏效。我们对扩张型心肌病的认知与 10 年前对肥厚型心肌病的认识相似。最新的分子技术、动物模型、心肌病患者数据库都能促使表 21-3 中显示的数据快速增加。然而，偶然确诊的先天性心脏病，其全身性的症状和临床进展对继续以每次一个家庭每次一个基因的方式推进这个领域仍然很重要。

章鱼壶心肌病

突然的情绪紧张和生理应激后产生的心尖球囊

样综合征（亦称压力感应型心肌病）好发于老年女性。发病时，心室球状扩张，收缩功能正常，形似日本用来诱捕章鱼的一种窄口瓶（章鱼壶）。该病首先在日本发现，后来不断得到其他国家的认可，但是在 ICU 接收非心源性病症时可能察觉不到。临床表现包括：肺水肿、低血压、像心肌梗死一样有心电图改变的胸痛。左心室功能不全超过冠状动脉的特殊分布，通常在几天到几周会缓解，但 10% 的患者可能会再次复发。动物模型和心室活检显示，急性心肌病可能源于伴有心肌自主神经支配差异性的交感神经强烈兴奋、发散性微血管痉挛和（或）儿茶酚胺毒性。可能需要使用冠状动脉造影排除急性冠状动脉闭塞。目前还没有特别有效的疗法，但合理的治疗方案包括：使用硝酸盐类治疗肺水肿、使用低排出量的主动脉内气囊泵、如果血流动力学稳定则联合应用 α 受体阻滞药和 β 受体阻滞药治疗而不是单用 β 受体阻滞药、使用镁治疗 QT 间期延长相关的心律失常。由于抗凝偶尔引起心室穿孔，因此一般不使用抗凝。

特发性扩张型心肌病

特发性扩张型心肌病是一种排除所有其他已知因素的排除性诊断。约 2/3 的扩张型心肌病仍被标记为特发性的。但是，这些心肌病绝大部分可能反

映出未被发现的遗传病。反复寻找病因常能够在患者的治疗过程中发现具体病因。

各种心肌病的重叠

三种类型心肌病的病因学和表现之间存在的多个重叠表现了我们的表型分类的局限性。收缩功能减低但心室扩张不严重的心肌病可以表示扩张型心肌病早期、"扩张极低的心肌病"或心室壁无明显增厚的限制型心肌病。例如,结节病和血色素沉着症即可表现为扩张型心肌病,也可表现为限制型心肌病。淀粉样变性的早期阶段有时表现为扩张型心肌病,但也可能被误诊为肥厚型心肌病。肥厚型心肌病有时会发展到"烧尽"阶段,出现收缩功能减低和心室扩张。遗传性代谢失调引起的重叠尤为常见。这些重叠可以表现为图 21-4 中三种主要表型的任意一种。

限制型心肌病

三种心肌病中限制型心肌病是最少见的。限制型心肌病的主要特征为:常伴轻微心肌收缩力下降与射血分数下降(通常＞30％～50％)的舒张功能异常、双房扩大(有时严重扩大)、常伴舒张末期容积小于 6cm 的左心室轻度扩张、伴心排血量不变至疾病末期两心室的舒张末期压力升高。运动耐量轻微下降通常是首发症状,但通常直到出现充血症状时才会被确认。限制型心肌病多表现为水肿、腹部不适、腹水等右侧心力衰竭的症状,尽管双心室的充盈压力均出现提高。心脏搏动比扩张型心肌、肥厚梗阻性心肌病弱。在窦性心律中第四心音比第三心音更常见,但心房颤动也常见。颈静脉压常显示快速 Y 倾斜,并且在吸气时可能上升(Kussmaul 征阳性)。大多数限制型心肌病的发病原因包括肌细胞之间异常物质的渗入、肌细胞内代谢物质的蓄积或者纤维化损伤(表 21-6)。

表 21-6　限制型心肌病的病因

心肌浸润
淀粉样变性
　　原发性(轻链淀粉样变性)
　　家族性(甲状腺素运载蛋白异常)[a]
　　老年性(甲状腺素运载蛋白正常或心房肽)

遗传性代谢障碍[a](见表 21-4)
心肌细胞内物质蓄积
血色素沉着症[a]
遗传性代谢障碍[a](见表 21-4)
　　法布里病
　　糖原贮积病(Ⅱ、Ⅲ型)
纤维化
辐射
硬皮病
心内膜心肌的病变
可能相关的纤维化病
　　热带心内膜心肌纤维化症
　　高嗜酸性粒细胞综合征
类癌综合征
辐射
药物:如血清素、麦角胺
与其他心肌病的重叠
肥厚型心肌病/"假肥厚型心肌病"[a]
　　"扩张极低的"心肌病
　　　扩张型心肌病早期
　　　扩张型心肌病恢复期
肉状瘤病
结节病特发性的[a]

[a]. 可以是家族性的

浸润性疾病

淀粉样变性是引起限制型心肌病(图 21-10 至图 21-12)的主要病因,多由免疫球蛋白轻链的异常生成造成的"原发性淀粉样变性"所致。家族性淀粉样变性由甲状腺素和视黄醇的载体蛋白甲状腺素运载蛋白中的常染色体显性遗传基因突变所致。这种突变在非裔美国人较常见,在白种人中不多见。继发于其他慢性疾病的淀粉样变性很少涉及心脏。伴有正常的甲状腺素运载蛋白或心房钠尿肽沉积的老年淀粉样变性进展缓慢,在 70 年以后会十分常见。

淀粉样蛋白侵入心肌,好发于心脏传导系统和冠状血管。典型的临床表现是传导阻滞、自主神经病变、肾损伤及皮肤偶尔增厚症状。心电图低电压,心室壁增厚相结合,即可诊断为心脏淀粉样变性。超声心动图的特征性表现是室间隔的折光强度,但这种超声表现敏感性和特异性均不高。此病,双心

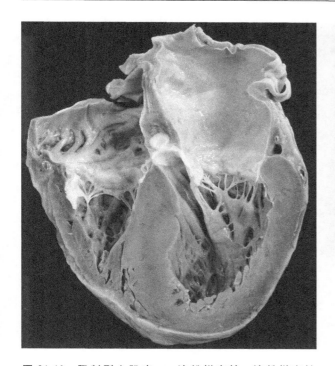

图 21-10　限制型心肌病——淀粉样变性。淀粉样变性心脏的大体标本。心脏非常坚固，并像蜡质切面一样光滑。心房明显扩张。左心房心内膜，通常很光滑，具有黄棕色淀粉样蛋白沉积。沉积为其表面带来纹理（图片由 Robert Padera, MD, PhD, Department of Pathology, Brigham and Women's Hospital, Boston 提供）

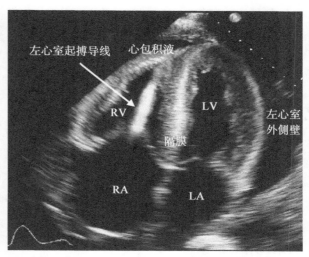

图 21-11　限制型心肌病——淀粉样变性。超声心动图显示两个心室的心壁加厚，无重大腔扩张。心房明显扩张，与长期升高的心室充盈压保持一致。在本例中，存在心肌的特征性超折射"光亮"。这种"光亮"是淀粉样浸润的特征，但却经常不出现（尤其是最近使用分辨率更高的超声心动图系统时）。二尖瓣和三尖瓣增厚。在右心室可以看到起搏器导线。心包积液很明显。注意，超声心动图和病理图像是上下相反的。按约定在超声图像右上方的左心室位于病理图像的右下方（图片由 Justina Wu, MD, Brigham and Women's Hospital, Boston 提供）

房均有扩大，通常扩大相当明显。通过腹部脂肪组织和直肠活组织检查可以诊断是原发性淀粉样变性还是家族性淀粉样变性，但心肌活检最能可靠地诊断心脏淀粉样变性（图 21-12）。主要根据症状选择疗法。经常使用高剂量的利尿药治疗液体潴留。与淀粉样纤维结合的地高辛可以达到毒性水平，因此，对心脏淀粉样变性纤维化的患者只能使用低剂量的地高辛治疗。目前还不存在关于使用神经激素拮抗药治疗心肌淀粉样病的证据。如果想采用此疗法，必须权衡使用神经激素拮抗药可能产生的理论价值及由于自主神经病发作和依赖心率储备而可能产生的不良反应孰轻孰重。由于存在出现心内血栓的风险，因此患者需要长期服用抗凝药物。一旦出现心力衰竭，原发性淀粉样变性的平均生存期为 6～12 个月。使用化学疗法（泼尼松、美法仑、硼替佐米）治疗多发性骨髓瘤时，化疗的程度常受潜在的心功能不全不断恶化的限制。秋水仙碱可以治疗炎症相关的心肌淀粉样变性。甲状腺素转运蛋白相关的心肌淀粉样变性需要心脏及肝移植，而老年人

心肌淀粉样变性可以使用普通心力衰竭治疗方法进行治疗。免疫球蛋白相关的心肌淀粉样变性可以用心脏移植和择期骨髓移植治疗，但移植的心脏也会反复发生心肌淀粉样变性。

代谢途径障碍导致的心肌病

代谢途径的多基因遗传性障碍可以导致心肌病，机制是异常物质的渗入或心肌细胞间包含异常物质的细胞和由于异常物质蓄积于心肌细胞内而产生的贮积症（表 21-4 和表 21-6）。限制型心肌病最常见但是也会发生轻度的心室扩张。与肥厚型心肌病类似，异常物质的增多导致心肌细胞的增厚成为"假肥大"。这些心肌病多在童年期即被诊断。

溶酶体的 α 半乳糖苷酶 A 缺乏引起法布里心肌病。基因突变率大于 1/160。这种鞘糖脂代谢紊乱是 X 连锁隐性遗传，可以在女性携带者中引起临床症状。糖脂可能堆积于心肌、皮肤和肾中。电镜下观察心内膜心肌活检组织可以发现板层状同心圆的

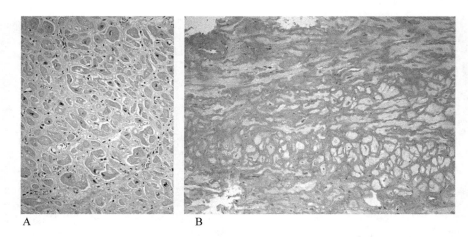

图 21-12 **淀粉样变性——心肌淀粉样蛋白的显微图像。** 左图(苏木精-伊红染色)显示浸润心肌细胞间似玻璃、灰粉色无定形物。心肌细胞被染上深粉色。右图显示硫酸蓝染色,淀粉样蛋白用绿色显示,心肌细胞用黄色显示(刚果红染色也可用于突出显示淀粉样蛋白;在偏振光下,染为刚果红的淀粉样蛋白将显示苹果绿双折射)。该图比原图放大 100 倍(图片由 Robert Padera,MD,PhD,Department of Pathology,Brigham and Women's Hospital,Boston 提供)

囊泡样结构(图 21-13)。诊断是非常重要的,酶替代疗法可以减少异常物质的沉积并改善心功能。酶替代疗法也可以延缓戈谢病的进程。戈谢病是一种 β 葡糖苷酶类物质缺乏引起的富含脑苷脂的细胞在多器官中累积。富含脑苷脂的细胞侵入心脏引起出血性心包积液和瓣膜病。

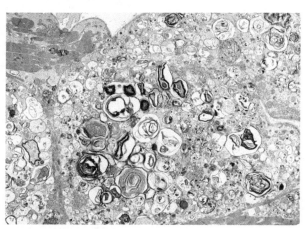

图 21-13 **法布里病。** 高放大倍率下右心室心内膜心肌活检的透射电子显微镜照片显示 α 半乳糖苷酶 A 的缺乏产生的溶酶体酶的特征性同心层状包涵体累积。该图比原图放大 15 000 倍(图片由 Robert Padera, MD, PhD, Department of Pathology, Brigham and Women's Hospital, Boston 提供)

糖原贮积病可以导致溶酶体储存产物的积累和细胞内糖原的积累,尤以脱支酶缺乏引起的糖原贮积病Ⅲ为代表。共有 10 余种黏多糖病,其中常染色体显性遗传或伴 X 染色体的溶酶体酶缺乏能使黏多糖在骨、神经系统、心脏沉积。多数患有特殊面容、矮小症、频繁的认知损害的个体都在童年期被诊断,成年期前死亡。

卡尼汀是长链脂肪酸代谢中重要的辅因子。多重缺陷可引起卡尼汀缺乏。卡尼汀的缺乏引起细胞内脂质包涵体的形成,并造成扩张型或限制型心肌病。这种情况常发生在儿童。脂肪酸氧化的代谢步骤很多都需要特殊酶。这些有可能缺乏的特殊酶与卡尼汀有着复杂的关系。根据缺陷不同,可以通过替代脂肪酸中间产物和卡尼汀改善心脏和骨骼肌病变。

最近有人将两种单基因代谢性心肌病描述为在不增加肌亚基和肌收缩力的情况下引起心室壁的不断增厚。AMP 激活的蛋白酶的伽马 2 调节亚基(PRKAG2)的基因突变对葡萄糖代谢很重要,并且一直与房室传导阻滞和预激综合征(又称 WPW 综合征)等心脏传导异常的高检出率有关。有报道,称 X 染色体连锁的溶酶体膜蛋白(LAMP2)存在缺陷。这种缺陷是由母系遗传或者散发,并且偶尔是心脏的独立风险因素,尽管它常导致的疾病是被称为唐氏综合征的骨骼肌病、神经发育迟缓、肝功能不良综合征。左心室肥大出现较早,通常在儿童期出现,并且能迅速发展成为低射血分数的终末期心力衰竭。电镜观察下显示,代谢副产物的多个细胞内囊泡增大了心肌细胞。

纤维化的限制型心肌病

进行性纤维化可以引起限制型心肌病,且无心室扩张。治疗乳腺癌、肺癌或纵隔淋巴瘤常用的胸部放射可以早期或晚期引起限制型心肌病。放射性心肌病患者可能被诊断有缩窄性心包炎,因为这两种症状通常同时存在。如果存在潜在性限制型心肌病,心包剥脱术不太可能成功。因此,如果考虑行心包剥脱术,应提前谨慎评估血流动力学变化并通常需要进行心内膜心肌活检。

硬皮病引起小血管痉挛和可以导致急性的心脏射血功能降低但心室不扩大的缺血。多柔比星直接引起心肌损伤。而心肌损伤通常导致扩张型心肌病。但扩张型心肌病的扩张程度可能源自增加的纤维化,这限制了心室的重塑。

心内膜心肌病

内膜广泛纤维化可以在不引起透壁性心肌病的情况下导致充盈压升高、心房增大、心室收缩性保持不变及心室容积正常或减小。对于在赤道地区居住的患者而言,这种生理现象很少见。如果见到了这种现象,则可能是患者有慢性嗜酸性粒细胞增多综合征病史(勒夫勒心内膜炎),男性发病率比女性高。这种病,嗜酸性粒细胞最少持续 6 个月大于 1.5×10^9/L 才能引起嗜酸性粒细胞对心内膜的急性损伤,并伴有全身其他器官系统的损伤。通常没有什么明显的病因,但过敏、寄生虫病或恶性病偶尔可以引起嗜酸性粒细胞增多。有一种假说认为,伴有混合血栓的纤维化取代了心肌炎的诊断。在严重的病变中,密集的纤维层覆盖心室顶端并且延伸束缚房室瓣瓣叶。心内膜疾病的临床表现有心力衰竭、栓塞、房性心律失常。尽管疾病演变有一定的可信度,但具体的疾病演变过程仍未得到明确展示。

在热带国家,高达 1/4 的心力衰竭是由心内膜心肌纤维化引起的。心力衰竭可以影响单心室,也可以影响双心室。这个症状同先前的症状相似,心室顶端被部分纤维化覆盖,纤维化扩展到瓣膜流入道和瓣膜瓣叶。然而,其病因学机制不明。心包积液经常伴内膜心肌纤维化,但在勒夫勒心内膜炎中不常见。心内膜心肌纤维化男女发病率无差异,但非裔美国人发病率高。尽管热带地区的心内膜心肌

纤维化表现为地方性寄生虫病引起的嗜酸性粒细胞增多症终末期的临床特征,但通常没有记录患者是否有过往寄生虫感染病史,也没有记录患者是否患过嗜酸性粒细胞增多症。地理位置性营养缺乏也被认为是病因之一。

药物治疗强调使用糖皮质激素类和化学疗法抑制嗜酸性粒细胞增多。体液潴留对应用利尿药治疗抵抗的现象日益增加。建议采用抗凝。心房颤动与病情严重及预后不良有关,且难以抑制。外科切除心尖部和瓣膜置换术能改善症状,但外科并发症和病死率及术后复发率很高。

类癌瘤分泌的血清素能够引起心内膜及右心室瓣膜的纤维斑块,有时也能影响左心室的瓣膜。瓣膜对心功能的损伤表现为瓣膜狭窄和反流。全身症状还包括充血和腹泻。肝转移引起的肝脏疾病可能通过限制肝功能发挥作用,从而使更多的血清素进入静脉循环系统。

肥厚型心肌病

肥厚型心肌病的特征是左心室肥大明显,且没有高血压、瓣膜病等其他病因(图 21-14 和图 21-15)。由射血分数测量的收缩功能通常异常大,有时伴有心脏收缩时左心室腔完全闭合。心肌的肥大可能不对称,间隔部明显厚于心室游离壁。约 1/3 有症状的患者显示静息心室阶差。这种静息心室阶差可以在心肌收缩时阻止外流并被提高的收缩能力加重。肥厚型心肌病原称肥厚梗阻性心肌病(HOCM),与非肥厚梗阻性心肌病相对。肥厚型心肌病曾用过的术语包括非对称性中隔肥大(ASH)、特发性肥厚性主动脉瓣下狭窄(IHSS)。但现在公认的术语是伴或不伴梗阻的肥厚型心肌病。电镜照片显示心肌纤维排列紊乱呈旋涡状伴有散在的纤维化(图 21-16)。

成人中肥厚型心肌病的发病率为 1/500。其中大约 50% 患者有可识别的常染色体显性基因遗传,并且其自发突变率也升高。这是一种特点最明显的基因性心肌病。目前已经在 11 个肌节的基因中找到 400 多个个体基因突变。80% 以上的基因突变发生在 β 肌球蛋白重链、心肌肌球蛋白结合蛋白 C、心肌肌钙蛋白 T 上。一些家族可能显示早期进展成终末期心力衰竭或死亡的发生率增高,从而表明他们的基因突变更加"恶性"。但是,家族内和家族间表型表达的异质性表明修饰基因受其他基因和环境的

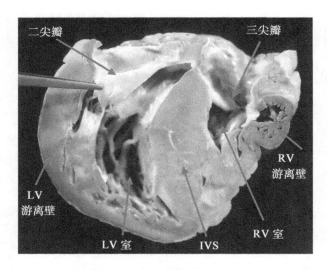

图 21-14 肥厚型心肌病。移植时切除肥厚型心肌病的心脏大体标本,显示了非对称性室间隔肥厚(室间隔比左心室游离壁更厚),室间隔凸入至引起梗阻的左心室流出道。镊子正收回二尖瓣前叶,展现收缩期前向运动的特征性斑块,作为同室间隔上的心内膜纤维镜像图案展现给瓣叶。这是部分替代性纤维化。可以大体看清厚壁的小动脉,尤其是室间隔内的小动脉(图片由 Robert Padera, MD, PhD, Department of Pathology, Brigham and Women's Hospital, Boston 提供)

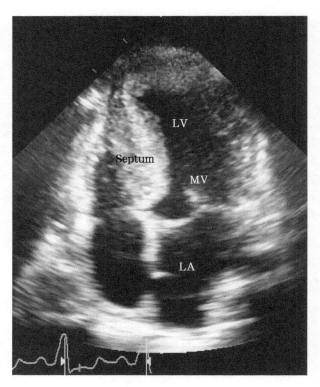

图 21-15 肥厚型心肌病。肥厚型心肌病的超声心动图显示了室间隔的非对称肥厚与左心室(LV)侧壁的对比。二尖瓣正向前走向收缩期内的肥厚室间隔。左心房(LA)被放大。注意,超声心动图和病理图像是上下相反的。因此,按约定在超声图像右上方的 LV 位于病理图像的右下方(图片由 Justina Wu, MD, PhD, Brigham and Women's Hospital, Boston 提供)

影响。

　　肥厚型心肌病的血流动力学特点是舒张功能不全,起初归结为肥大、纤维化和心室梯度。然而,对无症状的家族成员开展的研究表明,舒张功能不全先于心肌肥大出现,是肥厚型心肌病最早期的改变。静息射血分数和心排血量通常正常,但运动时的射血高峰可能由于在高心率时心室充盈不足而降低。

诊断

　　肥厚型心肌病发生在 20～40 岁人群。运动性呼吸困难是其常见症状,反映出心脏充盈压提高。50％以上有症状的患者伴有典型或非典型的胸痛,这是由高需求及肥厚心肌内冠状动脉异常造成的心肌缺血引起的。心悸可能由心房颤动和室性心律失常引起。常与劳累有关的发作性黑矇和晕厥比较少见。值得密切关注的是,此病的首发症状是室性心动过速或心室颤动可能引起的猝死。对猝死的年轻运动员进行的尸检发现肥厚型心肌病是最常见的损伤原因。

　　体格检查典型的体征是左下胸骨缘听得最清楚的粗糙杂音。该粗糙杂音是由心室射血时流出道湍流及常见的相关二尖瓣反流形成。瓦尔萨尔瓦动作(Valsalva maneuver)、久蹲后站立等减少心室容积的动作可能会使心室梯度增大、杂音增强。增加心室容积和血管阻力,如蹲坐和紧握手一样会使心室梯度、杂音减弱。常因为心室顺应性减小听到第四心音。在流出道梗阻患者中,颈动脉叩诊时会听到收缩期早期和晚期的分裂杂音。心室充盈压长期、严重升高的患者会有全身液体潴留症状。

　　心电图常有左心室肥大表现伴有可被误诊为心肌梗死的明显的间隔部 Q 波。肥厚型心肌病依靠超声心动图描述的显著的左心室肥大伴或不伴显著的室间隔增厚(图 21-15)确诊。心室梯度可由多普

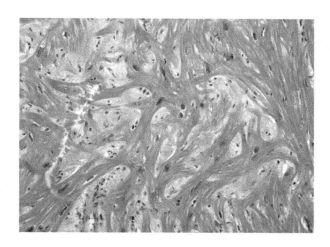

图 21-16　肥厚型心肌病。 肥厚型心肌病的显微图像显示带漩涡和分支的特征性紊乱的心肌细胞结构而非通常的心肌纤维的平行排列。心肌细胞的细胞核大小明显不同。存在间质纤维化（图片由 Robert Padera，MD，PhD，Department of Pathology，Brigham and Women's Hospital，Boston 提供）

勒超声在静息和刺激状态下诊断，刺激操作包括瓦尔萨尔瓦操作。二尖瓣收缩期向前运动（SAM）是在超声心动图上发现的一个经典表现。此病二尖瓣回流严重。心脏导管术可以定量心肌肥厚程度，依据早期特有的心室收缩增强。

心尖肥厚型心肌病在美国是很少见。但在日本则约有 1/4 的肥厚型心肌病患者有心尖肥厚型心肌病。心电图显示心前区导联 T 波倒置加深，超声心动图显示特征性铲样外观伴心尖闭合。目前认为此病与心脏肌动蛋白中一种特殊的基因缺陷（谷氨酸 101 赖氨酸）有关，也可能与肌节的突变有关。

当引起继发性肥厚的心血管病因被排除后，在大多数患者中肥厚型心肌病的鉴别诊断是有限的。导致心肌增厚的其他疾病在超声心动图中是分辨不出来的，并被认为是"假肥大"，尤其是遗传代谢性疾病（表 21-4）。如果考虑到患者有主诉为乏力时收缩功能降低的肥厚型心肌病，肥厚型和限制型心肌病的鉴别诊断尤其困难。当评估超声心动图上左心室壁厚度时，尤其是当临床特征不符合典型的肥厚型心肌病时，必须考虑与浸润性和限制型心肌病发生的重叠。当评估明显的肥厚型心肌病时，应当常规考虑 PRKAG2、α 半乳糖苷酶（法布里病）、LAMP2 基因突变（表 21-3 和表 21-4）的代谢缺陷。对于发

病晚但无肥厚型心肌病家族史的人群，应当仔细考虑淀粉样变性。

治疗　肥厚型心肌病

肥厚型心肌病的疗法主要包括改善症状和预防猝死（图 21-17）；目前仍不清楚治疗能否减缓无症状的家庭成员的疾病进程。使用药物治疗劳力性呼吸困难和胸痛以降低心率和心室收缩力，从而改善心室的舒张期充盈状态。β 肾上腺素阻滞药和维拉帕米是基础治疗的常用药物。这些药物可以降低心室率和增加心室舒张期充盈时间，也可以减少心肌变力性状态。利尿治疗通常是治疗液体潴留的有效方法，但需要定期检测以免血容量不足。当心室流出道梗阻处于静息状态或可诱导状态时，更宜检测。当症状持续且心室流出道存在梯度时，加用丙吡胺有时候会有很好的效果。胺碘酮也可改善症状，但最主要的作用是控制心律失常。我们推荐曾患过心房颤动的患者使用抗凝药预防血栓事件。

不到 5%～10% 患者出现了虽调整药物疗法但仍然限制日常生活的症状。这些患者通常都有心室流出道梗阻。进一步的治疗旨在通过改变心室机械学减少梗阻。据报道，双心室起搏患者症状的改善同安慰剂组相同。外科手术能明显地减少室间隔上的梗阻（肌瘤切除术），这种手术主要改善二尖瓣前叶流出道梗阻。心导管术也可减少梗阻，利用乙醇注入间隔部动脉引起的局限性梗死起作用。介入治疗的目的是改善症状，对延长生存率无影响。

不到 5% 的肥厚型心肌病患者考虑心脏移植。对于收缩力保留的肥厚型心肌病的患者而言，心脏移植不太必要。而对射血分数减少的心肌病末期患者而言，通常要考虑使用心脏移植。

肥厚型心肌病猝死预防的疗法

在转诊的人群中，最初报道的年平均猝死的发生率为 3%～4%。在公众人群中，肥厚型心肌病猝死的发生率约为 1%。猝死的结局主要是因为室型心动过速的发生。对室性心动过速发生的危险来说，心肌细胞排列紊乱且有部分心肌发生灶性纤维化的患者其发生风险异常增高，冠状动脉灌注不足和室壁张力的突然增加会进一步加重这种风险。在年轻运动员人群中，猝死可能作为肥厚型心肌病的首发症状。猝死的高危因素是之前曾发生过持续性室性快速心律失常、猝死家族史或者与猝死相关的常见基因突变（尽管特殊基因型与猝死之间的关系

仍有争议）。室间隔厚度大于 30mm、反复晕厥、运动后低血压、阵发性室性心动过速都是猝死的危险因素。MRI 检测出的心室纤维化能进一步识别出致命性心律失常的易感人群。对最危险的人群，应该考虑植入 ICD（表 21-7）。尽管低危患者偶尔能够从事休闲性的日常活动，但仍建议所有的肥厚型心肌病患者避免高强度的训练和竞技运动。

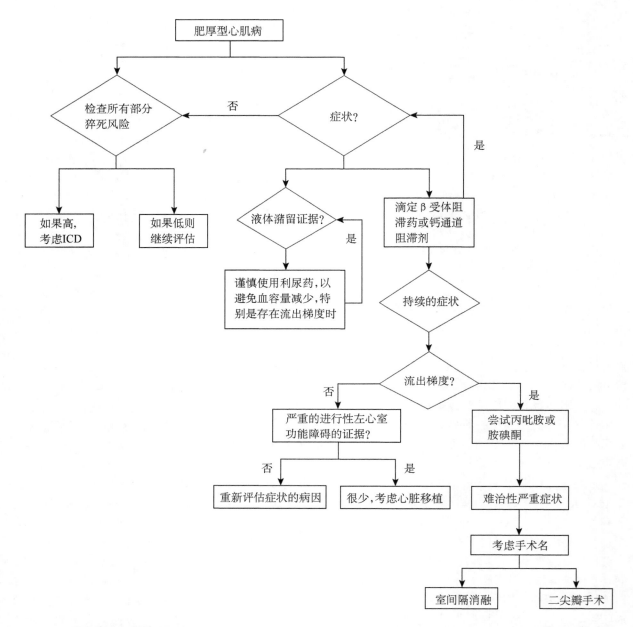

图 21-17　肥厚型心肌病的算法取决于症状是否存在及其严重程度和心室梯度是否存在。注意，应该为所有肥厚型心肌病患者评估猝死的风险，不管这些患者的症状是否需要治疗。ICD. 可置入心脏转复除颤器

表 21-7 肥厚型心肌病猝死的危险因素

主要的危险因素		筛选方法
心搏骤停和持续性室性心动过速病史		病史
晕厥	通常发生在用力时或用力后	病史
心性猝死家族史	可能伴有已记载的与高危因素相关的基因突变	家族史
阵发性室性心动过速	每分钟心率＞120 次的连续 3 个搏动以上	运动或 24～48h 步行记录
左心室厚度＞30mm	10％的患者有但许多猝死发生在小于 30mm 时	超声心动图
运动时血压异常	最大运动量时心脏收缩血压下降或无法升高	最长时间直立运动测试

（梁延春　孙　毅　译）

第 22 章

心包疾病

Eugene Braunwald

心包的正常功能

正常的心包是一个双层的腔；脏层浆液性心包膜与外侧纤维性心包膜之间被 15～50ml 的少量血浆滤出液分隔开。正常的心包膜可以通过其对心室腔的限制作用来防止其在运动或者血容量过多的情况下发生突然扩张，尤其是对右心房和右心室的限制作用。心包膜同时对心脏的解剖位置起到固定作用，减少心脏与其周围脏器和组织的摩擦，防止心脏位移及大血管的扭曲，同时还可能阻止肺和胸膜腔感染向心脏的蔓延。尽管如此，无论先天还是手术导致的心包缺如，都不会引起明显的临床疾病。在部分左心包缺失的患者，主肺动脉和左心房会从心包缺失的部位膨出。另外一种极其罕见的情况是，极少数患者会因左心房的疝出和嵌顿而发生猝死。

急性心包炎

急性心包炎，是目前最常见的发生在心包的病理过程，有临床及病因学两种分类方式（表 22-1）。以下是急性心包炎 4 个重要的诊断特征。

1. 胸痛是各种急性心包炎一个重要但并不具有区分度的临床症状；常见于急性感染期或高度提示与过敏或自身免疫异常有关。胸痛一般少见于缓慢进展的结核性心包炎、放射后心包炎、肿瘤性心包炎及尿毒症性心包炎。急性心包炎的胸痛表现往往是十分剧烈的，向颈部、上肢或左肩放射。通常来说胸痛都是由继发性的胸膜炎症引起的（锐痛、深呼吸或咳嗽时加剧），但有时也可表现为稳定的压迫性疼痛，并且向单侧或双侧上肢放射，往往提示心肌缺血。因此，将急性心包炎的胸痛与冠心病心绞痛混淆是很常见的。尽管如此，急性心包炎有其特有的

典型表现，即在坐位前倾时疼痛可减轻，平躺时疼痛加剧。当急性心包炎同时合并心肌损伤生物学标志物升高时（如肌酸激酶和肌钙蛋白），两者的鉴别就显得困难了，后者的升高主要是由于心包炎症蔓延至心外膜，引起心外膜细胞坏死导致的。尽管如此，急性心包炎中升高的心肌酶水平与患者在心电图中表现出的 ST 段广泛抬高相比程度明显偏低，这种分离现象可以帮助鉴别心包炎和心肌梗死。

2. 心包摩擦音见于约 85％ 的急性心包炎患者，最明显时在每个心动周期中的 3 个部分均可闻及，为高调音，多被描述为摩擦、剐蹭或开关栅栏时的音响，一般将听诊器置于左下侧胸壁靠近胸骨的位置即可捕捉到。心包摩擦音一般在患者取坐位体前倾时，在呼气末最常听到。摩擦音常是不连贯的，响亮的皮革摩擦音可能在几小时内就会消失，然后在第 2 天又重新出现。心包摩擦音在整个呼吸周期都能听到，而胸膜摩擦音在呼吸受抑后即会消失。

3. 在没有大量渗出时，急性心包炎的心电图变化是来源于心包下的炎症（图 22-1）。其演变大概包括 4 期。1 期，广泛的 ST 段弓背向下抬高，主要包括 2 或 3 个标准肢体导联及 V_2～V_6 导联，有时在 aVR 和 V_1 导联可以看到对应性的 ST 段压低，除此之外还可以有 PR 段低于 TP 段，显示心房亦受到炎症影响。通常 QRS 波没有明显异常。2 期，数天后，ST 段回落到正常水平，同时或者稍晚些，T 波倒置（3 期）。最终，在急性心包炎开始后的数周或数月，心电图将回复正常（4 期）。相反的，在急性心肌梗死中，ST 段抬高多是弓背向上的，镜像压低更加明显；同时还伴有 QRS 波的改变，尤其是 Q 波的进展、R 波的顿挫和丢失及 T 波的倒置，上述改变多发生在 ST 段抬高后回归等电位前的数小时内。ST 段抬高后一系列的心电图改变非常有助于鉴别急性心包炎和急性心肌梗死。

表 22-1　心包炎的分类

病程分类	d. 黏液性水肿
Ⅰ. 急性心包炎(＜6 周)	e. 胆固醇
a. 纤维素性	f. 乳糜性心包积液
b. 渗出性(浆液性或血性)	g. 创伤
Ⅱ. 亚急性心包炎(6 周至 6 个月)	1. 穿透性胸壁
a. 渗出性-缩窄性	2. 非穿透性
b. 缩窄性	h. 主动脉夹层(漏入心包内)
Ⅲ. 慢性心包炎(＞6 个月)	i. 反射性
a. 缩窄性	j. 家族性地中海热
b. 渗出性	k. 家族性心包炎[a]
c. 粘连性(非缩窄性)	Mulibrey nanisma
病因分类	l. 急性特发性
Ⅰ. 感染性心包炎	m. 亨特病
a. 病毒(柯萨奇病毒 A 和 B,艾柯病毒,腮腺炎病毒、腺病毒、肝炎病毒、HIV)	n. 结节病
	Ⅲ. 过敏性或免疫学心包炎
b. 化脓性(肺炎球菌、链球菌、葡萄球菌、奈瑟菌、军团菌)	a. 风湿热
c. 结核	b. 血管炎性病[系统性红斑狼疮,类风湿关节炎,强直性脊柱炎,硬皮病、急性风湿热、肉芽肿病血管炎(韦格纳)]
d. 真菌(组织胞浆菌病、球孢子菌病、念珠菌、芽生菌病)	
e. 其他感染(梅毒,原生动物,寄生虫)	c. 药物引起的(如普鲁卡因胺、肼屈嗪、苯妥英钠、异烟肼、米诺地尔、抗凝剂、麦角新碱)
Ⅱ. 非感染性心包炎	
a. 急性心肌梗死	d. 心肌心包损伤后
b. 尿毒症	1. 心肌梗死(德雷斯勒综合征)
c. 瘤	2. 心包切开术
1. 原发性肿瘤(良性或恶性,间皮瘤)	3. 创伤后
2. 转移到心包膜肿瘤(肺癌和乳腺癌,淋巴瘤,白血病)	

　　[a]. 以生长衰退、肌张力减退,肝大、眼睛变化、脑室肿大、精神发育迟滞、心室肥大和慢性收缩性心包炎为特征的常染色体隐性综合征

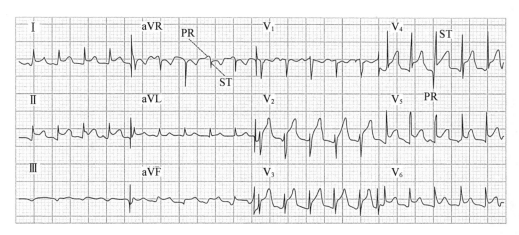

　图 22-1　**急性心包炎常常产生广泛 ST 段抬高**(包括Ⅱ、Ⅲ、aVF 和 V₂～V₆ 导联),由于心室电流损伤。还注意到由于伴随的心房损伤电流,特征性 PR 段下移(与 ST 段极性相反)

　　提前复极是一种正常变化,可能与广泛抬高的 ST 段有关,尤其在左心前区导联最为明显。然而,在这种情况下 T 波经常表现高尖,ST/T 小于 0.25;

重要的是,这个比例在急性心包炎中要高得多。

　　4. 心包渗出的程度可以明显地影响疼痛、心电图表现及心脏轮廓。短时间内大量的心包渗出可以

引起心脏压塞,在临床上应引起足够的重视。通过体格检查发现心脏轮廓增大可能比较困难,但当渗出物较多时心音会变得低顿,心包摩擦音及心尖冲动会消失,但是有时在中间至心脏左缘也可触及。左肺基底部受到扩大的心脏压迫产生"Ewart 征",即在左肩胛角处语音震颤增强,叩诊呈浊音。胸部X线片显示心脏轮廓呈"水瓶状"(图 22-2),但也可正常。

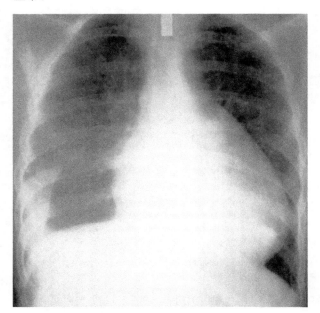

图 22-2 胸部 X 线片:图中来源一个心包积液的患者,典型"烧瓶心",同时伴有胸腔积液[From SS Kabbani, M LeWinte, in MH Crawford et al [eds]: Cardiology. London, Mosby, 2001.]

诊断

超声心动图是一项最广泛应用的现象技术,该项检查具有敏感、特异、简便及无创的特点;可于床旁操作;可以及时发现心包炎继发的心脏压塞(图 22-3)。心包积液是通过经胸廓的二维超声心动图来评价的,显示为相对的无回声暗区,少量的心包积液主要出现在前侧心包与左心室心外膜之间,而大量的心包积液主要出现在右心室前侧和外侧心包之间,恰好位于前胸壁的底部。对于后者而言,心脏可在心包腔内自由搏动。当病变严重时,心脏搏动将会发生改变并反映在电活动中。超声心动图可以对心包积液进行定位和定量分析。

对心包积液及其厚度可以通过 CT 或 MRI 进行确诊(图 22-4)。这些技术在诊断分为不同小腔的心包积液、心包增厚及心包肿块时要优于超声心动图。

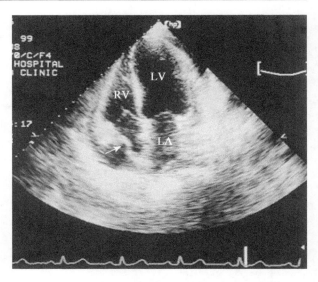

图 22-3 心尖四腔超声心动图。记录在中度心包积液患者及证据血流动力学。该帧记录在早期。心室收缩,即心房收缩后立即收缩。右心房壁向内凹陷并弯曲。简直是逆转(箭头),这意味着升高心包压力超过右心房压力。LA,右心房,LV,左心室,RV,右心室(From WF Armstrong: Echocardiography, in DP Zipes et al [eds]: Braunwald's Hear)

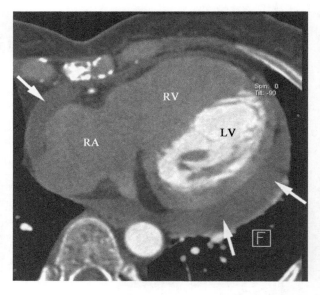

图 22-4 慢性心包积液。来源于一位 54 岁患有霍期金淋巴瘤女性患者在增强 64 层 CT 示。箭头指心包积液(LV,左心室,RV,右心室,RA,右心房)。由于扫描时间与对比剂注射有关,仅仅左心室的血液是增强的,因此,右侧房室血液是衰减[From Achenbach S, Daniel WG: Computed Tomography of the Heart, in P Libby et al (eds): Braunwald's Heart Disease, 8th ed. Philadelphia, Elsevier, 2008.]

心脏压塞

心包腔内液体积聚到一定程度就会影响心室血流的充盈,这种情况就称为心脏压塞。这种并发症如不能及时发现和处置就可能是致死性的。心脏压塞三种最常见的病因分别是肿瘤疾病、原发性心包炎及肾衰竭,此外,心脏相关手术、创伤及对急性心包炎患者的抗凝治疗引起的心包腔内出血也可以引起填塞。

心脏压塞的 3 个特征表现是高血压、心音低钝或缺失、颈静脉怒张。心脏压塞时既有心室充盈受限又有射血不足。要引起上述程度的心脏压塞至少需要短时间快速出现 200ml 积液,如果心包积液缓慢增加,心脏将会有代偿反应以保证泵血量,此时则至少要有 2000ml 才会造成上述改变。如果心包积液更缓慢地形成,那就会出现心力衰竭的对应表现,包括呼吸困难、端坐呼吸和肝淤血。要始终保持对心脏压塞的高度警惕,其病因往往是不明显的,对于任何患者,一旦其出现心脏轮廓增大,血压升高,颈静脉压升高,均应慎重考虑是否合并心脏压塞。此类患者心电图可能会表现为 R 波增生不良,P、QRS 及 T 波的心电改变均应引起对心脏压塞的警觉。

急性心脏压塞和限制性心肌炎鉴别见表 22-2。

表 22-2　区分心脏压塞与缩窄性心包炎及类似临床疾病的特征

分类	心脏压塞	缩窄性心包炎	限制型心肌病	右心室心肌梗死
特征				
奇脉	常见	通常没有	罕见	罕见
颈静脉				
通常 Y 下降	少见	通常发生	罕见	罕见
通常 X 下降	一般	通常发生	一般	罕见
Kussmaul 征	少见	一般	一般	一般
第三心音	一般	一般	罕见	也许存在
心包摩擦音	少见	常见	少见	少见
心电图				
心电图低电压	也许存在	也许存在	也许存在	少见
电交替	也许存在	少见	少见	少见
超声心动图				
心包增厚	少见	存在	少见	少见
心包钙化	少见	常常存在	少见	少见
心包积液	存在	少见	少见	少见
右心室大小	通常小	通畅正常	通畅正常	扩大
心肌厚度	正常	正常	通常增加	正常
右心房塌陷及右心室舒张期游离壁塌陷	存在	少见	少见	少见
早期快速充盈和二尖瓣流速压力	少见	存在	存在	也许存在
深呼吸流速变化	存在	存在	少见	少见
CT/MRI				
增厚/钙质心包	少见	存在	少见	少见
心脏导管				
舒张压力的均衡	通畅存在	通畅存在	通畅存在	少见或存在
心脏活检有帮助?	没有	没有	有时	没有

（源自：From GM Brockington et al：8：645，1990；with permission.）

奇脉

这个提示心脏压塞的重要线索是指在吸气时收缩压下降 10mmHg 以上。当病变严重时，甚至可以表现为吸气时动脉搏动的减弱或消失，但同时收缩压的测量也是必需的。

由于左右心室共同使用一个紧密的不可压缩的被膜，在心脏压塞的前提下，吸气时右心室的扩张和室间隔向左膨出就会限制左心室容积。因此，在心脏压塞时，正常吸气引起的右心室扩张就可以引起对应性的左心室容积的减少。此外，呼气困难增加了胸腔内血压的波动，同样可以加剧上述病理生理改变。右心室梗死的表现也类似于伴有高血压、颈静脉压升高、颈静脉波动 γ 波消失及偶发奇脉的心脏压塞，两者的区别见表 22-2。

奇脉不止发生在心脏压塞的患者，同时还可见于 1/3 限制性心包炎患者。这种体征并非心脏压塞的特异性表现，其还可见于低血容量性休克、急或慢性气道梗阻疾病和肺栓塞。

低压填塞是指心包内压力从略低于大气压到 5～10mmHg 的轻度心脏压塞。某些情况下，可能同时存在低血容量。因此，其中心静脉压可能是正常的或仅是轻度升高，动脉压不受影响并且没有奇脉。这些患者一般没有症状或仅有轻度的虚弱和呼吸困难。此类心脏压塞的诊断依赖于超声心动图和血流动力学的辅助，同时还要参考心包穿刺术后临床症状的改善情况。

诊断

由于心脏压塞的及时救治将可能会挽救生命，因此应有准确的超声心电图诊断（图 22-3）。当心包渗出液导致填塞时，超声显示三尖瓣和肺动脉瓣的运动速率在吸气时显著增加，相反的，肺静脉、二尖瓣和主动脉的运动速率减弱。通常来说，右心室腔直径会减小，右心室游离壁及右心房在舒张末期会有内向收缩运动。经食管超声心动图在诊断多腔及血性心包积液中可能是有必要的。

治疗　心包积液

对急性心包炎患者应该频繁检查注意是否出现心包积液；如果出现大量积液，应马上行心包穿刺术或密切留观，严密排查心脏压塞的症状和体征。应严格管理或检测患者的动脉压、静脉压和心率，同时连续进行超声心动图检查。

心包穿刺术　一旦出现心脏压塞的表现，就必须马上在超声或 X 线引导下行心包穿刺术，穿刺点可选在心尖、胸骨旁，最多选在剑下，及时有效地降低心包内压将有可能挽救患者的生命。在心包穿刺术准备就绪的同时，还应进行静脉输液，因为急性心包炎的治疗同样是不能忽略和延误的。如果可能的话，应测量心包内压力，心包腔内的积液应尽可能地排空。心包穿刺针常留置于穿刺处，后连接一个小的多孔导管，以便排净后又形成的心包积液。在处理多腔心包积液或需要提取部分心包组织进行进一步检查诊断时，还可以采取限制性的（剑下的）胸廓切开术。

从心包腔内获取的积液标本经检验发现大多为渗出液。血性心包积液的病因在美国以肿瘤多见而在一些发展中国家则常为结核所致，但也可见于急性的风湿热、心脏损伤后及心肌梗死后，同时还包括伴有肾衰竭或透析的心包炎患者。漏出性的心包积液常见于心力衰竭。

应检查心包积液的红、白细胞数目，同时做细胞学分析以排除肿瘤，微生物检查和相关培养也是必需的。如果革兰染色呈阳性或发现腺苷脱氨酶（ADA）升高（大于 30 U/L），同时还检测到结核分枝杆菌的 DNA，则高度支持结核性心包炎的诊断。

病毒或自发性急性心包炎

在很多情况下，急性心包炎与某些病原体感染性疾病有关或被高度怀疑有关，甚至就是由该种病原体引起的。通常来说，上述感染多发生在呼吸道，病毒分离或血清学检查均呈阴性。某些情况下，已从心包积液和分离出下列病毒和（或）发现其抗体滴度升高，包括：柯萨奇病毒 A 或 B，流感病毒、艾柯病毒、流行性腮腺炎病毒、单纯疱疹病毒、水痘病毒、腺病毒、巨细胞病毒、EB 病毒或人类免疫缺陷病毒。心包炎是 HIV 感染后的一种常见表现；其同样常继发于感染（通常是分枝杆菌）或肿瘤，最常见的是淋巴瘤。大多数情况下，我们并不能直接将病毒作为病因，所以称其为"自发性急性心包炎"比较合适。病毒或自发性心包炎可见于各年龄段患者，但最常出现于青壮年，而且常合并肺炎和胸腔积液。病毒或自发性心包炎患者的临床特征表现是胸痛和发热同时发生，而急性心肌梗死患者则是胸痛发生得更早，这一点很有利于两者的鉴别。此类心包炎的临床症状一般较轻，多可闻及心包摩擦音。此类疾病的病程多在数天到 4 周。ST 段改变在 1 周或数周后即消失，但是异常的 T 波表现则会持续存在数年,让人对没有明确心包炎病史的患者产生迷惑。

胸腔积液和肺炎常伴发心包炎。多会出现心包积液,甚至有可能会导致心脏压塞和缩窄性心包炎。约 1/4 的病毒或自发性心包炎患者会有复发,其中一部分甚至会多次复发。

治疗 急性自发性心包炎

对于急性自发性心包炎患者来说并没有特殊的治疗手段,但是卧床休息及给予阿司匹林行抗感染治疗则是必需的。如果上述治疗不能奏效,换用一种非甾体消炎药同时可以改善疗效,如布洛芬(400～600mg,每日 2 次)、吲哚美辛(20～50mg,每日 2 次),或者是秋水仙碱(0.6mg 3 次/日)。糖皮质激素(例如泼尼松,40～80mg 1 次/日)通常可以缓解急性发病时的临床症状,常用于已经排除化脓性细菌感染的患者或者是继发于结缔组织疾病的心包炎患者。为了避免加重心包腔内出血造成填塞,治疗时应避免使用抗凝药物。

在患者症状、发热消失 1 周后可以将非甾体消炎药逐渐减量。秋水仙碱可能会起到预防复发的作用,但是如果复发频繁、有致残风险、持续 2 年以上并且经糖皮质激素治疗后仍无效时,就有必要行心包切除术来终止发病。

心脏损伤后综合征

此类急性心包炎可以有多种表现但都有一个共同特征:有心肌损伤引起的心包腔内出血。这种综合征可能发生于心脏手术后(心脏围术期综合征),钝性的或是穿透性的心脏损伤,或是在心包穿刺术后。极为罕见,也可以继发于急性心肌梗死。

其临床表现类似于病毒性或自发性心包炎。主要症状表现是急性心包炎引起的胸痛,通常发生于心脏损伤后的 1～4 周(急性心肌梗死后 1～3d),但有时也发生在 1 个月后。一般都会复发,最长可能会持续到创伤后 2 年或更久。心包炎、最高可至 39℃ 的发热、胸腔积液和肺炎是典型表现,上述症状通常在 1～2 周后逐渐消退。急性心包炎可能是纤维素性的,抑或是渗出性的,极少引起心脏压塞。病变过程中还可能出现白细胞增高、红细胞沉降率升高及心电图的对应表现。

此类综合征可能是心肌或心包组织受损后释放的抗原物质引起的一种超敏反应。循环中抗心肌纤维和肌质的自身抗体常可被检测到,但是它们在该综合征发生发展中所起到的作用尚有待进一步的确认。病毒感染也可能是该综合征的病因学之一,因为心脏手术后出现该综合征的患者其相关抗病毒抗体水平常被检测出显著升高。

通常来说,只需要阿司匹林和镇痛药来治疗即可。当出现连续的致残性复发时,非甾体抗炎药、秋水仙碱或糖皮质激素通常都是有效治疗药物。

鉴别诊断

由于缺乏针对急性自发性心包炎的特异性检查,所以其诊断是排他性的。因此,其他所有可能与急性纤维素性心包炎相关的病变均应被一一考虑到。最常见的诊断错误就是将急性病毒性或自发性心包炎和急性心肌梗死相混淆。当急性纤维素性心包炎是继发于心肌梗死时,其特征为发热、胸痛及心肌梗死后 4d 内出现的心包摩擦音。心电图异常(例如 Q 波的出现,ST 段抬高伴镜像改变,心肌梗死早期的 T 波改变)和心肌酶谱的升高都可以有助于两者之间的鉴别。

心脏损伤后综合征与急性自发性心包炎之间的鉴别主要是通过看发病时间。如果是发生在急性心肌梗死、气胸、心脏穿刺或心脏手术后数天至数周,则应考虑损伤后综合征的可能性大。

区分好胶原性血管疾病引起的心包炎和急性自发性心包炎是非常重要的。其中最主要的是针对继发于系统性红斑狼疮或药因性狼疮的心包炎的鉴别诊断。当心包炎的发生缺乏任何明显的病因时,如能发现抗核抗体滴度增加,即可高度怀疑继发于系统性红斑狼疮。急性心包炎是风湿性关节炎、硬皮病、结节性多发性动脉炎比较少见的并发症之一,但是这些疾病的其他证据都是十分明显的。无症状性的心包积液在此类疾病中非常普遍。急性风湿热所致心包炎通常都有较为严重的临床表现及明显的心脏杂音。

化脓性心包炎常见于心脏和胸腔内手术引起的肺部或胸腔内炎症,或是食管炎患者的食管-心包腔瘘管,或是败血症患者中的无菌性心包炎。其通常表现为高热、寒战、菌血症,有全身感染的表现并且通常预后较差。心包积液检查可以帮助确诊。HIV 感染患者可因并发包括病毒、化脓性细菌、分枝杆菌及真菌在内的多种感染而合并急性心包炎。

约 1/3 的尿毒症患者可因肾衰竭引起心包炎,

在尿素、肌酐均正常接受长期透析的患者中亦可发生继发性心包炎，此时称其为"透析相关性心包炎"。这两种心包炎多为纤维素性的，其心包积液可能为漏出性的。心包摩擦音在这两种类型中常可闻及，但胸痛则少见且程度较轻。治疗方面，使用非甾体抗炎药并加强透析就已经足够。在极特殊发生心脏压塞的情况下还需要心包穿刺。当心包炎反复发作或持续存在时，则有必要行心包开窗术或切除术。

肿瘤源性心包炎是肿瘤浸润或转移至心包所致（最常见的原发肿瘤为肺癌、乳腺癌、恶性黑色素瘤、淋巴瘤和白血病），同时还可能合并的并发症包括胸痛、房性心律失常及心脏压塞。确诊依赖于心包积液的细胞学检查及心包膜的组织学检查。进行纵隔放射治疗肿瘤时易引起急性心包炎或慢性缩窄性心包炎。此外，不常见的急性心包炎病因还有梅毒、真菌感染（组织胞浆菌病、芽生菌病、曲霉菌病和念珠菌病）和寄生虫感染（阿米巴病、弓形虫病、棘球蚴病、旋毛虫病）。

慢性心包积液

慢性心包积液有时可见于并无心包炎病史的患者，其少有临床表现，很多时候是在胸部X线检查发现心脏轮廓增大后才进一步检查得知的。结核病是其常见病因。

其他病因

黏液水肿是慢性心包积液的罕见病因之一，但由其引发的积液量常是大量的，多导致心脏压塞。心脏轮廓会显著扩大，应用超声心动图会发现是否是由心包积液导致的。该病的确诊可通过检查甲状腺功能来完成。如已发生黏液性水肿，则提示应进行甲状腺激素替代治疗。

肿瘤、系统性红斑狼疮、风湿性关节炎、真菌感染、胸部放疗、化脓性感染及心包乳糜漏都可能引起慢性心包积液，因此在该病的每一个患者中均应仔细排查。

抽吸并分析心包积液在诊断中是非常有帮助的。大量的血清性质的心包积液最可能是来自于肿瘤、结核感染、肾衰竭或是从主动脉裂缝处的缓慢漏出。心包穿刺术可以解决绝大多数的慢性心包积液，但如果频繁复发则应进行心包切除术。向心包内注射抗肿瘤或抗结核药物也可以有效地防治积液反复出现。

慢性缩窄性心包炎

这种病变多发生于急性纤维素性或渗出性心包炎的痊愈阶段或是由于慢性心包积液被吸收后形成了肉芽组织从而使心包腔消失。后者将会逐渐收缩形成坚硬的瘢痕组织，然后进一步钙化，最终包绕并影响心室的充盈。在发展中国家，最常见的病因是结核病，但在北美这种情况已不常见。慢性缩窄性心包炎可能继发于急性或复发的病毒性或自发性心包炎，心脏创伤后机化的血凝块、各型心脏手术、胸腔放疗、化脓性感染、组织胞浆菌病、肿瘤疾病（尤其是乳腺癌、肺癌和淋巴瘤），类风湿关节炎、系统性红斑狼疮和慢性透析治疗下的肾衰竭。许多慢性缩窄性心包炎患者的病因是很难明确的，其真正的病因往往是一次无症状或已被遗忘的病毒性、急性或自发性的心包炎。

慢性缩窄性心包炎患者的主要病变就是由于形成了致密、坚硬的心包膜从而导致心室限制性充盈障碍。此类患者在心室舒张早期充盈其实并未受限，只有当心室扩张到心包膜所限制的范围时其充盈才会骤然减少，这一点与细胞填塞不同，后者在全舒张周期中都是充盈受限的。但这两种情况下，心室舒张末容积和射血量都会大幅减少，而两心室的舒张末压和主动脉、肺静脉和外周静脉的平均压都会升高至较接近的水平（如各压之间相差不到$5mmHg$）。但尽管有上述血流学改变，此类患者的心功能却大多正常或仅有轻度下降。尽管如此，纤维化进一步发展就会扩展至心肌层，造成心肌瘢痕化和萎缩，而心包和心肌病变的综合效应就是最终引起静脉淤血。

慢性缩窄性心包炎患者，其左右心房压力曲线呈M型，有明显的x和γ降支。其中的γ降支在心脏压塞中是不可见的，因此也成为慢性缩窄性心包炎的特异性表现；其反映的是心室在舒张早期的快速充盈。当心室扩张至心包限制范围时，γ降支就会因突然上升的心房内压而被打断。上述规律同样可见于颈静脉，主要表现为静脉怒张。左右两心室的压力曲线在舒张期表现为典型的"平方根"征。这些血流动力学改变尽管很有特征，但并非是缩窄性心包炎的特异性表现，其同样也可见于其他存在心室充盈受限的心脏病变（表22-2）。

临床和实验室检查

虚弱、疲劳、体重增加、腹围增加、腹部不适、腹部隆起及水肿是常见表现。患者一般都处于慢性病变中，更严重的时候甚至存在全身性水肿、骨骼肌萎缩和恶病质。患者常有劳力性呼吸困难的表现，偶可出现端坐呼吸，但并不严重。急性左侧心力衰竭（急性肺水肿）是非常少见的。颈静脉怒张比较普遍，甚至在加强利尿治疗后仍会存在，在吸气周期静脉压可能不会正常下降（Kussmaul 征）。后者在慢性心包炎患者中较常见但亦可见于三尖瓣狭窄、右心肌梗死及限制型心肌病。

脉压多正常或仅轻度降低，在大约 1/3 的病例中，可以触及奇脉。淤血性肝大可能发生并因此损害肝功能，引起黄疸；腹水比较常见且比坠积性水肿更明显。心尖冲动减弱并可能在收缩期消失。心音低钝；第三心音提前可能非常明显（如心包敲击音，通常发生在主动脉瓣关闭后 0.09～0.12s）；其发生提示心室充盈受到阻碍。可能会闻及三尖瓣反流杂音。

心电图常表现为 QRS 波群低电压及 T 波低平或倒置。心房纤颤见于约 1/3 的患者。胸部 X 线片显示心脏轮廓正常或轻度增大；心包膜钙化在结核性心包炎中最为常见，但有时心包膜钙化不一定伴有限制性改变。

由于慢性限制型心包炎的诸多临床表现（如心脏杂音、心脏扩大等）可能并不明显，因此当合并有肝大、肝功能障碍、黄疸即顽固性腹水时常被误诊为肝硬化。仔细检查颈静脉将有助于在肝大伴腹水的患者中避免这种误诊。在明确肝硬化临床表现的基础上，再注意排查是否存在颈静脉怒张、心包膜增厚，这样就可以很好地掌握慢性心包炎这一可治疗且可治愈的心脏疾病。

经胸腔超声心动图可以很好地显示心包膜厚度、下腔静脉直径及心室在充盈早期的突然停顿，同时包括左心室收缩功能及左心室后壁运动是否正常。心房扩大可见于慢性心包炎，尤其是缩窄性心包炎。多普勒超声心动图的另一特点就是可以显示跨膜的血流速率。在吸气时肺静脉瓣和二尖瓣的跨膜血流速率会明显减慢同时伴有室间隔的左向移动；呼气时的表现恰好相反。在吸气时下腔静脉和三尖瓣的跨瓣血流速率明显增高，在呼气时降低（图 22-5）。尽管如此，超声心动图不能完全排查是否患有限制型心包炎。MRI 和 CT 扫描（图 22-6）在确定或排除是否存在心包膜厚度时超声心动图要更为精准。尽管如此，心包膜增厚或钙化并不一定与限制型心包炎同时出现，因为上述病变可能并不会影响

左心室充盈。

鉴别诊断

与慢性缩窄性心包炎相类似，肺源性心脏病亦可表现为外周静脉压升高且不伴有肺水肿，心脏并不增大同时存在奇脉。但是，肺源性心脏病常可见明显的肺部病变，同时吸气时静脉压可以正常下降（即 Kussmaul 征阴性）。三尖瓣狭窄亦可有慢性缩窄性心包炎的表现，如淤血性肝大、脾大、腹水及颈静脉怒张。但是三尖瓣狭窄常伴有明显的心脏杂音，同时还可能合并二尖瓣狭窄的心脏杂音。

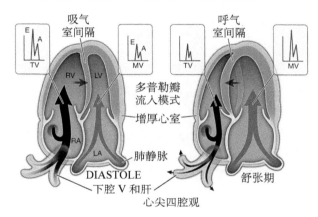

图 22-5　缩窄性心包炎。 呼吸性多普勒模式在二尖瓣和三尖瓣的变化。心室充填交互模式脉冲多普勒检测二尖瓣评估（MV）和三尖瓣的血流

因为缩窄性心包炎是可以手术治疗的，因此将其与有类似表现的限制型心肌病（如同样存在心室充盈受限）仔细鉴别是非常重要的。超声心动图发现限制型心肌病患者的室壁厚度往往是增加的（表22-2）。限制型心肌病区别于缩窄性心包炎的主要特点是极易识别的心尖冲动，心脏轮廓增大、左侧心力衰竭引起的端坐呼吸、左心室肥大、奔马律（在心包叩击音的位置）、束支传导阻滞，某些情况下还伴有心电图的异常 Q 波表现。缩窄性心包炎的典型超声心动图表现可以帮助两者间的鉴别（图 22-5）。CT 和 MRI 检查是区别限制型心肌病和慢性缩窄性心包炎的关键手段。前一种疾病的心室壁是高度肥厚的，而后一种疾病则是心包膜增厚或钙化。当患者表现出进行性的、致残的、原因不明的缩窄性心脏疾病的时候，应使用超声心动图对检查呼吸对跨瓣膜血流速率的影响并同时进行 MRI 和 CT 扫描，以此帮助发现或排除缩窄性心包炎的诊断，因为后者是可以治愈的。

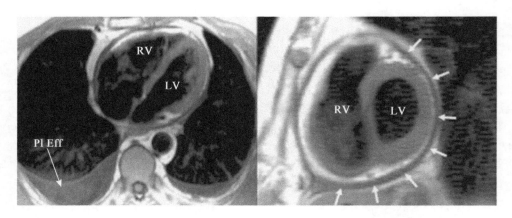

图 22-6　缩窄性心包炎患者的磁共振。右室是一个基本的短轴,显示一个增厚的包裹心脏的心包。在左边是一个横断面视图,再次显示增厚的心包,特别是右心,也有胸腔积液

治 疗　缩窄性心包炎

心包切除是目前唯一具有确切疗效的治疗方法并且应尽可能地切除完全。限盐和利尿药可用于术前准备阶段。在大于 50 岁的患者中还应进行冠状动脉造影以排除未知的冠状动脉疾病。心包切除术给患者带来的获益将在术后数月逐渐显现。手术的风险主要取决于心包纤维化对心肌的浸润程度,心包膜的钙化程度、心肌萎缩的严重程度,继发肝肾功能损伤的程度及患者的整体情况。手术死亡率是 5%~10%,伴有其他严重疾病患者的死亡风险最高。因此,手术治疗应在允许的情况下尽早进行。

亚急性渗出性-缩窄性心包炎

这种心包炎的特点是同时存在心包腔积液和心包膜增厚。其同时具有部分心包积液压迫心脏及心包缩窄的临床表现。其病因可能是结核病及其他多种疾病的综合影响,如急性自发性心包炎、放射治疗、创伤性心包炎、肾衰竭、硬皮病和肿瘤。心脏一般增大,可触及奇脉,心房和颈静脉压力曲线可见明显的 x 降支但 γ 降支缺失。经心包穿刺术治疗后,临床表现将由心脏压塞转变为缩窄性心包炎。此外,心包内压和中心静脉压将有所下降,但仍高于正常。最终确诊依赖于对心包积液和心包膜的相关检查。脏层和壁层心包膜的广泛切除通常都会受到满意的疗效。

结核性心包疾病

尽管目前在美国已很少见,但在非洲、亚洲、中东地区及其他结核仍较为活跃的发展中国家中,这种慢性感染常是慢性心包渗出的主要原因。其临床表现主要为包含心包积液在内的慢性、系统性病变。在已知感染结核杆菌或 HIV 的患者中,如伴有发热、胸痛、体重减轻和不明原因的心脏轮廓增大,就应高度怀疑存在该病。如果对心包积液进行详细的化验后仍不能明确诊断,则推荐进行心包膜活检或局部胸廓切开术来进一步确诊。如果这样还是缺乏足够证据,但是活检样本表现为干酪样肉芽肿,则支持进行抗结核的药物治疗。

如果心包膜标本检查发现增厚,就可以行心包切除术以防止病变进一步发展。在患者接受抗结核药物治疗期间,结核性缩窄性心包炎应该通过手术治疗。

心包膜的其他病变

心包囊肿是出现在心膈角处的圆形或分叶状的异常组织,在右心膈角最为常见。心包囊肿一般并不引起症状表现,其主要的临床意义在于需要与肿瘤、心室壁瘤及明显的心脏肥大相鉴别。心包肿瘤经常继发于纵隔原发或浸润到纵隔的恶性肿瘤,后者包括支气管癌和乳腺癌、淋巴瘤及黑色素瘤。心包最常见的原发性恶性肿瘤是间皮瘤。心包恶性肿瘤的典型临床表现为隐匿进展的血性心包渗出。外科探查是必需的,以便用于明确诊断,并进行根治性或姑息性治疗(后者更为常见)。

(邓 捷 译)

第 23 章

Chapter 23

心脏肿瘤与创伤

Eric H. Awtry   Wilson S. Colucci

心脏肿瘤

原发肿瘤

心脏的原发肿瘤很少见,组织学上约 75% 为良性肿瘤,且大多数是黏液瘤。恶性肿瘤大多为肉瘤,占心脏原发肿瘤的 25%(表 23-1)。不论病理类型如何,所有心脏肿瘤都有导致致命性并发症的可能性。目前许多心脏肿瘤可通过外科手术治愈,因此早期诊断极为必要。

表 23-1　心脏原发肿瘤的相对发病率

类型	例数	百分比
良性肿瘤	199	58.0
黏液瘤	114	33.2
横纹肌瘤	20	5.8
纤维瘤	20	5.8
血管瘤	17	5.0
房室结区肿瘤	10	2.9
颗粒细胞瘤	4	1.2
脂肪瘤	2	0.6
神经节细胞瘤	2	0.6
心肌细胞错构瘤	2	0.6
组织细胞样心肌病	2	0.6
炎性假瘤	2	0.6
其他良性肿瘤	4	1.2
恶性肿瘤	144	42.0
肉瘤	137	39.9
淋巴瘤	7	2.1

(源自:A Burke,R Virmani 修订:Atlas of Tumor Pathology:Tumors of the Heart and Great Vessels.Washington,DC,Armed Forces Institute of Pathology 1996,p.231,已获得授权许可)

临床表现

心脏肿瘤可有很多心脏或非心脏方面的临床表现。这些表现很大程度上与肿瘤的位置和大小有关,非特异性心脏病的特征常更为常见,如胸痛、晕厥、心力衰竭、心脏杂音、心律失常、传导阻滞及伴或不伴心脏压塞的心包积液。此外,也可见到栓塞现象或全身症状。

黏液瘤

黏液瘤是所有年龄组患者中最常见的原发肿瘤,占心脏肿瘤尸检病例的 1/3~1/2,约 3/4 的患者行外科手术治疗。黏液瘤可发生于任何年龄段,一般在 30~60 岁,女性多发。散发病例约占黏液瘤的 90%,其余为家族性常染色体显性遗传病例。家族遗传性黏液瘤常以各种综合征(Carney Complex,卡尼综合征)的形式出现,包括:①黏液瘤[心脏的、皮肤和(或)乳房的];②雀斑和(或)色素痣;③激素分泌过多[伴或不伴有库欣综合征的原发性结节性肾上腺皮质疾病、睾丸肿瘤和(或)伴有巨人症或肢端肥大症的垂体腺瘤]。有些被称作 NAME 综合征(痣、心房黏液瘤、黏液状神经纤维瘤和雀斑)或 LAMB 综合征(雀斑、心房黏液瘤、蓝痣),但这些只是卡尼综合征的一些亚型。卡尼综合征的遗传机制虽然还未完全明了,但已发现这些患者常存在肿瘤抑制基因 *PRKAR1A* 的灭活突变,该基因可编码蛋白激酶 A 的 I-α 调节亚基。

病理上黏液瘤呈胶状,由嵌在富含黏多糖基质中的黏液瘤细胞构成。大部分为单发,位于心房(特别是左心房,通常起于卵圆窝附近的房间隔),通过蒂连接于纤维血管组织的茎上。与散发肿瘤相比,家族性或综合征表现的肿瘤倾向于发生在年轻个体,常呈多发,可发生在心室,手术切除后容易复发。

黏液瘤常表现为梗阻症状或体征。最常见的临床表现与二尖瓣疾病相似:或者因肿瘤下垂至二尖瓣口导致瓣口狭窄，或者因肿瘤致瓣膜损伤引起反流。心室黏液瘤可能导致流出道受阻，类似于主动脉瓣下或肺动脉瓣下狭窄。由于肿瘤位置受重力影响，黏液瘤可能与体位相关而突然发病，听诊时可在舒张早、中期听到一个低沉的、肿瘤脱落的"扑通"声，一般认为此杂音由肿瘤对二尖瓣或心室壁的撞击产生。黏液瘤也可能出现外周、肺动脉栓塞或其他原发症状，如发热、体重下降、恶病质、焦虑、关节痛、皮疹、槌状指、雷诺现象、高丙种球蛋白血症、贫血、红细胞增多症、白细胞增多症、红细胞沉降率增快、血小板减少症和血小板增多症等。这些因素是黏液瘤患者常被误诊为心内膜炎、胶原血管病或副癌综合征的原因。

经胸或经食管二维心脏超声检查对心脏黏液瘤的诊断很有帮助，可以测量肿瘤的大小、判定肿瘤附着位置，这些对于手术方案的制订具有重要的参考价值（图 23-1）。CT 和磁共振可对肿瘤的大小、形状、成分、表面特征等提供重要信息（图23-2）。

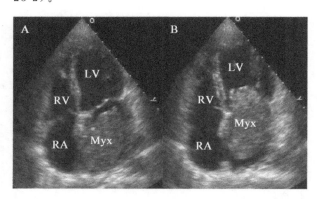

图 23-1 经胸心脏超声提示左心房大黏液瘤。A. 黏液瘤（Myx）于收缩期填满整个左心房；B. 黏液瘤于舒张期经二尖瓣脱垂至左心室（LV）；RA. 右心房；RV. 右心室（Courtesy of Dr. Michael Tsang；with permission.）

肿瘤切除前通常行心导管术及血管造影，但如果非侵入性检查已能获得足够的术前信息，同时不考虑患有其他心脏疾病（如冠心病），这些检查将无须强制进行。此外，于肿瘤所在心腔行心导管术常存在肿瘤栓塞的风险。由于黏液瘤可能具有家族性，对其直系亲属可行心脏超声检查进行筛查，尤其是有多发肿瘤或者黏液瘤综合征证据的年轻患者。

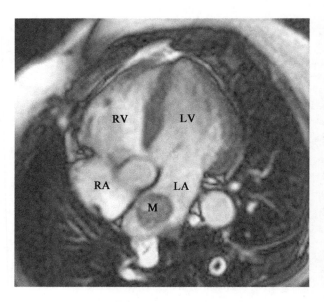

图 23-2 心脏 MRI 提示左心房（LA）内圆形包块（M）。术中病理结果提示为黏液瘤。LV. 左心室；RA. 右心房；RV. 右心室

治 疗 黏液瘤

不管肿瘤大小，均可在体外循环下有效地进行手术切除；家族性黏液瘤复发率在 12%～22%，散发病例只有 1%～2%。前者肿瘤复发很可能是由于病变部位多，后者复发可能与切除不完全有关。

其他良性肿瘤

心脏脂肪瘤很常见，但通常都是在尸检中发现。如果它们长大至 15cm，X 线检查会发现心脏轮廓异常，或者因机械干扰心脏功能、心律失常、传导异常出现症状而被发现。乳头状弹性纤维瘤是最常见的心瓣膜肿瘤，虽然常无临床表现，但它可以引起瓣膜功能失调或远端血管栓塞，导致短暂缺血发作、脑卒中或心肌梗死。因此，即使无症状，也应手术切除。横纹肌瘤和纤维瘤在婴儿和儿童中常见，常发生于心室，可能对血流产生机械性障碍，从而产生类似于瓣膜狭窄、充血性心力衰竭、限制型或肥厚型心肌病或心包缩窄的临床表现。横纹肌瘤呈错构生长，90% 呈多发性，与结节性硬化症密切相关。这些肿瘤有完全或部分逆转的可能，只有肿瘤引起阻塞症状时才予以切除。纤维瘤通常单发、易钙化，有生长并引起阻塞的趋势，常需要手术切除。血管瘤和间皮瘤较小，常生长于心肌内，可干扰房室传导，更严重的是，它们倾向于在房室结内生长而易引起猝死。

其他起源于心脏的良性肿瘤还包括：畸胎瘤、化学感受器瘤、神经鞘瘤、颗粒细胞肌母细胞瘤、支气管源性囊肿。

肉瘤

几乎所有心脏原发恶性肿瘤都是肉瘤，可有多种组织学类型。这些肿瘤一般进展很快，严重者从发现肿瘤数周至数月，可因血流动力学障碍、局部侵袭或远处播散而导致死亡。肉瘤常发生在右心，生长迅速，易侵及心包腔，阻塞心腔或腔静脉血液回流；另一些肉瘤也可能生长在左心，常被误认为是黏液瘤。

治疗 肉瘤

心脏肉瘤出现临床症状后，可能因为进展过快而无法行手术切除。尽管有个案报道称手术、放疗或化疗可延缓病情进展，但心脏肉瘤对这些治疗的反应通常很差。心脏淋巴肉瘤例外，它对放射、化学药物的联合治疗反应良好。

心脏转移瘤

转移至心脏的肿瘤较心脏原发肿瘤更常见。患有各种不同类型恶性肿瘤的患者，随着更多有效治疗方法的应用，其预期寿命得以延长，同时其心脏转移瘤的发生率也可能会增加。虽然各种肿瘤都可能发生心脏转移，但恶性黑色素瘤的发生率尤其高，而白血病、淋巴瘤心脏转移的发生率相对要低一些。按绝对数统计，心脏转移瘤最常见的原发病灶来自于乳腺和肺，这也反映了这些器官癌症的高发病率。心脏转移瘤几乎全部发生在原发疾病广泛转移的背景下，常在胸腔可发现原发灶或转移灶，不过有时心脏转移瘤也可能是胸外肿瘤的初发表现。

心脏转移瘤的发生可能源自于血液或淋巴播散，或者肿瘤细胞的直接侵袭。它们一般表现为较小、坚硬的结节，也可能出现弥漫浸润，特别是肉瘤和血液肿瘤。心包最常被肿瘤侵袭，然后是各心腔的心肌，累及心内膜或心脏瓣膜者罕见。

肿瘤患者就诊时，临床上能明确诊断心脏转移瘤者约占 10%，但这通常不是患者就诊的原因，也极少导致死亡。绝大多数心脏转移瘤发生之前就已明确为恶性肿瘤。出现症状时，心脏转移瘤会导致各种临床表现，如呼吸困难、急性心包炎、异位快速心律失常、房室传导阻滞、充血性心力衰竭等。与原发性心脏肿瘤一样，心脏转移瘤的临床表现反映的是肿瘤的位置和大小，而不是病理类型。许多症状、体征也可能来自于放、化疗引起的心肌炎、心包炎或心肌病。

心脏转移瘤患者的心电图常呈非特异性表现。胸部 X 线检查通常提示心影不大，但也可能是增大或奇特的心影。心脏超声检查可明确心包积液及较大、肉眼可见的心脏转移瘤，而应用 CT 或镓、铊放射性核素显像能更详细地了解肿瘤病情。心脏磁共振检查可提供高质量影像，在心脏肿瘤、转移瘤的诊断评估中具有重要地位。对于恶性心包积液的患者，心包穿刺术可帮助进行特殊的细胞学诊断。血管造影不是必需的，但可勾勒出个别病变的轮廓。

治疗 心脏转移瘤

心脏转移瘤患者一般都到了恶性疾病晚期，因此常给予姑息性治疗，包括对原发肿瘤的治疗。有症状的恶性心包积液应行心包穿刺进行抽吸，同时可行硬化剂（如四环素）灌注，可能延缓或阻止积液再次积聚；或者行心包开窗使渗出液流入胸膜腔。

创伤性心脏损伤

创伤性心脏损伤可能为穿透或非穿透伤引起。穿透伤通常缘于枪伤或刀伤，伤口明显；非穿透伤多发生于机动车事故，常因急剧减速或方向盘对胸部撞击所致，即使没有明显的胸外伤体征，也可能引起严重的心脏损伤。

非穿透伤中心肌挫伤最常见，但一开始常被漏诊，因为临床上直接关注了其他显而易见的创伤。可能会出现心肌坏死，这是钝挫伤的直接后果，也可能由创伤性冠状动脉撕裂或血栓导致。挫伤心肌在病理上与梗死心肌相似，临床上可导致房性或室性心律失常、包括束支传导阻滞在内的传导障碍、类似心肌梗死或心包炎在内的心电图异常。因此，当创伤患者出现其他原因无法解释的心电图改变时，能考虑到心脏挫伤这一点至关重要。钝性胸外伤患者中的 20% 会出现血清肌酸激酶、CK-MB 同工酶水平升高，但在有大量骨骼肌损伤时这些酶谱也会出现假性升高，此种情况下检测肌钙蛋白的水平对鉴别心脏损伤更具有特异性。心脏超声有助于检测创伤后心脏结构和功能上的后遗症，包括室壁运动异常、心包渗出、瓣膜功能不良、心室破裂等。

心脏瓣膜（通常是三尖瓣或二尖瓣）或其支撑组织破裂，将导致严重的瓣膜关闭不全。该并发症可导致快速进展的心力衰竭，它通常是因为出现了一个响亮的心脏杂音而被发现，经胸或经食管心脏超声可明确诊断。

心脏非穿透伤最严重的结果是心肌断裂，可导致心包积血、心脏压塞（游离壁破裂）或心内分流（室间隔破裂）。虽然这种并发症常致命，但有报道指出40％的心脏破裂患者能存活足够长的时间得以到达专业的创伤中心。心包积血也可能是由外伤引起的心包血管或冠状动脉破裂所致。此外，心包渗漏可在胸部钝器伤后数周或数月持续进展，这是心脏损伤后综合征的一个表现，与心包切开术后综合征类似（参见第22章）。

往往看起来无关紧要的钝性、非穿透性的胸部创伤（即使没有明显的损伤体征），也可能引发心室颤动，这种情况称作心脏震荡，常发生于体育运动（如棒球、冰球、足球、长曲棍球）中的青少年，其发生的原因可能是因为心前区胸壁受到的撞击发生在T波波峰之前的复极易感期，其存活有赖于及时的电除颤。

主动脉破裂，是非穿透性胸外伤中的常见病，也是最常见的血管减速性损伤，通常发生于主动脉瓣上方或肺动脉韧带附近。其临床表现类似于主动脉夹层（参见第38章），上肢的动脉压力和脉压可能增加，而下肢则减低，胸部X线显示纵隔增宽。有时，主动脉破裂可能会被主动脉外膜包裹而形成假性动脉瘤，往往在受伤后数月或数年才被发现。

突发的情感或身体创伤可促发一种由儿茶酚胺介导、瞬间发作的心肌病，它被称为应激综合征或心尖气球样变综合征（参见第21章）。

刀枪所致的心脏穿透伤通常导致患者临床状况急剧恶化或死亡，通常是因为心包积血、心脏压塞或大出血。尽管如此，如果立即实施复苏，接近一半的患者可以存活足够长的时间得以到达专业的创伤中心。这些患者的预后与其损伤机制、当前的临床状况及具体累及的心腔有关。医源性心脏或冠状动脉穿孔常与中心静脉或心内置管、起搏电极或冠状动脉支架置入相关，与其他心脏穿透伤相比预后较好。

穿透伤导致大血管破裂通常合并血胸，其次是心包积血。局部血肿形成会挤压主要血管产生缺血症状，也可能会形成动静脉瘘，有时可造成高输出量型充血性心力衰竭。

有时心脏穿透伤后的幸存者可能会因为二尖瓣反流或心内分流（心室或心房间隔缺损，主动脉-肺动脉瘘，冠状动静脉瘘）出现新的心脏杂音或心力衰竭，这些临床表现在受伤之初可能无法检查出来，在病情发展中才逐渐体现。因此创伤患者受伤后数周都应该进行详细体检，如怀疑存在机械并发症，可通过超声心动图或心脏导管检查确诊。

治疗　　创伤性心脏损伤

除了禁止抗凝之外，对无并发症心肌挫伤患者的药物治疗与心肌梗死相似，应进行心脏监测以发现心律失常和心脏破裂等机械性并发症（参见第35章）。创伤性瓣膜破裂导致的急性心力衰竭，通常需要紧急外科手术修复。对大多数穿透伤患者，或患者存在心脏压塞和（或）休克的证据，都应立即行开胸手术，而无须考虑创伤类型。对于心脏压塞的患者，心包穿刺术可挽救其生命，但仅是等待确证性外科手术前争取时间的一个临时性的措施。心包积血常导致心包缩窄（参见第22章），只能通过心包松解术来治疗。

（陶　杰　译）

第 24 章

Chapter 24

全身性疾病的心脏表现

Eric H. Awtry   Wilson S. Colucci

表 24-1 总结了具有相关心脏表现的全身性疾病。

糖尿病

胰岛素依赖型及非胰岛素依赖型糖尿病,是冠心病(coronary artery disease,CAD)的独立危险因素(参见第 30 章),在心血管新发病例中占 14%～50%。此外,CAD 也是成年糖尿病患者最常见的死亡原因。在糖尿病人群中,CAD 的发病率与糖尿病的病程及血糖的控制水平相关,其发病机制包括内皮功能障碍、脂蛋白过氧化增加、促炎反应、促血栓状态及代谢异常。

与非糖尿病患者相比,糖尿病患者更易患心肌梗死,CAD 负担更大,心肌梗死后梗死面积大,会出现更多的梗死后并发症,包括心力衰竭、休克,甚至死亡。值得一提的是,糖尿病患者非典型的缺血症状可能更常见,恶心、呼吸困难、肺水肿、心律失常、心脏传导阻滞或晕厥都可能是其心绞痛症状。另外,由于自主神经功能紊乱造成的"无症状性心肌缺血"在糖尿病患者更为多见,可占其缺血发作的90%,因此对于糖尿病患者应该降低拟诊 CAD 的标

表 24-1 常见的全身性疾病及其心脏相关表现

全身性疾病	常见心脏表现
糖尿病	冠心病,非典型心绞痛,心肌病,收缩性或舒张性心力衰竭
蛋白质-热量营养不良	扩张型心肌病,充血性心力衰竭
硫胺素缺乏	高输出量心力衰竭,扩张型心肌病
同型半胱氨酸血症	过早的动脉粥样硬化
肥胖症	心肌病,收缩性或舒张性心力衰竭
甲状腺功能亢进症	心悸、室上性心动过速、心房颤动、高血压
甲状腺功能减退症	低血压,心动过缓,扩张型心肌病,充血性心力衰竭,心包积液
恶性类癌	三尖瓣和肺动脉瓣病变,右侧心力衰竭
嗜铬细胞瘤	高血压,心悸,充血性心力衰竭
肢端肥大症	收缩性或舒张性心力衰竭
类风湿关节炎	心包炎,心包积液,冠状动脉炎,心肌炎,心瓣膜炎
血清阴性关节病	主动脉炎,主动脉瓣和二尖瓣关闭不全,传导异常
系统性红斑狼疮	心包炎,利布曼-萨克斯疣状心内膜炎,心肌炎,动、静脉血栓形成
艾滋病	病毒性心肌炎,扩张型心肌病,充血性心力衰竭,心包积液
淀粉样变	充血性心力衰竭,限制型心肌病,瓣膜关闭不全,心包积液
结节病	充血性心力衰竭,扩张型或限制型心肌病,室性心律失常,心脏传导阻滞
血色病	充血性心力衰竭,心律失常,心脏传导阻滞
马方综合征	主动脉瘤,主动脉夹层动脉瘤,主动脉瓣关闭不全,二尖瓣脱垂
埃勒斯-当洛综合征	主动脉和冠状动脉瘤,二尖瓣及三尖瓣脱垂

准。糖尿病合并 CAD 患者的治疗必须包括积极的风险因素管理。对于合并糖尿病的 CAD 患者，血管重建的发病率和死亡率较高，经皮冠状动脉介入治疗（PCI）再狭窄的风险增加，外科旁路移植术比 PCI 治疗更能提高多支血管病变患者的生存率，除这几点之外，药物治疗和血供重建对于糖尿病 CAD 和非糖尿病 CAD 患者疗效相似。

糖尿病患者可出现左心室收缩、舒张功能异常，反映了此类患者同时存在心外膜 CAD 和（或）高血压、冠状动脉微血管病变、血管内皮功能障碍、心室肥大及自主神经功能紊乱。限制型心肌病可表现为心肌舒张异常和心室充盈压增高。组织学上可观察到间质纤维化，壁内动脉可显示内膜增厚、玻璃样沉积和炎症改变。糖尿病患者发展为心力衰竭的风险偏高，这可能是其心血管发病率和病死率增加的原因。一些证据表明，胰岛素治疗可以改善糖尿病相关的心肌功能障碍。

营养不良及维生素缺乏

营养不良

患者摄取蛋白质、热量不足或两者都严重缺乏时，心脏会变得单薄、苍白，并因肌纤维萎缩和间质性水肿而出现运动功能减退。收缩压和心排血量下降，脉压变小。全身性水肿很常见，与血浆胶体渗透压降低及心肌功能障碍等多种因素有关。严重的蛋白质缺乏和热量不足，分别被称为"恶性营养不良症（kwashiorkor）"及"消瘦症（marasmus）"，在不发达国家非常常见。然而，严重的营养不良性心脏病也可发生于发达国家，有慢性疾病的人，尤其是那些患有艾滋病、神经性厌食及因严重心力衰竭致使胃肠道血流灌注不足、静脉淤血而出现厌食和消化不良的患者更易发生。心脏直视手术会增加营养不良患者的风险，这些患者可从术前的高营养治疗中获益。

硫胺素（维生素 B_1）缺乏症（脚气病）

常见的营养不良通常伴有此病，但有足够蛋白质及热量摄入的人也可能发生硫胺素缺乏症，特别是在将缺乏硫胺素的白米作为主食的远东地区。在普遍使用硫胺素强化面粉的西方国家，临床上的硫胺素缺乏症的患者主要来自于酗酒、偏食及接受化疗的人群。应用 TPPE 测定体内硫胺素储备时，$20\% \sim 90\%$ 的慢性心力衰竭患者可发现存在硫胺素缺乏。其缺乏的可能原因有两个：饮食摄入减少或利尿药介导硫胺素在尿中的排泄增加。对这些患者

立即给予硫胺素可增加左心室射血分数并促进盐、水的排泄。

临床上硫胺素缺乏的患者通常有营养不良、周围神经病变、舌炎及贫血。与之相关的典型心血管症状特点有高输出量心力衰竭、心动过速及增高的双心室充盈压。高输出状态的主要病因是血管舒缩抑制导致全身血管阻力降低，确切机制尚不清楚。心脏查体可以发现脉压增大、心动过速、第三心音及心尖部收缩期杂音，心电图检查可以发现电压下降、QT 间期延长和 T 波异常，胸部 X 线检查可发现心脏扩大及充血性心力衰竭（congestive heart failure，CHF）的迹象。硫胺素的治疗效果往往令人振奋，通常在 $12 \sim 48h$ 即可观察到全身血管阻力增加、心排血量减少、肺淤血消失及心脏缩小。尽管给予硫胺素治疗之前正性肌力药和利尿药的疗效较差，但在硫胺素治疗后给予这些药物还是非常重要的，因为单纯给予硫胺素治疗后，左心室可能无法承受因血管紧张性恢复而增加的工作负荷。

维生素 B_6、维生素 B_{12} 及叶酸缺乏

维生素 B_6、维生素 B_{12} 和叶酸是同型半胱氨酸代谢的辅因子，可增加动脉粥样硬化风险的高同型半胱氨酸血症绝大部分是由这些辅因子的缺乏所致。在美国，补充这些维生素可降低同型半胱氨酸血症的发病率；然而临床上尚未证实将高水平的同型半胱氨酸恢复至正常水平是否可使心血管病患者获益。

肥胖

严重肥胖，尤其是腹型肥胖，与心血管病发病率和病死率的增加有关。肥胖本身虽然并不被认为是一种疾病，但它与高血压、糖耐量异常、动脉粥样硬化性 CAD 的发病率增高密切相关。肥胖患者总血容量及中心血容量增多、心排血量增加、左心室充盈压增高，均为其明显的心血管异常特点。心排血量增加可能是为了满足过多脂肪组织的代谢需求；左心室充盈压通常在休息时达正常上限值，在运动时过度升高；部分人因长期容量负荷过重会出现伴有心脏扩大的离心性心肌肥厚及心功能不全。此外，脂肪组织分泌的脂肪因子水平会发生改变，并通过对心肌及其他细胞的直接作用导致不良的心肌重构。病理上可见到左心室（某些病例可见右心室）肥大，某些情况下会出现右心室肥厚和普遍的心脏扩张，继之将出现肺充血、外周水肿、运动耐力下降等，然而在超级肥胖的患者身上这些临床体征并不

常见。

减肥是最有效的治疗方法，它可以减少血容量，使心排血量回归到正常范围。但快速减肥可能是危险的，因其可造成电解质紊乱，从而导致心律失常及猝死。限制钠盐、应用血管紧张素转化酶抑制药及利尿药可有效控制心力衰竭症状。肥胖导致的心脏疾病应注意与匹克威克综合征相区别，后者除了具有继发于严重肥胖的心血管病特征，还通常具有继发于中枢性呼吸暂停、低氧血症、肺动脉高压、肺源性心脏病等疾病的心血管病特点。

甲状腺疾病

甲状腺激素通过许多直接、间接的机制对心血管系统发挥着重要作用，因此在甲状腺功能减退症和甲状腺功能亢进症这两种疾病中，心血管效应突出并不奇怪。甲状腺激素可导致总体代谢和氧耗的增加，从而间接增加心脏的工作负荷。此外，与肾上腺素能的刺激效果相类似，甲状腺激素可发挥直接的正性肌力、正性变时、正性传导效应（导致心动过速，心排血量增加），这些效应至少部分是通过甲状腺激素在肌球蛋白、钙激活 ATP 酶、Na^+-K^+-ATP酶和心肌 β 肾上腺素能受体上的转录和非转录作用介导的。

甲状腺功能亢进症

甲状腺功能亢进症（甲亢）的心血管症状常表现为心悸、收缩期高血压和疲劳。甲亢患者中，大约40％存在窦性心动过速，15％会发生心房颤动。查体时会发现心前区心搏增强，脉压增宽，第一心音增强，第二心音的肺动脉组分增强，第三心音增强。甲亢患者二尖瓣脱垂的发生率会增加，这种病例中，在胸骨左缘可以听到伴或不伴咔嗒音的收缩中期杂音。在左侧第 2 肋间于呼气相可能会听到收缩期胸膜-心包摩擦音（米-勒氏刮擦音），此摩擦音被认为是由心脏高动力运动而产生。

老年甲亢患者可能仅表现为与甲状腺素毒血症相关的心脏症状，比如窦性心动过速、心房颤动、高血压，在甲亢被控制前，所有这些心脏表现都可能对相关治疗存在抵抗。除非合并心脏疾病，否则，甲亢患者合并心绞痛和 CHF 并不常见，改善这种患者的症状通常需要对甲亢进行治疗。

甲状腺功能减退症

甲状腺功能减退症（甲减）的心脏表现主要是心排血量、每搏量、心率、血压和脉压的下降。甲减患者有 1/3 可发生心包积液，可能是由毛细血管通透性增加所引起，但很少进展到心脏压塞。其他的临床症状可有心脏扩大、心动过缓、脉弱、心音遥远及胸腔积液。黏液性水肿的症状体征与 CHF 相似，但如果没有其他心脏疾病，很少见到心肌衰竭。心电图通常能见到窦性心动过缓和低电压，并有 Q-T 间期延长、P 波低电压、房室传导时间延长、室内传导障碍及非特异性的 ST-T 异常；胸部 X 射线检查可能会发现心脏扩大（常表现为"水瓶征"影像）、胸腔积液，在一些病例中可有 CHF 的表现。病理检查则可发现心脏是苍白、扩张的，常表现为肌原纤维肿胀、条纹损失和间质纤维化。

甲减患者常伴有胆固醇和三酰甘油升高，从而导致过早的动脉粥样硬化性 CAD。甲状腺激素治疗前，甲减患者常没有心绞痛症状，这可能是代谢需求低的原因。然而，在甲状腺激素替代治疗过程中，心绞痛和心肌梗死可以突然发生，尤其是那些有潜在心脏疾病的老年患者。因此，甲状腺激素替代治疗应该从低剂量开始小心应用，然后逐渐加量。

恶性肿瘤

类癌常起源于小肠，可合成多种血管活性胺，如五羟色胺、激肽、吲哚和前列腺素等，这些物质可引起腹泻、潮红、血压不稳定，称之为类癌综合征（carcinoid syndrome）。约 50％的类癌综合征患者可有心脏受累，一般表现为右心结构异常。此类患者往往有肝转移，这样可使血管活性物质免除肝代谢。左心受累提示存在肺类癌或心内分流，较罕见。病理上可发现类癌病变为纤维斑块，由平滑肌细胞嵌入黏多糖和胶原基质中构成。类癌可侵及心脏瓣膜，引起瓣膜功能障碍，同样也可侵及心腔和大血管内皮。

类癌心脏病最常见的心脏临床表现为三尖瓣关闭不全、肺动脉瓣狭窄或两者兼有。在某些情况下，可能会出现高心排血量状态，这可能是由于肿瘤释放的血管活性物质致使全身血管阻力减少的结果。应用生长抑素类似物（如奥曲肽）或干扰素 α 治疗可改善类癌心脏病患者的症状和生存期，但瓣膜异常不会改善。对一些症状严重的患者，建议行瓣膜置换。类癌综合征患者可能发生冠状动脉痉挛，推测是由于循环中血管活性物质所造成。

嗜铬细胞瘤

嗜铬细胞瘤可使儿茶酚胺的循环水平增高，除了可导致波动或持续高血压，还可能造成直接的心肌损害。死于嗜铬细胞瘤的患者中约 50% 存在局灶性心肌坏死及炎性细胞浸润,这些病变可能造成临床上显著的左侧心力衰竭和肺水肿。此外,与之相关的高血压可导致左心室肥厚。肿瘤切除后,左心功能不全及 CHF 可能会治愈。

肢端肥大症

心脏在过度的生长激素刺激之下可以出现 CHF,其原因是全心收缩功能不全或心室肥厚(心室腔扩大或室壁增厚)导致高心排血量、舒张功能不全。多达 1/3 的肢端肥大症患者会出现高血压,被认为是肾素-血管紧张素-醛固酮轴被抑制、总体钠及血容量增加的结果。1/3 的肢端肥大症患者会发生某种心脏疾病,其心因性死亡的风险将比无肢端肥大症者增加 1 倍。

风湿性关节炎及胶原血管病

风湿性关节炎

风湿性关节炎几乎与所有心脏组织的炎性改变密切相关,但最常见的临床表现是心包炎。超声检查发现风湿性关节炎患者中 10%～50% 存在心包积液,部分合并有皮下结节,但这些患者中只有一小部分表现为有症状的心包炎,而且通常预后良好,偶尔有个别患者会进展到心脏压塞或缩窄性心包炎。心包积液通常为渗出性,葡萄糖及补体浓度低,胆固醇浓度增高。风湿性关节炎患者中约 20% 会发生冠状动脉炎,表现为内膜炎症及水肿,但是很少有心绞痛及心肌梗死发作。炎症、肉芽肿形成可能影响心脏瓣膜,二尖瓣及主动脉瓣常受累,可因瓣膜畸形引起明显的反流。心肌炎并不常见,极少导致心功能不全。

应针对风湿性关节炎进行治疗,可能需要使用糖皮质激素。对于心脏压塞的患者需紧急行心包穿刺术,而心包缩窄的患者常需行心包切除术。

血清反应阴性的关节病

血清反应阴性的关节病,包括强直性脊柱炎、反应性关节炎、银屑病关节炎及溃疡性结肠炎和局限性肠炎相关的关节炎,与 HLA-27 组织相容性抗原密切相关,常伴有全心脏炎及近端主动脉炎。主动脉炎症通常局限于主动脉根部,但可累及主动脉瓣、二尖瓣及心室肌,导致主动脉瓣及二尖瓣反流、传导障碍及心室功能障碍。这些患者中约 1/10 会出现明显的主动脉瓣功能不全,1/3 存在传导干扰,此两种情况在外周关节受累及病程长的患者中更为常见,可能需要行主动脉瓣置换或永久性起搏器置入术。主动脉瓣反流偶尔会出现在动脉炎之前,因此,对于单纯出现主动脉瓣反流的年轻男性,诊断时要考虑血清阴性关节炎的可能。

系统性红斑狼疮

相当部分的系统性红斑狼疮(systemic lupus erythematosus,SLE)患者会出现心脏受累。心包炎常见,可发生于约 2/3 的 SLE 患者中,通常预后良好,极少导致心脏压塞、心包紧缩。SLE 典型的心内膜病变为疣状瓣膜畸形,称为利布曼-萨克斯疣状心内膜炎(Libman-Sacks endocarditis),大部分发生于左心瓣膜,尤其是二尖瓣后叶的心室面,几乎全部为纤维蛋白构成。这些病变可能导致栓塞或成为感染灶,但极少引起严重的、出现血流动力学改变的瓣膜反流。组织学上,常可发现心肌炎随着 SLE 病情的进展而加重,但如果不合并高血压,临床上很少导致心力衰竭。虽然心外膜冠状动脉炎可能发生,但很少导致心肌缺血。SLE 患者冠状动脉粥样硬化的发生率增高,其机制可能与 SLE 伴发的相关危险因素及糖皮质激素应用有关,而与 SLE 疾病本身的关联性较弱。有抗磷脂抗体综合征的患者具有更高的心血管疾病发病率,包括瓣膜反流、动静脉血栓形成、早发卒中、心肌梗死、肺动脉高压和心肌病。

(陶 杰 译)

第 25 章

感染性心内膜炎

Adolf W. Karchmer

感染性心内膜炎（infective endocardits，IE）的主要病理改变是赘生物（图 25-1）。赘生物由血小板、纤维蛋白、细菌菌落和少量炎症细胞组成。最常累及心脏瓣膜（自体瓣膜或人工瓣膜）、室间隔缺损的低压区，这些区域常因异常高速血流或异物的损伤。赘生物也可直接累及心内装置，发生于动静脉分流、动脉分流（如动脉导管未闭）或主动脉缩窄处，称之为动脉内膜炎。

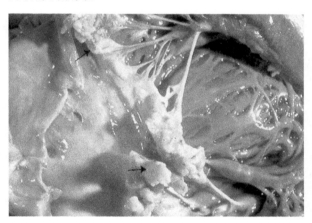

图 25-1　草绿色链球菌心内膜炎二尖瓣赘生物

感染性心内膜炎依疾病进展速度、感染部位、感染原因或易感危险因素（如吸毒）分类。每种分类方法一定程度上提示了疾病治疗或预后的临床意义，但没有一种方法能单独提供所有的临床信息。急性感染性心内膜炎是以发热为主要临床表现的疾病，能迅速破坏心脏结构，如未及时治疗，数周内患者死亡。亚急性感染性心内膜炎进展较慢，心脏结构损伤较迟缓，很少迁移至心外结构，如未并发主要血栓栓塞性事件或真菌性动脉瘤破裂，疾病一般进展缓慢。

最近几十年，发达国家感染性心内膜炎发生率相对稳定，为 2.6～7/(100 000·年)。先天性心脏病仍是最主要的易患因素，但发达国家的易患因素已发生改变，从慢性风湿性心脏病（仍是发展中国家的主要易患因素）转变为静脉毒品注射、退行性瓣膜病和心内装置病变。老年患者感染性心内膜炎发生率也较前增加。在发达国家，16%～30%为人工瓣膜心内膜炎，自体瓣膜心内膜炎（NVE）中 30%～35%为医源性心内膜炎。人工瓣膜置入术后 6～12 个月，发生感染概率最大，此后发生感染的可能性逐渐降低并稳定，机械和生物器材置入后的感染性心内膜炎发生规律相似。

病因学

尽管许多细菌和真菌都能引起散发心内膜炎，仅有部分细菌为主要致病菌（表 25-1）。由于感染途径和致病细菌不同，所致的感染性心内膜炎临床类型也不相同。龋齿、皮肤和上呼吸道多是草绿色链球菌、金葡萄球菌和需要复杂营养的革兰阴性球菌（HACEK 组）（嗜血杆菌、放线杆菌、人类心内杆菌、艾肯菌、金格杆菌、嗜血杆菌、放线杆菌、放射状放线杆菌）。解没食子酸链球菌（以前称为牛链球菌）起源于胃肠道，与结肠息肉、结肠肿瘤有关，肠球菌从泌尿生殖系统进入血液。医源性自身瓣膜感染性心内膜炎常由金葡萄球菌、凝固酶阴性葡萄球菌（CoNS）和肠球菌引起。在接受医疗处置后 90d 后发生的医源性感染中，约 55%发生在医院内，45%发生在社区医疗系统。与心导管检查相关的金葡萄球菌菌血症中，6%～25%发展至心内膜炎。经食管超声心动图仔细筛查，能进一步提高检出率（见超声心动图部分）。

人工瓣膜置入术后 2 个月内出现的心内膜炎（Prosthetic valve endocarditis，PVE）一般是医源性的，多是术中人工瓣膜污染或术后细菌感染所致。医源性感染的主要微生物是金黄色葡萄球菌、凝固酶阴性葡萄球菌、其他革兰阴性细菌、白喉杆菌和真菌。人工瓣膜置入 12 个月后出现的感染性心内膜炎的感染途径和致病微生物与社区获得性自身瓣膜感染性心内膜炎相同。人工瓣膜置入 2～12 个月出现的由凝固酶阴性葡萄球菌所致的感染性心内膜炎,经常代表延迟发作的医源性感染。不管人工瓣膜置入术后心内膜炎发生时间,至少 68%～85% 凝固酶阴性葡萄球菌是耐甲氧西林的。

表 25-1　感染性心内膜炎致病微生物

致病微生物	自身瓣膜心内膜炎		人工瓣膜心内膜炎瓣膜置入后发病时间(月)			药物成瘾者心内膜炎		
	社区获得感染 ($n=1718$)	医源感染 ($n=788$)	<2 ($n=144$)	2～12 ($n=31$)	>12 ($n=194$)	右侧 ($n=346$)	左侧 ($n=204$)	总数 ($n=675$)[a]
链球菌[b]	40	9	1	9	31	5	15	12
肺炎球菌	2	—	—	—	—	—	—	—
肠球菌	9	13	8	12	11	2	24	9
金黄色葡萄球菌	28	53[c]	22	12	18	77	23	57
凝固酶阴性葡萄球菌	5	12	33	32	11	—	—	—
HACEK 菌[d]	3	—	—	—	6	—	—	—
G⁻杆菌	1	2	13	3	6	5	13	7
念珠菌	<1	2	8	12	1	—	12	4
多种致病菌	3	4	3	6	5	—	10	7
类白喉菌	—	<1	6	—	3	—	—	0.1
血培养阴性	9	5	5	6	8	3	3	3

a. 由于一些患者感染定位不特异,所以总数大于左侧和右侧之和;b. 包括草绿色链球菌、gallolyticus 链球菌,其他非 A 组且可分组链球菌,营养不足链球菌(营养变异和需吡哆醛链球菌);c. 这些菌株普遍耐甲氧西林;d. 包括嗜血菌属、放线杆菌属、心杆菌属艾肯菌属和金氏杆菌属;嗜沫嗜血菌

经静脉起搏器或埋藏式除颤器相关心内膜炎通常是医源性的,大多数心内膜炎在置入装置或更换电池后数周内发生,多由金黄色葡萄球菌或凝固酶阴性葡萄球菌引起,两者均是耐甲氧西林菌株。

注射毒品者发生的心内膜炎常波及三尖瓣,多由金黄色葡萄球菌引起,多数是耐甲氧西林青霉素菌株。注射吸毒者左侧瓣膜心内膜炎致病菌变化较大,除常见心内膜炎致病菌外,铜绿假单胞菌、念珠菌,偶尔由罕见微生物,如芽胞杆菌属、乳杆菌属和棒状杆菌属引起。注射毒品者可出现多种微生物混合感染性心内膜炎。注射毒品者合并 HIV 感染并不影响感染性心内膜炎的致病菌谱。

有 5%～15% 感染性心内膜炎患者血培养阴性,其中 1/3～1/2 的患者培养阴性原因是抽血前使用抗生素,余下的患者致病菌是苛养微生物,体外培养困难,如营养变异微生物(现称为颗粒链菌属和乏养菌属微生物)、需要复杂营养的革兰阴性球菌、考克斯体和巴尔通体。一些苛养微生物心内膜炎有地理分布特点(如贝氏考克斯体和巴尔通体主要分布在欧洲,布鲁杆菌主要分布在中东)。惠普尔菌(Tropheryma whipplei)所致的心内膜炎可不发热、无痛和血培养呈阴性。

发病机制

正常情况下,完整未受损的内皮细胞可防御大多数细菌感染和血栓形成。当内皮损伤(如高速血流喷射或心脏结构缺损的低压腔侧)后,可出现致病微生物直接感染或形成无菌血小板纤维素血栓——即无细菌性血栓性心内膜炎(nonbacterial thrombotic endocarditis,NBTE)。发生短暂菌血症时,无细菌性血栓可成为细菌黏附点。无细菌性血栓性心内膜炎常并发于二尖瓣反流、主动脉狭窄、主动脉反流、

室间隔缺损和复杂先天性心脏病。高凝状态也可出现无菌性血栓性心内膜炎——即消耗性心内膜炎（无菌性赘生物，这常见于恶性肿瘤和慢性消耗性疾病患者）和非刺激性赘生物（并发于系统红斑狼疮和抗磷脂抗体综合征）。

引起心内膜炎的微生物一般从黏膜表面、皮肤或感染灶进入血液。除强致病力细菌（如金黄色葡萄球菌等）能直接黏附到完整的心内膜或暴露的内皮下组织，血液中的其他微生物黏附在无细菌性血栓性心内膜炎上。如果致病微生物对血小板在局部释放的杀灭微生物肽或抗微生物活性血清有抵抗性，微生物就可增殖，诱导血小板聚集，诱发内皮细胞、单核细胞（金黄色葡萄球菌感染时）释放组织因子。无细菌性血栓性心内膜炎病灶处呈现高凝状态，在此过程中，纤维蛋白原沉积、血小板聚积和微生物增殖产生感染性赘生物。致心内膜炎微生物一般具有表面黏附分子，又称为微生物表面组分识别黏附基质分子（microbial surface components recognizing adhesin matrix molecules，MSCRAMMs），介导细菌黏附到无菌性血栓性心内膜炎上或损伤的内皮表面。许多革兰阳性细菌有纤维蛋白原结合蛋白、金黄色葡萄球菌有凝集因子（能与纤维蛋白原和纤维蛋白结合的表面蛋白）、链球菌有葡聚糖或 FimA（口腔黏膜黏附于草绿色链球菌家族）。金黄色葡萄球菌入侵完整内皮需要细菌表面的纤维连接蛋白，这些纤维连接蛋白有利于细菌黏附与瓣膜的损伤处。宿主防御力下降时，微生物在生长中的血小板纤维蛋白赘生物中增殖，形成浓密的小菌落。赘生物内部深处的微生物处于非生长的代谢失活状态，对杀灭微生物药物相对不敏感。表面增殖的微生物脱落进入血流，造成持续菌血症。

感染性心内膜炎的病理生理结果和临床表现，除了持续菌血症外，亦可能由于心内结构破坏，细胞因子生成增加而出现其他临床症状，如赘生物碎片脱落致远端组织栓塞或梗死，菌血症致造血器官感染，免疫复合物沉积或细菌抗原沉积的免疫反应所致循环组织系统的损伤。

临床表现

感染性心内膜炎的临床症状变异很大，急性和亚急性心内膜炎的症状存在交叉。无论社区获得性或医源性感染，人工瓣膜性和静脉注射毒品所致心内膜炎，临床表现和实验室检查结果相似（表 25-2）。感染性心内膜炎的临床症状主要受致病微生物种类

的影响。β-溶血链球菌、金黄色葡萄球菌和肺炎链球菌是典型急性感染性心内膜炎致病菌，金黄色葡萄球菌偶尔也引起亚急性感染性心内膜炎。凝固酶阴性葡萄球菌或肠球菌亦可致急性感染性心内膜炎。草绿色链球菌、肠球菌、凝固酶阴性葡萄球菌和需要复杂营养的革兰阴性球菌组常引起典型亚急性感染性心内膜炎。巴尔通体、惠普尔菌或贝氏考克斯体所致的感染性心内膜炎临床表现不典型。

表 25-2　感染性心内膜炎的临床和实验室特征

特征	发生率（%）
发热	80～90
寒战、出汗	40～75
食欲减退、消瘦、精神萎靡	25～50
肌痛、关节痛	15～30
背痛	7～15
心脏杂音	80～85
新的或加重的反流性杂音	20～50
动脉栓塞	20～50
脾大	15～50
杵状指	10～20
神经系统症状	20～40
外周症状（Osler's 结、甲床下出血、Janeway 损害、Roth's 斑）	2～15
瘀点	10～40
实验室检查	
贫血	70～90
白细胞增加	20～30
镜下血尿	30～50
血沉加快	60～90
C 反应蛋白增加	>90
类风湿因子增加	50
循环免疫复合物	65～100
血清补体减少	5～40

感染性心内膜炎临床特征具有非特异性。对于发热伴瓣膜异常患者或心内膜炎高危患者（如静脉注射毒品），如出现心内膜炎的临床症状，应高度怀疑感染性心内膜炎。菌血症常引起心内膜炎，不能解释的动脉栓塞和进展性心脏瓣膜关闭不全。亚急性感染性心内膜炎患者，多为低热，很少超过 39.4℃（103°F）；相反，急性感染性心内膜炎常表现为高热，体温可达

$39.4 \sim 40$℃（$103 \sim 104$℉）。高龄、重度恶病质或重度心力衰竭或肾衰竭患者，发热常常不明显，甚至无发热病史。

心脏表现

尽管心脏杂音通常提示心脏病理改变而不是心内膜炎，瓣膜损伤与腱索断裂可导致新的反流性杂音。正常自体瓣膜急性心内膜炎时，早期常没有心脏杂音，约85%的患者最终会听到心脏杂音。30%～40%的患者出现充血性心力衰竭，产生心力衰竭的原因大多是瓣膜关闭不全，偶尔由于心内膜炎所致的心肌炎或心内瘘管。主动脉瓣关闭不全较二尖瓣关闭不全导致的心力衰竭进展更迅速。感染由瓣叶向毗邻瓣环或心肌组织扩散引起瓣周脓肿，加速心内瘘管形成而出现新的杂音。脓肿也可从主动脉瓣环扩散进入心外膜引起心包炎，或进入室间隔上部阻断传导系统，产生不同程度的心脏传导阻滞。二尖瓣瓣周脓肿很少影响房室结附近或近端希氏束传导系统。约2%患者出现冠状动脉栓塞或心肌梗死。

非心脏症状

亚急性心内膜炎患者典型的非化脓性外周症状与感染持续时间相关，随着早期诊断和治疗，这些临床症状已很少出现。相反，急性金黄色葡萄球菌心内膜炎患者中，指甲下线状出血、Osler结节的感染性栓塞更为常见（表25-2）。肌肉骨骼疼痛常随着治疗可迅速缓解，但必须与局部迁移性感染病灶（如椎间盘炎）相鉴别，10%～15%的患者出现局部迁移性感染病灶。出血性局部感染灶更常见，多发生于皮肤、脾、肾、骨骼系统和脑膜部位。超过50%的患者会出现动脉栓塞的临床症状。金黄色葡萄球菌性心内膜炎的赘生物直径＞10mm（超声心动图测量）和感染波及二尖瓣是增加栓塞的独立危险性因素。栓塞发生较晚，或在有效治疗期间及治疗后发生的栓塞，并不构成抗生素治疗失败的证据。15%～35%的心内膜炎患者并发脑栓塞，有卒中表现，偶尔出现脑病症状。约50%脑栓塞发生在心内膜炎诊断之前，确诊感染性心内膜炎前的一周，卒中发生率约为8/每1000患者·天；有效抗生素治疗的第1周和第2周，卒中发生率降至4.8/(1000患者·天)和1.7/(1000患者·天)，其下降速度超过了赘生物直径的变化。仅有3%的卒中发生在有效抗生素治疗的1周之后。其他神经系统并发症包括无菌性或化脓性脑膜炎，由出血性脑梗死或破裂的真菌性动脉瘤（真菌性动脉瘤是发生在局部感染或菌栓引起动脉壁局

部扩张）所致的颅内出血。颅内或脑膜小脓肿多见于金黄色葡萄球菌性心内膜炎。需外科引流的脑脓肿并不常见。

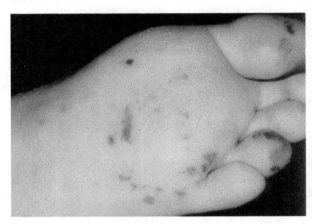

图25-2 感染性栓子伴有急性出血和梗死（经 L. Baden 允许使用）

免疫复合物沉积于肾小球基膜引起弥漫性低补体肾小球肾炎和肾功能不全，随有效抗生素治疗症状可以改善。栓塞导致肾梗死而引起腰痛和血尿，但很少引起肾功能不全。

特殊易患因素

约50%静脉吸毒相关性心内膜炎局限于三尖瓣，伴发热，心脏杂音减弱或无心脏杂音。75%的患者出现化脓性栓塞，引起咳嗽、胸膜炎性胸痛、结节性肺浸润，偶尔诱发脓气胸。主动脉瓣和二尖瓣感染的左心病变，其临床表现与其他心内膜炎相似。

医源性心内膜炎具有典型临床特征，除非与留置心内装置相关或被并发共存疾病所掩盖。经静脉置入起搏或除颤装置相关性心内膜炎，或许由明显的或隐蔽的起搏器囊袋感染所致，常出现发热、轻微的心脏杂音和化脓性肺栓塞症状。

迟发性人工瓣膜感染性心内膜炎有典型临床征象。如果发生于瓣膜外科术后60d内（早期），典型症状或许被近期外科共存疾病掩盖。早期（60d内）和稍迟（2～12个月）发生的心内膜炎，瓣周感染常见，常导致瓣膜部分开裂、反流性杂音、充血性心力衰竭或传导阻滞。

诊断

Duke 标准

确诊感染性心内膜依靠赘生物组织学和微生物学检查。目前，高敏感性和高特异性诊断的Duke标

准方案已经建立,此方案建立在临床、实验室和超声心动图检查基础上(表 25-3)。具备 2 条主要标准,或 1 条主要标准加 3 条次要标准,或 5 条次要标准即可临床诊断感染性心内膜炎。如果确诊其他疾病,或使用≤4d 抗生素治疗后症状消失而不复发,且没有心内膜炎组织学证据时,可排除感染性心内膜炎诊断。当仅满足 1 条主要标准加 1 条次要标准,或仅满足 3 条次要标准时,不能确诊或排除诊断,拟诊为可疑感染性心内膜炎。须仔细鉴别感染性心内膜炎的临床特征,因为拟诊可疑感染性心内膜炎仅会增加 Duke 方案特异性,却不能减少敏感性。

表 25-3　临床诊断 DUKE 标准[a]

主要标准

1. 血培养阳性

   不同时间、不同部位 2 次血培养发现典型致病微生物

   　草绿色链球菌、HACEK 菌、金黄色葡萄球菌或社区获得性心内膜炎的肠球菌或

   持续阳性血培养:2 次阳性血培养采血时间相差>12h;或所有 3 份或≥4 份不同采血时间血样的大多数阳性(第 1 次和最后 1 次采血时间相差至少 1h)

   贝氏考克斯体单一阳性血培养或Ⅰ期 IgG 抗体滴度>1:800

2. 心内膜受损证据

   　超声心动图[b]

   瓣膜或腱索上、反流喷射口附近、置入材料表面的赘生物,随血流摆动,难以用其他原因解释;

   或脓肿;或人工瓣膜瓣的部分裂开。或新的瓣膜反流(以前存在的杂音增加或改变,难以用其他原因解释)

次要标准

1. 易患倾向:心内结构异常或静脉吸毒
2. 发热:体温≥38℃
3. 血管现象:主要动脉栓塞,脓毒性肺梗死,真菌性动脉瘤,颅内出血,结膜出血,Janeway 损害
4. 免疫现象:肾小球肾炎,Osler's 结,Roth's 斑,类风湿因子
5. 微生物证据:不满足主要标准的阳性血培养[c] 或致病微生物血清学证据

　　[a]. 满足 2 个主要标准或 1 个主要标准和 3 个次要标准或 5 个次要标准,可诊断感染性心内膜炎;[b]. 推荐经食管超声心动图检查人工瓣膜心内膜炎或心内并发症;[c]. 凝固酶阴性链球菌和类白喉菌很少引起心内膜炎,单一阳性的凝固酶阴性链球菌和类白喉菌没有临床意义。HACEK,包括,嗜血菌属、放线杆菌属、心杆菌属艾肯菌属和金氏杆菌属;嗜沫嗜血菌(来源:JS Li et al: Clin Infect Dis 30:633,2000,with permission from the University of Chicago Press)

Duke 标准强调菌血症和超声心动图征象,由于感染性心内膜炎患者存在持续性低密度菌血症,需要不同时间多次采血的阳性培养予以证实。在未使用抗生素治疗的感染性心内膜炎患者中,最后约有 95% 的血培养为阳性。Duke 诊断标准强调细菌培养类型的临床意义。为符合 1 条主要临床诊断标准,血培养阴性的感染性心内膜炎和菌血症的微生物(金黄色葡萄球菌和肠球菌)及不存在主要感染灶情况下(持续性菌血症),需多次重复血培养。一些病原微生物很少引起心内膜炎,但常污染血培养(如类白喉杆菌、凝固酶阴性葡萄球菌)必须重复分离培养,阳性方可作为主要标准。

血培养

　　血培养分离鉴定病原微生物对诊断至关重要,能评估抗生素敏感性,决定治疗计划。未接受抗生素治疗前,要在患者不同部位的静脉采血 3 次做血培养(每次需氧厌氧各一瓶),相隔 1h 以上,至少培养 24h。若 48~72h 血培养仍阴性,需进行另外 2~3 次血培养,并同细菌实验室商讨适宜的培养技术。对于血流动力学稳定的可疑亚急性感染性心内膜炎患者,如培养结果尚未回报,初期不应经验性使用抗生素治疗,尤其是患者前 2 周内曾接受过抗生素治疗。此种情况下,必要时要可加做血培养,加做的血培养不会受抗生素治疗的干扰。对急性感染性心内膜炎或血流动力学恶化的心内膜炎(需急诊外科手术),3 次血培养后,立即给予经验性的抗生素治疗。

非血培养检测

　　血培养困难的微生物可以通过血清学检测来寻找病因,如布鲁杆菌、巴尔通体、军团杆菌、鹦鹉热衣原体和贝氏考克斯体。赘生物内的病原微生物可通

过培养、特殊染色(the periodic acid-Schiff 染色检测惠普尔菌)或直接荧光抗体染色后显微镜检查和 PCR 扩增独特的微生物 DNA 或 16S rRNA 片段,通过测序技术鉴定微生物。

超声心动图

超声心动图用于感染性心内膜炎的影像学解剖诊断,能探查赘生物直径,心内并发症和评价心脏功能(图 25-3)。经胸超声心动图是非创伤性和特异性检查,但超声心动图不能探查直径<2mm 的赘生物。由于肺气肿和体型所致透声条件差,20% 患者难以获得满意图像。临床明确诊断心内膜炎患者,仅 65% 经胸超声心动图探查到赘生物。对经胸超声心动图难以探查人工瓣膜和心内并发症,经食管超声心动图是安全的。临床明确诊断心内膜炎患者,>90% 经食管超声心动图探查到赘生物,但初次检查,存在 6%～18% 假阴性。怀疑感染性心内膜炎时,超声心动图检查阴性结果不能排除诊断,而应在 7～10d 后重复超声心动图检查。经食管超声心动图适合诊断人工瓣膜心内膜炎、心肌脓肿、瓣膜穿孔或心内瘘。

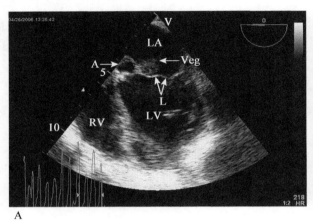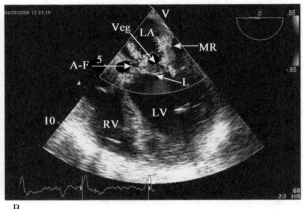

图 25-3　葡萄球菌感染的二尖瓣影像学研究:[食管下段四腔心切面(TEE)]A. 二维超声显示邻近脓腔有大赘生物。B. 彩色多谱勒血流影像:脓肿瘘管和中心瓣膜穿孔致二尖瓣关闭不全。A. 脓肿;A-F. 脓肿-瘘管;L. 瓣膜;LA. 左心房;LV. 左心室;MR. 二尖瓣中间瓣反流;RV. 右心室;Veg. 赘生物(由 Andrew Burger 允许)

专家建议临床诊断感染性心内膜炎患者常规行超声心动图检查。但超声心动图不能用于筛选拟诊感染性心内膜炎可能性较低的患者(如不能解释的发热)。美国心脏协会(AHA)采用超声心动图评价可疑感染性心内膜炎患者流程(表 25-4)。

表 25-4　常见致病菌感染性心内膜炎的治疗[a]

致病菌	药物(剂量,疗程)	评价
链球菌		
青霉素敏感[b]链球菌	青霉素 G(200 万～300 万 U,静脉注射,每 4 小时 1 次,4 周)	—
	头孢曲松(2g/d,每日 4 次,4 周)	非直接 β-内酰酶过敏者,可应用头孢曲松
	万古霉素[c](15mg/kg,静脉注射,每 12 小时 1 次,4 周)	严重或直接 β-内酰酶过敏者,可应用万古霉素
	青霉素 G(200 万～300 万 U,静脉注射,每 4 小时 1 次)或头孢曲松(2g/d,每日 4 次),2 周;联合庆大霉素[d](3mg/kg,静脉注射或肌内注射,单一剂量[e]或分 3 等份,每 8 小时 1 次,2 周)	氨基糖苷类高危患者或人工瓣膜或并发心内并发症患者,避免应用庆大霉素

续表

致病菌	药物（剂量，疗程）	评价
青霉素相对耐药链球菌[f]	青霉素 G（400 万 U，静脉注射，每 4 小时 1 次）或头孢曲松（2g/d,qid），4 周；联合庆大霉素[d]（3mg/kg，静脉注射或肌内注射，单一剂量[e] 或分 3 等份，每 8 小时 1 次，2 周）	对青霉素 MICs≤0.1μg/ml 的链球菌感染人工瓣膜，推荐单独应用这一剂量青霉素 6 周，或最初 2 周联合应用庆大霉素
	万古霉素[c]（15mg/kg，静脉注射，每 12 小时 1 次，4 周）	—
青霉素中度耐药链球菌[g]	青霉素 G（400 万～500 万 U，静脉注射，每 4 小时 1 次），或头孢曲松（2g/d，每日 4 次），6 周；联合庆大霉素[d]（3mg/kg，静脉注射或肌内注射，单一剂量[e] 或分 3 等份，每 8 小时 1 次，6 周）	对青霉素 MICs＞0.1μg/ml 的链球菌感染人工瓣膜，推荐这一方案
	万古霉素[c]（15mg/kg，静脉注射，每 12 小时 1 次，4 周）	—
肠球菌[h]	青霉素 G（400 万～500 万 U，静脉注射，每 4 小时 1 次），联合庆大霉素[d]（1mg/kg，静脉注射，每 8 小时 1 次），4～6 周	如不存在高度链霉素抵抗，可用链霉素（7.5mg/kg，每 12 小时 1 次）替代庆大霉素
	氨苄西林（2g，静脉注射，每 4 小时 1 次），联合庆大霉素[d]（1mg/kg，静脉注射，每 8 小时 1 次），4～6 周	—
	万古霉素[c]（15mg/kg，静脉注射，每 12 小时 1 次），联合庆大霉素[d]（1mg/kg，静脉注射，每 8 小时 1 次），4～6 周	对青霉素过敏者，应用该方案，或对青霉素脱敏
葡萄球菌		
甲氧西林敏感自身瓣膜	萘夫西林或苯唑西林（2g/d，每 4 小时 1 次，4～6 周）	如致病菌对青霉素敏感，不产生 β-内酰氨酶，可应用青霉素（400 万 U，静脉注射，每 4 小时 1 次）
	头孢唑林（2g/d，每 8 小时 1 次，4～6 周）	非直接青霉素过敏者，可使用头孢唑林方案
	万古霉素[c]（15mg/kg，静脉注射，每 12 小时 1 次，4～6 周）	直接（荨麻疹）或严重青霉素过敏者，应用万古霉素
甲氧西林耐药自身瓣膜	万古霉素[c]（15mg/kg，静脉注射，每 8～12 小时 1 次，4～6 周）	利福平通常无作用
甲氧西林敏感人工瓣膜	萘夫西林或苯唑西林（2g/d，每 4 小时 1 次，6～8 周）；联合庆大霉素[d]（1mg/kg，静脉注射，每 8 小时 1 次，2 周）；联合利福平[i]（300mg，口服，每 8 小时 1 次，6～8 周）	最初 2 周应用庆大霉素；加用利福平前，明确庆大霉素易感性；如果患者对青霉素高度过敏，应用甲氧西林耐药方案；如果 β 内酰酶过敏轻微、非直接型，可采用头孢唑林替代萘夫西林或苯唑西林
甲氧西林耐药人工瓣膜	万古霉素[c]（15mg/kg，静脉注射，每 12 小时 1 次，6～8 周）；联合庆大霉素[d]（1mg/kg，肌内注射或静脉注射，每 8 小时 1 次，2 周）；联合利福平[i]（300mg，口服，每 8 小时 1 次，6～8 周）	最初 2 周应用庆大霉素；加用利福平前，明确庆大霉素易感性
HACEK 菌		
	头孢曲松（2g/d，每日 1 次，4 周）	可应用其他 3 代头孢菌素
	氨苄西林舒巴坦（3g，静脉注射，每 6 小时 1 次，4 周）	—

　　[a]. 正常肾功能成人剂量。肾功能减退时，庆大霉素、链霉素和万古霉素需调整剂量。采用理想体重计算庆大霉素、链霉素剂量（男性＝50kg＋2.3kg/1.5in；女性＝45.5kg＋2.3kg/1.5in）；[b]. MIC，≤0.1μg/ml；[c]. 万古霉素剂量依据准确体重计算。链球菌和肠球菌下调血清浓度 10～15μg/ml，葡萄球菌下调血清浓度 15～20μg/ml；[d]. 氨基糖苷不应每日 1 次治疗肠球菌，应分为每日 3 次应用。30min 内静脉滴注完成或肌内注射后 1h 后，峰/谷血清浓度分别为-3.5μg/ml 和≤1μg/ml，而链霉素相应的峰/谷血清浓度分别为 20～35μg/ml 和≤10μg/ml；[e]. 耐替米星（4mg/kg，每日 1 次，单一剂量）可替代庆大霉素；[f]. MIC，＞0.1μg/ml，＜0.5μg/ml；[g]. MIC，≥0.5μg/ml，＜8μg/ml；[h]. 必须检查抗生素易感性；[i]. 利福平拮抗华法林，须增加华法林用量

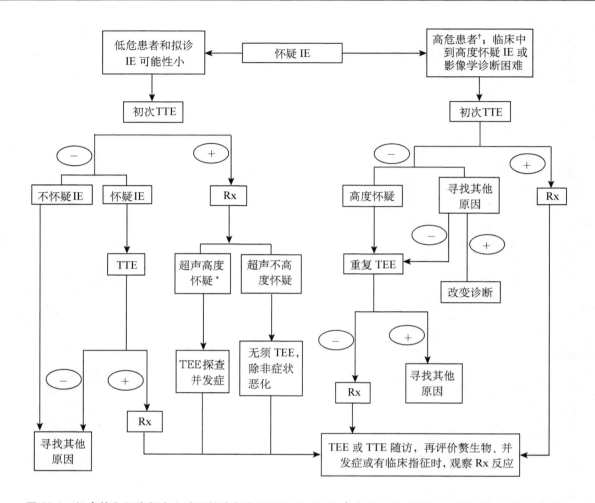

图 25-4 经食管和经胸超声心动图的诊断应用(TEE 和 TTE)。†.高危患者,指表 25-8 所列高危患者或有心内并发症证据(新出现的反流性杂音、心电图传导改变或充血性心力衰竭)。*.超声心动图高度怀疑包括大的赘生物,瓣膜关闭不全,瓣周感染,心室功能不全。Rx:开始抗生素治疗(引自感染性心内膜炎及其并发症的诊断和治疗。Circulation 98:2936,1998)

其他研究

许多实验室检查不能用于诊断感染性心内膜炎,但对患者治疗过程相当重要,如全血细胞计数、血肌酐、肝功能、胸部 X 线片、心电图。红细胞沉降率、C 反应蛋白、循环免疫复合物滴度常升高(表 25-2)。需外科手术的老年患者行冠状动脉造影检查明确是否合并冠状动脉病变。

治疗

抗生素治疗

由于局部防御能力降低,生长和代谢缓慢细菌菌团对抗生素耐药性,根除赘生物中细菌十分困难。

必须杀灭赘生物中所有细菌,才能治愈感染性心内膜炎。采用足够疗程的杀菌药物,非口服方式给药,以得到足够的血药浓度,血中的抗生素可通过被动扩散方式渗入赘生物,在赘生物中产生有效杀菌浓度。为选择有效治疗方式,需清楚致病微生物易感性。是否在初期开始经验性抗生素治疗,需权衡微生物诊断与疾病进展及紧急外科手术(需要看血培养部分)的可能性。选择治疗药物要考虑其他部位合并感染(如脑膜炎)、过敏、器官功能不全与合并药物的相互作用及不良事件的危险。

强烈推荐与治疗自体瓣膜心内膜炎相似方式治疗人工瓣膜心内膜炎(除金黄色葡萄球菌致人工瓣感染)(表 25-4)。如无脏器功能不全或不良事件发生,推荐治疗剂量和疗程保持稳定。

特定微生物治疗

链球菌

链球菌感染性心内膜炎最佳治疗是基于致病菌株对青霉素最小抑菌浓度(minimal inhibitory concentration,MIC)的测定。青霉素/庆大霉素或头孢曲松/庆大霉素治疗 2 周的策略并不适用于复杂的人工瓣膜心内膜炎或自身瓣膜心内膜炎。对青霉素相对耐药链球菌感染的治疗策略(表 25-4)应按照 B、C、G 组链球菌感染性心内膜炎方案应用抗生素。营养变异微生物(颗粒链菌属或乏养菌属)和麻疹孪生球菌感染性心内膜炎的治疗按照青霉素中度耐药链球菌(青霉素最小抑菌浓度>0.1/μg/ml)治疗策略进行(表 25-4)。

肠球菌

肠球菌对苯唑西林、萘夫西林和头孢菌素类均耐药,仅能被青霉素,氨苄西林,替考拉宁(在美国境内不能应用)和万古霉素抑制,而不被杀死。为杀死肠球菌,需要有效作用于细胞壁抗生素(青霉素、氨苄西林、万古霉素或替考拉宁)和氨基糖苷类药物联合作用,其中作用于细胞壁抗生素要达到有效血清浓度,而菌株不能具备对氨基糖苷类药物的高耐药性。如果一个菌株对作用于细胞壁抗生素产生耐药性,能够在浓度≥500μg/ml 的庆大霉素溶液中或浓度为 1000~2000μg/ml 的链霉素溶液中进行复制,这种现象被称为高水平氨基糖苷类耐药。这提示这两类药不能通过协同作用产生杀菌效果。对庆大霉素高耐药性提示妥布霉素、奈替米星、阿米卡星和卡那霉素等均无效。实际上,对于非庆大霉素高耐药性菌株,亦不能肯定其他类型氨基糖苷类抗生素会产生协同杀菌作用。因此,这类药物不能用于治疗肠球菌感染性心内膜炎。高浓度的氨苄西林加头孢曲松或头孢噻肟,通过与青霉素结合蛋白的扩展结合,可以杀死体外或心内膜炎动物模型中的粪肠球菌。

肠球菌感染性心内膜炎者必须接受检测,确定是否有链霉素和庆大霉素高耐药性、是否产生 β-内酰胺酶,以及菌株对青霉素、甲氧西林(最小抑菌浓度<8μg/ml)、万古霉素(最小抑菌浓度≤4μg/ml)的敏感性。如果是产 β-内酰胺酶菌株,可使用氨苄西林/舒巴坦或万古霉素作为抗细胞壁活性成分;如青霉素、甲氧西林的最小抑菌浓度≥8μg/ml,可考虑使用万古霉素;如万古霉素的最小抑菌浓度≥8μg/ml,可考虑使用青霉素或甲氧西林。在没有高耐药性的情况下,链霉素和庆大霉素可作为氨基糖苷类

来使用(表 25-4)。如对这两种药物均存在高耐药性,则不推荐使用氨基糖苷类抗生素;作为替代,可使用单纯细胞壁活性药物 8~12 周,对粪肠球菌,可应用高剂量青霉素联合头孢曲松或头孢噻肟治疗 8~12 周。如果这些治疗均失败或菌株对所有抗菌药物均耐药,建议外科手术治疗。在治疗心内膜炎时,新型抗菌药[奎奴普丁/达福普汀(仅粪肠球菌)、利奈唑胺、达托霉素]针对多重耐药肠球菌的治疗效果并不确定。虽然在治疗肠球菌感染性心内膜炎时达到杀菌效果的庆大霉素的剂量要小于其他病种标准治疗剂量,但在治疗 4~6 周过程中,多数患者会出现肾毒性。由于氨基糖苷类药物的毒性反应,治疗策略规定氨基糖苷类药物应用 2~3 周后即应停用。即便治疗有效,一旦患者出现肾毒性情况,也必须停用氨基糖苷类药物。如果出现肾毒性或肾毒性风险高,那么作为替换,氨苄西林联合头孢曲松或头孢噻肟可被用来治疗粪肠球菌感染性心内膜炎。

金黄色葡萄球菌

金黄色葡萄球菌感染性心内膜炎治疗方案制订(表 25-4)并不是基于是否产生凝固酶,而是基于是否有人工瓣膜置入、是否累及自身瓣膜以及菌株对青霉素、甲氧西林、万古霉素的敏感性。所有金黄色葡萄球菌应当被认为对青霉素耐药,除非有证据显示其不具有青霉素酶。相类似的,对甲氧西林耐药普遍存在于金黄色葡萄球菌中,在开始治疗时就应考虑到这点,若随后培养结果提示对甲氧西林敏感则再调整用药。在应用 β-内酰胺类抗生素治疗自体二尖瓣或主动脉瓣心内膜炎的同时,可考虑增加 3~5d 庆大霉素(如果是敏感菌株)加强治疗。联合使用庆大霉素可轻微加速菌血症的清除率,但不增加生存率,并且庆大霉素的这种短期使用会带来肾毒性的增加,故并不被推荐。庆大霉素也不被推荐加入到万古霉素治疗方案中。

在治疗耐甲氧西林金黄色葡萄球菌(methicillin-resistant S. aureus,MRSA)心内膜炎时,万古霉素的谷浓度应达到 15~20μg/ml,此浓度下的万古霉素会引起肾毒性。虽然金黄色葡萄球菌对万古霉素耐药者极其罕见,但耐甲氧西林金黄色葡萄球菌对万古霉素敏感性下降的情况正在增加。万古霉素 MIC 最小抑菌浓度为 4~16μg/ml 的金黄色葡萄球菌被称为对万古霉素中度有效的金黄色葡萄球菌(VISA)。最小抑菌浓度为 2μg/ml 的菌株可能隐藏在高最小抑菌浓度亚组中,被称为耐药异质性菌株,这些细菌不能被常规药敏实验发现。由于万古霉素

的药动学和药效学,即便使用大剂量万古霉素也不能确定能否杀死最小抑菌浓度为 $2\mu g/ml$ 的耐甲氧西林金黄色葡萄球菌。虽然未经 FDA 批准,达托霉素[$6mg/(kg\cdot d)$,分 4 次给药]仍被推荐作为万古霉素的替代药物,尤其是对于耐药异质性菌株,万古霉素最小抑菌浓度为 $2\mu g/ml$ 的菌株感染的心内膜炎者,这些菌株应进行达托霉素药敏检测。若接受上述治疗后,菌血症仍持续存在,其治疗已超出本章讨论范畴,建议咨询专业传染病学专家。在左心系统耐甲氧西林金黄色葡萄球菌感染性心内膜炎的治疗中,利奈唑胺的疗效并不确定。

仅限于三尖瓣或肺动脉瓣(多发生与静脉吸毒者)的简单的甲氧西林敏感金黄色葡萄球菌导致心内膜炎,可使用苯唑西林或萘夫西林(不能用万古霉素)联合庆大霉素治疗 2 周。在治疗过程中出现$\geq$5d 的长时间发热,或伴有多发性感染性肺动脉栓塞患者应接收标准治疗。由耐甲氧西林金黄色葡萄球菌感染至右心系统心内膜炎者应接受 4 周万古霉素或达托霉素[$6mg/(kg\cdot d)$,单次给药]治疗。

金黄色葡萄球菌人工瓣膜心内膜炎应接受 6~8 周多药联合治疗。利福平是必需成分,因其可杀灭附着在生物瓣膜上的金黄色葡萄球菌。其他两种成分(根据药敏结果选择)联合利福平治疗可预防耐药菌株的出现。大多数金黄色葡萄球菌(尤其是耐甲氧西林金黄色葡萄球菌和表皮葡萄球菌)对庆大霉素耐药,因此在给予利福平前,应进行庆大霉素或另一种选择抗菌药物的药敏试验。如果仅对庆大霉素耐药,那么其他种类的氨基糖苷类、氟喹诺酮类抗生素(根据基本药敏试验)或其他有效抗生素可以用来替代庆大霉素。

其他病原体

由青霉素最小抑菌浓度$\leq 1\mu g/ml$ 的肺炎链球菌心内膜炎,在不合并脑膜炎时,可给予青霉素($400MU/4h$)、头孢曲松($2g/d$)、头孢噻肟(相应剂量)治疗。青霉素最小抑菌浓度$\geq 2\mu g/ml$ 的肺炎链球菌心内膜炎需接受万古霉素治疗。合并脑膜炎时,在菌株的青霉素敏感性确立之前,即应联合应用万古霉素及头孢曲松。铜绿假单胞菌感染性心内膜炎应使用抗假单胞菌青霉素(替卡西林或哌拉西林)和高剂量妥布霉素[$8mg/(kg\cdot d)$,分 3 次给药]治疗。肠杆菌科感染性心内膜炎使用强力 β 内酰胺抗生素加氨基糖苷类抗生素治疗。棒状杆菌心内膜炎使用青霉素加氨基糖苷类抗生素(如对氨基糖苷类敏感)或万古霉素治疗,对大多数菌株均有效。念珠

菌心内膜炎应接受两性霉素 B 和氟胞嘧啶治疗,并应及早手术治疗;如未明确,建议长期口服吡咯类抗真菌药物(如氟康唑)。卡泊芬净对某些念珠菌心内膜炎有效;然而,棘白霉素对念珠菌心内膜炎的治疗效果尚不确定。

经验性治疗

无血培养数据(血培养结果出来之前或血培养结果为阴性)时,在制定和执行治疗方案时,应当要考虑临床线索(如感染类型、患者诱发因素)以及流行病学因素。对于急性感染性心膜炎或医源性感染性心内膜炎治疗时,经验性选择注射药物应覆盖耐甲氧西林金黄色葡萄球菌和革兰阴性细菌。在获得血培养样本之后,要立即开始万古霉素联合庆大霉素的抗菌治疗,这也能覆盖其他潜在细菌。对血培养阴性患者,必须除外消耗性心内膜炎,并通过血清学检测来寻找苛养微生物。未接受抗菌治疗而血培养阴性者一般不考虑金葡球菌、凝固酶阴性葡萄球菌和肠球菌心内膜炎。在这种情况下,经验性治疗的目标应为营养变异微生物、需要复杂营养的革兰阴性球菌和巴尔通体。在没有得到有效诊断证据时,血培养阴性的亚急性自身瓣膜心内膜炎患者应接收氨苄西林钠/舒巴坦钠($12g/24h$)或头孢曲松加庆大霉素;为覆盖巴尔通体可加用多西环素($100mg$,每日 2 次)。人工瓣膜置入 1 年以内的患者,可使用万古霉素、庆大霉素、利福平和头孢吡肟。人工瓣膜置入大于 1 年患者的经验性治疗与血培养阴性的人工瓣膜心内膜炎治疗类似。如果因提前抗菌治疗导致阴性的培养结果,那么就需要使用覆盖更广泛的微生物抗生素的经验性治疗,要高度注意被预先治疗所抑制的病原体。

门诊抗菌治疗

对于那些血培养阴性、无发热、没有临床或超声心动图证据表明存在活动性并发症的患者,可以接受门诊治疗。使用能在溶剂中稳定存在的抗生素,保持给药的静脉通路,细致的随访和稳定的家庭环境。

监测抗菌治疗

血清杀菌效价(即治疗过程中,能够杀死99.9% 标准接种细菌的患者血清最高稀释倍数)不再被推荐作为治疗方案的评价标准。然而,对于治疗非常规细菌所致的感染性心内膜炎,这种评价方法仅用于评价患者体内的抗菌效应。应监控氨基糖苷类抗生素和万古霉素的血药浓度。

通常在治疗的第 3 周,有 25%~40% 的患者会

出现抗生素毒性反应(包括过敏反应),应当定期进行肝肾功能和血液毒性检查。

治疗中,应每日复查血培养直至出现阴性结果,再次发热时需重新复查血液培养,治疗 4～6 周后再重复查血培养以确定临床治愈。由草绿色链球菌,肠球菌或需要复杂营养的革兰阴性球菌感染所致的心内膜炎患者,接受 2d 有效治疗后,血培养可为阴性结果。金黄色葡萄球菌感染性心内膜炎,接受 β内酰胺治疗 3～5d 后血培养可转阴。而对于耐甲氧西林金黄色葡萄球菌感染性心内膜炎患者在接受万古霉素治疗的最初 7～9d 血培养仍可持续为阳性结果。对接受合适剂量万古霉素治疗,但耐甲氧西林金黄色葡萄球菌仍持续存在的患者,提示是对万古霉素低敏感性菌株感染,需更换治疗方案。接受适当抗生素治疗仍持续发热超过 7d 的患者,需评价是否存在瓣周脓肿、心外脓肿(脾脏、肾脏)或其他并发症(栓塞事件)。这些并发症可导致复发发热,也有可能是药物反应或住院治疗的其他并发症。在有效治疗后,赘生物会变小,但在治愈后 3 个月,50% 的赘生物没有变化,甚至 25% 的赘生物会轻微增大。

外科治疗

感染性心内膜炎的心内和中枢神经系统并发症是影响发病和死亡的重要影响因素。在某些病例中,外科治疗手术是治疗这些并发症的有效手段。感染性心内膜炎的外科治疗适应证(表 25-5)来自于观察性研究和专家意见。由于个体差异化明显,根据风险和益处的评估,外科治疗时机必须个体化(表 25-6)。在接受外科手术治疗的左心系统感染性心内膜炎患者中,有25%～40%是在感染活动期进行外科治疗的是感染活动期进行外科手术治疗,其中 PVE 人工瓣膜心内膜炎比例略高于 NVE 自身瓣膜心内膜炎。大部分心内并发症引起的临床事件均需外科治疗,心内并发症多由食管超声心动图发现。由于缺乏随机对照试验来评估外科手术治疗对于生存率的益处,由于缺乏随机对照试验评估外科对于生存率的益处,外科治疗的有效性是通过比较药物治疗和外科手术治疗患者的比较,外科治疗必要性、调整死亡的预测因子(共同存在的疾病)以及外科手术时机来评估的。虽然研究结果存在差异,总的结果显示外科治疗能获得有意义的生存率(27%～55%),这一获益在外科干预 6 个月后更加明显。在接受外科治疗最初数周内死亡率实际上是增加的(疾病本身加上手术相关死亡)。由于未确定明确的手术指征,这种联合死亡率可能掩盖手术治疗潜在

的长期益处。对于合并心力衰竭或心肌脓肿的自身瓣膜心内膜炎 NVE 患者,手术效果最为明显,而人工瓣膜心内膜炎 PVE 患者手术效果尚不明确,而这种差异可能与相关研究的样本量有关。

表 25-5　心脏外科手术适应证

需要外科手术,结果满意

瓣膜关闭不全产生中－重度心力衰竭

人工瓣膜撕裂,瓣体不稳定

适宜抗生素治疗,仍有持续菌血症

缺乏有效抗生素(真菌或布氏杆菌感染)

金黄色葡萄球菌人工瓣膜心内膜炎并发心脏内并发症

合理的抗生素治疗后,人工瓣膜心内膜炎复发

强烈推荐外科手术[a],以改善预后

瓣膜周围感染扩散

主动脉瓣或二尖瓣感染金黄色葡萄球菌,抗生素治疗无效

大赘生物(直径＞10mm)

自身瓣膜心内膜炎,血培养阴性,持续难以解释的发热(≥10d)

高度抗生素耐药的肠球菌和 G⁻细菌,对药物治疗无效或复发

[a]. 需仔细权衡利弊,以决定是否外科手术;常合并有其他需外科手术的并发症

充血性心力衰竭

由于新出现或进一步加重的瓣膜功能不全,所导致严重的难以控制的充血性心力衰竭,是心内膜炎外科治疗的主要适应证。对合并因瓣膜功能不全导致严重心力衰竭的左心系统心内膜炎患者进行 6 个月随访,发现仅接受药物治疗者死亡率为 50%,而手术治疗者死亡率为 15%。自身瓣膜心内膜炎和人工瓣膜心内膜炎患者均可看到手术治疗所带来的生存率改善。通过手术切除巨大赘生物缓解功能性狭窄或手术修复改善瓣膜反流情况。

瓣周感染

该并发症常与主动脉瓣感染同时出现,自身瓣膜感染性心内膜炎中发生率为10%～15%,置入瓣膜者则为 45%～60%。在合理的治疗过程中出现不明原因的发热、新出现的传导阻滞及心包炎均提示本并发症的可能。经食管多普勒彩超可以判断瓣周脓肿(敏感性≥85%)。为获得最佳效果,手术治

疗是必须的。尤其是合并持续性发热、瘘管的出现、假体裂开及不稳定、在有效治疗后感染复发者。必须监测心率，如出现高度传导阻滞，则需置入心脏起搏器。

未被控制的感染

适宜抗生素治疗过程中，仍有不能解释的发热（无论血培养阳性或阴性）或持续血培养阳性心内膜炎患者，提示感染未被控制，这类患者需要接受手术治疗。经验表明，缺乏有效抗生素治疗的微生物所致心内膜炎患者，需要接受手术治疗。这些微生物包括酵母菌、真菌、铜绿假单胞菌、其他高耐药革兰阴性杆菌、布氏杆菌以及可能的贝氏柯克斯体。

金葡菌性心内膜炎

金黄色葡萄球菌 PVE 接受药物治疗者死亡率为 50%，手术治疗可使死亡率降至 25%。合并心内并发症的金黄色葡萄球菌 PVE，外科手术可使死亡率降低 20 倍。金黄色葡萄球菌自体主动脉瓣或二尖瓣感染者，如经胸超声明确诊断赘生物，最初 1 周抗生素药物治疗后仍存在败血症的，应考虑手术治疗。孤立性三尖瓣心内膜炎，即便有发热等症状，极少需接受手术治疗。

全身性栓塞的预防

由栓塞导致的死亡或感染持续，绝大多数发生在合并脑血管或冠状动脉栓塞的患者中。虽然超声心动图可以通过测量赘生物的大小和解剖结构来预测全身性栓塞的风险，但并不能判断手术预防栓塞的获益是否大于手术本身的风险。外科手术预防栓

塞的益处常与术后其他获益并存，如功能不全瓣膜的修复、瓣周脓肿的清除等。仅有 3.5% 患者只为预防全身性栓塞的发生接受手术治疗。手术清除赘生物，同时行瓣膜修补效益较同时进行人工瓣膜置入术更加有利。

外科手术时机

一般说来，一旦确定感染性心内膜炎患者需接受手术治疗，则不应因加用额外的抗生素而推迟手术日期，这将增加患者死亡风险（表 25-6）。在接受 14d 推荐抗生素治疗后，99% 的链球菌感染性心内膜炎及 50% 金黄色葡萄球菌感染性心内膜炎患者切除瓣膜培养为阴性。活动期 NVE 和 PVE 术后置入人工瓣膜复发心内膜炎发生率分别为 2% 和 6%~15%，这些较高的感染性心内膜炎复发率并不能成为延迟手术的理由，尤其是对那些合并重症心力衰竭、瓣膜功能不全和金黄色葡萄球菌感染感染性心内膜炎患者。

仅对药物治疗后感染被控制和充血性心力衰竭症状改善患者，推迟手术被认为是合理的。

合并神经系统并发症的心内膜炎患者，在接受心脏外科治疗后仍可能发生进一步神经系统功能恶化。神经系统症状恶化的风险与神经系统并发症的类型和出现并发症后至手术之间间隔时间有关。只要可行，对于非出血性血栓性脑梗死，心脏外科手术可延迟 2~3 周，脑出血者可延迟 4 周。真菌性动脉瘤破裂者需在心脏外科治疗前接受动脉瘤破裂治疗。

表 25-6 心脏外科时间

时间	外科适应证	
	强烈支持证据	有争议，但倾向于外科手术
紧急（当天）	急性主动脉瓣反流合并二尖瓣关闭不全	
	瓦氏窦脓肿破入右心	
	破裂入心包	
早期（1~2d）	赘生物阻塞瓣口	大血栓合并持续增大的赘生物（直径 >10mm）
	人工瓣不稳定	
	急性主动脉瓣或二尖瓣反流，合并心力衰竭（NYHA 分级 Ⅲ~Ⅳ级）	
	隔穿孔	
	感染向瓣周扩散，合并或不合并新心内传导改变	
	缺乏有效抗生素治疗	

续表

时间	外科适应证	
	强烈支持证据	有争议,但倾向于外科手术
择期(通常尽量早)	人工瓣瓣周漏进行性加重,合并≥7～10d 抗生素治疗仍持续感染 真菌心内膜炎	链球菌人工瓣感染 早期人工瓣感染(换瓣术后≤2 个月) 真菌感染 抗生素耐药

(来源:L Olaison,G Pettersson:Infect Dis Clin North Am 16:453,2002.)

心脏外科手术后的抗生素治疗

切除的瓣膜检测到革兰染色细菌并不是提示抗菌治疗的失败。在成功接受推荐抗生素治疗后,45%患者切除的瓣膜组织应用革兰染法发现细菌或应用 PCR 检测到细菌 DNA,其中仅 7%患者的瓣膜定植微生物为罕见微生物和耐药微生物。尽管可直接检测到微生物或间接检测至微生物 DNA,但外科术后心内膜炎复发者并不常见。对于由易感菌感染的非复杂的 NVE,瓣膜培养阴性者,其术前加术后治疗时间应与推荐治疗时间一致,且术后继续治疗 2 周。对于心内膜炎合并瓣周脓肿、部分治疗的 PVE 以及瓣膜培养阳性患者,外科手术后应接受全程治疗。

心外并发症

心内膜炎患者中脾脓肿的发生率为 3%～5%,有效治疗包括图像引导下的经皮引流或脾切除术。真菌性动脉瘤发生率为 2%～15%,其中 50%患者累及脑动脉,表现为头痛、局灶性神经系统症状及出血。脑动脉瘤应由造影来确诊,接受有效抗生素治疗后,部分患者脑动脉瘤可治愈,接受抗生素治疗后如感染持续、瘤体扩大或瘤体破裂,在可能情况下行外科手术治疗。颅外动脉瘤可表现为局部疼痛、肿块、局部缺血及出血,这类患者需接受动脉瘤切除术。

预后

存在高龄、合并严重疾病、合并糖尿病、延迟诊断、人工瓣膜或主动脉瓣感染、侵袭力强(金黄色葡萄球菌)或耐药(铜绿假单胞菌或真菌)微生物感染、出现心内或主要神经系统并发症和医源性感染等因素者,预后不良。相对于抗生素治疗失败,共存疾病的相互作用和感染性心内膜炎相关终末器官并发症对于预后影响更大。由草绿色链球菌、HACEK 细菌及肠球菌(对联合治疗敏感)引起的自体瓣膜感染

性心内膜炎(NVE)的生存率为 85%～90%。金黄色葡萄球菌感染自体瓣膜感染性心内膜炎(NVE)的生存率,非吸毒者为 55%～70%,吸毒者为 85%～90%。瓣膜置换术(PVE)后 2 个月内发生的心内膜炎死亡率 40%～50%,而 2 个月后发生的心内膜炎(PVE)的死亡率仅为 10%～20%。

预防

过去,为有效预防感染性心内膜炎,专家委员会支持在能诱导菌血症的手术之前进行系统性抗生素应用。由于缺乏人体试验,AHA 对抗生素预防心内膜炎的间接证据进行了重新评估,最终限制了抗生素的预防使用。实际上预防使用抗生素的效果是极其有限。大部分心内膜炎并非发生于手术之后。在病例对照研究中,牙科治疗相对于对照组,并不会更多诱发心内膜炎。此外,与牙科治疗相关的菌血症与由日常行为(如刷牙和牙线使用)所引起的菌血症发生频率及程度相当。因为牙科治疗并不是经常发生,故由日常行为(如刷牙和牙线使用)导致菌血症的频率远高于牙科治疗,因此,维持良好的口腔卫生是必要的。相对于牙科治疗,胃肠道及泌尿生殖系统的治疗操作对于心内膜炎的影响就更小了。另外,从成本效益角度看,预防使用抗生素是对资源的浪费。

在比较了预防使用抗生素的可能获益和潜在不良事件后,美国心脏联盟(AHA)和欧洲心脏协会(ESC)现在预防使用抗生素(表 25-7)仅推荐对那些心内膜炎高风险患者(表 25-8)。预防抗生素仅被推荐用于牙龈组织、根尖区或口腔黏膜穿孔手术(包括呼吸道外科手术)患者。不推荐预防性抗生素用于接收胃肠道和泌尿生道手术患者。高风险患者在接收感染性泌尿生殖道或感染皮肤软组织手术时应接收预防使用抗生素。但英国抗生素药物治疗协会(BSAC)继续推荐高风险患者接收选择性胃肠道及

泌尿生殖道手术时应预防性使用抗生素。相比之下，美国国家健康委员会（NIH）和临床疗效委员会（CE）认为没有令人信服的证据支持预防使用抗生素可获好的成本效益比，建议中止预防使用抗生素。

表 25-7　成人高危心脏病损心内膜炎预防推荐[a,b]

A. 标准口服计划	头孢氨苄[c]：2g，操作前 1h 口服
阿莫西林：2g，操作前 1h 口服	克林霉素：600mg，操作前 1h 口服
B. 不能口服	D. 青霉素过敏，不能口服
氨苄西林：2g，操作前 1h 静脉注射或肌内注射	头孢唑林 c 或头孢曲松 c：1g，操作前 30min 静脉注射
C. 青霉素过敏	或肌内注射
克拉霉素或阿奇霉素：500mg，操作前 1h 口服	克林霉素：600mg，操作前 1h 静脉注射或肌内注射

　[a]. 儿童剂量：阿莫西林、氨苄西林、头孢氨苄、头孢羟氨苄，50mg/kg，口服；头孢唑林，25 mg/kg，静脉注射；克林霉素，20 mg/kg，口服，25 mg/kg，静脉注射；克拉霉素，15 mg/kg，口服；万古霉素，20 mg/kg，静脉注射；[b]. 高危患者，参看表 25-8。其他病损不推荐预防；[c]. 青霉素直接高敏者（荨麻疹，血管性水肿，过敏性反应），不应用头孢类（来源：W Wilson et al：Circulation 116：1736，2007）

表 25-8　操作前需预防心内膜炎的高危心脏病患者

高危	肥厚型心肌病
人工瓣膜（机械瓣或生物瓣）	低危
既往感染性心内膜炎病史	单纯继发孔房间隔缺损
未修复的复杂发绀型先心病（法洛四联症、单心室、完全大动脉转位）包括姑息性体动脉——肺动脉分流管道	手术修复的房间隔缺损、室间隔缺损、动脉导管未闭
先天性心脏病完全修复术后 6 个月内（外科手术或内科介入）	二尖瓣脱垂不伴二尖瓣反流
先天性心脏病修复术后补片或封堵器周围残余漏	风湿热，不伴瓣膜功能障碍
中危	心脏起搏器及置入型心脏自动除颤器
除单纯继发孔房间隔缺损和高危中所列的先天性心脏病外，其他先天性心脏病	冠状动脉旁路手术史
获得性瓣膜功能不全（风湿性心脏病或老年退行性瓣膜病）	川崎病史
	生理性、功能性或良性心脏杂音

（来源：W Wilson et al：Circulation 116：1736，2007）

（张　坡　译　朱鲜阳　审校）

第 26 章

急性风湿热

Jonathan R. Carapetis

急性风湿热(acute rheumatic fever,ARF)是由 A 组链球菌感染及自身免疫反应所导致的一种多系统疾病。尽管机体许多器官都可能受到影响,但风湿热表现均会慢慢至完全消失。唯有心脏瓣膜损伤(风湿性心脏病,rheumatic heart disease,RHD)即使在其他风湿热表现都已经消失的情况下可能依然持续存在。

全球共识

ARF 和 RHD 是"贫穷疾病"。这种疾病在所有的国家都很常见,直到 20 世纪初期,其发病率在发达国家开始下降,其原因很大程度上是由于生活条件的改善,尤其是居住条件不再拥挤和更好的卫生环境,使 A 组链球菌的传播有效降低。抗生素的应用和医疗体系的改善使发病率进一步降低。20 世纪 80 年代,ARF 在美国的落基山地区再次暴发,且发病率持续升高。

20 世纪发达国家中 ARF 逐渐消失,RHD 发病率降低,但遗憾的是在发展中国家这些疾病的发病率仍然持续不减。发展中国家 RHD 是儿童心脏疾病的最常见病因,同样也是一个影响成人死亡率和发病率的主要因素。据估计,全世界有 1500 万～1900 万人受到 RHD 的影响,其中每年约有 25 万人因 RHD 死亡。现在约 95% 的 ARF 和因 RHD 死亡的患者都发生在发展中国家。

尽管在所有发展中国家 ARF 和 RHD 都比较常见,但在某些地区仍具有相当高的发病率。这些"热点"区域包括撒哈拉以南非洲地区、太平洋国家、大洋洲和印度次大陆。遗憾的是,目前大多数发展中国家并没有关于 RHD 合作和控制的措施,而该措施已证实在对 RHD 的减负过程中是有效的。强化对 RHD 的认识和调动资源以控制 RHD 这一问题需要国际社会的关注。

流行病学

ARF 主要在 5～14 岁儿童中患病。初次发病者在大龄青少年和年轻的成年人中少见,且年龄＞30 岁的人群中更是罕见。相比之下,在青少年和年轻成年人中 ARF 的再次发作比较常见。与这种发病模式相对比,ARF 患病率的峰值主要集中在 25～40 岁的人群。ARF 没有明确的性别关联,但患 RHD 的女性更常见,男女发病率可达 1:2。

发病机制

生物因素

基于现有证据,急性风湿热是专门由导致上呼吸道感染的 A 组链球菌所引起。虽然一般来讲是这样,但特定的 M-血清型链球菌(尤其是 1、3、5、6、14、18、19、24、27 型和 29 型)也与 ARF 有关,在高发病率地区,现在认为 A 组链球菌任何突变都有可能引起 ARF。潜在性的皮肤感染和 C 组、G 族链球菌仍在研究中。

宿主因素

任何人群中 ARF 的易患率为 3%～6%,而且这个比例在不同人群之间无显著变化。通过对家族聚集性和特别是患舞蹈症的同卵双生病例研究证实,ARF 易感性具有遗传特性,尤其是 2 型人类白细胞抗原(HLA)等位基因与 ARF 易感性明显相关。血液中高水平的甘露糖结合凝集素和转化生长因子 β_1 基因和免疫球蛋白基因多态性也与 ARF 的易感性有关。已经在许多有 ARF 病史人群相关的一级家属中发现存在中度表达水平的 B 细胞中特定高效表达的异体抗原,即 D8-17,表明这可能是遗传易感性的标记物。

免疫应答

当易感宿主遭遇 A 组链球菌侵袭，将会发生自身免疫反应，这会导致生物体表位和机体之间的交叉反应而损害人体组织（图 26-1）。交叉反应性表位是表达于链球菌表面的 M 蛋白和 A 组链球菌糖类的 N-乙酰氨基葡糖胺，其免疫性类似于人肌球蛋白、原肌球蛋白、角蛋白、肌动蛋白、层粘连蛋白、波形蛋白和 N 乙酰氨基葡糖分子。目前认为，初始伤害是由于交叉反应抗体附着在心脏瓣膜内皮细胞，使最初 CD4$^+$ T 细胞发生迁移，导致随后的 T 细胞介导炎症。

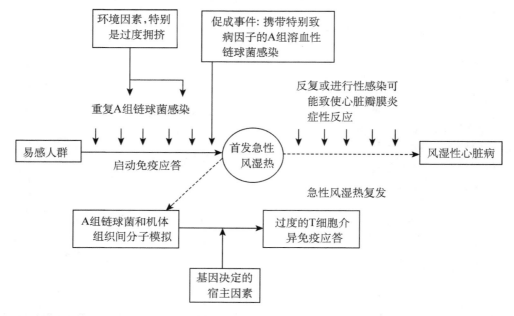

图 26-1 急性风湿热和风湿性心脏病的致病途径（源自：JR Carapetis et al：Lancet 366：155，2005；经 Elsevier 许可）

临床特征

从最初 A 组链球菌感染到 ARF 的临床特征性表现约有 3 周（1～5 周）的潜伏期。舞蹈症和慢性心脏炎例外，可延长达 6 个月的潜伏期。尽管许多患者自诉早期有喉咙疼痛，但 A 组链球菌感染前期常无明显临床表现。在这些病例中，只能通过链球菌抗体检测来确诊。最常见的 ARF 临床表现是多关节炎和发热。这类病例中有关节炎者达 60%～75%，心肌炎者达 50%～60%。舞蹈症在不同 ARF 患病群体中的发病率差异极大，从＜2%～30%。环形红斑和皮下结节在患病群体中非常少见，＜5% 的病例可见这些表现。

心脏受累

高达 60% 的患者可由 ARF 发展为 RHD。心内膜、心包、心肌都可能会受累。瓣膜损害是风湿性心脏炎的重要标志。二尖瓣基本都会受到影响，有时合并主动脉瓣受损，但是单独主动脉瓣受累较少见。早期的瓣膜损害会导致瓣膜反流。在随后的几年时间里，此病通常反复发作，将导致瓣叶增厚、瘢痕、钙化和瓣膜狭窄（图 26-2）。

因此早期未受明显影响的心脏炎患者，特征性表现是二尖瓣关闭不全，有时还可伴有主动脉瓣关闭不全。心脏炎可能会影响电传导通路，导致 PR 间期延长（一度房室传导阻滞或少见的更严重的传导阻滞）和第一心音减弱。

关节受累

关节炎是 ARF 关节受累的主要表现，存在炎症的客观证据，如发热、肿胀、发红和（或）关节痛，并且一个以上的关节受累（即多发性关节炎）。典型的关节炎具有转移性，经过一段时间从一个关节转移到另一个关节。ARF 几乎仅影响大关节，最常见于膝关节、踝关节、髋关节和肘关节，并且是不对称的。疼痛剧烈，而且通常在应用抗炎药物前不能缓解。

不太严重的关节受累较为普遍，但只能作为次

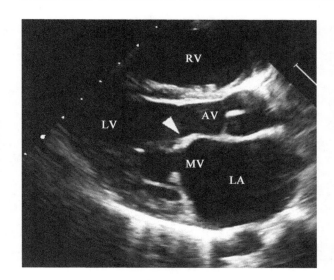

图 26-2　5 岁慢性风湿性心脏病男孩的经胸心脏超声图像。舒张期图像显示瓣叶增厚，二尖瓣前叶尖端受限，并且瓣叶向室间隔方向隆起。这种征象（图中箭头所指）通常被描述为"曲棍球棒改变"或"肘弯"畸形。AV. 主动脉瓣；LA. 左心房；LV. 左心室；MV. 二尖瓣；RV. 右心室。（Courtesy of Dr. Bo Remenyi, Department of Paediatric and Congential Cardiac Services, Starship Children's Hospital, Auckland, New Zealand.）

要表现。没有明显关节炎表现的关节痛同样以游走性多关节炎方式影响大关节。在某些人群中，无菌性单关节炎可能是 ARF 的早期特征性表现，这是因为抗炎药物在典型的游走性关节炎出现之前已经得到了应用。

ARF 关节炎对水杨酸和其他非甾体抗炎药（nonsteroidal anti-inflammatory drugs, NSAID）高度敏感。应用水杨酸后出现的关节受累不会像 ARF 那样持续超过 1d 或 2d 的时间。相反，如果在发热和出现明显转移性多关节炎前就开始应用水杨酸，那么就很难对 ARF 做出诊断。因此，在 ARF 确诊前不应该应用水杨酸类和其他 NSAID 类药物和控制疼痛的对乙酰氨基酚或可待因。

舞蹈症

西德纳姆舞蹈症，通常会发生在 A 组链球菌感染后的较长潜伏期内，并无其他表现形式，且以女性居多。该舞蹈症样运动主要影响头部（导致特征性舌头快速运动）和上肢。这些症状可在全身性或限

制在机体的一侧（半舞蹈症）。舞蹈症因严重程度不同而有差异。在症状较轻的情况下，只有通过详细的检查才能发现，而在较严重的情况下，个人的日常生活活动将会受限，并存在伤害机体的高风险性。舞蹈症症状通常在 6 周内完全缓解。

皮肤表现

ARF 的经典皮疹是环形红斑，开始为红色斑疹，其中间部分逐渐颜色消退，边缘部分呈环状。皮疹不稳定存在，在检查过程中出现或消失。皮疹常发生于躯干，有时在四肢，但基本不出现在脸上。

皮下结节通常为无痛性，为 0.5～2cm，多出现在骨骼突出处的皮肤下面，特别是手、足、肘和枕部，偶尔也会出现在椎骨处。作为迟发性表现，一般在疾病发生后 2～3 周出现，历时数天至 3 周，通常与心脏炎有关。

其他特点

ARF 患者在大多数情况下都会出现发热，但是在单纯舞蹈症的患者中很少出现。虽然高热（≥39℃）是常规表现，但低热也并不少见。急性反应期体温升高同样也存在于大多数情况下。C 反应蛋白（CRP）和红细胞沉降率（ESR）常显著升高。有时，外周血白细胞计数会轻度升高。

A 组链球菌前期感染的证据

除了舞蹈症和轻度心脏炎在发病数月后表现明显外，A 组链球菌前期感染证据也是确诊 ARF 重要证据。由于大多数病例没有咽拭子培养或行快速抗原检测阳性结果，因此血清学证据通常是必需的。最常见的血清学试验是抗链球菌溶血素试验（ASO）和抗脱氧核糖核酸酶 B（ADB）滴度。如果允许，在特定人群中应确定近期无 A 组链球菌感染的健康人群年龄特异性检验值参考范围。

其他链球菌感染后综合征与风湿热相鉴别

链球菌感染后反应性关节炎（post streptococcal reactive arthritis, PSRA）通过以下几点于 ARF 相区别：①对称性小关节受累；②链球菌感染后潜伏期较短（常＜1 周）；③偶有非 A 组 β-型溶血性链球菌感染引起；④对水杨酸盐反应慢；⑤缺乏 ARF 的其他特征，特别是心脏炎。

伴链球菌感染性小儿自身免疫性神经精神病（pediatric autoimmune neuropsychiatric disorders associated with streptococcal infection，PANDAS）是与 A 组链球菌感染有关的抽搐性运动障碍和强迫综合征相关的专有名词。PANDAS 患者并不像西德纳姆舞蹈症患者那样存在着心脏炎的威胁。高发病率的 ARF 人群中 PANDAS 和 PSRA 很少确诊。

诊断

因为没有确定的检验诊断，所以 ARF 的诊断依赖于典型的临床表现结合明确的 A 组链球菌感染，并排除其他诊断。正是这种不确定性使达克特·琼斯博士在 1944 年制定了一套标准（即琼斯标准），以用来明确诊断。由世界卫生组织召集的专家小组进一步阐述了"琼斯标准"在 ARF 复发中的应用（表 26-1）。为适应发达国家 ARF 发病率的下降，修订后的琼斯标准自 1944 年以来降低诊断标准的敏感性并增加特异性，现在关心的是对那些 ARF 发病率仍然很高的国家来说，这项诊断标准可能太不敏感。致使有些国家（如澳大利亚和新西兰）形成一套相对于自身人群更敏感的 ARF 诊断标准。

表 26-1　2002～2003 年 WHO 对风湿热和风湿性心脏病诊断标准

诊断范畴	标　准
初发风湿热[a]	2 项主要表现或 1 项主要及 2 项次要表现加上前驱的 A 组链球菌感染证据
无风湿性心脏病的复发性风湿热[b]	2 项主要表现或 1 项主要及 2 项次要表现加上前驱的 A 组链球菌感染证据
患有风湿性心脏病的复发性风湿热	2 项次要表现加上前驱的 A 组链球菌感染证据[c]
风湿性舞蹈症　隐匿发病的风湿性心脏病[b]	风湿热主要表现或可不需要 A 组链球菌感染证据
慢性风湿性心瓣膜病［患者第一时间表现为单纯二尖瓣狭窄或复合性二尖瓣病和（或）主动脉瓣病］[d]	不需要风湿热任何标准即可诊断风湿性心脏病
主要表现	心脏炎、多关节炎、舞蹈症、环形红斑、皮下结节
次要表现	临床表现：发热、多关节痛 实验室：急性期反应物升高（ESR 或白细胞数）[e] 心电图：P-R 间期延长
近45d 内有支持先前链球菌感染的证据	ASO 或风湿热链球菌抗体升高，咽拭子培养阳性或 A 组链球菌抗原快速试验阳性或新近患猩红热[e]

[a]. 患者可能有多关节炎（或仅有多关节痛或单关节炎）以及有数项（3 个或 3 个以上）次要表现，联合有近期 A 组链球菌感染证据。其中有些病例后来发展为风湿热，一旦风湿热诊断被排除，应慎重地把这些病例视作"可能风湿热"，建议进行二级预防。这些患者需予以密切追踪和定期检查其心脏情况。这尤其适用于高发地区和易患年龄患者。[b]. 必须排除感染性心内膜炎。[c]. 有些复发性病例可能不满足这些标准。[d]. 应予排除先天性心脏病。[e]. 1992 年重新修订的琼斯标准不包括作为实验室次要表现的白细胞计数升高（包括 C 反应蛋白增高），也不包括支持近期链球菌感染的猩红热［源自：Reprinted with permission from WHO Expert Consultation on Rheumatic Fever and Rheumatic Heart Disease（2001：Geneva，Switzerland）：Rheumatic Fever and Rheumatic Heart Disease：Report of a WHO Expert Consultation（WHO Tech Rep Ser，923）. Geneva，World Health Organization，2004. ］

治 疗　急性风湿热

对可能存在的 ARF 患者应进行密切随访以进一步确诊，治疗心力衰竭和出现的其他症状，并展开预防措施，包括二级预防、进行 ARF 注册和健康教育。对于所有可能存在病变的患者应该行超声心动图检查，以帮助明确诊断，并在心脏炎的基础标准上评估其严重性。其他应该进行的检查，见表 26-2。

目前尚无证实对 ARF 的治疗措施能明显改变 RHD 的进展和严重程度。在严重心脏炎的情况下，心力衰竭的治疗是重要的救命措施,对于 ARF 主要是对症治疗。

表 26-2　怀疑急性风湿热推荐检查

必行检查

白细胞计数

红细胞沉降率

C 反应蛋白

血培养(有发热)

心电图(P-R 间期延长或有其他节律异常,2 周和 2 个月进行复查)

胸部 X 线检查(临床表现或超声心动图证据支持心脏炎)

超声心动图(结果异常,1 个月后复查)　咽拭子-A 组链球菌培养(最好在给予抗生素前)

抗链球菌血清学检查:抗链球菌溶血素试验(ASO)和抗脱氧核糖核酸酶 B 滴度(ADB)(第 1 次测试阴性,应在 10～14d 后进行复查)

根据临床特点择项检查

多次血培养(怀疑感染性心内膜炎)

关节穿刺(怀疑化脓性关节炎,镜检和培养)

铜、铜蓝蛋白、抗核抗体、药物筛查试验(存在舞蹈症样运动)

血清学和自身免疫标志物检查(虫媒病毒、自身免疫性或反应性关节炎)

(源自:Reprinted with permission from National Heart Foundation of Australia:Diagnosis and Management of Acute Rheumatic Fever and Rheumatic Heart Disease in Australia:Complete Evidence-Based Review and Guideline. Melbourne,National Heart Foundation of Australia,2009.)

1. 抗生素　所有 ARF 患者在出现 A 组链球菌感染时就应接受足量的抗生素治疗。青霉素是首选药物且可以口服,如青霉素 V,500mg(儿童≤27kg,250mg),口服,每日 2 次,或阿莫西林 50mg/kg(每天最大剂量 1g,用药 10d),或苄星青霉素 G 单次剂量 120 万 U(体重≤27kg 儿童,单次剂量 60 万 U)肌内注射。

2. 水杨酸盐和非甾体抗炎药　一旦确诊,水杨酸盐和非甾体抗炎药物可用于关节炎、关节痛和发热的对症治疗。尚无证据表明这类药物在心脏炎或舞蹈症的治疗方面具有价值。阿司匹林是首选药物。儿童用药首次剂量为每天 80～100mg/kg(成人每天 4～8g/kg),通常在需要用药的最初几天到长达 2 周的时间里每天分 4～5 次服用。如果出现水

杨酸中毒的症状,如恶心、呕吐或耳鸣,应当减低药物剂量。急性期症状明显缓解后,药物剂量可降低到 60～70mg/kg,继续用药 2～4 周。有时停药 3 周后出现发热、关节炎表现和严重的急性期反应并非表明病情复发,可短期内重新应用水杨酸盐或非甾体类抗炎药物来控制。虽然缺少全面研究,已报道每天应用萘普生 10～20mg/kg 可取得良好的治疗效果。

3. 充血性心力衰竭——糖皮质激素　ARF 中使用糖皮质激素仍存有争议。两项 Meta 分析未能证明,与安慰剂或水杨酸盐类药物相比,糖皮质激素在改善短期或长期心脏炎结果方面存有益处。无论怎样,包括 Meta 分析在内的这些研究是在 40 年前进行的,并且用药方法与现在不同。许多临床医生在治疗严重心脏炎(导致心功能不全)患者,相信使用糖皮质激素可以减轻急性炎症反应,从而能更快地纠正心功能不全。无论怎样,使用糖皮质激素需评估其潜在的益处和可能存在的副作用,包括胃肠道出血和液体潴留。如果使用糖皮质激素,推荐泼尼松或泼尼松龙每天 1～2mg/kg(最大剂量 80mg)。糖皮质激素往往只需要应用数天,最多 3 周。

4. 心力衰竭治疗　参见第 17 章。

5. 卧床休息　建议患者长期卧床休息曾经是基本治疗原则,但现已不再被广泛采用。相反,存在关节炎和关节痛及心力衰竭患者,才会根据需要卧床休息。一旦症状控制良好,就应开始逐渐进行一些可承受运动。

6. 舞蹈症　药物控制异常运动不会改变舞蹈症的持续时间和结果。病情较轻患者通常为其提供一个安静的环境来控制病情。对于严重舞蹈症患者,首选卡马西平或丙戊酸钠,其次可用氟哌啶醇。1～2 周时间疗效可能尚不明显,成功的药物治疗只能减轻而不能彻底消除异常运动,症状减退后还应继续用药 1～2 周。

7. 静脉滴注免疫球蛋白　小型研究表明,静脉滴注免疫球蛋白可能使舞蹈症缩短疗程,但不伴有舞蹈症的 ARF 患者,对心脏炎的短期或长期预后没有明显益处。由于缺乏更好的数据研究,除非其他治疗方法都难以控制的严重的舞蹈症患者,一般不推荐静脉滴注免疫球蛋白。

预后

不经治疗 ARF 病情平均持续 12 周。通过治

疗,患者在 1～2 周通常可以出院。炎性标记物每 1～2 周监测 1 次直到正常（通常 4～6 周），1 个月后行超声心动图检查，以评估心脏炎进展情况。具有严重心脏炎患者需要长期临床和超声心动图的密切随访。

一旦急性发作得以控制，首要措施是确保长期临床随访并坚持二级预防方案。患者在出院前应将信息输入到本地 ARF 注册系统（如果存在），并且与初级保健医生保持联系，以确保后续治疗计划和患者的二级预防。应向患者及其家属进行疾病相关教育，强调坚持二级预防的重要性。如果出现心脏炎表现，应向患者告知需要针对口腔和外科手术应用抗生素来预防感染性心内膜炎的发生。

预防

一级预防

最理想的一级预防是要完全消除引起链球菌感染的主要危险因素，特别是拥挤的居住方式。但是在 ARF 常见的地方，这是难以实现的。

因此，ARF 的一级预防的主要方法仍然是一级预防法（即适时使用抗生素彻底治疗 A 组链球菌性扁桃体炎）。如果发病后持续 9d 咽喉疼痛，青霉素的应用（如前面治疗 ARF 所述）会阻止几乎所有 ARF 患者病情的进展，否则疾病将会恶化。这一重要治疗措施的实施依赖于患者就诊的医疗机构是否具有良好效能。当他们出现咽喉疼痛时，医疗机构

是否能够提供训练有素的医疗团队和微生物学工作人员，材料和基础设施，并进行咽拭子检查和使用有效的青霉素。遗憾的是，这些措施在许多发展中国家都不能完全得到保障。

二级预防

控制 ARF 和 RHD 的重要措施是二级预防。因为链球菌感染的 ARF 患者病情进展的风险要比一般人群高，为预防复发，他们需要接受长期的青霉素预防治疗。二级预防最好的抗生素是苄星青霉素 G（120 万 U，如果体重≤27kg 可用 60 万 U）每 4 周 1 次。对于高风险的患者，虽然每 4 周给药 1 次有良好的依从性，也应该考虑每 3 周给药 1 次，甚至每 2 周给药 1 次，更频繁的剂量很少应用。同样可以改为每天口服青霉素 V（250mg）2 次，但药效要比苄星青霉素 G 差。对青霉素过敏的患者可以接受每天口服红霉素（250mg）2 次治疗。

二级预防的持续时间由多种因素共同决定，特别是最近一次 ARF 发作的持续时间（随着时间的延长，复发的概率越低）、年龄（随着年龄的增长，复发的可能性变小）及 RHD 的严重程度（如果病情严重的话，由于可能存在的严重后果，即使有非常小的风险，也要谨慎地避免复发）（表 26-3）。基于一部分注册登记的患者所示，二级预防是最好的控制 RHD 的方案。注册大大提高了患者的随访度，并从中确定哪些患者没有坚持随访，进而改善预防策略以提高患者的依从性。

表 26-3 美国心脏病学会推荐二级预防期限[a]

分类	预防时间
风湿热不伴心脏炎[a]	末次发作后 5 年或至少至 21 岁（更长为准）
风湿热并发心脏炎但无瓣膜性疾病	末次发作后 10 年或至少至 21 岁（更长为准）
临床或超声心动图证据表明，风湿热伴持续性瓣膜性疾病	末次发作后 10 年或至少至 40 岁（更长为准），有时甚至需要终身预防

[a]. 这些仅为建议，必须根据个体情况作为依据进行调整。注意其他组织推荐意见有轻微差别（见 www. worldheart. org/rhd）（源自：Adapted from AHA Scientific Statement Prevention of Rheumatic Fever and Diagnosis and Treatment of Acute Streptococcal Pharyngitis. Circulation 119:1541,2009. ）

（王琦光 译 朱鲜阳 审校）

第 27 章

查加斯病

Louis V. Kirchhoff   Anis Rassi,Jr.

尽管锥虫属中包含多种原生动物,但只有克氏锥虫、布氏冈比亚锥虫和布氏罗得西亚锥虫在人类中引发疾病。克氏锥虫是查加斯病在美洲的病原体,而布氏冈比亚锥虫和布氏罗得西亚锥虫是引发非洲锥虫病的病原体。

查加斯病

定义

查加斯病,又称美洲锥虫病,是一种由原生动物寄生虫克氏锥虫引起的人畜共患传染病。急性查加斯病通常最初是由一种微生物感染引起的轻微的发热性疾病。在急性发病自行缓解后,大多数感染者仍然存活在慢性查加斯病的某个不同的阶段,以不典型的寄生虫血症为特征,没有相关的症状和体征,但很容易检测到克氏锥虫的抗体。在 10%～30% 的慢性感染者中,心脏和(或)胃肠道病变仍在进展,这可能会导致严重的并发症,甚至死亡。

生命周期和传播

克氏锥虫通过昆虫嗜血锥蝽(又称锥鼻虫)在它的哺乳动物宿主间传播。嗜血锥蝽从循环中感染克氏锥虫的动物或人类吸食血液而被感染。摄入的锥虫在锥蝽肠道中繁殖,然后在锥蝽随后进行的血液大餐后随着粪便排出体外而进行传播。当脊椎动物的皮肤、黏膜或结膜发生破溃,被含有锥虫的昆虫粪便污染,即产生了第二个宿主。克氏锥虫也可以通过输注感染者捐献的血液、器官移植、母亲与婴儿间、摄入被污染的食物或饮料、实验室事故等进行传播。

病理

在克氏锥虫侵入的最初感染部位,其特征是局部的病理变化,包括在白细胞和皮下组织细胞中出现克氏锥虫、间质水肿进展、淋巴细胞浸润和相邻的淋巴结反应性增生。克氏锥虫通过淋巴系统和血液循环系统进行传播,主要侵害肌肉(包括心肌)(图 27-1)和神经节细胞。感染组织切片中特征性的假性囊肿是在细胞内聚集的繁殖中的克氏锥虫。

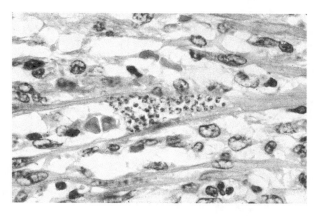

图 27-1   一名死于急性查加斯心肌炎儿童心肌内的克氏锥虫。视野中心为一被感染的心肌细胞,细胞内含有数十条克氏锥虫鞭毛体(苏木精伊红染色,×900)

在有相关临床表现的慢性克氏锥虫感染者,心脏是最常受累器官。心脏病变包括心室壁变薄、双心室扩大、心尖部室壁瘤及附壁血栓。尽管常有明显的广泛淋巴细胞浸润、弥漫性间质纤维化及心肌细胞萎缩,但常规组织学方法很难在心肌组织中发现克氏锥虫。传导系统异常往往表现在右束和左前分支受影响。在胃肠道的慢性查加斯病(扩张性疾病),食管和结肠可能表现出不同程度的扩张。在显微镜检查中,可见合并淋巴细胞浸润的局灶性炎性病变,肌间神经丛神经元数量可明显减少。越来越多的证据表明,克氏锥虫的长期存在和伴随的慢性炎症才是慢性克氏锥虫感染的病理学基础,而不是自身免疫机制。

流行病学

克氏锥虫仅在美洲被发现。携带克氏锥虫的哺乳动物(野生和家养),以及被克氏锥虫感染的锥蝽,从美国南部到阿根廷南部呈散点状分布。人类参与循环传播,当受感染的载体居住在简陋的木屋,泥砖建筑物,和大部分拉丁美洲常见的石头房子时。因此,主要在墨西哥和中南美洲贫穷的乡村地区,人类感染克氏锥虫是一个重要的健康问题。乡村最新的克氏锥虫感染主要发生在儿童,但因为大多数情况下未确诊,所以其发病率是未知的。从历史上看,克氏锥虫输血相关的传播在许多流行该病的国家是一个严重的公共卫生问题。然而,由于采取了一些非常手段,如对捐献者血液进行筛选的有效措施已经开展,这条传播途径已经被基本消除。据报道,数十例 HIV 和慢性克氏锥虫感染者急性复发。这些患者通常合并克氏锥虫脑脓肿,这是免疫缺失人群的临床表现。据估计,目前有 800 万慢性克氏锥虫感染者,每年有 14 000 人死于此病。由此导致的病残率和病死率,使查加斯病在拉丁美洲成为最沉重的寄生虫疾病负担。

近年来,在一些发病率高的国家克氏锥虫传播率已明显下降,这得益于成功地对携带者的控制、血库的筛查和高危人群的教育。一个主要计划,于1991 年在南美洲"南锥国家"(乌拉圭、巴拉圭、玻利维亚、巴西、智利和阿根廷)开始,已经为这个进步的大部分提供了框架。20 世纪 90 年代末,乌拉圭和智利都证实消灭了主要家庭锥蝽携带者(骚扰锥蝽)的传播,巴西在 2006 年宣布消灭传播,阿根廷的传播也已显著降低。类似的控制计划已经在中南美洲北部国家启动。

急性查加斯病在美国罕见。已报道 5 例本地传播和 5 例通过输血传播的病例。此外,克氏锥虫从 3 例感染克氏锥虫的供体通过器官移植传染给了 5 例接受移植器官的受体。其中 2 例受体通过心脏移植被感染。急性查加斯病在从拉丁美洲回到美国的游客中尚未被报道,虽然 3 例这样的病例已在欧洲报道。相反,在美国慢性克氏锥虫感染的患病率在近年明显增加。估计有 2300 万来自流行查加斯病国家的移民目前居住在美国,其中 1700 万是墨西哥人。在美国克氏锥虫感染者的总人数估计为 30 万。美国对捐献血液的克氏锥虫筛选始于 2007 年 1 月。献血者中克氏锥虫感染的总患病率在 1/29 000 左右。迄今为止,超过 1200 例的感染者已经确定,永远禁止他们献血(见本章节后面的"诊断"部分)。

临床过程

急性查加斯病的最初迹象在寄生虫入侵之后至少 1 周发生。当克氏锥虫通过破损的皮肤入侵,可能会出现红肿的硬结(南美洲锥虫肿),伴有局部淋巴结肿大。罗曼尼亚(Romana)征是急性查加斯病的典型表现,若侵入部位在结膜,则可见单侧眼睑及眼周无痛性水肿。这些最初的局部体征可能会随萎靡不适、发热、厌食、面部和下肢水肿出现,可能会出现全身淋巴结肿大和肝脾大,很少会出现严重的心肌炎;大多数急性查加斯病的死亡原因是心脏衰竭。神经系统的体征不常见,但脑膜脑炎时有发生,特别是在小于 2 岁的儿童。通常在 4～8 周,几乎所有患者的急性症状和体征自发消退,随后进入无症状或不确定的慢性克氏锥虫感染期阶段。

在初次感染后的几年甚至几十年后,慢性查加斯病开始显现出症状。心脏通常被累及,由节律紊乱、节段性或扩张型心肌病和血栓栓塞引起症状。右束支传导阻滞是常见的心电图异常,但其他类型的室内和房室传导阻滞、室性期前收缩、快速和缓慢性心律失常也时常发生。心肌病常导致晚期右心室心力衰竭为主的双心室心力衰竭。附壁血栓脱落栓塞脑或其他部位也可能发生。猝死是查加斯心脏病死亡的主要原因。巨食管症患者吞咽困难、吞咽疼痛、胸部疼痛、胃食管反流。严重食管功能障碍的患者可能发生误吸(尤其是在睡眠期间),常导致反复发作的吸入性肺炎。消瘦、恶病质和肺部感染会导致死亡。巨结肠症的患者被腹部疼痛和慢性便秘所困扰,这导致粪球形成。晚期的巨结肠症可导致肠梗阻、肠扭转、败血症和死亡。

诊断

急性查加斯病的诊断需要检测到克氏锥虫。显微镜观察到新鲜抗凝血或血沉棕黄层中活动的克氏锥虫是最简便的方法。克氏锥虫也可在姬姆萨染色的薄和厚的血涂片上被观察到。含有染色剂吖啶橙的微量离心管可用于相同的目的。经验丰富的医务人员应用这些方法在大部分急性查加斯病患者中可得到阳性的结果。血清学检测对诊断急性查加斯病不起作用。

慢性查加斯病可通过检测与克氏锥虫抗原特异性结合的 IgG 抗体来诊断。证实克氏锥虫的存在并不是最重要的。在拉丁美洲,30 以内样本测定试剂盒有市售,包括几种基于重组抗原的试剂盒。尽管这些测试通常表现出良好的敏感性和合理的特异性,假阳性反应也可能发生,典型的表现来自其他传染病、寄生虫病或自身免疫性疾病患者的样本。而且,验证性试验提出了一个持久性的挑战。基于这些原因,世界卫生组织建议标本至少检测两次,每次检测都需要特异性的阳性和阴性对照。放射免疫沉淀法(查加斯 RIPA)是一种对克氏锥虫抗体具有高度敏感和特异性的检测方法(临床实验室改进修正处批准,可在笔者实验室进行)。2006 年 12 月,美国食品和药品管理局(FDA)批准了一种筛选血液和器官捐献者是否感染克氏锥虫的检测方法(邻克氏锥虫的酶联免疫吸附试验系统,奥托临床诊断,美国力登公司,新泽西州)。自 2007 年 1 月起,美国献血者绝大多数采用酶联免疫分析法筛选,阳性者应用查加斯 RIPA 进行确认。2010 年 4 月,FDA 批准了第二个用于供体筛查的测试手段(雅培棱镜® 查加斯病检测试剂盒,雅培实验室,雅培科技园,以色列)。应用 PCR 试剂盒在慢性感染者检测克氏锥虫 DNA 的方法已得到广泛研究,但这种方法的敏感性还不能被证明比血清学检测可靠,目前还没有 PCR 检测试剂盒出售。

治疗　查加斯病

查加斯病的治疗仍不能令人满意。许多年来,迄今只有两种药物——硝呋莫司和苄硝唑用于查加斯病的治疗。不幸的是,这两种药物缺乏疗效,还可能引起令人困扰的不良反应。

在急性查加斯病中,硝呋莫司显著缩短症状和寄生虫血症的持续时间,降低病死率。然而,有限的研究表明,经全疗程治疗后,只有 70% 的急性感染可达寄生虫学治愈。硝呋莫司常见的不良反应包括厌食、恶心、呕吐、体重减轻和腹痛。对药物的神经系统反应可能包括不安、迷失方向、失眠、抽搐、感觉异常、多发性神经炎和癫痫发作。这些症状通常在剂量减少或治疗终止后消失。建议的每日剂量为成年人 8～10mg/kg 体重、青少年 12.5～15mg/kg 体重和 1～10 岁儿童 15～20mg/kg 体重。药物应该每天分 4 次口服,治疗

应持续 90～120d。硝呋莫司可从在亚特兰大的美国疾病控制和预防中心(CDC)的药物服务处获得(电话号码,404-639-3670)。

苄硝唑的效果是相似甚至优于硝呋莫司。据报道,先天性感染的婴儿在 1 岁内治疗,治愈率可达 90%。不良反应包括皮疹、周围神经病变和罕见的粒细胞减少症。推荐的口服剂量为成人每天 5mg/kg 体重,共 60d;儿童每天 5～10mg/kg 体重,共 60d,分 2～3 次服用。苄硝唑一般被认为是在拉丁美洲的药物选择。

对于症状不确定或是处于南美洲锥虫病慢性症状阶段的成年人是否应该使用硝呋莫司或苄硝唑治疗的问题已经争论了很多年。慢性感染患者在寄生虫学治愈率上明显不如那些急性或新发的慢性感染患者,这一事实是这场争论的核心。从随机对照试验中没有得出令人信服的证据表明使用硝呋莫司或苄硝唑治疗能对那些不确定的或是有症状的慢性期患者,使其症状的发生和进展或死亡率得到降低。基于一些观察性研究成果,在 2006 年一个由 CDC 召集的专家小组建议给小于 50 岁的成人,可能长期存在不确定的克氏锥虫感染,或者甚至有轻度至中度疾病的患者提供治疗。一个大型的随机临床试验(BENEFIT 多中心临床试验)旨在评估苄硝唑对于成人(18～75 岁)慢性查加斯心脏病(没有晚期病变)的寄生虫学和临床疗效,这项试验正在巴西、阿根廷、哥伦比亚和玻利维亚进行,但结果尚未公布。相比之下,随机对照研究表明,对儿童的治疗是有效的,并且目前拉丁美洲的权威共识是,所有 18 岁前的克氏锥虫感染者及所有成年人中已知的近期感染患者均应给予苄硝唑或硝呋莫司治疗。

抗真菌药氮唑类对于治疗查加斯病的作用,在实验室动物和较小范围的人类中进行了研究。迄今为止,没有一种药物表现出一定程度的抗克氏锥虫活性,以证明其在人类中能够应用。在这类药物中有几种较新的药物已经在动物试验中带来一线曙光,并且在不远的将来有可能进行人体试验。

克氏锥虫感染并发心脏和(或)胃肠道疾病的患者,应该由专科医师行进一步的评估和治疗。心脏移植是治疗终末期查加斯心肌病的一种选择;在美国和巴西已经完成 150 多例这样的移植。因查加斯病行心脏移植的患者生存率似乎高于因其他原因接受心脏移植的患者,这可能是与大多数有症状的查加斯病患者,病变仅局限于心脏有关。

预防

　　由于药物治疗的局限性,亦没有有效的疫苗,控制克氏锥虫病在流行国家的传播主要通过喷洒杀虫剂减少家居媒介种群、改善住房和对高危人群的教育。正如前面提到的,这些措施,加上对献血者血清学筛查,能够在许多流行的国家明显地减少克氏锥虫的传播。游客要避免在流行国家农村地区的破旧住房中睡眠。蚊帐和驱蚊剂可以提供额外的保护。

　　鉴于慢性克氏锥虫感染可能引起的严重后果,对所有来自流行地区、目前生活在美国的移民,要审慎地检测其是否被感染克氏锥虫。对确定携带克氏锥虫的患者,应定期行心电图监测,这非常重要,因为一些发生严重节律紊乱的患者可因接受永久起搏器置入治疗而受益。先天性传播可能是另一个进行筛查的理由。克氏锥虫在美国被分类为风险组 2 媒介,在一些欧洲国家被分类为风险组 3 媒介。在该区域工作的实验室人员,应当始终遵守指定的寄生虫或感染媒介风险等级的防控规则。

(王　耿　译)

第 28 章

Chapter 28

心源性休克与肺水肿

Judith S. Hochman   David H. Ingbar

心源性休克和肺水肿使患者处于生命垂危的境地,应接受紧急的医疗救治。心源性休克和肺水肿最常见的原因是严重的左心室功能衰竭所致的肺循环淤血和(或)体循环供血不足(图 28-1)。肺水肿的病理生理学已在第 5 章讨论。

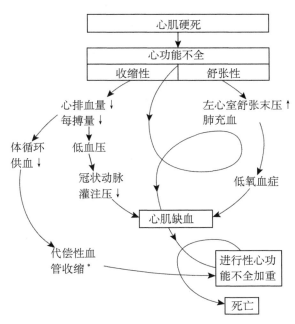

图 28-1　**心源性休克的病理生理。**心肌收缩和舒张功能障碍将导致心排血量的降低和经常性的肺充血。心肌缺血持续发展导致体循环和冠状动脉的低灌注,虽然一系列机体的代偿机制试图维持上述循环,但这些代偿机制可能产生相应紊乱并出现逐渐恶化的血流动力学。* 心肌梗死后释放出的炎性细胞因子可诱导一氧化氮过表达及超载,导致血管不适当的扩张,这将进一步使体循环和冠状动脉的灌注降低。如果不能阻断心肌功能障碍这一恶性循环,患者的最终结果是死亡。LVEDP:左心室舒张末期压力。(源自 SM Hollenberg et al: Ann Intern Med 131:47,1999.)

心源性休克

心源性休克的特征性表现是体循环灌注不足并伴有肺充盈压力升高(肺毛细血管楔压 > 18mmHg),而这些表现均由于心脏指数严重下降 [< 2.2 L/(min·m²)],收缩压持续低于 90 mmHg 所致。心源性休克院内死亡率高达 50% 以上。心源性休克的主要原因,详见表 28-1。基于心脏功能不全所导致的循环衰竭是由于心肌衰竭所致,绝大多数情况下继发于急性心肌梗死(acute myocardial infarction,AMI,详见第 35 章),其次为心肌病或心肌炎(详见第 21 章)、心脏压塞(详见第 22 章)或是严重的心脏瓣膜病(详见第 20 章)。

表 28-1　**心源性休克及心源性肺水肿的病因** [a]

心源性休克或心源性肺水肿的病因
急性心肌梗死/缺血
左心衰竭
室间隔穿孔
乳头肌功能不全/断裂-严重的二尖瓣反流
左心室游离壁破裂合并亚急性心脏压塞
大面积心肌梗死合并其他并发症
出血
感染
大量负性肌力及血管扩张药物的应用
瓣膜病变
高血糖/酮症酸中毒
心脏骤停后
心脏手术后
顽固的持续性心律失常
急性暴发性心肌炎
终末期心肌病
左心室心尖球形扩张症

续表

章鱼娄样心肌病
伴有严重流出道梗阻的肥厚型心肌病
合并主动脉瓣关闭不全或心脏压塞的主动脉夹层
肺栓塞
严重的瓣膜性心脏病
重度主动脉瓣或二尖瓣狭窄
急性重度主动脉瓣或二尖瓣反流
代谢性中毒
β受体阻滞药或钙通道阻滞药应用过量
心源性休克的其他病因 [b]
右心室衰竭见于
急性心肌梗死
急性肺心病
顽固的持续性缓慢性心律失常
心脏压塞
中毒性/代谢性因素
严重酸中毒、严重低氧血症

[a]. 上述心源性休克病因被列出。大部分除导致心源性休克外，尚可导致肺水肿或心源性休克合并肺水肿；

[b]. 这些导致心源性休克但不导致肺水肿

引言

心源性休克是心肌梗死住院患者的主要死亡原因，AMI早期再灌注治疗可降低心源性休克的发生率。在20世纪60年代AMI合并心源性休克的发生率为20%，在随后20多年的时间里其发生率仍维持为8%以上，但在21世纪的前10年其发生率降低到5%～7%。心源性休克主要发生于ST段抬高型心肌梗死（ST elevation myocardial infarction，STEMI），非ST段抬高型心肌梗死（non-ST elevation myocardial infarction，NSTEMI）相对少见（参见第35章）。左心室衰竭占AMI合并心源性休克的80%以上，其余为急性严重的二尖瓣反流，室间隔穿孔、占优势右心室的衰竭和心脏游离壁破裂或是心脏压塞。

病理生理学

心源性休克表现为这样一个特征，即心肌缺血导致心肌收缩力下降，从而导致心排血量和动脉压的下降，使心肌灌注、心肌缺血及心排血量进一步下降，使心源性休克进入恶性循环（图28-1）。心肌收缩功能不全导致每搏输出量下降，伴随舒张功能不全导致左心室舒张末压力及肺毛细血管楔压增高，从而导致肺循环淤血。冠状动脉供血不足进一步导致心肌缺血加重及心功能不全恶化，患者病情呈快速螺旋下降状况，如不设法中止这一恶性循环，患者将存在致命危险。全身炎性反应综合征将伴随大面积心肌缺血和心源性休克的始末，其作用类似于其他休克中的作用，如炎细胞因子、诱导型一氧化氮合酶，大量的一氧化氮和过氧化物均参与心源性休克的发生。心脏泵功能衰竭后组织低灌注出现的代谢性乳酸酸中毒，以及肺水肿导致低氧血症这两方面因素均可通过加重心肌缺血及降低血压，而进一步促进心源性休克的恶性循环。当严重的酸中毒（pH<7.25）发生时，会使得内源性及外源性儿茶酚胺作用减弱。另外，难治性、持续性室性或房性心动过速加重心源性休克。

患病人群特征

在AMI患者中，老年、女性、既往心肌梗死（myocardial infarction，MI）病史、糖尿病和前壁AMI均为心源性休克的高危人群。首次发生下壁AMI的患者合并心源性休克应注意有无机械并发症；MI后不久再梗死，心源性休克发生率增加。2/3的心源性休克患者存在3支主要冠脉血管狭窄，20%的患者为左主干狭窄，没有显著冠状动脉狭窄病变的患者极少发生心源性休克，心尖球形扩张综合征（章鱼娄样心肌病）也可发生心源性休克。

发生时间

心源性休克患者中，1/4为AMI入院时发生，另外1/4为AMI发生后6h内，1/4为发病后1d，其余为AMI后再梗死、梗死显著扩展或是合并机械并发症的患者。

诊断

由于患者病情不稳定，支持治疗必须与诊断及病情评估同时进行（图28-2）。首先询问病史及体格检查，行实验室指标、心电图及胸部X线检查，心脏彩超对于怀疑心源性休克患者是非常有价值的诊断工具。

1. 临床表现　大部分患者表现为持续的胸痛、呼吸困难、面色苍白、烦躁不安及大汗。神志可能发生变化，表现为嗜睡、意识朦胧或谵妄状态。脉搏细弱，常为每分钟90～110次，或是由于高度传导阻滞导致严重心动过缓。收缩压低于90 mmHg，伴有脉压减小（<30 mmHg），但偶尔见血压正常是因为全身小动脉显著收缩所致。可出现呼吸急促、潮式呼吸和颈静脉怒张。心尖搏动及心音减弱，S_1音减弱，可闻及S_3音奔马律。急性严重的二尖瓣关闭不全和室间隔穿孔所致心前区闻及收缩期杂音（详见第35章）。伴有左心室衰竭的心源性休克患者双肺可闻及啰音。普遍存在少尿（每小时尿量<30ml）。

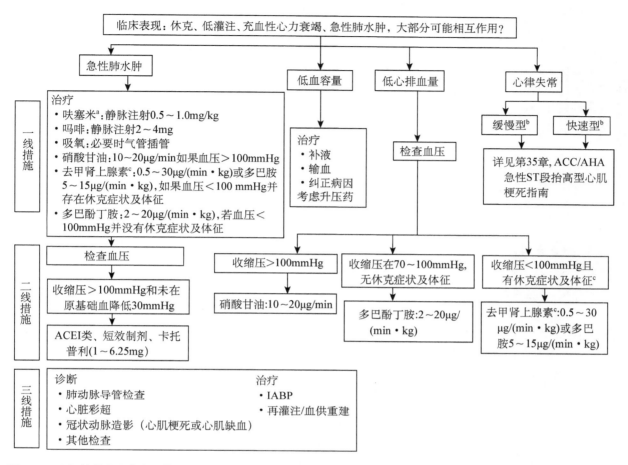

图 28-2 **心源性休克患者急救策略。** 急性肺水肿或合并休克列出。[a]. 呋塞米:新发急性肺水肿不合并低血容量 <0.5mg/kg,若慢性容量过多急性发作、肾功能不全可用 1mg/kg;[b]. 快速型或缓慢型心律失常治疗参见第 15、16 章;[c]. 已发表指南提出修改。ACEI. 血管紧张素转化酶抑制药;BP. 血压;MI. 心肌梗死。(引自:Guidelines 2000 for Cardiopulmonary Resuscitation and Emergency Cardiovascular Care. Part 7:The era of reperfusion;Section 1:Acute coronary syndromes [acute myocardial infarction]. The American Heart Association in collaboration with the International Liaison Committee on Resuscitation. Circulation 102:I 172,2000.)

2. **实验室检查** 白细胞计数增高,伴核左移。如果没有慢性肾功能不全病史,通常早期肾功能是正常的,但随之尿素氮和肌酐逐步上升。肝脏组织低灌注可导致转氨酶明显升高。组织低灌注导致阴离子间隙酸中毒和乳酸水平增高。吸氧之前,动脉血气分析结果通常显示为低氧血症和代谢性酸中毒,部分可被呼吸性碱中毒所代偿。心肌标志物:肌酸磷酸激酶(creatine phosphokinase,CK)、其同工酶 CK-MB 及肌钙蛋白 I 和 T 均明显升高。

3. **心电图** 在 AMI 导致的休克患者中,心电图常可见到病理性 Q 波和(或)多个导联 ST 段抬高大于 0.2mV,或是左束支传导阻滞,半数以上为前壁 AMI 患者。或是严重的左主干狭窄导致全心肌缺血表现为广泛导联 ST 段压低大于 0.3mV。

4. **胸部 X 线表现** 胸部 X 线片典型表现是肺循环淤血和肺水肿,但近 1/3 患者无此表现。在首发 AMI 患者中,心脏大小常常是正常的,但在心肌梗死病史患者中,心脏是增大。

5. **心脏彩超** 对于怀疑心源性休克患者进行彩色多普勒二维心脏超声检查(详见第 12 章)有助于明确病因。彩色多普勒超声能够发现室间隔缺损患者左向右分流及对二尖瓣反流的严重程度进行判断,也能发现合并主动脉瓣反流的主动脉夹层、心脏压塞或是肺动脉栓塞证据。

6. **肺动脉导管检查** 对于确诊或怀疑心源性休克患者,肺动脉漂浮导管(Swan-Ganz)检查仍存争议(详见第 13 章)。此项检查一般用于测量充盈压及心排血量,对持续性休克患者可做出明确诊断及合理应用静脉液体、正性肌力药物及升压药(表 28-2)。右心房、右心室及肺动脉的血氧饱和度监测可排除是否存在左向右的分流。混合静脉血的血氧饱和度低和动静脉血的血氧饱和度差值升高,提示心脏指数降低及氧摄取分数提高。然而,心源性休克伴有全身炎症反应综合征患者的动静脉血血氧饱和度差值可能并不提高,但肺毛细血管楔压是增高的。拟交感神经药物的应用可逆转上述测量值并使血压恢复正常。在心源性休克患者中,全身动脉阻力可低、可正常、也可升高。左右充盈压(右心房和肺毛细血管楔压)一致时提示心源性休克的病因为心脏压塞(详见第 22 章)。

表 28-2　血流动力学形式[a]

	RA (mmHg)	RVS (mmHg)	RVD (mmHg)	PAS (mmHg)	PAD (mmHg)	PCW (mmHg)	CI[(L·min)/m²]	SVR[(dyn·s)/cm⁵]
正常容量	<6	<25	0-12	<25	0~12	<6~12	≥2.5	800~1600
不伴肺水肿的 AMI[b]	—	—	—	—	—	~13(5~18	~2(2.2~4.3)	—
肺水肿	↔↑	↔↑	↔↑	↑	↑	↑		↑
心源性休克　左心力衰竭	↔↑	↔↑	↔↑	↑	↑	↑	↓	↔↑
右心力衰竭[c]	↑	↓↔↑[d]	↓↔↑	↓↔↑[d]	↓↔↑[d]	↓↔↑[d]	↓	
心脏压塞	↑	↑	↑	↑	↑	↑	↓	↑
急性二尖瓣反流	↑	↑	↑	↑	↑	↑	↔↑	↑
室间隔穿孔	↑	↔↑	↔↑	↑	↑	↑PBF↓SBF	↓	↑
低血容量休克	↓	↓	↓	↓	↓	↓	↓	↑
感染性休克	↓	↔↑	↔↑	↑	↑	↑	↑	↓

a. 患者之间存在显著性差异,但如果心排血量均降低,压力能够被统一化。b. Forrester 等将急性心肌梗死(AMI)的血流动力学分为 4 种亚型,PCWP 和 CI 在临床稳定的亚组 1 患者中被描述,括号内数值为范围区间。c. 单独的或主要为右心衰竭。d. 右心衰竭后右心室扩张至容量过多,室间隔穿孔后最终右向左分流,导致左心室充盈受损,导致 PCWP 和 PA 压力升高。当右心衰竭和左心衰竭同时存在时,其类似于左心衰竭的形式。CI. 心脏指数;MI. 心肌梗死;P/SBF. 肺/全身血流;PAS/D. 肺动脉收缩/舒张;PCW. 肺毛细管楔压;RA. 右心房;RVS/D. 右心室收缩/舒张;SVR. 全身血管压力(源自:助理 Krishnan Ramanathan 博士制表)

7. 左心导管检查及冠状动脉造影　左心室压力测定及造影确定冠脉解剖情况对 AMI 合并心源性休克患者价值较大并推荐在多数患者使用。当在能计划进行或有能力立即行介入治疗的中心(详见后文),或是常规检查不能明确诊断者,均应行心导管检查。

治疗　AMI

1. AMI 的常规治疗(图 28-2)　除了 AMI 的常规治疗(详见第 35 章),首要治疗目的是使用血管收缩药物提升收缩压、调整体循环容量状态保持适当的左心室充盈压,以便维持全身及冠状动脉足够血液灌注。虽然存在个体差异,但收缩压常常应维持在 90 mmHg 以上或平均血压>60 mmHg 和肺毛细血管楔压>20mmHg;纠正低氧血症和酸中毒;气管插管有创通气或无创通气支持帮助改善上述异常,降低呼吸功耗(详见肺水肿);停止应用负性肌力药物,通过肾代谢的药物需注意调整剂量;应用胰岛素控制高血糖;缓慢性心律失常需置入临时起搏器,反复室性心动过速或快速性心房颤动必须及时处理(参见第 16 章)。

2. 升压药物　应用各种静脉的升压药物可维持心源性休克患者的血压并增加心排血量。所有升压药物均有不利之处,没有一种升压药物显示出能够改善心源性休克患者的长期预后。对于心源性休克患者,作为一线用药的去甲肾上腺素具有较强的血管收缩药及正性肌力药物。在一项以多巴胺作为对照的、探讨数种严重的循环性休克病因学的随机临床试验证实,包括致心律失常在内,去甲肾上腺素具有较少的临床不良反应。去甲肾上腺素在改善生存率方面虽然与多巴胺无明显差别，但安全性高，使它可以作为初始升压药物；去甲肾上腺素初始计量 $2\sim4\mu g/min$，可逐步增加剂量，如果剂量增至 $15\mu g/min$ 而全身灌注压或收缩压仍不能维持在 90 mmHg 以上，进一步增加剂量将不一定能够获益。多巴胺因剂量不同，对血流动力学的影响亦存在较大差异，当使用小剂量 $[\leqslant2\mu g/(kg\cdot min)]$ 时，可扩张肾血管床，但最终结果是否获益目前仍不能确定；当中等剂量 $[2\sim10\mu g/(kg\cdot min)]$ 时，通过激动 β 受体起到正性肌力及变时作用；当大剂量时 $[>10\mu g/(kg\cdot min)]$ 时，通过激动 α 受体而发挥缩血管作用；多巴胺一般 $[2\sim5\mu g/(kg\cdot min)]$ 作为起始量，每 $2\sim5$ 分钟增加剂量，直至增加至最大剂量 $[20\sim50\mu g/(kg\cdot min)]$。多巴酚丁胺具有拟交感作用，在较小剂量时 $[2.5\mu g/(kg\cdot min)]$ 具有正性肌力及较弱的正性变时作用，当较大剂量时具有适中的正性变时作用。虽然常规剂量多为 $[10\mu g/(kg\cdot min)]$，但其扩张血管作用阻碍了其收缩血管作用发挥而影响升血压作用。

3. 主动脉反搏术　对于心源性休克患者，应用主动脉内囊反搏术（intraaortic balloon pumping，IABP）机械辅助治疗，可同时提高动脉舒张压和心排血量，有助于患者尽快达到病情稳定状态。将腊肠形状的气囊经皮穿刺后沿股动脉被送至主动脉；气囊在心脏舒张早期自动充气，以增加冠状动脉供血；气囊在心脏收缩早期自动放气，已降低左心室后负荷；IABP 能暂时改善心源性休克患者的血流动力学。与升压药及正性肌力药物比较，IABP 降低心肌耗氧量，改善心肌缺血。对于心源性休克患者，在经皮冠状动脉介入（percutaneous coronary intervention，PCI）前或术中，或急诊外科手术前，IABP 是稳定血流动力学的有效措施。当怀疑主动脉夹层或存在主动脉瓣反流时，IABP 为禁忌证；在等待心脏移植期间，左心室辅助装置对于年轻的顽固性心力衰竭患者可作为有效的桥接治疗（详见第 18 章）。

预后

在这些高危患者中，年龄、血流动力学异常的严重程度、低灌注临床表现的严重性和早期是否进行血运重建均影响预后，死亡率也存在较大差异。

继发于右心室 AMI 的休克

对于右心室及下壁 AMI，短暂的低血压较常见

（详见第 35 章），在 AMI 患者中，右心室衰竭所致心源性休克仅占 3%。右心室休克的典型特征为无肺循环淤血、高的右心房压力（仅在容量负荷过重时出现）、右心室扩张或功能障碍、仅伴有轻度或中度左心室功能障碍及右优势型冠状动脉血管单支右冠动脉近端闭塞。治疗包括：适当的静脉液体输入使右心房压在 $10\sim15$mmHg，但避免过多的液体输入以免导致室间隔向左心室移位；拟交感神经药物；置入 IABP 及梗死相关血管的早期血运重建。

二尖瓣反流

AMI 后乳头肌功能不全和（或）断裂引发严重二尖瓣反流可导致心源性休克和（或）肺水肿（详见第 35 章）。这种并发症常发生在 AMI 第 1 天内，随后数天为发生的第 2 个高峰。超声心动图可明确诊断。治疗方面建议置入 IABP 快速稳定病情，同时按病情需要应用多巴酚丁胺以提升心排血量；减低左心室后负荷能够降低左心室向左心房的反流量；二尖瓣修复手术是明确有效的治疗手段，对有适应证且病情进展中的患者应被早期实施。

室间隔穿孔

（亦详见第 35 章）超声心动图可显示血流从左心室分流至右心室，能够描述室间隔破口大小及位置。治疗同二尖瓣反流相似，IABP 支持同时，尽早对适应证人群行手术治疗。

游离壁破裂

心脏破裂是 STEMI 的严重并发症，多在 MI 后 1 周内发生；随年龄的增长发生率增加。典型临床表现为因心脏破裂所致心脏压塞的相关表现，脉搏、血压及意识突然消失，但心电图仍表现为窦性节律（无脉性电活动或电机械分离）（参见第 22 章）；有时游离壁破裂后心包封闭破裂口而出现亚急性心脏压塞，也可以导致心源性休克，需立即行外科修复术。

急性暴发型心肌炎

（详见第 21 章）心肌炎与 AMI 类似，伴有心电图 ST 段抬高或者是束支传导阻滞和心肌标志物升高。急性心肌炎患者中很少出现心源性休克。与 AMI 的休克患者相比，这些患者通常更年轻，并且没有典型的缺血性胸痛症状。超声心动图可显示整个左心室弥漫性运动减弱。开始治疗策略与 AMI 合并心源性休克患者相同，但不涉及血运重建。

肺水肿

在第 5 章中已讨论了肺水肿的病因及病理生理学。

诊断

急性肺水肿常表现为静息状态下呼吸困难发作、呼吸急促、心动过速和严重的低氧血症。间质性肺水肿后气道痉挛受压,可闻及啰音和哮鸣;内源性儿茶酚胺释放使血压升高较常见。

急性肺水肿的病因是心源性还是非心源性常很难区分。超声心动图能够识别左心室收缩及舒张功能障碍及瓣膜病变。急性肺水肿患者中,心电图表现为 ST 段抬高和动态演变为病理性 Q 波,应立即启动 AMI 治疗方案,及时进行血运重建治疗(详见第 35 章)。脑钠肽水平升高支持心源性呼吸困难,可与肺源性呼吸困难鉴别。

通过右心导管(Swan-Ganz 导管)技术测量肺毛细血管楔压,能够帮助鉴别肺水肿的原因:是心源性引起楔压升高,还是非心源性导致的楔压升高。当肺水肿原因不明时、治疗棘手时或是伴随低血压时,推荐使用肺动脉导管技术。来源于导管技术的数据常常可改变治疗方案,但是否能降低死亡率还未被证实。

治 疗 肺水肿

肺水肿的治疗应依据具体病因。在急性、威胁生命的状况下,需立即应用各种治疗措施来维持循环、气体交换及肺功能。另外,也需及时纠正肺水肿所合并的感染、酸中毒、贫血及肾衰竭。

1. 供氧和通气支持 对于急性心源性肺水肿患者,其主要原因为急性左心室功能衰竭,如心律失常、缺血/心肌梗死或心肌病(详见第 17 章),供氧及通气支持能立即改善这类患者状况;对于非心源性肺水肿患者,供氧及通气支持很少能立即改善病情,大部分患者需要机械辅助通气。

(1)供氧治疗:氧气供应是必不可少的,以确保外周组织(包括心肌)充足的氧气输送。

(2)正压通气:肺水肿时需增加呼吸做功及耗氧量,明显增加心脏生理负担。如果通过一般吸氧供氧及通气仍不充足,即需要面罩、鼻罩或气管插管正压通气给氧。无创的通气支持能够减少呼吸肌做功、改善供氧和心脏功能,同时降低有创通气的需

要。与无创通气比较,在重症患者中机械通气更能够减轻呼吸肌做功。呼气末正压通气对于肺水肿患者具有多方面的益处:①降低前、后负荷,改善心功能;②将肺泡内的水压至肺泡外,从而减少液体对气体交换的影响;③增加肺容积避免肺不张。

2. 降低前负荷 对于大多数肺水肿患者,肺血管外淤血量取决于肺毛细血管楔压和血管内液体容量状态。

(1)利尿药:襻利尿药如呋塞米、布美他尼和托拉塞米对于各种类型的肺水肿患者都是有效的,甚至在合并低蛋白血症、低钠血症或低氯血症患者。在利尿作用起效前,呋塞米也是扩血管药物,能够降低心脏前负荷,可作为利尿药的首选。呋塞米的初始剂量应小于 0.5mg/kg,但当存在肾功能不全、长期利尿药应用史、高血容量或是较低利尿药剂量无效后,可应用高剂量为 1mg/kg。

(2)吗啡:吗啡 2~4mg 静脉注射,有短暂的扩血管作用以降低心脏前负荷,同时缓解呼吸困难和焦虑。这些作用对于肺水肿并存高血压的患者,能够减轻精神的压力、减少儿茶酚胺水平、降低心动过速和左心室后负荷。

(3)血管紧张素转化酶抑制药:血管紧张素转化酶抑制药(angiotensin-converting enzyme inhibitors, ACEI)能够同时降低心脏前后负荷,尤其在高血压患者中更被推荐。初始应用选择小剂量、短效制剂,并逐渐增加口服剂量。对于合并心力衰竭的 AMI 患者,ACEI 药物可降低近期及远期死亡率。

(4)其他降低心脏前负荷药物:静脉重组人脑利钠肽(奈西利肽)是强效的血管扩张药,同时具有利尿作用,对于心源性肺水肿患者是有效的,也可应用于复杂难治性心源性肺水肿的患者,但不推荐应用于病情平稳 MI 或缺血的患者。

(5)物理方法:通过减少静脉回流血量可降低心脏前负荷。无低血压的患者可保持坐位、双下肢下垂于床边可减少静脉回流。

(6)正性肌力和扩血管药物:拟交感神经药物多巴胺和多巴酚丁胺(见前文)是强效的正性肌力药物。磷酸二酯酶-3 抑制药(扩血管药物),如米力农[$50\mu g/kg$ 负荷剂量静脉注射,随后 $0.25\sim0.75\mu g/$(kg·min)静脉滴注]可增强心肌收缩力,同时可扩张外周和肺血管。这类药物可用于心源性肺水肿和严重的左心室功能障碍。

(7)洋地黄糖苷类:曾因有正性心肌作用而作为主要药物使用(参见第 17 章),目前较少应用。然

而,对于合并心房颤动或心房扑动的左心室功能不全患者,洋地黄糖苷类药物常被用于控制心室率,这是由于其无负性肌力作用,而其他抑制房室结传导功能的药物均有负性肌力作用。

(8)主动脉内囊反搏术:IABP 能够缓解心源性肺水肿。对于难治性肺水肿,如急性重度二尖瓣反流或室间隔穿孔导致的肺水肿,尤其是在外科手术前,IABP 是一种有效的稳定血流动力学的措施。对于需要心脏移植的继发于心肌炎或心肌病的肺水肿患者,IABP 或左心室辅助装置(见第 18 章)是有效的桥接治疗措施。

(9)再灌注心肌血运重建:在梗死相关动脉中快速恢复血流是治疗心肌梗死的关键,也是管理的核心。与最初溶栓药物治疗,包括 IABP 随后延迟的血运重建相比,随机 SHOCK 试验证实,早期通过 PCI 或者 CABG 血运重建中,1000 例患者中挽救132 例患者生命。通过危险分层,我们看到早期血运重建的获益,并且使心肌梗死患者的寿命延长长达 11 年之久。对于年龄<75 岁的 ST 段抬高的心肌梗死或者发生左主干病变的 36h 之内的心肌梗死患者和心肌梗死发生在 18h 之内的患者,早期通过 PCI 或者 CABG 作为 I 类推荐。当早期血运重建不能实施的时候,IABP 和溶栓药物作为推荐。通过积极护理合适的老年人也应该早期进行血运重建。

(10)快速心律失常和房室同步化治疗(见第 16章):左心房压力增高和交感神经刺激可导致窦性心动过速或心房颤动。快速心律失常本身能够缩短左心室充盈时间并进一步使左心房压力升高。尽管可通过纠正肺淤血能够减慢窦性心率和降低心房颤动患者的心室应答,但快速心律失常的主要治疗措施还是电复律。对于左心室功能不全患者,若心房无收缩或房室收缩缺乏顺序同步,可考虑置入房室顺序起搏器(参见第 15 章)。

(11)刺激肺泡内液体清除:最近的研究机制表明,肺泡上皮细胞存在离子转运通道,可通过已明确的一系列途径上调表达,从而促进肺泡内液体和水的移出。对于急性肺损伤患者(非心源性肺水肿),静脉使用 β 受体激动药能够降低血管外的肺组织内液体,但结果是否获益尚不能确定。

3.特殊情况

(1)医源性心源性休克风险:治疗肺水肿时应用可降低血压的血管扩张药物,尤其当联合应用时,可能导致低血压、冠状动脉低灌注和休克发生(图 28-1)。通常,对于合并高血压的肺水肿患者,上述治疗是受益的;但对于血压正常的肺水肿患者需要应用血管扩张药物,应遵循单药低剂量渐进使用。

(2)急性冠状动脉综合征(Acute Coronary Syndromes,ACS)、(参见第 35 章):合并肺水肿的急性 STEMI 患者院内死亡率为 20%~40%。当病情稍有稳定,应尽快进行血运重建治疗。如果有条件应首选 PCI,否则可行溶栓治疗。对于急性 NSTEMI-ACS 患者,推荐尽早进行冠状动脉造影和 PCI 或 CABG 的血运重建治疗。对于逐渐发展的低血压患者需要接受冠状动脉造影时,或难治性心力衰竭患者需要血运重建时均应置入 IABP 以期稳定其血流动力学。

(3)少见的肺水肿类型:特殊病因的肺水肿可能需要特殊治疗。当在胸腔内存在一定时间的气体或液体被迅速清除以后,可能发生再次肺水肿,这可能是由于体液快速进入肺内。这些患者由于体液转移到肺部可能出现低血压或少尿。此时,利尿药和降低前负荷药物是禁忌的,并需要增加血管内容量,同时增加氧供改善通气。

高原性肺水肿可通过应用地塞米松、钙拮抗药或者吸入长效的 $β_2$ 受体激动药来进行预防。治疗措施包括降低海拔高度、卧床休息及吸氧。若条件允许,吸入一氧化氮或服用尼非地平片也是有效的治疗方法。

对于上气道阻塞的肺水肿,识别阻塞的原因是关键,因为其后的治疗就是要解除气道梗阻。

(刘海伟　译)

第 29 章

心血管性虚脱、心搏骤停和心脏性猝死

Robert J. Myerburg   Agustin Castellanos

概述和定义

心脏性猝死(SCD)的定义是：无论之前有或没有心脏疾病的患者由于心脏原因发生的自然死亡，但其死亡的时间和方式是不可预期的。从时间的概念而言，临床和流行病学角度看，"突然"被定义为从临床状态发生改变，到最终临床事件甚至心脏停搏发生之间的时间为1h或更短。无目击者的死亡是一种例外，病理学家认为，这种情况下心脏性死亡的定义应延长为患者最后一次被发现存活或处于稳定的状态之后24h内。

绝大多数自然死亡是由心脏疾病引起的。但是，通常情况下潜在心脏疾病往往被忽略，直至致命事件发生才被注意到。因此，2/3 的 SCD 发生以前从未确诊过心脏疾病，而如若这类患者了解心脏病，则意味着能降低这种风险。在美国，心脏性猝死的

发病率是一个公共卫生问题，估计大约50％的心源性死亡是突发性和难以预料的，占总 SCD 负担估计范围从每年小于 200 000(人次)到每年大于 450 000(人次)不等。SCD 是心搏骤停的一个直接后果，如果迅速施救，患者的生命是可以挽回的。在过去一直被认为是致命的心搏骤停，自从出现紧急复苏技术、救援系统后，院外心搏骤停可以得到及时应对，所以了解 SCD 问题有着实际的临床必要性。

因为以社区为基础的干预措施，可以使由于心搏骤停所致的不可逆的中枢神经系统损伤者，在数天甚至数周后在生物学理论上仍然处于存活状态。我们在这里通过对心力衰竭、心搏骤停、心源性猝死的严格定义可以避免术语的混淆(表 29-1)。虽然心搏骤停在适当的、及时的干预下可以达到一定程度上的逆转，但是死亡在生理和自然规律层面上都是不可逆转的事件。对于曾经发生过心搏骤停的幸存者，死亡可能会被暂时延后，但是"猝死后幸存者"这

表 29-1   心血管性虚脱、心搏骤停及死亡的区别

术语	定义	性质	机制
心血管性虚脱	有效血流由于可逆、自发地(例如，神经心源性晕厥，晕厥)或需要干预(如心搏骤停)心脏和(或)外周血管因素突然丧失	非特异性术语；包括心搏骤停，其序列和瞬态事件，典型自发恢复	同"心搏骤停"，另外血管减压性晕厥或血流瞬时损失等其他原因
心搏骤停	心脏机械功能障碍所致，通过及时干预或可逆，但心脏突然停止会导致死亡或失能	发生率极低；成功的干预与可能有很好的获益、临床处置，及时循环复苏	心室颤动，室性心动过速，阿-斯综合征，心动过缓，无脉性电活动，机械因素
心源性猝死	所有生物学功能突然、不可逆地终止	无	

[源自：Modified from RJ Myerburg, A Castellanos：Cardiac arrest and sudden cardiac death, in Braunwald's Heart Disease, 8th ed, P Libby et al (eds). Philadelphia, Saunders, 2008, with permission of publisher.]

样的称呼是不合理的。心搏骤停者的生物学死亡可能因为某种干预治疗而延迟，但是相关病理生理的变化仍然会导致下一次突然的致命性心脏骤停。我们使用的术语应该反映出一个事实就是前导事件是心搏骤停，而死亡则是由其所引起的后续结果。因此，出于统计学考虑，心搏骤停复苏后住院期间或在 30d 内发生的死亡都算作突然死亡。

心血管性虚脱形式的临床定义

心血管性虚脱是一个通用的术语，所指为由于心脏和周围血管系统的急性功能障碍导致大脑供血不足并无法保持意识。它可能由血管减压性晕厥（血管迷走性晕厥、直立性低血压晕厥、神经源性晕厥、一过性严重心动过缓）或心搏骤停等引起的。这要区别于心血管功能障碍，因为后者的血供通常需要干预重建，相反，血管减压性晕厥和其他初级的晕厥是暂时的，没有生命危害，且意识可以自发恢复。

心搏骤停的最常见的电机制是心室颤动，它在心搏骤停的原因中占 50%～80%，而重度持续性心动过缓、心脏停搏、无脉搏性电活动［PEA：有组织的电活动，异常缓慢，没有机械反应，通常被称作电机械分离（electromechanical dissociation，EMD）］占心搏骤停原因的 20%～30%。无脉性持续性室性心动过速（一种快速不同于 PEA 的心律失常）则是一种不常见的机制。急性低心排血量状态在临床上也可表现为心搏骤停。这些血流动力学改变的原因包括：重症急性肺栓塞、主动脉瘤破裂导致的内出血、剧烈的过敏反应、心脏破裂与心肌梗死后再栓塞。这些原因导致的突然死亡不包括在此类 SCD 之内。

病因、始发事件和临床流行病学

临床、流行病学和病理研究提供了心源性猝死和心源性猝死高风险患者的潜在的心脏结构异常的相关信息。此外，临床生理学的研究已经确定将长期的结构改变由稳定到不稳定的状态确定为最终导致骤停的发生原因（表 29-2）。

心脏疾病是导致突然自然死亡的最常见原因。猝死的初始发生高峰期一般在出生后的前 6 个月（婴儿猝死综合征，SIDS），然后开始急剧下降，在儿童和青少年期一直保持在较低水平。在青少年和年轻人的每年发病率大约是 1/100 000。在 30 岁以上

的成年人中，猝死的发病率开始逐渐上升，并且在 45～75 岁的人群中达到第 2 个高峰，这时在候选的成年人中发病率已经达到了 1/1000～2/1000。在此范围内，随着年龄的增长发生心源性猝死的风险也随之增加（图 29-1A）。从 1～13 岁，只有 1/5 的人的猝死原因是心脏疾病引起的。在 14～21 岁，比例上升至 30%，而在中、老年人中，这个比例则高达 88%。

年轻人和中年的男性、女性对 SCD 存在不同的易感性，但是随着年龄的增长，这种性别差异逐渐降低。男性和女性在 SCD 风险的差异与其他一些年龄相关的冠状动脉心脏病（CHD）的风险类似。由于在 60～80 岁期间发生 CHD 的性别差异消失，因此 SCD 的性别风险差异也会降低，尤其是男性发生 SCD 的额外风险是显著降低的。尽管年轻的妇女中发病率较低，但冠心病危险因素如吸烟、糖尿病、高脂血症、高血压都极具影响力，所以 SCD 仍然是一个重要的临床和流行病学问题。SCD 在非洲裔美国人群中的发病率似乎高于白种人，到目前为止原因仍不清楚。

遗传因素也会增加 CHD 以及包括 SCD 在内的急性冠状动脉综合征的风险。此外，有数据表明，家族易感性 SCD 可作为 CHD 的一种特定表现形式。父母有 SCD 病史的子代出现类似症状的可能性大大增加。在一些不太常见的综合征中，如肥厚型心肌病、先天性长 Q-T 间期综合征、右心室发育不良、右束支传导阻滞、非缺血性 ST 段抬高综合征（如 Brugada 综合征），这些都是室性心律失常和 SCD 明确的遗传危险因素（参见第 16 章）。

导致 SCD 综合征的结构因素与功能因素已经在表 29-2 中列出。在世界范围内，尤其是在西方社会中，冠状动脉粥样硬化性心脏病是中年和老年人猝死相关的最常见的结构异常因素。在美国所有的 SCD 中 80% 是由于冠状动脉粥样硬化引起的，非缺血性心肌病（参见第 14 章）占 15%，其他各种原因导致的占 5%～10%。遗传性心律失常综合征（见前文及表 29-2）在青少年和青壮年中是最多见的原因。对于某些病如肥厚型心肌病（参见第 21 章），SCD 的风险在青春期后显著增加。

瘢痕性或高负荷的心脏短暂缺血、血流动力学改变和电解质紊乱、自主神经系统的波动、由于药物或化学因素导致的短暂的电生理改变等这些都是导致人体电生理状态不稳定的机制。此外，心肌缺血再灌注可引起短暂的电生理紊乱和心律失常。

表 29-2 心搏骤停和心源性猝死

结构因素

- Ⅰ．冠心病
  - A．冠状动脉异常
    1. 慢性粥样硬化病变
    2. 急性（活动性）病变（病变裂隙、血小板聚集、急性血栓）
    3. 冠状动脉畸形
  - B．心肌梗死
    1. 陈旧
    2. 急性
- Ⅱ．心肌肥厚
  - A．次级
  - B．肥厚型心肌病
    1. 梗阻性
    2. 非梗阻性
- Ⅲ．扩张型心肌病——基础心肌病
- Ⅳ．炎症及浸润性疾病
  - A．心肌炎
  - B．无反应性炎性疾病
  - C．浸润性疾病
- Ⅴ．瓣膜性疾病
- Ⅵ．电生理、结构异常
  - A．WPW 中的异常旁路
  - B．传导系统疾病
- Ⅶ．电生理伴随传导异常（长 QT 间期综合征、右心室肥厚、Brugada 综合征等）

功能影响因素

- Ⅰ．冠状动脉血流交替
  - A．短暂缺血
  - B．缺血再灌注
- Ⅱ．心脏低灌注状态
  - A．心力衰竭
    1. 慢性
    2. 急性失代偿
  - B．休克
- Ⅲ．系统性代谢异常
  - A．电生理紊乱（如低血钾等）
  - B．低氧、酸中毒
- Ⅳ．神经系统功能障碍
  - A．中央、神经、体液的波动性
  - B．反馈作用
- Ⅴ．中毒反应
  - A．促心律失常药物影响
  - B．心脏毒性（可卡因、地高辛等）
  - C．药物不良反应

病理

对比 SCD 的尸检数据和临床观察，冠心病作为常见病是主要结构致病因素，超过 80％的 SCD 患者病理结果显示存在冠心病。病理描述通常将心外膜冠状动脉和不稳定性冠状动脉病变联系在一起，其中包括侵袭、裂隙、斑块破裂、血小板聚集、出血及血栓等多种改变。猝死的人群中多达 70％～75％的人具有心肌梗死病史，只有 20％～30％具有近期急性心肌梗死，而血栓和不稳定斑块则是普遍现象。局部或整体的左心室（LV）肥大常与心肌梗死病史共存。

心搏骤停、心源性猝死的预测和预防

在所有心血管源性死亡的患者中 SCD 占将近 50％，如图 29-1B 所示，极高危亚组提供了更集中的调查人群（"年百分比"）用于预测心搏骤停或者 SCD，但是这类亚组在 SCD 总体人群负担（用事件的绝对数量表示——"年事件"）中所占的比例很小。实现对主要人群的影响。需要有效的预防疾病和（或）新的流行病学调查方法，这些调查方法能更好地确定特定高风险亚组在一般人群中的作用。

预测和防治 SCD 的策略分为一级和二级。一级预防是指在各种置入式除颤器的临床试验中，试图找出个别患者 SCD 的特定风险并制订预防战略。二级预防是指对于那些曾经有过心搏骤停的患者采取措施，防止他们再次发生心搏骤停甚至死亡。第三级预防包括一些干预措施致力于避免发生突发性的心搏骤停，从而避免发展为患者死亡，这主要集中在院外应对措施。

目前使用的一级预防策略依赖于各种亚群之间的风险程度。因为在未入选的成年人口中 SCD 的年发病率一般控制在 1～2/1000，而且在所有 SCD 中，30％患者的首发临床表现为冠状动脉疾病（图 29-2A）。目前唯一实用的方法是进行冠心病的病情发展分析和危险因素控制（图 29-2B）。最重要的长期风险因素包括年龄、吸烟、血清胆固醇升高、糖尿病、高血压、左心室肥厚、非特异性的心电图异常。炎性标志物（如 C 反应蛋白的水平）或可以预测斑块的稳定性，已经列入危险因素的分类中。多种危险因素的存在显著增加了发病率，但还没有足够充分、特异的证据证明对于致命性心律失常产生影响（图 29-1A）。然而，最近的研究让我们注意到，特定风险的基因标志物检测可能会是有效的。这些研究表明，有关急性冠状动脉综合征的 SCD 家族史在冠状动脉患者直系家属中作为最初表征的可能性更高。

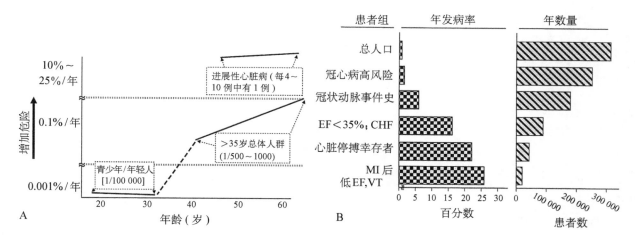

图 29-1 A. 描述年龄相关的 SCD 风险。35 岁以上的普通人群 SCD 的年风险为 0.1%~0.2%，即每 500~1000 人中有 1 人发生 SCD。30 岁以下的青少年及成人的普通人群中 SCD 发生的总风险为即每 100 000 人中有 1 人，年风险即 0.001%。SCD 风险在 35 岁之后大幅升高，最大增幅在 40~65 岁（垂直轴不连续）。30 岁以上伴有进展期结构性心脏病或有高心脏猝死风险者发生 SCD 风险每年增加 25%，但与年龄相关性减弱（Modified from Myerburg and Castellanos 2008，with permission of publisher）。B. 描述 SCD 在特定人群中的年发病率和相关年发病总数，从中可以看出特定人群的发病人数。约 50% 的心源性死亡是突发并不可预知的。左侧的发病率三角形图（概率/年）描述不同人群发生猝死或非猝死的大致概率，从低发病率的非选择人群（发病率每年 0.1%~2%）到高发病率的心肌梗死恢复期伴发室性心动过速或心室颤动患者（发病率大约每年 50%）。右侧的三角形图描述每年不同人群的发病总数，以反映不同人群数量的发病率。最高风险类别的发病数量是总数中最少的，而最低风险类别每年的发病人数最多。EF. 射血分数；VT. 室性心动过速；VF. 心室颤动；MI. 心肌梗死（After RJ Myerburg et al：Circulation 85：2，1992.）

当患者被诊断为冠心病后，进一步的风险分析策略才可以进行下去（图 29-2B），但是大多数的 SCD 发生在大盲组内，而不是在因有既定疾病而明显的特定高危亚组内（将图 29-1B 中年发生事件数与年发生率进行比较）。主要心血管事件，如急性冠状动脉综合征、近期心力衰竭、院外心搏骤停后生存。死亡风险事件多发生在最初的 6~18 个月或以后，其风险进入基线平台期并与潜在疾病的严重程度相关。然而，许多早期的死亡是非猝死性的，一定程度上淡化了特异性针对 SCD 治疗策略的潜在优势。因此，尽管在心肌梗死发生前使用 β 受体阻滞药治疗对于降低早期 SCD 和非猝死率风险起到明确的作用，但是 ICD 治疗改善早期心肌梗死的预后效果，尚未被观察到。

处于心肌梗死急性期、康复期、慢性期患者（见第 35 章）的心脏猝死的绝对高风险是可以预测的。在急性期，心搏骤停的潜在风险从发病到 48h 内高达 15%，因此这就强调患者要对出现的症状迅速做出反应。然而在心室颤动的急性期存活的患者并不是一直处于再次发生心搏骤停的危险中。在心肌梗死后的恢复期（3d 至 6 周），持续性室性心动过速或心室颤动通常是伴随症状，与大面积梗死有关，预示着 1 年内的死亡率大于 25%。积极的干预治疗至少可以减少 50% 以上的突发死亡发生率。

当进入心肌梗死后的慢性期，总死亡数和 SCD 死亡率的长期风险可以通过一些因素进行预测（图 29-2B）。SCD 和非突发死亡最关键的因素是急性心肌梗死所致的心肌损害的程度。这可以通过射血分数减小的幅度和心脏是否发生衰竭来衡量。许多研究表明，动态监测的室性心律失常有助于显著降低这种风险，尤其是对于 EF 小于 40% 的患者。并且，对于存在室性心律失常患者［室性期前收缩（PVCs）与非持续性室性心动过速］其在电生理检查期间常可诱导发生室性心动过速或心室颤动或者 EF 小于 35%~40% 的患者发生 SCD 的风险可能性更高。一般认为这些亚组的患者适合置入心脏除颤器。在心肌梗死后出现 EFs 大于 40% 并且未发生相关心律失常可使风险显著下降，相反如果 EFs 小于 30%，即使没有心律失常相关标志物的改变，其相关风险也是升高的。

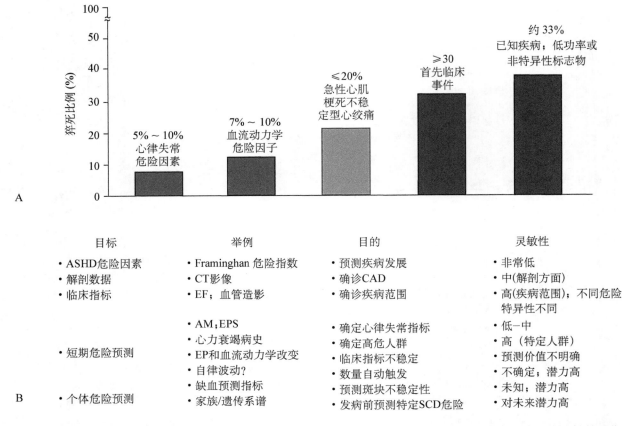

图 29-2 临床中的特定人群、危险预测、心源性猝死的分布（SCDs）。A. 人群中具有高心律失常风险且伴随低射血分数的亚组是 SCD 的高风险组，但是仅占冠状动脉疾病导致 SCD 的 10%。相反，约 2/3 的 SCD 受害者由于不具有高风险因素在首次发生或疾病表征已出现后才被发现。B. 利用风险分析预测和预防 SCD 是十分困难的。普通人群中具有冠心病或其他疾病表征的亚组并不被预测为风险最高组，所以预测和预防 SCD 分析仅具有很低的敏感性。在未来新的工具和方法包括瞬时风险因素的流行病学模型为提高预测灵敏性提供了希望。ASHD. 动脉硬化性心脏病；CAD. 冠状动脉疾病；EPS. 电生理学研究。（Modified from Myerburg RJ：J Cardiovasc Electrophysiol 2001；12：369-381 reproduced with permission of the publisher. ）

心肌病（扩张型和肥厚型，参见第 21 章）在 SCD 的风险相关性疾病中是除了冠心病以外第二常见的疾病（表 29-2）。主要是与疾病严重程度有关因素如晕厥等，包括一系列确定与记录的室性心律不齐和心律失常的相关症状。SCD 的少见原因包括心脏瓣膜病（主要是主动脉）、心肌炎症和侵袭性疾病。后者包括病毒性心肌炎、结节病、淀粉样变性等。

在青少年和年轻的成年人中，极少有如肥厚型心肌病、长 Q-T 间期综合征、右心室发育不良、Brugada 综合征等疾病，这些疾病由于是导致 SCD 的重要原因，因此也开始受到人们的重视，这要归功于基因学的发展和人们在发生致命事件之前发现潜在风险的能力。年轻而有力的运动员这个群体已受到特别的关注。在年轻运动员中发生 SCD 的概率大概是 1/75 000，这似乎高于广大年轻人。与意大利人相比，肥厚型心肌病（参见第 21 章）是美国最常见的原因，因为在其可进行更为全面筛查以便从运动员中检测出潜在的受害者。

二级预防策略应该应用到心搏骤停幸存者中，因为这与急性心肌梗死或瞬时 SCD 风险（例如药物暴露，可纠正的电解质紊乱）无关。多支冠状动脉疾病和扩张型心肌病，尤其是明显减少左心室 EF，没有采取干预措施可以预测 1～2 年复发 SCD 或心搏骤停的风险高达 30%（见后文）。危及生命的心律失常长 Q-T 间期综合征或存在右心室发育不良也与风险增加有关。

心搏骤停的临床特点

前驱症状、发病、停止、死亡

SCD 可能会有些前驱症状包括如心绞痛、呼吸困难、心悸、易疲劳感及其他非特异性的表现，这些可持续数天到数月不等。然而，这些前驱症状常可预示着任何一个重大心脏疾病并不是一定特定预示 SCD。

导致心搏骤停的前驱期临床变化是指，心搏骤停前 1h 发生的能预示致心搏骤停的事件。发作瞬间或突发致心搏骤停的可能性大于 95％。从连续心电图（ECG）记录中可以看到在心搏骤停的数分钟至数小时前就会出现一些电活动的变化。有的会出现心率增快，有的会出现进行性 PVCs 电压改变。大多数心搏骤停是由于心室颤动引起的，这种心室颤动一般又以持续性或非持续性室性心动过速引起，最终恶化成心室颤动。

心搏骤停后能够复苏的可能性取决于循环障碍发作到复苏结束期间所采取的措施、心搏骤停时患者状态、发生的机制（心室颤动、室性心动过速、PEA、心脏停搏）及患者心搏骤停前的临床状态等因素。除颤后，循环恢复和存活率在第 1 分钟至第 10 分钟呈直线下降，而超过 5min 后院外的存活率仅仅只有 25％～30％。如果可以迅速采用心脏除颤能给心脏复苏提供更好的机会。然而，患者入院前临床状态严重影响在重症监护病房和其他在医院环境中的预后。急性心血管事件或瞬时代谢紊乱者发生心搏骤停后，即刻入住 ICU 病房的患者疗效可以得到改善，但是晚期慢性心脏病或其他严重非心脏疾病（例如肾衰竭、肺炎、糖尿病、癌症）患者的存活率很低，而且在院内并不比在院外高。在院内非监视区域发生突发心脏骤停的存活率不比在院外受监视区域高。自从实现社区反应系统后，虽然在大多数情况下院外心搏骤停的存活率仍然较低，但已经较以前改善了很多。在公共场所的生存率比在家庭环境中的高。

在院外心搏骤停后入院获得初期复苏的成功率取决于事件发生的原因。如果机制是无脉性室性心动过速，其成功率最高；心室颤动一次之；而心脏停搏和 PEA 复苏后恢复的结果则令人沮丧。高龄对成功的复苏也产生负面影响。

心搏骤停的机制和干预前延迟的时间长度会成为决定生物死亡的关键因素。心室颤动或心搏骤停

如果没有在初始的 4～6min 进行心肺复苏，即使进行了很成功的除颤，但因伴随有大脑损伤，所以预后极差。从开始到 8min 内如果没有得到生命支持则患者几乎难以存活。统计预后通过利用一项高级生命支持体系，特别是成功除颤前的基础生命支持体系——LBI（lay bystander intervention）系统得以改善。对于后者，数据表明在社区（例如警车、机场、建筑、体育馆）使用自主体外除颤器（ADE）后产生了令人振奋的数据结果。倡导增加其使用是必要的。

住院期间心搏骤停复苏后的死亡与中枢神经系统损伤的严重程度密切相关。缺氧性脑病，长期依赖呼吸机引起的感染占死亡人数的 60％。另外，30％ 是由于低心输出状态没有获得及时的干预。复发性心律失常占的最少，仅占院内死亡的 10％。

急性心肌梗死（见第 35 章）是区分原发性还是继发性心搏骤停至关重要的因素。原发性心搏骤停是指没有血流不稳定情况下发生的，继发性心搏骤停是指发生在具有血流动力不稳情况下的患者。在监护状态下，急性心肌梗死期间发生原发性心搏骤停时，进行即刻心肺复苏的成功率可以超过 90％。相反，多达 70％ 的继发性心搏骤停患者会立即或在同一住院期内死亡。

治　疗　　心搏骤停

心搏骤停复苏需要经历 5 个步骤：①初步评估，查明原因者进行基础生命支持；②及时行院外除颤；③高级生命支持；④复苏后护理；⑤长期管理。确认液体流失量，基本生命支持，院外除颤这些都可以由医生、护士、辅助医护人员或者一些受过训练的非专业人员进行。而高级生命支持、复苏后护理、长期管理都需要不断提高的专业技术才可以完成。

初步评估和基本生命支持

要确认急性心功能衰竭是否会导致心搏骤停需要及时观察意识状态、呼吸运动、皮肤颜色和脉搏的存在与否、颈动脉和股动脉状态。对于急救人员，脉搏检查不再推荐。一旦怀疑是心搏骤停或确认是心搏骤停，或者可能将要发生心搏骤停都需要立刻呼叫救护系统如 911（此处指美国）。随着 AEDs 的发展，目前它的使用已经逐渐广泛。

心搏骤停发生后会出现短暂的濒死状呼吸。但重要的是要观察是否有严重喘鸣和持续的脉搏以判断是否有吸入性异物或食物。如果对此有怀疑，可以采用海姆利克操作法，但是此法太过粗暴（见后

文)可能对患者造成损害。心前区捶击,是指紧握拳头击打胸骨下1/3交界处,有时会逆转室性心动过速或心室颤动,但当室性心动过速转变成心室颤动时,会引起猝死。因此,只有当具备监测和除颤技术时,才可以选用心前区捶击作为一项支持技术,虽然这项技术的应用仍然存在争议。

第3个措施是清理呼吸道。将头部后仰和下颌抬起,使口咽部易于清除呼吸道。将义齿和异物清除干净,如果怀疑有异物卡在口咽部时要紧急行海姆利克急救法。如果怀疑存在呼吸骤停,清除呼吸道后进行第2次心前区捶击。

基本生命支持,也普遍叫作心肺复苏术(CRP),是指在明确的进行干预措施之前维持组织灌注。心肺复苏的要点是维持肺通气和胸外按压。没有具体救援设备时,可以立即进行嘴对嘴的人工呼吸。一般认为,单人进行心肺复苏时要求肺部每30次按压后连续吹气2次。最近数据表明,间断胸外按压并进行嘴对嘴呼吸可能比连续胸部按压效果差。

胸部按压是基于这样的假设:心脏按压使心脏通过不断地填充和清空心室保持其泵的作用,使心脏瓣膜维持血液流动方向。一只手的掌心放置在胸骨下部,另一只手的掌心底部放置在第一只手上。手臂保持垂直向下按下使胸部被按压,每分钟大约按压100次。足够的按压可使胸廓下沉4～5cm,同时收力要突然。

自动体外除颤(AED)

非专业人员(如消防员、警察、救护车司机、训练有素的门卫、受过很少训练或者没受过训练的外行人)也很容易进行 AED 这项高级生命支持使得心搏骤停的治疗上升到另一个高度。大量研究表明,非专业人员的参与,提高了心搏骤停存活率。因为这种策略使得在等待高级生命支持之前,缩短了获得除颤的时间。

高级心脏生命支持(ACLS)

ACLS 是为了获得足够的通气,控制心律失常,稳定血压和心排血量,恢复器官灌注水平。其采取措施的目的包括:①除颤/复律和(或)起搏;②插管;③静脉穿刺。除颤和复律的速度对于成功的复苏、自主循环恢复和中枢神经系统的保护都极其重要。应该在插管和静脉穿刺前进行迅速除颤。除颤器充电的同时应进行 CPR。只要室性心动过速或心室颤动的诊断成立,当使用双相波要使用120～150J,单相波要使用至少300J的电击。如果最初的电击不能使患者从心室颤动或室性心动过速中恢复,则改

用最高360J的单相波(200J双相波)电击。然而,现在建议如果第一次电击不能使组织恢复正常的心律,并且心搏骤停超过5min,在第一次电击前要进行60～90s的CPR,并且最好在重复电击前要进行5个循环的CPR。

除颤失败后要静脉注射给予1mg的肾上腺素,并反复尝试除颤。每3～5分钟(图29-3A)可以给予等剂量的肾上腺素。血管加压素(静脉注射40U剂量)亦可作为肾上腺素的替代品。

如果患者意识仍不完全清楚或者尝试2～3次还是失败的情况下,就要进行气管插管、吸氧和动脉血气分析。氧气吸入可以迅速扭转低氧血症和酸中毒。成功除颤和气管插管的患者处于持续酸中毒状态时,最初可以给予 1mmol/kg NaHCO$_3$,并以每隔10～15分钟给予初始量一半的剂量续滴。但不推荐常规使用。

初步除颤不成功、持续性或复发性心电活动不稳定者应定时采用抗心律失常治疗。静脉注射胺碘酮是一种有效的最初控制心律失常的选择(前10min 150mg,之后的6h以1mg/min续滴,随后为0.5mg/min静脉续滴)(图29-3A)。由急性冠状动脉综合征初期的心室颤动所致的心搏骤停可用静脉注射1mg/kg利多卡因作为替代品,2min后可以再给同剂量一次。此种给药方式也可在胺碘酮无效的患者中尝试。在这种情况下静脉推注普鲁卡因(灌注流速100mg/min至总剂量500～800mg)已经很少见了,但是可以在血流动力学稳定患者发生心律失常时尝试。静脉注射葡萄糖酸钙由于不安全也不被推荐常规使用。它仅仅在有明确由急性高钾血症引起的顽固心室颤动,存在低钙血症的或服用有中毒剂量钙通道拮抗药的患者中作用。

由心动过缓或心脏停搏(B/A 型心搏骤停)引起的心搏骤停的处理与其他情况不同(图29-3B)。患者需要及时采取气管插管、持续的心肺复苏、控制低氧血症和酸中毒的措施。肾上腺素和(或)阿托品通常采用静脉给药或者心内注射给药。体外起搏装置可以控制合适的心率。当 B/A 型心搏骤停是由于急性下壁心肌梗死或可逆的气道阻塞或药物引起的呼吸抑制引起时,成功率可能是可观的。对于急性气道阻塞,采取海姆利克急救法迅速清除异物或者对住院患者进行气道阻塞物的抽吸往往都能获得成功。像终末期心脏病或非心源性心搏骤停的预后通常很差。PEA 的治疗与缓慢性心律失常治疗相似,但其结果不容乐观。

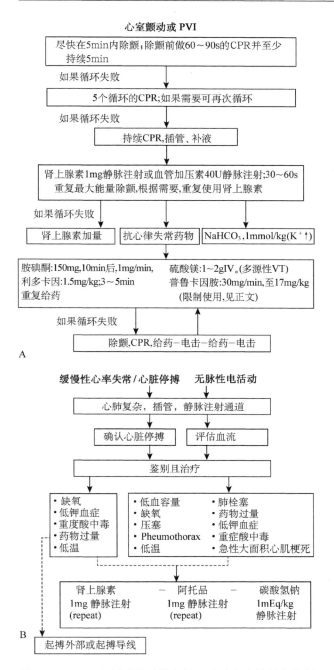

图 29-3　A. 心室颤动及无脉室性心动过速的抢救从除颤开始,如果失败,继续应用肾上腺素及抗心律失常药物(具体详见正文)。B. 心动过缓或心脏停搏(左侧)及无脉电活动(右侧)首要给予持续生命支持并查找可逆病因。随后的治疗是非特异性的,而且成功率低(具体详见正文)

复苏后护理

心搏骤停的各个临床阶段的护理都不相同。急性心肌梗死所致的原发性心室颤动(不伴有低输出

状态)(参见第 35 章)通常通过给予生命支持治疗就很容易得到控制。在院内治疗时,呼吸机通常不是必需的或者只需短时间运用,而且心脏除颤或复率后,血流动力很快就得到稳定。在急性心肌梗死中继发性心室颤动(血流动力异常且易患潜在的致命性心律失常的病例),复苏通常不能起效,即使起效了,它的复发率也很高。临床表现和结果一般由血流动力学不稳定性和控制血流动力紊乱的能力所决定。对于血流动力学不稳定的患者,缓慢性心律失常,心搏停搏和 PEA 是第二位的易发因素。在院外心搏骤停的幸存者分别处于特定的临床情况。治疗的困惑是缺氧性脑病,其通常预示院内死亡。最近,面对这种情况通过增加低温诱导以减少代谢需求和脑水肿。

非心源性相关的院内心搏骤停的治疗效果一般很差,而在为数不多的成功复苏的患者中,复苏后治疗由基础疾病的性质决定。患有终末期癌症、肾衰竭,急性中枢神经系统疾病、不受控制的感染等的患者在院内心搏骤停后的存活率不足 10%。其他一些患者有短暂的气道阻塞,电解质紊乱,药物导致的心律失常,严重的代谢异常者,如果得到迅速合理的复苏和稳定,大多会有很好的生存机会。

院外心搏骤停患者生存后的长期管理

心搏骤停后存活者,在无中枢神经系统不可逆损伤和血流动力学稳定的情况下,应该进行诊断性试验,以便为长期管理确定治疗方案。这种积极的治疗是基于一个事实:在院外心搏骤停的患者存活后,前 2 年的死亡率是 10%～25%。相关数据表示通过置入除颤器(ICD)可以显著提高生存率。

急性 ST 段抬高型心肌梗死或短暂可逆的心肌缺血已被明确是导致院外心搏骤停的原因。这是因为急性冠状动脉综合征(ACS)和部分永久性心肌损伤会突发致死性心律失常。急性缺血所致的心搏骤停并不是 ICD 的适应证,但对非 ACS 相关心搏骤停者则有很好的获益。此外,射血分数小于 30%～35% 的心肌梗死患者能够从 ICD 中获益。

对于心搏骤停者的长期管理是基于可治的短暂性缺血机制相关,尤其是较高的 EF 值,导管介入,手术和(或)抗心肌缺血药物治疗,目前这是公认的长期管理、治疗方法。

由于其他疾病,如肥厚或扩张型心肌病和其他各种罕见的遗传性疾病(如右心室发育不良、长 Q-T 间期综合征、Brugada 综合征、儿茶酚胺敏感性多形性室性心动过速及所谓的特发性心室颤动者)引起的心搏骤停的生存者被认为是 ICD 的最佳适应证。

SCD 高危人群的预防（无先兆心搏骤停的人群）

有心肌梗死病史的患者若 EF 小于 35% 并存在其他危险因素的标志，如环境诱发的室性心律失常、电生理检查时可诱发的室性快速心律失常和曾经发生过心力衰竭等，这类人群在心肌梗死后 30d 或者更长时间应考虑置入 ICD 治疗。一系列临床试验中发现，ICD 治疗后可使术后 2～5 年的总死亡率下降 20%～35%。有一项研究支持，EF 小于 30% 是 ICD 置入后降低风险使患者受益明显的指征，另一项研究表明，纽约心功能分级 2 级或 3 级且 EF 小于或等于 35% 的患者也可获益，而与病因（缺血性或非缺血性）或是否存在环境诱发的或诱发性心律失常（参见第 16 章、第 17 章）无关。已发现，患者的 EF 值越低于阈值，其置入 ICD 治疗的效果可能就越好。当然，EF 小于 20% 时，这种疗法的获益甚微。

除了冠心病和扩张型心肌病之外，对其他疾病一级预防的决策主要来自于观察性数据及基于观察性数据的判定。由于这部分患者群较小，因此，目前缺乏 ICD 随机对照临床试验的证据。总之，对于前述的少见疾病，心律失常的风险指标包括：晕厥、记录室性心律失常、中止心搏骤停，在某种情况下有早发 SCD 家族史的人群，心电图记录和其他一些临床症状可被作为是否使用 ICD 的指征。

（赵　昕　译）

第五部分　血管疾病

第 30 章

Chapter 30

动脉粥样硬化的发病机制、预防及治疗

Peter Libby

发病机制

动脉粥样硬化是发达社会中引起死亡和过早致残的主要原因。此外,按目前形势估计,到 2020 年,以动脉粥样硬化为主的心血管疾病将跃居全球疾病总负担之首。尽管许多常见的或全身性的危险因素可促进动脉粥样硬化的发展,但动脉粥样硬化更倾向于影响循环系统的不同区域,并因所影响特定血管床的不同而具有独特的临床表现。冠状动脉发生粥样硬化通常会引起心肌梗死(myocardial infarction,MI)(参见第 35 章)和心绞痛(参见第 33 章)。为中枢神经系统供血的动脉发生粥样硬化常会引起脑卒中或一过性脑缺血。外周循环的动脉粥样硬化可引起间歇性跛行和坏疽,并可导致肢体坏死。内脏循环受累可导致肠系膜动脉缺血。动脉粥样硬化可以直接发生在肾(如肾动脉狭窄),亦可作为一个常见的动脉栓塞(参见第 38 章)的部位而影响肾。

在特殊动脉血管床,粥样硬化所致狭窄可能发生在局部、经常发生的部位。如在冠状动脉循环,前降支(LAD)近端更易出现动脉粥样硬化的迹象。与此类似,在肾动脉,粥样硬化更易发生在肾动脉近段,在颅外动脉,粥样硬化更易出现在颈动脉分叉处。实际上,粥样硬化常出现在动脉分叉处,该部位为血流湍流处。并非所有粥样硬化性改变均导致狭窄、阻塞性疾病。如扩张和动脉瘤形成常发生在主动脉。除表现为局部、影响血流的狭窄外,非阻塞性粥样硬化可以表现为弥漫性病变,血管内超声和尸检可以发现此现象。

人体内的动脉粥样硬化发生发展需很长时间,通常数十年。动脉粥样硬化斑块的形成可能不是平滑的、线性形式,而可能是非连续的,某些时段是静息状态,而某些时段则进展迅速。经过漫长的"沉默"时段,动脉粥样硬化可能出现临床反应。动脉粥样硬化的临床表现可能是长期的,表现为稳定持续发展,劳累诱发心绞痛或可以预知的和反复发作的间歇性跛行。另外,也可能表现为一种突然发作,如心肌梗死、脑卒中或心脏性猝死等。还有些个体从未出现过临床表现,只有死后尸检才发现有广泛的粥样硬化。

动脉粥样硬化的初始阶段

整合动物实验和在人体上的研究,认为"脂质条纹"是动脉粥样硬化的最早表现形式。这些早期病变似乎来源于内膜脂蛋白含量增加的部位。脂蛋白颗粒的聚集可能不仅仅源自内膜通透性增加或漏出(图 30-1)。而且,由于脂蛋白与细胞外基质联系在一起,其可能在动脉内膜内聚集,使脂质颗粒在血管壁内停留的时间延长。聚集在内膜下细胞外的脂蛋白与黏多糖结合在一起,可使脂质颗粒在内膜下向外迁移减慢。位于内膜下细胞间隙的脂质颗粒,与大分子基质结合,可能参与氧化修饰。有证据表明在粥样硬化形成过程中,脂蛋白氧化起重要作用。内膜下细胞外的脂蛋白避开血浆内的抗氧化剂更容易氧化修饰,从而产生氢过氧化物、溶血酯酶、氧甾酮和脂肪酸、磷脂的醛式产物。载脂蛋白的修饰包括肽链断裂和氨基酸残基衍生化。局部产生的次氯酸与斑块内炎性细胞一起产生氯化物。高密度脂蛋白(HDL)颗粒被 HOCL 介导的氯化作用处理后作为胆固醇受体,发现氧化应激和削弱的逆向胆固醇转移相结合,可能是 HDL 抗动脉粥样硬化的机制之一。足够证据表明在粥样斑块中有这种氧化产物存在。磷脂酶家族的一个特殊成员,脂蛋白相关磷脂酶 A2,可以产生炎性脂质,包括来源于氧化磷脂的溶血磷脂酶胆碱氧化脂质,其在低密度脂蛋白(LDL)中可见。该酶的抑制药正在进行临床试验。

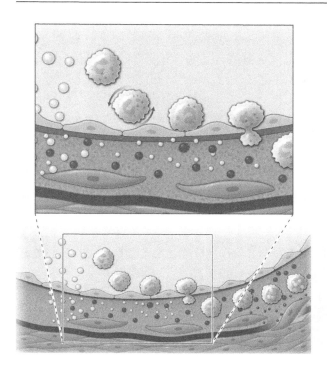

图 30-1 动脉横切面显示动脉粥样硬化过程（从左至右）。上半部分显示下半部分方框内细节。内膜表明内皮细胞接触血液。高胆固醇血症导致 LDL 颗粒（亮球）在内膜内聚集。脂蛋白颗粒常与细胞外基质，主要是蛋白多糖联系在一起。脂蛋白被内膜分隔不受抗氧化剂左右，而被氧化修饰。被修饰的脂蛋白颗粒（深色球）可触发局部炎性反应，其介导其后的斑块形成。各种黏附分子表达增加促使单核细胞向动脉粥样的部位聚集。

一旦开始黏附，有些白细胞即向内膜移动。白细胞的直接移动可能依赖于趋化因子，这些趋化因子包括修饰的脂蛋白本身和趋化细胞因子（以小球表示），如血管壁细胞分泌的巨噬细胞趋化因子。参与脂质条纹形成的白细胞可以分裂和增加被修饰的脂蛋白受体表达（清道夫受体）。这些单核-巨噬细胞吞噬脂质和变成泡沫细胞，细胞质内充满脂质小滴。当脂质条纹发展成为成熟的粥样斑块时，平滑肌细胞从固有弹力膜迁移至中膜并且聚集于内膜下，细胞外基质在内膜下形成其最终病变

白细胞募集

白细胞聚集是早期粥样斑块形成的特征（图 30-1）。所以，从初始阶段，动脉粥样硬化即包括炎性成分，其提供这种病变发生发展的主要基调。产生动脉硬化的典型炎性细胞包括单核-巨噬细胞和淋巴细胞。

许多白细胞产生的黏附分子或受体在动脉内皮细胞表面表达可能参与白细胞募集至新生的动脉粥样硬化。氧化修饰的 LDL 可以增加白细胞黏附分子的表达。这个例子说明动脉内膜下脂蛋白累积可与白细胞募集结合，是动脉粥样硬化形成的重要方面。

发生在正常动脉的大部分区域的层流剪切力也可以抑制白细胞黏附分子的表达。粥样硬化斑块容易形成的部位往往有血凝淡流。有序的、随脉搏搏动的正常血流可以增加内皮细胞释放 NO。NO，除有血管扩张作用外，还可以在局部低浓度释放，有局部抗感染的作用，抑制局部黏附分子的表达。内皮细胞在层流剪切力的作用下增加 KLF2 的表达，减少能抑制内源性抗氧化硫氧还原蛋白的 Txnip 的表达。KLF2 增加内皮细胞 NO 合酶的活性，低水平的 Txnip 增加了硫氧还原蛋白的功能。层流剪切力还能刺激内皮细胞产生过氧化物歧化酶，其是抗氧化酶。这些实例说明血流动力学因素可以影响细胞水平的事件，这些事件是动脉粥样硬化形成的基础，可能是动脉粥样硬化易发生在层流剪切力异常部位的原因。

单核细胞和淋巴细胞一旦被动脉内皮细胞表面捕捉，就将穿过内皮细胞层并停留在内膜下。除产生修饰的脂蛋白外，细胞因子可以调节参与白细胞募集的黏附分子的表达。如 IL-1 或 TNF-α 能诱导或增加内皮细胞白细胞黏附分子的表达。脂蛋白氧化产物能诱导血管壁细胞因子的释放，这条途径可以提供脂蛋白动脉聚集和白细胞募集关联的另一途径。化学趋化因子如 MCP-1 似乎可以直接使白细胞向动脉壁迁移。

泡沫细胞

单核细胞一旦到达内膜就将成为巨噬细胞和载脂蛋白泡沫细胞，这一转变需要通过受体介导的吞噬作用摄取脂蛋白颗粒。有人认为"经典"的 LDL 受体介导此类脂质摄取，然而，由于基因变异（如家族性高胆固醇血症）而导致的有效 LDL 受体缺乏的人或动物有大量的动脉粥样硬化病变和动脉外黄瘤富含巨噬细胞源性泡沫细胞。除此之外，外源性胆固醇抑制 LDL 受体的表达。最终，当胆固醇过量时，针对 LDL 的细胞表面受体水平降低。能介导泡沫细胞承载脂质的替代受体包括大量的巨噬细胞"清道夫"受体，其可优先吞噬修饰的脂蛋白和其他氧化的 LDL 或 VLDL 受体。单核细胞附着内皮，移行至内皮下，进一步成熟变成承载脂质的巨噬细胞是脂质条纹形成的关键步骤，脂质条纹是动脉粥样硬化斑块形成的前体。

粥样斑块的进化和并发症

虽然脂质条纹通常情况下是严重粥样硬化斑块的起始阶段,但并非所有的脂质条纹都进展为严重的动脉粥样硬化。通过从细胞外吞食脂质,携带清道夫受体的单核细胞可从进展的斑块中移除脂蛋白。有的承载脂质的巨噬细胞可以离开动脉壁,同时移除脂质。若进入动脉壁的脂质数量超过被单核细胞或其他途径移出的数量,就将倾向于形成动脉粥样硬化。

在病变形成的过程中,巨噬细胞移除脂质可能是对局部脂质负荷过重的一个反应。另一机制,有HDL介导的胆固醇逆向转运,可能是从斑块移出脂质的另一独立途径。这种胆固醇从细胞向HDL颗粒转运的过程有特异性的细胞表面分子如ABC转运体参与。ABCA1,在Tangier病中出现变异,特征是HDL水平极低,将胆固醇从细胞转运至新生的HDL颗粒和从ABCG1转运至成熟的HDL颗粒。由ABC转运体介导的"逆向胆固醇转运"可使携带胆固醇的HDL通过结合清道夫受体B1或其他受体转运至肝细胞。肝细胞可以代谢固醇至胆汁酸,最终排出体外。这种从巨噬泡沫细胞转移至外周细胞如肝细胞的途径可以部分解释HDL的抗动脉粥样硬化作用(抗感染和抗氧化也可能是HDL抗动脉硬化的部分作用)。所以,巨噬细胞在动脉粥样硬化形成过程中可能有重要作用。

某些承载脂质的泡沫细胞在增大的内膜病变内死亡。某些泡沫细胞死亡是由于细胞自然死亡及凋亡。这种单核巨噬细胞的死亡导致在成熟的动脉粥样硬化斑块内富含脂质核心形成,称之为坏死核心。承载已修饰脂蛋白的巨噬细胞可能产生细胞因子和生长因子,其可以进一步介导病变细胞水平的信号。富含脂质的巨噬细胞的积聚表现为脂质条纹的形成,细胞外基质形成的纤维组织成为最终斑块的特征。平滑肌细胞合成动脉粥样硬化斑块大量的细胞外基质。单核细胞释放的大量生长因子或细胞因子可以刺激平滑肌细胞增生和细胞外基质产生。斑块内的细胞因子,包括IL-1和TNF-α,能诱导局部生长因子的产生,包括PDGF、成纤维细胞生长因子和其他因子,其可能参与斑块的进化和成熟。另外细胞因子,主要是来源于激活T细胞的IFN-γ,能限制平滑肌细胞胶原合成。这些实例说明了动脉粥样硬化的过程含有复杂的基质介导,其决定斑块特征。

平滑肌细胞和其分泌的细胞外基质提供关键

的转运环节,从而在巨噬细胞源性泡沫细胞积聚的部位产生脂肪纤维病变。例如,活化血小板、单核-巨噬细胞和内皮细胞分泌的PDGF能刺激原位于细胞中膜的平滑肌细胞向内膜下迁移。局部产生的生长因子或细胞因子可刺激内膜下平滑肌细胞增生。TGF-β,可刺激间隙内胶原蛋白合成。这些介质可以来自相邻细胞或白细胞(旁分泌),也可来自细胞本身(自分泌)。总之,平滑肌细胞的这些变化,以短距离分泌的这些介质介导,可以加速脂质条纹向富含纤维平滑肌细胞和细胞外基质的病变转化。

除局部产生的介质外,血液凝结和血栓形成也可能是动脉粥样硬化的重要组成部分。动脉粥样硬化血栓形成这种描述方式用于阐述动脉粥样硬化和血栓形成支架的联系。脂质条纹形成起始于内皮细胞深层。在较成熟的脂质条纹,在内皮上可出现微小的裂口。由于血小板直接暴露于细胞为基质,微小的血栓可在内皮缺失的部位发生。激活的血小板释放多种因子,其可以激发成纤维反应,包括PDGF和TGF-β。凝血酶产生纤维素,还能刺激水解酶激活受体,其可介导平滑肌细胞迁移、增生和细胞外基质产生。许多动脉壁的微血栓自行溶解无临床症状,是通过局部纤溶、吸收和内皮修复实现的,但由于刺激平滑肌细胞的成纤维功能而导致病变进展(图30-2D)。

微血管

当粥样硬化病变进展时,丰富的微血管丛发展与动脉滋养血管连接在一起。新生血管丛可通过多条途径参与病变形成。这些血管可以提供足够大的表面积用于白细胞聚集和可以作为粥样斑块内白细胞进出的基地。斑块内的微血管还可能成为斑块内的出血灶。与糖尿病视网膜新生血管相似,在粥样斑块内的微血管是易碎的和容易破裂导致局部出血。这种血管裂口可引起原位血栓形成,局部产生凝血酶,其可通过封闭水解酶激活受体活化平滑肌细胞和内皮细胞。动脉粥样硬化斑块常还有纤维素和血铁黄素,其提示在斑块形成的过程中斑块内出血曾经出现。

·钙化

当动脉粥样硬化斑块逐渐发展时,也可以出现钙沉积。在骨内常见的蛋白酶也可在粥样硬化斑块中发现(如骨钙蛋白、骨桥蛋白和骨形成蛋白)。动脉粥样硬化斑块的矿物质沉积过程有很多方面与骨形成过程相似,包括转化因子如Runx2的参与调节。

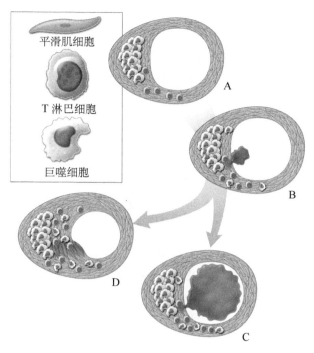

平滑肌细胞

T 淋巴细胞

巨噬细胞

图 30-2　斑块破裂、血栓形成和修复。 A. 动脉粥样硬化过程中血管重构。在动脉粥样硬化的起始阶段,血管向外生长,从而获得管腔。这种"扩大补偿"现象可以部分解释冠动脉造影低估粥样硬化的原因。B. 斑块纤维帽破裂至血栓形成。动脉粥样硬化斑块破裂往往导致血栓,其原因是血液中的凝血因子与动脉细胞外基质中的血栓形成胶原和病变脂质核心中巨噬细胞源性组织因子接触造成的。在这种情况下,斑块破裂点成为血栓形成的种子。正常动脉有多种纤溶和抗栓机制,其可以对抗血栓形成和溶解血凝块。这些抗栓或溶栓分子包括血栓调节素、组织和尿激酶型血纤维蛋白溶酶原激活物、肝素硫化蛋白多糖、前列腺环素和 NO。C. 当血栓形成超过纤溶机制时,可能出现动脉闭塞。闭塞的后果取决于侧支循环的大小。对多支闭塞病变的患者,侧支循环往往已经形成。在这种情况下,即使是完全闭塞病变,也不会引起心肌梗死,或可能导致轻度的非 ST 段抬高型心肌梗死。对那些无明显病史的和无限制狭窄刺激侧支循环形成的患者,斑块突然破裂和动脉阻塞常引起 ST 段抬高心肌梗死。这些患者可能表现为急性心肌梗死或猝死作为冠心病发作的首发症状。某些患者,血栓可能溶解或机化成血管壁血栓不导致血管阻塞。这时可能无症状。D. 血栓素诱导的纤溶或修复导致纤维增生反应,其可以导致更多的纤维性病变造成管腔偏心性狭窄,造成血流受阻。非阻塞性血管壁血栓,即使是无症状或仅引起心绞痛而不引起心肌梗死的血栓,能够激发修复反应,其可以促进斑块纤维化和管腔缩小。这样可能使易损斑块变成稳定斑块。对不稳定粥样斑块实施血管成形术可能也是类似的过程

· 斑块进化

虽然动脉粥样硬化研究注意力集中在平滑肌细胞的增殖,像巨噬细胞一样,平滑肌细胞也可出现凋亡。实际上,粥样硬化斑块常有很多纤维组织特征和缺少细胞样结构。在成熟斑块中平滑肌细胞相对少的原因来自于细胞介质如 TGF-β 和 IFN-γ(均抑制平滑肌细胞增殖)。有些能激活血管壁细胞成斑块功能的炎性因子也能使这些细胞更易凋亡。

所以,在粥样硬化斑块形成的过程中,脂蛋白和白细胞进入和移出、细胞增殖和细胞死亡之间的平衡,以及细胞外基质、重构、钙化和新生血管,均参与病变形成。许多和经常相互竞争的信号调节这些细胞事件的发生。很多与粥样硬化危险因素相关的介质,包括脂蛋白来源的因素、吸烟、血管紧张素 Ⅱ,激发炎性细胞因子的产生和改变自身血管壁细胞和渗透性白细胞的表现。所以,血管生物学方面的进展已使人们更加了解危险因素与动脉粥样硬化病理机制之间的关系。

动脉粥样硬化的临床表现

动脉粥样硬化病变在西方社会广泛发生。大部分动脉粥样硬化无症状,许多从无任何临床表现。许多有弥漫性粥样硬化的患者死亡由于其他疾病而与动脉粥样硬化无关。如何解释动脉粥样硬化患者临床表现如此大的差异?

动脉粥样硬化过程中的血管重构(图 30-2A)经常被忽略但却是十分重要的病变进展特征。在动脉粥样硬化发展的起始阶段,斑块通常向外生长及向血管腔内生长。受动脉粥样硬化的影响,血管直径逐渐增大,此现象称之为补偿性增大。逐渐增长的粥样斑块并不影响动脉管腔的大小直至斑块负荷超过 40%。所以,在斑块生长的大部分时间里,粥样斑块的狭窄将不足以引起组织灌注不足。

引起影响血流的狭窄往往在斑块形成的后期。许多斑块能引起稳定的症状如劳累型心绞痛或间歇性跛行。在冠状动脉循环和其他循环,即使是完全闭塞也不会引起心肌梗死。反复的缺氧刺激可诱导侧支循环的建立,从而减轻了冠状动脉急性闭塞的不良后果。相反,许多引起急性或不稳定型症状的病变,尤其在冠状动脉循环,可能并不是由能产生血流限制的斑块引起的。这样的病变在造影下可能仅有轻微的管腔不规则和往往达不到明显狭窄的标准。来源于这种非阻塞性狭窄的血栓可以解释心肌梗死的发生频率作为冠心病的首发症状,约 1/3 的

患者罹患急性心肌梗死无心绞痛病史。

斑块不稳定性和破裂

尸检研究提供了可靠依据,发现不稳定的斑块并不是引起严重狭窄的斑块。内膜表面的侵蚀或破裂的斑块或裂口通常产生血栓,从而造成不稳定型心绞痛,或阻塞性的和持续的血栓导致心肌梗死(图30-2B)。在颈动脉粥样硬化,溃疡提供了一个巢穴使血小板血栓可以形成,从而造成短暂性脑缺血。

斑块纤维帽(图30-2C)的破裂使血液中的凝血因子与泡沫细胞中的组织凝血因子直接接触。如果血栓不堵塞血管或是一过性的,斑块破裂可能不会引起症状或引起心肌缺血症状如静息性心绞痛。堵塞性血栓往往能引起急性心肌梗死,尤其是缺乏侧支循环的患者。反复斑块破裂和修复可能使脂质条纹发展成为复杂的粥样斑块(图30-2D)。动脉内的修复过程,与皮肤损伤恢复类似,将有新的细胞外基质和纤维细胞沉积。

并非所有的粥样硬化斑块表现为相同的破裂倾向性。病理研究表明,引起急性心肌梗死的"罪犯"病变有数个特征。即薄的纤维帽、相对大的脂质核心和高含量巨噬细胞。形态学研究显示"罪犯"病变内,巨噬细胞和 T 淋巴细胞占多数,平滑肌细胞较少。聚集在破裂斑块处的细胞有炎性活动的标志。另外,有活动性斑块和急性冠状动脉综合征的患者呈现炎症反应活动的迹象。例如,远离"罪犯"病变的粥样斑块和微血管内皮细胞也出现炎性反应的迹象。

炎性介质调节影响斑块纤维帽完整性的过程,即其破裂的倾向性。例如,T 细胞源性细胞因子 IFN-γ,其在斑块中可以发现,能抑制平滑肌细胞生长和胶原合成。来源于活化巨噬细胞和病变处 T 细胞的细胞因子能增加蛋白水解酶的产生,其可以降解斑块纤维帽的细胞外基质。结果,炎性介质能损伤胶原合成,其用于保持、修复纤维帽和触发细胞外基质的降解,导致纤维帽变薄和更容易破裂(易损斑块)。与易损斑块的特征相反,那些有致密细胞外基质和相对较厚的纤维帽的斑块没有富含脂质的核心似乎比较稳定和不会引起血栓。

粥样硬化斑块的生物学特征,除其向管腔侵占的程度以外,影响其临床表现。对斑块生物学特征的更深层次的理解使人们知晓动脉粥样硬化的临床表现和表现变异大的原因。对粥样硬化形成的理解是人们认识到动脉粥样硬化与危险因素的联系机制,提示用何种方法能改善预后和给出将来治疗的新目标。

预防和治疗

动脉粥样硬化危险因子的概念

对粥样硬化危险因子的系统研究起源于基础试验研究和横向的、纵向的临床研究结果。前瞻性的、社区基础的 Framingham 心脏研究对于粥样硬化的危险因子,给出了严格的证据,其包括高胆固醇水平、高血压和其他心血管危险因素。相似的观察性研究对心血管疾病危险因子的定义在全球范围内给予支持。

从实践观点看,心血管危险因子分为两类:与生活方式和(或)药物治疗相关的可以调整的及先天的不能调整的如年龄、性别。每个危险因素的证据分量是不一样的。例如,高胆固醇血症和高血压是明确的冠心病危险因素,但是其他非传统危险因素的作用,如高半胱氨酸、脂蛋白水平、感染等仍有争议。另外,有些被用于预测心血管风险的生物标志物不是疾病的原因。如,最近的基因学研究显示 C 反应蛋白自身不介导粥样硬化,尽管其预测风险有重要意义。表30-1列

表 30-1　主要危险因子(不包括 LDL 胆固醇)

吸烟
高血压(血压≥140/90mmHg,或应用降压药)
低 HDL[a](＜1.0mmol/L)
糖尿病
冠心病家族史
直系亲属＜55 岁男性患有冠心病
直系亲属＜65 岁女性患有冠心病
年龄(男性≥45 岁,女性≥55 岁)
生活方式相关危险因素
肥胖(BMI≥30kg/m²)
缺乏运动
易致粥样硬化饮食
正在出现的危险因素
脂蛋白 a
高半胱氨酸
促血栓因子
促炎症因子
血糖
亚临床粥样硬化

[a]. HDL 胆固醇≥1.6mmol/L(≥60mg/dl) 被认为是"阴性"危险因素;可从危险因素中去除。BMI.体重指数;HDL.高密度脂蛋白[源自:Modified from Third Report of the National Cholesterol Education Program (NCEP) Expert Panel on Detection, Evaluation, and Treatment of High Blood Cholesterol in Adults (Adult Treatment Panel Ⅲ), Executive Summary. (Bethesda, MD: National Heart, Lung and Blood Institute, National Institutes of Health, 2001. NIH Publication No. 01-3670.)]

举了 ATP Ⅲ 目前认识到的危险因素。其后的章节将讨论其中部分危险因素和调整措施。

1. 脂质紊乱 血浆脂蛋白异常和脂质代谢紊乱是目前证据较多的危险因素并且认识到其在动脉粥样硬化中的作用。第 31 章将描述脂蛋白的类型和详细讨论脂蛋白代谢的过程。目前的 ATP Ⅲ 指南建议 20 岁以上的成年人应行脂质筛查。此筛查应包括快速脂质谱(总胆固醇、三酰甘油、LDL 胆固醇、HDL 胆固醇),每 5 年进行 1 次。

ATP Ⅲ 指南试图将治疗强度与个体危险因素一一对应。风险的定量评估将个体分为 3 个层次(表 30-2)。首先应用该指南计算危险因素(表 30-1)。有少于 2 个危险因素的个体即被认为是需最低治疗强度(LDL 目标值<4.1mmol/L)。有 2 个或 2 个以上危险因素的个体,经过计算评估 10 年冠心病风险(表 30-2);链接 http:// www. nhlbi. nih. gov/ guidelines/cholesterol/可见计算危险因素的计算器。10 年冠心病风险大于 20% 的人群,有明确的动脉粥样硬化证据,或糖尿病(目前认为是冠心病等危症)被认为是需要强化治疗的人群(LDL 目标值< 2.6mmol/L)ATP Ⅲ 近期建议对极高风险人群 LDL 应小于 1.8mmol/L 和根据临床试验数据,此目标值也是高危险人群的最佳目标。除 Framingham 公式以外,针对不同的国家和地区,有许多危险因素。结合家族史和 CRP 的危险因素公式被批准用于美国居民。

表 30-2 低密度脂蛋白目标及在不同危险分层下需要通过改变生活方式和药物治疗的临界点

危险因素分类	LDL 水平[mmol/L(mg/dl)]		
	目标	生活方式应改变	考虑药物治疗
非常高危	<1.8(<70)	≥1.8(≥70)	≥1.8(≥70)
ACS 或 CHD 伴有糖尿病,或			
合并多种危险因素			
高危			
冠心病或冠心病等危症(10 年 风险>20%)	<2.6(<100)[最佳<1.8 (<70)]	≥2.6(≥100)	≥2.6(≥100)[考虑药物<2.6 (<100)]
如果 LDL<2.6(100)	<1.8(<70)		
中高危			
2 个以上危险因素(10 年风险, 10%~20%)	<2.6(<100)	≥3.4(≥130)	≥3.4(≥130)[考虑药物2.6~ 3.3(100~129)]
中危			
2 个以上危险因素(10 年风险, <10%)	<3.4(<130)	≥3.4(≥130)	≥4.1(≥160)
低危			
0~1 个危险因素	<4.1(<160)	≥4.1(≥160)	≥4.9(≥190)

ACS. 急性冠状动脉综合征;CHD. 冠心病;LDL. 低密度脂蛋白(源自:Adapted from S Grundy et al:Circulation 110:227,2004.)

为达到 LDL 目标,第一步应做到的是改变生活方式,包括特殊饮食习惯和指南对运动的推荐。根据 ATP Ⅲ 的标准,对其相应的危险程度,若 LDL 水平超过标准 0.8mmol/L(30mg/dl),即应选择药物治疗。三酰甘油水平大于 2.6mmol/L(>200mg/dl)的患者,指南给出次要治疗目标,即非 HDL 胆固醇(总胆固醇减去 HDL 胆固醇)。其治疗标准是非 HDL 胆固醇水平超过 LDL 胆固醇 0.8mmol/L

(30mg/dl)。

大量的和不断增加的证据支持对 LDL 干预的有效性。在饮食和非药物干预的基础上加用药物治疗可以减少冠心病患者和既往无心脏病事件人群的心血管发病风险(图 30-3)。由于指南总是滞后于临床试验,所以医生可能选择临床试验的结果用于指导每个患者的治疗。

降低 LDL 的治疗产生的临床获益并非来源于

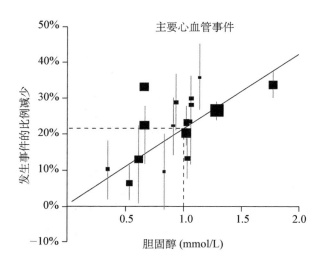

图30-3 降低脂质减少冠状动脉事件。 如图，他汀类临床试验显示随低密度脂蛋白水平降低，心血管事件减少（源自 CTT Collaborators，Lancet 366：1267，2005.，在日本人中预防组对胆固醇升高的管理，研究中已加入强化降脂治疗，使终点事件的增量减少，达到新目标的 TNT

明显的斑块消退。影像研究显示，控制血脂最多可使动脉狭窄出现中等程度的减少，尽管有大量证据支持。这些结果提示控制血脂的临床获益不需要明显的狭窄消退。这种获益可能来源于粥样斑块的"稳定化"，尽管没有明显的狭窄。这种斑块的"稳定"和伴随的冠状动脉事件减少可能源自脂质的外运或对动脉粥样硬化的生物学特征产生了有益的影响。另外，向管腔突出的病变可能由于补偿性血管腔增大而不影响管腔，这种斑块的收缩在造影下并不明显。应用 HMG-CoA 还原酶抑制药（他汀类）降低 LDL 的获益在多个危险人群均可见到。其机制不仅是对脂质的转运产生有益的影响，还通过直接调整斑块的生物学特征发挥作用。

一种新型的降低 LDL 的药物，其可以减少从小肠近段吸收胆固醇，其治疗靶目标是一种肠上皮细胞胆固醇转运体来自于 NPC1L1。NPC1L1 抑制药依泽替米贝提供了有效地降低胆固醇的治疗方式。然而，无临床证据表明其可以改善冠心病患者预后。

鉴于 LDL 升高导致粥样硬化的机制可能包括氧化修饰，几项临床试验评估了抗氧化剂维生素降低冠心病的可能性。严格的、控制良好的临床试验表明抗氧化剂维生素不能改善冠心病患者预后。所以，目前的证据不再支持维生素用于治疗冠心病。

药物治疗降低 LDL 可有效降低心血管事件的

风险，但是即使是在临床试验最佳用药环境下，也仅仅阻止少数临床终点。所以，脂质调节的其他方面也成为降低残余心血管风险的靶目标。实际上，在"后他汀"时段，LDL 水平在靶目标水平或更低的情况下出现急性冠状动脉综合征的情况不多见。冠心病患者 HDL 水平过低成为新的问题。血 HDL 水平与三酰甘油变化相反，其是心血管疾病的独立危险因素，目前尚未解决。因为这个原因，升高 HDL 水平成为下一步管理血脂紊乱的重要策略。控制体重和活动可提高 HDL。烟酸，尤其与他汀类合用时，能有效升高 HDL。有的临床试验显示烟酸能降低心血管事件发生率。虽然药物的剂型有所改进，但脸红和瘙痒患者不宜接受。烟酸与前列腺素 D 受体抑制剂结合，可以减少烟酸的不良反应，正在进行临床试验，但目前还未得到批准。

核因子受体拮抗剂是用以提高 HDL 水平的另一种方法。但是应用过氧化物酶增殖活化受体 α 和 γ 受体拮抗剂（PPAR-α 和 γ）没有显示能改善心血管疾病预后，有的 PPAR 受体拮抗剂可能导致不良后果。其他升高 HDL 的药物通过抑制胆固醇转化蛋白（CETP）发挥作用，正在进行临床试验。第一种该类药物在大规模临床试验中显示临床事件增加，导致试验提前终止。目前的研究希望评估另一类型的 CETP 抑制剂，其与第一个药物相比不良反应小。

2. 高血压　流行病学数据显示高血压与动脉粥样硬化有关，大量临床研究显示药物控制高血压可以降低发生脑卒中、心力衰竭和冠心病事件的风险。

3. 糖尿病、胰岛素抵抗和代谢综合征　许多冠心病糖尿病患者死于粥样硬化及其并发症。老年和过度肥胖是目前 2 型糖尿病的主要原因。由于胰岛素抵抗导致的脂蛋白异常，称之为糖尿病脂质紊乱，可部分解释 2 型糖尿病患者心血管危险因素升高的原因。虽然糖尿病患者的 LDL 水平接近正常，但 LDL 颗粒更小、更致密，所以更易出现动脉粥样硬化。糖尿病脂质紊乱的其他特点包括低 HDL 和三酰甘油升高。高血压常伴有肥胖、胰岛素抵抗和脂质代谢紊乱。实际上，ATP Ⅲ 指南总结了所有的危险因素并给出了"代谢综合征"的诊断标准（表 30-3）。尽管多个危险因素是否比单个危险因素更危险需要进一步探讨，但是，代谢综合征这一概念可以用于指导临床实践。

对该类患者的治疗包括向其阐述病因，包括肥胖和活动量少，改变生活方式。ATP Ⅲ 指南给出明确的每个步骤完成生活方式的转变,而且,多因素的治疗应与生活方式的转变同时进行。严格的血糖控制能降低大血管并发症的风险,其比在小血管如视网膜和肾动脉更明显。实际上,过多的血糖控制可能增加 2 型糖尿病患者的不良事件,在这部分人群,控制其他危险因素显得格外重要。鉴于此,许多临床试验,包括 CARDS 研究(主要纳入糖尿病患者),显示了HMG-CoA 还原酶抑制药治疗在糖尿病患者(不包括终末期肾病患者)中的获益。由于他汀类对糖尿病人群的益处和 PPAR 拮抗药模棱两可的结果,美国糖尿病协会建议对于 40 岁以上的糖尿病患者若总胆固醇在 135mg/dl 以上应使用他汀类治疗。口服降糖药物中,二甲双胍有降低心血管事件的证据。

表 30-3　代谢综合征的诊断——任意 3 个危险因素

危险因素	定义标准
腹型肥胖[a]	
男性(腰围)[b]	>102 cm (>40in)
女性	>88 cm (>35in)
三酰甘油	>1.7 mmol/L (>150 mg/dl)
HDL 胆固醇	
男性	<1mmol/L (<40 mg/dl)
女性	<1.3mmol/L (<50 mg/dl)
血压	≥130/≥85 mmHg
快速血糖	>6.1 mmol/L(>110 mg/dl)

[a]. 超重、肥胖与胰岛素抵抗、代谢综合征有关。胰岛素抵抗相比 BMI 升高的患者,腹型肥胖存在代谢高风险。然而,相同腰围的尺寸,通过辨别 BMI 定义代谢综合征。[b]. 当腰围只是略微增加时,一些男性患者存在代谢危险因素,这些患者有遗传倾向,有胰岛素抵抗。对于腰围明确增加的男性,改变生活方式会使其受益

糖尿病人群尤其可以从应用血管紧张素 Ⅱ 受体拮抗药中格外获益。所以,有代谢综合征的患者如有可能应使用血管紧张素转化酶抑制药或血管紧张素受体拮抗药治疗。大多数个体需要一种以上的降压药才能实现血压达标(美国糖尿病协会建议糖尿病患者为 130/80mmHg)。

4. 男性/女性绝经期后　观察性研究证实男性与绝经期前女性对比,冠心病危险因素更高。绝经期后,女性危险因素增加。至少部分绝经期前女性的冠心病保护来源于高 HDL。绝经期后,HDL 下降,冠心病危险上升。雌激素治疗降低 LDL 胆固醇

和升高 HDL 胆固醇,可降低冠心病风险。

许多观察性研究显示雌激素治疗能降低冠心病风险。但是,大量的临床试验未显示雌激素治疗对有或无冠心病的人群有净获益。HERS 研究将急性心肌梗死绝经期后女性随机给予雌激素/孕激素或安慰剂治疗。结果发现,治疗组再发心血管事件没有减少。实际上,在试验 5 年的实施过程中,治疗组有事件增加的趋势。延长随访也没有发现治疗组有真正获益。WHI 研究应用雌激素加孕激素治疗,由于小的但是有差异的心血管事件、脑卒中和乳腺癌增加使试验提前终止。WHI 研究中雌激素不联合孕激素组由于脑卒中增加也被提前终止,经过 7 年观察未发现其对急性心肌梗死或冠心病有保护作用。这些临床试验心血管事件增加的主要原因是血栓栓塞。医师应告知女性患者并帮助其权衡应用雌激素联合或不联合孕激素可能有小的冠心病风险,但是更年期后症状可能改善。事后分析显示与在WHI 研究中入选的患者对比,观察性研究的女性患者更年轻或绝经时间短。所以,雌激素治疗时的闭经时间和年龄可能影响预后。

雌激素治疗在降低心血管危险方面缺乏疗效,这需要我们高度关注在女性中已知可改变的危险因素。最近 JUPITER 试验对 6000 名年龄超过 65 岁的女性进行随机研究,其中研究人群没有已知的心血管疾病,且分到他汀组或者安慰剂组中 LDL<130mg/dl,高敏 CRP>2mg/L。他汀治疗组女性在心血管事件显著降低,在男性也得出相同结论。其中包括既往他汀研究中,这个试验在符合入选标的女性人群中,强烈支持他汀治疗的疗效。

5. 凝血和纤溶异常　血栓形成,最终导致动脉粥样硬化严重的并发症。血栓形成的倾向和(或)一旦形成血栓溶解明显影响动脉粥样硬化的表现。血栓形成引发粥样斑块的破裂,随后愈合促进斑块的增长。某些个体特征会影响血栓形成或纤溶,并作为潜在冠心病危险因素受到关注。例如,纤维蛋白原水平与冠状动脉风险相关,脂蛋白与冠状动脉风险无关。

动脉血栓的稳定性取决于纤溶因子(如纤溶酶)和纤溶系统抑制因子[如纤溶酶原激活物抑制物 1(PAI-1)]之间的平衡。有糖尿病或者代谢综合征患者的血浆中 PAI-1 升高,而且这有可能增加血栓事件。脂蛋白 a(见第 31 章)也许能够调节纤溶,并且升高的脂蛋白 a 的水平有增加冠心病风险。

既往研究背景中,阿司匹林降低冠心病事件。

第33章讨论了阿司匹林在稳定性冠心病治疗。第34章回顾了阿司匹林在急性冠脉综合征中治疗建议。在一级预防中,联合试验的数据显示低剂量阿司匹林(81mg/d),或者隔日325mg,可以减少男性第一次心梗的风险。虽然最近妇女健康研究(WHS)显示阿司匹林(隔日100mg)降低17％卒中发生,但是不能降低心肌梗死发生。目前美国心脏病协会(AHA)指南推荐,低剂量阿司匹林(75～160mg/d)在心血管疾病高风险(≥20％,10年风险)女性,冠心病10年风险≥10％男性,和无禁忌证有心血管疾病的可耐受阿司匹林患者中使用。

6. 高半胱氨酸 大量文献提示高同型半胱氨酸血症与冠心病事件有关。几种酶突变导致高半胱氨酸聚集,其与血栓形成有关,某些研究显示,其与冠心病危险因素相关。前瞻性研究未显示高同型半胱氨酸血症在冠心病危险分层中有作用。临床试验也未显示降低高半胱氨酸水平可减少心脏病事件。美国应用叶酸减少神经管缺乏已经降低了绝大多数人口的高半胱氨酸水平。在年轻人或无危险因素的人群,若出现动脉粥样硬化,应检测高半胱氨酸水平。建议补充叶酸时医生应考虑到这种治疗可能掩盖恶性贫血。

7. 炎症 临床证据显示炎性因子标志物与冠心病相关。如血浆中CRP水平,通过检测hsCRP,可以预测急性心肌梗死的风险。CRP水平与急性冠状动脉综合征的预后也相关。与几种新型危险因子不同,CRP能根据已知的危险因素提供预测信息,比如利用Framingham积分(图30-4)。最近的Mendelian随机研究不支持CRP是心血管疾病的原因之一。所以,CRP可以作为预测风险的生物学标志物,但不是粥样硬化的直接原因。

急性期升高的因子如纤维蛋白原和CRP反映了整体炎症负荷,并非血管局部炎症。内脏脂肪组织释放的炎性因子促进CRP产生而且可能是肥胖和过重个体炎症发生的主要标志。实际上,CRP水平随着BMI增加而增加,体重下降则CRP水平下降。感染因素也表现出与心血管风险相关的炎症刺激。至目前为止,临床研究不支持应用抗生素降低冠心病风险。

有证据表明,降脂治疗降低心血管事件的部分原因是降低了粥样硬化形成过程中的炎症反应。例如,在JUPITER试验中,分析显示,与仅其中一项降低相比,LDL和CRP水平均降低的患者有良好的预后(图30-5)。同样的研究在急性冠状动脉

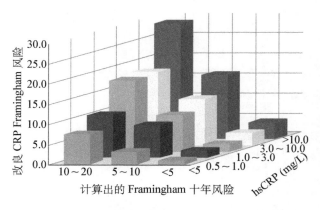

图30-4 C反映蛋白水平增加Framingham积分预测价值。hsCRP. 高敏CRP(Adapted from PM Ridker et al:Circulation 109:2818,2004.)

综合征患者中有同样的反应。他汀类的消炎作用与LDL降低无关,这两个变量在大多数临床试验中的相关性差。

8. 生活方式改变 动脉粥样硬化的预防是个长期的过程。提高健康服务的个人和组织应该在动脉粥样硬化性疾病出现临床症状之前,努力帮助患者控制他们的危险因素。目前在年轻人和某些少数民族心血管风险呈现出上升势头,应受到公共健康服务人员的关注。

内科医师对所有患者的关怀计划应包括检查评估和使心血管风险降至最低。医师应劝导患者关于尼古丁的风险、指导和帮助其戒烟。同样,医师应建议所有的患者控制饮食和运动习惯以保持理想体重。NIH和AHA声明推荐每天至少30min中等强度的体育锻炼。肥胖,尤其是男性中心型肥胖和腹部脂肪聚集的患者,是代谢综合征的因素之一(表30-3)。内科医师应鼓励患者改变生活方式以控制危险因素。耐心细致的教育可以减少患者应用药物控制危险因素。

9. 危险因素评估 冠心病危险因素的标志往往使使用者困惑。外周血检测的指标包括LDL颗粒的大小组分和高半胱氨酸浓度,Lp,纤维蛋白原,CRO,PAI-1,髓过氧物酶,脂蛋白相关的磷脂酶A_2。通常情况下,这些专项检查仅仅提供很少的有用信息,大部分有用信息来源于病史和体格检查及血浆脂蛋白和血糖的测定。高敏CRP的测定证实其在预测危险因素中的作用,其容易反复测量,相对稳定,更重要的是,可以对标准的危险因素予以补充(图30-4)。结合患者粥样硬化家族史及炎性标志物

高敏 CRP,可对每一个体进行正确的再分层,尤其针对那些在 Framingham 积分中处于中危的患者。目前建议仅对这些中危患者(10 年危险度 10% ~ 20%)进行高敏 CRP 的检测。

已有的数据并不支持用影像检查筛选亚临床疾病(如检测颈动脉内膜/中膜厚度、冠状动脉钙化和 CT 检查)。不恰当地运用影像检查可能造成无症状个体过分警惕和导致有创检查、无证据的治疗。这些筛查方法的推广应等待足够的临床证据。

分组	数目	率
安慰剂	7832	1.11
LDL≥70mg/dl, hsCRP≥2mg/L	1384	1.11
LDL<70mg/dl, hsCRP≥2mg/L	2921	0.62
LDL≥70mg/dl, hsCRP<2mg/L	726	0.54
LDL<70mg/dl, hsCRP<2mg/L	2685	0.38

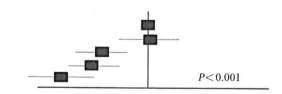

$P<0.001$

图 30-5　JUPITER 研究证实 LDL 降低和抗感染对一级预防冠心病有益。hsCRP. 高敏 CRP(Adapted from PM Ridker et al：Lancet 373：1175,2009.)

人类基因研究的进步使人们考虑用于危险预测和治疗个体化。许多报道证实单核苷酸多态性(SNP)可以作为心血管风险的预测因子。到目前为止,这种基因标志物和药物反应在大多数人群中观察的结果令人失望。能够快速和经济地筛选基因的方法,而不是像大多数 SNP 研究那样,已经证实基因变异位点其可以预测高的心血管风险。基因研究的结果应可以证实新的治疗靶标(比如在家族性高胆固醇血症中变异的酶,即 PCSK9)和可以使基因检测帮助寻找心血管风险。

防治方面的挑战:改变医师和患者的行为

尽管冠心病的年龄调整死亡率在下降,但由于人口老龄化、传染性疾病减少和发展中国家中危险因素的流行在持续增加,使全球心血管死亡率持续升高。将目前的研究证据转化到临床实践仍存在巨大的挑战。医师必须学会如何通过符合患者文化背景的方式帮助其选择健康的生活方式,以及如何以最经济、最有效的方式来利用强大的药理学工具。目前,对动脉粥样硬化实施基于证据的预防和治疗存在以下障碍,包括经济水平、教育水平、医师的认知及患者对现有治疗的依从性。将来在动脉粥样硬化防治方面的目标应包括广泛地推行最新的指南,这些指南与冠心病危险因素的控制和对合适的适应证患者进行药物治疗有关。

（王　斌　译）

第 31 章

Chapter 31

脂蛋白代谢紊乱

Daniel J. Rader   Helen H. Hobbs

脂蛋白作为脂质和蛋白的复合物，是体内转运胆固醇、三酰甘油和脂溶性维生素所必需的。先前，脂蛋白障碍是研究血脂的专家所使用的专有名词，但是研究发现降脂治疗显著降低了动脉粥样硬化心血管疾病（ASCVD）临床并发症的发生，从而将这一概念引入到内科医师的诊断和治疗的领域中。需要进行调脂治疗的患者数目不断增长。目前已经开发出很多安全有效且耐受性良好的药物，为临床医师治疗脂质代谢障碍提供了有效的手段方法。因此，对脂蛋白障碍正确的诊断及有效的控制对临床实践具有重要意义。本章将回顾脂蛋白的正常生理学、原发性脂蛋白代谢异常的病理生理学、引起继发性脂蛋白代谢障碍的疾病及环境因素，以及对其诊断和处理的实用方法。

脂蛋白代谢

脂蛋白的分类和组成

脂蛋白是一个大分子复合体，通过体液（血浆、组织液、淋巴液）在组织间转运疏水的脂质（主要是三酰甘油，胆固醇和脂溶性维生素）。脂蛋白在吸收膳食中的胆固醇、长链脂肪酸、脂溶性维生素，将胆固醇、长链脂肪酸、脂溶性维生素从肝转运到外周组织及将胆固醇从外周组织转运至肝过程中扮演着重要的角色。

脂蛋白含有一个疏水脂质的核（三酰甘油和胆固醇脂）周围包绕着亲水脂质（磷脂，未酯化的胆固醇）及与体液进行沟通的蛋白。血浆脂蛋白根据它们的相对密度不同分为 5 大种类（图 31-1 和表 31-1）：乳糜颗粒、极低密度脂蛋白（VLDLs）、中间密度脂蛋白（IDLs）、低密度脂蛋白（LDLs）和高密度脂蛋白。每一个脂蛋白类别包含一个不同密度、大小的脂粒和蛋白复合物的家族。脂蛋白的密度由每一个

脂质微粒的量来决定。高密度脂蛋白是体积最小密度最大的脂蛋白，与此相反乳糜颗粒和极低密度脂蛋白是体积最大密度最小的脂蛋白颗粒。大多数的血浆三酰甘油是在乳糜颗粒或极低密度脂蛋白中转运，而大多数胆固醇则是在低密度脂蛋白和高密度脂蛋白中转运。

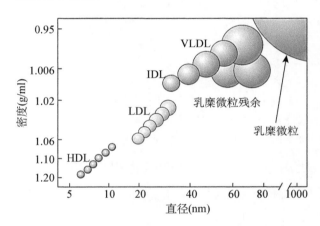

图 31-1 脂蛋白颗粒的密度和大小分布的主要类别。脂蛋白根据相对大小和密度分类，VLDL. 极低密度脂蛋白；IDL. 中间密度脂蛋白；LDL. 低密度脂蛋白；HDL. 高密度脂蛋白

与脂蛋白相关联的蛋白称作载脂蛋白（表 31-2），它们是脂蛋白发挥功能的必要组成部分。在脂蛋白代谢过程中载脂蛋白激活酶是重要的同时载脂蛋白也充当细胞表面受体的配体。在肝脏和小肠中合成的 ApoA-Ⅰ存在于几乎所有的高密度脂蛋白。而 ApoA-Ⅱ是在高密度脂蛋白中第二普遍存在的且在在高密度脂蛋白颗粒中的含量达到 2/3。ApoB 是乳糜微粒、极低密度脂蛋白、中间密度脂蛋白以及低密度脂蛋白的主要结构蛋白；一分子 ApoB、ApoB-48（乳糜颗粒）或者 ApoB-100（极低密度脂蛋

白,中间密度脂蛋白,或者低密度脂蛋白)存在于每一脂蛋白颗粒中。人的肝脏合成 ApoB-100,小肠合成 ApoB-48,它们都是起源于同一个基因通过 mRNA 编码所得。ApoE 存在于多个乳糜颗粒、极低密度脂蛋白、中间密度脂蛋白的基因拷贝中,同时在富含三酰甘油的颗粒代谢与清除过程中扮演重要角色。3 个 C 系列的载脂蛋白(ApoC-Ⅰ、ApoC-Ⅱ 和 ApoC-Ⅲ)也参与到富含三酰甘油的脂蛋白代谢过程中。ApoB 是唯一的没有参与转运脂蛋白颗粒的主要载脂蛋白。一些次要的载脂蛋白列于表 31-2 中。

表 31-1　脂蛋白的主要分类

脂蛋白	密度(g/ml[a])	体积(nm[b])	电泳迁移率[c]	载脂蛋白		
				主要部分	次要部分	其他成分
乳糜微粒	0.930	75~1200	原始	ApoB-48	A-Ⅰ,A-Ⅳ,C-Ⅰ,C-Ⅱ,C-Ⅲ,E	维生素 A
乳糜微粒残存物	0.930~1.006	30~80	慢速的前 β 条带	ApoB-48	A-Ⅰ,A-Ⅳ,C-Ⅰ,C-Ⅱ,C-Ⅲ,E	维生素 A
极低密度脂蛋白	0.930~1.006	30~80	前 β 条带	ApoB-100	A-Ⅰ,A-Ⅱ,A-Ⅴ,C-Ⅰ,C-Ⅱ,C-Ⅲ,E	维生素 E
中间密度脂蛋白	1.006~1.019	25~35	慢速的前 β 条带	ApoB-100	C-Ⅰ,C-Ⅱ,C-Ⅲ,E	维生素 E
低密度脂蛋白	1.019~1.063	18~25	β 条带	ApoB-100		维生素 E
高密度脂蛋白	1.063~1.210	5~12	α 条带	ApoA-Ⅰ	A-Ⅱ,A-Ⅳ,A-Ⅴ,C-Ⅲ,E	卵磷脂胆固醇脂酰转移酶,胆固醇酯转移蛋白屏氧酶
脂蛋白(a)	1.050~1.120	25	前 β 条带	ApoB-100	Apo(a)	

ª. 颗粒的密度通过超速离心方法来决定;ᵇ. 颗粒的大小通过凝胶电泳来测量;ᶜ. 颗粒的电泳迁移率通过在琼脂糖凝胶电泳上低密度脂蛋白 β 条带的位置和高密度脂蛋白 α 条带的位置来反映,迁移率反映的是颗粒的大小及表面电荷。所有的脂蛋白种类包含磷脂、酯化和非酯化胆固醇及三酰甘油

表 31-2　主要的载脂蛋白

载脂蛋白	主要来源	相关联的脂蛋白	功能
ApoA-Ⅰ	小肠、肝	高密度脂蛋白,乳糜微粒	高密度脂蛋白结构蛋白,激活卵磷脂胆固醇脂酰转移酶
ApoA-Ⅱ	肝	高密度脂蛋白,乳糜微粒	高密度脂蛋白结构蛋白
ApoA-Ⅳ	小肠	高密度脂蛋白,乳糜微粒	未知
ApoA-Ⅴ	肝	极低密度脂蛋白,乳糜微粒	促进碱性磷酸酶介导的三酰甘油脂解
Apo(a)	肝	脂蛋白 a	未知
ApoB-48	小肠	乳糜微粒	乳糜微粒结构蛋白
ApoB-100	肝	极低密度脂蛋白,中间密度脂蛋白,低密度脂蛋白,脂蛋白 a	极低密度脂蛋白、低密度脂蛋白、中间密度脂蛋白、脂蛋白 a 的结构蛋白,作为结合低密度脂蛋白的配体

续表

载脂蛋白	主要来源	相关联的脂蛋白	功能
ApoC-Ⅰ	肝	乳糜微粒,极低密度脂蛋白,高密度脂蛋白	未知
ApoC-Ⅱ	肝	乳糜微粒,极低密度脂蛋白,高密度脂蛋白	碱性磷酸酶的辅助因子
ApoC-Ⅲ	肝	乳糜微粒,极低密度脂蛋白,高密度脂蛋白	抑制脂蛋白受体结合
ApoE	肝	乳糜微粒残骸,中间密度脂蛋白,高密度脂蛋白	作为结合低密度脂蛋白的配体
ApoH	肝	乳糜微粒,极低密度脂蛋白,低密度脂蛋白,高密度脂蛋白	B_2 糖蛋白Ⅰ
ApoJ	肝	高密度脂蛋白	未知
ApoL	未知	高密度脂蛋白	未知
ApoM	肝	高密度脂蛋白	未知

膳食脂质转运(外源性途径)

脂蛋白代谢的外源途径允许膳食脂肪的高效转运(图31-2)。膳食中三酰甘油的水解是通过肠腔内的脂肪酶和胆汁酸乳化形成胶团。膳食胆固醇、脂肪酸及脂溶性维生素是在近端小肠被吸收。胆固醇和维生素A在肠道分别被酯化(通过增加脂肪酸)生成胆固醇酯和视黄酯。长链脂肪酸(>12个碳)掺入三酰甘油用载脂蛋白B-48、胆甾醇酯、视黄基酯、磷脂和胆固醇包装后形成乳糜微粒。新生乳糜微粒分泌到肠淋巴中然后通过胸导管直接转运到全身循环,在到达肝脏之前在外周组织进行预处理。这些颗粒遇到脂蛋白脂酶(LPL),与糖基蛋白(GPIHBP1)锚定,然后黏附到脂肪组织、心、骨骼肌的毛细血管内皮表面(图31-2)。乳糜颗粒的三酰甘油通过LPL水解,游离脂肪酸被释放出来。ApoC-Ⅱ作为高密度脂肪酸转化成循环系统中的乳糜颗粒,充当LPL在这种反应过程中的需要辅因子。释放的游离脂肪酸被相邻的肌细胞或脂肪细胞吸收,或者被氧化用来产生能量抑或是被再酯化以三酰甘油的形式储存。在进入细胞被转运至其他组织前一部分释放的游离脂肪酸会结合白蛋白,尤其是进入肝前。作为疏水核心的乳糜微粒被水解后直径逐渐缩小,亲水性脂类(胆固醇和磷脂)及颗粒表面的载脂蛋白被转运到高密度脂蛋白而留下乳糜微粒残骸。乳糜微粒残骸通过肝被迅速的清除出循环系统,这个过程需要ApoE作为配体在肝中发挥作用。因此,经过这一过程在12h内的血液中乳糜微粒残骸几乎被清除干净,即使还有一部分乳糜微粒或乳糜微粒残骸那也是乳糜微粒代谢障碍的患者中会发生。

肝脂质的转运(内源性途径)

脂蛋白代谢的内源性途径涉及含有ApoB的脂蛋白从肝分泌及这些富含三酰甘油的颗粒在外周组织的代谢(图31-2)。在蛋白复合物中极低密度脂蛋白类似乳糜微粒但是含有ApoB-100而不是ApoB-48,并且含有较高比例的胆固醇三酰甘油(约每1mg胆固醇对应5mg三酰甘油)。极低密度脂蛋白的三酰甘油主要是由肝脏中的脂肪酸长链酯化生成。肝三酰甘油由其他新生极低密度脂蛋白颗粒的主要成分包装((ApoB-100、胆固醇酯、磷脂、维生素E)需要激活微粒体三酰甘油转运蛋白(MTP)酶。分泌到血浆后,极低密度脂蛋白获得多个ApoE的拷贝及从高密度脂蛋白转移来的C系列载脂蛋白。与乳糜微粒一起,极低密度脂蛋白的三酰甘油被脂蛋白脂酶水解,尤其是在肌肉、心和脂肪组织。在极低密度脂蛋白残骸被脂蛋白脂酶分解后,就成为中间密度脂蛋白,与胆固醇和三酰甘油中所存在的大致相似了。肝通过结合低密度脂蛋白受体介导内吞的ApoE清除40%~60%的中间密度脂蛋白。剩余的中间密度脂蛋白由肝脂肪酶重新生成低密度脂蛋白。在这一过程中,颗粒中大多数的三酰甘油被水解,除了ApoB-100所有的脂蛋白被转运至其他的脂蛋白。在人群大多数个体中低密度脂蛋白中的胆固醇要比1/2的血浆中还要多。循环系统中的约70%的低密度脂蛋白通过低密度脂蛋白受体介导的内吞在肝中被清除。脂蛋白a(Lpa)是类似于低密度脂蛋白的由脂类和蛋白组成的脂蛋白复合物,只是它多了一个额外的载脂蛋白a(Apoa)。Apo(a)是在肝中合成通过二硫键与ApoB-100结合。Lpa的主要清除部位是在肝,但是摄取途径还不清楚。

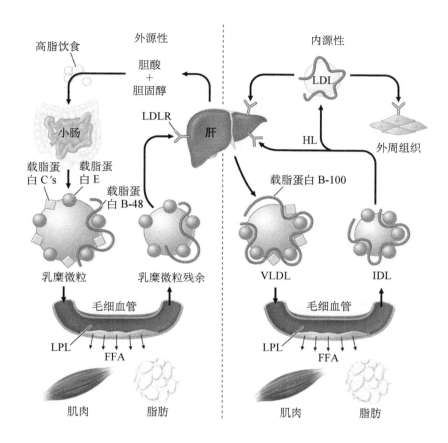

图 31-2　**外源性和内源性代谢脂蛋白途径。** 外源性途径转运膳食脂肪到周边组织和肝。内源性途径是把肝脂质转运至外周组织。LPL. 脂蛋白酯酶；FFA. 游离脂肪酸；LDL. 低密度脂蛋白；LDLR. 低密度脂蛋白受体；VLDL. 极低密度脂蛋白；IDL. 中间密度脂蛋白

高密度脂蛋白以及胆固醇的反向转运

　　所有的有核细胞都合成胆固醇，但是仅仅肝细胞和肠细胞能够有效地排泄人体的胆固醇进入胆汁或者肠道。在肝，胆固醇被分泌进胆汁，经过转化或者直接变成胆汁酸。外周细胞的胆固醇从外周细胞的质膜转运至肝和肠道，这一过程称为"胆固醇反向转运"是由高密度脂蛋白促进完成的（图 31-3）。

　　新生的高密度脂蛋白颗粒是由肠道和肝合成。新分泌的胆固醇通过膜蛋白 ATP 结合盒蛋白 A1 推动的外排从这些合成部位（肠道和肝）迅速获得磷脂和非酯化的胆固醇。这一过程导致形成盘状高密度脂蛋白颗粒，然后进一步从周围组织招募未酯化的胆固醇。在这些高密度脂蛋白颗粒中，胆固醇被卵磷脂-胆固醇酰基转移酶酯化，更多的疏水胆固醇酯转移到高密度脂蛋白的核心。由于 HDL 获得更

多的胆固醇酯使它变成球状，更多的载脂蛋白和脂质在乳糜微粒和 VLDL 酯化过程中从表面转移到粒子中。

　　高密度脂蛋白胆固醇被转运至肝即经过间接途径又经过直接途径。高密度胆固醇脂类通过胆固醇酯转移蛋白（CETP）转运至由三酰甘油来的富含 ApoB 的脂蛋白中。然后该胆固醇酯通过 LDL 受体介导的内吞作用被清除出循环系统。高密度脂蛋白胆固醇也能够通过清道夫受体类 B1（SR-B1）直接被肝细胞吸收，SR-B1 是一种介导有选择性转运脂蛋白到细胞的细胞表面受体。

　　HDL 颗粒通过多种脂质转移的蛋白质和脂肪酶在血浆中进行着重塑。磷脂转移蛋白（PLTP）具有将磷脂从其他脂蛋白转移到高密度脂蛋白中的作用或者在不同类别的高密度脂蛋白间进行转化。在 CETP-和 PLTP-介导的脂质交换之后，富含三酰甘

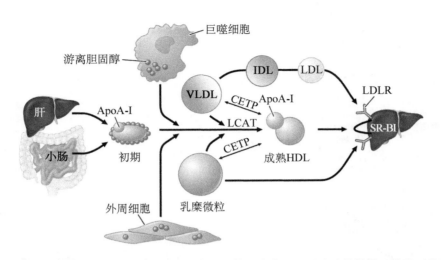

图 31-3　高密度脂蛋白代谢和胆固醇反向转运。此通路转运体内多余的胆固醇从外周返回肝进而排泄进胆汁。肝和肠道产生新的高密度脂蛋白。游离胆固醇是通过巨噬细胞及周边细胞卵磷脂胆固醇脂酰转移酶酯化获得，用于形成成熟的高密度脂蛋白。高密度脂蛋白胆固醇能被肝通过 SR-BI 有选择性地吸收。另外，高密度脂蛋白胆固醇酯能够被 CETP 从高密度脂蛋白转化为极低密度脂蛋白和乳糜微粒，然后再被肝吸收。VLDL. 极低密度脂蛋白；LCAT. 卵磷脂胆固醇酰基转移酶；CETP. 胆固醇酯转运蛋白；IDL. 中间密度脂蛋白；LDL. 低密度脂蛋白；HDL. 高密度脂蛋白；LDLR. 低密度脂蛋白受体；SR-BI. 清除剂受体 B 类 I 型

油的高密度脂蛋白成为一个更好的 HL 基质，可以水解三酰甘油和磷脂以产生更小颗粒的 HDL。一个称为内皮酯酶的相关酶水解 HDL 后生成更小颗粒的 HDL 能够被更快的异化。重新生成的 HDL 影响代谢、功能和血浆中 HDL 的浓度。

脂蛋白代谢障碍

Fredrickson 和 Levy 归类高脂蛋白血症是根据血液中脂蛋白颗粒的类型（ I 型到 V 型）（表 31-3）。归类方案是基于分子病因和病理生理学脂蛋白补充本系统生成障碍而形成的本章的基本观点。基因的鉴定和表征负责高脂血症的遗传性，已经提供重要的分子观点关于脂质代谢过程中脂蛋白结构、酶及受体的重要性（表 31-4）。

升级的含 ApoB 脂蛋白的主要障碍

多种遗传病与特定脂蛋白的血浆的积累有关。一般而言，这些脂蛋白可分为三酰甘油正常而 LDL 升高的低密度脂蛋白和引起三酰甘油升高的脂蛋白。

血脂异常与升高的 LDL-C 和正常的三酰甘油相关
■ 家族性高胆固醇血症（FH）

FH 是一种常染色体显性疾病，主要特征是血浆中 LDL-C 的升高而三酰甘油正常、肌腱黄色瘤、早发冠状动脉粥样硬化。FH 是由于大量（＞1000） LDL 受体基因的突变引起的疾病。该疾病在某些特定的人群中高发，如南非白种人、信仰基督教的黎巴嫩人和法裔加拿大人。FH 患者体内的 LDL-C 水平的升高归因于从 LDL 到 IDL 的增加（因为 IDL 的一部分通常是通过 LDL 受体介导的内吞作用被清除）及 LDL 从血液中的延迟清除。有两个 LDL 受体等位基因突变的个体（FH 纯合子）相比较于那些有一个等位基因突变的个体（杂合子）具有更高的 LDL-C 水平。

全世界范围内纯合子 FH 的发生概率为 1/1 000 000。具有 FH 纯合子的患者可以划分为两组，分别基于测量皮肤成纤维细胞中的 LDL 受体激活的数量：部分患者＜2% 的正常 LDL 受体激活（受体阴性）和 2%～25% 的正常 LDL 受体激活（受体缺陷）。FH 纯合子的患者儿童时期大多会发生手、手腕、手肘、膝盖、足跟或臀部皮肤黄色瘤。总的胆固醇水平一般＞500mg/dl 甚至能够更高超过 1000mg/dl。纯合子 FH 的并发症恶化加速动脉粥样硬化，进而导致儿童时期的残疾和死亡。动脉粥样硬化通常从主动脉根部开始，导致主动脉瓣或主动脉瓣上狭窄然后延伸到冠状动脉开口处再进一步造成狭窄。FH 纯合子的儿童通常会在青春发育期前出现冠状动脉狭窄症状；症状可能是非典型的表

现,引起猝死也并不少见。未治疗的 FH 纯合子受体阴性的患者很少能活到 20 岁。LDL 受体缺失的患者能有较好的预后但是几乎无一例外地在 30 多岁出现冠心病的临床表现甚至更小的年龄。颈动脉和股骨头病变会在后期出现但是通常没有明显的临床表现。

表 31-3　Fredrickson 对于高脂血症的归类

显型	Ⅰ	Ⅱa	Ⅲb	Ⅱ	Ⅳ	Ⅴ
脂蛋白,提高的	乳糜微粒	LDL	LDL 和 VLDL	乳糜微粒和 VLDL 残骸	VLDL	乳糜微粒和 VLDL
三酰甘油	↑↑↑	N	↑	↑↑	↑↑	↑↑↑
胆固醇（总计）	↑	↑↑↑	↑↑	↑↑	N/↑	↑↑
LDL-胆固醇	↓	↑↑↑	↑↑	↓	↓	↓
HDL-胆固醇	↓↓↓	N/↓	↓	N	↓↓	↓↓↓
血浆表现	乳状	透明状	透明状	浑浊	浑浊	乳状
黄色瘤	爆发	肌腱,结节	没有	手掌,腱黄瘤	没有	爆发
胰腺炎	⧺	0	0	0	0	⧺
冠状动脉动脉粥样硬化	0	⧺	⧺	⧺	+/-	+/-
外周血管动脉粥样硬化	0	+	+	⧺	+/-	+/-
分子缺陷	LPL 和 ApoC-Ⅱ	LDL 受体, ApoB-100, PCSK9, LD-LRAP, ABCG5, 和 ABCG8		ApoE	ApoA-V	ApoA-V 和 GPIHBP1
遗传命名法	FCS	FH, FDB, ADH, ARH	FCHL	FDBL	FHTG	FHTG

ADH. 常染色体显性遗传性高胆固醇血症;Apo. 载脂蛋白;ARH. 常染色体隐性遗传性高胆固醇血症;FCHL. 家族性混合型高脂血症;FCS. 家族性乳糜微粒血症综合征;FDB. 家族性缺陷的载脂蛋白 B;FDBL. 家族性血 β 脂蛋白异常;FH. 家族性高胆固醇血症;FHTG. 家族性高甘油三酯血症;LPL. 脂蛋白脂酶;LDLRAP. LDL 受体相关蛋白;GPI-HBP1. 糖基-锚定的高密度脂蛋白结合蛋白 1;N. 正常

表 31-4　引起高脂蛋白血症的主要单基因突变

遗传性疾病	蛋白(基因)缺失	升高的脂蛋白	临床表现	遗传传递	发生概率
脂蛋白脂酶缺乏症	LPL (LPL)	乳糜微粒	发疹性黄色瘤,肝脾大,胰腺炎	AR	1/1 000 000
家族性载脂蛋白 C-Ⅱ缺乏症	ApoC-Ⅱ (APOC2)	乳糜微粒	发疹性黄色瘤,肝脾大,胰腺炎	AR	<1/1 000 000
载脂蛋白 A-V 缺乏症	ApoA-V (APOA5)	乳糜微粒,VLDL	发疹性黄色瘤,肝脾肿大,胰腺炎	AD	<1/1 000 000
GPIHBP1 缺乏症	GDIHBP1	乳糜微粒	发疹性黄色瘤,胰腺炎	AD	<1/1 000 000
家族性肝脂酶缺乏症	肝脂酶(LIPC)	VLDL 残骸	胰腺炎,CHD	AR	<1/1 000 000

续表

遗传性疾病	蛋白(基因)缺失	升高的脂蛋白	临床表现	遗传传递	发生概率
家庭性血β脂蛋白异常	ApoE (APOE)	乳糜微粒和VLDL残骸	掌结节出疹黄瘤，CHD,PVD	AR	1/10 000
家族性高胆固醇血症	LDL 受体(LDLR)	LDL	肌腱黄色瘤,CHD	AD	1/500
家族性载脂蛋白 B-100 缺陷	ApoB-100 (APOB)	LDL	肌腱黄色瘤,CHD	AD	<1/1000
常染色体显性遗传高胆固醇血症	PCSK9 (PCSK9)	LDL	肌腱黄色瘤,CHD	AD	<1/1 000 000
常染色体隐性遗传高胆固醇血症	LDLRAP	LDL	肌腱黄色瘤,CHD	AR	<1/1 000 000
谷固醇血症	ABCG5 或 ABCG8	LDL	肌腱黄色瘤,CHD	AR	<1/1 000 000

AD. 常染色体显性遗传；AR. 常染色体隐性遗传；CHD. 冠心病；LDL. 低密度脂蛋白；LPL. 脂蛋白脂酶；PVD. 外周血管病；VLDL. 极低密度脂蛋白

应该经过仔细的家族史调查，来检测 FH 纯合子患者父母和一级亲属的血浆中血脂的水平。FH 纯合子患者和其父母后有超过 90% 的可能是高胆固醇血症。纯合子 FH 的诊断可以通过获得皮肤活检和检测培养的皮肤成纤维细胞中 LDL 受体在活性来确诊，或者使用细胞分选技术来量化淋巴细胞表面 LDL 受体的数量来确诊。分子方法检测 DNA 序列也可以用来发现 LDL 受体的突变。对于占主导地位的突变人群（如非洲白种人和法裔加拿大人），能将常见的突变直接进行筛选。或者，对整个编码区进行突变检测因为大量的不同 LDL 受体的突变能引起疾病。10%～15% 的 LDL 受体突变是大的缺失或插入式突变，通过常规 DNA 测序可能会错过。

使用 HMG-CoA 还原酶抑制剂和第二种药物（胆固醇的吸收抑制剂或胆汁酸多价螯合剂）进行组合治疗有时降低那些残留有 LDL 受体活性的 FH 纯合子个体血浆 LDL-C 水平，但是纯合子 FH 患者仍然需要额外的降脂治疗。由于肝通过 LDL 受体清除循环系统中 LDLs 的最重要组织，肝移植能够有效地减少了该代谢障碍的血浆中 LDL-C 水平。但是肝移植有相当大的风险，其中包括需要长期的免疫抑制。目前的选择性治疗纯合子 FH 的办法就是 LDL 单采（一个过程选择性的清除循环系统中的 LDL 颗粒），进而促进黄色瘤消退并且可以减缓动脉粥样硬化的进程。采用 LDL 单采方法应该被延迟直到约 5 岁进行才好，除非有充分的证据证明已经出现动脉粥样硬化。

FH 杂合子是由于一个 LDL 等位基因受体突变遗传导致并且在世界范围内每 500 人里有一个人是 FH 杂合子，从而使它成为一个最常见的单基因病。其特点就是血浆中 LDL-C 的水平升高（通常 200～400mg/dl）而三酰甘油水平正常。FH 杂合子的患者出生后就有高胆固醇血症，并且通常是因为高胆固醇血症的基因检查外观、肌腱黄色瘤或发展为有症状的动脉粥样硬化性心血管疾病（ASCVD）时才发现该病。因为该疾病是显型遗传病，所以父母和患者约 50% 的兄弟姐妹也有高胆固醇血症。其家族史是过早在家庭中出现 ASCVD。在患者中角膜环是很常见，肌腱黄色瘤累及的手背、手肘、膝盖，尤其是跟腱累及率高达 75%。ASCVD 的发病年龄变动很大，主要取决于 LDL 受体基因的分子缺陷和共存的心脏风险因素。FH 杂合子患者伴随血浆 Lp（a）水平升高会出现更大的心血管并发症风险。未经治疗的 FH 杂合子男性患者在 60 岁之前约 50% 有发生心肌梗死的危险。虽然女性 FH 杂合子的动脉粥样硬化心脏病的发病年龄较男性推迟不少，但是冠心病的发病率还是要显著高于普通女性人群。

对于杂合子 FH 的诊断目前没有明确的方法。尽管 FH 杂合子趋向于在皮肤纤维化中 LDL 受体功能水平降低，在正常的成纤维细胞中与 LDL 受体活性水平显著重叠存在。可以通过基因序列检测的分子学方法检测 LDL 受体基因的变异，但是突变基因的临床表现还没有被证实。临床诊断通常没有问题，但是至关重要的是开始治疗前要排除甲状腺功能减退症，肾病综合征和阻塞性肝病。

FH 患者应积极治疗,以降低血浆的 LDL-C 水平。建议开始低胆固醇、低脂肪饮食,但是 FH 杂合子患者还是需要降脂药物治疗。对于 FH 杂合子患者他汀类药物是有效的,但是进行联合药物治疗加入胆固醇吸收抑制和(或)胆汁酸多价螯合剂通常是必要的,而且有时加入烟酸也是必需的。杂合子 FH 患者联合药物治疗不能有效控制的可以作为 LDL 单采的候选人。

家族性缺陷 ApoB-100 (FDB)

FDB 是一种显型遗传病临床表现类似于 FH 杂合子。此疾病在大多数人群中很罕见,除了德国人后裔,1 万人中会有一人患有此病。FDB 的特点就是血浆中 LDL-C 高水平伴随正常的三酰甘油及肌腱黄色瘤和早期 ASCVD 的发生率增加。FDB 的病因是由于 LDL 受体结合 ApoB-100 的结合域突变,大多数情况下归因于在 3500 位置的精氨酸被替换成谷氨酰胺。作为 ApoB-100 基因突变的结果,LDL 结合 LDL 受体的亲和力降低,并且 LDL 从循环系统清除的效率也低。FDB 的患者与 FH 杂合子的患者从临床表现上来看很难区别,尽管 FDB 的患者趋向于比 FH 杂合子血浆低 LDL-C。ApoB-100 基因突变能够被直接检测到,但是由于 FDB 与 FH 杂合子的相似度高基因诊断方法目前并不推荐使用。

- 常染色体显性遗传性高胆固醇血症归因于 PC-SK9(ADH-PCSK9 或者 ADH3)基因突变

ADH-PCSK9 是有功能获得性突变枯草溶菌素转化酶 9(PCSK9)而引起的一种罕见的常染色体显性遗传疾病。PCSK9 结合 LDL 受体导致其降解的分泌型蛋白。正常情况下,与 LDL 结合后一起内在化。在体内低 pH 情况下,LDL 与受体解离返回到细胞表面,而交给溶酶体。当 PCSK9 结合受体后,其复合物内在化后受体被重新定位于溶酶体还不是细胞表面。在 PCSK9 中的错义突变引起高胆固醇血症增强 PCSK9 的活性。结果肝 LDL 受体的数量减少。有 ADH-PCSK9 的患者从临床上没有办法区别 FH 的患者。有趣的是 PCSK9 突变丧失功能后却能引起低 LDL-C 水平。

- 常染色体隐性遗传性高胆固醇血症(ARH)

ARH 是一种罕见的疾病(除了撒丁岛上的意大利人),主要是归因于蛋白质突变(ARH,也称为 LDLR 衔接蛋白即 LDLRAP)而参与肝中 LDL 受体介导的内吞作用。没有 LDLRAP,尽管 LDL 可以与 LDL 受体结合但是不能内在化。ARH 像纯合子 FH 一样特点是高胆固醇血症,肌腱黄色瘤和早发

冠心病(CAD)。血浆 LDL-C 的水平往往是在 FH 纯合子和 FH 杂合子水平的中间,CAD 通常会到 30 多岁的时候才会表现出症状。在培养的成纤维细胞中 LDL 受体功能正常或只有 ARH 患者中会有小幅减少,与之相反 LDL 受体功能在淋巴细胞和肝脏细胞是可以忽略不计的。不像 FH 纯合子,部分高脂血症能够使用 HMG-CoA 还原酶抑制剂治疗但是这些患者通常 LDL 单采来降低血浆中 LDLA-C 所要求的水平。

- 谷固醇血症

谷固醇血症是另一种罕见的常染色体隐性遗传病,它能够导致严重的高胆固醇血症,肌腱黄色瘤及过早的 ASCVD。谷固醇血症是由于 ATP 结合的两个半转运蛋白家族成员(ABCG5 与 ABCG8)其中一个变异引起的。这些基因在肠和肝细胞表达。异源蛋白质形成功能复合体摄入植物甾醇如谷甾醇及菜油与动物甾醇,主要是胆固醇进入肝和肠道。在正常个体中,<5% 的膳食植物甾醇被近端小肠吸收转运至肝。吸收植物甾醇优先地分泌到胆汁并保持在非常低的水平。在谷固醇血症患者中,肠道甾醇的吸收增加和胆汁排泄甾醇降低,从而导致血浆和组织中植物甾醇和胆固醇的水平升高。

摄入的植物甾醇进入细胞膜导致血涂片可见畸形红细胞和巨血小板。相比较其他的遗传形式的高胆固醇血症溶血发作是本病的一个显著临床特点。

谷固醇血症是通过气相色谱法检测血浆谷甾醇水平增加来诊断。高胆固醇血症需要减少饮食中胆固醇含量,那些已经低胆固醇饮食但是血浆中胆固醇水平降低超过 40% 的患者需要关注。高胆固醇血症对 HMG-CoA 还原酶抑制剂没有反应,与之相反胆汁酸多价螯合剂和胆固醇吸收抑制剂如依泽替米贝,对于降低这些患者的血浆甾醇水平是有效果的。

- 多基因遗传性高胆固醇血症

这种状况的特点是 LDL-C 升高但是血浆三酰甘油水平正常的原发高胆固醇血症而不是继发症。血浆 LDL-C 水平一般不会像 FH 跟 FDB 一样升高。家族史研究有助于区别多基因遗传高胆固醇血症和上面讲述过的单基因疾病;FH 和 FDB 患者一半的一级亲属中是高胆固醇血症,与此相反,<10% 多基因遗传性高胆固醇血症的一级亲属有高胆固醇血症。治疗多基因遗传性高胆固醇血症与治疗其他形式的高胆固醇血症是一样的。

脂蛋白a水平升高

不像脂蛋白的其他主要类别,脂蛋白a在人群中呈正态分布,血浆中脂蛋白a水平当变化超过1000倍就呈偏态分布了。其水平主要受遗传因素的影响,非洲人与南亚裔高于那些欧洲裔。尽管已证实脂蛋白a的水平升高与ASCVD增加相关联,降低血浆脂蛋白a的水平尚未证实可以降低心血管疾病的危险。

血脂异常与三酰甘油升高相关

- 家族性乳糜微粒血症综合征(Ⅰ型高脂蛋白血症;脂蛋白脂肪酶;ApoC-Ⅱ缺陷)

如上所述,LPL是乳糜颗粒中的三酰甘油水解所必需的并且VLDLs和ApoC-Ⅱ是LPL的辅助因子(图31-2)。无论是基因缺陷还是蛋白失活都会导致脂肪分解受损和血浆中乳糜微粒的升高。这些患者的血浆VLDL水平也有可能升高,但是还是乳糜微粒占主导地位。空腹是浑浊的,但是如果在4℃(39.2℉)放几个小时,该乳糜微粒浮到顶部并形成奶油上清。出现这些病症,称为家族性乳糜微粒综合征,空腹三酰甘油水平几乎>1000mg/dl。禁食胆固醇水平也升高但程度较轻。

LPL缺陷是常染色体隐性遗传,人群中的发病率约是1/1000 000。ApoC-Ⅱ缺陷同样是隐性遗传甚至比LPL缺陷还不太常见。LPL与ApoC-Ⅱ基因多个不同的基因突变引起这些疾病。研究LPL杂合子发现具有正常或轻度至中度的血浆三酰甘油水平升高,与此相反Apo-C突变的杂合子个体没有高甘油三酯血症。

通常存在于LPL和ApoC-Ⅱ缺陷在儿童时期均会有由于急性胰腺炎引起的反复发作的严重腹痛。眼底检查发现,视网膜血管呈乳白色(血脂视网膜)。发疹性黄色瘤(小的黄白色丘疹)经常成群出现在背部、臀部、手臂的伸侧面及腿部。这些典型的无痛皮损可能会瘙痒。肝脾大是由于肝和脾中的网状内皮细胞摄入过多循环中的乳糜微粒。因为一些未知的原因,有些患者有持续的和明显的乳糜微粒也一直没有发展出胰腺炎、发疹性黄瘤或者肝脾大。过早的CHD也不是家族性乳糜微粒血症综合征的一般特征。

LPL和ApoC-Ⅱ缺乏症的诊断是在专业的研究酶的实验室通过测定肝素血浆中三酰甘油分解脂肪的活性来诊断。静脉注射肝素以释放内皮结合脂蛋白脂肪酶后进行采集血样。LPL和ApoC-Ⅱ缺陷会严重降低LPL活性;ApoC-Ⅱ缺陷的患者中添加正

常血浆加以标准化。基因的分子序列可以用来确诊。

家族乳糜微粒综合征的主要干预治疗是膳食脂肪的限制(控制在15g/d)用脂溶性维生素的补充替代。咨询熟悉这个病的注册营养师是非常必要的。中链三酰甘油补充热量(通过门静脉系统被直接吸收的)也许是有用的,但是长期如此可能会导致肝的纤维化。如果单独膳食脂肪限制没有成功解决乳糜微粒,对一些患者鱼油是有效果的。在ApoC-Ⅱ缺陷的患者中,通过输注新鲜冷冻血浆解决乳糜微粒急性期的ApoC-Ⅱ缺乏。有效控制患有家族性乳糜微粒综合征的患者尤其是妊娠患者的症状是非常具有挑战性的,当VLDL生成增加可能需要血浆单采以除去循环中乳糜微粒。

- ApoA-Ⅴ缺乏症

另一个载脂蛋白ApoA-Ⅴ在循环系统中的浓度远低于其他主要类别的载脂蛋白。个体ApoA-Ⅴ等位基因突变会出现成人乳糜微粒综合征。ApoA-Ⅴ作用的确切机制目前尚不清楚,但是似乎是关联VLDL与LPL缺陷导致的乳糜微粒综合征所必需的。

- GPIHBP1缺乏症

在脂肪细胞、心肌细胞或其他细胞中合成LPL后,横跨血管内皮细胞而附着于毛细血管内皮表面上的蛋白质称为GPIHBP1。突变的纯合子个体会影响GPIHBP1的合成或者折叠从而导致严重的高甘油三酯血症。乳糜微粒血症的发生由于GHIHBP1突变引起的证据尚不充分也似乎非常罕见。

- 肝脂酶缺乏症

肝脂酶(HL)与LPL是相同基因家族的一名成员并水解残留的脂蛋白和HDLs中的三酰甘油与磷脂。HL缺乏症是非常罕见的常染色体隐性遗传疾病,它的特点是由于循环系统中脂蛋白残骸堆积导致的血浆胆固醇和三酰甘油水平的升高及正常或升高的HDL-C水平(混合型高脂血症)。确诊的方法是通过检测等离子血浆中HL的活性。由于患肝脂酶缺乏症的患者数量很少,此基因缺陷疾病与ASCVD的相关性还不是很清楚,但是低脂治疗还是被建议使用的。

- 家庭性血β脂蛋白异常(Ⅲ型高脂蛋白血症)

跟HL缺乏症一样,家庭性血β脂蛋白异常(FDBL)(也称为Ⅲ型高脂蛋白血症或家族性宽β病)的特点是由于高脂蛋白颗粒积累导致的混合型高脂血症。ApoE基因出现于多基因拷贝的乳糜微

粒中和 VLDL 残骸并通过肝脂蛋白受体介导它们的清除（图 31-2）。FDBL 是由于 ApoE 基因的遗传变异而影响其结合脂蛋白受体的能力。ApoE 基因的多态性导致三种常见的亚型：ApoE3（最常见）、ApoE2 和 ApoE4，后两者不同于 ApoE3 是单一的氨基酸。尽管与 LDL-C 水平小幅升高及 CHD 风险增加有关，Apo-E4 等位基因与 FDBL 没有关联性。ApoE4 的患者发生迟发型阿尔茨海默病概率增加。ApoE2 有较低的 LDL 受体亲和力；因此，含有 ApoE2 的乳糜微粒与 VLDL 残骸在血浆中的清除速率是更慢的。拥有 E2 纯合等位基因的个体是 FDBL 患者中最常见的。

约总人口的 5% 是 ApoE2/E2 纯合子，但是只有少数这些人发展为 FDBL。在大多数情况下，额外的可辨别的外因导致了高脂蛋白血症。最常见的外因就是高脂饮食、糖尿病、肥胖、甲状腺功能减退症、肾病、HIV 感染、雌激素缺乏症、酒精使用或某些药物。ApoE 其他的变异能够引起 FDBL 的主要形式，高脂血症在杂合子状态下充分体现但这些突变是罕见的。

FDBL 患者通常会在成年期出现高脂血症、黄色瘤、早发冠状动脉疾病或周围血管疾病。本病很少发生在更年期前的女性人群中。两种独特类型的黄色瘤：结节出疹和掌，认为是 FDBL 的特有表现。结节出疹性的黄色瘤开始以小丘疹样成群出现在肘部、膝盖或者臀部，慢慢再变成葡萄大小疹子。Palmar 黄色瘤（或者称掌纹条状黄色瘤）是橙黄色的变色在手掌和手腕折痕处。在 FDBL 患者中，与其他导致三酰甘油升高的疾病不同，血浆中胆固醇和三酰甘油通常有相同幅度的增高而 HDL-C 的水平通常是正常而不是想象中的降低的。

诊断该疾病的传统方法是脂蛋白电泳（宽 β 条带）或者超速离心法（VLDL-C 与总血浆三酰甘油的比值＞0.30）。蛋白质方法（ApoE 基因分型）或者基于 DNA 的方法（ApoE 基因分型）能够确认为纯合子 ApoE2。然而，ApoE2/E2 基因型缺失并不能排除 FDBL，因此另一些 ApoE 变异能引起这个情况。

因为 FDBL 与早发 ASCVD 的风险相关，所以需要积极的治疗。FDBL 会比一般常见的 FH 更多出现周围血管疾病。其他一些代谢病也能够加重高脂血症所以应当被积极治疗。FDBL 的患者通常对食物非常的敏感并且需要积极地减轻体重和低胆醇、低脂肪饮食。乙醇的摄入量应被减少。HMG-CoA 还原酶抑制剂、贝特类和烟酸在治疗 FDBL 上都是有效的，有时甚至要求联合用药。

• **家族性高甘油三酯血症（FHTG）**

FHTG 是一种比较常见的（约 1/500）病因不明的常染色体显型遗传病，其特点是中度升高的血浆三酰甘油同时伴发中度升高的胆固醇。因为在该疾病中升高的主要类别脂蛋白是 VLDL，因此患有该疾病的患者通常被以为有 Ⅳ 型高脂蛋白血症。血浆中 VLDL 水平的升高归因于 VLDL 的生成增加，VLDL 的分解代谢受损或者是两者的联合发生。一些 VLDL 和乳糜微粒都是升高的 FHTG 患者会产生高脂血症的更严重表现（Ⅴ 型高脂血症），因为这两类脂蛋白竞争相同的脂解途径。糖类摄入量的增加、肥胖、胰岛素抵抗、乙醇摄入及雌激素治疗，所有这些都会增加 VLDL 的合成，可以加剧综合征的表现。通过调查很多家族史发现，FHTG 与 ASCVD 的风险增加好像不存在关联性。

FHTG 的诊断建议通过血浆三酰甘油水平升高（250～1000 mg/dl），正常或仅轻度升高的胆固醇水平（＜250mg/dl）和降低的血浆 HDL-C 水平做出判断。血浆 LDL-C 水平通常不升高，反而由于富含三酰甘油颗粒代谢缺陷而导致降低。通过该诊断可以很好鉴别一级亲属中患有高甘油三酯血症的患者。FDBL 和家族性混合型高脂蛋白血症（FCHL）应当被排除，因为这两个条件有一个与 ASCVD 风险增加显著相关。FHTG 无论相比较于 FDBL 还是 FCHL 都是血浆 ApoB 水平更低，并且血浆中三酰甘油与胆固醇的比值更高。

在诊断 FHTG 前考虑排除高甘油三酯血症的继发原因是非常重要的（表 31-5）。降脂药物治疗能够适当地避免正常的饮食和生活习惯的改变。在尝试过饮食控制和运动锻炼后患者的血浆三酰甘油水平还＞500 mg/dl 就应当考虑药物治疗，避免发展为乳糜微粒血症和胰腺炎。贝特类药物或鱼油（ω₃ 3 脂肪酸）治疗 FHTG 的一线药物，并且在这个情况下也可以考虑使用烟酸。对于较为温和的三酰甘油水平升高（250～500 mg/dl），他汀类药物可以有效地降低甘油三酯水平。

• **家族性混合型高脂血症（FCHL）**

FCHL 的一般特点是血浆三酰甘油与胆固醇水平中度升高（VLDL）及血浆 HDL-C 水平的降低。约 20% 的 FCHL 患者在 60 岁前会出现 CHD。该疾病表现出不完全外显的常染色体优势，受影响的家族成员可能会有 3 种表型：①LDL-C 的血浆水平升高；②由于 VLDL 的升高而导致的三酰甘油水平升高；③血浆中 LDL-C 和三酰甘油的水平升高。

FCHL 的一个经典特征是同一个患者在不同的时期或者不同的作用因素下脂蛋白表现可以在 3 个表现下相关转换,这些因素包括饮食、运动或者体重。FCHL 在儿童时期有表现但是直至成年才能完全表现出来。其他成群的代谢危险因素(包括肥胖、葡萄糖耐受不良、胰岛素抵抗和高血压)常发现与这个高脂血症相关(就是所谓的代谢综合征)。这些患者不发展为黄色瘤。

表 31-5 高脂血症的二级形式

LDL		HDL		VLDL升高	IDL升高	乳糜微粒升高	Lp(a)升高
升高的	降低的	升高的	降低的				
甲状腺功能减退	严重肝病	乙醇	吸烟	肥胖	多种骨髓瘤	自身免疫性病	肾功能不全
肾病综合征	吸收不良性营养不良	运动、接触氯化碳氢化合物	2 型糖尿病、肥胖	2 型糖尿病、糖原贮积症	单克隆丙种球蛋白病	2 型糖尿病	炎症
胆汁淤积	戈谢病		营养不良				更年期
急性间歇性卟啉症	慢性传染病	药物:雌激素	戈谢病	酒精性肝炎	自身免疫性病		睾丸切除术
神经性厌食症	甲状腺功能亢进		药物:合成代谢的类固醇、β阻滞剂	肾衰竭、脓血症、应力、库欣综合征、妊娠、肢端肥大症、脂肪代谢障碍	甲状腺机能减退		甲状腺功能减退症、肢端肥大症、肾病
肝癌 药物:噻嗪类、环孢素,卡马西平片	药物:烟酸毒性			药物:雌激素、β受体阻滞剂、糖皮质激素、胆汁酸、结合树脂、视黄酸			药物:增长激素、异维 A 酸

FCHL 患者几乎总是有显著的血浆 ApoB 水平升高。ApoB 的水平相比较于血浆 LDL-C 浓度高的不成比例,表示存在小的致密 LDL 颗粒,这是该综合征的特征表现。高脂 β 脂蛋白血症已使用来描述升高的血浆 ApoB 水平与正常的血浆 LDL-C 水平,该病可能是 FCHL 的一种表现形式。FCHL 的个体一般共享一种代谢缺陷,表现为肝过度生成 VLDL。FCHL 的分子发病机制仍然所知甚少,可能是多个不同基因缺失导致 FCHL 的表型发生。

混合型血脂异常的存在(血浆三酰甘油水平在 200~800mg/dl 而总的胆固醇水平在 200~800mg/dl,通常伴随男性 HDL-C 水平<40mg/dl、女性< 50mg/dl)及高脂血症家族史和(或)过早的 CHD 强烈提示 FCHL 的诊断。

FCHL 的个体由于早发冠心病的风险显著增加,所以应该采取积极治疗。减少饮食中饱和脂肪、简单糖类的摄入、进行有氧运动和减轻体重都能够对血脂产生有益的效果。糖尿病患者应该积极治疗以控制良好的血糖水平。大多数 FCHL 患者需要降脂药物治疗以降低脂蛋白达到建议的水平并降低 ASCVD 的风险。在这种情况下他汀类药物是有效的,但是许多患者仍然需要第二种药物(胆固醇吸收抑制剂、烟酸、贝特类或鱼油)以最大程度控制脂蛋白水平。

低水平的含 ApoB 脂蛋白的遗传原因

家族性低 β 脂蛋白血症（FHB）

遗传因素作为基础的血浆中 LDL-C 的低水平现象一般称为家族性低 β 脂蛋白血症。习惯上，这个名词被用来形容由于 ApoB 变异导致的低总胆固醇和 LDL-C 水平，该病也表示低胆固醇血症的最常见遗传形式。大多数变异引起 FHB 干扰 ApoB 的生成，导致蛋白质分泌减少和（或）蛋白质分解代谢加速。这些变异的杂合子个体一般 LDL-C 水平 < 80mg/dl 也可能对 ASCVD 有保护作用，虽然目前还没有充足的证据可以解释这一现象。有一些杂合子可以升高肝的三酰甘油水平。

两个 ApoB 等位基因都发生突变可以导致 FHB（一种疾病类似无 β 脂蛋白血症），但是神经系统的调查结果往往不太严重。纯合子的低 β 脂蛋白血症患者能够区别 β 脂蛋白血症患者是通过检测父母的 LDL-C 的水平，会发现低 β 脂蛋白血症患者体内低而 β 脂蛋白血症患者体内正常。

PCSK9 缺乏症

由于 PCSK9 突变丧失功能而产生 FHB 的表型。正如前面所述，PCSK9 常促进 LDL 受体的降解。这些变异会干扰 PCSK9 的合成（非洲裔人更常见），从而导致 LDL 受体活性增加及血浆中 LDL-C 水平降低约 40%。更高频率的序列变异（R46L）被发现在欧洲裔个体中占主导并与 15% 的 LDL-C 降低相关联。失活突变的个体相对于那些没有序列突变的可以阻止 CHD 的发展，大概也是由于自出生血浆胆固醇水平较低的原因。

Aβ 脂蛋白血症

含有 ApoB 的脂蛋白在近端小肠合成与分泌，同时在肝细胞中涉及一系列复杂变化分别通过 ApoB-48 和 ApoB-100 协调各脂质的耦合作用。Aβ 脂蛋白血症是一种罕见的常染色体隐性遗传病，它是由于编码微粒体三酰甘油转移蛋白（MTP）的基因发生突变从而丧失功能导致，MTP 使小肠和肝中转化脂质为新的乳糜微粒和 VLDL。该疾病导致血浆中胆固醇和三酰甘油的含量极低，乳糜微粒、VLDL、LDL 及 ApoB 在血浆中几乎检测不到。Aβ 脂蛋白血症患者的父母血浆脂质和 ApoB 水平是正常的。Aβ 脂蛋白血症通常在儿童时期有腹泻表现，并因为脂肪吸收不良导致成长障碍。前期的神经表现是深腱反射消失，然后是下肢远端振动和本体感觉减弱、辨距不良、共济失调以及会在三四十岁的时候出现痉挛步态。Aβ 脂蛋白血症患者也会出现夜间色觉减弱的一个渐进的色素性视网膜病变，随后是白天的视力减弱最终导致失明。该病存在脊髓小脑退化和色素性视网膜病变导致一些 Aβ 脂蛋白血症患者被误诊为弗里德共济失调症。

大多数临床 Aβ 脂蛋白血症的表现是由于吸收和转运脂溶性维生素缺陷导致。维生素 E 和视黄醇通过乳糜微粒从肠道转运至肝，维生素 E 是依赖于 VLDL 转运出肝而进入循环系统。结果这些患者没有能力分泌含有 ApoB 的颗粒，Aβ 脂蛋白血症患者明显缺乏维生素 E 并轻度至中度的缺乏维生素 A 和维生素 K。Aβ 脂蛋白血症的患者应当被送到专业中去确诊并采取恰当的质量。治疗包括低脂高热量富含维生素的饮食同时需大剂量补充维生素 E。而治疗的当务之急就是尽可能早地开始治疗，从而防止神经系统后遗症的发展。该严重的疾病需要新的疗法。

HDL 代谢的遗传性疾病

在 HDL 合成和分解代谢过程中有重要作用的蛋白质，其编码的基因发生突变能够导致血浆中 HDL-C 水平降低或者升高。不同于高胆固醇血症的遗传形式，该疾病总是与早发冠状动脉粥样硬化有关，高载脂蛋白血症的遗传形式（低 HDL-C）与加速动脉粥样硬化没有什么太大关系。

HDL-C 低水平的遗传原因

ApoAⅤ-AⅠ-CⅢ-AⅣ 的基因敲除和 ApoA-Ⅰ 的编码变异

完全的 ApoA-Ⅰ 的遗传缺陷是由于 ApoA-Ⅰ 基因敲除导致 HDL 几乎在血浆中不存在。基因编码的 ApoA-Ⅰ、ApoC-Ⅲ、ApoA-Ⅳ 和 ApoA-V 都聚集在 11 号染色体上，并且一些没有 ApoA-Ⅰ 的患者还有其他一些基因缺失。ApoA-Ⅰ 是 LCAT 活性所必需的。如果没有 LCAT，游离胆固醇水平在血浆和组织中的水平都会增加。游离胆固醇能在角膜和皮肤上沉淀导致角膜混浊及平面黄色瘤。早发冠心病是 ApoA-Ⅰ 缺乏症的共同特征，尤其是当额外的基因在复合体中也被敲出。

在 ApoA-Ⅰ 基因中的错义和无义变异在一些低血浆 HDL-C 水平（15～30 mg/dl）中被发现，但是这些都是导致低 HDL-C 水平非常罕见的原因。在 APOAI 中替代 Arg173Cys 的杂合子患者 HDL 的水平非常低，主要是由于 LCAT 活性的损伤和快速分解代谢突变载脂蛋白然而也没有增加早发冠心病的风险。大多数血浆低 HDL-C 水平的其他个体是因为 ApoA-Ⅰ错义变异而不会出现早发 CHD。很少的选择性 ApoA-Ⅰ和 ApoA-Ⅱ错义变异促进形成淀粉样蛋白原纤维而引起全身淀粉样变。

丹吉尔病（ABCA1 缺乏症）

丹吉尔病是编码 *ABCA1* 基因发生突变导致血浆中极低的 HDL-C 的一种非常罕见的常染色体显性形式,细胞转运有利于未酯化胆固醇外流及磷脂从细胞到 ApoA-Ⅰ（图 31-3）。肝和小肠中的 *ABCA1* 酯化 ApoA-Ⅰ从这些组织分泌。在没有 *ABCA1* 的情况下,新生脂化很差的 ApoA-Ⅰ会被迅速清除出循环系统。因此,丹吉尔病患者血浆中 HDL-C 与 ApoA-Ⅰ的水平都是极低（<5 mg/dl）。胆固醇在这些患者的网状内皮系统积聚,导致肝脾大和扩大特异病征,呈灰黄色或橙色扁桃体。在该疾病患者身上也能看到间歇性周围神经病变或者鞘磷脂样神经紊乱。鉴于这些患者的 HDL-C 和 ApoA-Ⅰ非常低的水平,丹吉尔病可能与过早动脉粥样硬化的风险增加相关,尽管中间的关联没有预想的那么确凿。丹吉尔病患者的 HDL-C 水平也非常低,这可能会减小动脉粥样硬化风险。强制的 *ABCA1* 突变杂合子能够适度降低血浆 HDL-C 水平（15~30 mg/dl）但是其对早发冠心病的风险的影响仍然不清楚。在少数人群中 *ABCA1* 变异似乎是导致低 HDL-C 的原因。

LCAT 缺乏症

这是种非常罕见的常染色体隐性遗传疾病,其产生是由于 LCAT 变异,一种肝里合成的酶分泌到血浆中,然后转运相关的脂蛋白（图 31-3）。正如前面所述,该酶是由 ApoA-Ⅰ激活然后介导胆固醇酯化形成胆固醇酯。因此,在 LCAT 缺乏症患者中游离胆固醇在循环系统中的脂蛋白比例是显著增加的（血浆总胆固醇从 25%~70%）。缺乏正常的胆固醇酯化会损害形成成熟的 HDL 颗粒从而导致 ApoA-Ⅰ被迅速的代谢出循环系统。人类的 LCAT 缺乏症的两种遗传形式分别是:完全缺失（也被称为经典的 LCAT 缺乏症）和部分缺失（也被称为鱼眼病）。角膜进行性混浊是由于游离胆固醇在角膜的沉积和非常低的血浆 HDL-C 水平（<10 mg/dl）及可变的高甘油三酯血症这两型共同特点决定的。部分缺失的患者没有其他已知的临床后遗症。相反,完全缺失 LCAT 的患者会有溶血性贫血和进行性肾功能不全最终导致终末期肾病（ESRD）。很显然,

尽管血浆中 HDL-C 和 ApoA-Ⅰ水平极低,早发 AS-CVD 既不是 LCAT 完全缺乏症的特征也不是鱼眼病的特征。该病的确诊可以通过专业的实验室检测血浆转移酶活性或者检测 LCAT 基因序列。

主要的低 α 脂蛋白血症

血浆中 HDL-C（α 脂蛋白）低水平被称为低 α 脂蛋白血症。主要的低 α 脂蛋白血症被定义为相对正常的胆固醇和三酰甘油水平 HDL-C 低 10 个百分点,没有明显的导致血浆低 HDL-C 的次要原因,并且没有 LCAT 缺乏症或丹吉尔病的临床症状。这种综合征常被称为孤立的低 HDL。低 HDL-C 家族史有利于其作为遗传性疾病的诊断,其通常也是一种常染色体占主导的模式。这个疾病的代谢病因似乎主要是加快 HDL 和它的载脂蛋白的分解代谢。其中一些患者可能有 ABCA1 突变,因此易与丹吉尔病杂合在一起。几个低 α 脂蛋白血症家系已经发现与过早发生 CHD 事件增加有关,尽管这不是一个固定的关联。过早 CHD 与低 α 脂蛋白血症的相关性,可能依赖于特殊性质的基因缺陷或者潜在的针对血浆低 HDL-C 水平的代谢缺陷。

高水平的 HDL-C 遗传原因

CETP 缺乏症

编码 CETP 的等位基因都发生丧失功能的突变引起 HDL-C 水平大幅度升高（通常>150 mg/dl）。如前面所指出的,CETP 功能有助于转化胆固醇酯从 HDL 到还有 ApoB 的脂蛋白（图 31-3）。这个转化功能的丧失导致在胆甾醇酯含量中 HDL 的增加及血浆中 LDL-C 水平的降低。大的富含胆固醇的 HDL 颗粒,在这些患者的循环系统中以降低后的速率在清除。CETP 缺乏症是在日本人身上被首次诊断并且罕见于非日本人身上。CETP 缺乏症与 AS-CVD 之间的关系仍然未解决。CETP 缺乏症的杂合子个体仅是 HDL-C 水平略有升高。基于 CETP 缺乏症的高 HDL-C 表型,药物抑制 CETP 可以发展为一种新的治疗方法来不仅增加 HDL-C 水平还能降低 LDL-C 水平,但是是否能降低 ASCVD 风险仍有待确定。

家族性高 α 脂蛋白血症

血浆中高 HDL-C 的状态称为高 α 脂蛋白血症并且被定义为血浆中 HDL-C 水平超过 90%。这种特性在日本之外是家族性的,可能是由于 CETP 缺乏。大多数但是不是全部,有这种情况的人表现出 CHD 风险降低寿命延长。最近的证据表明在一些

情况下内皮脂肪酶基因突变对这一表型具有影响。

脂蛋白代谢的继发疾病

观察发现在多种疾病中血浆中脂蛋白水平显著改变。至关重要的是弄清楚导致血脂异常的继发原因（表 31-5）被认为是进行降脂治疗前提。

肥胖

肥胖经常伴随血脂异常。脂肪细胞质量增加及伴发的胰岛素敏感性降低与肥胖也是相关的并且对脂质代谢产生多重影响。更多的游离脂肪酸从膨大脂肪组织转运至肝，在肝再被酯化为三酰甘油，三酰甘油再被包装成 VLDLs 分泌进循环系统。增加的胰岛素水平在肝促进脂肪酸合成。增加饮食、摄入简单糖类也促使肝生成 VLDL，从而导致 VLDL 水平升高和（或）LDL 出现在某些肥胖者中。在肥胖者中血浆 HDL-C 水平趋向于降低，部分归因于脂肪分解的减少。体重减低通常与含有 ApoB 的脂蛋白在血浆中的减少和 HDL-C 在血浆中的增加有关。

糖尿病

1 型糖尿病患者如果他们将血糖控制良好的话一般也不会有高脂血症。糖尿病酮症酸中毒常伴随高甘油三酯血症，主要是由于游离脂肪酸从脂肪细胞涌入肝细胞。即使是血糖控制相对良好的情况下，2 型糖尿病患者通常血脂异常。高水平的胰岛素和胰岛素抵抗与 2 型糖尿病相关对于脂肪代谢有多重效应：①LPL 活性下降导致乳糜微粒和 VLDL 的分解代谢降低；②脂肪组织游离脂肪酸释放的增加；③肝脂肪酸合成的增加；④肝细胞生成 VLDL 的增加。2 型糖尿病患者有数个血脂异常表现，包括血浆三酰甘油升高（由于 VLDL 和脂蛋白残骸的增加）、密集的 LDL 水平升高、血浆中 HDL-C 的减少。在一些糖尿病患者中，尤其是那些有脂质代谢基因缺陷的，三酰甘油可能升得非常高从而导致胰腺炎的发生。血浆 LDL-C 水平升高通常并不是糖尿病患者的特征，并提示脂蛋白存在潜在的异常或者提示可能发展为糖尿病肾病。

脂肪代谢障碍与胰岛素抵抗和血浆 VLDL 与乳糜微粒水平升高有关，这样的话尤其特别难控制。那些先天性全身脂肪代谢障碍缺乏与肌肉肥大和脂肪肝相关的皮下脂肪，其中一些患者使用瘦素已经成功治愈。局部脂肪代谢障碍能够呈现血脂异常，诊断需要分析患者身体脂肪的分布，特别注意躯干脂肪的增加会伴随臀部和四肢脂肪的减少。

甲状腺疾病

甲状腺功能减退与血浆 LDL-C 水平升高相关主要是归因于肝 LDL 受体功能降低和 LDL 清除延迟。相反的，在甲状腺功能亢进症患者中血浆 LDL-C 水平通常是降低的。甲状腺功能减退症患者也频繁增加循环中 IDL 水平，并且部分有甲状腺功能减退症患者也有轻度高甘油三酯血症。由于甲状腺功能减退通常只是细微的改变因此容易被忽视，应在筛查甲状腺功能减退症患者中所有的患者都是表现出血浆中 LDL-C、IDL 或三酰甘油水平升高。甲状腺替代疗法通常可改善高胆固醇血症；否则，患者可能存在一个主要的脂蛋白障碍且可能需要降脂药物治疗。

肾病

肾病综合征通常与高脂血症相关联，且高脂血症通常是混合型的包括高胆固醇血症和高甘油三酯血症。肾病综合征的高脂血症表现是由于肝生成 VLDL 的增加和 VLDL 清除的减少，同时伴随 LDL 生成的增加。要想有效治疗潜在的肾病就需要血脂正常化，但大多数患有慢性肾病综合征患者需要降脂药物治疗。

终末期肾病（ESRD）通常与轻度高甘油三酯血症（＜300 mg/dl）相关，这是归因于 VLDLs 和脂蛋白残骸在循环系统中的积累。三酰甘油分解及残骸的清除都会在肾衰竭的患者中减少。因为终末期肾病患者的高脂血症导致 ASCVD 的风险增加，他们应当采用降脂药物积极治疗，即使目前没有足够的证据表明这部分人群能够从降 LDL 治疗中获益。

肾移植患者通常存在免疫抑制剂（环孢霉素和糖皮质激素）导致的血脂水平升高，因这部分患者需要慎用 HMG-CoA 抑制剂，下调其血脂水平非常困难。

肝功能受损

肝作为脂类合成和代谢的重要器官，一旦功能受损将从多方面影响血脂水平。感染、药物或乙醇引起的肝炎可导致 VLDL 升高并逐渐引起高甘油三酯血症综合征。严重肝炎和肝衰竭可导致因脂蛋白生物合成受损所致的血胆固醇和三酰甘油下调。胆汁淤滞导致的高胆固醇血症多非常严重。胆汁淤滞阻断了体内胆固醇直接或溶于胆汁酸后间接经胆囊排出体外这一代谢的重要途径。胆汁淤滞时，游离胆固醇与磷脂以薄片颗粒 LP-X 的形式分泌入血。这些颗粒可以沉积在皮肤褶皱里，形成类似 FDBL（掌侧基层黄色瘤）患者的损伤。凸起或未凸起黄色瘤可见于胆汁淤滞患者。

乙醇

乙醇摄入对于血脂水平也有一定的影响。乙醇主要升高血三酰甘油水平。乙醇通过抑制肝游离脂肪酸氧化来促进肝三酰甘油合成和 VLDL 分泌。乙醇引起脂蛋白异常多为 Ⅳ 型（VLDL 升高），但是原有脂代谢异常的患者饮酒后则可出现严重的高甘油三酯血症（V 型）。规律饮酒也可升高血 HDL-C 水平。

雌激素

雌激素可促进 VLDL 和 HDL 的合成，导致血三酰甘油及 HDL-C 水平升高。由于血三酰甘油与 HDL 水平升高具有相反意义，这种调节脂代谢的方式是非常特别的。服用避孕药和绝经后雌激素治疗的患者，需监测血三酰甘油水平以确保 VLDL 水平升高程度不致导致严重高甘油三酯血症。使用低剂量雌激素或片剂可降低雌激素对血脂的作用。

溶酶体贮积症

胆固醇酯贮积症（由于缺乏溶酶体脂肪酶导致）和 von Gierke 病等糖原贮积症（由于葡萄糖-6-磷酸酶突变导致）都是继发性高脂血症的病因。

库欣综合征

糖皮质激素可促进 VLDL 的合成和高甘油三酯血症的发生。库欣病患者可出现血 LDL-C 水平的升高。

药物

许多药物对脂代谢都有很大的影响，可引起脂蛋白合成异常（表 31-5）。

筛选

（见第 2 章和第 32 章）国家心肺血液中心国家组成了一支专业治疗成人专家组（ATP）制定了筛选和治疗脂代谢异常的指南，即国家胆固醇研究计划。2001 年颁布的 NCEP ATPⅢ 指南指出，空腹过夜 12h 后，20 岁以上的成年人均可见血胆固醇、三酰甘油、LDL-C、HDL-C 水平升高。在大多数临床试验中，血中的总胆固醇和三酰甘油多通过酶促反应检测，而表面的胆固醇在在沉淀含有 ApoB 的脂蛋白后用于检测 HDL-C。LDL-C 通过下述公式计算：

LDL-C＝总胆固醇－（三酰甘油/5）－HDL-C

（VLDL＝三酰甘油/5，反映了 VLDL 颗粒中胆固醇与三酰甘油的比例。）空腹且三酰甘油水平不超过 200mg/dl 的情况下，这个公式是非常准确的；三酰甘油水平超过 400mg/dl 时，这个公式不再适用。

对于甘油三酯水平超过 200mg/dl 的患者，如需检测其 LDL-C 水平，可借助超速离心技术或其他直接检测 LDL-C 水平的技术。

三酰甘油水平超过 200mg/dl 时，指南指出可以通过总胆固醇减去 HDL-C 来简单计算 non-HDL-C 水平，其中，non-HDL-C 为次级治疗对象。长期评价和治疗基于血 LDL-C、HDL-C 水平及所有心血管风险评估。

诊断

调脂治疗的第一步是明确患者升高或降低的脂蛋白。虽然目前使用高脂血症 Fredrickson 分类表（表 31-3）较过去减少，但是其对于脂蛋白分类是非常有意义的。一旦高脂血症分类明确，就应集中治疗二级病因（表 31-5）。虽然许多高脂血症患者存在一级或基因方面的病因，但是多因二级病因导致其高脂血症。空腹血糖应在所有升高血三酰甘油水平的检测之前完成。尿蛋白和血肌酐检测可排除肾病综合征和慢性肾功能不全的患者。肝功能检测可排除肝炎和胆汁淤滞患者。血清 TSH 检测可排除甲状腺功能减退患者。对于饮酒的高脂血症特别是高甘油三酯血症患者，应限制其乙醇摄入。建议患者改变不运动、肥胖、吸烟等于低 HDL-C 水平相关的生活方式。

脂代谢异常可影响罹患冠心病风险、对治疗药物的反应程度及家族成员脂代谢情况，因此在控制好二级危险因素后，应将重点转移到对这些潜在病因的防治上来。通常正确诊断需要详细的家族史及其他家庭成员血脂水平分析。

如果空腹血三酰甘油超过 1000mg/dl，则患者很有可能存在乳糜微粒血及 Ⅰ 型或 V 型高脂血症，应通过后肝素脂蛋白试验明确其是否存在 LPL 或 ApoC-Ⅱ 缺陷。V 型更常见一些。通常调节二级病因对于高脂血症的治疗有一定的帮助作用（饮食、肥胖、糖耐量异常、酗酒、雌激素治疗），可以通过将 V 型改变为 Ⅳ 型来降低急性发病风险。

如果 LDL-C 水平非常高（超过 95 百分位数），该患者极有可能患有高脂血症。高脂血症、肌肉黄色瘤及常染色体显性遗传提示 FH、FDB 及 ADH-PCSK9 中一种或几种的存在。目前，FH 及 FDB 的治疗方案完全相同，还没有分子研究可以明确诊断。严重高脂血症的隐形性状非常少见，如果严重高脂血症患者父母亲血脂均为正常水平，应考虑谷固醇血症；减少饮食中胆固醇摄入或通过抑制胆固醇吸收(依替米贝)、胆汁酸树脂治疗后疗效明显高于预期,提示谷固醇血症的可能。患有更温和高胆固醇血症患者并不在家庭分离为单基因性状很可能具有多基因遗传性高胆固醇血症。

不伴有乳糜微粒血的高脂血症患者最易被误诊和错误治疗。IDL升高(Ⅲ型)、LDL与VLDL升高(ⅡB型)及VLDL升高(Ⅳ型)患者均可见血胆固醇与三酰甘油水平升高。Ⅳ型患者三酰甘油所占比例最高。ⅡB型血ApoB水平最高。降脂治疗前应至少进行一次血VLDL-C/三酰甘油比例(见于FDBL的讨论)的beta检测或血LDL-C的直接检测,以明确高脂血症是由于累积还是LDL与VLDL的升高造成的。

治 疗　脂质紊乱

临床实践表明治疗高脂血症可降低冠心病风险

1. 观察资料　多项流行病学研究表明,冠心病发病与血LDL-C水平高度相关。年轻人主动脉斑块的形成与血胆固醇水平高度相关,这表明血胆固醇水平可影响动脉粥样硬化的形成。纯合子家族性高脂血症的研究表明血LDL-C水平升高可单独影响冠心病发病。在关于PCSK9缺陷的研究中发现,终身血LDL-C水平降低可显著降低心血管病风险。

2. 临床试验:LDL-C下调　早期关于胆固醇(LDL-C为主)下调的临床试验多应用烟酸、胆汁酸螯合剂甚至外科手术建立局部旁路的方法来降低血清胆固醇浓度。虽然早期研究中发现心脏意外的发生减少,但是总体死亡率变化不大。随着HMG-CoA还原酶抑制剂(他汀类)的问世,其良好的调脂作用在一系列的旨在降低血胆固醇水平的临床试验中发挥重要作用,这些临床试验论证了血胆固醇水平减低的优越性。辛伐他汀生存研究(4S)是这些研究中的第一个,给予辛伐他汀治疗的男性高脂血症患者主要冠状动脉事件的发生率降低44%,死亡率降低30%。这些显著的结果在后期的他汀类研究中得到了印证,其一致性得到了广泛的关注。这些研究结果表明,他汀类作为有效的初级和二级预防,既适用于男性也适用于女性,既适用于老年人也适用于中年人,既适用于血脂轻度升高的患者也适用于严重的高脂血症患者。总之,这些研究表明,LDL-C水平降低1%可使冠状动脉事件发生率相应降低。LCL-C水平降低40mg/dl则可使冠状动脉事件发生率降低22%。

许多近期的研究涉及平均或低于平均的血LDL-C水平,将需要治疗的LDL-C水平降至更低水平。如心脏保护研究(HPS)包含男性和女性共20 536人,年龄为40~80岁,他们或是ASCVD建立或是存在高冠心病风险(主要是糖尿病);其唯一的入选标准为血胆固醇水平高于135mg/dl。辛伐他汀平均治疗后,主要冠状动脉事件发生率降低24%,死亡率降低13%。重要的是,他汀类治疗的相对收益不随血LDL-C水平升高程度而改变,即使是大组群中LDL-C基线水平低于100mg/dl的个体在治疗中也可明显获益。这项研究表明,他汀类治疗对于高风险患者和低于当前推荐的针对性治疗目标的患者都是有益的;这将治疗重心从单纯治疗血脂升高转移到治疗冠心病上来。后期关于这些结果的大规模临床试验证实降低LDL治疗对于存在其他心血管病危险因素(高血压、糖尿病)的患者也是有益的,即使其LDL-C水平只是轻微升高。JUPI-TER试验是关于冠心病的一级预防研究,其入选标准为LDL-C水平低于130mg/dl而C反应蛋白(CRP)不高。罗素伐他汀的治疗可将LDL-C水平平均降低50%并显著降低心血管事件的发生率,延伸了他汀类在一级预防中的适用指征。

比较不同的他汀类药物治疗方案的进一步研究表明LDL-C水平降低可有效降低重大心血管事件的发生率。基于几个这样的研究,NCEP于2004年颁布了一个这样的指南:患有冠心病的高风险患者LDL-C目标低于70 mg/dl,无已知冠心病的超高风险患者LDL-C目标低于100 mg/dl。这些目标值覆盖面较广,临床实践表明降低LDL对于治疗冠心病和高风险患者是非常必要的。

3. 临床试验:三酰甘油-高密度脂蛋白轴　虽然三酰甘油-高密度脂蛋白(TG-HDL)的药理学证据不像调低LDL那么显著,但是三酰甘油-高密度脂蛋白紊乱在冠心病患者中普遍存在。纤维酸衍生物(贝特类药物)、烟酸和omega-3脂肪酸(鱼油)目前常用于降低血三酰甘油水平,同时提高血HDL-C水平。贝特类药物作为降血脂药物已经有几十年的历史,主要用于降低血三酰甘油水平,对于HDL-C水平升高作用不大。关于纤维酸的临床试验结果是混合的。许多研究,像赫尔辛基心脏研究(Helsinki Heart Study,HHS)和退伍军人事务高密度脂蛋白胆固醇干预试验(Veteran Affairs High-Density Lipoprotein Cholesterol Intervention Trial,VA-HIT)表明,吉非罗齐治疗可显著降低非致死性心肌梗死和冠状动脉死亡的发生率。但是,在苯扎贝特预防心肌梗死(Bezafibrate Infarction Prevention,BIP)试验中,低 HDL-C 的冠心病患者苯扎贝特和安慰剂组之间的冠心病事件发生率的差别无统计学意义;非诺贝特干预与糖尿病患者事件降低(Fenofibrate Intervention and Event Lowering in Diabetes,FIELD)试验中,非诺贝特对于 2 型糖尿病患者非致死性心肌梗死和冠状动脉死亡发生率的影响无统计学意义;控制糖尿病心血管风险的行动(Action to Control Cardiovascular Risk in Diabetes,ACCORD)试验中,非诺贝特和安慰剂对于 2 型糖尿病患者急性冠状动脉综合征发病率的影响无统计学意义。在这些研究中,三酰甘油的升高对于患者是有益的。

虽然烟酸是目前最有效的升高 HDL 药物,但是还没有研究表明其有降低血 HDL-C 水平较低患者心血管风险的作用。AIM-HIGH 试验和 HPS2-THRIVE 试验旨在研究烟酸在他汀类对于冠心病和低 HDL-C 患者的基础治疗中的作用。最后,虽然低剂量鱼油有降低心血管风险的作用,但是有降低三酰甘油作用的高剂量是否也有此疗效有待进一步印证。确定的证据表明调节 TG-HDL 有助于降低心血管事件发生率,也为调节 VLDL 和 HDL 提供了更有效的新治疗方案。

调脂治疗的临床路径

大多数脂代谢紊乱患者调脂治疗的主要目的在于预防急性冠状动脉综合征及其并发症的发生。虽然临床试验的结果存在一定的合理性推断,但是仍应该基于其可以有效降低心血管病发病率和死亡率的治疗方案进行调脂治疗。显然,血 LDL-C 水平升高将增高急性冠状动脉综合征风险,无论一级还是二级预防中降低血 LDL 水平则可降低临床心血管事件发生率。

虽然降低血浆 LDL-C 比例可受益,似乎是相似的整个 LDL-C 值范围,但是绝对风险降低取决于心血管风险的基线水平。NCEP ATP Ⅲ 建立的治疗指南和 2004 年白皮书总结了这些规律。上文中已经提到,TG-HDL 紊乱(三酰甘油水平高、HDL 水平低,或二者皆有)在冠心病或有可能发展为冠心病的患者中非常常见,但是临床试验的数据表明针对这些紊乱的治疗意义并不显著,用于研究的药理学工具也非常受限。值得关注的是,NCEP ATP Ⅲ 指南提出,nonHDL-C 应作为三酰甘油高于 200mg/dl 患者的二级治疗目标。非 HDL-C 的目标比 LDL-C 高

30mg/dl。因此,许多 TG-HDL 紊乱的患者需要降低 nonHDL-C 至目标水平的额外治疗。

非药物治疗

1. 饮食 饮食调节是治疗血脂异常的一个关键环节。内科医师应该评价患者的饮食结构并提出调节意见。对于 LDL-C 高的患者,应该限制饱和脂肪酸和胆固醇的摄入。高甘油三酯血症患者应减少简单糖类的摄入。严重的高胆固醇血症(＞1000mg/dl)患者需严格控制脂肪摄入。应用最广的降 LDL-C 饮食为美国心脏协会提出的"Step I diet"。大多数执行此饮食方案的患者的血 LDL-C 均有低幅度(＜10％)下降,而不伴有相关的体重下降。几乎所有人在控制饮食中总体和饱和脂肪摄入后,HDL-C 均有一定程度的下降。

2. 食品和添加剂 一些食品和添加剂可引起血胆固醇水平的轻度下降。许多食物中富含丰富的植物固醇和固醇脂类,像涂抹酱、沙拉酱和膨化食品。植物固醇和固醇脂类可以干扰胆固醇的吸收,每天食用 3 次可降低血 LDL-C 水平 10％。饮食中增加车前草、大豆蛋白或中国红曲米(含有洛伐他汀)也能适当起到降低胆固醇的作用。还没有研究表明这些非药物治疗联合使用可以起到附加或协同作用。

3. 减肥和锻炼 治疗已经存在的肥胖症对于降低血脂水平是非常有益和值得鼓励的。肥胖症患者经减肥后,可出现血三酰甘油、LDL-C 水平降低及 HDL-C 水平升高。规律的有氧运动对于血脂调节的积极作用很大程度上也是源于体重的减轻。在大多数个体中,有氧运动不仅有益于血脂调节,对于心血管系统保护也是有积极作用的。

药物治疗

是否用药取决于心血管风险等级。药物治疗患有冠心病的高脂血症患者可参照上述临床试验。即使 LDL-C 水平为平均值的冠心病或存在危险因素的患者也可在调脂治疗中获益。药物治疗对于 LDL-C 水平较低的冠心病患者也是有益的。患有糖尿病而无已知冠心病的患者与无糖尿病但已有冠心病的患者在心血管风险分级上是一致的。NCEP ATPⅢ 指南提出,超过 10 年来评价心血管事件风险所使用的评分标准是以 Framingham 心脏研究数据库为依据的。患者连续 10 年冠心病绝对风险超过 20％ 的危险程度与已有冠心病患者相当。近期的 NCEP ATPⅢ 指南提出,对于患有冠心病、其他急性冠状动脉综合征(主动脉瘤、周围血管疾病或脑血管

疾病）、糖尿病、与冠心病风险相当的患者药物降低 LDL-C 水平的目标为 100mg/dl 以下；高风险冠心病患者则需降 LDL-C 水平至 70mg/dl 以下。基于这些指南，几乎所有的冠心病及风险程度与冠心病相当的患者需要降低胆固醇的药物治疗。存在 2 个及以上危险因素的中度风险患者及绝对风险介于 10%～20% 者，需降 LDL-C 水平至 130mg/dl 以下甚至 100mg/dl 以下。

虽然评价 10 年绝对风险对于调脂治疗方案的选择非常有帮助，但是临床上存在 10 年绝对风险很低但是生存风险很高的情况。典型的病例为高热年轻人 LDL-C＞220mg/dl。虽然其 10 年绝对风险非常低，但是每一个这样的患者都需要给予药物治疗来降低其生存风险。实际上，无论其 10 年冠心病绝对风险是否升高，每一个血 LDL-C 水平显著升高（＞190mg/dl）的患者均需给予药物治疗。对于血 LDL-C 水平介于 130～190mg/dl 的患者，是否需要药物治疗仍存在争议，多取决于 10 年绝对风险和生存风险。虽然理想状态是避免对不太可能发展为冠心病的患者进行药物治疗，但是大多是血 LDL-C 水平在这个区间的患者最后都发展成冠心病患者。其他危险因素出现，像低 HDL-C 及代谢综合征，则支持药物治疗。其他的实验室检查，像血 ApoB、Lp(a) 或者高反应 C 蛋白的升高也有助于鉴别血 LDL-C 水平位于"灰色地带"的群体中的高风险个体。

作为高脂血症的次要因素，三酰甘油＞500mg/dl 的患者也需要药物治疗。治疗目标为空腹三酰甘油低于 500mg/dl，这可降低患者患急性胰腺炎的风险。三酰甘油 200～500mg/dl 时，是否用药取决于患者乳糜微粒血症的风险和心血管意外的评估。大多数关于他汀类的临床终点研究均不包含三酰甘油水平超过 350～450mg/dl 的人群，因此关于他汀类对于高甘油三酯血症患者心血管风险的影响几乎没有数据支持。他汀类、贝特类药物、烟酸及鱼油的作用仍需进一步研究。复杂的脂代谢异常多需要联合治疗。

1. HMG-CoA 还原酶抑制剂　HMG-CoA 还原酶是胆固醇生物合成中的关键酶，抑制了该酶可降低胆固醇水平。他汀类通过抑制 HMG-CoA 还原酶，激活肝 LDL 受体，从而加速循环血中 LDL 的清除，导致一个剂量依赖的 LDL-C 水平下降。他汀治疗所带来的血 LDL 下降程度因人而异，对于服用他汀类药物的一般个体而言，服用双倍剂量患者较单倍剂量患者血 LDL 水平低 6%。不同的他汀类药物

下调 LDL 水平的能力不同（表 31-6）。目前为止，所有的他汀类药物均有降低 LDL-C 水平的作用。他汀类药物同等程度降低三酰甘油（三酰甘油＞400mg/dl）的能力也是表现为剂量依赖性。他汀类药物还可以适当提高 HDL 水平（5%～10%），且不表现为剂量依赖性。

他汀类药物耐受性好，每日只需服用 1 次。不良反应包括消化不良、头痛、疲劳、肌肉或关节痛。少见严重肌病甚至是横纹肌溶解。他汀类药物所引起的肌病加重多因年龄较大、身体虚弱、肾功能不全及与干扰他汀类代谢的药物联合使用，常见的这些药物有红霉素及相关抗生素、抗菌药、免疫抑制剂和纤维酸衍生物（特别是吉非贝齐）。通过严格选择适用患者、避免与干扰药物联合应用、指导患者一旦出现不可解释的肌肉疼痛就立刻联系经治医师可避免严重肌病的发生。出现肌肉症状时，血肌酸激酶水平可达到肌病水平。由于无症状的血肌酸激酶水平升高不会引起肌病的发生也不必中断他汀类药物治疗，故服用他汀类药物期间无须检测血肌酸激酶水平。

他汀类的另一个治疗效果是肝转氨酶升高［丙氨酸（ALT）和天冬氨酸（AST）］。开始治疗前及开始治疗后 2～3 个月应检查其水平，以后每年检查 1 次。无症状的大量（超出正常值 3 倍）或中度（超出正常值 1～3 倍）转氨酶升高无须停药。临床上他汀类药物的使用很少引起严重肝炎，故而目前倾向于减少监测服用他汀类药物的患者肝转氨酶水平。停药可以解决他汀类药物所带来的肝酶升高。

他汀类药物是非常安全的。大量注册临床试验的 Meta 分析表明他汀类药物不会增加非心脏性疾病的发病率。他汀类药物是降低 LDL 的首选药物，目前广泛用于降脂治疗。

2. 胆固醇吸收抑制剂　来源于食物（1/3）和胆汁（2/3）的胆固醇多被小肠上皮细胞在 NPC1L1 蛋白的作用下吸收。依替米贝（表 31-6）是一种胆固醇抑制剂，通过结合 NCP1L1 中断胆固醇的吸收。依替米贝（10mg）可抑制 60% 胆固醇吸收，导致乳糜微粒运输的下降及肝 LDL 受体的表达。依替米贝（10mg）可平均降低血 LDL 水平 18%，与他汀类药物联合应用可加强。其对三酰甘油和 HDL-C 的作用是微不足道的，尚无心血管病结局的数据报道。与他汀类联合用药时，必须监测肝转氨酶水平。单独使用依替米贝仅适用于不耐受他汀类药物的患者；LDL-C 水平较高的患者多于他汀类药物联合应用。

表 31-6　用于治疗高脂血症的主要药物目录

药物	主要适应证	起始剂量	最大剂量	机制	常见的不良反应
HMG-CoA 还原酶抑制剂（他汀类药物）	升高的 LDL-C			胆固醇合成↓，肝 LDL 受体↑，VLDL 生成↓	肌痛，关节痛，转氨酶升高，消化不良
洛伐他汀		20 mg/d	80 mg/d		
普伐他汀		40mg，每日睡前	80mg，每日睡前		
辛伐他汀		20mg，每日睡前	80mg，每日睡前		
氟伐他汀		20mg，每日睡前	80mg，每日睡前		
阿托伐他汀		10mg，每日睡前	80mg，每日睡前		
瑞舒伐他汀		10mg，每日睡前	40mg，每日睡前		
胆固醇吸收抑制剂	升高的 LDL-C			肠道胆固醇吸收↓	转氨酶升高
依泽替米贝		10mg/d	10mg/d	LDL 受体	
胆汁酸螯合剂	升高的 LDL-C			胆汁酸排泄↑，LDL 受体↑	腹胀，便秘，三酰甘油升高
消胆胺		4g/d	32g/d		
考来替泊		5g/d	40g/d		
考来维仑		3750mg/d	4375mg/d		
烟酸	LDL-C 升高，HDL-C 降低，TG 升高			VLDL 生成↓	皮肤潮红，胃肠不适，尿酸、血糖升高，肝功能检查
速释		100mg 每日 3 次	1g 每日 3 次		
缓释		250mg 每日 2 次	1.5g 每日 2 次		
延长释放		500mg 每日睡前	2g 每日睡前		
纤维酸衍生物	TG 升高，残骸升高			LPL↑，VLDL 合成↓	消化不良、肌痛、胆结石、转氨酶升高
吉非贝齐		600mg 每日 2 次	600mg 每日 2 次		
非诺贝特		145mg 每日 1 次	145mg 每日 1 次		
ω_3 脂肪酸	TG 升高	3g/d	6g/d	TG 分解代谢↑	消化不良，腹泻，腥气味呼吸

3. 胆汁酸螯合剂（树脂）　胆汁酸螯合剂与胆汁酸在小肠内结合，促进胆汁酸的排泄，降低回肠重吸收。为了维持胆汁酸池，肝不断将胆固醇转化为胆汁酸。肝细胞内胆固醇下降将导致 LDL-C 受体上调，并促进血 LDL 清除。胆汁酸螯合剂包括考来烯胺、降考来替泊、考来维仑（表 31-6），可以降低血 LDL-C 水平的同时升高血三酰甘油水平。因此，存在高甘油三酯血症的患者不能使用胆汁酸结合树脂。考来烯胺和考来替泊都是悬浮于液体中的不可溶树脂。消胆胺为片剂，每日服用 6～7 片可有效降低血 LDL 水平。其主要不良反应多局限于胃肠道反应如胀气和便秘。由于胆汁酸螯合剂完全不被吸收，所以是非常安全的降脂药物，可应用于儿童及妊娠、哺乳或即将妊娠的育龄期妇女。对于难治性或

无法耐受他汀类药物的患者可选择胆汁酸螯合剂与他汀类或依替米贝联合应用。

4. 烟酸 烟酸是 B 族复合维生素的一种,用于调节脂代谢已有 50 年历史。烟酸通过减少未酯化脂肪酸(NEFAs)向肝脏运输,来降低三酰甘油和 VLDL 的合成。最近,烟酸受体(GPR109A)被证实可以抑制脂肪组织释放 NEFA,从而调节烟酸抑制 NEFA 的作用。烟酸可以降低血三酰甘油和 LDL-C 水平并升高 HDL-C(表 31-6),但是 GPR109A 不能调节这些作用。烟酸是目前降低血 Lp(a)水平效果(可达 40%)最好的药物。给予适当的规定和监测,烟酸可以作为一个安全有效的降脂药物使用。

烟酸最常见的不良反应是皮肤变红,这是皮肤中的 GPR109A 受体激引起的,将产生前列腺素 D$_2$(PD$_2$)和前列腺素 E$_2$(PE$_2$)。调节剂量和提前服用少量阿司匹林可以减轻皮肤发红这一不良反应。欧洲有一种药物可以阻断 PD$_2$ 并减轻皮肤发红。对于皮肤发红会出现急性快速抗药反应。烟酸治疗多从低剂量开始,逐渐递增至高剂量。即释型烟酸通常每日 3 次,非处方缓释型每日 2 次,处方类缓释型每日 1 次。15% 经烟酸治疗的患者可出现转氨酶轻度升高,出现此类异常需要停药。烟酸可加强华法林的作用,联合用药是需严格遵循指南。棘皮症、皮肤粗糙变黑、黄斑病为少见的烟酸副作用。烟酸禁用于消化性溃疡,并可加重食管反流。烟酸可升高血尿酸水平并加重痛风。

烟酸可升高空腹血糖。一项关于 2 型糖尿病的研究发现,烟酸治疗后可出现空腹血糖的轻微升高而不伴有 HbA1c 水平的改变。低剂量烟酸可在不影响血糖调节的基础上,有效降低血三酰甘油水平并升高 HDL-C 水平。因此,烟酸可用于糖尿病患者,但是治疗前需优化治疗方案。对于糖耐量异常的非糖尿病患者,应严格监测其烟酸治疗过程中的葡萄糖水平。

烟酸治疗的成功需要认真的健康教育和患者良好的依从性。烟酸的优越性在于其经济成本较低和长期服用的安全性。它是升高 HDL-C 水平效果最好的药物,对于伴有低 HDL-C 的高脂血症患者非常有效,与他汀类联用可增强疗效。关于烟酸疗效的数据比较有限,但是两个检测他汀类联合烟酸治疗伴有低 HDL-C 的高风险患者疗效的临床试验正在进行。

5. 纤维酸衍生物(贝特类) 纤维酸衍生物是调节脂类代谢的核受体 PPARα 的激动剂。贝特类可激活 LPL(促进三酰甘油水解),促进脂肪酸的 β-氧化,并降低 VLDL 三酰甘油的产生。贝特类是降低甘油三酯血症并升高 HDL-C 水平效果最好的药物(表 31-6)。它们对于 LDL-C 的作用不尽相同,用于高甘油三酯血症患者时可引起血 LDL-C 水平的升高。

贝特类非常容易耐受,最常见的不良反应为消化不良。无其他降脂药时,肌病和肝炎很少发生。贝特类可促进胆固醇泌入胆汁诱发胆结石。因贝特类可以升高肌酸酐,慢性肾病患者需慎用。贝特类可以增强华法林和口服降糖药的作用,因此,服用这些药物的患者需严密监测凝血功能和血糖。

贝特类药是严重高甘油三酯血症患者(>500mg/dl)有效的一线治疗药物。该药可以降低中度高甘油三酯血症患者(200~500mg/dl)的 non-HDL-C 水平,但是关于贝特类药在该情况下针对冠状动脉事件疗效的实验数据仍然很混乱。对于三酰甘油<500mg/dl 的患者,内特类药主要与他汀类药物联合治疗混合型血脂异常患者。在这种情况下,给予患者选择适当的药物可能把心肌病的风险降至最小化并且心肌病风险必须用来仔细衡量该治疗的临床受益。

6. ω$_3$ 脂肪酸(鱼油) 鱼类和亚麻仁中富含 N-3 多元未饱和脂肪酸(n-3 PUFAs)。N-3PUFAs 广泛应用于治疗高脂血症的是鱼油中的两个活性分子:EPA 和 DHA。每天服用片剂 N-3 PUFAs3-4g 可有效降低空腹三酰甘油水平。鱼油可引起部分患者血 LDL-C 水平升高。鱼油可与贝特类、烟酸或者他汀类联用于治疗高甘油三酯血症。总体来看,鱼油耐受性很好,在 3~4g 剂量也是安全的。虽然鱼油有延长凝血时间的作用,但是临床应用中没有发现。低剂量 ω$_3$(约 1g)可有效降低冠心病患者的心血管风险。

7. 联合用药治疗 联合用药广泛适用于:①仅用他汀类药物无法将 LDL-C 和 non-HDL-C 降至目标值的患者;②LDL-C 升高且伴有 TG-HDL 调节异常的患者;③仅用贝特类或鱼油无法达到 non-HDL-C 调节目标的严重高甘油三酯血症患者。当仅用他汀类药物无法将 LDL-C 和 non-HDL-C 降至目标值时,可以在治疗方案中增加胆固醇吸收抑制剂或胆汁酸螯合剂。他汀类联合烟酸适用于低 HDL-C 而 LDL-C 无法降至目标水平的高风险患者。相反的,对于他汀类药物导致血三酰甘油升高的高风险患者,添加贝特类或鱼油是不错的选择。

贝特类通常无法将严重高甘油三酯血症患者LDL-C及non-HDL-C水平降至目标值,适用这种患者应增加他汀类治疗。虽然他汀类联合贝特类适用于复杂高脂血症患者,但是没有临床试验表明他汀类与贝特类联合使用比单独用药更有效降低心血管事件发生率。他汀类与贝特类联合用药的长期安全性有待进一步研究。由于贝特类与他汀类联用增加严重肌病和横纹肌溶解的风险,故而此类患者必须严格进行健康教育和监测。肝肾功能不全、老年人、年轻女性、身体虚弱及正在进行联合治疗的患者慎用该组合。

其他

有时候患者无法耐受治疗剂量的现有调脂药物。许多遗传性脂代谢异常的患者无法通过联合用药治疗其高胆固醇血症。这些患者罹患冠心病或者出现临床冠心病事件的风险非常高。顽固高胆固醇血症患者首选LDL透析治疗。这个过程中,患者的血浆经过分离柱移除LDL后输回患者体内。联合用药达最大剂量后伴有LDL-C>200mg/dl的冠心病患者或LDL-C>300mg/dl的非冠心病患者应已从专业脂肪中心指南进行隔周LDL透析。

低HDL-C调节

HDL-C水平严重降低并伴有三酰甘油<400mg/dl通常意味着存在遗传性紊乱,如ApoA-Ⅰ突变、LCAT缺失或Tangier疾病。严重高甘油三酯血症患者多伴有HDL-C水平<20mg/dl,应首先治疗高甘油三酯血症。HDL-C<20mg/dl使用类固醇类药物的患者,适当下调HDL(20~40mg/dl)的次要因素有待研究(表31-5)。戒烟,肥胖人群应当减肥,久坐人群需多运动,糖尿病患者应适当控制血糖。可以的话,中断下调HDL-C水平的药物治疗。对于伴有低HDL-C但LDL-C水平接近临界值的高风险个体,应及时给予降LDL-C水平的药物治疗。他汀类可以轻微升高血HDL水平(5%~10%)。贝特类可轻微升高血HDL-C水平(5%~15%),但是可显著升高伴有高甘油三酯血症患者的HDL-C水平。烟酸是升高血HDL-C水平效果最好的药物,可以升高HDL-C 30%,但是临床应用中很少患者实现这么大幅度上升。

关于是否应该通过药物治疗来升高HDL-C水平的问题还没有在临床试验中得到充分论证。对于低HDL-C水平的冠心病患者,无论其LDL-C水平是否低于目标值,给予烟酸和贝特类治疗均可降低血甘油三酯水平并升高血HDL-C水平。特异性升高HDL-C能否降低心血管风险仍需更多临床数据论证。如何升高HDL-C仍在研究中,这可能有助于这一问题的解决。

Lp(a)水平的调节

高水平Lp(a)与动脉粥样硬化性心血管疾病风险升高的相关性较高。遗传学研究表明,两者存在因果关系。但是,目前没有证据支持降低血浆Lp(a)水平可减少心血管风险。直到此类研究获取证据之前,针对血浆高Lp(a)水平和已确诊的冠心病患者的主要处理方法,是要强化降低血浆中的LDL-C水平。烟酸是目前唯一有降低Lp(a)作用的药物,对于冠心病高危伴有血浆Lp(a)升高的患者,可考虑烟酸与他汀类药物联合应用。

(邓 捷 张 磊 译)

第 32 章

Chapter 32

代谢综合征

Robert H. Eckel

代谢综合征（X 综合征、胰岛素抵抗综合征）包括了一系列能够增加心血管疾病及糖尿病风险的代谢异常。自 1988 年由世界卫生组织首次提出此概念以来，代谢综合征的诊断标准又有了较大进展和完善，主要表现在共识性的专业会议和学术组织所提供的临床证据和分析的增多。代谢综合征的主要特征包括中心性肥胖、高三酰甘油血症、低的高密度脂蛋白、高血糖及高血压（表 32-1）。

表 32-1 NCEP：ATP Ⅲ 2001 及 IDF 制定的代谢综合征诊断标准

NCEP：ATP Ⅲ 2001：	IDF 对中心性肥胖的诊断标准[a]		
满足下列中的 3 个或更多	腰围		
中心性肥胖：腰围＞102cm（男性）或＞88cm（女性）	男性	女性	种族划分
	≥94cm	≥80cm	欧洲、亚撒哈拉非洲、远东和中东
高甘油三酯血症：三酰甘油≥150mg/dl 或已针对性地服药治疗	≥90cm	≥80cm	南亚、中国人、南美和中美
	≥85cm	≥90cm	日本人
高密度胆固醇水平降低：＜40mg/dl（男性）和＜50mg/dl（女性），或已针对性地服药治疗	满足下列中的 2 个或更多：		
高血压：	空腹三酰甘油＞150mg/dl 或已针对性地服药治疗		
收缩压≥130mmHg 或舒张压≥85 mmHg，或已针对性地服药治疗	高密度胆固醇水平＜40mg/dl（男性）和＜50mg/dl（女性），或已针对性地服药治疗		
空腹血糖≥100 mg/dl 或已针对性地服药治疗或已预先诊断为 2 型糖尿病	收缩压＞130mmHg 或舒张压＞85 mmHg，或已针对性地服药治疗		
	空腹血糖≥100mg/dl 或已针对性地服药治疗或已预先诊断为 2 型糖尿病		

[a].在此次分析中，腰围评价的阈值规定如下：白种人≥94 cm；非洲裔美国人≥94 cm；墨西哥裔美国人≥90cm；白种人妇女≥80cm；非洲裔美国人妇女≥80cm；墨西哥裔美国人妇女≥80cm。对于注册为"其他种族——包括多种族"的参与者，阈值采取欧洲（男性≥94cm，女性≥80cm）和南亚（男性≥90cm，女性≥80cm）标准。对于考虑为"其他西班牙"种族的参与者，IDF 阈值参照中美和南美标准。IDF. 国际糖尿病基金会；NCEP. ATP Ⅲ，美国国家胆固醇教育计划，成人治疗专家组

流行病学

代谢综合征在全球的分布情况有所不同，部分取决于受调查人群的年龄和种族，以及使用的诊断标准。大体上来说，代谢综合征的发病率随年龄增长而增加。世界范围内有报道的最高的发病率人群是美国本土人群，其符合美国国家胆固醇教育计划：成人治疗专家组（National Cholesterol Education

Program and Adult Treatment Panel Ⅲ，NCEP：ATP Ⅲ）关于代谢综合征诊断标准的，在 45～49 岁的妇女中接近 60%，在同年龄段的男士中为 45%。在美国，代谢综合征的发病率在非洲裔美国人中相对较低而在墨西哥裔美国人中则相对较高。根据"国家健康和营养检测调查（National Health and Nutrition Examination Survey，NHANES）"1999—2000 年的数据显示，在校正年龄的影响之后，代谢综合征在没有糖尿病的美国成年男性中的发病率为 28%，女性为 30%。在法国，一项队列研究显示代谢综合征在 30～60 岁的法国男性和女性人群中的发病率均低于 10%，并且在 60～64 岁的人群中也仅为 17.5%。世界范围内的工业化带来的是不断扩大的肥胖人群，这可能会显著增加代谢综合征的发病率，尤其是在人逐渐衰老的过程中。更进一步的来说，儿童中肥胖发病率的不断增加及程度的不断加重可以看作是青少年代谢综合征的根本原因。

代谢综合征 5 大主要组成部分在美国人群中的分布情况概括在图 32-1 中（数据源于 NHANES Ⅲ）。在女性中主要是腰围的增加，相反的，在男性中则主要是空腹三酰甘油过高（大于 150ng/dl）和高血压。

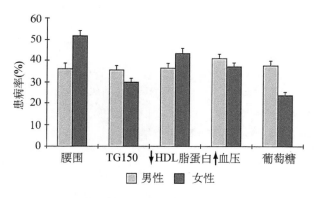

图 32-1 代谢综合征组分的分布情况。NHANES. 全国健康和营养调查；TG. 三酰甘油；HDL. 高密度胆固醇；BP. 血压。高血糖发病率的统计已经包含了确诊的糖尿病患者（Created from data in ES Ford et al：Diabetes Care 27；2444，2004.）

风险因素

超重和肥胖

尽管代谢综合征是在 20 世纪早期被首次提出的，但是世界范围内的超重/肥胖却是在最近才随着对疾病的深入认识而被确认为是重要的推动因素。中心性肥胖是代谢综合征的核心特征之一，这说明代谢综合征的发生与腰围和中心性肥胖有着非常紧密的联系。然而，尽管预防肥胖的重要性不言而喻，但体重正常的人群仍有可能出现胰岛素抵抗并患上代谢综合征。

久坐的生活方式

活动耐量下降是心血管疾病的预警指标并且与死亡率有关。代谢综合征的许多组分均与久坐的生活方式有关，包括脂肪组织增加（主要是中心性的）、高密度脂蛋白胆固醇降低及三酰甘油增加、高血压、血糖升高。与看电视或使用电脑每天不足 1h 的人相比，上述行为每天大于 4h 的人具有 2 倍的代谢综合征患病风险。

衰老

代谢综合征在美国大于 50 岁的老人中的发病率为 44%，其中女性的发病率高于男性。在全球大多数人群中，代谢综合征的发病率都被发现是年龄依赖性的。

糖尿病

在 NCEP 和国际糖尿病基金会（International Diabetes Foundation，IDF）确定的代谢综合征诊断标准中均包含糖尿病。据估计，75% 左右患有 2 型糖尿病或糖耐量受损的患者患有代谢综合征。这部分人群与那些未患有代谢综合征的 2 型糖尿病或糖耐量受损患者相比，具有更高的心血管疾病发病率。

冠心病

冠心病患者代谢综合征的发病率约为 50%，在早发冠心病患者（＜45 岁）中的发病率为 37%，尤其是女性。通过适当的康复治疗及改变生活方式（例如营养、体育锻炼、减重，以及在某些情况下联合药物治疗），这部分人群代谢综合征的发病率是可以降低的。

脂质营养不良

脂质营养不良与代谢综合征紧密相关。先天基因性的（例如 Berardinelliseip 先天性脂质营养不良，Dunnigan 家族性脂质营养不良）和后天获得性的（如接受大量抗病毒治疗患者的 HIV 相关的脂质营养不良）脂质营养不良均会促进胰岛素抵抗及其他代谢综合征组分的发生。

病因学

胰岛素抵抗

目前最被认可的描述代谢综合征发病机制的假

说就是胰岛素抵抗,主要表现为胰岛素的活性受损,但具体机制尚不完全清楚。胰岛素抵抗发生的早期预警现象是餐后的高胰岛素血症,继而发展为空腹高胰岛素血症,最终进展为高血糖。

胰岛素抵抗进展早期的主要推动因子是过量摄入脂肪酸(图 32-2)。血清中与白蛋白结合的游离脂肪酸主要来自于脂肪组织中由脂肪分解酶解离出的三酰甘油。脂肪酸也是主要来自于组织中脂蛋白脂酶对富含三酰甘油脂蛋白的脂质解离作

用。值得注意的是,抑制脂肪组织分解是胰岛素最敏感的作用之一。因此,一旦胰岛素抵抗不断进展,得到增强的脂肪分解作用将释放更多的脂肪酸,然后进一步抑制胰岛素的抗脂肪分解作用。过量的脂肪还可以通过修改下游信号通路来增强底物的利用度从而诱发胰岛素抵抗。脂肪酸损坏胰岛素介导的糖摄取并且以三酰甘油的形式沉积在骨骼肌和心脏肌,相反的,肝的糖输出则会增加同时亦伴有三酰甘油的沉积。

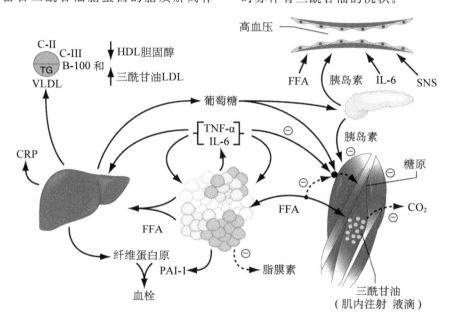

图 32-2　代谢综合征的病理生理机制。游离脂肪酸在脂肪组织中被大量释放。在肝,游离脂肪酸导致糖及三酰甘油产物增加,极低密度脂蛋白分泌增加。相关的脂质代谢紊乱还包括高密度脂蛋白胆固醇水平低及低密度脂蛋白胆固醇水平升高。游离脂肪酸还通过抑制胰岛素介导的糖摄取使肌肉的胰岛素敏感性下降。相关的影响还包括对糖合成糖原进程的抑制及脂质在三酰甘油过量沉积。循环中糖和游离脂肪酸的增加促使胰腺胰岛素分泌增强,导致高胰岛素血症。高胰岛素血症可能导致钠的重吸收增加、交感神经过度激活并可再通过引起游离脂肪酸增加而导致胰岛素抵抗。脂肪组织和单核-粒细胞过度释放白细胞介素-6(IL-6)和肿瘤坏死因子-α(TNF-α)进一步加重胰岛素抵抗及脂肪组织中三酰甘油解离形成游离脂肪酸。白细胞介素-6 和其他细胞因子同样可以增加肝内糖和极低密度脂蛋白的合成,以及加重肌肉组织的胰岛素抵抗。细胞因子和游离脂肪酸还可以促进合成纤维蛋白原及脂肪组织合成纤溶酶原激活因子抑制剂(plasminogen activator inhibitor 1,PAI-1),导致促血栓栓塞状态的产生。循环中高细胞因子水平还可刺激肝合成 C 反应蛋白。抗炎因子和胰岛素促敏细胞因子脂联素的合成减少同样与代谢综合征有关(Reprinted from RH Eckel et al: Lancet 365: 1415,2005,with permission from Elsevier.)

氧化应激假说为衰老和代谢综合征倾向提供了一个统一的理论。对伴有胰岛素抵抗的肥胖或 2 型糖尿病患者及老年人群的研究显示,可以确认上述人群存在线粒体氧化磷酸化的功能缺陷,因此导致三酰甘油及相关脂质分子在肌肉组织沉积。而肌肉组织中的脂质沉积是与胰岛素抵抗密切相关的。

腰围增加

腰围是新近增加并被频繁使用到的诊断代谢综合征的一个非常重要的标准。然而,测量腰围并不能区分皮下脂肪和内脏脂肪;这种鉴别需要计算机断层扫描技术(CT)或磁共振成像(MRI)。随着内脏脂肪组织的增多,脂肪源性的游离脂肪酸被运往

肝。相反的,腹部皮下组织中脂肪含量增加则是将脂解产物释放到外周循环,避免了对肝代谢的直接影响。亚洲和亚裔印度人的内脏脂肪相对反映皮下脂肪的腰围增加得更多,这也许可以解释此类人群代谢综合征的高发病率,而非洲裔美国人则主要以皮下脂肪增多为主,因此其代谢综合征的发病率就相对较低。

血脂异常

(亦可参见第31章)大体来说,运往肝的游离脂肪酸增多与含有载脂蛋白B且富含三酰甘油的极低密度脂蛋白(VLDLs)合成增加有关。胰岛素对这一进程的影响是复杂的,但高三酰甘油血症缺失是反映胰岛素抵抗的一个非常不错的评价指标。

代谢综合征中其他主要脂蛋白的变化还包括高密度脂蛋白胆固醇水平降低。这种降低是高密度脂蛋白胆固醇组成和代谢发生一系列变化的最终结果。在高甘油三酯血症的条件下,高密度脂蛋白的脂蛋白核心中胆固醇脂质的降低及三酰甘油核心转运蛋白引起的一系列的自身改变使得高密度脂蛋白的胆固醇运载量下降,使其颗粒的体积变小、密度增高。这种脂蛋白组成上的变化还导致外周循环中的高密度脂蛋白被大量清除。高密度脂蛋白的这种改变和胰岛素抵抗间的关系很可能是间接的,可能还有富含三酰甘油脂蛋白代谢的改变参与其中。

除了高密度脂蛋白,代谢综合征中低密度脂蛋白(LDLs)的组成也发生了变化。当空腹血清中三酰甘油的浓度高于2.0mmol/L(即180mg/dl)时,提示着LDLs中将始终以小体积、高密度的颗粒为主。这种低密度脂蛋白被认为更易引起动脉粥样硬化。它们对内皮组织具有毒性,同时还可能穿透内皮的基底膜黏附于葡糖氨基聚糖类物质。它们对氧化作用具有高敏感性,同时易于结合在单核-巨噬细胞系统中的清道夫受体。具有这种低密度脂蛋白和高三酰甘油血症的患者,其极低密度脂蛋白1和2亚片段中胆固醇的含量同样会增高,因而增加患者发生动脉粥样硬化的风险。

糖耐量下降

胰岛素活性的缺陷导致对肝和肾生糖的抑制作用受损,以及胰岛素敏感组织的糖摄取和代谢水平降低,如肌肉和脂肪组织。在人群调查、灵长类及啮齿类的动物研究中均很好地证实了空腹血糖受损和糖耐量受损与胰岛素抵抗间的关系。为了代偿胰岛素活性的损失,胰岛素的分泌和(或)清除必须做出调整以维持血糖水平正常。最终,当这种代偿机制失效时,通常是因为胰岛素分泌的绝对或相对不足,就将从空腹血糖受损和糖耐量受损过渡到糖尿病。

高血压

胰岛素抵抗和高血压之间的关系已经得到了很好的阐述。非常奇怪的是,在正常的生理条件下,胰岛素是一种血管扩张药,同时还可以调控肾对钠离子的重吸收。然而,在胰岛素抵抗的情况下,胰岛素丧失扩血管作用的同时却能够保留其对肾钠离子重吸收的影响。白种人代谢综合征患者的钠离子重吸收显著增高,但在非洲和亚洲人中却并非如此。另一个在胰岛素抵抗时被保留下来的胰岛素作用是增强交感神经的兴奋性。最后,胰岛素抵抗的一大特征是PI-3K通路的活性受损。在内皮组织,这将使一氧化氮和内皮素1的分泌平衡打破,导致血管内血流减少。尽管如此,用空腹胰岛素水平及稳态模型评价(HOMA)来评估代谢综合征患者的胰岛素活性后,我们发现,胰岛素抵抗对代谢综合征患者高血压发病率的影响甚微。

炎症前细胞因子

诸如白细胞介素-1、白细胞介素-6、白细胞介素-18,抵抗素,肿瘤坏死因子、C反应蛋白等炎症前细胞因子水平的升高表明脂肪组织的合成产物在大幅增加(图32-2)。脂肪组织源性的巨噬细胞可能是局部和外周循环中炎症前细胞因子的主要来源。然而,这些细胞因子的内分泌作用还是外分泌作用更与胰岛素抵抗有关目前仍不清楚。

脂联素

脂联素是仅由脂肪组织分泌的炎症前细胞因子。脂联素可以增强胰岛素敏感性并同时抑制炎症反应进程中的多个步骤。在肝,脂联素抑制糖异生进程中相关酶类的表达及葡萄糖的生产效率。在肌肉组织,脂联素可以增加糖转运和脂肪酸氧化,这种作用可能部分来源于其对腺苷单磷酸酶(AMP)激酶的激活作用。代谢综合征患者的脂联素显著低于正常。脂联素缺乏和炎症前因子过剩到底谁在代谢综合征发病机制中发挥更大作用目前仍不清楚。

临床特征

症状和体征

代谢综合征并没有典型的症状。在体检时,会发现腰围增加和血压升高。出现这些体征中的一个或者几个可以提醒临床医师检测其他与代谢综合征有关的生化指标是否存在异常。脂质萎缩和棘皮病一般较少在检查中见到,因为这提示着严重的胰岛素抵抗,一旦出现意味着很有可能存在其他的代谢综合征表现。

相关疾病

1. 心血管疾病 在没有糖尿病的代谢综合征患者中,其新发心血管疾病的相对风险是正常人的 1.5～3 倍。然而,弗雷明汉后裔研究(Framingham Offspring Study,FOS)对中年男性和女性进行了 8 年的随访,代谢综合征带来的发生心血管疾病的人群归因性的风险为 34%,而在女性中仅为 16%。在同一研究中,代谢综合征和糖尿病都预示缺血性卒中的发生,而且在代谢综合征患者中的风险要高于糖尿病(19% vs 7%),尤其是在女性人群中(27% vs 5%)。代谢综合征患者患有外周血管疾病的风险同时也在增加。

2. 2 型糖尿病 总的来说,代谢综合征患者患 2 型糖尿病的风险要增至 3～5 倍。在为期 8 年的针对中年男性和女性的弗雷明汉后裔研究中,代谢综合征导致发生 2 型糖尿病的人群归因性的风险在男性中占 62%,在女性中占 47%。

其他相关疾病

除了上述代谢综合征的特征性表现外,胰岛素抵抗通常还伴有其他代谢异常。这些改变还包括以下指标和疾病风险的升高:载脂蛋白 B 和 C-Ⅲ、尿酸、血栓前因子(纤维蛋白原、纤溶酶原激活因子抑制剂-1)、血清黏度、非对称双甲基精氨酸、高半胱氨酸、白细胞计数、炎症前因子、C 反应蛋白、微量白蛋白、非酒精性脂肪性肝病和(或)非酒精性脂肪性肝炎、多囊卵巢综合征和阻塞性睡眠呼吸暂停。

1. 非酒精性脂肪性肝病 脂肪肝相对较为常见。然而,在非酒精性脂肪性肝炎中,同时存在三酰甘油沉积和炎症因子共存。在美国及其他西方国家人群中,有 2%～3% 患有非酒精性脂肪性肝炎。随着超重/肥胖及代谢综合征的增加,非酒精性脂肪性肝炎可能会成为终末期肝病和肝细胞癌的主要原因之一。

2. 高尿酸血症 高尿酸血症反映胰岛素对肾小管重吸收作用活性的减弱,相反的,非对称双甲基精氨酸(一种内源性的一氧化氮合酶抑制药)的升高则与内皮功能缺陷有关。高微量白蛋白血症可能也与胰岛素抵抗状态下内皮细胞的病理生理改变有关。

3. 多囊卵巢综合征 多囊卵巢综合征与代谢综合征高度相关,有 40%～50% 的多囊卵巢综合征患者伴有代谢综合征。患有多囊卵巢综合征的妇女发生代谢综合征的风险是未患病妇女的 2～4 倍。

4. 阻塞性睡眠呼吸暂停 阻塞性睡眠呼吸暂停主要与肥胖、高血压、循环中高水平细胞因子、糖耐量受损和胰岛素抵抗有关。在具有这些相关性的前提下,阻塞性睡眠呼吸暂停患者容易发生代谢综合征就不足为奇了。更进一步来说,对比伴有和不伴有阻塞性睡眠呼吸暂停的体重匹配的胰岛素抵抗患者的生物学指标,会发现前者的胰岛素抵抗往往更加严重。连续气道正压通气治疗将会改善阻塞性睡眠呼吸暂停患者的胰岛素敏感性。

诊断

代谢综合征的诊断是基于在床旁和实验室使用某些工具来判定是否满足表 32-1 中所列的各项标准。在所有患者的病史中都应包括对阻塞性睡眠呼吸暂停相关症状的评估及对绝经前女性患者多囊卵巢综合征的评估。家族史可以帮助判断心血管疾病及糖尿病的患病风险。血压和腰围的测量为代谢综合征的诊断提供了必不可少的信息。

实验室检查

如果有代谢综合征的症状表现,就必须明确空腹血脂和血糖水平。其他的与胰岛素抵抗相关的生物标志物的检测应遵循个性化的原则。这些检测包括载脂蛋白 B、超敏 C 反应蛋白、纤维蛋白原、尿酸、尿微量白蛋白及肝功能检测。如果有阻塞性睡眠呼吸暂停的症状表现,应进行睡眠试验。如果根据临床特征和无排卵怀疑存在多囊卵巢综合征,就应检测睾酮、黄体素及卵泡刺激素。

治疗 代谢综合征

生活方式

肥胖是代谢综合征背后的始动因素。因此,减重是治疗代谢综合征最重要的方法。通过减重,不仅可以改善胰岛素敏感性,还可以在其他代谢综合征的组分上取得满意的疗效。总的来说,减重方面的建议包括限制热量、增加体育锻炼及优化行为方式。对减重而言,限制热量是最重要的手段,而增加体育锻炼则是在维持减重成果上发挥重要作用。有部分证据表明,额外的体育锻炼可以通过消除内脏的脂肪沉积获得相对更好的减重效果。成功减重后的体重回升趋势强调了坚持改善行为方式的必要性。

1. 膳食 在开出一张减重膳食处方之前,非常重要的一点是要向患者强调,要达到理想的脂肪含量标准需要经过很长的时间,因此,没必要也不可能在短期内见出现相应的改善。1磅(1磅＝0.45kg)脂肪相当于3500kcal(1kcal＝4.185J),因此每天少摄入500kcal在1周内就将减重1磅。在减重早期,限制膳食中的糖类含量可以取得较为快速的减重成果。然而,1年之后,减重水平常维持不变。因此,坚持减重膳食比选择哪种减重膳食更为重要。更进一步来说,应更加小心那些富含饱和脂肪酸的膳食,尤其是对具有心血管病风险的人群来说。因此,高质量的膳食,例如富含水果、蔬菜、全谷物、瘦肉和鱼肉的膳食,应被提倡以得到最大的健康获益。

2. 体育锻炼 在向代谢综合征患者提出体育锻炼方面的建议之前,应确保这不会带来额外的风险。许多高危患者在启动锻炼计划之前应接受标准的心血管状况评估。对于缺乏锻炼热情的参与者,应通过循序渐进的方式来帮助其坚持锻炼同时避免受伤。尽管体育锻炼可以起到一定的减重作用,但要每天坚持60～90min才能达到理想成果。但即便一位超重或肥胖患者不能达到相应的活动量,他依然能够从每天30min中等强度的锻炼中得到显著的健康获益。你可在下面的网站中找到进行30min不同的运动消耗的热量:http：//www.americanheart. org/presenter. Jhtml？identifier＝3040364。需要注意的是,有很多种日常活动,如除草、散步和做家务,都可以达到中等程度的热量消耗。因此,体育锻炼不必非要是专业的体育项目如慢跑、游泳和打网球。

3. 肥胖 在某些代谢综合征患者中,治疗措施需要扩展到生活方式干预之外。减重药物主要分为两大类:食欲抑制剂和吸收抑制剂。美国食品药品管理局批准的食欲抑制剂包括芬特明(仅供短期使用,不超过3个月)和西布曲明。奥利司他可以抑制30％的脂肪吸收,与安慰剂相比起到中等程度的减重作用。奥利司他已经被证实可以减少2型糖尿病的发病率,尤其是在糖耐量受损早期的患者中。

对于体重指数＞35kg/m² 或＞40kg/m² 且同时存在其他疾病的患者来说,减重手术将成为治疗选项之一。胃旁路手术有明显的减重效果,同时还可以改善其他许多代谢综合征的代谢紊乱。同时亦能保证生存质量。

低密度脂蛋白胆固醇

(亦可参见第31章)NCEP:ATP Ⅲ专家组进一步完善代谢综合征诊断标准的理论基础就是要更加突出低密度脂蛋白胆固醇在评价和减轻心血管疾病风险方面的作用。专家组的工作设想依据是,在低密度脂蛋白胆固醇已经达到理想指标后,越来越多的证据表明进一步降低低密度脂蛋白胆固醇水平还可以发现心血管事件的发生率随之呈线性降低。对代谢综合征和糖尿病患者来说,低密度脂蛋白胆固醇应降至100mg/dl以下,而在有心血管病史的患者中也许还应该降得更低。未患有糖尿病的代谢综合征患者,按照弗雷明汉(Framingham)风险评分,其10年内心血管疾病发病率超过20％。在这部分人群中,其低密度脂蛋白胆固醇也应被降至100 mg/dl以下。对于10年内心血管疾病发病率低于20％的患者来说,其低密度脂蛋白胆固醇的目标值为小于130 mg/dl。

应该非常积极地控制膳食中的饱和脂肪酸(小于热里总量的7％)、反式脂肪酸(越少越好)和胆固醇(每天＜200mg)。如果低密度脂蛋白胆固醇仍停留在目标值以上,就有应用药物的必要。他汀类药物(HMG-CoA还原酶抑制药)可以使低密度脂蛋白胆固醇降低20％～60％,是降脂药物的首选。值得注意的是,加倍使用他汀类药物只能再使低密度脂蛋白胆固醇降低6％。他汀类药物的不良反应极少发生,包括肝转氨酶升高及肌病。胆固醇吸收抑制药依折麦布具有良好的耐受性,应作为降脂药物的第二选择,其可使低密度脂蛋白胆固醇降低15％～20％。胆酸螯合剂考来烯胺和考来替泊比依折麦布更为有效,但在代谢综合征患者中应谨慎使用,因为其可以导致三酰甘油水平升高。总的来说,当三酰甘油水平大于200mg/dl时,就不应使用胆酸螯合剂。胆酸螯合剂的不良反应包括胃肠综合征(嗜食、胃胀气、打嗝、便秘及肠易激)。烟酸类药物的降脂效果最弱,下调低密度脂蛋白胆固醇的幅度小于20％。当低密度脂蛋白胆固醇和三酰甘油均升高时,贝特类药物是降低低密度脂蛋白胆固醇的最好选择。在此类药物中,非诺贝特的效果要优于吉非贝齐。

三酰甘油

NCEP:ATP Ⅲ已将注意力聚焦在非高密度脂蛋白胆固醇而非三酰甘油。尽管如此,仍建议将空腹三酰甘油水平控制在150mg/dl以下。总的来说,空腹三酰甘油的水平与减重的达标程度有关。如想减重超过10％就必须降低空腹三酰甘油水平。

贝特类(吉非贝齐或非诺贝特)是降低三酰甘油的可选药物之一,可降低35％～50％。持续应用经

3A4 细胞色素 P450 系统代谢的药物将大为增加患肌病的风险。考虑到这种情况,贝特类药物中更推荐吉非贝齐。在退伍军人高密度脂蛋白干预试验(Veterans Affairs HDL Intervention Trial, VA-HIT)中,在已知患有心血管疾病并且高密度脂蛋白水平小于 40mg/dl 的男性患者中应用了吉非贝齐,并主要是在伴有高胰岛素血症和(或)糖尿病的患者中观察到了在心血管事件发生率和死亡率方面的获益,这些患者中的许多人通过回顾调查都被明确患有代谢综合征。值得注意的是,VA-HIT 试验中三酰甘油的下降并不意味着获益。尽管低密度脂蛋白胆固醇的总体水平没有发生改变,但其质点值的降低却与获益相关。尽管还进行了其他多项临床试验,但都没有显示贝特类药物可以通过下调三酰甘油水平降低心血管疾病的风险。

其他降低三酰甘油的药物包括他汀类、烟酸类及高浓度的 ω-3 脂肪酸。在为此目的选择他汀类药物时,应使用较高剂量的"弱效"他汀药物(洛伐他汀,普伐他汀、氟伐他汀)或中等将的"强效"他汀药物(辛伐他汀、阿托伐他汀、瑞舒伐他汀)。烟酸类药物对三酰甘油的作用呈剂量依赖性且弱于贝特类(20%~40%)。在代谢综合征和糖尿病患者中,烟酸类药物可增加其空腹血糖水平。含有高浓度二十二碳六烯酸和二十碳五烯酸的 ω-3 脂肪酸(每天 3.0~4.5g)可以使三酰甘油水平降低 40%。其与贝特类或他汀类药物无相互作用,主要的不良反应是嗳气且带有鱼腥味。其可以通过睡前摄入营养食品来部分消除。烟酸和高浓度 ω-3 脂肪酸相关的临床试验尚未见报道。

高密度脂蛋白胆固醇

除了减轻体重外、几乎没有脂质修饰化合物可以增加高密度脂蛋白胆固醇。他汀类、贝特类及胆酸螯合剂都仅有微弱效果(5%~10%),而依折麦布或 ω-3 脂肪酸则根本无效。烟酸类是目前可以获得的唯一可能具有升高高密度脂蛋白胆固醇作用的药物。这种作用呈剂量依赖性,可以在基线值基础上增高约 30%。目前尚无证据显示高密度脂蛋白胆固醇升高具有独立于低密度脂蛋白胆固醇降低之外

的对心血管疾病的获益,尤其是在代谢综合征患者中。

血压

(亦可参见第 37 章)通过研究 3 种不同血压值的人群,即高血压(血压>140/90mmHg)、高血压前期(血压>120/80mmHg 但<140/90 mmHg)及正常血压(<120/80mmHg),血压和死亡率之间的关系已经被很好地阐明。对于不伴 2 型糖尿病的代谢综合征患者来说,控制血压应首选血管紧张素转化酶抑制药(ACEI)或血管紧张素 Ⅱ 受体阻断药(ARB),因为这两种药物可以降低此类患者新发 2 型糖尿病的发病率。对于所有高血压患者,都应提倡低盐低脂且富含蔬菜水果的膳食。家庭血压管理将有助于保持良好的血压控制状态。

糖耐量受损

在代谢综合征和 2 型糖尿病患者中,积极地控制血糖可以很好地改善空腹三酰甘油和低密度脂蛋白胆固醇水平。在空腹糖耐量受损但尚未诊断为糖尿病的患者中,如能进行诸如减重、限制脂肪摄入及增强体育锻炼等良好的生活方式干预,将会明显地降低 2 型糖尿病的发病率。二甲双胍类药物也可以降低糖尿病的发病率,但其效果仍稍逊于生活方式干预。

胰岛素抵抗

有多种药物可以增加胰岛素敏感性(双胍类、噻唑啉二酮类)。由于胰岛素抵抗是代谢综合征最主要的病理生理机制,因此上述种类中的代表药物均可以降低其发生率。二甲双胍和噻唑啉二酮类药物均可以增强胰岛素在肝的活性,并抑制内源性葡萄糖产生。噻唑啉二酮类药物还可以改善胰岛素介导的肌肉和脂肪组织的糖摄取,但二甲双胍并无此作用。这两种药物在非酒精性脂肪性肝病和多囊卵巢综合征患者中均能观察到明显的获益,同时还可以下调血液中的炎症指标和小而密的低密度脂蛋白水平。

(邓 捷 译)

第 33 章

缺血性心脏病

Elliott M. Antman   Andrew P. Selwyn   Joseph Loscalzo

概述

缺血性心脏病（ischemic heart disease，IHD）是部分心肌处于供血及供氧不足的状态，通常在心肌供氧及需氧不平衡的时候发生。心肌缺血最常见的原因是一支或多支心外膜冠状动脉的粥样硬化性病变引起局部心肌的血流减少，从而导致此冠状动脉血管所供应区域的心肌血流灌注不足。第 30 章主要是针对动脉粥样硬化的发生和发展，本章节主要讨论 IHD 慢性的临床表现和治疗方法。随后的章节主要讲解本病急性期的临床表现。

流行病学

在发达国家，相对于其他疾病而言 IHD 具有更高的致死率和致残率，并且造成巨大的经济负担。在美国，IHD 是最常见、最严重、慢性的及威胁生命的疾病，有 13 000 000 人患有 IHD，其中 6 000 000 多人患有心绞痛，7 000 000 多患者曾发生心肌梗死（myocardial infarction，MI）。遗传因素、高脂高能量饮食、吸烟和缺乏锻炼的生活方式与 IHD 发生密切相关。在美国和西欧，IHD 在低收入人群中发生率逐渐增高，但是在所有的经济群体中，一级预防已经延迟了该种疾病的发生及发展。更值得注意的是，除了这些保守的统计学数据，流行病学数据显示 IHD 的死亡率有降低的趋势，部分缘于治疗，而另一部分归功于对易患因素的控制。

肥胖、胰岛素抵抗、2 型糖尿病发病率逐渐增加且是 IHD 明确的危险因素。随着农村的城市化、经济的发展及中产人群的进一步扩大，西方式高热量饮食正在逐渐被接受，结果，IHD 危险因素和疾病本身在这些地区均快速地发展，以至于该地区 IHD 的高发成为主要的全球该疾病负担。在南亚的一些国家，尤其是印度和中东，男性人群更容易患此疾病。全球范围内 IHD 呈现逐年增加的趋势，到 2020 年该疾病将会是世界范围引起死亡的最常见原因。

病理生理

了解心肌缺血的病理生理学核心需懂得心肌供需关系这一概念。在正常情况下，心肌细胞能够针对需氧量的状态调控富氧的血液供应水平，以防止心肌细胞处于低灌注而发展为缺血或梗死。决定心肌需氧量（MVO_2）的主要因素包括：心率、心肌收缩力和心室壁张力（压力）。心肌细胞能够获得充足的氧气有赖于血液足够的携氧能力（这一能力决定于氧气吸入水平、肺功能、血红蛋白的浓度及功能）及冠状动脉内足够的血流量。血液是以阶梯性的方式流经冠脉血管，且主要在心脏舒张期灌注冠脉血管。冠脉血流阻力约 75% 来源于以下 3 类血管：大的心外膜血管（阻力 $_1$＝R_1）、毛细血管前阻力血管（R_2）、心肌内毛细血管（R_3）。在没有动脉粥样硬化阻塞影响血流的情况下，R_1 是可忽略的，此时主要决定冠脉阻力的是 R_2 和 R_3。

正常的冠脉循环是由心脏的氧气供求平衡机制来调控和支配的，尽管心肌细胞需要从血液中摄取较高且固定比例的氧气，但冠脉血管床可通过调节血管阻力（因此可影响血流量）来完成这一调控过程以满足心肌供氧的需要。正常情况下，心肌内的阻力血管具有很强的扩张能力，例如：运动及情绪应激引发的心脏需氧量改变能够影响冠脉血管的阻力变化，同时通过此方式也可调节心肌氧和营养物质的供应（代谢调节）。冠脉阻力血管也能适应血压的生理性改变，从而维持合适的冠脉血流水平以满足心肌代谢需要（自我调节）。

由于动脉粥样硬化的存在使得冠脉血管管腔减少，当劳累及兴奋冠脉血流需要量增加时，冠状动脉原有代偿性扩张的能力受到了限制。当冠状动脉管腔严重狭窄，心肌的基础灌注也将减少。冠状动脉痉挛[参见第 34 章 Prinzmetal 心绞痛（变异型心绞痛）]和动脉血栓也可使冠状动脉血流减少，但少见于冠状动脉血栓和主动脉炎导致冠脉口部狭窄，先天性畸形如左前降支冠状动脉开口起源于肺动脉可导致心肌缺血和心肌梗死，小儿多见，成人少见。

心肌缺血也可发生于需氧量骤然增加的情况下，特别是冠状动脉代偿性增加血流的能力受限时，常见于主动脉（瓣）狭窄导致严重的左心室肥大，后者可有为心绞痛症状，多由于心内膜下的心肌缺血所致，这与冠状动脉粥样硬化引起的心绞痛不易区分（见第 20 章）。血液携氧能力的下降，特别是在严重的贫血或出现碳氧血红蛋白时，虽然很少因其引起心肌缺血，但能降低中等程度冠状动脉堵塞患者心肌缺血的阈值。

在一个患者中，并不少见同时存在两个或更多个导致心肌缺血的病因，如高血压引起左心室肥厚而造成的需氧量增加，冠脉粥样硬化和贫血引起供氧量的减少。冠状动脉阻力血管的异常收缩及舒张障碍也可引起心肌缺血，此时出现的心绞痛，称为微血管心绞痛。

冠状动脉粥样硬化

心外膜冠状动脉血管是动脉粥样硬化疾病发生的主要部位之一，粥样硬化的主要危险因素包括：血浆低密度脂蛋白（low-density lipoprotein，LDL）水平增高、血浆高密度脂蛋白（high-density lipoprotein，HDL）水平降低、吸烟、高血压和糖尿病（见第 30 章），以上危险因素干扰血管内皮的正常功能，这些功能包括血管局部张力的调控、内皮抗血栓形成的表面完整性的维持、炎性细胞黏附及血细胞渗出的调控，这些调控功能的丧失导致血管收缩异常、管腔内血栓形成和血细胞间的异常相互作用，尤其是单核细胞和血小板及活化的血管内皮。血管周围的功能变化最终导致脂肪、平滑肌细胞、成纤维细胞、细胞内基质在内皮下沉积，这些称为动脉粥样硬化斑块，这个过程在整个冠脉树的不同节段以不规律的速度发展，最终导致管腔横截面积的节段性减少，也即斑块的形成。

冠状动脉斑块容易在那些能增加冠状动脉血流湍流的位置发展，如心外膜动脉分支开口的位置。当心外膜动脉狭窄程度使管腔直径减少 50％以上，就会限制冠脉血流增加的能力而无法代偿心肌需氧量的增加，当直径减少达 80％，静息状态下的（冠状动脉）血流将会减少，如果狭窄管腔再稍有加重就会明显减少冠状动脉血流，静息状态或稍有活动即可引发心肌缺血。

心外膜冠状动脉局限性动脉粥样硬化性狭窄最常见原因是斑块的形成，而隔离斑块与血流之间的纤维帽存在被侵蚀和破裂的可能。当斑块暴露于血液后，两个重要且相关的血栓形成过程开始启动：①血小板活化聚集；②凝血级联系统被活化导致纤维蛋白网的沉积，由血小板、纤维蛋白网及红细胞聚集而形成的血栓导致冠状动脉血流减少、引发心肌缺血的各种临床表现。

冠状动脉阻塞的位置影响缺血心肌的量，决定临床表现的严重程度。因此，如冠状动脉左主干及前降支近段的严重阻塞是非常危险的。慢性严重的冠状动脉狭窄和心肌缺血通常伴随着血管桥侧支的形成，特别见于狭窄为逐渐形成。当有良好的侧支建立，这些血管通过提供尚足够的血流来维持静息状态下心肌的生存需求，但心肌需求量增加时则无法代偿。

当冠状动脉的近端狭窄进行性加重时，远端的阻力血管（当功能正常时）通过代偿性扩张来减少血管阻力以维持冠状动脉血流，即表现为通过近端的狭窄后产生压力阶差，使得狭窄远端的压力明显下降。当阻力血管最大程度的扩张，心肌的血流开始依赖冠状动脉阻塞远端的压力，在这种情况下，心肌缺血的临床表现为心绞痛或心电图表现的 ST 段变化，体力活动、情绪激动和（或）心动过速等增加心肌需氧量的活动均诱发心肌缺血。生理性的血管舒缩、内皮调控血管扩张功能的丧失（发生在动脉粥样硬化）、病理性痉挛（变异性心绞痛）或富含血小板的小栓子均可通过改变冠脉管腔直径来诱发心肌供氧及需氧间的矛盾，随即导致心肌缺血发生。

心肌缺血的结果

由冠脉粥样硬化引起心肌灌注不足过程，心肌组织的含氧量下降，并且心肌细胞的机械舒缩、生化、电活动的功能均出现暂时的紊乱，冠状动脉粥样硬化虽是一个局部的病理过程。但通常能引起不一致的心肌缺血表现。当心肌缺血时，心室的区域性收缩功能紊乱引发了节段性的运动功能减退、障碍，或者更严重的是局部心室壁膨出（伴功能障碍），从而使心脏的泵功能减退。

完全闭塞或次全闭塞的冠状动脉狭窄可诱发心肌严重缺血的迅速发展，引起正常心肌舒缩功能的瞬间衰竭,心内膜下的血流低灌注能诱发该部位的严重心肌缺血(与心外膜下区相比),左心室心肌的大面积缺血能诱发暂时的左心室功能衰竭。如果左心室乳头肌受累,可能出现二尖瓣反流;如果心肌缺血是暂时的,可能表现为心绞痛,若心肌缺血的时间延长,可导致心肌坏死及瘢痕形成,伴或不伴有急性心肌梗死的临床症状(见第35章)。

缺血可造成心肌多种机制的紊乱,如引发细胞代谢、功能和结构的紊乱。正常的心肌利用脂肪酸和葡萄糖代谢生成二氧化碳和水。当严重缺氧时,脂肪酸不能被氧化,葡萄糖转化为乳酸,细胞内的pH降低,并伴随心肌细胞内储存高能磷酸盐减少,如ATP及磷酸肌酸。细胞膜功能的受损导致细胞内钾离子的漏出和钠离子代偿性摄取增加及胞质内钙离子的增多。心肌细胞需氧及供氧不平衡的持续时间及严重程度决定了损伤是可逆性(<20min冠状动脉完全闭塞并且没有侧支),还是永久性心肌坏死(>20min)。

心肌缺血也能引起心电图特征性的改变,如除极异常心电图表现为T波倒置;当缺血更严重时,ST段可发生移位(参见第11章);暂时的T波倒置可能是非透壁的、心内膜下的心肌缺血的反应;暂时的ST段压低通常是灶性的心内膜下心肌缺血的反应;ST段抬高通常是由于严重的透壁性心肌缺血引起。另外一个重要的结果是,心肌缺血可引起电活动的不稳定,通常会引起孤立性的室性期前收缩,甚至室性心动过速及心室颤动(参见第16章),大多数IHD患者发生猝死的主要原因是缺血诱发的室性心动过速(参见第29章)。

无症状和有症状缺血性心脏病

在西方国家,交通意外及战争中阵亡人员的尸检结果提示:通常在20岁以前,冠状动脉粥样硬化即已开始发展且分布广泛,甚至在一生均无症状的成年人中仍可发现。在无症状心肌缺血的人群中,通过运动负荷试验可寻找到心肌缺血的证据,即运动诱发心电图改变但却不伴有心绞痛症状,这组人冠状动脉造影结果能发现冠状动脉斑块和以前未观察到的阻塞病变(参见第13章)。在冠状动脉存在阻塞但无临床心肌缺血表现人的尸检结果中,肉眼可见的瘢痕存在,此结果是由于病变血管(有或没有侧支循环)所支配的心肌区域发生梗死所致。人口学研究表明,超过25%的急性心肌梗死幸存患者未就医,且这些患者与具有典型临床表现的心肌梗死

患者一样的不良预后(参见第35章),其猝死的发生与有症状IHD患者一样,可能是无先兆的(参见第29章)。

IHD患者也可能表现为继发于左心室心肌缺血损伤后的心脏扩大及心力衰竭,且心力衰竭前可能无任何症状,这种情况称为缺血性心肌病。与IHD无症状阶段相比,有症状阶段主要特征表现为心绞痛或急性心肌梗死引起的胸部不适(参见第35章)。进入有症状阶段后,患者可表现为稳定的状态、进行性的恶化过程或是返回到无症状阶段,或者发生猝死。

稳定型心绞痛

本章节的临床综合征是由于暂时性的心肌缺血所致,各种疾病所引发的心肌缺血和多种形式不适的表现易混淆,已在第4章重点讨论。在人群中,约70%心绞痛患者为男性,且大部分年龄小于50岁,然而,仍需注意的是心绞痛在女性中的临床表现常不典型(见后文)。

病史

典型的心绞痛患者通常见于>50岁的男性或大于60岁的女性,主诉发作性的胸部不适,通常描述为沉重感、压迫性、压榨性、呼吸费力或窒息感,但很少仅有单纯的胸痛主诉。当询问患者不适感觉的位置时,他/她通常会把一只手放在胸骨处,有时会紧握拳头来表达胸骨后紧缩样不适(Levine征)。心绞痛实际上表现为逐渐加强—逐渐减弱的过程,典型的持续2~5min,且能放射到一侧肩膀及两只手臂(特别是前臂和手尺侧面的皮肤)。心绞痛也可以起源或放射到背部、肩胛间区、颈根部、下颌、牙齿和上腹部,但很少表现为脐以下或下颌骨以上的位置。一项有价值的研究曾评估胸部不适的患者,结果显示心肌缺血的不适不会放射至斜方肌,这种放射方式是心包炎的典型表现。

虽然典型的心绞痛是由劳累诱发(如运动、急切或性活动)或情绪波动(如应激、生气、惊吓或受挫折),休息后可以缓解。但心绞痛也可以发生在静息状态[参见"不稳定型心绞痛"(第34章)]或者患者处于卧位时(卧位型心绞痛),此类患者夜间可能因典型的胸痛或呼吸困难醒来,夜间心绞痛可能由于阵发性心动过速、睡眠时呼吸方式改变引起的氧合下降,或是由于卧位时胸腔内血流量增加导致心脏舒张末期容积、室壁张力及心肌需氧量增加,从而导

致心肌缺血及短暂的左心室功能障碍。

心绞痛发生的域值会随每天时间的不同和情绪状态的不同而改变。很多患者会提到心绞痛发作的一个固定域值，通常可预见到，即到一确定水平的活动量时即发生心绞痛，如正常步速爬两层楼梯。在这些患者中，冠状动脉狭窄与心肌的供氧是固定的，当心肌需氧量增加时可诱发心肌缺血，这就是所说的稳定性劳力型心绞痛。在其他的患者中，心绞痛发生的域值在某些特殊日子发生变化，也可每天都可能不同，这类患者心肌供氧量的变化可与和冠脉血管收缩张力的改变有关，这在诊断心绞痛的分型上有重要的意义。有些患者晨起较小的活动量即可能出现症状（走路或刮胡子），但到中午时完成更大的活动量却无症状。心绞痛也可被不常见的因素所诱发，如进难消化的饮食、暴露于冷空气或这些复合因素。

典型的劳力型心绞痛通过减慢或停止活动，或更快速方法休息和舌下含服硝酸甘油（参见后文）可在 1～5min 缓解。事实上，如果患者对上述方法反应较差，我们应该对心绞痛的诊断产生怀疑，采用加拿大心脏学会功能分类可简单将心绞痛的严重程度进行分级（表 33-1）。采用纽约心脏协会心功能分类标准可分级描述心绞痛对患者心功能的影响（表 33-1）。

表 33-1　心血管疾病分类表

分类	纽约心脏协会心脏功能分类	加拿大心脏学会心脏功能分类
I	患者有心脏病但没有导致活动能力受限，日常行为能力没有引起不适当的疲乏、心悸、呼吸困难或心绞痛	日常行为能力不受限，如散步、爬楼梯均不引起心绞痛，工作或娱乐时紧张或快速的长时间的付出时会出现心绞痛
II	患者有心脏病导致正常活动的轻度受限，静息状态下无不舒服，普通的生理活动下会导致疲乏心悸、呼吸困难，或心绞痛	日常生活轻度受限，散步或快速爬楼梯，上坡，饭后散步或爬楼梯，寒冷，情绪激动或醒后几小时，正常状态下步行超过 2 个街区或正常速度爬 1 层楼梯均会出现不适
III	患者有心脏病导致日常生活明显受限，静息状态下即出现不适，小于日常一般活动即可出现疲乏、心悸、呼吸困难或心绞痛	日常生活明显受限，正常状态下步行超过 1～2 个街区或正常速度爬 1 层楼梯均会出现不适
IV	患者有心脏病导致任何日常生活都出现不适感觉，心脏灌注不足或心绞痛症状甚至在静息状态下出现，进行任何生理活动均可出现不适	任何生理活动均出现不适，静息状态下即出现心绞痛症状

（源自：Modified from L Goldman et al：Circulation 64：1227，1981.）

尖锐的、转瞬即逝的胸痛或长时间的、钝痛且局限于左乳下很少是由于心肌缺血所致。但是，尤其在女性及糖尿病患者中，心绞痛发生位置可能是不典型的且与诱发因素无很严格相关性，而且心绞痛症状可能在数天、数周或数月反复加重或减轻，其可具有季节性，冬天气温寒冷时较易出现。心绞痛"等同症"为心肌缺血的部分症状，但非心绞痛，它包括呼吸困难、恶心、疲劳及衰弱，这些症状在老年人及糖尿病患者中较为常见。

对于怀疑缺血性心脏病的患者进行系统性询问病史非常重要，便于掌握与病情加重相关的不稳定的临床典型特征，例如比之前更小的活动量即引起心绞痛、休息时出现或睡眠中痛醒。由于冠脉粥样硬化患者经常同时存在其他动脉的粥样硬化病变，故心绞痛患者还应该询问并且检查其有无外周动脉疾病（间歇性跛行，见第 39 章）、卒中或短暂性脑缺血发作，明确其有无 IHD 家族史（一级男性亲属小于 55 岁，女性亲属小于 65 岁）、糖尿病、高脂血症、高血压、吸烟和其他冠脉粥样硬化的危险因素同样重要（见第 30 章）。

典型的心绞痛病史在得到其他证据之前即可诊断缺血性心脏病。在不典型的心绞痛患者中（见第 4 章），老年、男性及绝经后的女性及其他共同的危险因素增加了能够引发血流动力学明显改变的冠状动脉病概率。一个特别挑战的问题是，如何去评价及处理有持续性胸痛症状的患者但心外膜冠脉未提示存在限制血流的阻塞，这种情况相对女性比男性更多见，其可能病因包括冠脉微血管病变（可通过冠脉对血管扩张药如腺苷、乙酰胆碱和硝酸甘油冠里使用后的反应性来检测）及心脏异常痛觉。微血管病变的治疗主要是改善血管内皮功能，包括硝酸酯类、β 受体阻滞药、钙离子拮抗药、他汀类和血管紧张素转化酶抑制药（angiotensin-converting enzyme inhibitors，ACEI）。异常心脏痛觉的治疗很难控制，部分病例可能通过使用丙米嗪得到缓解。

体格检查

稳定型心绞痛患者在无症状时体格检查通常是正常的。但在合并糖尿病及外周血管病患者中，IHD 的可能性增加，所以临床医师需关注其他部位动脉粥样硬化疾病的证据，例如腹主动脉瘤、颈动脉杂音和下肢动脉搏动的减弱。体格检查也应包括对粥样硬化危险因素的筛查，如黄斑瘤及黄色瘤（见第 30 章），多位点的脉搏曲线、双臂及手臂和下肢的血压比较（踝臂指数）可用来评估外周动脉病变。眼底检查可能发现高血压引起的改变，如光反射增加和动静脉局部狭窄。也可能查出贫血、甲状腺疾病的改变和吸烟引起指尖的尼古汀染色。

触诊可以发现心脏增大和心脏搏动的异常收缩（左心室运动障碍）。听诊可发现动脉杂音、第三/第四心音，如果急性心肌缺血或陈旧心肌梗死损害了乳头肌功能，二尖瓣反流增加可在心尖（二尖瓣听诊区）闻及收缩期杂音，患者左侧卧位时二尖瓣听诊区的杂音最清楚。应鉴别除外主动脉狭窄、主动脉瓣反流（见第 20 章）、肺动脉高压（见第 40 章）和扩张型心肌病（见第 21 章），因为这些疾病同样可以引起心绞痛但可无冠脉粥样硬化。在心绞痛发作时进行体格检查更能发现有意义的体征，因心肌缺血能引起暂时的左心室功能衰竭伴第三和（或）第四心音的出现、心尖冲动减弱、二尖瓣反流，甚至肺水肿。胸壁的压痛、胸部指尖大小的不适或胸部触诊时再次疼痛通常不是由心肌缺血引发。患者凸出的腹部提示存在代谢综合征，这将增加动脉粥样硬化的风险。

实验室检查

虽然 IHD 可以通过病史及体格检查得到高可信度的诊断，但一些简单的实验室检查结果也是有帮助的，检查尿液可为糖尿病及肾病（包括微量白蛋白尿）提供证据，因这些因素能促进动脉粥样硬化的进展。同样的，血液检测包括血脂的检测（胆固醇、低密度脂蛋白、高密度脂蛋白、三酰甘油）、血糖（糖化血红蛋白 A_{1c}）、肌酐、血细胞比容及必要时根据体格检查提示需行甲状腺功能检查。胸部 X 线也非常重要，因其能提示 IHD 的情况，如心脏增大、室壁瘤或心力衰竭的征象，这些征象可用来能支持 IHD 的诊断且可评价心肌损伤的程度。相关证据表明，高敏 C 反应蛋白（C-reactive protein，CRP）的升高（特异性，$0\sim3mg/dl$）是 IHD 的独立危险因素，且在调脂的起始治疗方案制订过程中有价值，高敏 CRP 的主要作用是：对于基于传统危险因素分层而位于中间一层的 IHD 患者进行再次危险分层。

心电图

具有典型心绞痛的患者静息状态时 12 导联心电图可能是正常的，但是也可能显示陈旧性心肌梗死的改变（见第 11 章）。除了能出现左心室肥大和紊乱性心脏节律或室内传导，还可出现 ST 段和 T 波改变的除极化异常，虽然这些变化均可提示 IHD 的存在，但不具有特异性，因为这些变化也可能出现在心包、心肌和心脏瓣膜性疾病，至于 ST 段和 T 波改变，在短暂的焦虑、体位的改变、药物或食管疾病也可出现。值得注意的是，存在左心室肥大能明显增加 IHD 的恶性事件风险，即使左心室肥大及心脏节律紊乱不是 IHD 发展过程中的特异性因素，但是其在由其他常见危险因素促进发展 IHD 患者中，心绞痛发作的诱发因素，且其是多种危险因素共同作用的结果。若心绞痛发作时出现 ST 段及 T 波的动态演变且缓解时消失，这些变化更具特异性。

运动负荷试验

心电图检测

运动前、中和后描记 12 导联心电图是最常用的诊断 IHD 及评估危险因素和预后的检查，通常是在跑步机上检测（图 33-1），此项检查包括标准化逐渐增加的外源性负荷量直到出现患者症状的系统（表 33-2），同时描记心电图及血压变化。运动时间长短通常由患者症状决定，如果出现下述情况此项检查应终止：胸部不适、严重气短、头晕、严重乏力、ST 段压低 $>0.2mV$（2mm）、收缩压下降 $>10mmHg$ 或出现室性心律失常。运动试验用于发现运动活动中发生的任何限制，能够检测到心肌缺血的典型心电图表现，且可发现心电图改变与胸痛之间的关系。反映心肌缺血的 ST 段改变通常定义：平的或下斜型 ST 段压低较基线 $>0.1mV$（如 PR 段）且持续 $>0.08s$（图 33-1）；上斜型或交界性 ST 段改变不作为心肌缺血特征性改变的阳性结果而终止运动试验。尽管运动试验应注意 T 波改变、传导紊乱和室性心律失常的出现，但是它们不足以做出诊断。未达到靶目标心率（根据年龄和性别预测心率最大值的 85%）的阴性运动试验结果同样认为是没有诊断价值。

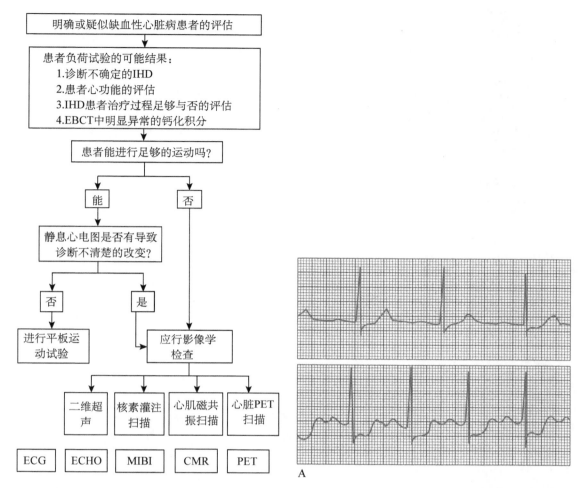

图 33-1 **明确或疑似缺血性心脏病患者的评估。**图表的上部是一个流程图用来评估患者是否选择进行运动试验,以及选择是否仅采用 ECG 监测进行常规运动平板试验。对于不能耐受足量运动试验的患者(已给予药物激发)特异性的影像学检查是必需的,或静息心电图的表现容易混淆(可通过症状限制性平板运动来增加冠脉循环进行检查)。在下面的图是 ECG 监测和特殊影像学检查所得到实例。CMR. 心脏磁共振;EBCT. 电子束 CT;ECG——心电图;ECHO. 心脏超声;IHD. 缺血性心脏病;MIBI. 甲氧基异丁基异腈;MR. 磁共振;PET. 正电子发射断层扫描。A. V_4 导联静息时(上)和运动 4.5min 后(下),出现 3mm(0.3mV)的 ST 段水平下降,提示心肌缺血的阳性结果(修自 BR Chaitman 所摘自 E Braunwald et al [eds]:Heart Disease,6th ed,Philadelphia,Saunders,2001.);B. 曾有过典型的胸骨下疼痛发作病史的 45 岁慢跑爱好者所进行运动超声检查。运动中患者每分钟心率从 52 次增加到 153 次,运动时左心室腔扩张,但室间隔及心尖部由收缩运动变为无收缩运动(红箭头),这些发现强烈提示 LAD 近段存在狭窄而出现限制性血流,这些结果可通过冠脉造影证实(修自 SD Solomon 所摘自 E. Braunwald et al [eds]:Primary Cardiology,2nd ed,Philadelphia,Saunders,2003.);C. 负荷及静息心肌灌注 SPECT 影像:为运动时出现胸痛发作及呼吸困难的患者进行 ^{99m}Tc(司他比秘)心肌灌注扫描所得到结果,该影像提示了前侧壁及下壁的一个中等范围的、严重的负荷时充盈缺损,并表现为几乎完全可逆,此结果与右冠状动脉中度狭窄致心肌缺血表现一致(箭头)(Marcello Di Carli 博士提供图片,Nuclear Medicine Division,Brigham and Women's Hospital,Boston,MA);D. 1 例有心肌梗死病史的患者表现为反复的胸部不适,其心脏磁共振结果提示:标记了处为前壁部较大面积的运动障碍(在上面左、右两个影像图片中用箭头标记位置,为收缩期),这个区域的运动障碍可通过随后的钆-DPTA 增强影像显示出来,并与大面积的透壁心肌梗死相一致(中间左、右影像图片箭头标记处),静息(下左侧图片)及注射腺苷使血管扩张充盈状态(下右侧图片),首过灌注扫描影像提示可逆性的灌注异常,这异常灌注已延伸到室间隔下部。该患者被检查出 LAD 近段闭塞且有侧支循环形成。这个例子说明可以利用缺血及梗死的心肌在 CMR 检查表现不同的这一特点。DTPA. 二乙烯三胺五乙酸(Raymond Kwong 博士提供图片,Cardiovascular Division,Brigham and Womens Hospital,Boston,MA.)

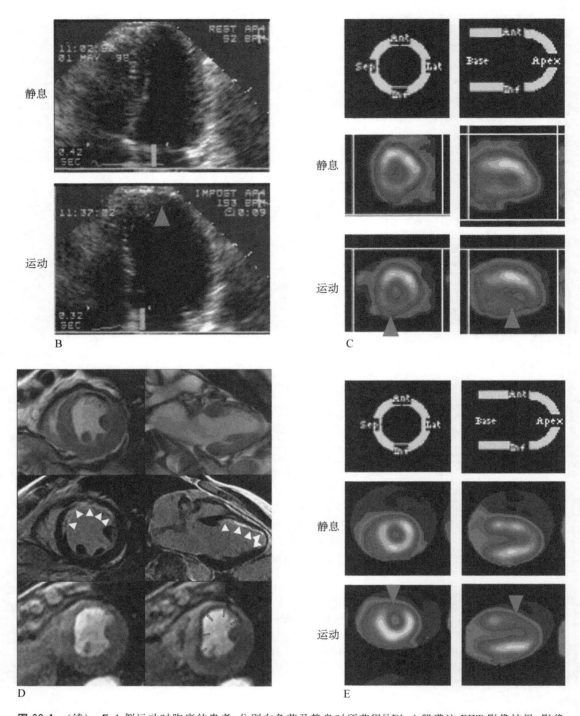

图 33-1 （续）。E.1 例运动时胸痛的患者，分别在负荷及静息时所获得 ^{82}Rb 心肌灌注 PET 影像结果，影像结果提示大的、严重的负荷时心肌灌注缺损，包括前壁的中部及心尖部、前侧壁、室间隔前部及左心室心尖部，并提示缺损为完全可逆，与弥漫且严重的左前降支中段病变导致广泛严重的心肌缺血相一致（红色箭头所示）（Images provided by Dr. Marcello Di Carli，Nuclear Medicine Division，Brigham and Women's Hospital，Boston，MA.）

表33-2　代谢当量（METs）与负荷试验方案不同水平之间的关系

功能分级	临床状态	消耗O₂ ml/(kg·min)	METS	改良BRUCE 3min阶段		BRUCE 3min阶段	
				MPH	%GR	MPH	%GR
				6.0	22	6.0	22
				5.5	20	5.2	20
				5.0	18	5.0	18
正常和 I	健康，或根据年龄、活动量	56.0	16				
		52.5	15				
		49.0	14				
		45.5	13	4.2	16	4.2	16
		42.0	12				
		38.5	11	3.4	14	3.4	14
	久坐不动的健康状态	35.0	10				
		31.5	9				
		28.0	8				
		24.5	7	2.5	12	2.5	12
II		21.0	6				
	受限制的状态	17.5	5	1.7	10	1.7	10
	有临床症状	14.0	4				
III		10.5	3	1.7	5		
		7.0	2	1.7	0		
IV		3.5	1				

（源自：Modified from GF Fletcher et al:Circulation 104:1694,2001.）

在那些已存在冠状动脉疾病（coronary artery disease,CAD)的患者或可能存在CAD的研究人群（预判可能）中，对于运动试验心电图结果的解释应考虑上述因素的存在。虽然1/3的病例可能会出现假阳性或假阴性结果，但在50岁以上男性中，如果既往曾有典型心绞痛病史且在运动试验检查过程中出现胸痛，若运动试验结果阳性将预示其患CAD的可能性为98%。如果患者胸痛症状不典型或无胸痛病史，则降低了运动试验对CAD诊断的可靠性。

在IHD可能性较低的患者中，其运动试验的假阳性结果比率明显增加，多见于小于40岁无症状男性或无提前绝经危险因素的绝经前女性。当患者服用心血管病药物如地高辛和抗心律失常药物、存在室内传导阻滞、静息时ST段和T波异常、心室肥大或血钠水平异常，其假阳性结果的概率也明显增加。阻塞病变若局限于回旋支动脉也可能出现假阳性结果，因为心脏侧面的血液供应情况在12导联心电图不能较好地反映出来，由于运动负荷心电图的敏感性仅约为75%，阴性结果尽管很难支持三支血管病

变或左主干病变的诊断，但结果还不能除外CAD。

医师需监测整个运动试验过程，更重要的是及时记录运动持续的时间、缺血性ST段改变及胸部不适出现的时间和通过各种指标如心率及血压来评估外在的运动量完成情况（通常指运动达到的某个阶段）和内在的反映心脏功能的做功情况。ST段压低的深度及心电图恢复所需的时间同样很重要。运动试验检查的风险虽较少但存在，估计每10 000例接受运动试验的患者中有1例死亡和2例非致死性并发症发生，故急救设施应完备。MI 6d后且无并发症的患者接受改良的运动试验方案（依据心率标准，而不是症状标准）是安全的（表33-2）。运动负荷试验的禁忌包括：48h内的静息性心绞痛、不稳定的心脏节律、严重的主动脉狭窄、急性心肌炎、未控制的心力衰竭、严重的肺动脉高压及感染性心内膜炎活动期。

阶梯运动试验的正常反应包括逐渐增加的心率及血压。试验过程中血压的急剧增加或下降同时合并心肌缺血的症状是很重要的不良预测的征象，因为这一反应说明心肌缺血诱导的整个左心室功能障

碍。在较低的运动试验负荷时已经出现了心绞痛和（或）严重的 ST 段压低（＞0.2mV），如在完成 Bruce 方案 2 级前和（或）ST 段压低在终止运动试验后持续 5min 未恢复，这些表现均增加运动试验结果的特异性，并且表明患者 IHD 较危重及发生恶性心脏事件概率很高的预后。

心脏影像

如果患者静息时心电图已经异常，如预激综合征、静息 ST 段压低大于 1mm、左束支阻滞及心室起搏节律，这时通过运动试验得到的信息，再结合行运动时静脉注射[201]Tl 或[99m]Tc 甲氧基异丁基异腈得到的放射性核素心肌灌注显像（负荷核素显像），从而获得更确凿的心肌是否存在缺血的证据。目前证据表明，正电子放射断层造影术（positron emission tomography，PET）也可作为评估心肌灌注水平的另一项技术，即在运动或药物作用情况下使用[13]N 氨或[82]R$_b$核素来观察心肌灌注水平变化情况，通过对照静息时心肌灌注区域和运动中止即刻缺血区域恢复情况可立刻确定是可逆心肌缺血，还是持续未摄取核素的心肌梗死后心肌坏死区域。

相当大部分的患者因为外周血管疾病或骨骼肌疾病、劳力性呼吸困难或去适应状态等原因无法进行运动负荷试验，故需非侵入性负荷试验来确定心肌缺血的面积。在这种情况下，负荷试验使用静脉内药物来取代运动，例如静脉使用双嘧达莫或腺苷后，可通过相对减少冠脉病变血管段血流而暂时增加非病变段的血流，引发"冠脉窃血"现象来观察心肌缺血区域。或者以逐渐增加注射的多巴酚丁胺剂量提高 MVO$_2$来观察心肌缺血区域。现多种影像检查可加用药物来进行负荷试验（图 33-1），同时使用[201]Tl 或[99m]Tc-甲氧基异丁基异腈作为示踪剂观察心肌瞬时充盈缺损变化来检查心肌缺血的情况。

心脏超声可用于评价慢性稳定型心绞痛、既往有心肌梗死病史、病理性 Q 波及慢性心力衰竭患者的左心室功能，二维心脏超声可评估心肌缺血时即刻左心室整体及区域的室壁运动异常情况，负荷（运动或多巴酚丁胺）超声心动图能观察到静息状态下不表现出来的心肌瞬时失动或动力障碍区域。与负荷心肌灌注核素扫描相同，负荷超声心动图在诊断 IHD 上比运动心电图更敏感。心脏磁共振（cardiac magnetic resonance，CMR）负荷试验可作为放射性核素、PET 或负荷超声心动图的替代，CMR 负荷试验通过注射多巴酚丁胺来评价室壁运动异常伴随心肌缺血及心肌组织灌注情况，CMR 也能够通过多排磁共振影像分析来更完整地评估心室功能。

动脉粥样斑块随着时间逐渐形成钙化，且冠脉钙化随着年龄逐渐增加，因此，检测冠脉钙化的方法已经发展成为检测冠状动脉粥样硬化存在的方法，这些方法包括能够快速得到影像结果的 CT 检查（电子束 CT 和多排 CT）。运用这些影像技术检测冠脉钙化通常使用钙化积分（Agatston 积分）进行量化分析，以钙化面积及密度为依据进行量化积分，虽然影像方法的诊断准确性较高（敏感度：90％～94％；特异度：95％～97％；阴性预测率：93％～99％），但其预测分析的使用目前尚未得到肯定，因此，在 CT、电子束 CT 和多排 CT 扫描中，对于 IHD 患者检测和治疗其作用仍未清楚。

冠状动脉造影

冠状动脉造影为一种诊断性的方法，通过测量冠脉管腔直径来检测或除外严重的冠脉阻塞情况（见第 13 章）。但是，冠状动脉造影不能提供动脉壁的信息，且严重的冠脉粥样硬化还未侵袭到管腔时将不能被检查出。值得注意的是，在冠状动脉上的动脉粥样硬化斑块分布特征：更常见于冠状动脉分叉处，并且在心外膜冠状动脉的内层及中层并逐渐发展但暂时不侵袭管腔，可引起冠状动脉正性扩张，这个过程称为重塑（见第 30 章）。在动脉粥样硬化斑块疾病的后期发展过程中，病变将逐渐进展引起管腔狭窄。

适应证

冠状动脉造影适应证：①慢性稳定型心绞痛的患者，经药物治疗仍有严重症状，需进行血供重建，包括 PCI 及冠状动脉旁路移植术（coronary artery bypass grafting，CABG）；②患者有不适症状但目前诊断困难，有必要行冠状动脉造影明确或除外 IHD 的诊断；③已知或疑似心绞痛患者曾有心搏骤停；④有心绞痛症状或临床、实验室非侵入性检查提示有缺血证据的心力衰竭患者；⑤不管症状是否存在或其严重程度，非侵入性检查提示患者有发生冠状动脉事件高危因素（见后）。

冠状动脉造影其他适应证包括以下几个方面：

1. 胸部不适的患者疑似有心绞痛但是负荷试验为阴性，需要明确诊断来指导临床治疗、缓解心理压力、职业或家庭规划或保险的要求。

2. 因怀疑急性冠状动脉综合征反复入院的患者，诊断尚未明确，可行冠脉造影明确有无冠心病。

3. 因职业涉及他人安全的患者，如飞行员、消防员或警察，有可疑的症状或阳性的非侵袭入性检查,且在他们中发现有冠状动脉病变的可疑证据。

4. 主动脉瓣狭窄或肥厚型心肌病合并心绞痛的患者,他们的胸痛可能是由于缺血性心脏病。

5. 男性>45 岁或女性>55 岁,心脏手术如瓣膜置换或修复术前,无论有无心肌缺血的临床证据。

6. 心肌梗死后的患者,特别是心肌梗死后反复频繁发作心绞痛或存在心力衰竭、频繁室性期前收缩或负荷试验有缺血证据的高危患者。

7. 不管心绞痛的严重程度,非侵入性检查提示有高冠状动脉事件风险(较差的活动耐受力或严重的心肌缺血)的患者。

8. 怀疑冠状动脉痉挛或其他非动脉粥样硬化原因引起的心肌缺血患者,如冠脉解剖异常、川崎病等。

无创性诊断冠状动脉影像的方法包括 CT 造影和心肌磁共振成像(参见第 12 章)。虽然这些新的影像技术能够提供心外膜冠状动脉阻塞部位的信息,但在临床实践中它们的确切作用却尚未被准确定义。它们的使用中应注意的重要的方面包括:CT影像相对于传统诊断性冠状动脉造影的高辐射暴露及心肌磁共振在心脏周期性运动时的限制,尤其在较快心率时限制更明显。

预后

IHD 患者已知总的预后指标包括:年龄、左心室功能状态、冠状动脉狭窄的位置和严重程度,以及心肌缺血的严重程度及活性。新近发生的心绞痛、不稳定型心绞痛(参见第 34 章)、心肌梗死后早期心绞痛、提示药物治疗无反应或反应很差的心绞痛,以及心绞痛合并充血性心力衰竭的症状均预示恶性冠状动脉事件的风险增加。除此之外,心力衰竭的体征、肺水肿的发作、短暂的第三心音、二尖瓣反流,以及心脏超声或放射性核素影像证明心脏增大和射血分数减少(<0.40)均可提示风险增高。

更重要的是,在无创性检查过程中出现任何以下表现均预示冠脉事件的高风险:无法完成 6min 运动试验,即 Bruce 方案 2 级;在低运动量即出现心肌缺血(完成 Bruce 方案 2 级前出现 ST 段压低≥0.1mV、任何阶段 ST 段压低≥0.2mV、终止运动后ST 段压低>5min、运动期间收缩压下降>10mmHg、运动期间出现室性心动过速),提示运动试验强阳性;放射性核素心肌负荷显像中,大的或多部位心肌灌注缺损及肺摄取量增加;放射性核素心室显像或负荷心脏超声心动图检查提示左心室射血分数减少降低。相反,如果患者能够完成 Bruce 方

案 3 级,且有正常的负荷灌注显像或负荷心脏超声阴性均提示未来冠状动脉事件的风险较低。在动态心电图监测中频繁出现 ST 段抬高(甚至无症状)也提示较差的预后。

心导管检查提示左心室舒张末压力及左心室容积升高、射血分数减少是左心室功能不全最重要的表现,与预后不良相关。患者有胸部不适表现,但是左心室功能正常且冠状动脉正常提示预后较好。因为累及的缺血心肌较多,所以左主干阻塞病变(>50%管腔直径)或左前降支动脉近段至第一分支开口病变的风险高于右冠或左回旋支冠脉病变。心外膜冠状动脉的动脉粥样硬化斑块中的裂隙及充盈缺损提示冠状动脉风险增加。这些病变将会经历炎性细胞活化、降解、内皮功能异常、异常血管收缩、血小板聚集及裂隙或出血。这些因素能暂时加重狭窄并引起血栓和(或)血管壁的活性异常,从而加重了心肌缺血的临床表现。近期出现的症状、负荷试验(见前)中心肌缺血的进展及不稳定型心绞痛(参见第34 章)均提示冠脉病变快速的进展。

根据 CAD 血管阻塞的程度,当左心室功能受损时死亡率明显增高。相反,任何水平的左心室功能,阻塞血管支配区域心肌灌注量的多少直接决定患者预后的好坏。因此,有必要收集所有潜在既往心肌损伤的证据(心电图、心脏超声、放射性核素显像,或左心室造影中心肌梗死的证据)、残余左心室功能(射血分数及室壁运动)、未来冠状动脉事件的风险(冠脉疾病的程度及无创性负荷试验确定的心肌缺血)。心肌坏死的数量越多,心脏能够耐受额外损伤的能力越低且预后越差。风险评估必须包括年龄、症状、所有危险因素、动脉疾病的体征和已经存在及即将发生的心脏损伤(如心肌缺血)。

冠脉粥样硬化的危险因素数目越多、越严重[高龄>75 岁、高血压、脂代谢紊乱、糖尿病、肥胖、并发外周和(或)脑血管疾病、陈旧性心肌梗死],心绞痛的患者预后越差。相关证据表明,血浆 C 反应蛋白升高、CT显示冠脉钙化水平增高(详见前述)、超声检查示颈动脉内膜增厚也预示冠脉事件的风险增高。

治 疗　**冠状动脉粥样硬化**

稳定型心绞痛

一旦缺血性心脏病的诊断成立,对每名患者都必须单独评估,评估他或她对此疾病的理解程度、期望和目标、症状控制水平、预防心肌梗死等不良临床

结果和过早死亡。残疾的程度及诱发心绞痛的生理和心理压力都必须认真记录以制订治疗目标。管理计划应该包括以下内容：①解释的问题，保证制订治疗方案的能力；②识别和治疗诱发因素；③如有需要，推介适当运动；④治疗危险因素，减少不良冠脉事件的发生；⑤药物治疗心绞痛；⑥考虑血供重建。

解释和安慰

IHD患者需要了解自己的病情，并让其认识到经治疗可能得到长期高质量的生活，即使他们有心绞痛或已经历并从急性心肌梗死中逐渐恢复。向患者提供能改善预后的临床试验结果，对于鼓励患者恢复或维持活动并重返工作岗很有价值。制订良好的康复计划可以使患者对减肥、提高运动耐力和控制危险因素更有信心。

识别和治疗诱发因素

许多因素会增加需氧量或减少心肌供氧，并可能诱发或加剧缺血性心脏病患者心绞痛的发作。左心室肥厚、主动脉瓣疾病、肥厚型心肌病可能引起或导致心绞痛，应予以排除或治疗。肥胖、高血压和甲状腺功能亢进症应积极治疗，以减少心绞痛发作的频率和严重程度。心肌供氧的减少，可能是由于动脉血氧合降低（如肺部疾病，或由于吸食香烟或雪茄导致存在碳氧血红蛋白时）或携氧能力降低（如贫血）。如果存在这些异常，加以纠正，可以减少甚至消除心绞痛。

适量的运动

心肌缺血是由心肌对氧的需求和冠脉循环来满足这种需求能力之间的差异造成的。理解这个概念，并利用它合理地安排运动计划，这对大多数患者是有帮助的。许多通常可以诱发心绞痛的运动，仅仅减少运动时的速度即可以无心绞痛发作。患者必须明白他对某一运动的耐量存在昼夜变化，在早晨、餐后即刻及寒冷或恶劣天气时应降低其运动量以减少心肌耗氧需求。有时，可能需要推荐患者改变职业或居住地，以避免生理上的压力。

健身计划通常会提高患者诱发心绞痛发作的运动耐量并拥有足够的心理优势。有规律等张运动在不超过诱发心绞痛发作的阈值及负荷试验时诱发心肌缺血心率的80%时，应该积极鼓励。基于负荷试验的结果，可以估算出缺血发作时的代谢当量（表33-2）和制订一个实用的运动处方，使日常活动低于缺血阈值（表33-3）。

表33-3　一些常见活动的能量需求

	<3METs	3~5METs	5~7METs	7~9METs	>9METs
自我劳动					
	洗澡/剃须	擦窗户	花园内简单挖掘	用力铲土	负重上楼(目标>90lb)
	穿衣	耙子耙地	割草	拿东西(60~90lb)	快速爬楼梯
	简单的家务管理	用力割草	拿东西(30~60lb)		用力铲雪
	案头工作	铺床			
	自动驾驶	拿东西(15~30lb)			
职业					
	坐	整理货架(轻货物)	木工(户外)	挖沟(挑铲)	重体力劳动
	伏案工作	焊接/木工	铲土		
	站立(店员)		伐木		
休闲					
	高尔夫	跳舞(社交)	乒乓球(单打)	划独木舟	壁球
	针织	高尔夫(步行)	滑雪(速降)	爬山	滑雪旅游
		航海	背包(轻)客		激烈的篮球
		乒乓(双打)	篮球		
			溪钓		
运动状态					
	散步(2 mph)	平地步行(3~4mph)	平地步行(4.5~5.0mph)	平地慢跑(5mph)	跑步>6mph

续表

<3METs	3~5METs	5~7METs	7~9METs	>9METs
原地支撑自行车	骑自行车（6~8 mph）	骑自行车（9~10mph）	游泳（自由泳）	自行车（>13mph）
非常轻松的健美操	轻松健美操	游泳（蛙泳）	划船机，快节奏健美操，自行车（12mph）	跳绳 上坡行走时（5mph）

METs.代谢当量（来源：Modified from WL Haskell：Rehabilitation of the coronary patient, in NK Wenger, HK Hellerstein（eds）：Design and Implementation of Cardiac Conditioning Program. New York, Churchill Livingstone, 1978.）

治疗危险因素

早发 IHD 的家族史是风险增加的重要指标，应该启动寻找可治疗的危险因素如高脂血症、高血压、糖尿病。肥胖能够减弱其他危险因素的治疗效果和增加不良心血管事件风险。此外，肥胖常伴有三种其他危险因素：糖尿病、高血压、高脂血症。肥胖与这些伴随危险因素的治疗是任何治疗计划的重要组成部分。低饱和脂肪酸和反式不饱和脂肪酸食物和减少热量的摄入，以便达到理想体重的饮食是慢性 IHD 治疗的基石。在代谢综合征或明显糖尿病患者中尤为重要是强调减肥和规律锻炼。

1. 吸烟　在男女双方和所有年龄段，吸烟加速冠状动脉粥样硬化，并增加血栓形成、斑块不稳定、心肌梗死和死亡的风险（参见第 30 章）。此外，吸烟通过增加心肌需氧量和降低心肌氧供而加剧了心绞痛。戒烟相关研究表明，患者戒烟后这些不良后果的发生显著下降的同时还有明显的获益。医师对于戒烟的信息必须清晰、强有力，这些需要由完成和监控戒烟的过程来支持。高血压（参见第 37 章）与冠状动脉粥样硬化不良临床事件及卒中的风险增加相关。此外，由于持续的高血压导致的左心室肥厚能够加重心肌缺血。有证据表明，长期有效地治疗高血压可以减少不良心脏事件的发生。

2. 糖尿病　加速冠状动脉和外周动脉粥样硬化，经常与血脂异常、心绞痛、心肌梗死的风险增加及冠心病猝死相关。在糖尿病患者中积极地控制血脂异常（目标低密度脂蛋白胆固醇<70mg/dl）和高血压（目标血压 120/80mmHg）经常发现是非常有效的，正如此后所述。

血脂异常

血脂异常的治疗对于旨在长期缓解心绞痛、减少血供重建、减少心肌梗死和死亡这一目标中至关重要。血脂的控制可以通过联合低饱和脂肪和反式不饱和脂肪酸的饮食、锻炼和减肥来实现。HMG-CoA 还原酶抑制药（他汀类药物）几乎是必需的，可以降低低密度脂蛋白胆固醇（25%~50%）、升高高密度脂蛋白胆固醇（5%~9%）和降低三酰甘油（5%~30%）。他汀对于动脉粥样硬化和缺血性心脏病有强大的治疗效果，结果与是否预处理 LDL 胆固醇水平无关。贝特类或烟酸可提高高密度脂蛋白胆固醇和降低三酰甘油（见第 30、31 章）。调脂治疗的对照试验显示，无论男性、女性、老年人、糖尿病患者，甚至吸烟者，调脂治疗均可获益。

与上面所列出的健康促进行动依从性普遍很差一样，一个负责的医师不能低估需要应对这一挑战所做的重大努力。在美国，不到一半的确诊冠状动脉疾病患者出院时接受了血脂异常的治疗。鉴于血脂异常的治疗带来重大好处的证据，医师需要建立治疗的路径、监督执行并定期随访。

减少女性 IHD 患者的风险

绝经前妇女的临床 IHD 的发病率非常低。但是绝经后，动脉粥样硬化的危险因素增加（如 LDL 增加、HDL 降低）及临床冠状动脉事件的概率增加到已知的男性水平。女性戒烟效果不如男性。女性患者糖尿病更常见，这大大增加了临床 IHD 的发生，扩大了高血压、高脂血症和吸烟的有害影响。心导管及冠状动脉血供重建术在女性中运用不够。与男性患者相比，女性患者在疾病的晚期和更严重的阶段才开始使用。

药物治疗

在表 33-4 至表 33-6 中总结了用于治疗心绞痛的常用药物。药物治疗 IHD 的目的是减少心绞痛发作的频率、心肌梗死和冠脉相关的死亡。在前面讨论的健康促进行动的基础上，有众多的阳性试验数据来强调药物治疗的重要性。为了达到药物治疗 IHD 的最大效益，通常有必要根据个人的危险因素、症状、血流动力学反应和不良反应来指导联合用药的种类及滴定的剂量。

表 33-4　缺血性心脏病患者的硝酸酯类药物应用

成分	途径	剂量	效果持续时间
硝酸甘油	舌下制剂	0.3～0.6mg 至 1.5mg	10min 左右
	喷雾	每次 0.4mg,根据需要	与舌下制剂相似
	药膏	2%,15cm×15cm,7.5～40mg	效果持续 7h
	皮下	每 12 小时,0.2～0.8mg/h	8～12h 间断治疗 4～8h
	口服缓释剂	2.5～13mg	4～8h
	静脉	5～200μg/min	耐药性出现在 7～8h
硝酸异山梨酯	舌下	2.5～10mg	长达 60min
	口服	5～80mg,每日 2～3 次	长达 8h
	喷雾	1.25mg/d	2～3min
	咀嚼片	5mg	2～2.5h
	口服缓释片	40mg,每日 1～2 次	长达 8h
	静脉	1.25～5.0mg/h	耐药性出现在 7～8h
	药膏	100mg/24h	无效
单硝酸异山梨酯	口服	20mg,每天 2 次,60～240mg,每天 1 次	12～24h
季戊四醇四硝酸酯	舌下	每次 10mg,根据需要	未知

（源自：Modified from RJ Gibbons et al：J Am Coll Cardiol 41：159,2002.）

表 33-5　缺血性心脏病 β 受体阻滞药临床应用的特点

药物	选择性	部分激动作用	心绞痛的使用剂量
醋丁洛尔	β1	是	200～600mg,每天 2 次
阿替洛尔	β1	否	50～200mg/d
倍他洛尔	β1	否	10～20mg/d
比索洛尔	β1	否	10mg/d
艾司洛尔(静脉用)[a]	β1	否	50～300μg/(kg·min)
拉贝洛尔[b]	无	是	200～600mg,每天 2 次
美托洛尔	β1	否	50～200mg,每天 2 次
纳多洛尔	无	否	40～80mg/d
奈必洛尔	β1(低剂量)	否	5～40mg/d
吲哚洛尔	无	是	2.5～7.5mg,每天 3 次
普萘洛尔	无	否	80～120mg,每天 2 次
噻吗洛尔	无	否	10mg,每天 2 次

[a]. 艾司洛尔是一个超短效作用的 β 受体阻滞药,需连续静脉注射,其作用失效快的特点使其成为 β 受体阻滞药相对禁忌患者的可选之药；[b]. 拉贝洛尔是 α 及 β 受体的混合制剂。该表是按字母排列的可用于治疗心绞痛患者的 β 受体阻滞药,临床常用制剂有阿替洛尔、美托洛尔,更倾向使用持续释放的制剂,每天口服一次,使患者有更高的服药依从性(源自：改编自 RJ Gibbons et al. J Am Coll Cardiol 41：159,2002.)

表 33-6　临床中治疗缺血性心脏病的钙通道阻滞药

药物	常用剂量	持续时间	不良反应
二氢吡啶类			
氨氯地平	5～10 mg/d	长效	头痛,水肿
非洛地平	5～10 mg/d	长效	头痛,水肿
伊拉地平	2.5～10mg,每天 2 次	中效	头痛,疲乏
尼卡地平	20～40mg,每天 3 次[a]	短效	头痛,困倦,潮红,水肿
尼非地平	迅速释放[a];30～90mg 每天口服	短效	低血压,困倦,潮红,水肿,心动过缓
尼索地平	缓慢释放:30～180mg 口服 20～40mg/d	短效	与尼非地平相似
非二氢吡啶类			
地尔硫䓬	迅速释放:30～80mg,每天 4 次	短效	低血压,困倦,潮红,心动过缓
	缓慢释放:120～320mg/d	长效	
维拉帕米	迅速释放:80～160mg,每天 3 次	短效	低血压,心肌抑制,心力衰竭,困倦,潮红,心动过缓
	缓慢释放:120～480mg/d	长效	

[a]. 急性心肌梗死时服用可能会增加死亡率. 治疗心绞痛患者的钙离子阻滞药列表中分为两大类:二氢吡啶类及非二氢吡啶类,每组均按字母顺序排列,在二氢吡啶类中最具临床意义的是非洛地平及氨氯地平,短效制剂初始治疗后需改每天 1 次口服的长效制剂以提高患者服药依从性(源自:改编自 RJ Gibbons et al: J Am Coll Cardiol 41:159, 2002.)

1. 硝酸酯类　有机硝酸盐是一类治疗心绞痛很有效的药物(表 33-4). 其主要作用机制包括扩张全身静脉,同时减少左心室舒张末期容积和压力,从而降低心肌壁张力和氧的要求;扩张心外膜冠状动脉血管;增加侧支血流量. 有机硝酸盐代谢时释放一氧化氮(NO),与血管平滑肌细胞鸟苷酸环化酶结合,导致环鸟苷酸的增加,使血管平滑肌松弛. 硝酸盐具有抗血栓形成的活性,是 NO 依赖的血小板活化鸟苷酸环化酶的激活,从而减少血小板内钙离子流和血小板活化.

这些制剂可在黏膜快速完全吸收. 因此,硝酸甘油通常是片剂(0.4mg 或 0.6 mg)舌下含服. 心绞痛患者需被告知服用该药既可缓解心绞痛,也可在运动前 5min 内服用以预防心绞痛发作. 这种药物的预防作用不应被过分强调.

硝酸酯类药物可以改善慢性心绞痛患者的活动耐量,并缓解不稳定型心绞痛及变异型心绞痛患者的心肌缺血(参见第 34 章). 心绞痛的发作及硝酸甘油使用的记录有助于监测心绞痛发作的频率、严重程度或不适出现的阈值,预示着不稳定型心绞痛的发展和(或)可能出现心肌梗死.

2. 长效硝酸酯　尽管长效硝酸酯类药物缓解急性心绞痛不如舌下含服硝酸甘油有效,但此类有机硝酸酯类制剂可以口服、咀嚼或通过皮下途径以贴剂的形式给药(表 33-4),此类药物能提供 24h 有效的血浆药物浓度,但是治疗反应却各有不同. 为预防硝酸酯类药物的不适及不良反应如头晕、头痛的出现,可以尝试使用此类药物的各种制剂和(或)各种给药途径. 同时,采用滴定法使用个体化的剂量对于预防不良反应是非常有效的. 为使硝酸酯类的耐药性降至最低,应给予最小的有效剂量,且每天至少 8h 无药以维持药物的有效性.

3. β肾上腺素受体阻滞药　这些药物是心绞痛药物治疗中很重要的一部分(表 33-5). 此类药物通过抑制 β肾上腺素受体引起的心率、动脉压及心肌收缩力增加来减少心肌需氧量. 运动时 β受体阻滞药显著降低上述变量,静息状态下却不明显. 长效 β受体阻滞药或缓释制剂提供每日一次的给药的优势(表 33-5). 治疗目的包括缓解心绞痛和心肌缺血,这些药物也能减少死亡率及心肌梗死后的再梗率,同时也是中等有效的降压药物.

相对禁忌证包括:哮喘和可逆性气道阻塞的慢性阻塞性肺疾病患者、房室传导阻滞、严重的心动过缓、雷诺现象、有精神抑郁史. 不良反应包括:疲乏、运动耐量降低、梦魇、阳萎、四肢冰冷、间歇性跛行、心动过缓(有时严重)、房室传导功能受损、左心室功能不全、支气管哮喘、加重跛行、加重口服降糖药或胰岛素导致的低血糖. 如果不良反应加重或持续,需减少剂量或甚至停药. 因为突然停药能加重心肌缺血,所以药物逐渐减量调整的时间应超过 2 周.

对于轻度支气管阻塞和依赖胰岛素的糖尿病患者，可优先使用选择性 β_1 受体阻滞药如美托洛尔和阿替洛尔。

4. 钙离子通道阻滞药 钙离子通道阻滞药（表33-6）是冠状动脉扩张药，在心肌需氧量、收缩力和动脉压等方面可产生不同程度的降低并呈剂量依赖性。这些联合的药理学效应是很有优势的，使得此类药物在心绞痛的治疗中与 β 受体阻滞药同样重要。当存在 β 受体阻滞药的禁忌证时，意味着此类药物也同样存在不能耐受和无效。维拉帕米和地尔硫䓬可能引起症状性心脏传导障碍及缓慢型心律失常。它们同样具有负性肌力作用，且可能加重左心室功能不全，尤其是这些患者同时联用 β 受体阻药。虽然钙离子通道阻滞药联合 β 受体阻滞药及硝酸酯类药物通常可取得很好的效果，但联合使用时每种药物剂量的增加均应采用滴定方式。变异型（Prinzmetal）心绞痛对钙离子通道阻滞药（尤其是二氢吡啶类）反应良好，必要时可增加使用硝酸酯类（参见第34章）。

因为两者对心率及心肌收缩力均有不良反应而发生叠加，故维拉帕米通常不与 β 受体阻滞药联合使用。在左心室功能正常且没有传导障碍的患者中，地尔硫䓬可以与 β 受体阻滞药联合使用。鉴于胺碘酮能够降低血压并扩张冠脉，β 受体阻滞药可减慢心率并降低心肌收缩力，故两者在冠脉供血和心肌供氧方面存在互补性。胺碘酮与其他第二代二氢吡啶类钙离子拮抗药（尼卡地平、伊拉地平、长效硝苯地平和非洛地平）是有效的血管扩张药，可用于同时需治疗心绞痛和高血压的患者。因为短效的二氢吡啶类药物有容易诱发心肌梗死的风险，尤其在没有联合应用 β 受体阻滞药的情况下，应尽量避免使用此药。

5. 起始治疗中 β 受体阻滞药和钙通道阻滞药的选择 由于 β 受体阻滞药已被证实可以改善急性心肌梗死后的预期寿命（参见第34、35章），而钙通道阻滞药却没有上述作用，所以前者也首选应用于心绞痛伴左心室功能受损的患者，但是钙通道阻滞药仅适用于以下患者：①β 受体阻滞药硝酸酯类联合使用疗效差，这些患者中多数在联合 β 受体阻滞药与非二氢吡啶钙通道阻滞药后效果好；②β 受体阻滞药出现不良反应，如抑郁、性功能障碍或疲劳；③发作心绞痛但有支气管哮喘或慢性阻塞性肺疾病史；④病态窦房结综合征或有意义的房室传导障碍；⑤变异型心绞痛；⑥有症状的外周动脉疾病。

6. 抗血小板药物 阿司匹林是血小板环氧化酶不可逆的抑制剂，从而干扰血小板活性。已经证实在50岁以上无症状成年男性、慢性稳定型心绞痛、不稳定型心绞痛或有心肌梗死患者中，长期每日口服 $75\sim325mg$ 阿司匹林可减少其冠脉事件。长期使用阿司匹林时出血的发生率与阿司匹林的剂量呈正相关，推荐使用阿司匹林的肠溶制剂，剂量为 $81\sim162mg/d$。除非有消化道出血、过敏或消化不良，所有 IHD 患者都应给予阿司匹林治疗。氯吡格雷（$300\sim600mg$ 负荷剂量及 $75mg/d$）是一种口服制剂，可阻止 P2Y12 ADP 受体介导的血小板聚集，在稳定型 IHD 患者中，氯吡格雷的作用类似于阿司匹林，并且在阿司匹林出现上述不良反应时可替代阿司匹林。氯吡格雷联合阿司匹林可减少急性冠脉综合征患者的死亡及冠脉缺血事件的概率（参见第34章），同时可减少冠脉支架置入术后患者的血栓形成风险（第36章）。另一种抗血小板药物普拉格雷也可阻滞 P2Y12 血小板受体，已证实与氯吡格雷相比，在急性冠脉综合征支架置入术后的患者中有更好的预防缺血事件的作用，但增加出血风险。虽然在已置入药物涂层支架的急性冠脉综合征患者中，推荐使用阿司匹林和氯吡格雷联合治疗至少1年，但研究却并未证实，慢性稳定型 IHD 患者在阿司匹林基础上再联合应用氯吡格雷会有更多的获益。

7. 其他治疗 血管紧张素转化酶抑制药（angiotensin-converting enzyme inhibitors，ACEI）被广泛应用于心肌梗死幸存者、高血压患者，或者慢性 IHD 患者，包括不稳定型心绞痛的患者和那些存在血管疾病高危因素如糖尿病的患者。ACEI 的获益更多表现在存在较高危险因素的 IHD 患者，尤其合并糖尿病或左心室功能不全，以及那些应用 β 受体阻滞药和他汀后血压及低密度脂蛋白仍控制不佳者。但是，在左心室功能正常的 IHD 患者和其他治疗已使血压及 LDL 达标的患者中，常规给予 ACEI 并没有减少事件的发生率，因此不符合成本效益。

尽管应用硝酸酯类、β 受体阻滞药、钙通道阻滞药等药物进行治疗，一些 IHD 患者仍有心绞痛发作，这时可使用其他药物来缓解他们的症状。雷诺嗪是哌嗪衍生物，对标准药物治疗仍有心绞痛患者可能有效，它的抗心绞痛作用被认为是通过抑制晚期内向钠电流（I_{Na}）的发生，抑制 I_{Na} 的获益包括抑制缺血心肌细胞钠超载并通过钠钙交换而抑制钙超载。每次口服 $500\sim1000mg$，每天2次，一般耐受性良好。雷诺嗪禁用于肝功能异常和其他因素导致或药物相关的 QT 间期延长的患者，以及与抑制 CYP3A 代谢途径的药物合用(如酮康唑、地尔硫䓬、维拉帕米、大环内酯类抗生素，HIV 蛋白酶抑制药和大量西柚汁)。

非甾体抗炎药(nonsteroidal anti-inflammatory drug，NSAID)在 IHD 患者中应用可能会使心肌梗死及死亡率稍有增加。因此，IHD 患者尽量避免使用此类药物。如果此类药物需要使用来缓解患者症状，建议联合阿司匹林使用，并尽量使用最小剂量的 NSAID 并且短期应用。

另一类是开放心肌细胞的 ATP 敏感钾离子通道药物，导致细胞内游离钙离子减少，代表药物有尼可地尔，建议每天两次口服剂量 20mg 来预防心绞痛(尼可地尔在美国尚未允许使用，在其他几个国家可以应用)。

8. 心绞痛和心力衰竭　心绞痛合并暂时的左心室功能衰竭可通过使用硝酸酯类药物得到控制。对于明确的充血性心力衰竭的患者，左心室壁张力的增加将导致心肌的需氧量升高。充血性心力衰竭的治疗包括应用 ACEI、利尿药和地高辛(参见第 17 章)，这些药物能够减少心脏大小、室壁张力及心肌需氧量，以此来控制心绞痛及心肌缺血。因为心力衰竭的试验已经表明 β 受体阻滞药可以明显地改善生存率，所以如果心力衰竭的症状和体征得到很好的控制后，应尽量加用 β 受体阻滞药，而不应仅在心绞痛的患者中应用。静脉应用超短效 β 受体阻滞药艾司洛尔的试验也许可证实在经过选择的患者中，β 受体阻滞药是安全有效的。夜间心绞痛通常可以通过治疗心力衰竭得到缓解。心绞痛合并充血性心力衰竭的缺血性心脏病患者通常提示预后不良，需认真考虑心导管检查及血供重建。

冠状动脉血供重建

临床试验已经证实，一旦初始诊断为稳定型 IHD，首先应优先使用前面所述的药物治疗。若出现以下情况应考虑血供重建:疾病处于不稳定状态、症状顽固、严重的心肌缺血或高危的冠脉解剖、糖尿病和左心室功能不全。血供重建应该联合但并不能取代继续的危险因素控制及药物治疗。IHD 患者药物治疗及血供重建的联合方案在图 33-2 中已说明。

经皮冠状动脉介入术

对于有症状的 IHD 患者且其心外膜冠状动脉

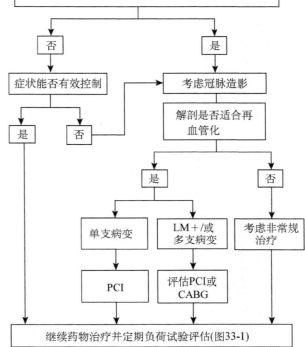

缺血性心脏病患者治疗流程

最初始的药物治疗:
1. 减少缺血心肌的需求
2. 降低IHD危险因素
3. ASA(如果ASA不耐受可应用氯吡格雷)

什么是高危因素特点?
低活动耐量，或低活动量即发生心肌缺血，大面积心肌硬死，EF小于40%，存在ACS

否 / 是

症状能否有效控制

考虑冠脉造影

解剖是否适合再血管化

是 / 否

是 / 否

单支病变 / LM+/或多支病变 / 考虑非常规治疗

PCI / 评估PCI或CABG

继续药物治疗并定期负荷试验评估(图33-1)

图 33-2　**缺血性心脏病患者治疗方案。**所有的患者应该接受该框图顶部显示核心药物治疗，如果存在较高的风险，包括病史、运动试验结果及影像结果，该患者应建议选择冠脉造影检查，并根据病变血管的数量位置及再血管化的适合度决定是行经皮冠脉介入术(PCI)还是冠脉旁路移植术(CABG)，或是非常规治疗。IHD. 缺血性心脏病;ASA. 阿司匹林;EF. 射血分数;ACS. 急性冠脉综合征;LM. 左主干

血管存在合适的狭窄，经皮冠状动脉介入术(percutaneous coronary intervention，PCI)是目前最为普遍使用的心肌血供重建方式，包括球囊扩张并通常联用支架置入术(参见第 36 章)。但若存在左主干并三支冠脉血管狭窄病变的 IHD 患者[特别是合并糖尿病和(或)左心室功能受损]行血供重建最合适选择 CABG。在单支、双支冠脉血管狭窄导致心肌缺

血且有症状的患者中,甚至在经筛选后的部分三支血管病变患者(或者存在左主干血管病变的部分患者)中,PCI治疗被广泛使用,且与外科相比可能具有部分优势。

适应证及患者筛选

PCI最为普遍的临床适应证是有负荷试验证实心肌缺血的证据,且药物治疗无效、受症状限制的心绞痛患者。与药物治疗相比,PCI更能有效缓解心绞痛症状。对于不稳定型心绞痛或者在合并有或无心源性休克的心肌梗死患者早期使用,PCI可以改善其预后。然而,对于稳定型劳累性心绞痛患者,临床研究证实与优化的药物治疗相比,PCI不能减少死亡和心肌梗死的发生。PCI可以用于治疗自身冠脉血管狭窄病变,也可治疗行CABG后再发心绞痛患者的桥血管。

风险性

当冠脉狭窄呈对称、弥漫分布,2支甚至3支血管病变可依次进行PCI治疗。然而,筛选PCI患者必须避免本可预防发生的并发症,此并发症通常由于闭血管的血栓或撕裂、无法控制的缺血及心室功能障碍(见第36章)。给予口服阿司匹林、噻氯匹定和抗栓药可减少冠脉血栓形成。左主干冠脉狭窄通常被认为是PCI的禁忌证,这类患者应优先选择CABG治疗。在为避免外科风险的一些经筛选的患者中,左主干病变患者可考虑选择PCI治疗,但此手术应由高水平术者来操作。更为重要的是,国际上此手术策略选择存在地域差异。

有效性

血供重建的首要成功标准是充分的扩张(管腔直径增加大于20%并使残余直径狭窄大于50%)使患者心绞痛得到缓解,95%以上的患者都可以获得此疗效。裸金属支架置入术后6个月内约20%的扩张血管出现再狭窄,10%的患者6个月内会出现再次心绞痛,再狭窄在以下患者中较多见:如糖尿病、小血管病变、扩张不完全、长支架、闭塞血管、阻塞的静脉桥、手术扩张的左前降支冠脉、富含血栓病变。对于静脉桥血管病变,使用捕获器或血栓滤过装置通过预防栓塞、缺血及梗死增加手术成功率。

临床中通常在置入裸金属支架后给予阿司匹林(长期服用)联合噻氯匹定口服1～3个月。虽然阿司匹林联合噻氯匹定可以帮助预防PCI术后即刻和长期的冠脉血栓形成,但却没有证据证明这些药物可以减少再狭窄率。

使用可在局部释放抗增殖药物的药物洗脱支架使再狭窄率降至小于10%。PCI的优势,尤其是使用药物洗脱支架后,已经大大地拓宽了IHD患者使用此种血供重建技术的适应证。然而,值得注意的是,药物洗脱支架所在区域的血管内皮愈合延迟也会增加患者亚急性支架内血栓的风险。目前建议PCI术后每天口服阿司匹林及噻氯匹定至少1年。当因故必须短暂终止抗血小板治疗时,PCI术者需要评估该患者的临床情况,并制订相应计划以最大程度减少迟发支架内血栓形成的风险。该方案的核心旨在将抗血小板治疗停用的时间缩小到最短可接受的范围。

支架内血栓的风险主要与以下因素有关:支架的大小及长度、病变的复杂程度、年龄、是否有糖尿病及操作因素,但是双重抗血小板治疗的依从性及个体对血小板抑制的反应性也是非常重要的因素。

成功的PCI可以使95%以上患者的心绞痛得到缓解。50%以上需要血供重建,有症状的IHD患者可以首先选择PCI。成功的PCI可以避免冠脉旁路移植术(coronary artery bypass grafting,CABG)相关的卒中,使患者早日重返工作岗位,恢复有活力的生活。然而,PCI早期的健康相关的经济获益随着时间的推移逐渐减少,因为其需要不断地随访并且需要再次手术的可能性增加。对于合并糖尿病或三支血管病变及左主干病变患者的12个月以上随访中发现,CABG在预防主要心脏或脑血管不良事件方面要优于PCI。

冠状动脉旁路移植术

内乳动脉或桡动脉中的一根或两根动脉吻合至冠脉阻塞病变的远端是CABG的优选方案。对于不能通过动脉移植的其他阻塞性病变,静脉(通常为大隐静脉)通常被用来吻合于主动脉及冠脉阻塞部位的远端。

虽然CABG的适应证有一些争议,但是某些情况的意见是一致的。

1. 在这些情况下手术相对安全,如患者没有严重的伴随疾病、左心室功能正常且手术团队比较有经验,通常死亡率小于1%。

2. 以下情况CABG术中及术后死亡率将增加:见于严重的左心室功能不全、存在并发症、年龄大于80岁及团队缺少外科经验。CABG有效性及风险性差异很大的原因主要取决于病例的选择及外科团队的技术、经验。

3. 在CABG术后1年,有10%～20%的患者出现静脉桥血管闭塞,第 5～7 年的随访发现闭塞率每年增加 2%,此后每年增加 4% 的闭塞率。相对于大隐静脉桥长期通畅率,内乳动脉及桡动脉移植的通畅率概率要高。在前降支闭塞患者中,移植内乳动脉相对于移植大隐静脉的患者生存率更高。桥血管通畅性及预后可通过严格控制危险因素来改善,尤其是脂代谢紊乱。

4. 完全血供重建后约 90% 的患者心绞痛消失或大大减少,虽然胸痛的缓解通常与桥血管通畅及血流恢复有关,但也有可能与缺血段的心肌已经梗死或安慰剂效应有关。在 3 年内,约 1/4 的患者会再发心绞痛但很少有严重的。

5. 在左主干病变及两支或三支血管病变同时存在左前降支近段严重阻塞的患者中,CABG 可以提高其生存率,左心室功能异常(射血分数小于 50%)的患者生存获益更大些。以下患者的生存率也可以得到改善:①有心搏骤停或持续性室性心动过速病史的冠心病患者;②曾行 CABG 且有多根静脉桥狭窄,特别是桥血管供应左前降支冠脉血管;③PCI 后反复再狭窄且非侵入性检查提示高危的患者。

6. 胸骨下段小切口和(或)心脏不停跳下的微创 CABG 手术能减少致死率且能缩短部分患者的恢复期,但是并不能明显减少术后神经认知的功能障碍。

7. 对于 2 型糖尿病和多支血管病变的患者,外科 CABG 联合的药物治疗在预防主要心脏不良事件方面效果要优于单纯优化的药物治疗,其获益来自显著降低非致死性心肌梗死的发生。对于糖尿病患者来说,与采用补充胰岛素的治疗策略相比,改善胰岛素敏感性策略可使 CABG 患者获益明显增加。

CABG 的适应证通常为严重性的症状、复杂的冠脉解剖及受损的左心室功能,理想的适应证包括:男性、小于 80 岁、无其他复杂疾病、药物治疗已不足以控制的心绞痛或不能耐受药物治疗,二支或三支心外膜冠脉严重狭窄引起心肌缺血及临床症状的患者,同时希望可以有一个比较高质量的生活,这样的患者症状可以明显改善。充血性心力衰竭和(或)左心室功能不全、高龄(>80 岁)、再手术、需急诊外科手术、合并糖尿病均是围术期死亡率增高的重要因素。

左心室功能不全可能是由于部分节段的心肌虽然存活但慢性缺血(冬眠心肌)而不收缩或低收缩所致。由于心肌供血缓慢地减少,这部分节段

的心肌组织下调了其收缩功能,这可通过如下方式来检测:心肌灌注和代谢的放射性核素扫描、PET、心脏 MRI、^{201}Tl 延迟扫描或小剂量多巴胺诱发后区域性心肌功能障碍得到改善的方法。血供重建可以改善这些患者的心肌血流、恢复心脏功能并改善预后。

PCI 和 CABG 的选择

在决定血供重建的策略时,每个患者所有的临床特征(左心室功能、糖尿病、血管病变的复杂性等)都需考虑在内。多项随机临床试验比较在多支血管病变的冠心病患者中,PCI 还是 CABG 为更合适的治疗策略。在接受 PCI 的患者中,术后再发心绞痛需复查冠脉造影和再次血供重建的概率要高,这是由于支架再狭窄(这个问题已经由药物洗脱支架解决了大部分)和未置入支架的冠脉血管新发生的狭窄导致的。目前认为支架更适合处理罪犯病变,而 CABG 则是针对靶血管处理,即提供一条移植血管通道绕过将要出现病变的近端后再与自身血管吻合(图 33-3)。相比之下,PCI 的卒中率相对较低。

比较 CABG 和 PCI 的患者的死亡率是一个复杂的问题。CABG 的早期有死亡率增加的风险,但是从长远来看,这两种血供重建策略的死亡率是相似的。

基于已有证据,目前推荐最佳药物治疗下仍有严重心绞痛症状的患者应行冠脉的血供重建,单支或两支血管病变、左心室功能正常且血管解剖结构合适的患者建议行 PCI 治疗(见第 36 章)。三支血管病变(或两支血管病变并且有前降支近段病变)及左心室功能障碍(LVEF<50%)或糖尿病及左主干病变,或其他病变不适合介入治疗的患者应该考虑 CABG 作为最初的血供重建方案。鉴于治疗策略制订的复杂性,建议组建一个包括心脏病学专家、心外科医师及患者的初级医生在内的多学科团队,并在确定血供重建方案前应参考患者自身的选择倾向。

缺血性心脏病的非常规治疗

偶尔,临床中也会遇见这样的患者,在接受最大可耐受的药物治疗后仍然有持续的不能忍受的心绞痛,且不适宜血供重建(例如:血管较细且伴有弥漫的病变,不能接受支架,也不能接受 CABG),这样的患者需要考虑非常规的治疗。

增强型体外反搏利用上下肢的充气袖口使收缩压下降、舒张压上升,以减少心脏做功及氧的消耗,

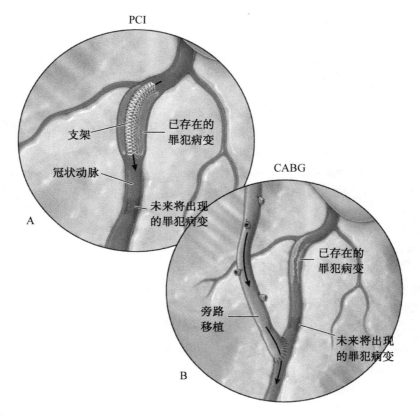

图 33-3 **PCI 及 CABG 治疗病变的不同特点。**PCI 是以罪犯病变为治疗靶点,而 CABG 的目标直接为整支心外膜血管,包括已存在的和未来出现的罪犯病变,由近(远)端直接吻合静脉桥。尤其对于多支血管病变的患者,至少在中等长度的时间 CABG 的这一不同特点也就是其优势所在(重制于 BJ Gersh et al; N Engl J Med 352: 2235, 2005.)

同时可增加冠脉血流。临床试验已经证实常规应用可缓解心绞痛、增加运动耐量及区域性心肌灌注。基因及干细胞移植的相关实验研究也在积极地进行中。

无症状性心肌缺血

此时阻塞性冠脉疾病、急性心肌梗死及短暂的心肌缺血通常都是无症状的。在连续的动态心电图监测中,大多数典型慢性稳定型心绞痛的非卧床患者可发现在发生胸部不适时有明确的心肌缺血的证据(ST 段压低),此时他们都在院外正常地生活。而且,这些患者中很多人有更频繁的、无症状的心肌缺血的发作。日常生活中频繁发作的心肌缺血(有症状或无症状的)可能与恶性心脏事件(死亡、心肌梗死)的增加相关。此外,心肌梗死后无症状心肌缺血的患者再发冠脉事件的风险很高。常规检查中运动心电图的广泛应用也可确

定一些之前未确认的无症状的冠心病患者。纵向研究已经表明,无症状的患者运动试验阳性预示着发生冠脉事件的风险增加。

| 治 疗 | 无症状性心肌缺血 |

对无症状性心肌缺血患者的治疗应当个体化。当确诊冠心病后,积极治疗高血压和血脂异常是必需的,因为这种治疗能降低发生心肌梗死和死亡的风险。此外,医师还应考虑以下几点:①运动试验的阳性程度,特别是缺血性心电图改变出现在运动的哪个阶段;心肌灌注显像上心肌缺血的严重程度及缺血区的数量;在缺血和(或)运动时,心室核素显像及超声心动图提示的左心室射血分数的变化。②与下壁导联相比较,如果在前壁导联出现阳性的心电图改变,提示预后更差。③患者的年龄、职业和药物治疗情况。

通常认为,对一个无症状但轻度运动时 $V_1 \sim V_4$

导联 ST 段显著压低 0.4mV 的 45 岁商业航空公司飞行员，建议其完善冠脉造影检查。但对一个无症状久坐的 85 岁退休老人而言，尽管在极量活动中出现 Ⅱ、Ⅲ 导联 ST 段压低 0.1mV，认为他无须进行冠脉造影。然而，对于大多数情况不那么危重的患者来说，其最佳的治疗方法还未统一的意见。无症状性患者同时存在隐匿性心肌缺血、3 支血管病变及左心室功能受损时，通常建议行 CABG 治疗。

危险因素的治疗，尤其是如上所述的调脂治疗、降血压治疗，以及心肌梗死后阿司匹林、他汀类药物、β 受体阻滞药的应用，已经证实可以减少事件，并改善已确诊有和无症状性心肌缺血的冠心病患者的预后。无症状性心肌缺血的发生可以通过 β 受体阻滞药、钙拮抗药、长效硝酸酯类的应用而减少。但是，对于没有心肌梗死的患者是否有必要应用上述药物及能否取得满意的结果，目前尚无定论。

（刘海伟 译）

第 34 章

Chapter 34

不稳定型心绞痛和非 ST 段抬高型心肌梗死

Christopher P. Cannon　　Eugene Braunwald

缺血性心脏病患者分为如下两大类：通常表现为稳定型心绞痛（见第 33 章）的慢性冠状动脉性心脏病（coronary artery disease，CAD）和急性冠状动脉综合征（acute coronary syndromes，ACS）。而 ACS 又包括心电图（ECG）表现为 ST 段抬高的急性心肌梗死（STEMI；见第 35 章）、不稳定型心绞痛（UA）和非 ST 段抬高心肌梗死（NSTEMI；图 35-1）。在美国，每年约有 100 万 UA/NSTEMI 患者和 30 万 STEMI 患者接受住院治疗。与 STEMI 相比，UA/NSTEMI 的相对发生率似乎在持续增加。女性患者在 UA/NSTEMI 患者中超过 1/3，而在 STEMI 患者中的比例不到 1/4。

定义

UA 的诊断主要依据临床症状。稳定型心绞痛的特征是胸部和前臂的不适总是与体力活动或负荷增加有关，通过休息 5～10min 或舌下含服硝酸甘油可以缓解。不稳定型心绞痛定义为胸痛或缺血不适感发生在至少下列 3 种情况之一：①静息下或仅轻度活动发生，通常持续时间超过 10min；②疼痛程度较重和新近发生（比如 4～6 周）；③症状呈进行性加重（如疼痛更严重、时间延长、频率增加等）。当 UA 的患者被证实有心肌坏死，心肌病标志物水平升高时即诊断 NSTEMI。

病理生理

当供氧减少和（或）需氧增加（多少情况下是因为动脉粥样血栓斑块造成的冠状动脉阻塞）时，即可能发生 UA/NSTEMI。已经证实，4 种机制导致 UA/NSTEMI 的病理生理进程：①斑块破裂或突出伴随表面附着的血栓被认为是 UA/NSTEMI 最常见的原因，当血小板聚集或斑块碎屑发生远端阻塞时，可能发生 NSTEMI；②间断阻塞血管（如冠状动脉痉挛，变异型心绞痛）；③进行性的机械阻塞[如经皮冠状动脉介入术（PCI）后]发生的急性动脉粥样硬化或再狭窄；④UA 继发于需氧增加和（或）供氧下降（如心动过速、贫血）。

研究表明，UA/NSTEMI 患者约 5% 病变位于左主干，15% 为 3 支冠状动脉，30% 为 2 支冠状动脉，约 10% 的患者没有明显病变，其发生 UA/NSTEMI 的原因可能是冠状动脉微循环的阻塞。"罪犯病变"可能为扇形或边缘悬垂样离心性狭窄，冠状动脉造影显示为明显狭窄。有报道血管镜下为白血栓（富含血小板），而非红血栓（富含纤维素和红细胞）。红血栓在 STEMI 更为常见。UA/NSTEMI 患者常有多个易损斑块。

临床表现

病史和体征

UA/NSTEMI 最主要临床表现是胸痛。胸痛部位常为胸骨下或有时在上腹部，并且向颈部、左肩和（或）左臂放散。这种不适感常非常明显可被描述为剧痛。与心绞痛等同的症状如呼吸困难或上腹部不适也很常见，尤其女性更为常见。体格检查与稳定型心绞痛相似，在诊断 UA/NSTEMI 时并不重要。如果患者有大面积心肌缺血或大面积的 NSTEMI，体检时可能发现出汗、面色苍白、皮肤湿冷；心动过速；第三心音或第四心音；肺底部啰音；有时还有低血压，类似于大面积 STEMI。

心电图

30%～50% 的 UA 患者，心电图表现为 ST 段压低，短暂的 ST 段抬高和（或）T 波倒置。对有 UA 临床特征的患者，心电图新出现 ST 段变化，即使仅仅 0.05mV，对不良预后也有重要的预测作用。T 波演变对心肌缺血比较敏感，但特异性差，除非是新发生的明显的 T 波倒置（≥0.3mV）。

心肌标志物

有心肌标志物（如 CK-MB 和肌钙蛋白）升高的 UA/NSTEMI 患者，其死亡或再发心肌梗死的风险增加。NSTEMI 患者与 UA 患者的主要区别是其心肌标志物升高。肌钙蛋白升高的程度与死亡率直接相关。但是，对于无明确心肌缺血病史的患者，肌钙蛋白也可能轻微升高，其原因可能是充血性心力衰竭（CHF）、心肌炎或肺栓塞，或者可能是假阳性。所以，无明确病史的患者，肌钙蛋白轻度升高不能直接诊断 ACS。

诊断评估

在美国，每年约有 600 万患者因胸痛或其他症状疑诊为 ACS 就诊于医院急诊科。有 20%～25% 的患者能被最终诊断为 ACS。评估患者可能为 UA/NSTEMI 的第一步是确定患者出现症状的原因。ACC/AHA 指南指出，下列因素可能预示 ACS，即既往稳定型心绞痛病史，既往造影证实有明确冠心病，陈旧心肌梗死病史，CHF 史，心电图出现新变化或心肌标志物水平升高。

诊断方法

4 种方法用于诊断 UA/NSTEMI：病史、心电图、心肌标志物和负荷试验（冠状动脉造影是 1 种新出现的选择）。其目的是：①诊断或排除心肌梗死（应用心肌标志物）；②评估静息心肌缺血（应用系列或持续心电图）；③评估冠心病的严重程度（应用激发负荷试验）。心肌缺血可能性低的患者，通常被安置在胸痛观察室（图 34-1）。继续对患者评估，包括再发心绞痛的临床监测、系列心电图和心肌标志物，通常监测发病后 4～6h 和 12h。如果心肌标志物升高或心电图有新的变化，患者将被收入院治疗。若患者胸痛缓解并且心肌标志物阴性，患者将接受负荷试验。CT 成像已经被越来越多地应用于排除阻塞性冠心病。

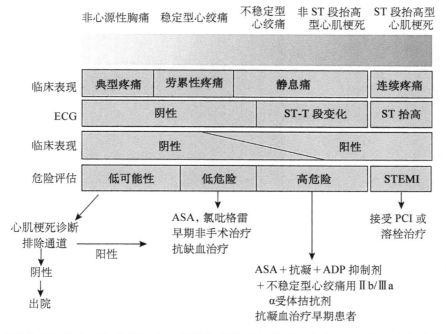

图 34-1　疑诊冠心病患者危险分层和处理流程。 根据胸痛类型和药物治疗史、ECG 和心肌标志物，可以确诊 UA/NSTEMI 低可能性的患者，从而对确诊心肌梗死或 ACS 的患者能有效治疗。若阴性，患者可以出院；若阳性，将收入院接受治疗。另一方面，对有急性胸痛和 ST 段抬高患者应接受 PCI 或溶栓治疗。对 UA/NSTEMI 的患者，应进行危险分层，从中危到高危，高危患者应接受介入治疗。抗栓治疗应包括阿司匹林、抗凝药、ADP 受体拮抗药（氯吡格雷和普拉格雷），Ⅱb/Ⅲa 受体拮抗药也可考虑在 PCI 过程中应用。对那些低风险患者，可应用阿司匹林、氯吡格雷、抗凝药如肝素或低分子肝素或戊糖及抗缺血治疗如 β 受体阻滞药和硝酸酯，采用非手术治疗策略

危险分层及预后

UA/NSTEMI 患者预后死亡率差异较大,近期(如 30d)为 1%～10%,再发心肌梗死的发生率为 3%～5%,心绞痛为 5%～15%。应用 TIMI 评分系统可对 UA/NSTEMI 患者进行风险评估,其包括 7 个因素:年龄≥65 岁,冠心病危险因素 3 个或 3 个以上,造影证实的冠心病,服用阿司匹林时发生 UA/NSTEMI,24h 内发生至少 2 次心绞痛,ST 段偏离等电位线≥0.5mm,心肌标志物升高图 34-2。其他危险因素包括:糖尿病,左心功能不全、肾功能不全、脑钠肽及 C 反应蛋白水平升高。多个标志物策略包括几个生物标志物对于明确患者发病的病理生理机制及危险分层均有意义。早期危险分层[尤其应用肌钙蛋白、ST 段变化和(或)风险、积分系统]对预测再发心脏事件和找到那些可从早期抗栓治疗(而不是仅应用肝素抗凝)并接受介入治疗使患者明显获益均有重要作用。例如,TACTICS-TIMI 18 试验中,早期介入治疗对肌钙蛋白阳性的患者可降低再发心脏事件 40%,而对于肌钙蛋白阴性的患者不能看到此类获益。

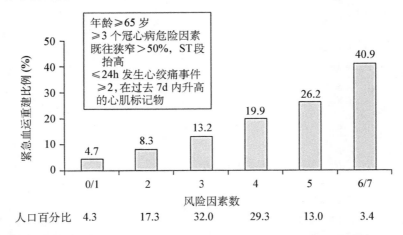

图 34-2　UA/NSTEMI 的 TIMI 风险评分。一种简单但是被广泛应用的临床危险评分,用以评估死亡、心肌梗死或紧急血供重建的风险(改编自:EM Antman et al.JAMA,284:835,2000)

治疗　UA/NSTEMI

药物治疗

UA/NSTEMI 患者应卧床,给予持续心电图、心律失常监测。若患者无再发心肌缺血(不适或心电图变化),12～24h 未检测到心肌标志物,患者可以下床活动。药物治疗包括同步进行的抗缺血治疗和抗栓治疗。

抗缺血治疗(表 34-1)

基本治疗应包括卧床、硝酸酯和 β 受体阻滞药,目的是缓解胸痛和防止再发。

1. 硝酸酯　若患者正发作心绞痛,硝酸酯首先应舌下含服或口腔内喷雾(0.3～0.6mg)。若 5min 内给药 3 次后疼痛仍持续,应静脉滴注硝酸甘油(5～10μg/min)。滴注速度每隔 3～5min 增加 10μg/min 直至症状缓解或收缩压降至 100mmHg 以下。胸痛缓解后可给予局部或口服硝酸酯。或患者胸痛已经缓解 12～24h,可应用口服硝酸酯替代静脉硝酸酯。应用硝酸酯的禁忌证只有低血压或之前 24～48h 应用西地那非或其他类似药物。

2. β 受体阻滞药及其他 β 受体阻滞药　是抗心肌缺血治疗的另一主要药物。β 受体阻滞药作为一线治疗,其治疗的靶目标是将每分钟心率控制于 55～60 次。ACC/AHA 最新指南提醒,对于有急性心力衰竭的患者静脉应用 β 受体阻滞药,可能增加心源性休克的风险。可使心率减慢的钙离子拮抗药,如维拉帕米和地尔硫䓬,推荐应用于下述患者,当其应用足量的硝酸酯和 β 受体阻滞药后仍有心绞痛或心绞痛仍发作,或有应用 β 受体阻滞剂禁忌证。其他药物治疗包括肾素-血管紧张素转化酶抑制药和 HMG-CoA 还原酶抑制剂(他汀)用于二级预防。早期强化他汀治疗(如阿托伐他汀 80mg)应用于 PCI 术前显示能降低并发症,提示早期强化他汀治疗应在就诊时即应用。

抗栓治疗(表 34-2)

这是 UA/NSTEMI 治疗的另一主要方面。初始化治疗应从抗环氧化酶抑制药阿司匹林开始（图 34-3）。阿司匹林的初始剂量为每天 325mg，长期治疗可选择低剂量（每天 75～162mg）。OASIS-7 研究将 25 087 例 ACS 患者随机应用高剂量阿司匹林（每天 300～325mg）和低剂量阿司匹林（每天 75～100mg），持续 30d，结果发现大出血风险及疗效无明显差异。"阿司匹林抵抗"为 5%～10%，更多发生在服用低剂量的患者，但常与依从性差有关。

表 34-1　对不稳定型心绞痛或 NSTEMI 患者紧急用药

药物种类	临床情况	何时应避免应用[a]	剂量
硝酸酯	舌下含化，若症状持续，静脉滴注	低血压 正接受西地那非或其他 PDE-5 抑制药	若症状不持续或顽固，可以应用口服硝酸酯 连续静滴从 5～10μg/min 增加至 75～100μg/min 直到症状解除或出现不良反应（头痛或收缩压<90mmHg 或平均动脉压超过 30%）
β 受体阻滞药[b]	不稳定型心绞痛	PR 间期>0.24s，二度或三度方式传导阻滞 心率<60 次/分 收缩压<90mmHg 休克 左侧心力衰竭 严重反应性气道疾病	美托洛尔 25～50mg 每 6 小时口服一次 若需要，没有心力衰竭，可以 5mg 递增（每 1～2 分钟）静脉滴注
钙离子拮抗药	若患者应用足量的硝酸酯或 β 受体阻滞药症状仍未改善，或患者不能耐受足量药物，或变异型心绞痛	肺水肿 左心功能不全（地尔硫䓬或维拉帕米）	依据个体差异
吗啡	3 次含服硝酸酯症状仍无缓解或足量应用抗缺血药物后症状再发	低血压 呼吸抑制 意识错乱 迟钝	2～5mg 静脉注射 可以每 5～30 分钟重复应用

a. 过敏或事件不耐受见本表所列药物禁忌证。

b. 具体个体选择并不重要，以确保合适的人群接受这种治疗更重要。如果有患者不能耐受由于存在肺部疾病，尤其是哮喘的问题，左心室功能障碍、低血压和严重心动过缓的风险，初期应该选择有利短效剂，如普萘洛尔或美托洛尔或超短效艾司洛尔。轻度喘息或有慢性阻塞性肺疾病史的患者尽量减少剂量的短效药物，而不是完全避免 β 受体阻滞剂治疗（e. q.，2.5mg 静脉注射美托洛尔，12.5mg 口服美托洛尔或者 25μg/kg 每分钟艾司洛尔作起始剂量。）

注释：指南推荐表明：建议使用药物的目的或除美国食品和药品管理局规定的剂量以外的剂量。这些建议是关于未经许可的适应证考虑后作出的。这些建议是建立在最近的临床试验或专家共识基础上的

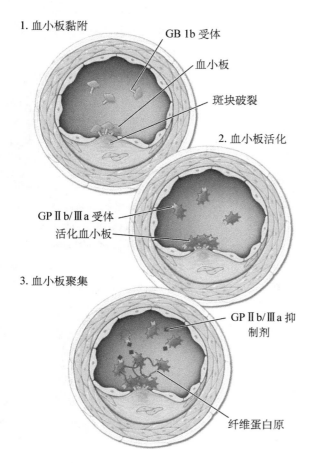

1. 血小板黏附

GB 1b 受体

血小板

斑块破裂

2. 血小板活化

GP Ⅱb/Ⅲa 受体

活化血小板

3. 血小板聚集

GP Ⅱb/Ⅲa 抑制剂

纤维蛋白原

图 34-3 在内皮破损处,血小板启动血栓形成:当糖蛋白 1b 受体与 von Willebrand 因子结合后,血小板开始黏附。然后血小板活化,表现在血小板形状改变,α 和致密颗粒退化,Ⅱb/Ⅲa 受体在血小板表面表达,其可以连接纤维蛋白原。最后一步是血小板聚集,纤维蛋白原与活化的 Ⅱb/Ⅲa 受体结合。阿司匹林和氯吡格雷能降低血小板活性,Ⅱb/Ⅲa 受体拮抗药能抑制最后的血小板聚集(Modified from CP Cannon, E Braunwald, in Braunwald's Heart Disease: A Textbook of Cardiovascular Medicine, 8th ed, R Bonow et al [eds]. Philadelphia, Saunders, 2008.)

噻吩吡啶类药物,氯吡格雷,为一种前体药物,在体内活化,其能阻断 P2Y$_{12}$ 受体或 ADP 受体,与阿司匹林联用,与单用阿司匹林对比,无论是低风险或高风险的患者,CURE 研究显示心血管死亡、心肌梗死或脑卒中的发生率降低 20%,主要出血的发生率轻度升高(绝对值 1%)。PCI 术前推荐应用氯吡格雷 300mg 或 600mg 负荷量。OASIS-7 研究显示 1 周高剂量氯吡格雷(负荷量 600mg 及维持量每天

150mg 持续 1 周)并没有对 ACS 患者出现明显益处,但对于服用 325mg 阿司匹林的患者,尤其是接受 PCI 治疗的患者有明显获益。

氯吡格雷与阿司匹林合用,无论对于非手术治疗的患者还是接受了 PCI 治疗的患者,持续应用 1 年均获益,对于置入药物洗脱支架的患者应用双联抗血小板治疗应至少 1 年。约 1/3 的患者对氯吡格雷呈现低反应,出现这种情况的重要原因是细胞色素 P450 系统的基因变异。2C19 基因变异导致氯吡格雷活化程度减低,从而导致血小板抑制减弱和心血管事件风险升高。其他替代药物,如普拉格雷,被认为可以应用于对氯吡格雷低反应(通过血小板或基因检测证实)的 ACS 患者。

新近研究显示,与氯吡格雷对比,普拉格雷起效更快,对血小板抑制更强。其用于拟行冠状动脉造影和计划 PCI 的 ACS 患者,负荷剂量为 60mg,维持量为每天 10mg 持续 15 个月。TRITON-TIMI 38 研究表明,与氯吡格雷对比,普拉格雷可使心血管死亡、心肌梗死或脑卒中的发生率降低 19%,尽管大出血发生率升高。支架内血栓降低 52%。普拉格雷对于有脑卒中或短暂脑缺血的患者禁忌应用。替格瑞洛,为新型的可与 ADP 受体可逆结合的 ADP 受体拮抗剂。与氯吡格雷对比,替格瑞洛可使 ACS 患者心血管死亡、心肌梗死和脑卒中的发生率降低 16%。替格瑞洛降低死亡率但不增加总出血风险。目前 FDA 尚未批准该药物。

除外阿司匹林和氯吡格雷,抗栓治疗还有 4 个选择。肝素是最基本的治疗。低分子肝素、依诺肝素,与肝素比较,几项研究表明,尤其对于非手术治疗的患者,再发心血管事件降低。Xa 因子直接抑制药、戊糖,与依诺肝素疗效相当但主要出血风险降低。比伐卢定,直接凝血酶抑制药,与肝素或低分子肝素与 Ⅱb/Ⅲa 受体拮抗药联用对比,在 UA/NSTEMI 行 PCI 治疗的患者,疗效相当而出血较少。

在氯吡格雷出现之前,许多研究显示静脉应用 Ⅱb/Ⅲa 受体拮抗剂有益。然而,这种收益较小,仅仅使死亡、心肌梗死降低 9%,而出血风险明显增加。最近两项研究显示,早期应用 Ⅱb/Ⅲa 受体拮抗药对 PCI 患者无获益。Ⅱb/Ⅲa 受体拮抗药可能仅可以用于有心电图演变、有静息心绞痛拟行 PCI 的 UA 患者。

无论是抗凝药物,还是抗血小板药物,出血都是最重要的不良反应。所以,应注意抗栓药物的剂量,考虑体重、肌酐水平和继往出血史,从而减少出血。

表 34-2　抗栓治疗临床用药

口服抗血小板

阿司匹林	起始剂量 162～325mg(非肠溶的),75～162mg/d(肠溶或非肠溶的)维持
氯吡格雷	负荷量 300～600mg,75mg/d 维持
普拉格雷	PCI 前负荷量:60mg,10mg/d 维持

静脉抗血小板

阿昔单抗	冲击量 0.25mg/kg,0.125μg/(kg·min)(最大 10μg/min)持续 12～24h
依替巴肽	冲击量 180μg/kg,以 2.0μg/(kg·min)持续 72～96h
替罗非班	0.4μg/(kg·min)持续 30min 后 0.1μg/(kg·min)持续 48～96h

肝素

肝素(VFH)	冲击量 60～70U/kg(最多 5000U)静脉滴注,12～15U/(kg·h)(最多 1000U/h)静脉滴注保持 aPTT 50～70s
依诺肝素	1mg/kg,每 12 小时皮下注射;第一剂可以 30mg 静脉注射;若肌酐清除率<30ml/min,应减量至 1mg/kg
戊糖	2.5mg/d,皮下注射
比伐卢定	起始剂量为 0.1mg/kg,以 0.25mg/(kg·h)持续静脉滴注。PCI 前,0.5mg/kg 冲击量,然后 1.75mg/(kg·h)持续静脉滴注在 PCI 过程中

介入策略与保守策略

多个临床研究表明对于高风险的患者,比如有多个临床危险因素、ST 段偏移和(或)心肌标志物阳性等,早期介入治疗有明显获益(表 34-3)。这种策略即是,在抗缺血和抗栓治疗的基础上,48h 之内行冠状动脉造影检查,根据冠状动脉特征实施血供重建(PCI 或冠状动脉旁路移植术)。

表 34-3　早期侵入性策略的推荐

推荐级别 Ⅰ(证据水平 A)适应证
药物治疗时仍发作静息或低水平运动心绞痛
TnT 或 TnI 升高
新发 ST 段压低
再发心绞痛伴随 CHF 症状,肺部啰音,二尖瓣反流
负荷试验阳性
EF<40%
血压降低
持续性室性心动过速
PCI<6 个月,既往 CABG
高风险分数

CABG,冠状动脉旁路移植术;CHF,充血性心力衰竭;EF,射血分数;PCI,经皮冠状动脉介入治疗;TnI,肌钙蛋白 I;TnT,肌钙蛋白 T。(源自:J Anderson et al:JACO 50:e1,2007.)

低风险患者,接受介入治疗和接受非手术治疗(包括抗缺血治疗和抗栓治疗)的预后相似,只有当静息心绞痛再发或 ST 段发生变化或负荷试验提示心肌缺血时才进行冠状动脉造影检查。

长期管理

患者出院时应使其知晓 UA/NSTEMI 的相关知识,此时,医师可以优化药物治疗方案。危险因素调整是重要的,护理人员应与患者讨论戒烟的必要性、控制体重、适当饮食和每日锻炼、控制血压、严格控制血糖(对于糖尿病患者)、血脂管理,与稳定型心绞痛患者的推荐相似。

有证据表明 5 种药物长期应用可使患者受益,其分别针对抗动脉粥样硬化及血栓形成过程中不同的环节。β 受体阻滞药、他汀(高剂量,如阿托伐他汀每天 80mg),肾素-血管紧张素转化酶抑制药或血管紧张素受体拮抗药应推荐患者长期应用。抗血小板治疗,目前推荐阿司匹林与氯吡格雷(或普拉格雷)合用 1 年,然后阿司匹林继续服用,以防止或减少当斑块破裂时形成血栓。

观察性注册研究显示,UA/NSTEMI 高危患者,包括女性、老年和少数种族,接受有证据的药物治疗和介入治疗的可能性较小,从而导致临床预后和生活质量较差。

变异型心绞痛

1959 年，Prinzmetal 等描述了 1 种症状，即严重胸痛常发生在静息时，而运动时反而无症状，并伴有 ST 段一过性抬高。这种症状的原因是外膜下冠状动脉的局限性痉挛导致严重的心肌缺血。痉挛原因目前仍不明确，但其可能与因为血管收缩素如丝裂原、白三烯或 5-羟色胺导致的血管平滑肌高度痉挛有关。

临床和造影表现

变异型心绞痛患者与继发于冠状动脉粥样硬化的 UA 患者相比，通常比较年轻，少有冠心病危险因素（吸烟除外）。心脏检查常无心肌缺血。变异型心绞痛的诊断主要依据静息情况下心电图 ST 段的一过性抬高。许多患者呈现出无症状的 ST 段抬高（无症状心肌缺血）。在发作较长时间变异型心绞痛的患者，肌钙蛋白可以轻度升高。

冠状动脉造影检查可显示一过性冠状动脉痉挛，其为变异型心绞痛的重要诊断依据。粥样硬化斑块，其通常不会导致明显的阻塞，在这些病变的近端 1cm 范围内常发生痉挛。局部痉挛最常见于右冠状动脉，而且其可能在 1 支冠状动脉上的多个部位或多支冠状动脉上同时发生。麦角新碱、乙酰胆碱、其他血管收缩药物和过度换气被用于激发冠状动脉局限性狭窄以诊断变异型心绞痛。过度换气也被用于激发静息性心绞痛、ST 段抬高和冠状动脉痉挛。

治 疗　变异型心绞痛

硝酸酯和钙离子拮抗药是用于治疗变异型心绞痛急性发作和消除再发的主要药物。阿司匹林可能增加心肌缺血的程度，原因是增加了冠状动脉对前列腺环素的敏感性。对 β 受体阻滞药的反应变异较大。冠状动脉血供重建对位于近端的孤立性狭窄病变可能是有益的。

预后

在首次发作的最初 6 个月内，变异型心绞痛患者会经历一个心绞痛频发和心脏事件增多的急性期阶段。5 年长期存活率较好（90%～95%）。与有严重管腔狭窄病变的患者相比，无或仅有轻度冠状动脉阻塞病变的患者更趋向一个良好的预后。5 年非致死性心肌梗死的发生率可达 20%。变异型心绞痛患者发作时合并严重心律失常者心脏性猝死的风险增高。大多数经历过一次心肌梗死或最初 3～6 个月频繁发作的心绞痛后而存活的患者，随着时间的推移，其症状和心脏事件有减少的趋势。

（王　斌　译）

第 35 章

ST 段抬高型心肌梗死

Elliott M. Antman   Joseph Loscalzo

急性心肌梗死（AMI）是工业化国家中最常见的院内疾病之一。在美国，每年约有 650 000 例新发生的 AMI 和 450 000 例再发 AMI。AMI 早期（30d）病死率约 30％，其中超过 50％发病的患者在到达医院之前发生死亡。虽然在过去的 20 年中 AMI 住院病死率下降了 30％左右，但是约每 25 例首次入院存活的患者中，就有 1 例在 AMI 后的 1 年内死亡。老年患者（超过 75 岁）病死率比年轻患者增高约 4 倍。

当患者首诊主诉休息时有持续时间较长的胸部不适时，临床通常诊断为急性冠脉综合征（图 35-1）。12 导联心电图（ECG）是一个关键的诊断和分型的工具，因为它是临床路径决策的核心；它能够区别 ST 段抬高型心肌梗死与非 ST 段抬高型心肌梗死的患者。血清心肌标志物可用于区分不稳定型心绞痛（UA）和非 ST 段心肌梗死（NSTEMI），并且用来评价 ST 段抬高型心肌梗死（STEMI）的程度。本章主要讲述 STEMI 患者的评估和管理，而第 34 章则主要讨论 UA/NSTEMI。

病理生理：急性斑块破裂的作用

STEMI 通常发生在急性血栓形成所致血管闭塞后血流量的突然下降及动脉粥样硬化的冠状动脉。由缓慢发展为高度狭窄的冠状动脉引起的 STEMI 临床表现通常是不典型的，因为随着时间的推移 STEMI 会出现丰富的侧支血管供血。与之相反，由于急性冠状动脉血栓形成所致的 STEMI，临床症状重，且引起血栓产生或促进的因素包括：吸烟、高血压和脂质蓄积等。在大多数情况下，当冠状动脉的表面动脉粥样硬化斑块易于破裂（血液中暴露其内含物）和条件（局部或全身）利于血栓形成时，STEMI 的发生变得非常容易。当斑块破裂时，附壁血栓形成可导致相关冠状动脉的急性闭塞。组织学研究表明，那些具有丰富的脂质核心和薄纤维帽的冠状动脉斑块容易破裂（见第 30 章）。血小板在破裂的斑块部位形成单层分布，各种激动药（胶原、ADP、肾上腺素、血清素）促进血小板激活。在血小板激活后，血栓素 A_2（一种强效、局部血管收缩药）被释放，进一步促进血小板激活和抑制潜在的纤溶系统。

除了血栓素 A_2 的产生，由激动药引起的血小板活化，促进糖蛋白受体 Ⅱb/Ⅲa 的构象变化，并且转换成活化功能状态。这种受体还对可溶性黏合蛋白（即整合素），如纤维蛋白原，具有极高亲和性。由于纤维蛋白原是一种多价分子，它可以同时结合两块不同的血小板，导致血小板交联和聚集。

当斑块破裂引起血管内皮细胞暴露于各种组织因子中，导致凝血系统的级联反应被激活。Ⅶ因子和 Ⅹ 因子的激活，最终导致凝血酶原转化为凝血酶，进一步促进纤维蛋白原向纤维蛋白转化。液相的血块结合凝血酶参与自动放大反应导致进一步激活凝血系统的级联反应。富含血小板聚集和纤维蛋白丝的血栓最终成为冠状动脉闭塞的罪魁祸首。

在少数情况下，STEMI 也可能是由于冠状动脉栓塞、先天性异常、冠状动脉痉挛及各种全身性疾病，尤其是炎症性疾病引起的冠状动脉闭塞。冠状动脉闭塞引起心肌损害的程度取决于：①冠状动脉闭塞血管的内部环境；②是否引起血管完全闭塞；③冠状动脉闭塞的持续时间；④侧支血管为闭塞冠状动脉的心肌组织提供的血液量；⑤梗死的心肌细胞需氧量；⑥冠脉血栓自发裂解所产生的内源性因子；⑦当闭塞的心外膜冠状动脉恢复时心肌再灌注梗死区的血量是否足够。

引起 STEMI 发生的风险因子包括多个冠心病危险因素（见第 30 章）和不稳定型心绞痛（见第 34 章）危险因素。临床上少见的诱发 STEMI 发生的因

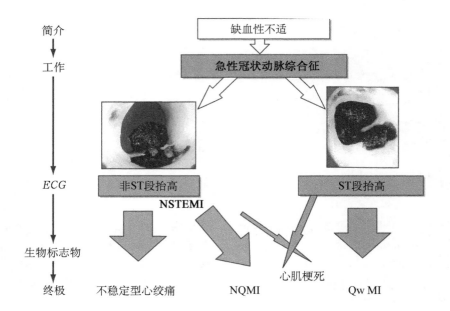

图 35-1　急性冠状动脉综合征。伴随软斑块的突然破裂,患者经历了由于心外膜冠脉供血下降所造成的心肌缺血症状,血流下降也许是由完全闭塞病变(右)或不全病变(左)所造成的,缺血性不适患者也可表现为 ST 段抬高型或非 ST 段抬高型。其中 ST 段抬高的患者大多数(红色宽箭头)最后发展为 Q 波性心肌梗死(心电图上为 Q 波持续存在)。而少数(红色窄箭头)发展为非 Q 波性心肌梗死。在以往的专著中,一直称为非 Q 波性心肌梗死,未见 ST 段抬高的患者通常患有不稳定型心绞痛或者非 ST 段抬高型心肌梗死(NSTEMI)(绿色宽箭头)。(心电图上)ST 段抬高的患者表现为心绞痛和 STEMI 两种病变,而鉴别两者的主要依据为血浆中心肌坏死标志物的升高与降低,如 CK-MB、肌钙蛋白等,在心电图上,NSTEMI 的患者大多数不出现 Q 波,少数也出现 Q 波(绿色窄箭头)(Adapted from CW Hamm et al:Lancet 358:1533,2001,and MJ Davies:Heart 83:361,2000;with permission from the BMJ Publishing Group.)

素包括血液高凝状态、胶原血管疾病、可卡因的滥用及心腔内血栓或其他可以产生冠状动脉栓塞的病因。

最有效的治疗 STEMI 策略是重视"抢救生命线",它是一套高度整合的系统,包括从院前护理延伸至医院早期管理,以及迅速实施再灌注等各个方面。

临床表现

超过 50% 的 STEMI 均存在某些诱因,如体力运动、情绪紧张或内外科疾病。虽然 STEMI 发生在一天内任何时间,据报道,STEMI 通常发生在早晨睡觉醒前几个小时。

疼痛是 STEMI 患者最常见的临床表现。疼痛表现为深层内脏性,通常形容为沉重感、压迫性和撕裂性,但有时也被描述为刺痛或灼痛(参见第 4 章)。常伴发静息期心绞痛样的不适(参见第 33 章),或是

严重的且持续时间很长。疼痛常放散至前胸部和(或)上腹部,偶尔也会至手臂。放散痛较少发生的部位包括腹部、背部、下颚和颈部。当放散痛发生在剑突下方和腹部时,常误诊为消化不良,故忽略心脏病发作。STEMI 的疼痛有时也可放散至头枕部区域,但不会低于脐下。常伴虚弱、出汗、恶心、呕吐、焦虑和濒死感。疼痛可发生静息状态,与心绞痛鉴别是 STEMI 患者劳累后,疼痛通常并不消退或减弱。

STEMI 的疼痛需要与其他疾病的疼痛鉴别,包括心包炎(参见第 22 章)、肺栓塞、急性主动脉夹层(参见第 38 章)、肋软骨炎和胃肠道紊乱。放散至斜方肌的疼痛未见于 STEMI,故可作为重要的特征来明确心包炎的诊断。然而,所有 STEMI 疼痛并不是都会出现,糖尿病合并 STEMI 的疼痛症状随着年龄增长而减弱。随着年龄的增长,STEMI 表现为突发性呼吸困难,并发展为肺水肿。其他非典型疼痛或

无痛的表现还包括突发性意识障碍、精神异常、心律失常、周围血管栓塞和不明原因的低血压。

体格检查

大多数 STEMI 患者常会通过改变体位或拉伸运动来减轻其疼痛,若无效果后就会发生焦虑不安。STEMI 患者常表现为四肢皮肤苍白、湿冷。胸骨下部疼痛持续 30min 以上且伴发汗症状,提示 STEMI 的发生可能性极大。虽然许多患者在 STEMI 发生的第一小时内有正常的脉搏和血压,但有 25% 的前壁梗死患者表现为交感神经过度兴奋状态(心动过速、高血压),近 50% 的下壁心肌梗死患者表现为副交感过度兴奋状态(心动过缓、低血压)。

若患者的心前区是平坦的,心尖冲动很难触及。但是对于前壁心肌梗死患者,由于梗死心肌运动障碍所导致的异常心前区心尖冲动,常发生在心肌梗死的第 1 天,随之消失。心肌运动障碍的其他体征包括第三心音、第四心音、第一心音强度减弱、第二心音反常分裂及二尖瓣的功能障碍导致的一过性的收缩中、晚期杂音(参见第 9 章)。透壁性 STEMI 患者查体中有时可闻及心包摩擦音。颈动脉搏动由于低血容量而减弱,表现为休克。并且 STEMI 患者的体温在 7d 内可能高达 38℃,血压也是波动的,大多数透壁 STEMI 的患者收缩压可下降 10～15mmHg。

实验室检查

心肌梗死(MI)的时间分期:①急性期(发病前几小时至 7d);②愈合期(7～28d);③预后期(29d)。当诊断 STEMI 时必须同时考虑患者所处的时间分期。实验室诊断包括:①心电图;②血清心脏生物标志物;③心脏影像;④非特异性组织坏死和炎症的指标。

心电图学

STEMI 的心电图特征已在第 11 章详解。起始阶段为心外膜冠状动脉的完全阻塞引起 ST 段抬高。大多数患者开始表现为 ST 段的抬高最终发展为 Q 波。并且 Q 波的波幅是变化的,有的甚至是暂时性变化,这取决于心肌缺血的再灌注状态和膜电位的恢复。当血栓不完全闭塞血管时,一小部分患者最初呈现的 ST 段抬高并不发展为 Q 波,如果有丰富的侧支循环,那么阻塞是暂时的。患者有缺血性不适的症状但没有 ST 段抬高,若血清坏死心肌

标志物升高(见后文),则可以最终诊断为 NSTEMI(图 35-1)。少数患者起初并没有 ST 段抬高也可发展为 Q 波性心肌梗死。既往人们普遍认为透壁性 MI 的心电图会出现 Q 波或 R 波的衰减,非透壁性 MI 心电图会出现一过性的 ST 段或 T 波改变。然而,心电图与病理学的相关性并不完全匹配,如非 Q 波性 MI 与 Q 波性 MI,透壁性 MI 与非透壁性 MI 等术语已经被 STEMI、NSTEMI 所替代(图 35-1)。目前,通过应用磁共振检查证实:心电图上 Q 波的发展更多依靠心肌梗死的体积而非是否透壁。

血清心肌生物标志物

血清心脏生物标志物是由心肌细胞坏死释放的特定蛋白质。这些蛋白质的释放速度是由其在细胞内的位置、蛋白分子量及局部血液和淋巴流动性的差别而决定。一旦清除梗死区的心脏淋巴液超过容量并溢出静脉循环,心脏生物标志物就可以在外周血中检测出来。释放蛋白质的时效性对于临床诊断很有意义,但是当迫切需要做出再灌注的治疗计划时(主要还是依靠心电图和临床表现)其运用是有限的。快速的全血标记物检测已经在临床运用,特别是对于没有心电图诊断结果的患者可促进其快速诊断。

心肌钙蛋白 T(cTnT)和心肌钙蛋白 I(cTnI)有不同于骨骼肌中蛋白亚型的氨基酸序列。这些差异可使用单克隆抗体进行定量分析。通常在健康人的血液中肌钙蛋白 T 和肌钙蛋白 I 并不易被检测出来,但在 STEMI 患者血液中其水平大于参考值最高上限的 20 倍(99% 未患心肌梗死的正常人群的最高值)。cTnT 或 cTnI 的测量有相当大的诊断作用,它们是目前优先选择的血清心脏生物标志物(图 35-2)。当临床上怀疑骨骼肌损伤或者面积小的心肌梗死时,肌酸激酶(creatine phosphokinase,CK)或其 MB 同工酶(CK-MB)的值可能低于所能测量出的最低值,这时肌钙蛋白显得尤为重要,而且对于鉴别 UA 和 NSTEMI 上它们也有特殊的诊断意义。对于 SETMI 患者,cTnI 和 cTnT 的水平发病后的 7～10d 一直维持高水平。

CK 在发病后 4～8h 开始升高,48～72h 恢复至正常(图 35-2)。CK 的最大缺点就是对 STEMI 的诊断特异性差,由于骨骼肌疾病或外伤、肌内注射均可以引起 CK 的升高。CK-MB 优于 CK 的原因在于其不存在心肌以外的组织,故具有更高的特异性。但心外手术、心肌炎、电复律也常常导致 CK-MB 的升高。CK-MB 的比率量(相对指数):CK 活性≥2.5 表明其不是心肌源

性而是骨骼肌源性的 CK-MB 升高。

虽然 CK 或 CK-MB 具有临床意义，但是很多医院使用的是 cTnT 或 cTnI 作为诊断 STEMI 的常规标志物，而不是 CK-MB。每一个患者都检测特异性的肌钙蛋白和 CK-MB 是不合理的。

虽然人们普遍认为蛋白质释放的总量与心肌梗死的范围大小有关，但是，蛋白质峰值的浓度与心肌梗死区大小相关度较小。若闭塞的冠状动脉在 STEMI 发生的最初几个小时内发生再通（自发性或者通过机械和药物手段），那么心脏标志物就会出现峰值提前（图 35-2）。这是因为再通的血流快速地冲刷梗死区间质，使淋巴间的蛋白质被完全清除。

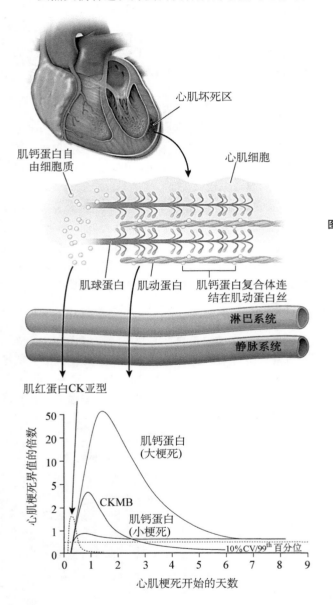

图 35-2 心肌坏死的区域显示在顶部图中，在图的中间部分为坏死的心肌细胞释放生物标志物的过程。生物标志物释放到间质中首先通过淋巴管，随后溢出到静脉系统，当心肌细胞的肌膜破损后，生物标志物首次从胞质池释放（图左边的箭头底部所指部分）。生物标志物（如肌红蛋白和 CK 亚型）快速释放，在血中其浓度迅速上升达到极限值；随后，开始肌丝崩解较长时间释放生物标记的过程可持续几天。肌钙蛋白水平较参考上限升高至 20～50 倍（参考对照组的第 99 百分位值），当患者有典型的 AMI 和持续的心肌坏死时会导致 CK-MB 的异常升高。目前，临床医师可通过灵敏的检测心肌肌钙蛋白相对于参考上限的升高，即使在 CK-MB 水平仍然在正常参考值范围的情况下，诊断出微小梗死的发生（没有显示），CV. 变异系数（Modified from EM Antman: Decision making with cardiac troponin tests. N Engl J Med 346:2079, 2002 and AS Jaffe et al: Biomarkers in acute cardiac disease: The present and the future. J Am Coll Cardiol 48:1, 2006.）

心肌损伤的非特异性反应是多形核白细胞增多，它在出现疼痛后几小时内出现并续 3～7d；白细胞计数达到 12 000～15 000/μl 水平。红细胞沉降速度比白细胞计数上升更慢，在第一周达到峰值，有时持续 1～2 周。

心脏影像

二维超声心动图广泛用于表征室壁运动异常（参见第 12 章）。尽管 STEMI 无法用超声心动图和陈旧心肌瘢痕或急性严重心肌缺血进行区分，但在急诊科的设备中，超声心电图因其简便和安全的使用过程成为有价值的筛查工具。当心电图不能诊断STEMI时,使用超声心电图来发现是否存在早期心室壁的异常运动,有助于做出决定性的诊断与治疗计划,比如患者是否要再灌注治疗(溶栓或者冠状动脉介入治疗)。超声心动图在评估左心室功能方面具有前瞻性;检测心脏功能下降,并且作为判断使用肾素-血管紧张素-醛固酮系统抑制药的重要指标。超声心动图还可以用以识别右心室梗死(RV)、心室壁瘤,心包积液和左心室血栓。此外,多普勒超声心动图在发现和定量室间隔缺损,二尖瓣反流,两大复杂的 STEMI 方面有重大意义。

放射性核素显影技术(参见第 12 章)可用于评估疑诊 STEMI。然而,与超声心动图相比,这些成像模式并不十分常用,因为它们非常麻烦而且在很多临床情况下缺乏敏感性和特异性。利用 ^{201}Tl或^{99m}Tc-甲氧基异丁基异腈进行心肌灌注成像,其分布比例与心肌血流量和心肌聚集程度有关(参见第33 章),大多数患者在发病后的最初数小时内发展成透壁性梗死,而相应地核素显影为一个缺陷("冷点")。虽然灌注扫描非常敏感,但它不能区分急性梗死和慢性创伤,因此不是 AMI 特定诊断。放射性核素心室造影术利用^{99m}Tc-标记红细胞,经常用于展示 STEMI 患者室壁运动障碍和射血分数减少,其运用价值也可用于评估血流动力学改变和辅助诊断右室心肌梗死,当右心室射血分数下降,这种技术是非

特异性的,因为许多其他心脏异常而非心肌梗死也可以改变放射性核素心室造影。

通过使用高分辨率、增强心脏磁共振技术(参见第 12 章)可准确检测心肌梗死。一个标准的成像剂(钆)给药后 10min 图像就可以出现。由于正常心肌细胞排列紧密,只有极少量的钆进入正常心肌组织,但是钆却能渗透到心肌梗死区的细胞间隙中,因此,在梗死区信号明显,与之形成鲜明的对比,正常心肌组织表现为黑暗区域。

早期处理

院前救治

STEMI 的预后很大程度上与两大复杂并发症相关:电并发症(心律失常)和机械并发症("泵衰竭")。大多数 STEMI 的院外死亡是由于突发的心室颤动。绝大多数的心肌梗死患者由于心室颤动而死亡是发生心肌梗死后的 24h 内,其中50%以上发生在第一个小时。所以凝诊为 STEMI 患者院前护理的主要方面包括:①及时识别患者的症状和快速寻求医疗关注;②快速部署紧急医疗小组执行复苏的治疗,包括除颤;③迅速运输患者至医院由医师和护士熟练地控制心律失常并不间断地提供高级生命支持;④实现迅速再灌注治疗(图35-3)。最重要的

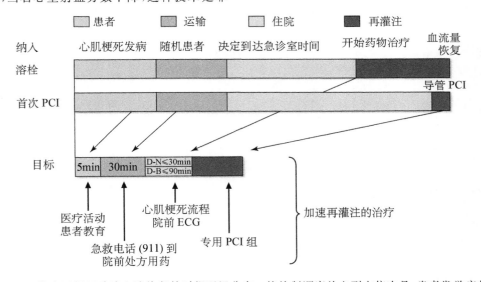

图 35-3　从 STEMI 发生至梗死动脉血流恢复的时间延迟分布。按绘制顺序从左到右依次是:患者发觉症状并寻求医疗关注,输送到医院,住院决定治疗决策,一旦再灌注策略启动实施再灌注和恢复血流。启动溶栓治疗的时间就是绿色通道时间(D-N),这是药物恢复血流所需的时间。需要更多的时间移动患者到导管实验室进行经皮冠状动脉介入(PCI)治疗,这一过程称为"急诊室到球囊扩张时间"(D-B),但在心外膜动脉梗死恢复血流常在PCI后实现。在图下部是如何使用各种加速再灌注的方法从而缩短各部分间时间延迟的间隔(Adapted from CP Cannon et al: J Thromb Thrombol 1:27, 1994.)

延迟不是运输患者到医院的过程,而是患者开始出现疼痛到决定呼叫急救的时间间隔。通过卫生保健专业人员教育使公众了解关于胸部不适的重要性和寻求早期治疗的重要性,可以有效地缩短这一时间间隔。对有相关病史的人员及有缺血性心肌病风险的患者进行定期随访是为临床医师检查 STEMI 症状和制订相应的治疗计划的重要"教学时刻"。

在救护车上越来越多训练有素的人员实施有效的监测和处置,从而进一步缩短了梗死发病和治疗之间的时间。院前溶栓的指南包括使用 12 导联心电图来明确诊断,在救护车医护人员的操作,培训医护人员利用心电图诊断与治疗 STEMI,经过起始处置授权的网上医疗指挥和控制。

急诊科的治疗

在急诊科,对疑诊为 STEMI 患者的治疗目标包括控制患者的心脏不适、快速识别需要紧急再灌注治疗患者、护送低风险患者至医院合适的位置和避免不恰当地处理 STEMI 患者。STEMI 患者的许多治疗都是首先在急诊实施的,然后再送往住院部接收进一步的治疗。

对于疑诊 STEMI 患者口服阿司匹林治疗是至关重要的,其有效性跨越急性冠脉综合征的全过程(图 35-1)。在急诊科口服咀嚼 160～325mg 阿司匹林片剂可以通过快速抑制血小板环氧化酶-1 导致血栓素 A_2 的水平下降。并且,应再继续每日口服 75～162mg 的阿司匹林。

如果患者的动脉氧饱和度是正常的,那么临床上吸氧的获益是有限的,而且并不科学。然而,当低氧血症出现时,则需要在心肌梗死发生后首个 6～12h 通过鼻导管或者面罩给氧(2～4L/min),然后患者需要再次接受评估以决定是否继续维持该种治疗。

胸部不适症状的控制

舌下含服硝酸甘油片对于大多数 STEMI 患者是安全的,每隔 5 分钟 1 片,共 3 片总量为 0.4mg。硝酸甘油除了减弱或缓解胸部不适,还可以减少心肌需氧(通过降低前负荷)和增加心肌的氧气供应(通过扩张梗死相关冠状动脉或侧支血管)。对于初期舌下含服硝酸甘油反应良好,但随后再次出现胸部不适的患者,尤其当其同时伴有持续缺血表现,如进一步的 ST 段或 T 波改变时,应该考虑使

用静脉注射硝酸甘油。使用硝酸甘油应在患者未出现收缩压降低(＜90mmHg)时,或在怀疑患者有右心室梗死时(心电图显示下壁梗死、颈静脉高压和低血压)。硝酸盐不能用于 24h 内服用磷酸二酯酶-5 抑制药西地那非(治疗勃起功能障碍)的患者,因为西地那非会加强硝酸盐的降低血压作用。突发性的血压骤降是使用硝酸甘油的一种特异体质反应,快速静脉注射阿托品通常可以迅速逆转这一反应。

对于 STEMI 患者的疼痛,吗啡是一种非常有效的镇痛药。然而,它可能会降低交感神经介导的小动脉和静脉收缩,并由此导致心排血量减少和动脉压降低。这些血流动力学障碍通常表现为对腿抬高引起回心血流量增加的快速反应,但在一些患者也出现静脉注射生理盐水后的水肿。患者可能会出现出汗和恶心症状,但这些反应通常消失并被疼痛缓解的好感所替代。吗啡也有迷走神经效应并可能导致心动过缓或高度房室传导阻滞,尤其对于下壁心肌梗死患者反应更明显。这些不良反应通常应对以阿托品(0.5mg 静脉注射)。吗啡通常由重复(每 5 分钟)静脉注射的小剂量(2～4mg),而不是通过皮下大剂量给药,因为后者吸收效率是不可预测的。

静脉注射 β 受体阻滞药也能控制 STEMI 患者的痛苦。这些药物能有效地控制一些患者的疼痛,可能通过减少心肌氧需求从而改善缺血症状。更重要的是,有证据表明静脉注射 β 受体阻滞药能够减少再灌注损伤和心室颤动的风险(见后文)。然而 STEMI 患者的选择对于考虑使用 β 受体阻滞药也很重要。患者在第一个 24h 内口服 β 受体阻滞药的禁忌证:①心力衰竭的迹象;②心脏低排出状态的表现;③心源性休克的风险增加;④β 受体阻滞药的其他禁忌证(PR 间期大于 0.24s,二度、三度传导阻滞、哮喘发作期或反应性呼吸道疾病)。通常使用的美托洛尔,总共 5mg,每 2～5 分钟 3 次,提供给心率每分钟大于 60 次、收缩压大于 100mmHg、PR 间期小于 0.24s 和肺部湿啰音小于胸膜 10cm 的患者。最后一次静脉注射 15min 后,口服疗法的剂量是开始时每 6～48 小时服用 50mg,接下来是每 12 小时服用 100mg。不同于 β 受体阻滞药,钙通道拮抗药在急性治疗中意义不大,有证据显示短效的二氢吡啶可能增加患者的病死率。

治疗策略的选择

12 导联心电图是筛查患者和决定治疗策略的

主要工具。当在连续的两个前胸导联上出现 ST 段抬高至少 2mm 和两个相近的肢导抬高至少 1mm 时,该患者应考虑再灌注治疗(图 35-4)。患者是选择 PCI(血管成形术或支架,参见第 36 章)还是溶栓稍后讨论。有证据表明,在未见 ST 段抬高 AMI 情况下,溶栓无效且可能有害。

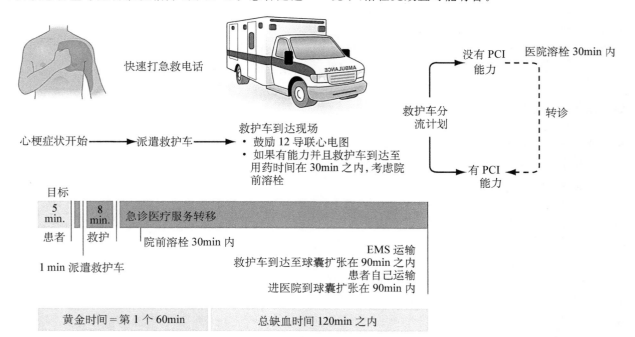

图 35-4　运送 STEMI 患者和初始再灌注治疗的选择。呼叫急救电话后患者通过 EMS 运输:STEMI 患者再灌注可以由药物(溶栓)或导管为基础的初次 PCI 的方法完成。根据不同的运输方式和接收医院的能力来实施这些策略。运送到医院的时间会随着具体情况不同而变化,但总的目的是将缺血时间控制在 120min 内。有 3 种可能的场景:①如果 EMS 具有溶栓和适合这种患者治疗,院前溶栓应该在 EMS 到达现场的 30min 内开始实施。②如果 EMS 没有进行院前溶栓的能力而且患者被运送到无法开展 PCI 的医院,为患者开展有效溶栓治疗,医院急诊室到用药时间应控制在 30min 内。③如果 EMS 不能进行院前溶栓而患者被运送到能够进行 PCI 的医院,急诊室至球囊扩张时间应控制在 90min 内。转诊:将患者转运至有 PCI 能力的医院行血运重建是可以考虑的,如果:①有溶栓禁忌;②PCI 可以迅速启动(患者在 90min 内首次初诊或溶栓治疗首次到达医院开始应用的 60min 内);③溶栓失败可考虑行补救 PCI,对于复发性缺血可考虑非紧急性二次转院。患者自驾:患者自驾不受鼓励。如果患者到达不能开展 PCI 的医院,绿色通道时间应该在 30min 以内。如果到达有能力开展 PCI 的医院,应该在入院 90min 内开始球囊扩张术。治疗方案、时间选择与首先到达医院选择是一样的(Adapted with permission from Antman et al:ACC/AHA guidelines for the management of patients with ST-elevation myocardial infarction:A report of the American College of Cardiology/American Heart Association Task Force on Practice Guidelines [Committee to Revise the 1999 Guidelines for the Management of Patients with Acute Myocardial Infarction]. Circulation 110:e82,2004.)

控制梗死面积

冠状动脉梗死导致的坏死心肌数量是由很多因素决定的,不仅仅是梗死的位置。虽然梗死中央的坏死组织是不可逆的,但是周围缺血心肌(缺血半暗区)可以通过冠状动脉灌注,减少心肌氧需求,预防有毒代谢产物积累和削弱再灌注损伤介质影响(例如,钙超载和氧自由基)的方式及时恢复。近 1/3 的

STEMI 患者可能会在 24h 内实现自发地梗死相关冠状动脉再灌注并改善梗死组织的瘢痕愈合。再灌注治疗,无论是药物溶栓还是 PCI,最终均会加速梗死相关动脉自发性溶栓的发生,从而大大增加了梗死相关动脉的血流恢复。及时在心外膜梗死相关动脉恢复血流,并改善心肌梗死下游区域的灌注可以限制梗死区域的大小。通过维护缺血心肌供氧,控制疼痛,治疗充血性心力衰竭(CHF),减少心动过速

和高血压的优化平衡可以延长心肌再灌注的时间"窗口"。

除了阿司匹林,STEMI患者应该避免使用糖皮质激素和非甾体消炎药物。因为它们可以影响梗死愈合和增加心肌破裂的风险,而且使用它们可能会导致更大的梗死瘢痕。此外,他们可以增加冠状动脉血管阻力,从而可能会减少流向缺血性心肌的血流。

经皮冠状动脉介入治疗

(参见第36章)PCI常被称为原发性介入治疗,包括血管成形术或支架置入术(在未溶栓的前提下),原发性介入治疗对于在心肌梗死的最初几个小时内恢复灌注效果显著。该方法尤其适合有溶栓治疗禁忌证且适合再灌注的患者。在通畅闭塞的冠状动脉治疗方面介入治疗比溶栓更有效,由有经验的医生(每年至少75例以上),并在有资格的医疗机构(每年介入手术36例以上)进行手术会使患者有更好的长期临床结果。与溶栓相比,原发性PCI在以下情况是首先选择的,包括诊断未明确、心源性休克、出血风险增加或者症状已持续2~3h且血栓不易被溶栓药物溶化等情况。然而,介入治疗由于其人员和设备成本昂贵,其应用受限,仅在少数医院开展。

溶栓治疗

如果没有禁忌证出现(见后面章节),溶栓治疗在症状出现的30min内应该首先开展(注:溶栓治疗时间≤30min)。溶栓的根本目标是促进冠状动脉的通畅恢复,纤溶酶激活物(tPA)、链激酶、替奈普酶(TNK)和瑞替普酶(rPA)已经获得美国食品药品管理局的批准,可以给STEMI患者静脉运用。这些药物都是通过促进纤溶酶原转化为纤溶酶,促进纤维蛋白血栓的溶解。尽管曾经主要强调纤维蛋白特异性药物(如tPA)和纤维蛋白非特异药物(如链激酶)之间的差别,我们现在认识到这些差异只是相对的,使用纤维蛋白特异性药物可能发生某种程度的全身性溶栓。TNK和rPA由于长期以非静脉注射药物管理通常被认为是口服溶栓剂。

当使用血管造影评估时,冠状动脉血流可以由一个简单的定性描述,在心肌梗死评分(TIMI)系统:0级表示梗死相关动脉完全闭塞,1级表示在梗死点外存在反向渗透但没有灌注到远端冠状动脉床,2级表示整个梗死心血管的灌流进入远端床,但和正常动脉相比有明显延迟,3级表示所有的梗死血管灌注的正常流动。3级是灌注治疗的目标,因

为全部栓塞动脉的再灌注在限制梗死区面积,维护左心室的功能、减少短期和长期死亡率等方面效果更好。其他溶栓效果的血管造影评估法包括计算冠状动脉胶片染色梗死相关动脉的贞数量,以及在梗死区血管区域染料在远端血管的入口和出口速度的对比,这些方法比常规的TIMI血流分级法更密切地反映STEMI的预后。

溶栓治疗在STEMI症状发作1h内实施可以降低院内死亡率50%以上,而且受益大多可维持10年以上。使用适当溶栓治疗可以减少梗死的大小,限制左心室功能失常和减少并发症的发生率,包括间隔破裂、心源性休克、恶性心律失常等。因为心肌只有在发生不可逆病变之前才能进行挽救,所以无论通过溶栓或者导管介入治疗,再灌注治疗时机对于实现最大效果是极其重要的。而限制期的上限取决于患者的个人情况,对于分秒必争的患者来说通常在出现症状的1~3h进行治疗受益最大。虽然减少死亡率的效果一般,治疗依然对许多梗死发作3~6h的患者有益处,对于发作12h特别是胸部不适仍然存在和ST段居高不下的患者治疗仍能发挥一定作用。与STEMI的介入治疗相比,当患者出现症状的第1小时内溶栓治疗是首选的再灌注治疗措施,如果交通方便也可考虑将患者运送至合适的PCI中心(有经验的医师和团队,记录急诊室至球囊扩张时间小于2h),在溶栓后至少间隔1h以上才能进行PCI。尽管相比于年龄更大的患者小于75岁的患者其死亡率明显降低,但绝对死亡率(15%~25%)在两个不同的年龄组中是相近的。

tPA和其他特异性的纤溶酶原激活物,rPA和TNK,在恢复TIMI 3级冠状动脉血流效果上明显优于链激酶,在改善生存质量上也有优势。目前使用tPA推荐的方案如下:在前30min内,首先口服15mg药丸,之后静脉注射50mg,接下来的1h内注射35mg。链激酶是超过1h后以150万U静脉注射,rPA正规使用的方法为双药丸方案,即首次1000万U2~3min后静脉注射,30min后第二次1000万U静脉注射。TNK参照体重以0.53mg/kg静脉给药超过10s。此外,溶栓药物之前已经介绍,典型的再灌注药物主要涉及抗血小板和抗血栓形成药物稍后讨论。

选择再灌注药物治疗方案中结合使用静脉注射糖蛋白IIb/IIIa抑制药可以减少纤维蛋白溶解剂的剂量。相比单纯使用溶栓药物(比如tPA),联合再灌注治疗通过抑制血小板聚集,减弱血栓凝块,使溶

栓剂渗透至斑块深部,从而加快和加深纤维蛋白溶解的速率和程度。然而,联合再灌注治疗方案和单纯溶栓剂相比有相似的疗效,同时也存在出血的潜在危险,尤其当患者大于 75 岁时。因此,联合再灌注治疗方案不推荐常规使用。糖蛋白Ⅱb/Ⅲa 抑制药,无论是单独使用,还是和减量的溶栓剂联合作用,都作为快速、有计划 PCI(补救 PCI)的前期准备,没有显示有减少梗死区大小或改善预后的效果,相反还增加了出血的风险。因此,补救 PCI 也不推荐作为常规策略使用。

联合再灌注方案

有证据显示 PCI 对 STEMI 患者的治疗中发挥着越来越重要的作用。先前再灌注治疗方法把药物治疗和导管介入治疗分开进行,现在已经被联合的再灌注方法所代替,这改变了 STEMI 患者的分诊并转移接受 PCI 治疗(图 35-5)。

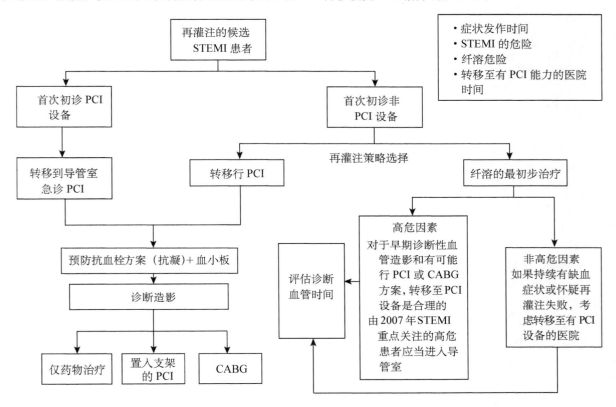

图 35-5　每个社区和社区中每个组织应对 STEMI 患者的救治达成一致意见包括 EMS 送往哪家具有心电图诊断能力的医院、入院初期的临床管理,从不能进行 PCI 的医疗单位迅速转移的书面标准和知情同意书。最初被诊断为 PCI 适应证患者(图左),及时运送到心导管实验室行 PCI。最初被诊断为非 PCI 适应证患者(图右)应该迅速评估最优的再灌注治疗方案(见框右上角的评估标准)。这可能包括原发性 PCI 的转移或最初的溶栓治疗。临床管理最终是由死亡的风险,严重的 STEMI 并发症,以及是否经历反复性缺血性症状或左侧心力衰竭所决定的(见图右侧底部的两个盒子图)[Adapted from FG Kushner et al: 2009 focused update of the ACC/AHA Guidelines for the Management of Patients with ST-Elevation Myocardial Infarction (updating the 2004 guideline and 2007 focused update): a report of the American College of Cardiology Foundation/American Heart Association Task Force on Practice Guidelines. Circulation 120: 2271,2009.]

禁忌证和并发症

溶栓药物的明确禁忌证包括任何时间发生的脑出血,在过去 1 年内有非出血性脑卒中或其他脑血管事件,急性期内任何时期的高血压[收缩期动脉压大于 180mmHg 和(或)舒张压大于 110mmHg],怀疑有主动脉夹层和活动性内出血(月经期除外)。出血性并发症的增加与高龄有关,溶栓治疗的获益在治疗老年人时是完全必要的,只要无其他禁忌证和心肌危险情况即可。

溶栓治疗需要进行风险评估的禁忌证:受益率,包括频繁使用抗凝血药(国际标准化比值≥2)、最近(<2周)入侵或外科手术,或长期(>10min)心肺复苏、已知出血因素、妊娠、出血性(如眼科疾病、出血性糖尿病、视网膜病变),活动性消化性溃疡疾病,以及有严重的高血压病史即使目前已被充分地控制。由于存在过敏反应的风险,在5d至2年若患者有过敏病史则不应该使用链激酶治疗。2%患者在使用链激酶后发生过敏反应,4%～10%的患者出现小程度的低血压,显著的低血压发生概率虽然很少,但一旦发生则为非常严重的过敏反应。

出血是最常见的和最严重的潜在并发症,因为出血需要,输血时更常见患者需要侵入性治疗,溶栓患者应该避免不必要的静脉或动脉干预。出血性脑卒中是最严重的并发症,会在0.5%～0.9%接受治疗的患者中发生。发生率随着年龄的增加,患者大于70岁为小于65岁患者所经历颅内出血率的2倍左右。大规模临床试验表明tPA或rPA导致的颅内出血与比链激酶略高。

溶栓后心导管和冠状动脉造影应在如下情况下进行:①再灌注失败(持续性胸痛和ST段抬高大于90min),在这种情况下,应该考虑急诊PCI;②冠状动脉再次闭塞[ST段再次抬高和(或)复发性胸痛],或发展为复发性缺血(如复发性心绞痛住院内病程中心绞痛复发或出院前积极的运动负荷试验),在这种情况下应该考虑紧急PCI。对溶栓治疗后无症状的患者进行常规血管造影和选择性PCI是否有益还存在争议,但这种方法可能随着导管室的技术进步和技术熟练的介入操作人员数量增加而变得有可取之处。冠状动脉旁路移植手术适合于那些冠状动脉解剖不适合进行PCI的患者,但对于广泛的心肌受损或复发性心肌缺血患者血管再生是明智的选择。

住院期治疗

冠心病监护病房

冠心病监护病房通常配有可选择的连续监测患者心律和血流的设备。除颤器、呼吸器、无创性经胸廓心脏起搏器、临时起搏器和漂浮导管的设施通常是常规必备的。同样重要的是训练有素的护士团队,她们可以识别心律失常;及时调整抗心律失常药物、血管作用药物和抗凝药物的剂量,并在必要的时候进行心肺复苏术,包括电击。

如果认为患者能够在有经验的高端医疗护理中受益,那么他们应该越早进入冠心病监护室越好。对于低风险患者(如:没有血流动力学损伤且轻度心律失常的患者)也可以在具备心电图监测和在冠心病监护室外护理经验的医护人员护理下的"中级保健单位"进行治疗。

患者在冠心病监护病房停留的时间由是否需要持续的重症监护决定。如果用口服治疗可控制症状,患者可转移出冠心病监护病房。当然那些被确诊为低风险性的STEMI患者[之前没有梗死和无持久的胸部不适,无充血性心力衰竭(CHF)、低血压或心律失常],可能会在24h内安全转移出冠心病监护病房。

运动

增加心脏负荷的因素可能会在梗死的最初几个小时内增加梗死面积的大小。因此,STEMI的患者应在发病12h内保持平卧在床上。但是在没有并发症的情况下,应鼓励患者在医护监督下活动,在首个24h内简单的床边活动或坐在椅子上,这种做法对心理上是有益的,通常会导致肺毛细血管楔压下降。在没有低血压和其他并发症时,在第2天或第3天,患者通常可以在房间增加持续走动的时间和频率,也可以淋浴或站在水槽里洗澡。发生梗死3d后,患者应该增加逐步移动的距离至少一天三次185m。

饮食

因为在STEMI发生后不久存在着呕吐和误吸的危险,患者应该在第一个4～12h接受不进食或只能液体口服,典型的冠心病监护病房饮食应该提供≤30%的总热量并控制脂肪和胆固醇含量≤300mg/d。复合糖类应该占热量的50%～55%,并且比例不应该进一步增大。菜谱应该富含钾、镁、纤维,低钠的食物。糖尿病和高三酰甘油血症是通过限制摄入糖果的饮食来控制的。

肠道管理

在床上休息和使用的缓解疼痛药物常导致便秘。建议饮食中大量摄水,或使用常规的软化大便药物,如辛酯钠或磺基琥珀酸酯(200mg/d)。如果使用这些措施,但是患者仍有便秘,泻药也是可以使用的。与既往的观点不同,对STEMI的患者进行轻柔的直肠检查是安全的。

镇静

许多患者住院期间需要镇静。地西泮(5mg)、奥沙西泮(15～30mg),或劳拉西泮(0.5～2mg),每天 3～4 次,通常是很有效的。夜晚上述药物的额外剂量可保证患者有充足的睡眠。在患者住进冠心病监护病房(CCU)开始的几天里,要尤其注意在 CCU 里 24h 的紧张气氛可能会干扰患者的睡眠。然而,镇静药的使用不能替代安静的环境。在 CCU 内许多使用的药物,如阿托品、H_2 受体阻滞药和麻醉药,特别是老年人可以产生谵妄。这种效应不应与躁动混淆,应在彻底查明患者使用的药物后开具镇静药。

药物治疗

抗血栓的药物

广泛的实验室和临床证据表明血栓的形成是这种疾病的重要发病机制。因此,STEMI 患者必须应用抗血小板和抗凝治疗。抗血小板和抗凝治疗的主要目的是与再灌注方案一起使梗死的相关动脉保持开放。次要的目的是减少患者的血栓形成,如附壁血栓形成或深静脉血栓形成,两者中任何一种都可能导致肺栓塞。抗血小板和抗凝治疗在多大程度上达到以上目标,决定了这些药物降低 STEMI 死亡风险。

如前所述(见"急诊室治疗"),阿司匹林对于 STEMI 患者是标准的抗血小板药物。对于 STEMI 患者最有说服力的证据是抗血小板治疗联合实验室检查发表的全面综述,在由近 20 000 例 MI 患者被随机分为 15 组的临床试验数据中,阿司匹林可以降低 27% 的病死率,由对照组的 14.2% 降至接受抗血小板药物组的 10.4%。

P2Y12 ADP 受体抑制药可以阻止血小板的激活和聚集。在使用阿司匹林治疗 STEMI 的基础上附加使用 P2Y12 抑制药氯吡格雷可以减少临床风险事件(死亡、再发梗死,脑卒中),并对接受纤溶治疗后已证明能够阻止灌注血管的再闭塞。新的 P2Y12 ADP 受体拮抗药,如普拉格雷和替卡格雷,在接受 PCI 的 STEMI 患者预防缺血性并发症方面比氯吡格雷更有效,但有增加出血的风险。在接受 PCI 治疗的 STEMI 患者中糖蛋白 Ⅱb/Ⅲa 受体抑制药用于预防血栓并发症的出现。

标准的抗凝药用于临床实践是普通肝素(UFH),研究显示:UFH 联合阿司匹林和非特异性溶栓药物如链激酶的治疗方案中,可以额外降低病死率(约每 1000 例患者多存活 5 人)。这表明静脉注射 UFH 的治疗方案,除了阿司匹林和特异性纤溶剂(tPA,rPA 或 TNK),有助于保持梗死相关动脉的开放。这种效果是以少量出血风险为代价的,UFH 的推荐剂量为首剂口服 60U/kg(最大剂量为 4000U)之后以每小时继续服用 12U/kg(最大剂量为 1000U/h),使其活化部分凝血活酶时间为正常的 1.5～2.0 倍。

选择抗凝治疗 STEMI 的患者一般使用低分子肝素(LMWH),人工合成的戊糖序列(磺达肝癸钠)和直接抗凝血酶——比伐卢定。低分子肝素的优点包括高生物利用度,是无须监控的、可靠抗凝药和更有效的抗凝血因子 Ⅱa 的作用。相比于 UFH,依诺肝素被证明能更有效地减少溶栓治疗患者的死亡,非致死性再梗死和非致死性或紧急的靶血管重建。使用依诺肝素治疗与严重的出血有更大关联,但在临床上综合考虑疗效和安全性,依诺肝素比普通肝素在临床上有更好前景。关于磺达肝癸钠的 PCI 术中应用有关数据是局限的,因为 STEMI 患者关键临床试验评估非常复杂。磺达肝癸钠在未接受灌注治疗的患者中效果似乎优于安慰剂,但其相对有效性和安全性与 UFH 相比不那么确定。由于存在导管血栓形成的风险,磺达肝癸钠不能够在任何冠脉造影和 PCI 中单独使用,其使用应当与另一抗凝血酶药物结合运用如 UFH、比伐卢定。目前比伐卢定在非盲设计使用评价中其疗效和安全优于糖蛋白 Ⅱb/Ⅲa 抑制药。比伐卢定出血风险更小,体现在很大程度上减少术区血肿(≥5cm)或者输血治疗发生。

具有广泛前壁的心肌梗死、严重的左室功能障碍、心力衰竭、栓塞病史患者,二维超声心动图证实有附壁血栓,或心房颤动的患者其全身或肺部血栓栓塞的风险增加。这样的个人应该得到充分的抗凝治疗(LMWH 或 UFH),并且伴随至少 3 个月的华法林治疗。

β 受体阻滞药

STEMI 患者使用 β 受体阻滞药的获益可以分为急性期应用和梗死后长期使用,作为二级预防。急性静脉注射 β 受体阻滞药改善心肌氧供需关系,减少疼痛,减少梗死大小和降低严重室性心律失常的发生率。在发病后立即进行溶栓治疗的患者,使用 β 受体阻滞药并未进一步降低病死率,但复发性缺血和再发梗死却发生减少。

因此,在 STEMI 发生后使用 β 受体阻滞药治疗对大多数患者是有效的[包括血管紧张素转化酶

（ACE）抑制药］，但对于特别禁忌证患者除外（心力衰竭或严重受损的 LV 功能，传导阻滞、直立性低血压和哮喘病史），而对那些长期预后良好的患者（定义为预期死亡率小于 1％，患者小于 55 岁，没有 MI 病史，具有正常的心室功能，无复杂的心室异位，无心绞痛发作）也没有显著的益处。

抑制肾素-血管紧张素-醛固酮系统

血管紧张素转化酶（ACE）抑制药降低 STEMI 患者病死率，病死率的减低是以阿司匹林和 β 受体阻滞药的联合使用为前提。在高危患者［老年或者前壁梗死，心肌梗死病史和（或）全心低 LV 功能］的获益是最大的。但证据显示发生在 ACEI 短期获益可见于所有的血流动力学稳定的 STEMI 患者（即收缩压大于 100mmHg）。其机制是减少梗死后心室重构（见"心室功能障碍"节）进而降低了心力衰竭的风险。在使用了 ACE 抑制药的患者也会降低再梗死的发生。

在出院之前，应该利用成像检查评估左心室功能。对于有明显心力衰竭表现的患者 ACE 抑制药应该继续使用，患者在心肌成像显示左室功能下降或有大片区域室壁运动异常或者伴随高血压，ACE 抑制药也应继续使用。

血管紧张素受体拮抗药（ARBs）运用于那些不能耐受 ACE 抑制药但又有临床心力衰竭迹象的患者。如果已接受治疗剂量的 ACE 抑制药，LV 射血分数小于等于 40％，心力衰竭或糖尿病但无肾功能异常或血钾过高（钾≥5.0mg/L），可考虑长期使用醛固酮拮抗药（肌酐男性≥2.5mg/dl，女性≥2.0mg/dl）。多种药物疗法通过抑制肾素-血管紧张素-醛固酮系统，已被证明能够减少 STEMI 并发的心力衰竭和突发性心脏相关的死亡，但 ACE 抑制药在 STEMI 患者治疗中的作用还未被完全开发。

其他的代表药物

由于硝酸酯类药物对心肌缺血和心室重构（见后文）有显著的效果，促使很多医师在梗死后的 24～48h 使用静脉注射硝酸甘油（初始剂量5～10μg/min，只要血流动力学稳定可升至 200μg/min）。但常规静脉注射硝酸甘油的获益少于 β 受体阻滞药和 ACE 抑制药。

对大多数 STEMI 患者治疗中，多种不同钙拮抗药的临床试验结果并不理想。因此，不推荐常规使用钙离子拮抗药。合并有糖尿病的 STEMI 患者控制其血糖有助于降低病死率。所有入院患者都应检查血清镁离子，任何电解质的缺少都应纠正以降低心律失常的风险。

并发症及其治疗

心室收缩功能障碍

心肌梗死后无论在梗死段还是非梗死段，左心室经历一系列形状、大小和厚度的变化。这个过程通常称为心室重构，临床上在梗死后数个月到数年常会发展为明显心力衰竭。STEMI 后不久左心室开始扩张，这种扩张导致梗死区迅速扩张，肌束打滑、正常心肌细胞扰乱和在坏死区组织缺失，最终导致梗死区不成比例变薄和伸长。后来，也延长至非梗死段。整个心腔的扩大与梗死区的大小和位置有关，前壁和左心室心尖梗死会产生更大的扩张，并导致更多血流动力学障碍，越来越频繁的心力衰竭，并且预后较差。逐步扩张及其临床预后通过与 ACE 抑制药治疗和其他血管扩张药（如硝酸盐）可能会改善。若射血分数小于 40％，无论是否有心力衰竭存在，ACE 抑制药或 ARBs 药物应该使用（参见"抑制肾素-血管紧张素-醛固酮系统"）。

血流动力学评估

泵衰竭是 STEMI 患者院内死亡的主要原因。在梗死的早期（10d 内）和随后的时间，心肌梗死的危重程度都与泵衰竭的程度和死亡率密切相关。最常见的临床症状是肺啰音、S_3 和 S_4 心音。肺淤血也频繁出现在胸部 X 线片中。左心室充盈压力和肺动脉压力升高是血流动力学特征的典型改变，但这些表现也可能是心室顺应性降低（舒张功能不全）和（或）脑卒中与心脏再次体积膨胀减少（收缩期功能不全）所致（参见第 17 章）。

最初提出的 Killip 分类法把患者分成四级：Ⅰ级：没有肺或静脉充血症状；Ⅱ级：中度心力衰竭并伴有肺部啰音，S_3 疾驰，呼吸急促，或右侧心力衰竭迹象包括静脉和肝充血；Ⅲ级：严重心力衰竭、肺水肿；Ⅳ级：休克伴随收缩压小于 90mmHg 和周围血管病，精神错乱和少尿。这个分类创建于 1967 年，按此分类的患者预期住院病死率如下：第一类，0～5％；第二类，10％～20％；第三类，35％～45％；第四类，85％～95％。随着医疗管理的进步，每个分类患者的病死率已下降至原来的 33.3％～50％。

当 20％～25％的左心室出现收缩功能严重受损时,将会导致整个左心室的血流障碍。梗死≥40％的左心室通常导致心源性休克(参见第 28 章)。建立一个漂浮导管(Swan-Ganz)可以监测左心室充盈压力,这种技术对于表现出低血压和(或)CHF 临床表征的患者是有用的。通过检测血管内压、全身的血管阻力作为调整血管收缩和血管舒张药物治疗的指导。一些 STEMI 患者伴有明显的左心室充盈压升高(＞22mmHg)和正常心脏指数[2.6～3.6L/(min·m²)],而其他患者则相对较低的左心室填充压力(＜15mmHg)和心脏指数降低。前者通常受益于利尿作用,而后者可能应对以扩充体液。

血容量减少

对于一些低血压和血管塌陷的 STEMI 患者情况是很容易改善的。在使用利尿药之前,在疾病的早期阶段可以考虑减少液体摄入量和(或)与由于疼痛或药物使用造成呕吐出现。因此,在识别和纠正 STEMI 患者的低血容量、低血压和 STEMI 的症状后,才能开始各种血管活性药物的使用。中心静脉压反映的是右心室而不是左心室充盈压,并不是指导血容量调整的适合指标,因为对于 STEMI 的患者,左心室功能对患者的影响胜过右心室。最优的左心室充盈压或肺动脉楔压在患者之间变化很大。在紧密监测血氧和心排血量期间,每个患者通过对流量的谨慎调控可以达到理想水平(一般～20mmHg)。最终,心排血量增加,左心室充盈压力进一步增加并不提高动脉压力,只是加重充血性症状和减少全身供氧。

治 疗	充血性心力衰竭

STEMI 所致的充血性心力衰竭与急性心力衰竭和其他形式的心脏病的治疗(避免血氧不足,利尿,后负荷减少,收缩药物支持)相似(参见第 17章),但是洋地黄治疗 STEMI 患者的效果欠佳。相反,利尿药的使用非常有效,因为它们能在收缩型和(或)舒张型心力衰竭时减少肺部充血。左心室压力下降和呼吸困难在静脉注射呋塞米或其他利尿药后得到改善。然而,应小心使用这些利尿药物,因为它们会导致大量利尿并降低心排血量、血浆容积、全身血压,进而降低冠状动脉再灌注。各种形式的硝酸盐可以用来减少潴留和充血性症状。口服异山梨酯、局部用硝酸甘油软膏,或静脉注射硝酸甘油都在

降低超载方面胜过利尿药,即使前者没有降低血容量。此外,如果存在缺血,硝酸盐可能改善心室功能,因为缺血会引起左心室充盈压升高。血管扩张药必须小心使用,以防止严重的低血压。正如前文所提,STEMI 发生后对心室功能障碍的治疗,尤其是长期治疗,ACE 抑制药是一种理想药物(参见"抑制肾素-血管紧张素-醛固酮系统")。

心源性休克

及时的再灌注治疗,尽力减少梗死面积和持续治疗心肌缺血从而减少心肌梗死的其他并发症的发生,这些措施可以使心源性休克发生率从 20％降至约 7％。只有 10％的患者在接诊过程中出现以上情况,而 90％是在住院期间发生。通常情况下,心源性休克的患者有严重多支冠状动脉疾病,从最初的"零碎"坏死到梗死区向外的延伸。心源性休克的评估和治疗及 STEMI 后发生的严重功能衰竭在第 28章已详细讨论。

右心室梗死

约有 1/3 的患者有下壁梗死,表明至少有轻微程度的右心室坏死。偶尔左心室下后壁梗死的患者也伴右心室梗死,局限右心室的心肌梗死是非常罕见的。临床上,显著的右心室梗死可引起严重右侧心力衰竭的迹象(颈静脉扩张,Kussmaul 征,肝大)(参见第 9 章)并伴有或不伴低血压。ST 段抬高多见右心前区的导联,特别是 V4R,多发生右心室梗死的首个 24h 内。在判断右心室功能障碍中,二维超声心动图发挥着很重要的作用。右心室漂浮导管常提示一种类似缩窄性心包炎的独特血供模式的发生(陡峭的右心房 y 降支,早期舒张压下降和右心室波形升高)(见第 22 章)。治疗措施主要包括利用扩大血容量来维持足够的前负荷和通过减少肺毛细血管楔压和肺动脉压力来改善左心室功能。

心律失常

(参见第 15 章和第 16 章)STEMI 患者出现心律失常主要发作后症状早期更易发生。梗死相关心律失常的发生机制主要包括自主神经系统紊乱、电解质紊乱、缺血和缺血性心肌传导区减慢。如果有受过培训的人员和合适的设备,心律失常通常是可以被成功地治疗,因为大多数患者死于心律失常多发生在梗死后的最初几个小时内,所以疗效与患者是否接受专业医学治疗的时间有直接关系。在

STEMI 患者的治疗方面,心律失常的快速治疗占有极其重要的地位。

室性期前收缩

室性期前收缩少见,STEMI 患者中发生偶发室性期前除极,这并不需要特殊治疗。对于陈旧、频发、多源或早期舒张期室性期前收缩(即警告性心律失常)常规应用抗心律失常药物降低室性心动过速与心室颤动的发病率,但现在药物治疗主要应用于持续性室性心律失常患者使用。预防性抗心律失常的治疗(早期静脉应用利多卡因或口服药物)在没有发生严重缺乏临床显著的快速性室性心律失常时是治疗心室性期前收的禁忌,并且该治疗方法实际上可以增加死亡率。对 β 肾上腺素能受体阻滞药可以有效地避免控制 STEMI 患者室性异位活动和预防心室纤维性颤动的发生(参见"β 肾上腺素能受体阻滞药")。应该常规对没有禁忌证的患者规律地使用该药。此外,低钾血症和低镁血症是 STEMI 患者导致心室颤动的危险因素,为降低风险,应维持血清钾浓度 4.5mmol/L,而血清镁浓度调整至 2.0mmol/L 左右。

室性心动过速和室性纤颤

STEMI 后第一个 24h 内,室性心动过速和心室颤动可在无预警心律失常下发生。预防性静脉应用利多卡因可以减少心室颤动的发生。然而,预防性应用利多卡因未被证实能够减低 STEMI 的总死亡率。事实上,除了可能引起非心血管源性并发症,利多卡因还有额外引起心动过缓、心搏骤停的风险。因此,对活动性缺血的早期治疗,需加强应用 β 受体阻滞药,以及及时应用电复律或除颤,常规预防性抗心律失常的药物治疗不再推荐。

血流动力学稳定的持续室性心动过速患者应静脉使用胺碘酮(单次静脉注射 150mg,10min 以上,之后维持静脉滴注 1.0mg/min,持续 6h 后,减量至 0.5mg/min)或普鲁卡因胺(单次静脉注射 15mg/kg,用药时间 2~30min,之后维持静脉滴注 1~4mg/min);如果仍未及时转律,应用电复律(治疗见第 16 章)。非同步 200~300J 电复律(单相波:约相当于 50% 双相波的能量)用于心室颤动或血流动力学不稳定的室性心动过速患者。室性心动过速或心室颤动在应用肾上腺素(1mg 静脉注射或心内注射 1:10 000 溶液 10ml)或胺碘酮(75~150mg)静脉注射治疗后,对电复律可能更敏感。

室性心律失常包括不常见室性心动过速种类,如尖端扭转型室性心动过速(参见第 16 章),发生在 STEMI 并发其他疾病时(如缺氧、低钾血症或其他电解质紊乱),或药物中毒(如地高辛或奎尼丁)。应找到这些问题并解决它们。

虽然住院病死率增加,治疗后的原发性心室颤动患者的长期远存活率是值得乐观的,即急性心肌缺血最初 48h 内发生心室颤动,且无诱因,如充血性心力衰竭、休克、束支阻滞或室壁瘤。这与继发于严重泵衰竭的心室颤动不良预后形成鲜明对比。住院治疗后期(即最初 48h 后)出现室性心动过速或心室颤动的患者,其住院和远期死亡率均增加。这类患者应考虑电生理检查并置入心律转复仪器/除颤器(ICD)(参见第 16 章)。如何预防住院期间未表现出持续性室性快速性心律失常的 STEMI 患者因心室颤动导致心源性猝死是更具挑战性的问题。图 35-6 列举了建议预防性置入 ICD 的患者。

加速性室性自主心律

加速性室性自主心律(AIVR"缓慢室性心动过速"),心室率 60~100 次/分,多见溶栓再灌注时发生。在大多数情况下,无论是否发生溶栓治疗过程中或自发性,AIVR 是良性的,且不预示典型的室性心动过速的发展。严密监控下,大多数 AIVR 患者不需要治疗,并且进展成更严重的心律失常是罕见的。

室上性心律失常

窦性心动过速是最常见的室上性心律失常。如果是继发性心律失常,首先应治疗诱因(如贫血、发热、心力衰竭或代谢紊乱)。然而,如果是由于交感神经过度兴奋造成(如作为高动力性状态的一部分),可使用 β 受体阻滞药治疗。其他常见的心律失常是心房扑动、心房颤动,常继发于左侧心力衰竭。室上性心律失常如果合并心力衰竭,地高辛通常是治疗首选。如果不存在心力衰竭,推荐应用 β 受体阻滞药、维拉帕米、地尔硫䓬,因为它们在控制心室率的同时可以帮助改善心肌缺血。如果每分钟心室率小于 120 次的正常异节律持续大于 2h,或者心动过速诱发心力衰竭、休克或缺血(复发性心绞痛或有心电图改变),可应用 100~200J 单相同步电复律治疗。

加速性交界区心律可由多种原因引起,尤其发生下后壁心肌梗死患者。必须除外洋地黄过量。左心室功能严重损害时,心房收缩期缩短导致心排血量明显减少。右心房或冠状窦起搏提示该情况。

窦性心动过缓

窦性心动过缓是由心率缓慢导致的血流动力学

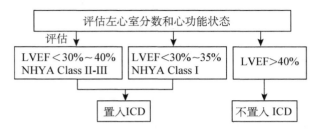

心脏复律器/除颤器置入方法

> 在 STEMI 后置入 ICD
> 在 STEMI 后至少 40d；
> STEMI 后 48h 没有自发 VT 或 VF

评估左心室分数和心功能状态

评估

| LVEF＜30%～40% NHYA Class II-III | LVEF＜30%～35% NHYA Class I | LVEF＞40% |

置入 ICD　　　不置入 ICD

图 35-6　**心脏复律器/除颤器，置入评估。** 在左心室射血分数和 NYHA 功能分级的基础上进行选择。STEMI 至少 40d，患者左心室功能下降出现以下情况，可考虑置入心脏复律器/除颤器（ICD）：①左心室射血分数小于 30％～40％，且 NYHA 分级 Ⅱ～Ⅲ级；②左心室射血分数小于 30％～35％，且 NYHA 分级 Ⅰ级。如果患者左心室功能尚可（LVEF＞40％），则不考虑 NYHA 功能。分级如何，均不需接收 ICD 治疗。所有患者心肌梗死的接受药物治疗［Adapted from data contained in DP Zipes et al：ACC/AHA/ESC 2006 guidelines for management of patients with ventricular arrhythmias and the prevention of sudden cardiac death；a report of the American College of Cardiology/American Heart Association Task Force and the European Society of Cardiology Committee for Practice Guidelines（Writing Committee to Develop Guidelines for Management of Patients with Ventricular Arrhythmias and the Prevention of Sudden Cardiac Death）．J Am Coll Cardiol 48：1064，2006．］

改变，治疗效果是显著的。阿托品是最有效的增加心率的药物，初始静脉用量为 0.5mg。若每分钟心率在 50～60 次或以下，给予补充剂量每次 0.2mg，总量 2.0mg。如果应用阿托品后，每分钟心率仍持续心动过缓（＜40 次）可以给予起搏器治疗。应避免使用异丙肾上腺素。

房室及室内传导异常

（参见第 15 章）完全性房室传导阻滞合并前壁心肌梗死患者的住院及院外死亡率均远高于合并下壁心肌梗死患者。这主要因为下壁梗死一般增加迷走神经兴奋性和（或）伴随腺苷的释放，因此是短暂的。而前壁梗死多由于缺血导致传导系统功能紊

乱，多发生在大面积心肌坏死。

临时起搏器是房室传导阻滞所致的心动过缓患者增加心率的有效治疗方法。对于前壁梗死及完全性传导阻滞患者，提高心率对患者的预后影响是有限的，而梗死心肌的面积是决定预后的主要因素。若能改善血流动力学，则应该给予起搏治疗。起搏治疗可使下述患者获益：下后壁心肌梗死合并完全性传导阻滞、心力衰竭、低血压、严重心动过缓或明确的心室异位活动。右心室心肌梗死患者对心室起搏的治疗效果欠佳，是因为心房传导异常影响心室血流充盈，对这些患者宜置入双腔房室起搏器治疗。

外部非侵入性电极应当起搏在以下情况设置在"需求"模式心动过缓，如药物治疗无效的窦律（每分钟心率＜50 次）、莫氏二度房室传导阻滞，二度Ⅱ型房室传导阻滞、三度传导阻滞、双束支阻滞（如右束支阻滞合并左前分支阻滞）的患者。回顾性研究表明，永久性起搏器可能减少缓慢性心律失常引起的猝死风险，尤其在心肌梗死急性期出现的罕见的持续性双束支和一过性三度传导阻滞。

其他并发症

复发性心绞痛

院内 STEMI 中约 25％发展为复发性心绞痛，这个比例在成功接受溶栓治疗的患者中更高。因为复发或持久缺血通常预示着在新的心肌范围内出现原始病变的延伸或再梗死，并且其死亡率是 STEMI 后死亡率的 3 倍。伴随这些症状的患者应进行冠状动脉造影术和血管再通治疗。溶栓治疗可替代早期血管再通治疗。

心包炎

（参见第 22 章）心包摩擦音和（或）心包疼痛常发生在 STEMI 累及心外膜时。这种并发症通常可以使用阿司匹林治疗（650mg，每天 4 次）。确诊是非常重要的，因为该病可能被误诊为复发性缺血性疼痛和（或）心肌梗死加重，导致不合理应用抗凝药、硝酸酯类药物、β 受体阻滞药或冠状动脉造影术。放射至斜方肌的疼痛对诊断很有帮助，是心包炎的典型不适症状，很少表现在缺血性疼痛。抗凝在急性心包炎（如出现明确疼痛或持续的心包摩擦音）时可能导致心脏压塞，因此，除非特殊情况下应用。

血栓栓塞

约 10％的 STEMI 患者临床上出现明显的血栓栓塞并发症，但在尸检中 20％的患者发现栓塞病灶，这表明血栓栓塞在临床上是隐匿的。血栓栓塞

是导致 25% 的 STEMI 患者院内死亡的重要原因，动脉血栓栓子来自左心室壁，虽然大多数肺栓栓子源于下肢静脉。

典型的血栓栓塞通常发生在较大面积的梗死（尤其是前壁），充血性心力衰竭。左心室附壁血栓可用超声心动图检测。在梗死时源于心室的动脉栓塞发生率小而真实。二维超声心动图显示约有 1/3 的前壁梗死患者合并左心室血栓，但只有少数下壁或后壁梗死患者出现血栓。动脉栓塞通常引起严重并发症，如影响脑循环可引起偏瘫，影响肾循环可引起高血压。经超声心动图或其他技术证实血栓存在或一个大面积的室壁异常运动即使没有检测到明确附壁血栓，应进行系统性的抗凝治疗（如果没有禁忌证），治疗后栓塞并发症的发生率明显降低。合适的疗程尚未明确，但 3~6 个月是可行的。

左心室室壁瘤

室壁瘤通常是用来描述反向运动或局部膨胀性矛盾运动。为了维持室壁瘤患者的心搏量、心排血量，正常功能的心肌纤维必须缩短，若不能，则整体心室功能受损。真正的室壁瘤是由瘢痕组织构成，易于发生心脏破裂。

左心室室壁瘤通常出现在 STEMI 发生后数周至数月，这类并发症包括充血性心力衰竭、动脉栓塞和室性心律失常。心尖室壁瘤是最常见和最容易被临床检查到的。检查的最大价值是发现一个双扩散侧或异位的心尖冲动。心室室壁瘤很容易通过二维超声心动图检测到，也可以显示动脉瘤内的附壁血栓。

心肌断裂表现为局部心包连同机化的血栓和血肿。随着时间推移，通过一个狭窄的通道与左心室心腔，相连的假动脉瘤逐渐扩大。因为假动脉瘤经常自发破裂，一旦发现应该手术修复。

梗死后的风险分类和管理

许多临床和实验室因素研究表明：在 STEMI 的初始复苏后与心血管风险增加相关。一些最重要的因素包括持久缺血（自发或诱发），左心室射血分数降低（<40%）、查体可见肺底啰音或胸部 X 线片可见肺淤血、症状性室性心律失常。其他增加风险的因素包括：既往 MI 病史、年龄大于 75 岁、糖尿病、长期窦性心动过速，低血压，休息时不伴心绞痛的 ST 段改变（"隐匿性缺血"），异常基线心电图，不明显梗死相关冠状动脉（如果进行血管造影）和持续性进展

性传导异常或 ECG 提示新发的室内传导异常。我们考虑到心血管风险的相对重要性，治疗必须个体化。

为预防 STEMI 后再梗死和死亡，应进行梗死后的风险评估。在稳定期患者可在出院前进行最大压力测试，以检测残余缺血和室性异位心律，也可为患者在早期恢复提供锻炼的指导方案。此外，在梗死后的 4~6 周可进行最大运动压力测试（症状限制型），以及评估左心室功能也是必要的。经超声心动图或放射性核素心室造影术明确左心室射血分数低的患者，需使用肾素-血管紧张素-醛固酮系统阻滞药。治疗下述患者：再发心肌梗死及致死性心律失常存在高风险：低运动负荷即诱发心绞痛，灌注扫描中可见大面积可逆性缺损或低射血分数，明确缺血症状及运动引诱症状性室性心律失常（图 35-6）。以上患者推荐进行冠状动脉造影下心导管检查和（或）侵入性电生理评估。

运动试验也有助于建立个体化的运动处方，在可帮助患者在没有任何以上不良反应的情况下增加运动耐力。此外，出院前压力试验可以提供重要的心理获益，通过显示合理的运动耐力建立患者的信心。

在许多医院心脏康复项目中住院期间开始的持续运动，并在出院后继续坚持。理想的情况下，这些项目应包括告知患者自身疾病情况及其危险因素。

通常无并发症的 STEMI 的患者住院时间为 5d。其余康复阶段可以在家里完成。在最初的 1~2 周，应该鼓励患者增加良好天气下家附近和户外的步行活动量。正常的性生活在此期间可能会恢复。2 周后，医师以患者的运动耐力为基础调节患者的活动。大多数患者可以在 2~4 周恢复工作。

二级预防

多种二级预防措施至少可部分改善 STEMI 患者的远期患病率和病死率。STEMI 后长期应用抗血小板药物（通常为阿司匹林），可使再梗、脑卒中和心血管死亡率的风险降低 25%（每 1000 例患者减少 36 次事件）。另一种抗血小板药物氯吡格雷可用于不耐受阿司匹林的患者（每天口服 75mg）。当患者出现以下情况，如患有临床典型的心力衰竭，全心射血分数中度降低，大面积室壁运动异常，为避免迟发型心室重构及再发缺血事件，需应用 ACEI 或 ARB 及醛固酮拮抗药。

通过一些安慰剂对照试验证实,建议 STEMI 后长期规律口服 β 受体阻滞药至少 2 年。

证据表明,华法林可降低 STEMI 后远期病死率和再梗死的发病率。大部分医生对没有禁忌证的患者常规使用阿司匹林,并对高栓塞风险的患者加用华法林(参见"血栓",前面部分)。一些研究显示小于 75 岁的患者联合应用低剂量阿司匹林(75～81mg/d)和华法林 INR＞2.0 比单独应用阿司匹林能更有效地预防再梗死和脑血管意外栓塞。然而,联合用药可增加出血风险,并且受临床接受联合治疗的限制,华法林用药存在高度不连续性。当华法林与双联抗血小板治疗(阿司匹林和氯吡格雷)合用时可增加出血的风险。然而,置入支架合并有抗凝适应证的患者应该接受双联抗血小板与华法林联合治疗。这类患者还需应用质子泵抑制药使消化道出血风险降至最低,在抗凝联合抗栓治疗时应定期监测血红蛋白水平和粪隐血。

最后需要告知患者动脉粥样硬化的危险因素(参见第 1 章),并在可能的情况下做适当的修正。

(赵　昕　译)

第 36 章

经皮冠状动脉介入治疗及其他介入治疗

David P. Faxon   Deepak L. Bhatt

1977 年,Andreas Gruentzig 首次开展经皮腔内冠状动脉成形术(PTCA),并将其作为冠状动脉旁路移植术(CABG)的替代治疗方法。外周动脉粥样硬化的经皮扩张术这一概念最早由 Charles Dotter 于 1964 年实现,他采用多个直径递增的硬导管逐渐地扩张外周动脉管腔。Gruentzig 医师进一步发明出小的无弹性的球囊导管,使这一技术得以在更小的外周动脉和冠状动脉中应用。由于设备技术方面的限制,早期冠状动脉介入治疗仅限于一小部分单支冠状动脉病变和近端孤立病变的患者。技术的进展和术者经验的不断丰富使得这种方法迅速发展,并被用于治疗复杂病变和多支病变;到 1990 年,每年有超过 30 万人接受该种治疗方法。尽管能移除斑块的斑块旋切装置对该技术的发展有所帮助,但是 1994 年冠状动脉支架术的应用成为这一领域重大的进步之一。冠状动脉支架术减少了急性并发症,并使再狭窄(或狭窄复发)这一严重问题的发生率降低了 50%。2003 年药物洗脱支架术的应用,使得再狭窄率进一步大幅度降低。药物洗脱支架即在金属支架表面覆盖涂层,在涂层上包裹了一些抗增殖药物,这些药物可缓慢释放至斑块内持续数月。如今,美国每年超过 100 万枚支架被置入患者体内,而全世界约应用 400 万枚支架。经皮冠状动脉介入术(PCI)目前在美国是最常用的血供重建手段,其数量约为 CABG 手术的 2 倍。

冠心病介入治疗技术已经成熟,掌握这种技术需要专门训练。只有经过 3 年普通心脏科医师及 1 年的介入培训和通过独立的资格认证,才能获得介入治疗的资质。这一规则同样适用于结构心脏病的介入治疗,如先天性心脏病和瓣膜性心脏病;对于外周血管疾病,包括在颈部、肾动脉、主动脉和外周循环的动脉粥样硬化和非动脉粥样硬化,也有同样的要求。

技术

开始阶段的操作与诊断性导管检查相似。与诊断性导管检查相同,操作入路也是通过穿刺针穿刺外周动脉获得。大多数情况下,动脉入路选择股动脉,但是桡动脉入路正越来越多地获得青睐。为防止术中出现血栓并发症,拟行血管成形术的患者术前需服用阿司匹林 325mg 和氯吡格雷 300~600mg。术中应用肝素、依诺肝素或比伐卢定抗凝。对于 ST 段抬高心肌梗死、高风险 ACS,Ⅱb/Ⅲa 受体拮抗药(阿昔单抗、替罗非班或依替巴肽)也可以应用。

鞘管置入以后,选择性地将指引导管送至冠状动脉口部。指引导管内腔较造影导管大,以利于输送球囊、导丝等。通过指引导管,将 1 根有弹性的、易操控的导丝(直径 0.4mm)在放射线指引下送至冠状动脉内,然后导丝通过病变处并至血管远端。然后以该导丝作为"轨道",输送球囊、支架或其他器械使冠状动脉狭窄处管腔扩大。通常应用球囊扩张动脉,然后通过造影评估置入支架。指引导管和鞘管拔出后,徒手压迫穿刺点或应用血管闭合装置闭合穿刺点。PCI 是在局部麻醉和轻度镇静的情况下完成的,患者住院时间短(1d),与 CABG 相比恢复时间缩短,并降低了住院费用。

血管成形术所用的球囊直径为 1.5~4.0mm,直径选择以相对正常的病变近端血管或无狭窄的远端血管直径为参考。Gruentzig 医师提到应用无弹性球囊的优点在于血管即使在 10~20 个大气压下也不会被过度扩张。

血管成形术的工作原理是通过扩张血管腔和将斑块压迫至血管壁而使血管腔扩大(图 36-1,图 36-2)。这一过程极少导致斑块成分造成的远端栓塞。

由于斑块成分无弹性,扩张血管时可能导致局部小的夹层突出至管腔,并且可能成为急性血栓形成的导火索。若夹层严重,其可能阻塞管腔或诱发急性血栓形成导致血管阻塞。支架通过将夹层压至血管壁,可以大大降低这类并发症的发生(图 36-1)。

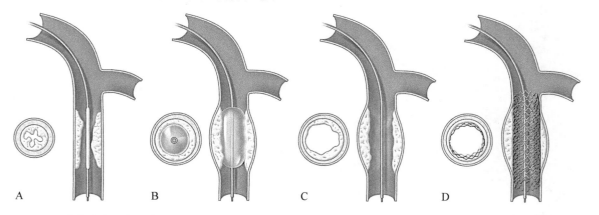

图 36-1　球囊扩张和支架术机制图解。 A. 在放射线指导下,将球囊导管沿指引导丝送入病变处;B. 球囊在血管阻塞处扩张;C. 管腔扩大并常出现小的夹层;D. 安装在球囊上的支架至病变处通过扩张球囊将病变推向血管壁(未显示)。球囊抽瘪后移出,支架永久贴附于血管壁,覆盖夹层和防止血管回弹(Adapted from EJ Topol: Textbook of Cardiovascular Medicine, 2nd ed. Philadelphia, Lippincott Williams & Wilkins, 2002.)

目前超过 90% 的血管成形术使用支架。支架是金属网(通常用不锈钢制成),被压在球囊上。当球囊膨胀后,支架即被扩张至"正常"管腔大小。球囊被抽空并撤出,支架留在血管内提供永久管腔。由于支架小梁的特殊设计,支架是有弹性的,所以可以通过有病变的和纤曲的血管。支架有足够的强度可以防止弹性回缩并且显著提高成功率和手术安全性。

药物洗脱支架 2003 年问世。抗增殖药物通过薄层涂层聚合物被附加在金属支架表面。这些药物在支架置入后 1～3 个月释放完毕。药物洗脱支架能使支架再狭窄率降低 50%,从而非并发症性有症状的再狭窄发生率下降至 5%～12%。这种新型支架很快被接受,目前置入支架的 50%～90% 是药物洗脱支架。第一代药物洗脱支架表面涂层药物是西罗莫司或紫杉醇。西罗莫司是免疫抑制药,可将细胞增殖停留在 G_1 期。紫杉醇是微管抑制药,高浓度时可使细胞分裂停留在 M 期,低浓度时对平滑肌细胞有抑制细胞 G_1 期、抗迁移作用、消炎作用。第二代药物洗脱支架应用新药,如依维莫司、biolimus、佐他莫司。第二代支架与第一代对比,疗效更佳,并发症更少。长期随访结果显示第二代药物洗脱支架内血栓、心肌梗死发生率均降低。

其他的介入治疗器械包括斑块旋切设备、激光导管和血栓抽吸导管。这些器械用于去除粥样斑块或血栓,常与球囊扩张和置入支架联合应用。旋磨装置在治疗钙化病变时最为常用,实际上是像牙科的转头一样,被制作成直径 1.5～2.5mm 的旋磨头。旋磨头沿导丝送至狭窄处,以每分钟 18 万转旋磨。由于旋磨下来的斑块颗粒小于 $25\mu m$,所以很少引发严重的不良后果。这种装置主要用于球囊不能扩张的严重钙化病变。另一种装置是直接斑块旋切导管。这种导管头端有一个坚硬的外套,外表面有旋转刀片。将该导管送至病变处,在此外套里面的球囊膨胀时,外套外表面的刀片被推向血管壁上的斑块。当刀片以每分钟 2500 转旋转时,刀片被推向外套,刀片可以将粥样斑块切下并被远端的装置收集,最终可将斑块移出体外。由于目前支架不断改良,无论是旋磨还是旋切都没有像以前那样应用得频繁。另外的装置包括纤维激光导管可以使斑块汽化。目前应用得仍较少。对于急性心肌梗死,经常应用抽吸导管抽吸血栓以防止冠状动脉栓塞和改善支架置入后的血流。有数据显示,手动抽吸导管可以降低直接 PCI 的死亡率。

与对自身动脉实施 PCI 不同,对退化的静脉桥血管病变实施 PCI 可能导致较高的远端血管栓塞率。许多装置可以降低这种情况下的栓塞和心肌梗死的发生率。多数装置是可以送到导丝远端在 PCI

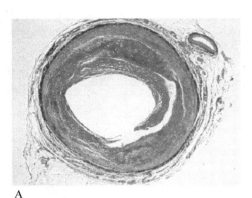

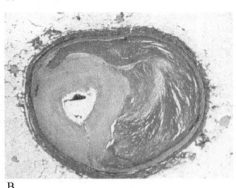

图 36-2 球囊扩张造成的内膜夹层和血管腔扩大的病理表现（A）（From M Ueda et al：Eur Heart J 12：937，1991；with permission）和血管再狭窄的新生内膜增生（B）（From CE Essed et al：Br Heart J 49：393，1983；with permission.）

实施之前打开的可拆卸网篮。如果粥样斑块碎屑脱落，网篮将截留这些碎屑，手术接受后，网篮被收入到导管内，斑块碎屑可以安全移至体外。

成功率和并发症

随着科技的进步，PCI 成功率明显提高，并发症显著降低。若将手术成功定义为直径残余狭窄小于 20％，则目前成功率为 95％～99％。成功与否取决于冠状动脉的解剖条件。纡曲、小血管或钙化、完全闭塞病变成功率低。慢性闭塞病变成功率最低，通常不应尝试开通血管除非血管闭塞时间短（3 个月以内）或有较好的解剖条件。设备和技术的进步使慢性闭塞病变的开通率提高。

择期 PCI 的严重并发症较低，死亡率为 0.1％～0.3％，大面积心肌梗死的发生率小于 3％，脑卒中低于 0.1％。患者年龄大于 65 岁、急诊或紧急 PCI、有慢性肾功能不全、STEMI 或休克均预示着较高的

风险。评分系统可以帮助医师评估手术风险，但目前并没有非常适用的评分系统。

PCI 过程中急性心肌梗死的原因很多，包括急性血栓、严重夹层、血栓或斑块碎屑远端栓塞和分支闭塞等。绝大多数的心肌梗死面积很小，依靠术后 CK-MB 或肌钙蛋白的升高才能检测到。只有那些心肌酶明显升高（超过正常值上限 3 倍）的心肌梗死才对预后有不良影响。支架可以大幅度防止夹层的发生。金属支架也能引起支架内血栓（发生率 1％～3％），包括急性（<24h）或亚急性（1～30d）。其发生率可以通过良好的支架置入和双联抗血小板药物（阿司匹林和 $P2Y_{12}$ 受体拮抗药联用）得到降低。晚期（30d 至 1 年）和极晚期（1 年以上）发生率很低，但似乎更多地发生在药物洗脱支架，所以强调双联抗血小板在置入药物洗脱支架的患者应持续 1 年或更长时间。置入支架后 1 个月内提前终止双联抗血小板治疗，支架内血栓发生率的风险增加 3～9 倍。支架内血栓可导致 10％～20％ 患者死亡和 30％～70％心肌梗死发生。对于置入药物洗脱支架的患者，择期外科手术因需终端抗血小板治疗，应推迟至支架置入后 6 个月，最好 1 年以后。

再狭窄是血管成形术最常见的并发症，球囊扩张发生率为 20％～50％，裸金属支架为 10％～30％，药物洗脱支架为 5％～15％。与球囊扩张对比，置入支架可以即刻获得较大的血管腔，从而降低了再狭窄的发生率。药物洗脱支架通过抑制血管内皮增生进一步降低再狭窄的发生率。若再狭窄不再发生，长期预后将非常满意（图 36-3）。若支架置入后 9 个月内再发心绞痛则临床判断再狭窄发生。大多数情况下，发生再狭窄的患者因加重的心绞痛就诊（60％～70％），但也有部分患者是因为 NSTEMI（10％）或 STEMI（5％）就诊。若在既往 PCI 的部位发生了严重的狭窄，即可判断为再狭窄，通常需再次 PCI 或 CABG 治疗。这种治疗称之为靶病变血供重建（TLR）或靶血管血供重建（TVR）。造影显示的再狭窄发生率明显高于临床判断的再狭窄，原因是许多患者的轻度狭窄不足以导致症状再发。治疗临床再狭窄的策略包括球囊扩张、置入裸金属支架或药物洗脱支架。少数情况下，可用 β 射线行冠状动脉内放射治疗。一旦患者发生再狭窄，则再次发生狭窄的可能性增加。再狭窄的危险因素包括糖尿病、长病变、小血管和首次不理想的 PCI 结果。

再狭窄的机制与伤口愈合的机制相似，包括炎症、平滑肌细胞迁移及增生，导致形成厚的新生内膜

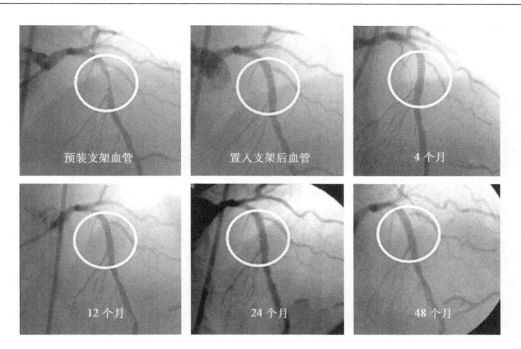

图 36-3 来自早期圣保罗的经验,置入西罗莫司药物洗脱支架的第 1 个患者长期随访结果[From: GW Stone, in D Baim（ed）: Cardiac Catheterization, Angiography and Intervention, 7th ed, Philadelphia, Lippincott Williams & Wilkins, 2006; with permission.]

造成血管狭窄（图 36-2）。新生内膜表明覆盖有内皮细胞,但无功能。球囊扩张造成的再狭窄原因是毗邻未被扩张血管收缩导致的血管负性重构。这种重构变化在血管内超声下可以被看见,但造影是看不见的,原因是造影仅显示管腔而不能显示整个血管的尺寸。除重构外,内膜的过度增生进一步加重血管狭窄。支架可以防止这种不良的血管重塑,药物洗脱支架不但能阻止血管重塑,还能减少内膜增生。动脉粥样硬化的危险因素如高血脂、高血压或吸烟不增加再狭窄的风险,但糖尿病可以增加此风险。

手术指征

ACC/AHA 指南给出了稳定型心绞痛、不稳定型心绞痛、NSTEMI 和 STEMI 实施 PCI 的指征。实际操作中应参考指南并进行广泛的讨论。简言之,稳定型心绞痛 PCI 指征有 2 个原则:①患者应用足量药物后仍有症状,为改善症状实施 PCI;②对有严重冠状动脉病变的患者实施 PCI 降低死亡率。对稳定型心绞痛的患者,若药物治疗能得到良好控制,既往研究及目前的研究（COURAGE、BARI 2D）等均显示血供重建不能获得更好的预后。此类患者可以延迟介入治疗直至症状恶化或非侵入试验证实有

严重缺血。20 世纪 60 年代和 70 年代的研究显示与药物治疗相比,无论患者症状如何,CABG 可以降低三支病变或左主干病变患者的死亡率。PCI 是否也有同样的效果目前尚不知晓,因为没有 3 支病变患者 PCI 和药物治疗的对比研究。但是,比较 CABG 和 PCI 的研究显示 5～10 年死亡和心肌梗死的发生率相似。这些研究还显示,尽管应用了支架,1 年内由于再狭窄仍有 10%～30% 的患者需再次 PCI,虽然应用药物洗脱支架这种情况的发生率降低一些。CABG 的患者需要 PCI 或再次 CABG 的比例仅为 2%～5%。

若血供重建的指征确定,是选择 PCI 还是 CABG 取决于临床和血管解剖因素（图 36-4）。BARI 研究亚组分析显示,糖尿病合并三支病变的患者 CABG 预后更佳;而注册研究显示 PCI 在该类患者能取得良好的预后。SYNTAX 研究入选 1800 例三支病变或左主干病变患者,比较了应用紫杉醇药物洗脱支架实施的 PCI 和 CABG 的效果。结果显示 1 年时死亡和心肌梗死的发生率无差异,但 PCI 组再次血供重建的比例升高（13.5% vs 5.9%）,CABG 组脑卒中的发生率升高（2.2% vs 0.6%）。死亡、心肌梗死、脑卒中或再次血供重建的联合终点 CABG 组更优,原因是 PCI 组再次血供重建的发生率增加。

目前,仅能得到1年的随访结果,为评估哪种策略更优,更长时间的随访是必要的。

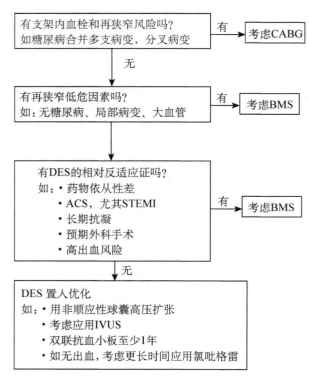

图36-4 血供重建时,决定裸金属支架、药物洗脱支架还是 CABG 治疗,应考虑多个方面(From AA Bavry,DL Bhatt:Circulation 116:696,2007;with permission.)

选择 PCI 还是 CABG 还应考虑 PCI 可能的成功率和并发症发生率及 CABG 的风险。对于 PCI,冠状动脉的解剖结构是十分重要的因素。病变在血管上的位置(近端或远端),纡曲程度,血管的尺寸均应仔细分析。另外,病变的特征,包括狭窄程度、钙化与否、病变长度和是否有血栓均应评估。最常见的决定不实施 PCI 的原因是可能引起患者症状的病变不能通过 PCI 解决。最常见的原因是慢性闭塞病变(>3个月)。此种情况下,过去成功率较低(30%～70%),并发症发生率高。ACC/AHA 对 PCI 成功或失败的病变特征进行了分类。成功率最高的是 A型病变(如近端非钙化非闭塞病变)。C型病变成功率最低(如慢性闭塞病变)。根据不利因素的多少,中等难度的病变分为 B1 型或 B2 型。25%～30%的患者因为解剖条件不佳而不适合接受 PCI,仅 5%的患者因为解剖条件不佳而不宜接受 CABG。被认为不能接受手术的首要原因是严重伴随因素的存在,

如高龄、虚弱、严重的 COPD 和严重左心功能不全。另外,在选择血供重建策略时应考虑血供重建的程度。对于多支病变患者,CABG 通常可以治疗所有病变,而采用 PCI 由于血管解剖因素,有时仅能治疗部分病变。决定采用 PCI 还是 CABG 将取决于对该患者而言,完全血供重建的必要性。对于多支病变患者,由于选择何种治疗策略涉及多个因素,所以最佳方法是外科医师、介入医师和内科医师共同讨论决定治疗策略。

急性冠状动脉综合征(ACS)患者短期和长期死亡风险均增加。随机对照研究显示,对那些高危的 ACS 患者,与药物治疗对比,介入治疗能降低死亡率和心肌梗死发生率。此类患者特征包括严重心肌缺血、再发心绞痛、心肌酶升高、新发 ST 段压低、低射血分数、严重心律失常或近期接受 PCI 或 CABG。对大多数高风险 ACS 患者,PCI 优于 CABG,除非患者为多支病变或靶病变不宜采用 PCI 解决。对于发病 12h 以内的 STEMI,溶栓或直接 PCI 均是有效地恢复血流和挽救心肌的方法。由于 PCI 更为有效,所以若有可能,经尽可能选择 PCI。PCI 也可以作为溶栓的后续治疗以改善灌注或作为溶栓失败的补救措施。对溶栓后出现心源性休克的患者应积极实施 PCI。

其他介入技术

结构性心脏病

结构性心脏病(成年先天性心脏病和瓣膜性心脏病)介入治疗是心脏介入领域的重要组成部分。

最常见的成年人先天性心脏病介入治疗的是房间隔缺损封堵。其手术过程与经股静脉插管至右心房性右心导管检查相似。在超声和 X 线指引下,缺损的大小和位置可以准确获得,然后应用封堵器械进行封堵。利用左心房和右方丝状网眼或盘状覆盖物抓牢房间隔缺损边缘并实施封堵。在美国,Amplatzer 封堵器是最常用的封堵器。在被选择的患者中手术成功率为 85%～95%,并发症包括装置导致的栓塞、感染、腐蚀等极少发生。卵圆孔未闭的封堵过程与房间隔封堵相似。若患者应用了足量的抗凝药物,仍有反复发作的矛盾性脑缺血,应进行卵圆孔未闭封堵。但用于治疗偏头痛则正在进行临床研究,仍是不被许可的指征。

类似装置同样可以用于治疗动脉导管未闭和室间隔缺损。其他可以应用介入手段治疗的先天性心脏病包括主动脉缩窄、肺动脉狭窄、外周肺动脉狭窄

和其他异常的心脏腔室和血管的交通。

瓣膜心脏病的介入治疗迅速发展。到目前为止,球囊瓣膜成形术可应用于治疗主动脉瓣、二尖瓣和肺动脉瓣狭窄。二尖瓣成形术对风湿性心脏瓣膜病并有症状和解剖条件好的患者适用。其治疗效果与外科手术效果相当。其成功率与超声影像极度相关。最好的瓣膜条件是瓣膜融合无钙化、无腱索下融合,无严重二尖瓣反流。入路为股静脉,利用穿间隔技术将长鞘经卵圆孔送入左心房。导引导丝送入左心室,沿导丝送入扩张球囊至二尖瓣水平,将球囊扩张至目标大小以扩大瓣口面积。最常用的球囊是 Inoue 球囊。利用这一技术,融合的瓣膜被撕开,通常瓣口面接可以扩大一倍。对于解剖条件合适的患者,手术成功率可达 95%,严重并发症很低(1%~2%)。最常见的并发症是器械进入心包腔造成心脏压塞和严重的二尖瓣反流。

同样,严重的主动脉瓣狭窄也可以通过球囊扩张术治疗。球囊导管经股动脉逆行送入主动脉瓣水平进行短暂的球囊扩张。手术成功率较低,即刻成功率仅 50%,6~12 个月再狭窄率达 50%。由于成功率低,此种技术被限制应用于不能接受外科手术的患者或作为为患者争取机会获得外科手术的桥接手段。该手术的死亡率较高,达 10%。有报道可进行反复的主动脉瓣球囊扩张。

经皮主动脉瓣膜置换术已经用于不适合外科手术换瓣的患者。最近,两种主动脉瓣膜,Edwards 瓣膜和 CoreValve 瓣膜已经能够在欧洲获得认证。全球范围内,目前已经治疗 4000 余例,中期随访显示,无再狭窄或瓣膜功能不良发生。从股动脉或从心尖部均可以置入瓣膜。CoreValve 瓣膜为自膨胀型。Edwards 瓣膜为球囊扩张型。对瓣膜实施球囊扩张后,人工瓣膜被置于瓣环处并与主动脉瓣环充分接触。手术成功率为 80%~90%,30d 死亡率为 10%~15%,目前仅应用这项手术治疗高危患者。目前,两种瓣膜均在美国进行临床试验(译者注:2011 年美国 FDA 通过 Edwards 公司的第一代人工主动脉瓣膜应用于临床,2013 年通过了该公司的第二代瓣膜;2014 年美国通过 CoreValve 瓣膜系统应用于临床)。

外周动脉介入治疗

介入技术同样用于颈动脉、肾动脉、主动脉和外周血管阻塞性病变的治疗。随机临床研究显示颈动脉支架术可应用于颈动脉斑块剥脱术并发症发生高危的患者(图 36-5)。正在进行的临床研究将回答颈动脉支架术是否可以更广泛地应用。外周血管介入治疗的成功率不断上升,包括治疗既往曾经接受旁路移植手术的长完全闭塞病变(图 36-6)。外周血管介入是介入心脏医师需要格外培训的部分,所以在完成心脏介入培训后需要进一步的外周血管介入培训。这种技术和治疗效果在外周血管疾病章节(参见第 39 章)将详细介绍。

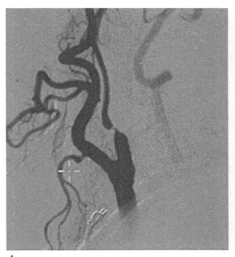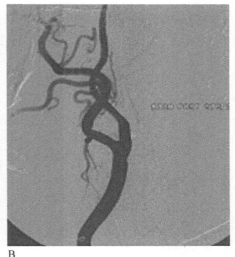

图 36-5　举例:一例危患者需行颈动脉血供重建,但不适合颈动脉斑块剥脱术。颈动脉支架结果满意(From M Belkin,DL Bhatt:Circulation 119:2302,2009;with permission.)

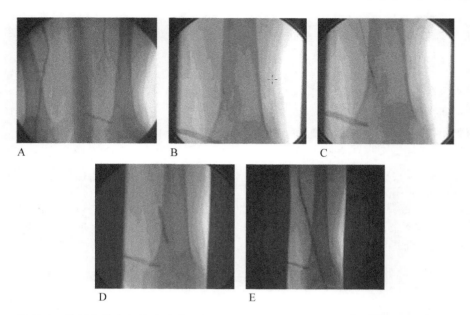

图 36-6 外周血管介入治疗疗效很好,这些病变以往仅能通过旁路移植手术治疗。
A. 左股浅动脉完全闭塞;B. 导丝和导管进入内膜下;C. IVUS 置于内膜下指导导丝反向通过阻塞血管;D. 阻塞部位球囊扩张;E. 支架置入结果满意
(From A Al Mahameed, DL Bhatt: Cleve Clin J Med 73: S45, 2006; with permission.)

循环支持技术

对于血流动力学不稳定的患者,为安全实施 PCI,有时会用到循环支持技术。该技术也用于在外科手术前帮助稳定患者保持良好状态。最常用的器械是 20 世纪 60 年代出现的主动脉内囊反搏术。7～10F 的 25～40ml 的球囊导管经股动脉逆行送入主动脉弓及腹主动脉分叉之间的降主动脉。球囊与氦气填充系统连接,球囊在心室舒张早期充盈,在舒张中期被抽空。其结果是通过反搏增加舒张早期压力,降低收缩压,降低舒张晚期压力,从而增加冠状动脉血流和减轻后负荷。当患者有主动脉瓣反流、主动脉夹层或严重外周血管疾病时不能应用该项技术。主要并发症为血管并发症和血栓。应静脉应用肝素以减少血栓并发症。

另一种可以应用的循环支持技术为 Impella 装置。其导管经股动脉送入左心室。导管头端有一个小的轴向泵,当每分钟 50 000 转时可以将心室内的血液每分钟泵 2.5L 至主动脉。其他支持装置包括血泵和经皮心肺循环支持。

结论

介入心脏病学的领域不断扩大。包括复杂解剖结构在内的冠状动脉疾病的介入治疗正在不断进步,传统被认为 CABG 的适应证,现在已成为 PCI 的适应证。技术的进步如药物洗脱支架(目前已经发展到第二代)及手动的血栓抽吸装置,都在不断地改善 PCI 的结果。尤其是,对于不稳定的心肌缺血患者,PCI 能够防止未来发生缺血事件已经积累了大量的数据。对于稳定型心绞痛患者来说,PCI 在解除缺血症状方面有重要作用。对脑血管和外周血管疾病来说,应用介入治疗同样能使患者受益。结构性心脏病的经皮选择性治疗增长迅速,用介入治疗取代原本需要外科开胸手术的可能性已经指日可待。

(王 斌 张 磊 译)

第 37 章

高血压性血管疾病

Theodore A. Kotchen

高血压是全球疾病负担的主要原因之一。2001年世界范围内因高血压死亡人数约 760 万(占总死亡人数的 13%～15%)和 9200 万伤残调整寿命年。高血压成倍增加了罹患心血管疾病的风险,包括冠状动脉心脏病(CHD)、充血性心力衰竭(CHF)、缺血性及出血性卒中、肾衰竭及外周动脉疾病。高血压常与其他心血管疾病危险因素相关,而罹患心血管疾病的风险随着危险因素的增加而增长。尽管降压治疗可显著地降低心血管及肾脏疾病的风险,然而大部分高血压患者并未得到治疗或者治疗不足。

流行病学

血压水平随着年龄的增长而增加,高血压的患病率在不同国家之间,在一个国家内部不同种族之间均不相同。除了居住原始、文化与世隔离社会中的少数人外,高血压在所有人种普遍存在。在工业化社会,血压水平在人类 20 岁之前随着年龄增长而平稳增长。在儿童和青少年时期,血压水平与生长和成熟水平相关。在儿童、青少年及青年时期,血压水平与年龄密切相关,在美国,老年女性随着年龄的增长,血压增长水平较同龄男性大,但是在青年时期,男性平均收缩压较同龄女性高。结果,在 60 岁以上人群,女性收缩压高于男性。在 55 岁以下的成年人中,舒张压也随着年龄的增长日益增高,在 55 岁以后舒张压随年龄增长逐步降低。结果就是 60 岁以后脉压(收缩压与舒张压差值)的增大。中老年人罹患高血压的可能性是 90%。

在美国,据国家健康和营养检查调查(NHANES)显示,约 30% 成年人(年龄调整患病率),至少 6500 万人口患有高血压(定义为下列之一:服用降压药物后收缩压≥140mmHg,舒张压≥90mmHg)。高血压患病率在非西班牙裔黑种人中达到 33.5%,在非西班牙裔白种人及墨西哥裔美国人中分别达到 28.9% 及 20.7%,高血压患病率随年龄增长而增长,在 60 岁以上人群中,高血压患病率达到 65.4%。最近一项调查显示美国高血压患病率有所增加,这可能与肥胖人数增加有关。在美国东南部高血压及卒中致死人数多于其他地区,非洲裔美国人与白种美国人相比,罹患高血压的年龄更小、通常病情更严重,由高血压导致的卒中致残率及致死率,左心室肥厚、充血性心力衰竭、终末期肾病(SERD)患病率更高。

环境因素和遗传因素对不同区域和种族血压水平的变动及高血压患病率均有影响。研究经历"文化适应"的社会,以及研究从欠都市化环境至更都市化环境的移民,均证实了环境因素对血压水平的深刻影响。肥胖和体重增加是高血压有力的独立危险因素。据估计,60% 的高血压患者有超过 20% 的患者超重。在人群中,高血压患病率与饮食中 NaCl 的摄入量有关,同时高 NaCl 摄入会增强与年龄相关的血压增长。低钙和低钾摄入也会增加高血压发生的危险,尿液中钠/钾比率比单独的尿钠或尿钾与血压水平有更强的相关性,饮酒、精神压力和欠缺体育锻炼也会增加患高血压的风险。

对收养家庭,双胞胎家庭和一般家庭的研究显示血压水平和高血压具有显著遗传性。对通常环境下的家庭研究显示血压遗传率为 15%～35%。对双胞胎家庭研究显示男性血压遗传率估计在 60% 以下,而女性在 30%～40%。有高血压家族史的人在 55 岁之前患高血压的风险较同龄人高 3.8 倍。

遗传因素

尽管在极少以孟德尔遗传学形式表现的高血压中确定了某些特异的基因变异(表 37-5),但是这些变异并不适用于大多数(>98%)原发性高血压患者。对于大多数人而言,可能高血压即代表多基因遗传性疾病,即基因与环境因素共同对血压产生微弱影响。除此以外,不同基因亚型会导致与高血压相关的不同表型,例如肥胖症、血脂异常、胰岛素抵抗等。

有几种方法被用于寻找与高血压相关的特定基因的。动物模型(包括选择性饲养的大鼠和同种大鼠品系)为评价与高血压相关的遗传位点和基因提供了可靠方法。比较绘图的方法考虑到了大鼠和人类基因组之间同线等位基因的鉴别,这与血压的调节有关。在相关研究中,对高血压患者和血压正常对照者特定候选基因或染色体区域的不同等位基因(或者说是不同遗传位点基因的组合)进行了比较。目前的证据表明用于编码肾素-血管紧张素-醛固酮系统、血管紧张素原和血管紧张素转化酶多态性组成成分的基因可能与高血压和血压对 NaCl 的敏感性相关。α 内收蛋白基因与肾小管对钠的吸收增多有关,这一基因的变异可能与高血压和血压的盐敏感性有关。其他可能与高血压相关的基因包括用于编码 AT1 受体、醛固酮合酶和 β_2 肾上腺素能受体的基因。全基因组关联研究包括对整个基因组标志物的快速扫描,用以确认与某一观察目标(例如血压)或某一特定疾病相关的遗传位点(非特定基因)。密集的基因芯片技术和国际人类基因组单体型图的应用为上述研究方法提供了便利。到目前为止,对候选基因研究的结果还没有重复。与其他多基因遗传性疾病相比较,全基因组关联研究在确认高血压的遗传决定因素方面还不太成功。

初步的证据表明高血压靶器官损害可能有遗传性的决定因素。家庭研究表明左心室质量有显著的遗传性,并且心脏对高血压的反应有相当大的个体差异。家庭研究与肾功能损害相关候选基因的变异表明,遗传因素也可能导致高血压肾病。特定的遗传变异与冠心病和脑卒中有关。

将来,对 DNA 的分析可能能够预测个体患高血压或靶器官损伤的风险,还能确定对特殊类型降压药物有反应的个体。然而,除了少见的单基因高血压病,与高血压相关的遗传变异有待进一步确定,这些变异影响血压的中间环节也有待进一步确定。

高血压的机制

为了便于理解高血压病的发病机制和治疗方法,有必要了解正常动脉压和升高动脉压调节的相关因素。心排血量和外周血管阻力是动脉压的两大决定因素(图 37-1)。心排血量取决于心搏出量和心率,心搏量与心脏收缩力和血管容量相关,而外周血管阻力取决于细小动脉功能和解剖上的改变,小动脉指管腔直径为 $100\sim400\mu m$。

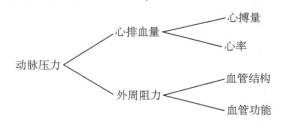

图 37-1 动脉压的决定因素

血容量

从长远看来,血容量是动脉血压的首要决定因素。钠是主要的细胞外离子,同时也是细胞外容量的首要决定因素。当 NaCl 的摄入量超出了肾对钠的排泄能力时,首先血容量会扩张,心排血量也会增加。然而,许多的血管床(包括肾和脑)有自动调节血流的能力,如果动脉压升高时血流保持恒定,那么相应的血管床的阻力也会增加,因为:

血流＝跨血管床压力/血管阻力。

最初,应对血容量扩张引起的血压升高可能与心排血量增加有关,然而,经过一段时间,外周血管阻力增加而心排血量趋于回复正常。以氯化物形式出现的钠会对血压产生影响,而以非氯化物形式出现的钠对血压的影响很小或者无影响。当高 NaCl 摄入时,动脉压会升高,尿钠排泄也会增加,此时动脉压升高,用以维持钠离子的平衡。这种"压力-尿钠排泄"现象的机制可能包括肾小球滤过率的轻微增加,肾小管吸收能力的降低,还可能有激素的影响,例如心房利钠因子。对于排钠能力受损的人而言,为了实现尿钠排泄和钠平衡,动脉压升高的幅度会更大。

NaCl 依赖型高血压可能是肾排泄钠能力下降的结果,这可能是由于原发性肾病或储盐激素(盐皮质激素)的增加引起肾小管对于钠的重吸收增加导致的。支配肾的神经活动增加也会增加肾小管对钠的重吸收。在上述任一情况下,都需要更高的动脉压用以维持钠的平衡。相反,盐消耗过多就会伴随低血压。终末期肾病是容量依赖型高血压的一个极端例子。80%的终末期肾病患者可以通过适当的透析控制血容量和高血压,在另外 20% 的患者中,高血压的机制与肾素-血管紧张素系统的活性增加有关,并且可能对肾素-血管紧张素的药理学阻滞有反应。

自主神经系统

自主神经系统通过压力、容量和化学感受器的信号来维持心血管系统的稳态。短期血压水平是通过肾上腺素的反应调节,而长期动脉血压调节是肾上腺素功能、激素和容量相关因素共同调节的。三种内源性儿茶酚胺包括去甲肾上腺素、肾上腺素和多巴胺。它们在心血管的主要和阶段性调节中起到了重要作用。

鸟嘌呤核苷酸结合调节蛋白(G 蛋白)和下游第二信使的细胞内浓度调节肾上腺素能受体的活性。除了受体的亲和力和密度,与受体远端位点结合的受体效应器耦合效率可能改变对儿茶酚胺的生理反应。无论是对于传输物质而言还是对于占据受体末端所导致的反应而言,受体的位点都是相对特异的。尽管去甲肾上腺素和肾上腺素具有不同的亲和性,但它们是所有肾上腺素能受体亚型的激动剂。根据生物学和药理学特性的不同,肾上腺素受体被分为 α 和 β 两种主要类型,它们又进一步被分成 α_1、α_2、β_3、β_4 四种受体。最近的分子克隆研究又发现了几种别的亚型。去甲肾上腺素较肾上腺素对 α 受体的亲和力和激活能力更强,而对 β 受体则恰恰相反。α_1 受体存在于平滑肌的突触后细胞,会引起平滑肌的收缩;α_2 受体存在于合成去甲肾上腺素的节后神经末梢的突触前膜。当被儿茶酚胺激活后,α_2 受体表现为负反馈调节,会阻止去甲肾上腺素的进一步释放。在肾,α_1 肾上腺素能受体的激活会增加肾小管对钠的重吸收,不同的降压药物或通过抑制 α_1 受体或刺激 α_2 受体以减少全身交感神经活性。心肌细胞 β_1 受体的激活可以刺激心肌的收缩频率和强度,最终引起心排血量的增加,β_1 受体的激活也会引起肾释放肾素的增加。另外一类降压药物是通过抑制 β_1 受体实现降压的,肾上腺素通过刺激 β_2 受体引起血管平滑肌的松弛,导致血管舒张。

循环中儿茶酚胺浓度可以影响不同组织中肾上腺素受体的数量。持续高水平的儿茶酚胺会导致受体数量的下调,这便可以解释机体对儿茶酚胺的反应性下降,或者对儿茶酚胺的快速耐受性。例如,常可以在嗜铬细胞瘤患者中发现直立性低血压,猜测这可能是由于直立这一姿势减少了去甲肾上腺素引起的

血管收缩引起的。相反,神经递质的慢性减少会导致肾上腺素受体的数量增加或上调,从而导致机体对神经递质反应性的增强。长期应用阻断肾上腺素受体的药物会导致肾上腺素受体数量的上调,撤掉这些药物后会产生交感神经刺激所导致的暂时高敏性环境。例如,可乐定是一种抗高血压药物,主要作为 α_2 受体兴奋药,抑制神经递质流。突然终止可乐定治疗会导致反弹性高血压,这可能正是 α_1 受体水平上调的结果。

几种反应共同时时调节血压水平。一个动脉压力感受器受颈动脉窦和动脉弓感觉神经末梢的牵张感受器的调节,压力感受器的感知频率会随着动脉血压的升高而加快,净效应即是神经递质流出量的减少,最后会导致动脉压的降低和心率的减慢。这便是当体位变化、行为或生理应激、血容量变化时,急剧波动的动脉血压能够迅速平稳的主要机制。但是,当动脉压持续升高时,压力感受器的反应性会下降或者对持续增高的血压产生适应,以便压力感受器根据更高的血压重置。患有自主神经疾病和压力感受器反射功能障碍的患者,血压极易波动,常伴难以控制的心动过速相关性阵发血压升高。

无论体重正常和超重的个体,高血压常与交感神经活性增加有关。通过对神经节后肌肉神经活动的记录(通过插在腿部腓神经的微电极探测),高血压人群较血压正常人群的交感神经活性更高。在肥胖相关和阻塞性睡眠呼吸暂停相关性高血压患者中,交感神经活性也会增加。颈动脉窦传入神经的电刺激激活压力感受器,能降低顽固型高血压患者的血压。阻断交感神经系统的药物会引起明显的血压下降,这表明在动脉压升高过程中,自主神经系统也许不是必需的因素,但是其作用不可小觑。

嗜铬细胞瘤是肿瘤范畴内最公认的例子,它表明了增高的儿茶酚胺产量与高血压之间的关系。酪氨酸羟化酶抑制药能够限制儿茶酚胺的生物合成速率,我们可以通过使用 α_1 受体拮抗药或者酪氨酸羟化酶抑制药等药物治疗手段或者通过切除肿瘤实现降低血压值。

肾素-血管紧张素-醛固酮

肾素-血管紧张素-醛固酮系统主要是通过血管紧张素Ⅱ的缩血管特性和醛固酮的潴钠特性进行动脉压力的调节。肾素是由一种称为肾素原的无活性酶性前体构成的天门冬氨酰蛋白酶。循环系统中的肾素大多在入球小动脉合成。肾素原可能直接被分

泌到血液循环中,也可能在分泌细胞被激活为肾素释放。虽然人体血浆中的肾素原浓度2～5倍于肾素,但没有证据表明其对 RAAS 系统有生理活动上的影响。促进肾素分泌的三个主要因素:①紧靠相应入球小动脉(致密斑)的肾髓襻升支粗段末端中 NaCl 转运的减少;②肾入球小动脉压力或牵拉力降低(压力感受性机制);③肾素分泌细胞通过 β_1 肾上腺素能受体激活交感神经系统。相反,增加肾髓襻升支粗段末端中 NaCl 的转运,增加肾入球小动脉的牵拉及 β_1 肾上腺素能受体阻滞都能抑制肾素的分泌。此外,血管紧张素Ⅱ可以通过作用于近球细胞的血管紧张素Ⅱ 1 型受体直接抑制肾素的分泌,ACE 和血管紧张素Ⅱ受体的药物性阻滞可以反应性引起肾素分泌的增加。

　　一旦进入循环,激活的肾素可以将底物血管紧张素原裂解为无活性的十肽,即血管紧张素Ⅰ(图37-2)。一种主要存在于但不只局限于肺循环中的转化酶,通过释放 C-末端组氨酰基-亮氨酸二肽,能够将血管紧张素Ⅰ转变成具有活性的八肽,即血管紧张素Ⅱ。同样的转化酶也能裂解其他大量的肽类,包括能使舒血管缓激肽失活。血管紧张素Ⅱ是一个强有力的血管加压物质,主要通过位于细胞膜上的血管紧张素Ⅱ 1 型受体(AT1)起作用,是促进肾上腺皮质球状带分泌醛固酮的主要因素,同时也强烈刺激血管平滑肌细胞和心肌细胞分裂增生。考虑其独立的血流动力学影响,血管紧张素Ⅱ可能在动脉粥样硬化的发病机制中通过直接作用于血管壁细胞而发挥作用。血管紧张素Ⅱ 2 型受体(AT2)特征明确,广泛分布于肾,并具有和 1 型受体相反的作用效果。血管紧张素Ⅱ 2 型受体能够舒张血管、排钠和抑制细胞增生及基质形成。实验证据表明,2型受体能够通过刺激平滑肌细胞凋亡促进血管重塑,同时有助于调节肾小球滤过率。阻滞 AT1 受体能引起 AT2 受体的活性增加。

　　肾素分泌性肿瘤是表现为肾素依赖性高血压的典型例子。在肾中,这些肿瘤包括肾小球旁器的良性血管外皮细胞瘤及少见者如肾癌,包括肾母细胞瘤。肺、肝、胰腺、结肠和肾上腺中也有记录发现肾素生成性肿瘤。在这些情况下,除了肿瘤切除和(或)消融外,高血压的治疗还包括抑制血管紧张素Ⅱ生成或活性的药物治疗。肾血管性高血压是另一种肾素介导的高血压类型。肾动脉的阻塞会导致肾灌注压下降,从而刺激肾素分泌。随着时间的推移,由于二次肾损害,这种形式的高血压可能变得不那

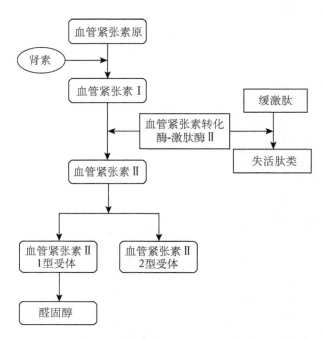

图 37-2　肾素-血管紧张素-醛固酮轴

么依赖于肾素。

　　血管紧张素原、肾素、血管紧张素Ⅱ也在许多组织中合成,包括大脑、垂体、主动脉、动脉、心脏、肾上腺、肾、脂肪细胞、白细胞、卵巢、睾丸、子宫、脾和皮肤。组织中的血管紧张素Ⅱ可能通过肾素和其他蛋白酶的酶性反应而形成,如张力素、胃促胰酶、组织蛋白酶等。除了调节局部血流量,组织血管紧张素Ⅱ是一种分裂原,能刺激细胞增生,促进重塑和修复。过量的组织血管紧张素Ⅱ可能导致动脉粥样硬化、心脏肥大、肾衰竭,结果成为防止靶器官损害而采取的药物治疗目标。

　　血管紧张素Ⅱ是调节肾上腺皮质球状带合成和分泌醛固酮的主要促进因素。醛固酮的合成还有赖于钾,在低钾的个体中醛固酮的分泌减少。尽管促肾上腺皮质激素(ACTH)水平急性提高会增加醛固酮的分泌,但 ACTH 并不是醛固酮长期调节的重要因素。

　　醛固酮是一种通过肾皮质集合管主细胞顶端表面的阿米洛利敏感性上皮细胞钠离子通道(ENaC)强力增加钠重吸收的盐皮质激素。通过钠离子与钾离子和氢离子的交换保持电中性。结果,醛固酮分泌的增加可能导致低钾血症和碱中毒。因为钾消耗可能抑制醛固酮合成,所以临床上低钾血症患者在评估是否高醛固酮血症前应该纠正低血钾。

盐皮质激素受体也在结肠、唾液腺、汗腺中表达。因为皮质酮对盐皮质激素受体没有亲和力，而皮质醇能够被 11β-羟基类固醇脱氢酶 2 转化为皮质酮，所以尽管皮质醇同样作用于这些受体，但是盐皮质激素样作用却弱于醛固酮。原发性醛固酮增多症是盐皮质激素介导型高血压引人注目的例子。在这种疾病中，肾上腺醛固酮的合成和释放独立于肾素-血管紧张素系统，而且水钠潴留引起的高容量会抑制肾素的释放。

醛固酮对非上皮细胞也有影响。也许是氧化应激的作用，醛固酮和（或）盐皮质激素受体激活能够引起心脏、肾和血管的结构和功能性改变，导致心肌纤维化、肾硬化、血管炎症和重塑。这些影响被高盐摄入放大。在动物模型中，高循环醛固酮水平引起心脏纤维化和左心室肥大，而螺内酯（一种醛固酮拮抗药）能够阻止醛固酮诱导的心肌纤维化。左心室几何形态的病理模式也皆与原发性高血压和原发性醛固酮增多症患者血浆醛固酮浓度升高有关。在慢性心力衰竭患者中，维持低剂量螺内酯能够降低 30% 进展性心力衰竭和心源性猝死的风险。由于肾血流动力学的影响，原发性醛固酮增多症患者高循环醛固酮水平可以导致肾小球高滤过性和蛋白尿。这些对肾影响是可逆的，可以通过肾上腺切除术或应用螺内酯去除过量的醛固酮而达到。

肾素-血管紧张素-醛固酮轴活性增强并不总是与高血压有关。为了应对低盐饮食或容量降低，肾素-血管紧张素-醛固酮轴活性增强能够维持动脉压力和容量平衡。不伴有高血压的继发性醛固酮增多症（例如继发于肾素-血管紧张素增加的醛固酮增多）也可以在慢性心力衰竭和肝脏疾病合并水肿状态的患者中观察到。

血管机制

动脉血管半径和阻力动脉顺应性也是动脉压的重要决定因素。流体阻力与血管半径的四次方成反比，因此，内径的轻微减小就可以显著增加血管阻力。在高血压患者中，结构、机械牵拉或功能改变均可能减少动脉和小动脉管腔直径。血管重塑指血管壁几何形态的改变而不改变血管容积。肥厚性（细胞增大和细胞间基质沉积增多）或富营养性的血管重塑的结果导致管腔内径减小，从而引起外周阻力增加。细胞凋亡、轻度炎症和血管纤维化也有助于血管重塑。管腔直径也与血管弹性有关。拥有较大弹性度的血管能够适应容量的增加而不引起压力的

大幅升高，然而在部分硬化的血管系统中，容量的轻微增加即能引起相对较大的压力改变。

高血压患者动脉僵硬，由于血管壁结构变化引起血管顺应性降低，动脉硬化的患者可能有特别高的收缩压和增宽的脉压。最近的证据表明，动脉硬化对心血管事件具有独立的预测价值。临床上，许多设备可用来评估动脉硬化或血管顺应性，包括超声和磁共振成像（MRI）。

血管平滑肌细胞的离子转运可能与高血压相关性血管张力和血管生长的异常有关，而这两者均由细胞间 pH（pHi）调节。三种离子转运机制参与了 pH 的调节：①Na^+-H^+ 交换；②Na^+ 依赖性 HCO_3^--Cl^- 交换；③不依赖于阳离子的 HCO_3^--Cl^- 交换。基于对血管平滑肌细胞更易观测的细胞（例如白细胞、红细胞、血小板、骨骼肌）分析可得，Na^+-H^+ 通道活性在高血压患者增强，从两种机制上导致血管张力增强。首先，Na^+ 内流增加激活 Na^+-Ca^{2+} 交换，导致细胞内 Ca^{2+} 增多，引起血管张力增加；其次，pHi 的升高增强了细胞内收缩细胞器的钙离子敏感性，随细胞内钙离子浓度收缩性增强。另外，Na^+-H^+ 交换的增多可以通过增加对丝裂原的敏感性而刺激血管平滑肌细胞的增生。

血管内皮功能也能调节血管张力。血管内皮细胞能够合成和释放一些血管活性的物质，包括一氧化氮，一种强有力的舒血管物质。在高血压患者中内皮依赖性血管舒张功能受损。通常能够通过高分辨率超声观察前臂缺血再灌注前后 5min 的血管变化来评估这种损伤的程度。另外，内皮依赖性血管舒张功能也可以通过动脉内注入内皮依赖性舒血管药物（如乙酰胆碱）来评估。内皮素是内皮细胞产生的缩血管肽类物质，口服内皮素拮抗药可以降低顽固性高血压患者的血压。

目前，尚不清楚与高血压相关的离子转运和内皮功能紊乱等血管异常表现是原发性改变还是动脉压力升高后的继发性改变。有限的证据表明，可以通过有氧运动、减轻体重和服用降压药物提高血管顺应性和内皮依赖性舒血管能力。目前还不能确定，这些措施是否通过非血管相关性机制影响动脉的结构和僵硬程度，以及不同类别降压药物是否能优先影响血管的结构和功能。

高血压的病理结果

高血压是心力衰竭、冠状动脉病、卒中、肾脏疾

病和外周动脉疾病（PAD）的独立危险因素。

心脏

心脏疾病是高血压患者最常见的死亡原因。高血压心脏病是心脏为适应高血压而发生的结构和功能改变，这些改变会导致左心室肥厚、充血性心力衰竭、动脉粥样硬化性冠状动脉疾病和微血管疾病导致的血流异常、心律失常。

遗传和血流动力学因素都会导致左心室肥厚。临床上，尽管超声心动图在测量左心室壁厚度方面更加敏感，但心电图也能诊断出左心室肥厚。左心室肥厚患者罹患冠心病、卒中、充血性心力衰竭和猝死的风险增高。积极控制高血压可以减轻甚至逆转左心室肥厚，减少患心血管疾病的风险。还不清楚不同种类降压药物是否具有独立于降压作用之外，额外减轻左心室质量的作用。

充血性心力衰竭可能与舒张功能失常或者收缩功能失常抑或两者同时存在有关。从无心脏症状高血压患者到发生心力衰竭的高血压患者，心脏舒张功能失常普遍存在。患有舒张性心力衰竭的患者射血分数保持正常，这是用来衡量心脏收缩功能的指标。约 1/3 的充血性心力衰竭患者收缩功能正常而舒张功能降低。舒张功能异常是高血压心脏病的早期表现，左心室肥厚和缺血又会使舒张功能异常加重。心导管技术为舒张功能的测量提供了最精确的评价方法。另外，可以用几种无创检查方法评价心脏的舒张功能，包括超声心动图和放射性核素显影。

脑

卒中在全世界致死病因中排名第二，每年由卒中导致的死亡人数可达 500 万，还有另外 1500 万人患有非致死性卒中。血压升高是卒中最严重的危险因素。约 85% 的卒中原因是脑梗死，而其余 15% 原因是颅内出血或蛛网膜下腔出血。卒中的风险随血压水平升高而逐渐增大，尤其是对于 65 岁以上人群而言，他们的卒中发病率随着收缩压的升高而升高。降压治疗可以有效降低缺血性和出血性卒中的风险。

在老年人群中高血压常伴随认知能力的下降，纵向研究也证实了中年高血压和老年时期认知能力下降之间的联系。较大功能血管的堵塞导致的单一梗死或者几个较小血管导致多发腔隙性梗死均会导致皮质下白质缺血，而与高血压相关的认知能力下降和痴呆可能正是由上述原因造成的。尽管降压治疗与改善认知能力之间有很大的研究空间，但是几项临床试验已经表明降压治疗对于认知能力的改善是有益处的。

在较宽的血压范围内（动脉压在 50～150mmHg）颅内血流可以通过自动调节保持血流的稳定。在有临床症状的高血压患者中，当脑血流超过了血压上限，脑血流的自动调节能力受损，就会导致颅内血管扩张和脑血流的过度灌注，从而引起高血压脑病的发生。高血压脑病的症状包括剧烈的头痛、恶心、呕吐（常表现为喷射性呕吐）、病灶局部的神经症状和精神状态的改变。若高血压脑病未经治疗，常在几个小时内进展为精神恍惚、昏迷、抽搐，甚至死亡。对高血压脑病和伴随高血压的其他神经症状做出鉴别是很重要的，其他神经系统症状包括：局部脑缺血、出血性和缺血性脑卒中、癫痫发作、颅内肿瘤、假性脑瘤、震颤性谵妄、脑膜炎、急性间歇性卟啉症、外伤性或化学性脑损害、尿毒症脑病。

肾

肾既是高血压的靶器官，也是高血压的原发器官。原发性肾病是继发性高血压最常见的病因。肾源性高血压的机制包括肾排钠能力的下降，与容量相关的肾素的过度释放和神经系统的过度活跃。相反，高血压也是肾损害和终末期肾病的危险因素。当血压水平超过理想血压时，高血压所带来的风险程度是按照血压的分布情况进行的连续不断的划分。肾病与舒张压的关系较与收缩压的关系更密切，在每一个血压水平上，黑种人患终末期肾病的风险都高于白种人，尿蛋白是慢性肾病严重程度的可靠指标，同时能够预测肾病进展的程度。高尿蛋白排泄（＞3g/24h）患者较尿蛋白排泄较低者的肾病进展速度更快。

动脉粥样硬化性和高血压性肾血管损伤主要影响入球小动脉，导致肾小球和球后结构发生缺血性改变。肾损害可能是肾小球高灌注对肾小球毛细血管造成直接损害的后果。起初在实验动物身上的关于高血压相关肾损害的研究表明，当肾入球小动脉血流的自身调节能力受损时，就会导致升高的压力向未得到保护的肾小球转移，接着便是这些肾小球发生超滤过、肥大，最后是受累局部肾小球的硬化。随着肾损伤的进展，肾血流自动调节能力和肾小球滤过率受损，导致引起肾损伤的血压阈值下降，较低血压水平可引起更大的肾损害。这样将会在肾损害和肾单位减少导致更严重的高血压、肾小球超滤过率、进一步的肾损害之间形成恶性循环。肾小球病理进展成为肾小球硬化症,最后肾小管也会发生缺血并逐渐萎缩。与恶性高血压相关的肾损伤包括肾入球小动脉发生纤维素样坏死,有时也会牵连肾小球,并可能会导致肾小球毛细血管丛局灶性坏死。

临床上,大量清蛋白(随机尿白蛋白/肌酐的比值>300mg/g)或者微量清蛋白(随机尿白蛋白/肌酐的比值为 30～300mg/g)既是肾损害的早期指标,同时也是肾脏疾病进展和心血管疾病的危险因素。

外周动脉

除了作为高血压的发病原因外,血管也是持续增高的血压和动脉粥样硬化性疾病的主要靶器官。患有低危动脉疾病的高血压患者在未来患心血管疾病的风险也会增加。间歇性跛行是 PAD 的典型症状,尽管那些患有低危性狭窄病变的患者并无症状可循。间歇性跛行的定义是在行走时小腿腓部或臀部发生疼痛而休息则可使疼痛缓解。踝臂指数是用于评价 PAD 的有效方法,踝臂指数是指无创性踝部舒张压与手臂舒张压的比值。当踝臂指数<0.9 时可以诊断为 PAD,并可能有至少一支下肢血管有超过 50% 的狭窄。几项研究表明踝臂指数<0.8 是可能与血压升高有关,尤其是收缩压。

高血压的定义

从流行病学角度出发,并没有明确的血压水平来定义高血压。在成年人中,当收缩压和舒张压升高时,心血管疾病、卒中和肾病的风险会随着血压水平的升高而持续的增加。包括超过 350 000 名男性受试者的多种风险因素干预试验(MRFIT)证明,收缩压水平低至 120mmHg 以上时,收缩压和舒张压升高对冠心病死亡人数产生持续的不同层次的影响。与此类似,一项包括大约 100 万受试者的荟萃分析结果显示,尽管无阈值证据,但是当血压超过 115/75mmHg 时,缺血性心脏病死亡率、卒中死亡率和其他血管原因致死率与血压水平直接相关。收缩压每上升 20mmHg,舒张压每上升 10mmHg,心血管疾病风险会翻倍。在老年人中,收缩压和脉压较舒张压能更有力地预测患心血管疾病的风险。

临床上,高血压可能被定义为治疗机构能够减少血压相关性致死率或致残率的血压水平。目前定

义高血压的临床标准通常是基于对每个门诊患者两次或多次坐位血压的平均值。近期的分类建议将血压标准定义为血压正常值、血压正常高值和高血压(Ⅰ、Ⅱ 期)和在老年患者中常见的单纯收缩期高血压(表 37-1)。儿童和青少年高血压通常参照年龄、性别和身高,当收缩压和(或)舒张压始终大于 95 百分位时定义为高血压。90～95 百分位范围被认为是血压正常高值并预示着终身干预治疗。

表 37-1　血压分类

血压分类	收缩压 mmHg	舒张压 mmHg
正常值	<120	和<80
高血压前期	120～139	或者80～89
Ⅰ 期高血压	140～159	或者90～99
Ⅱ 期高血压	≥160	或者≥100
单纯收缩期高血压	≥140	和<90

(源自:AV Chobanian et al:JAMA 289:2560,2003.)

家庭测得的血压值和 24h 动态血压的平均值普遍低于诊所测得的血压值。因为动态血压记录的是整个白昼和夜间的多个血压读数,所以与有限的几次门诊测量值相比,动态血压记录值能够更加综合地评估高血压患者的血管负担。越来越多的证据表明,家庭测得的血压值,包括 24h 血压记录,与诊所测得的血压值相比较而言,在预测靶器官损害时更加可靠。一天当中刚苏醒不久的清晨血压值较高。心肌梗死和卒中常发生在清晨。夜间血压通常比白天的血压值低 10%～20%,夜间血压值下降速度减慢与心血管系统疾病风险增加相关。高血压的建议诊断标准为苏醒时平均血压≥135/85mmHg,睡眠时平均血压≥120/75mmHg。这个水平大约相当于门诊测得值为 140/90mmHg。

在按照门诊测量值诊断为 Ⅰ 期(如表 37-1 定义)高血压的患者中,有 15%～20% 的平均动态血压值<135/85mmHg。这种现象,即所谓的白大衣高血压,可能与靶器官损害(如左心室肥厚、颈动脉粥样硬化、整个心血管系统疾病)的风险增加有关,尽管这种风险低于诊所血压和动态血压均增高的患者。患有白大衣高血压的人群患持续性高血压的风险也在增加。

引起高血压的临床疾病

通过患者确定的方式,有 80%～95% 的高血压患者被诊断为患有原发性高血压(也被称为首发高血压或自发性高血压)。在余下的 5%～

20％高血压患者中，可以确定有一种明确的潜在病变作为病因，引起血压的升高（表 37-2 和表 37-3）。在继发性高血压患者中，血压升高的特定机制显而易见。

表 37-2 脉压增宽的收缩期高血压

血管顺应性下降（动脉粥样硬化）	运动功能亢进心脏综合征
心排血量升高	发热
主动脉反流	动静脉瘘
甲状腺功能亢进症	动脉导管未闭

表 37-3 收缩期高血压和舒张期高血压的继发性原因

肾病	肾实质病变，肾囊肿（包括多囊肾），肾肿瘤（包括泌肾素瘤），梗阻性肾病
肾血管病	动脉粥样硬化，纤维肌性发育不良
肾上腺疾病	原发性醛固酮增多症，库欣综合征，17α-羟化酶缺乏，11β-羟化酶缺乏，11-羟基类固醇脱氢酶缺乏（甘草），嗜铬细胞瘤
主动脉狭窄	
阻塞性睡眠呼吸暂停综合征	
子痫前期/子痫	
神经病变	精神性的，间脑综合征，家族性自主神经功能异常，多神经炎（急性卟啉症，铅中毒），颅内压急性增高，急性脊髓节病变
多种激素	甲状腺功能减退症，甲状腺功能亢进症，血钙增加，肢端肥大症
药物	大剂量雌激素，肾上腺类固酮，解充血药，食欲抑制药，环孢素，三环抗抑郁药，单胺氧化酶抑制药，红细胞生成素，非甾体消炎药，可卡因
孟德尔形式的高血压	见表 37-4

原发性高血压

原发性高血压有遗传倾向，并且可能是环境和遗传因素相互作用的结果。原发性高血压的患病率随着年龄的增长而增加，一些人在年轻时血压较高，日后他们患高血压的风险也比其他人更高。原发性高血压可能代表一种潜在病理生理机制不同的疾病谱。在明确患有高血压的成年患者中，外周血管阻力增加，心排血量正常或者有所下降；然而，在患有轻度高血压或血压不稳定的年轻患者，心排血量有可能增加，外周血管阻力也许是正常的。

若根据 24h 的钠排泄量来估测血浆肾素活性，那么 10％～15％ 的高血压患者具有较高的血浆肾素活性而 25％ 的患者则具有较低的血浆肾素活性。高肾素水平的高血压患者具有与血管收缩相关的高血压，而低肾素水平的高血压患者具有容量依赖性高血压。我们已经发现在原发性高血压患者当中，血浆醛固酮与血压水平的不一致性。醛固酮水平和血压之间的相关性在非洲裔美国人中表现得更加明显，而且血浆肾素活性在患有高血压的非洲裔美国人中偏低。这便增加了如下事件的可能性：即至少是在那些无显著原发性醛固酮血症的患者中，醛固酮水平的轻微增高就有可能增加患高血压的风险。进一步来说，对于一些患有原发性高血压，包括一些"耐药性高血压"的患者而言，螺内酯（一种醛固酮拮抗药）可能会产生尤其显著的降压效果。

肥胖和代谢综合征

（也见第 32 章）有充分证据表明了肥胖（体重指数大于 $30kg/m^2$）与高血压相关。而且，一些有代表性的研究也表明了体重（或体重指数）和血压水平之间具有直接的线性关系。相对于外周脂肪而言，身体中心的脂肪对于高血压起到了更加重要的决定性作用。在一些纵向研究中，体重的改变和血压水平的变化之间存在直接联系。60％ 患有高血压的成年人普遍超重大于 20％，现在已经确定的是，60％～70％ 的成人高血压是由肥胖直接导致的。

胰岛素能够刺激血糖的摄取，高血压会对这种刺激作用产生抑制。并且高血压的发生经常伴有血脂的异常。这一系列危险因素常与肥胖，尤其是腹型肥胖相关,但也并不绝对。血管内皮会产生一种中介物质,用来调节血小板的聚集,凝固,纤维蛋白溶解和血管张力,胰岛素抵抗可能与这种中介物质的产生失调相关。当这些危险因素同时出现的时候,患冠心病、脑卒中、糖尿病的风险和心血管疾病致死率都会进一步增加。

根据所研究的人群和定义胰岛素抵抗的方法学,25%～50%的非肥胖、非糖尿病的高血压患者有胰岛素抵抗。胰岛素抵抗、腹型肥胖、高血压和血脂异常一起被定义为代谢综合征。作为一个群体而言,原发性高血压患者的一级亲属也会有胰岛素抵抗,高胰岛素血症(胰岛素抵抗的一种替代指标)有可能预测高血压和心血管疾病的可能进展。作为一种多基因疾病,代谢综合征在某种程度上是能够遗传的,然而,它的表现形式却可以被环境因素所改变,例如体力活动度和饮食水平。随着体重的减少,胰岛素的敏感性会升高,血压水平会下降。心血管疾病的危险因素常共同起作用,这一认识对于高血压的评估和治疗具有重要的意义。对高血压患者和有患高血压风险的患者的评估应该包括所有心血管疾病风险的评估。相应的,生活方式的改善和药物的治疗应该面向解决所有的风险,而不应该仅仅针对高血压。

肾实质性高血压病

几乎所有肾脏疾病都可以导致高血压(表 37-3),而且肾脏疾病也是继发性高血压最常见的原因。超过 80% 慢性肾衰竭患者有高血压,总体说来,肾小球疾病患者的高血压比肾间质疾病,例如慢性肾盂肾炎患者的高血压更严重。反之,高血压也会导致肾硬化,在一些病例中,难以确定高血压和肾脏疾病间哪种才是原发病。尿蛋白大于 1000mg/d 或者尿沉渣阳性标志着肾脏疾病原发。无论是哪种情况,我们的目标都是控制血压和延缓肾脏疾病的进展。

肾血管性高血压

肾血管性高血压,是由于肾动脉闭塞导致的并且有可能被治愈的高血压。在最初阶段,高血压的机制通常与肾素-血管紧张素系统被激活有关,然而,肾素活性和肾素血管紧张素系统其他成分只是短暂的升高,最后,钠潴留和其他压力调节机制会共同导致动脉压力的升高。有两类患者易患这种疾病,即常在起始部,斑块堵塞肾动脉的老年动脉粥样

硬化患者和纤维肌性营养不良患者。绝大多数肾血管性高血压患者患有动脉硬化症。尽管纤维肌性营养不良在任何年龄均可发生,却在年轻白种女性中发病率更高。普通女性的发病率是男性的 8 倍。纤维肌性营养不良有几种组织变异类型,包括中膜纤维素增生、外膜纤维素增生、内膜增殖和内膜纤维增生。中膜纤维素增生最为常见,占到患者总数的 2/3。与动脉粥样硬化性肾血管疾病相比,肾动脉纤维肌性发育不良常累及双侧肾并且更常累及肾动脉远端。

患者的年龄、性别及在病史和体格检查中发现的线索,是诊断肾血管性高血压的主要依据。在有其他动脉粥样硬化性血管病表现的患者中,我们也应考虑患肾血管性高血压的可能。尽管对降压药物有反应不能除外肾血管性高血压,但重度或难治性高血压、近期高血压难以控制或新近出现的中重度高血压、不明原因或者与血管紧张素转化酶抑制药相关的肾功能恶化都会增加诊断肾血管性高血压的可能性。约 50% 的肾血管性高血压患者可在腹部和腰部闻及血管杂音,若杂音向腰部传导或从收缩期到舒张期均可闻及,说明杂音有血流动力学意义的可能性更大。

如果采用简单的降压方案能使血压得到良好控制,肾功能维持稳定,人们便不愿去评估肾动脉狭窄的程度,尤其对有动脉粥样硬化性疾病和其他并发症的老年患者。长期患有高血压、晚期肾功能不全或者糖尿病的患者很难从肾血管修复中获益。肾血管修复最有效的治疗措施包括血管紧张素转化酶抑制药和血管紧张素 II 受体阻滞药,但是这些药物因引起出球小动脉扩张,导致肾动脉狭窄患者肾小球滤过率下降。双侧肾动脉狭窄或孤独肾动脉狭窄的患者使用这些药物后会导致肾功能不全的进展。重要的是,当终止使用这些药物后,肾功能不全通常能够逆转。

如果怀疑肾动脉狭窄,在临床条件允许行介入治疗,如经皮经腔肾动脉成形术(PTRA),血管假体(支架)置入,或允许外科肾血供重建术,下一步应该进行影像学评估。作为筛选试验,在应用单剂卡托普利(或另一种 ACEI)前后,可应用[131]I-邻碘马尿酸酯扫描评估肾血流,应用[99m]Tc-二乙三胺五乙酸扫描评估肾小球滤过率。以下与实证研究的结果一致:①对整体肾功能贡献不足 40% 的肾,摄取率相应降低;②受影响肾摄取延迟;③受影响肾排泄延迟。在肾功能正常或者基本正常的患者,正常的卡托普利

肾图基本能除外显著的功能性肾动脉狭窄,但它的应用只局限于肾功能不全(肌酐清除率<20ml/min)或者双侧肾动脉狭窄的患者。如果扫描结果是阳性的,那么我们将进行进一步的影像学检查。肾动脉多普勒超声能可靠地评估肾血流速度,并且能够随时间推移追踪肾病变的进展。阳性结果常需要造影技术得以证实,然而假阴性结果也是经常出现,尤其在肥胖患者中。钆增强磁共振血管成像可以显示出肾动脉近端的清晰影像,但是也会漏掉一些远端病变。它的优势就在于应用对肾没有损害的制剂对肾动脉进行清晰的显影。对比剂动脉造影术仍是评估和诊断肾动脉病变的金标准。它的潜在风险包括对肾的损害,尤其是对患有糖尿病和肾功能不全早期的患者而言。

几乎50%患有动脉粥样硬化疾病的患者有不同程度的肾动脉堵塞,有多种方法评估这样一个病变在功能上的意义,它可预测血管修复对血压控制和肾功能的影响。每种方法都有不同的敏感性和特异性,因此,没有一种单一的方法可以确定肾动脉损害和高血压之间的因果关系。有功能学意义的病变通常使受累肾动脉管腔狭窄超过70%。血管造影时,缺血肾侧支循环的出现表明肾功能受损严重。双侧肾静脉肾素比(病变侧/对侧比值>1.5)在预测病变对血管修复的反应方面预测值高达90%,然而,血压控制假阴性比值达到50%~60%。对肾动脉病变处压力阶差的测量并不一定能够可靠地预测出病变对血管修复的应答。

在最后的分析阶段,涉及血管修复、医疗救治、修复程序类型的决定应该因人而异。患有纤维肌性发育不良的患者较患有动脉粥样硬化疾病的患者预后较好,这可能得益于前者较后者年纪轻,高血压病程短,全身系统性疾病较少。由于PTRA的低风险、高获益和高成功率(90%高血压得到改善或治愈,10%出现再狭窄),PTRA已经成为这类患者的首选治疗手段。当PTRA失败或者是出现分支病变时,就需要采取外科血管成形术。患有动脉粥样硬化疾病的患者若出现以下两种情况,即尽管已经采取了最佳的药物治疗,但血压水平依然得不到有效控制或者是肾功能恶化时,我们应该考虑采取血管修复。对于没有并发症的年轻动脉粥样硬化患者而言,手术是较好的首选治疗方式,然而,对于大多数动脉粥样硬化患者,我们需要根据病变的部位来决定首选治疗方式,是PTRA还是支架置入术。当这些方法失败,PTRA或者支架置入术不适用于这

类血管病变,或者需要同时修复主动脉,例如在修复动脉瘤时,就需要采用外科血管成形术。一项由美国国立卫生研究院发起的前瞻性、随机临床试验正在进行,此项研究是对单一药物治疗和药物联合肾血供重建术进行比较,试验名称是肾动脉粥样硬化性病变的心血管结果(CORAL)。

原发性醛固酮增多症

原发性醛固酮增多症导致血液中释放出过量的醛固酮,这种高血压可以被治愈。患有原发性醛固酮增多症的患者,其醛固酮的过度产生与肾素血管紧张素系统无关。醛固酮增多会导致钠潴留、高血压、低血钾和血浆肾素活性下降。据报道,此种疾病在高血压患者中的流行趋势从不足2%到接近15%,在某种程度上,这种变化与筛选强度增加和诊断标准的建立有关。

病史和体格检查在诊断此种疾病时提供的信息则少之又少。此种疾病高发于30~50岁。原发性醛固酮导致的高血压通常较轻微,但是偶尔也会出现重度高血压,所有患难治性高血压的患者,我们均应考虑到原发性醛固酮增多症的可能。这些患者的高血压可能与葡萄糖耐受不良相关,尽管在个别患者会出现多尿、多饮、感觉异常或者是低钾血症碱中毒导致的肌肉无力,但是大多数患者通常是无症状的。若高血压患者出现不明原因的低血钾(如与利尿药、呕吐、腹泻无关)那么罹患原发性醛固酮增多症的可能性为40%~50%。若使用利尿药的患者血清钾<3.1mmol/L也会增加患原发性醛固酮增多症的风险,然而,血清钾的检测缺乏敏感性和特异性。有25%的患者,起初检查血清钾是正常的,但是随后发现有肾上腺醛固酮腺瘤。而且有很多的原发性醛固酮增多症患者并没有出现低血钾。此外,继发性醛固酮增多症、盐皮质激素、糖皮质激素和嗜铬细胞瘤可能导致低血钾性高血压。

血浆醛固酮水平/血浆肾素活性的比值(PA/PRA)是一种有效的检验手段。这些值最好是清晨在患者活动时获得。据报道,PA/PRA>30∶1并且血浆醛固酮浓度大于555pmol/L(>20ng/dl)对肾上腺醛固酮腺瘤诊断的敏感度达到90%,特异度达91%。在梅奥诊所,PA/PRA≥20同时血浆醛固酮浓度≥415pmol/L的患者中,超过90%的高血压患者在随后的手术中被确诊有肾上腺醛固酮腺瘤。然而,对概率的解释需要注意几个问题。一个高比率的出现是与实验条件和检测方法有关的。有一些降

压药会对上述比值产生影响，例如，醛固酮拮抗药、血管紧张素受体拮抗药、ACE 抑制药会升高肾素水平；醛固酮拮抗药会升高醛固酮水平。有一点需要注意的是，目前的建议是在停用醛固酮拮抗药至少4 周以后再测量上述指标。据报道，比值的测量对使用常规降压药物治疗的患者而言，是有用的筛选试验。许多原发性高血压患者，尤其是非裔美国人和老年人，肾素水平较低，尽管他们血浆醛固酮水平并不高，但是两者的比值却很高，这一比值对于诊断原发性醛固酮增多症便缺乏特异性。肾功能不全的患者由于肾对醛固酮的清除能力下降，也会使这一比值升高。对于 PA/PRA 比值高的患者，静脉注射2L 等渗盐水至少 4h 以后测量血浆醛固酮水平，若高于 277pmol/L（>10ng/dl），可以确诊原发性醛固酮增多症，若在 138～277pmol/L，则无法诊断。可供选择的诊断性试验包括在口服盐水负荷，氢化可的松或卡托普利后抑制醛固酮水平失败（基于试验特异性标准）。

　　肾上腺异常可能导致原发性醛固酮增多综合征，要根据特定病因选择恰当的治疗手段。60%～70%患者有肾上腺醛固酮腺瘤。这种肿瘤常为单侧，且直径通常<3cm。其余的患者中大部分人有双侧肾上腺皮质增生（原发性醛固酮增多症）。少数情况下，原发性醛固酮增多症是由肾上腺皮质癌或者异位肿瘤，如卵巢上皮性卵巢瘤所导致。大多数生成醛固酮的肿瘤，与肾上腺腺瘤或肾上腺增生相比较，除了分泌大量醛固酮外，还会产生大量肾上腺皮质激素。激素分泌差异导致的功能不同可能有助于鉴别诊断。在有肾上腺腺瘤和肾上腺增生的患者体内，醛固酮的生物合成对促肾上腺皮质激素和血管紧张素的应答更加灵敏。结果是，患有肾上腺肿瘤的患者在清晨时血浆醛固酮水平较高，在一天当中逐渐下降，这反映了 ACTH 的昼夜节律性，而患有肾上腺增生的患者在直立位时血浆醛固酮水平较高，这反映了肾素-血管紧张素-醛固酮轴正常的姿势应答。然而，这些方式方法在鉴别肿瘤和增生的能力方面有相同的地方。

　　所有诊断为原发性醛固酮增多症的患者均应行肾上腺 CT 检查。高分辨率 CT 能够识别出小到0.3cm 的肿瘤，对肾上腺肿瘤的诊断阳性率可达到90%。有时 CT 无法诊断，那么我们就可以使用肾上腺显影来检测腺瘤，具体方法是在连续 7d，每天每 6 小时使用 0.5mg 地塞米松抑制剂，7d 后用 6β-碘-19-胆甾体醇进行显影，但是，这种手段对直径<

1.5cm 的腺瘤敏感性会降低。

　　有经验的放射科医师对患者进行双侧肾上腺静脉采血并测定血浆醛固酮水平，这是用于区分单侧和双侧原发性醛固酮增多症最准确的措施。在检测单侧醛固酮分泌增多方面，肾上腺静脉采血无论是在敏感性还是特异性方面均优于肾上腺 CT（分别达到 95% 和 100%）检出率达 90%～96%，并发症发生率低于 2.5%。一项经常使用的实验报告包括采样测定 ACTH 刺激产生的醛固酮和皮质醇水平，当同侧/对侧醛固酮比值>4，且相对应的 ACTH 刺激产生的皮质醇水平也增高的时候就表明是单侧醛固酮生成。

　　手术降压对腺瘤患者有效，对双侧肾上腺增生患者效果较差。对患有腺瘤的患者，通过腹腔镜行单侧肾上腺切除术可使治愈率达到 40%～70%，然而手术之前需要将血压控制好，并纠正低钾血症。瞬间醛固酮减少症可能在手术长达 3 个月后发生，并导致高钾血症。在这段时间，应该对血钾进行监测，必要的时候，应使用排钾利尿药或氢化可的松治疗高钾血症。双侧肾上腺增生需要采取药物治疗。对这些患有肾上腺增生的患者，还包括肾上腺腺瘤但承担不起手术治疗的患者，对这些人的药物治疗方案里应该包括醛固酮拮抗药，必要的时候，应加入保钾利尿药。

　　有一种醛固酮增多症可被糖皮质激素抑制，这种醛固酮增多症是一种罕见的常染色体显性遗传病，特点是年轻时出现中至重度高血压。这些患者可能会有年轻时便出现出血性脑卒中的家族史，有轻度或无低钾血症。通常情况下，血管紧张素 II 通过对肾上腺球状带刺激醛固酮产生，而 ACTH 通过对束状带的作用刺激皮质醇的产生。由于 8 号染色体嵌合基因的存在，ACTH 可以通过对束状带的作用对糖皮质激素可抑制性醛固酮增多症患者的醛固酮释放进行调节。皮质醇氧化导致了束状带对醛固酮和混合类固醇（18-羟皮质醇和 18-氧代皮质醇）的过度生成。诊断方法有两种，一种是直接的基因检测，另一种是当混合类固醇水平高于正常 20～30 倍时通过尿排泄率进行检测。在治疗方面，用低剂量的糖皮质激素抑制 ACTH 水平可以纠正醛固酮增多症、高血压和高钾血症。螺内酯也可以用于治疗。

库欣综合征

　　库欣综合征与皮质醇过量生成有关，这或者是由于垂体瘤或异位性肿瘤导致 ACTH 生成增多,或者是肾上腺本身产生过多皮质醇。75%~80% 库欣综合征患者有高血压。高血压的发生机制可能与皮质醇和其他肾上腺激素释放增加对盐皮质激素受体的刺激有关。不服用外源性糖皮质激素的患者,若其临床表型疑似库欣综合征,可通过 24h 尿游离皮质醇排泄率测定和过夜地塞米松抑制试验对其进行临床筛选。最近有证据表明,午夜唾液皮质醇检测也是一项方便而灵敏的试验。若想确定库欣综合征的具体病因,我们还需进行进一步的评估。并且恰当的治疗手段有赖于病因的确定。

嗜铬细胞瘤

儿茶酚胺瘤位于肾上腺髓质(嗜铬细胞瘤)或肾上腺外的副神经节组织(副神经节瘤),在高血压中占 0.05%。若得不到及时的发现,嗜铬细胞瘤可能会导致心血管系统的致命性后果。尽管这些肿瘤会释放很多其他的血管活性成分,但是包括高血压在内的诸多临床表现主要与循环中儿茶酚胺含量增多有关。在少数患者中,肾上腺素在肿瘤释放出的儿茶酚胺中含量最多,所以这部分患者表现出来的是低血压,而非高血压。我们起初怀疑患者有这种疾病主要是基于嗜铬细胞瘤本身的症状或者是嗜铬细胞瘤与其他疾病联合出现时的相关的表现(表 37-4)。20% 嗜铬细胞瘤患者有常染色体显性遗传家族史。遗传性嗜铬细胞瘤可能与 2A、2B 型多发性内分泌瘤,冯·希佩尔·林道病和多发性神经纤维瘤有关(表 37-4)。上述综合征均与具体的基因链变异有关。此外,副神经节瘤与琥珀酸脱氢酶变异有关并且主要表现为头颈部副神经节瘤。实验室检测包括对尿液或血液儿茶酚胺含量的测定。基因检测适用于怀疑有家族性嗜铬细胞瘤综合征的患者或家属。手术切除是嗜铬细胞瘤确切的治疗手段,可以使治愈率达到 90%。

表 37-4　几种罕见的孟德尔遗传学高血压

疾病	表型	基因原因
糖皮质激素可抑制性胆固醇增多症	常染色体显性 无或轻度低钾血症	8 号染色体嵌入型 11β 羟化酶/醛固酮基因
17α-羟化酶缺失	常染色体隐性 男性:假两性畸形 女性:原发性闭经,第二性征缺失	10 号染色体 CYP17 基因变异
11β-羟化酶缺失	常染色体隐性 男性化	8q21-q22 染色体 CYP11B1 基因变异
11β-羟基类固醇脱氢酶缺失(盐皮质激素过度综合征)	常染色体隐性 低血钾、低肾素、低醛固酮	11β-羟基类固醇脱氢酶基因的变异
利德尔综合征	常染色体显性 低血钾、低肾素、低醛固酮	上皮细胞钠离子通道子单元 SCNN1B 和 SCNN1C 基因变异
Ⅱ型假性醛固酮减少症(戈登综合征)	常染色体显性 高血钾,肾小球滤过率正常	1q31-q42 和 17p11-q21 基因相连接
妊娠时加剧的高血压	常染色体显性 妊娠早期重度高血压	密码子 810 上丝氨酸被亮氨酸所替代
多囊肾	常染色体显性 巨大肾囊肿、肾衰竭、肝囊肿、脑动脉瘤、心脏瓣膜病	16 号染色体 PKD1 基因和 4 号染色体 PKD2 基因的变异
嗜铬细胞瘤	常染色体显性 (a)多种内分泌肿瘤,2A 型,甲状腺髓样癌,甲状旁腺功能亢进症	(a)RET 原癌基因变异

续表

疾病	表型	基因原因
	(b)多种内分泌肿瘤,2B 型,甲状腺髓样癌,多发性黏液神经瘤,角膜神经增厚,滋养细胞瘤,马方综合征	(b) RET 原癌基因变异
	(c)冯·希佩尔·林道病视网膜海绵状血管瘤,小脑和脊髓成皮血管瘤,肾细胞癌	(c)VHL 肿瘤抑制基因变异
	(d)1 型多发性神经纤维瘤混合型多发性神经纤维瘤,乳咖啡色斑	(d) NF1 肿瘤抑制基因变异

高血压的其他病因

由阻塞性睡眠呼吸暂停所致的高血压越来越多,不考虑肥胖因素,在睡眠呼吸暂停患者中有超过50％的人群患有高血压。高血压的严重程度与睡眠呼吸暂停的程度直接相关。在阻塞性睡眠呼吸暂停的患者中,有70％的人超重。对于耐药和打鼾的高血压患者,我们应该考虑到他们的高血压是否与阻塞性睡眠呼吸暂停相关。阻塞性睡眠呼吸暂停可通过多导睡眠标记确诊。对于肥胖患者,减重可以减轻或治愈睡眠呼吸暂停及由此引发的高血压。睡眠中进行的持续正压通气是阻塞性睡眠呼吸暂停有效的治疗手段。显著耐药的高血压患者在持续正压通气治疗的辅助下,对降压药物的反应明显提高。

主动脉缩窄是导致高血压的先天性心血管因素中最常见的一种。(参见第 19 章)发生率为每 1000 个新生儿中有 1～8 个。主动脉缩窄通常是零星分布的,但是在患有 Turner 综合征的儿童中却可以达到 35％。即使在婴儿时期通过手术纠正组织病变,但是高达 30％的患者随后依然会出现高血压,并且患冠状动脉疾病和脑血管病的风险都会增加。有些患者由于病变程度不重,所以直到成年早期才被诊断出。体格检查,包括股动脉搏动延迟或消失,根据主动脉狭窄的部位不同,右臂与下肢,右臂与左臂的收缩压差均对主动脉缩窄具有诊断意义。在左侧背部肩胛间区可以闻及吹风样的收缩期杂音。确诊有赖于胸部 X 线片和经食管超声心动图。治疗手段包括手术修补、球囊成形术和血管内支架置入术。但是术后,很多患者并没有如期正常生活,而是患有持续的高血压,最后死于缺血性心脏病、脑出血或者是主动脉瘤。

有一些内分泌疾病,如甲状腺疾病和肢端肥大症等也会导致高血压。甲状腺功能减退症可能导致轻度舒张期高血压,而甲状腺功能亢进症可能导致收缩期高血压。任何原因所致的血钙增多,最常见的当属原发性甲状旁腺功能亢进症均会导致高血压。高血压也可能与一些处方或非处方药物有关。

单基因遗传性高血压

大量罕见类型的单基因遗传性高血压已经被诊断(表 37-4),这些疾病可根据它们的特征表型被确认,并在许多情况下,可以根据基因遗传分析来明确诊断。一些遗传缺陷在肾上腺类固醇生物合成和代谢中造成盐皮质激素诱导的高血压和低血钾。在 17α-羟化酶缺乏的患者中,合成性激素和皮质醇下降(图 37-3)。因此,这些个体不能性成熟。男性可能出现假两性畸形,女性可能出现原发性闭经和第二性征缺失。因为皮质醇发生负反馈调节使脑垂体促肾上腺皮质激素分泌减少,促肾上腺皮质激素刺激肾上腺皮质类固醇合成近端限制酶增加。高血压和低血钾是盐皮质激素近端限制酶合成增加的结果,特别是去氧皮质酮。增加类固醇的生成,因此,高血压可以应用小剂量糖皮质激素治疗。11β-羟化酶缺乏症导致保盐的肾上腺综合征,100 000 个婴儿中可发生 1 例。这种酶缺陷导致皮质醇的合成减少,盐皮质激素的合成增加(例如,皮质酮),将类固醇生物合成分流至雄激素途径。在一些严重的情况下,综合征会出现在生命早期,包括新生儿期,女性男性化或女性生殖器未明显时,男性阴茎增大,或大孩子性早熟和身材矮小。当失调首先在青春期或成年早期被承认,痤疮、多毛症和月经不规则可能作为其表现出来的特征。高血压是不常见的迟发性的形式。11β-羟类固醇脱氢酶缺乏的患者的能力受损,使皮质醇新陈代谢为非活性代谢物皮质醇、可的松,高血压与被皮质醇激活的盐皮质激素受体相关。这种缺陷可能是遗传性或获得性的,取决于甘草酸甘草含量。相同的物质在嚼烟草的几个品牌贴上出现。这种在 Liddle 综合征的缺陷是上皮细胞阿米洛利敏感钠通道结构激活,远端肾小管钠重吸收,导致过剩的结果,该综合征被阿米洛利改善。妊娠期高血压恶化是由于激活黄体酮盐皮质激素受体导致的。

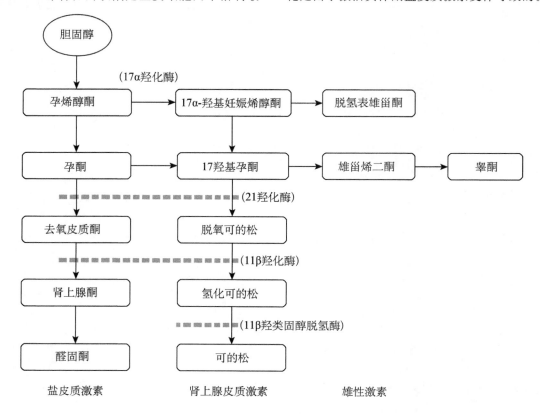

图 37-3　肾上腺酶缺陷

高血压

1. **病史**　高血压患者的初步评估应包括完整的病史和体格检查,以确认诊断高血压,其他心血管病危险因素的筛选,对继发性高血压的筛查,确定高血压和其他心血管疾病的后果及其他并发症,评估与血压相关的生活方式,确定干预的可能性。

大多数高血压患者没有具体的与血压升高有关的症状。虽然普遍认为头痛是动脉压升高的症状,但一般只发生在有严重高血压的患者身上。典型的"高血压性头痛"发生在早上,定位于枕区。其他非特异性的症状可能与血压升高相关,包括头晕、心悸、易疲劳、阳萎。当症状出现时,他们普遍认为与高血压心血管疾病相关或是继发性高血压的表现。表 37-5 列出高血压患者应该被治疗时获得的显著特点。

2. **测量血压**　血压测量可靠性取决于对技术细节的注意和测量的条件。观察者适当的训练、患者的定位及袖带尺寸的选择是至关重要的。由于最近的规定因汞潜在的毒性问题不允许使用,大多数办公室的测量是用气压血压计或示波装置。这些仪器应定期进行校准,确认它们的精度。在测量血压时,患者应该在一个独自安静的环境、舒适的房间温度,将脚放在地板上静坐在椅子上(没有考试表)5min。至少有两次测量。袖带的中心应该在心脏水平,袖带宽度要等于至少 40% 的臂围;袖带至少包绕上臂一周的 80%。重要的是,要注意袖带的位置,听诊器的位置,并对袖带放气率(2mmHg/s)。收缩压是至少两次固定的柯氏音第一时相(第一音),舒张压是在这一点上听到的最后的柯氏音第五时相(消失音)。

在目前的实践中,诊断为高血压一般是基于坐位、办公室测量。目前可用的动态监测是完全自动的,使用示波法原理,典型的程序采取每 15～30 分钟读数。24h 动态血压监测比办公室的测量更能可靠地预测心血管疾病的风险。然而,动态血压监控不用于常规临床实践,它通常是留给怀疑是白大衣高血压的患者。美国预防、检测、评估与治疗高血压全国联合委员会第七次报告(JNC 7)还介绍了对治疗抵抗的动态监测,症状性低血压,自主性失败的及阵发性高血压。

表 37-5　患者的相关病史

持续的高血压
以前的治疗:反应和不良反应
高血压家族史与心血管疾病
饮食和心理社会史
其他危险因素:体重变化、血脂异常、吸烟、糖尿病、缺乏体力活动
继发性高血压的依据:肾疾病;外在变化;肌无力;出汗,心悸,震颤;不规律的睡眠,打鼾,白天嗜睡;甲状腺功能亢进或减退症;使用可能会增加血压药物
靶器官损害的依据:短暂性脑缺血发作病史,脑卒中,暂时性失明;心绞痛,心肌梗死,充血性心力衰竭;性功能
其他并发症

3. 体格检查　体型,包括体重和身高,应该被注意。在初检时,血压测量应在双臂,最好是在仰卧位、坐位和站立的位置,评估直立性低血压。尽管股动脉搏动触诊正常,30 岁之前发现高血压的患者应在下肢至少测量一次动脉压。心率也应记录。高血压患者心房颤动的发病率会升高。对甲状腺增大的患者应进行颈部触诊,患者应评估甲状腺功能亢进或减退症的迹象。检查血管可以提供血管疾病的线索,包括眼底检查,听诊颈动脉和股动脉的杂音和触诊股动脉。视网膜是在动脉和小动脉中唯一可以直接检查的组织。在日益严重的高血压和动脉粥样硬化性疾病中,进展的眼底变化包括增加小动脉光反射,动静脉交叉缺陷,出血和渗出物,恶性高血压患者,视盘水肿。心脏的检查

可能会听到一个声音——第二心音,由于主动脉瓣关闭和与左心室不协调的心房收缩期奔马律。左心室肥大可通过扩大的、持续的和横向位移的心尖冲动而检测到。腹部血管杂音,尤其是向腰部传导、延伸到整个收缩期和舒张期的杂音,提示肾血管性高血压的可能性。多囊肾患者的肾可能会在腹部触及。体格检查应包括对心力衰竭和神经系统检查评价。

4. 实验室检查　表 37-6 列出对高血压患者推荐的实验室检查的初步评价。在一个新的降压制剂引入后,可能需要重复检测肾功能、电解质、血糖、血脂,然后每年进行 1 次或更频繁,(提示如果临床可行)。更大量的实验室检查适合有明显的抗高血压药或临床评估可能形成继发性高血压的患者。

表 37-6　初步评估的基本实验室试验

系统	测试
肾	微观尿液分析,白蛋白排泄,血清尿素氮和肌酐
内分泌	血清钠,钾,钙,? 促甲状腺激素
新陈代谢	空腹血糖,总胆固醇,HDL 和 LDL 胆固醇(通常计算),三酰甘油
其他	血细胞比容,心电图

HDL/LDL. 高/低密度脂蛋白

治疗　高血压

生活方式的干预

有利于降低血压的生活方式的改变,对高血压的预防和治疗有影响。根据高血压前期个人的建议

和辅助药物的治疗,促进健康生活方式的调整。这些干预措施能降低整体心血管疾病风险。虽然生活方式的干预对高血压病患者血压的影响更为明显,在短期试验中发现,减肥和减少饮食中盐的摄入量已被证明可以防止高血压的发展。在高血压患者中,即使这些干预没有产生足够的影响去减少避免

药物治疗高血压的发生,控制血压的所需药物剂量或数量可以减少。调整饮食有效降低血压是通过减肥,减少氯化钠的摄入,增加钾的摄入量,适度饮酒和整体健康的饮食模式(表37-7)共同作用的。

表 37-7　改变生活方式来管理高血压

减轻体重	达到和维持体重指数<25kg/m²
减少盐饮食	<6gNaCl/d
膳食计划	富含水果蔬菜的饮食,低脂乳制品,降低总脂肪
适度的酒精消费	饮酒,男性≤2杯/d,女性≤1杯/d
体育活动	定期的有氧运动,例如,快走30min/d

　　肥胖的预防和治疗对降低血压和心血管疾病风险是非常重要的。在短期试验中,适度的减肥可降低血压和增加胰岛素敏感性。观察发现平均体重减少9.2kg,平均血压下降6.3/3.1mmHg。有规律的体育活动有利于减肥,降低血压,并降低总的心血管疾病风险。在30min适度强度的体力活动,如快步走,每周6~7d,或更激烈,较不频繁的锻炼,血压可以降低。

　　血压对NaCl的敏感性存在个体差异,这种差异可能源自遗传因素。根据荟萃分析的结果,通过控制每天NaCl摄入量为4.4~7.4g所致的血压降低,可使高血压患者血压下降3.7~4.9/0.9~2.9mmHg,对血压正常的患者降低较小。减少NaCl的膳食也已经证明,可降低具有"前期高血压"症状的成人心血管事件的长期风险。钾和钙的补充是不一致的,适度的降压效果,独立于血压,补充钾盐可能会减少卒中的死亡率。人每天消费三杯或更多的酒精(一个标准的饮料含有14g乙醇)与血压升高相关,减少饮酒与血压降低有关。在晚期肾脏病患者中,限制蛋白质的饮食可以通过减少全身动脉血压的肾内传输而适度减轻肾损害。

　　DASH饮食(阻止高血压的相关饮食)试验证明,在为期8周的多吃水果、蔬菜和低脂乳制品期间可以降低正常血压高值的正常人或轻度高血压患者的血压。每日盐摄入量减少到小于6g能增强饮食对血压的影响。水果和蔬菜是钾、镁和纤维的丰富来源。奶制品是钙的重要来源。

药物治疗

　　药物治疗被推荐给血压≥140/90mmHg的人。来自降压药物的获益程度与血压降低的幅度相关。在5年内开始治疗,降低收缩压10~12mmHg和舒张压5~6mmHg,使得卒中相对风险降低40%,冠心病风险降低12%~16%。心力衰竭的风险降低大于50%。控制高血压是延缓高血压相关性慢性肾脏疾病最有效的方式。

　　对于不同类别的降血压药物,每个人的反应有相当大的变化。对单一药物反应的大小可能受负调节机制激活的限制。安慰剂效应校正后,大多数可用的药物降低收缩压7~13mmHg,舒张压4~8mmHg。联合药物治疗往往可以互补降压机制,常被要求达到降压目标。降压药物选择和药物联合治疗的选择应个体化,要考虑年龄、高血压严重程度、其他心血管疾病危险因素、并发症及药物价格、相关的不良反应和给药的频率(表37-8)。

表 37-8　治疗高血压的口服药物

类别	举例	通常的每日总剂量[a] 给药频率(次)	其他适应证	禁忌证/注意事项
利尿药				
噻嗪类	氢氯噻嗪	6.25~50mg (1~2)		糖尿病、血脂异常、高尿酸
	氯噻酮	25~50mg (1)		血症、痛风、低钾血症
襻利尿药	呋塞米	40~80mg (2~3)	收缩功能障碍导致的心力	糖尿病、血脂异常、高尿酸
	依他尼酸	50~100mg (2~3)	衰竭、肾衰竭	血症、痛风、低钾血症
醛固酮	螺内酯	25~100mg (1~2)	收缩功能障碍导致的心力	肾衰竭,高钾血症
拮抗药	依普利酮	50~100mg (1~2)	衰竭,原发性	

续表

类别	举例	通常的每日总剂量[a] 给药频率（次）	其他适应证	禁忌证/注意事项
保钾利尿药	阿米洛利	5～10 mg（1～2）	醛固酮增多症	肾衰竭,高钾血症
	氨苯蝶啶	50～100 mg（1～2）		
β受体阻滞药				
选择性	阿替洛尔	25～100mg（1）	心绞痛,收缩功能障碍导	哮喘,慢性阻塞性肺疾
	美托洛尔	25～100 mg（1～2）	致的心力衰竭,心肌梗	病,二度或三度房室传
非选择性	普萘洛尔	40～160mg（2）	死后,窦性心动过速,室	导阻滞,病态窦房结综
	普萘洛尔 LA	60～180（1）	性快速性心律失常	合征
联合 α/β	拉贝洛尔	200～800mg（2）	心动过速	
	卡维地洛	12.5～50mg（2）	心肌梗死后,	
			充血性心力衰竭	
α拮抗药				
选择性	哌唑嗪	2～20mg（2～3）	前列腺病	
	多沙唑嗪	1～16 mg（1）		
	特拉唑嗪	1～10mg（1～2）		
非选择性	酚苄明	20～120mg（2～3）	嗜铬细胞瘤	
交感神经抑制药				
中枢的	可乐定	0.1～0.6mg（2）		
	可乐定贴片	0.1～0.3mg（1/周）		
	甲基多巴	250～1000mg（2）		
	利血平	0.05～0.25mg（1）		
	胍法辛	0.5～2 mg（1）		
血管紧张素转化	卡托普利	25～200mg（2）	心肌梗死后,冠状动脉综	急性肾衰竭,双侧肾动脉
酶抑制药	赖诺普利	10～40mg（1）	合征,心力衰竭伴低射	狭窄,妊娠,高钾血症
	雷米普利	2.5～20mg（1～2）	血分数,肾病	
血管紧张素Ⅱ受	氯沙坦	25～100 mg（1～2）	心力衰竭伴低射血分数,	肾衰竭,双侧肾动脉狭
体拮抗药	缬沙坦	80～320mg（1）	肾病,ACE 抑制药引起	窄,妊娠,高钾血症
	坎地沙坦	2～32mg（1～2）	的咳嗽	
肾素抑制药	阿利吉仑	150～300mg（1）	糖尿病肾病	妊娠
钙拮抗药				
二氢吡啶类	硝苯地平（长效）	30～60mg（1）	心肌梗死后,阵发性室上	二度或三度房室传导阻
非二氢吡啶类	维拉帕米（长效）	120～360mg（1～2）	性心动过速,心绞痛	滞
	地尔硫䓬（长效）	180～420mg（1）		
直接血管扩张药	肼屈嗪	25～100mg（2）		严重的冠状动脉疾病
	米诺地尔	2.5～80 mg（1～2）		

[a]. 在初始治疗,低剂量可能更对老年患者和选择联合药物降压治疗更适用

1. 利尿药　小剂量利尿药常作为一线药物单独或与其他降压药物联合。噻嗪类在远曲小管抑制 Na^+/Cl^- 泵,增强 Na 的排泄。从长远来看,它们也可以作为血管扩张药。噻嗪类药物是安全、有效、廉价的,能减少临床事件。在联合使用 β受体阻滞药,血管紧张素转化酶抑制药（ACEI）或血管紧张素受体阻滞药（ARBs）的时候,它们可提供降低血压影响的附加效果。相比之下,将利尿药添加到钙通道阻

滞药中,是不太有效的。氢氯噻嗪的常用剂量范围是 6.25～50mg/d。由于代谢不良反应发生率增加(低钾血症、胰岛素抵抗、增加胆固醇),高剂量通常不推荐。两种保钾利尿药——阿米洛利,氨苯蝶啶,在远曲小管对钠通道有抑制作用。这些药物降压作用弱,为了防止低钾血症可与噻嗪类联合使用。

袢利尿药药物的主要目标是在髓袢升支管腔膜上的 $Na^+-K^+-2Cl^-$ 共转运子。利尿药通常用于高血压肾小球滤过率降低的患者(即血清肌酐大于 $220\mu mol/L$),充血性心力衰竭,或因其他原因钠潴留、水种,例如使用强效的血管扩张药治疗,如、米诺地尔。

2. 肾素-血管紧张素系统抑制药 ACEI 降低血管紧张素 II 的产生,增加缓激肽的水平,降低交感神经系统活性。血管紧张素受体拮抗药提供对 AT1 受体选择性阻断,血管紧张素 II 在不受 AT2 受体限制的影响下可能增加它们的降压作用。这些种类都是有效的抗高血压药物,可以作为单药治疗或联合利尿药、钙拮抗药、α 阻滞药治疗。ACEI 和 ARB 类药物已显示出改善胰岛素作用和改善利尿剂在糖代谢中的不良影响。虽然对糖尿病发病率的总体影响是适度的,与氨氯地平(钙拮抗药)比较,缬沙坦(ARB)已被证明可以减少患高危高血压患者的糖尿病风险。ACEI/ARB 降低血压的效果不如联合应用其他种类抗高血压药物的效果。存在血管疾病或糖尿病高风险的患者,联合 ACEI/ARB 治疗一直伴随着更多的不良事件(例如,心血管死亡,心肌梗死,脑卒中,因心力衰竭住院)没有增加效益。然而,在伴有蛋白尿的高血压患者中,初步数据表明 ACEI/ARB 联合治疗减少尿蛋白可能比单独应用其他药物更有效。

ACEI 和 ARB 的不良反应包括在单侧有肾动脉狭窄的肾,因球小动脉扩张造成的功能性肾功能不全。引起肾功能不全的其他诱因包括脱水、充血性心力衰竭和非甾体消炎药的应用。服用 ACE 抑制药的患者干咳发生率为 15%,血管神经性水肿发生率小于 1%。血管性水肿的发生最常见于亚洲人,和白种人比,非洲裔美国人更常见。因醛固酮减少症而引起的高钾血症是 ACEI 和 ARBs 少见的不良反应。

一种阻断肾素-血管紧张素系统的新方法被引入到临床实践治疗高血压:直接肾素抑制药。肾素抑制药对肾素-血管紧张素系统的阻滞,比 ACEIs 或 ARBs 更加完全。阿利吉仑是肾素酶活性的第一个口服、非肽类竞争性抑制药。单用阿利吉仑似乎和 ACEI 或 ARB 降压效果等效,但不是更有效。当阿利吉仑与噻嗪类利尿药、ACEI、ARB 或钙拮抗药联合使用时可以使血压进一步降低。目前,不考虑将阿利吉仑作为一线降压药物。

3. 醛固酮拮抗药 螺内酯是一种非选择性醛固酮拮抗药,可以单独使用或与噻嗪类利尿药联合使用。对于低肾素性原发性高血压、顽固性高血压、原发性醛固酮增多症的患者,它可能是一个特别有效的药物。心力衰竭的患者,在常规治疗的基础上,小剂量螺内酯联合血管紧张素转化酶抑制药、地高辛和髓袢利尿药可降低死亡率和因心力衰竭导致的住院。因为螺内酯能结合孕激素和雄激素受体,不良反应可能包括男性乳房发育、阳萎及女性月经异常。这些不良反应可以通过依普利酮——一种选择性醛固酮拮抗药,药物避免。依普利酮最近在美国被批准用于治疗高血压。

4. β受体阻滞药 β肾上腺素能受体阻滞药是通过减少心排血量、降低心率和收缩力来降低血压的。β受体阻滞药其他可能的降压机制还包括对中枢神经系统的作用及抑制肾素释放。β受体阻滞药在高血压伴心动过速患者特别有效,与利尿药联合使用可增强降压效果。剂量较低时,一些β受体阻滞药选择性地抑制心肌β$_1$ 受体,对存在于支气管和血管平滑肌细胞的β$_2$ 受体影响较小,然而,心脏选择性和非选择性β受体阻滞药的降压强度没有差别。某些β受体阻滞药有内在拟交感活性,不确定这是否在心脏治疗中构成了一个整体的优势或劣势。无内在拟交感活性的β受体阻滞药可降低猝死率、总死亡率及心肌梗死的再次发生。在心力衰竭患者中,β受体阻滞药已被证明减少住院和死亡的风险。卡维地洛和拉贝洛尔同时都β受体和外周α肾上腺素能受体。联合β和α肾上腺素能阻滞药对治疗高血压的潜在优势并不确定。

5. α肾上腺素能受体阻滞药 突触后,选择性α肾上腺素受体拮抗药通过降低外周血管阻力来降低血压。它们是有效的降压药物,或作为单药治疗,或联合其他药物被使用。然而,在高血压患者的临床试验中,α受体阻滞药不能降低心血管疾病的发病率和病死率,或者不能像其他类别的抗高血压药物提供尽可能多的对心力衰竭患者的保护。这些药物对治疗男性前列腺肥大的下尿路症状有效。非选择性α肾上腺素能受体拮抗药与突触后和突触前受体结合,主要用于嗜铬细胞瘤患者的治疗。

6. 交感神经阻断药　中枢兴奋 α_2 交感神经激动药通过抑制交感神经，降低外周阻力。此类药物可能对患有自主神经病变的患者特别有效，由于压力感受器去神经支配，自主神经病变患者血压波动极大。缺点包括嗜睡、口干和撤药后血压反弹。外周抗交感神经药通过消耗神经末梢去甲肾上腺素降低外周阻力和静脉收缩。虽然它们可能是有效的抗高血压药物，它们的作用受直立性低血压、性功能障碍和众多药物相互作用限制。

7. 钙通道阻滞药　钙拮抗药通过 L 型钙通道阻滞药降低血管阻力，从而降低细胞内钙和减弱血管收缩。这是一组不同结构的药物，包括以下三类药物：苯烷胺类（维拉帕米）、苯并噻氮䓬类（地尔硫䓬）和 1,4-二氢吡啶类（硝苯地平）。单独使用或联合其他药物一同使用（ACE 抑制药、β 受体阻滞药、α_1 肾上腺素能受体阻滞药），钙拮抗药可有效降低血压。不过，利尿药和钙拮抗药联合使用是否导致血压进一步降低目前尚不明确。使用二氢吡啶类药物的不良反应是脸红、头痛和水肿，与它们扩张小动脉的效果有关；水肿是由于毛细血管的压力梯度增加所致，而不只是水钠潴留。

8. 直接血管扩张药　直接血管扩张药降低外周阻力，随之而来的激活机制，特别是交感神经系统，肾素-血管紧张素-醛固酮系统和钠潴留可以维持动脉压。通常，它们并不被认为是一线药物，但当与利尿药和 β 受体阻滞药联合使用时效果最好。肼酞嗪是一种有效的直接血管扩张药，具有抗氧化和提升一氧化氮的作用。米诺地尔是特别有效的药物，最常用于难治性肾功能不全患者。肼酞嗪可能引起狼疮样综合征，米诺地尔的不良反应包括多毛症和心包积液。

抗高血压药物的比较

基于从临床试验的结果，不同类别的降压药物疗效的荟萃分析表明，以下六大类降压药物：噻嗪类利尿药、β 受体阻滞药、ACEIs、ARBs、钙拮抗药和 α_2 受体阻滞药，作为单药治疗使用时，降压作用基本相似。平均而言，大多数降压药的标准剂量能降低血压 $8\sim10/4\sim7$ mmHg，但有反应性不同的亚组。年轻患者可能对 β 受体阻滞药和 ACEI 类药物更敏感，而 50 岁以上的患者可能会对利尿药和钙离子拮抗药更敏感。血浆肾素和降压反应之间存在一定的关系。高肾素型高血压患者可能对 ACEIs 和 ARBs 更敏感，而低肾素型高血压患者对利尿药和钙离子拮抗药更敏感。患高血压的非洲裔美国人往往肾素

低，可能比白种人需要更高剂量的 ACEI 和 ARBs 药物来控制血压，尽管联合应用利尿药时这种差异消失。β 受体阻滞药的降压作用在非洲裔美国人似乎也不如噻嗪类利尿药有效，并且不如非洲裔之外的美国人。对影响血压反应的基因多态性识别可能会为单个高血压患者的降压治疗提供合理的选择。早期的研究，利用候选基因法或全基因组扫描，都表现出特定的降压药物与血压反应基因多态性的关联。然而，报告的影响通常太小以至于不能影响临床决策，和相关的基因多态性有待在后续的研究中证实。目前，在实际应用中，存在的并发症经常影响降压药的选择。

最近一项关于 30 多项有关降压治疗随机试验的荟萃分析表明，一定幅度的血压下降，主要药物对总心血管事件似乎产生相似的整体净效应。在非糖尿病和糖尿病合并高血压的患者，如果降压幅度相同，大多数试验未能显示在不同的药物治疗方案中，心血管预后存在显著差异。例如，降压和降脂治疗预防心脏病发作试验（ALLHAT）表明，冠心病死亡、非致死性心肌梗死的发生及总死亡率，在 ACEI（赖诺普利）、利尿药（氯噻酮），或钙拮抗药（氨氯地平）治疗的高血压患者几乎是相同的。

然而，在特定的患者群体，ACEI 除了控制血压，在降低心血管和肾脏事件方面可能具有特殊的优势。ACEI 和 ARB 不仅仅有降压的作用，可以降低肾小球内压和尿蛋白，在糖尿病和非糖尿病肾脏疾病中可以延缓肾功能不全进展速率。在患有高血压肾病的非洲裔美国人，ACEI 与 β 阻滞药或二氢吡啶类钙通道阻滞药相比，虽不能阻止肾小球滤过率的下降，但能减慢其进程。在高血压和糖尿病的实验模型中，阿利吉仑（肾素抑制药）的肾保护作用与 ACEIs 和 ARBs 相当。独立于自身的降压作用，阿利吉仑在高血压、2 型糖尿病、肾病患者中有肾保护作用。这些肾素-血管紧张素阻滞药的肾保护作用，与其他降压药物相近，但降压作用较弱。在大多数高血压和由于心脏收缩和（或）舒张功能障碍导致的心力衰竭患者，建议使用利尿药、ACEIs 或 ARBs 和 β 受体阻滞药提高生存率。与降压治疗无关，在高血压和血压正常的个体，ACEI 减轻左心室肥厚的进展、改善症状、降低充血性心力衰竭死亡的风险、减少心肌梗死后患者的发病率和病死率。在使用 ARB 类药物后，类似的益处在充血性心力衰竭患者的心血管疾病发病率和病死率也可见到。ACEI 比钙通道阻滞药提供更好的冠状动脉保护，而钙通道

受体阻滞药比 ACEI 或 β 受体阻滞药提供更多对卒中的保护。最近的一项大型、双盲、前瞻性的临床试验[通过联合治疗单纯收缩期的高血压患者避免心血管事件的原理和设计（ACCOMPLISH 试验）]结果表明，在高危高血压患者中，ACEI（贝那普利）加钙拮抗药（氨氯地平）联合治疗降低心血管事件和死亡的风险优于 ACEI 加利尿药（氢氯噻嗪）治疗。然而，一种血管紧张素转化酶抑制药和利尿药联合最近已被证明大大降低了老老年人的发病率和病死率。

卒中后，ACEI 与利尿药，而不是 ARB 联合应用，降低脑卒中的复发率。这些明显的差异可能反映了试验设计和（或）患者分组的不同。

降压治疗的目标血压

基于临床试验数据，为最大限度降低心血管联合终点事件，血压需达到收缩压小于 135～140mmHg，舒张压小于 80～85mmHg。然而，治疗未降低心血管疾病的风险到正常人水平。更多积极的控制血压目标（例如，办公室或临床血压 ＜130/80mmHg）被推荐给糖尿病、冠心病、慢性肾病，或存在其他心血管疾病危险因素的患者。对于蛋白尿（＞1μg/d）的患者，更低的目标血压（收缩压120mmHg）可能是可取的，由于这些患者的肾小球滤过率下降尤其是与血压高度有关。在糖尿病患者中，有效控制血压降低心血管事件和死亡的风险及血管疾病的风险（肾病，视网膜病变）。降低风险对糖尿病患者比非糖尿病患者更有益。尽管心力衰竭患者最理想的目标血压尚未确定，一个合理的目标是最低血压不能导致灌注不足。

为了达到被推荐的血压目标，大多数高血压患者需要一种以上的药物治疗。三个或更多的药物经常是需要在糖尿病患者和肾功能不全的患者。对于大多数药物，标准剂量一半药物的降压作用只是标准剂量的 20%。较低剂量药物的适当联合应用可增强降压效果，同时减少不良反应的发生。

尽管理论上关注，过于积极的降压治疗会引起

脑组织、冠状动脉及肾血流量的减少，但临床试验表明没有证据证明"J 形曲线"现象，即在临床试验中降低血压，并没出现增加心血管风险的较低阈值。在慢性肾功能不全患者，随血压降低，可能会出现血清肌酐浓度小幅度的进行性增加，这通常是血流动力学的反应，无肾结构性损伤，表明肾小球内压力已降低。为防止小幅度的肌酐升高，应该控制好血压。即使在老年单纯收缩期高血压的患者，进一步降低舒张压不会造成伤害。然而，几乎不能得到关于降压治疗 ＞80 年的风险收益比的资料，在这一人群中，平缓地将血压降至不太低的水平可能是适当的。

顽固性高血压是指虽然应用三种或更多种降压药物，其中包括利尿药，合理地联合其他药物和全剂量治疗，患者血压仍持续 ＞140/90mmHg。耐药或血压难以控制在 ＞60 岁的患者比年轻患者更常见。顽固性高血压可能与"假性耐药"（诊所血压高，家庭血压低）、依从性的治疗、高血压可识别的原因（包括肥胖和饮酒过量）和大量非处方药、处方药的使用（表 37-3）有关。较少见的是，在老年患者中，假性高血压可能与动脉严重硬化，无法准确测量血压有关。这种情况见于，尽管肱动脉被袖带阻塞，桡动脉脉搏依然清晰可见。实际血压可以通过动脉内直接测量。如果诊所血压代表了平常的血压，顽固性高血压患者的评估可能应包括家庭血压监测来确定。如果没有其他对顽固性高血压的明显解释，应该对继发性高血压进行一个更广泛的评估。

高血压急症

可能是由于有效降压治疗的广泛应用，在美国已经出现"危机水平"血压的患者数量下降。大多数患者有严重的慢性高血压，在急性靶器官损伤缺失，血压的急剧下降可能与显著的发病率有关，应该避免。成功管理严重高血压的关键是区分高血压急症和高血压危象。靶器官损害的程度决定血压降低的速度，而不是单独的血压水平。表 37-9 和表 37-10 列出一些高血压相关的突发事件和推荐的治疗方案。

表 37-9　选定的高血压急症的首选静脉药物

高血压脑病	硝普钠，尼卡地平，拉贝洛尔
恶性高血压（4 级高血压治疗）	拉贝洛尔，尼卡地平，硝普钠，依那普利拉
卒中	尼卡地平，拉贝洛尔，硝普钠
心肌梗死/不稳定型心绞痛	硝酸甘油，尼卡地平，拉贝洛尔，艾司洛尔
急性左侧心力衰竭	硝酸甘油，依那普利拉，襻利尿药
主动脉夹层	硝普钠，艾司洛尔，拉贝洛尔

续表

肾上腺素危象	酚妥拉明，硝普钠
术后高血压	硝酸甘油，硝普钠，拉贝洛尔，尼卡地平
先兆子痫/子痫妊娠	肼屈嗪，拉贝洛尔，尼卡地平

（源自：改编自 DG Vidt，in S Oparil，MA Weber（eds）：Hypertension，2nd ed. Philadelphia，Elsevier Saunders，2005.）

表 37-10　通常用在高血压急症的降压药物静脉注射剂量[a]

抗高血压药	静脉注射剂量
硝普钠	初始 $0.3\mu g/(kg \cdot min)$；通常 $2\sim4\mu g/(kg \cdot min)$；最大 $10\mu g/(kg \cdot min)$，共 10min
尼卡地平	初始 5mg/h；2.5mg/h 5～15min 的时间间隔滴定；最大 15mg/h
拉贝洛尔	2mg/min 至 300mg 或 20mg 超过 2min，然后 40～80mg 在 10min 的时间间隔为总量达 300mg
依那普利拉	通常 0.625～1.25mg，超过 5min，每 6～8 小时；最大 5mg 剂量
艾司洛尔	初始 80～500μg/kg 超过 1min，然后 50～300$\mu g/(kg \cdot min)$
酚妥拉明	5～15mg 剂量
硝酸甘油	初始 5μg/min，然后用 5μg/min 的 3～5min 的时间间隔；如果在 20μg/min 没有反应，可用于增加 10～20μg/min
肼屈嗪	10～50mg，30min 的时间间隔

[a]. 恒定的血压监测是必需的，从最低剂量，随后的剂量和给药时间间隔应根据血压反应和具体剂作用持续时间调整

恶性高血压是一种在原发性高血压或之前血压正常的个体突然出现血压升高的相关综合征。血压的绝对水平没有其升高速率重要。病理学上，该综合征是弥漫性坏死性血管炎、动脉血栓、纤维蛋白沉积在小动脉壁。在肾、脑、视网膜小动脉和其他器官已观察到纤维素样坏死。临床上，该综合征是公认的渐进性视网膜病变（小动脉痉挛、出血、渗出和视盘水肿、蛋白尿、肾功能恶化）、微血管病性溶血性贫血和脑病。在这些患者中，病史调查应该包括单胺氧化酶抑制药和消遣性毒品的使用问题（例如可卡因，安非他明）。

尽管对高血压脑病患者应迅速降低血压，但过于积极的治疗存在固有风险。在高血压患者中，脑血流自动调节的上限和下限被调至更高水平，作为脑血流量下降的结果，快速降低血压低于脑血流自动调节下限可能导致脑缺血或梗死。肾和冠状动脉血流量也可以随着过于激进的急性治疗而降低。初始治疗的目标是降低平均动脉血压在 2h 内不超过 25% 或血压的范围为 160/100～110mmHg。这可能是静脉硝普钠，一种起效迅速的短效血管扩张药，使血压分分钟受控。注射拉贝洛尔和尼卡地平也是高血压脑病治疗的有效药物。

恶性高血压患者无脑病或另一个灾难性的事件，降压最好超过 1h 或更长的时间，而不是数分钟。最初的频繁服用短效口服药物如卡托普利、可乐定、拉贝洛尔，这个目标可以有效地实现。

急性、短暂的血压升高，持续数天到数周后经常发生血栓和出血性卒中。脑血流自动调节功能在缺血性脑组织受损，较高的动脉压力可能需要维持脑血流量。虽然急性脑血管事件具体的目标血压没有被定义，血压大幅度降低是可以避免的。随着测量脑血流量（CT 技术）改进方法的增多，目前正在进行研究评价各类降压药物对急性脑卒中后血压和脑血流的影响。目前，急性治疗缺乏其他适应证，脑梗死患者未进行溶栓治疗，推荐降压治疗，只针对收缩压 ＞220mmHg 或舒张压 ＞130mmHg 的患者。如果溶栓治疗可以使用，推荐血压目标值为收缩压 ＜185mmHg 和舒张压 ＜110mmHg。出血性脑卒中患者，初始降压治疗的建议方针是收缩压 ＞180mmHg 或舒张压 ＞130mmHg。蛛网膜下腔出血的高血压管理是有争议的。若平均动脉压 ≥130mmHg 可谨慎降压。

除了嗜铬细胞瘤，儿茶酚胺过量导致的肾上腺危象，还可能与可卡因或安非他明过量，可乐定停药，急性脊髓损伤，以及含有酪胺的化合物与单胺氧化酶抑制药的相互作用有关。这些患者可用酚妥拉明或硝普钠进行治疗。

急性主动脉夹层患者高血压的治疗将在第 38 章讨论。

（王　耿　译）

第 38 章

Chapter 38

主动脉疾病

Mark A. Creager　Joseph Loscalzo

主动脉是将左心室射出的血液传送到全身动脉床的管道。成年人中,主动脉根部及升主动脉的直径约为 3cm,胸部降主动脉直径约 2.5cm,腹部直径为 1.8~2.0cm。主动脉壁由薄的内膜(包括内皮、内膜下结缔组织和内弹力板),较厚的中膜(包括平滑肌细胞和细胞外基质)和外膜(包括结缔组织包绕的滋养血管和神经血管)组成。主动脉除了具有管道作用外,其血管弹性及顺应性可对血流起到缓冲作用。心脏收缩时扩张的主动脉可储存部分心脏每搏排血量及弹性能量。心脏舒张时主动脉的收缩可推动血液持续流向外周。由于主动脉持续暴露在高脉压及剪切力下,主动脉更容易罹患机械创伤导致的损伤和疾病。相比其他血管,主动脉更易于破裂,尤其是存在扩张性动脉瘤的情况下,那是因为在 Laplace 定律(动脉壁张力=管壁压力×半径)的支配下,主动脉壁张力将会增加。

主动脉先天性畸形

先天性主动脉畸形的部位通常位于主动脉弓部及其分支处。一旦异常的主动脉压迫食管或气管即可引起吞咽困难、喘鸣、咳嗽等症状。引起上述症状的异常主动脉包括双主动脉弓、右锁骨下动脉根部远离左锁骨下动脉、右侧主动脉弓发出左锁骨下动脉。Kommerell 性憩室是一种源于右主动脉弓解剖残留异常引起的疾病。大多数先天性主动脉异常并不引起临床症状,而是在导管检查的过程中被发现。CT 或 MRI 可用于明确诊断可疑的主动脉畸形。外科手术为有临床症状的主动脉畸形疾病的治疗手段。

主动脉瘤

动脉瘤是部分动脉血管的病理性扩张。真性动脉瘤包括血管壁的三层结构而与假性动脉瘤相辨别,假性动脉瘤内膜及中膜已经撕裂,扩张的动脉被外膜及血管周围的凝块阻挡。主动脉瘤也以其大体形态进行分类。梭形的动脉瘤可累及病变血管的整个周径,导致病变血管弥漫性扩张。相反,囊性动脉瘤只累及部分的血管周径,导致主动脉壁袋状突起。动脉瘤也可以其病变部位分类,如腹主动脉瘤、胸主动脉瘤。胸降主动脉瘤常与膈下动脉瘤相连,称为胸腹动脉瘤。

病因

动脉瘤的形成源于主动脉壁的降解及血管壁的异常产物,包括弹性蛋白及胶原蛋白。动脉瘤的成因可以大致分为退行性,遗传或发育性、感染性、血管炎和外伤(表 38-1)。炎症、蛋白水解酶、生物力学的牵拉在腹主动脉和胸降主动脉血管壁降解过程中起到重要作用。这类疾病通过 B 细胞、T 淋巴细胞、巨噬细胞、炎性因子、基质金属蛋白酶降解血管壁的弹性蛋白和胶原蛋白、改变抗牵拉强度、调节血管搏动的伸张。相关组织病理学研究论证了弹性蛋白及胶原蛋白的破坏,血管平滑肌弹性下降,新的血管生成及炎性反应。与主动脉瘤降解相关的因素包括年龄、吸烟、高脂血症、男性、家族病史等。

与退行性主动脉瘤相关的最常见的病理条件为动脉粥样硬化。大多主动脉瘤患者存在共同的危险因素为动脉粥样硬化(参见第 30 章),而这种动脉粥样硬化同样也存在其他血管中。

囊性中膜坏死的组织病理学可表现为主动脉鞘膜中的纤维及弹性蛋白降解,同时被降解的中膜细胞被多种黏液裂解物质替代。典型的囊性中膜坏死影响主动脉近段,导致血管变脆弱及周径扩张,也可导致升主动脉及主动脉窦形成梭形动脉瘤。这种情况主要发生在马方综合征、Loeys-Dietz 综合征、

Ehlers-Danlos 综合征Ⅳ型、高血压、先天性二叶主动脉瓣、家族性胸主动脉瘤,有时也可单独出现而没有其他的相关疾病。

表 38-1　主动脉疾病:病因和相关因素

主动脉瘤
　退行性改变/动脉粥样硬化
　　年龄
　　吸烟
　　男性
　　家族史
　内膜囊性坏死
　　马方综合征
　　Loeys-Dietz 综合征
　　Ehlers-Danlos 综合征Ⅳ型
　　家族史
　　二叶主动脉瓣
　慢性主动脉夹层
　感染(见下文)
　创伤
急性主动脉综合征(主动脉夹层、急性壁内血肿、穿透性动脉硬化溃疡)
　动脉粥样硬化
　中膜囊性坏死(见上文)
　高血压
　血管炎(见下文)
　妊娠
　创伤
动脉闭塞
　动脉粥样硬化
　动脉血栓
动脉炎
　血管炎
　　T 血管炎
　　巨细胞血管炎
　风湿病
　　HLA-B27 相关强直性脊柱炎
　　Behçet 综合征
　　Cogan 综合征
　特发性主动脉炎
　感染
　　梅毒
　　结核病
　　真菌性(沙门菌、葡萄球菌、真菌)

约 20% 的患者为家族聚集性主动脉瘤,表明这是一种遗传性疾病。马方综合征是编码纤维蛋白-1的基因发生突变导致。纤维白蛋白-1 是一种重要的细胞外基质微蛋白,它支撑着弹性纤维和其他结缔组织的结构。细胞外基质中纤维白蛋白-1 的缺乏通过 TGF-β 引起过度的信号表达。Loeys-Dietz 综合征是由编码 TGFBR1/2 的基因发生突变导致。TGF-β 信号增加及 TGFBR1/2 突变可引起胸主动脉瘤。前胶原Ⅲ型突变已证明参与 Ehlers-Danlos 综合征Ⅳ型的形成。连锁分析已经证明染色体基因位点 5q13-14,11q23.3-q24,3p24-25 出现在很多家族里,然而特定的等位基因在此未提及。

由感染引起的主动脉瘤包括梅毒、肺结核及其他细菌感染。梅毒引起主动脉瘤非常罕见,感染梅毒的周围动脉炎及细动脉炎可损害弹性纤维进而导致主动脉壁增厚、抵抗力变弱。90% 的梅毒性主动脉瘤主要位于主动脉弓和升主动脉。结核主动脉瘤主要累及胸主动脉,可由感染的肺门淋巴结、邻近的细菌脓肿直接感染及细菌种植感染引起。主动脉弹性组织缺乏源于中膜肉芽肿的破坏。真菌性主动脉瘤很少发生,其发生源于金黄色葡萄球菌、链球菌、沙门菌或其他细菌,或真菌感染主动脉导致的一种罕见疾病。通常感染主动脉粥样硬化斑块部位。这些动脉瘤通常呈囊状。血液培养呈阳性,提示感染体的性质。

血管炎性主动脉瘤,包括大动脉炎与巨细胞动脉炎,病变主要位于主动脉弓及降主动脉。脊椎关节病包括强直性脊柱炎、类风湿关节炎、银屑病、复发性多软骨炎、反应性关节炎(以前称之为 Reiter 综合征)等均与升主动脉扩张有关。主动脉瘤也发生在 Behcet 综合征、Cogan 综合征患者中。特发性主动脉炎也可导致主动脉瘤的发生。创伤性动脉瘤发生在侵入性或非侵入性胸廓创伤患者中,通常累及部位超过动脉韧带。慢性主动脉夹层与导致动脉瘤扩张的动脉壁变弱有关。

胸主动脉瘤

胸主动脉瘤的临床表现和自然史依其部位而定。囊性中膜坏死是胸主动脉瘤最主要的病理,然而动脉粥样硬化与主动脉弓及降主动脉瘤关联性最强。胸主动脉瘤的平均增长率为每年 0.1~0.2cm。马方综合征相关的胸主动脉瘤或主动脉夹层以更大的速度增长。破裂的危险与动脉瘤的大小及症状有关,对于胸主动脉瘤直径＜4cm 其破裂概率每年达

2％～3％，直径＞6cm 每年近似 7％。大多数胸主动脉瘤患者无临床表现，然而压迫或者侵及相邻组织可以引起胸痛、气短、咳嗽、嘶哑、吞咽困难等症状。升主动脉瘤扩张可以引起心力衰竭，例如动脉血液反流。上腔静脉受压迫产生头颈上肢回流阻塞。

胸部 X 线最早用于可疑主动脉瘤的诊断（图 38-1）。可发现纵隔扩大、气管或左主支气管受压迫。超声心动图，尤其是经食管超声可以用来检查升主动脉近端及降主动脉病变。CTA、MRI、主动脉造影可以敏感、特异地评估主动脉瘤及分支血管的情况（图 38-2）。在无症状患者中，瘤体太小而无手术适应证，非侵入性检查，如增强 CT 或 MRI 应每 6～12 个月进行一次观察动脉瘤扩张情况。

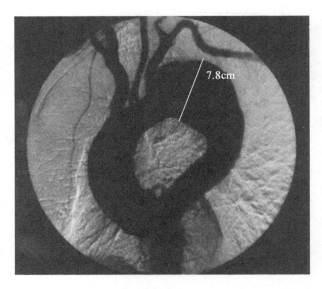

图 38-2　主动脉造影显示一个大的梭形动脉瘤

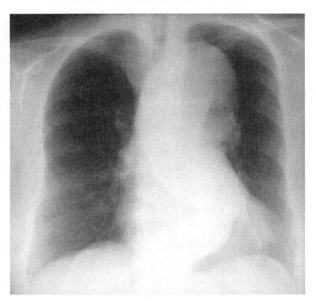

图 38-1　胸主动脉瘤患者胸部 X 线片

治 疗　胸主动脉瘤

胸主动脉瘤，尤其马方综合征患者通常推荐使用 β 肾上腺素阻滞药，此类患者已证实存在主动脉根部扩张，使用 β 肾上腺素阻滞药可减少其进一步扩张的速度。额外的药物治疗对于控制血压控制很必要。最近的初期研究表明，血管紧张素受体拮抗药和血管紧张素转化酶抑制药通过阻断 TGF-β 信号降低马方综合征患者主动脉扩张的速率；这种治疗方法的临床疗效试验正在进行中。假体移植的手术修复针对有症状的胸主动脉瘤患者，包括升主动

脉瘤直径为 5.5～6cm、降主动脉直径为 6.5～7cm、瘤体直径每年增加大于 1cm 的患者。对于马方综合征、二叶主动脉瓣或升主动脉瘤直径＞5cm 应该考虑手术治疗。腔内隔绝术是降主动脉瘤的另一种治疗方式。

腹主动脉瘤

腹主动脉瘤发病率男性大于女性，且发病率随年龄增长而增加。瘤体直径＞4cm 主要累及 50 岁以上男性人群中的 1％～2％，瘤体直径＞4cm 的患者中至少 90％与动脉粥样硬化有关，且大多发生在肾动脉水平以下。疾病预后与动脉瘤的大小及共存冠状动脉和脑血管的疾病严重程度相关。动脉瘤破裂的风险随瘤体直径的增加而增加：＜5cm 瘤体 5 年的破裂率为 1％～2％，＞5cm 则为 20％～40％。主动脉瘤附壁血栓的形成易使外周血管栓塞。

腹主动脉瘤通常无临床症状，通过常规的方式可检查出来，如明显的、搏动的、无压痛性包块，也可因为其他原因行腹部 X 线、超声等检查发现。然而，腹主动脉瘤一旦扩张，患者将出现疼痛。部分患者主诉腹部强烈的搏动感，而另一些患者主诉疼痛在胸部、后背下部、阴囊等部位。瘤体疼痛通常是破裂的征兆，需要急诊治疗。更多情况下，急性破裂没有任何征兆，这种并发症具有生命危险。很少情况下，动脉瘤的渗漏伴随剧烈的疼痛和触痛。动脉瘤破裂伴随急性疼痛及低血压伴急诊手术治疗的适应证。

腹部 X 线可以显示动脉瘤的钙化轮廓。然而，

约 25% 的动脉瘤因没有钙化而不被 X 线成像。腹部超声可以显示出瘤体横向及竖向的轮廓和附壁血栓。腹部超声对于测定腹主动脉瘤的大小及监测瘤体发展是非常有用的。一个大样本的研究表明,对 65~74 岁的男性行腹部超声筛查其动脉瘤相关死亡率可下降 42%。鉴于这种原因,推荐 65~75 岁吸烟患者行腹部超声筛查。而且,腹主动脉瘤患者的兄弟姐妹及后代、胸主动脉或外周动脉瘤的病患都应该进行腹主动脉瘤筛查。增强 CT 及 MRI 作为准确而非侵入性的检查可判断腹主动脉瘤大小及位置,同样也应用于拟行支架修复或外科手术患者(图 38-3)。主动脉造影作为评价主动脉瘤的另外一种方法,但是仍然会发生出血、过敏、动脉栓塞等并发症。由于附壁血栓的存在可能减小管腔内径,因此,动脉造影可能低估动脉瘤的直径。

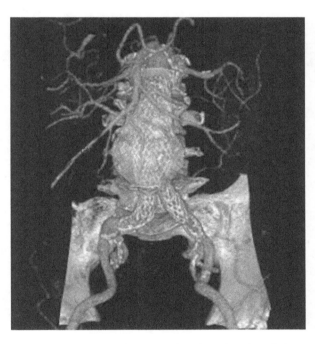

图 38-3 CTA 显示梭形主动脉瘤应用分叉支架治疗

治疗 腹主动脉瘤

腹主动脉瘤手术治疗(主动脉腔内隔绝术或主动脉置换)的适应证为腹主动脉瘤直径迅速扩大或者有症状的患者(图 38-3)。无症状动脉瘤,腹主动脉瘤修复术的适应证为瘤体直径>5.5cm。在腹主动脉瘤直径<5.5cm 的患者进行的随机对照试验中发现,接受超声监测与接受择期手术治疗患者其晚期(5~8 年)死亡率没有统计学差异。因此,对于直径<5cm 的小瘤体连续非创伤性随访可以替代直接手术修复。决定外科手术还是支架修复由血管的解剖和并发症而定。与外科血供重建相比,腹主动脉瘤血管内支架修复术早期并发症发生率较低,但两者晚期死亡率相当。CT 或 MRI 可作为支架置入术后内漏及瘤体扩张的长期监测的手段。

行外科手术治疗者,术前需进行周密的心脏评估及一般医学评估(随后对复杂病变进行恰当的治疗)。合并冠脉病变、心力衰竭、肺脏疾病、糖尿病、高龄等因素能够增加外科手术风险。β 肾上腺阻滞药能够降低围术期心血管疾病的发病率及死亡率。详细的术前心脏评估及术后护理,手术的死亡率接近 1%~2%。急性破裂之后,急诊手术死亡率为 45%~50%。腔内隔绝术可以作为一种急诊治疗的方法,其死亡率近 40%。

急性主动脉综合征

急性主动脉综合征包括主动脉破裂(前面讨论过),主动脉夹层,主动脉壁内血肿,穿透性粥样硬化性溃疡。主动脉夹层是一种少见的,环形的或横行的内膜撕裂。由于升主动脉右侧壁所受的血压剪切力高,主动脉夹层通常沿升主动脉右侧壁发生。另一个主动脉夹层高发部位为动脉韧带下方的降主动脉。该病初期为内膜撕裂侵及中膜继发性形成夹层或中膜出血破裂侵及内膜。搏动的动脉血流撕裂弹性内膜板致假腔形成。夹层假腔能够延伸至降主动脉远段和主要的分支,但是它也逆向延伸累及近段。动脉粥样硬化斑块可以阻止假腔向远段延伸。在一些情况下,远端内膜继发性破裂导致假腔的血液反流到真腔。

在主动脉夹层中至少有 2 个重要的病理和影像学变量:没有内膜撕裂口的壁内血肿和动脉粥样硬化穿透性溃疡。急性壁内血肿被认为滋养动脉破裂致使血流进入动脉壁内。大部分壁内血肿发生在降主动脉。急性壁内血肿可发展为主动脉夹层及破裂。穿透性动脉硬化溃疡由于斑块侵蚀主动脉中膜,经常为局限性而不进行广泛性扩张。穿透性溃疡主要发生在降主动脉中段及远段且与动脉粥样硬化性疾病相关。溃疡可以侵蚀内部弹性板导致中膜血肿,可能发展为假性动脉瘤及破裂。

一些关于主动脉夹层的分类已经形成。DeBakey 和他的团队首先提出夹层的分类,如 I 型,内膜撕裂发生在升主动脉而降主动脉也受累;Ⅱ型,夹层局限在升主动脉;Ⅲ型,内膜撕裂位于降主动脉并向远端扩散(图38-4)。另外一种分型为 Stanford 分型,Stanford A 型,夹层位于升主动脉(近端夹层);Stanford B 型,夹层局限在降主动脉(远端夹层)。从管理角度上看,主动脉夹层及壁内血肿分为 StanfordA/B 更加实用,而 DeBakey Ⅰ、Ⅱ型在管理上与其相似。

主动脉夹层的易患因素包括系统性高血压(存在 70% 的病患中),中膜囊性坏死。主动脉夹层是大部分马方综合征、Ehlers-Danlos 综合征患者发病及死亡的主要原因。主动脉炎(如大动脉炎及巨细胞动脉炎),先天性主动脉瓣异常(二尖瓣),主动脉缩窄,主动脉创伤史的患者中主动脉夹层发病率升高。此外,在妊娠 3 个月的孕妇其发生夹层危险性同样升高。

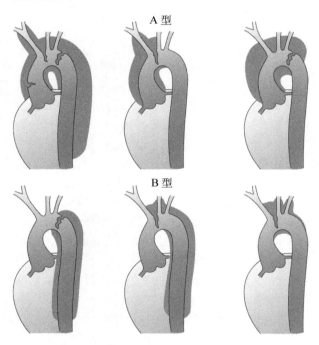

图38-4 **主动脉夹层的分类。**Stanford 分类:A 型包括破口位于升主动脉并向远端延伸;B 型包括破口位于弓部及降主动脉而不累及升主动脉。DeBakey 分型:Ⅰ型夹层包括升主动脉及降主动脉;Ⅱ型包括升主动脉或弓部;Ⅲ型只是局限在降主动脉。[From DC Miller, in RM Doroghazi, EE Slater (eds): Aortic Dissection. New York, McGraw-Hill, 1983;with permission.]

临床表现

主动脉夹层高发年龄为 60～70 岁,男女发生的比例为 2:1。主动脉夹层的表现及变化为内膜撕裂,夹层血肿,动脉闭塞,邻近组织压迫的结果。急性主动脉夹层表现为突发疼痛,为撕裂样疼痛,常伴有大汗。疼痛局限在前胸后背、肩胛区,随着夹层的撕裂而蔓延。其他症状包括晕厥、呼吸困难、乏力。查体发现高血压或低血压,脉搏消失,动脉反流,肺气肿、颈动脉阻塞(偏瘫及全身麻木)及脊髓缺血(截瘫)等神经表现。同时也可出现肠道缺血、血尿、心肌缺血等。这些临床表现是由于夹层累及相应动脉,导致动脉闭塞,局部缺血所致。此外,该临床表现也源于主动脉夹层及动脉瘤的扩张对相邻组织(上颈神经节、上腔静脉、支气管、食管)的压迫,出现 Horner 综合征、上腔静脉综合征、嘶哑、吞咽困难、气道压迫。心包积液及心脏压塞使 A 型主动脉夹层逆向撕裂变得更加复杂化。急性主动脉瓣关闭不全是近端主动脉夹层最重要和常见(>50%)的并发症。夹层环形撕裂致主动脉根部扩大,或夹层血肿导致瓣环损伤致瓣叶撕裂或移位,低于瓣环的闭合线。主动脉瓣关闭不全包括洪脉、脉压增宽、舒张期杂音传导至胸骨缘、充血性心力衰竭。临床表现取决于反流的严重程度。

夹层位于升主动脉时,胸部 X 线表现为纵隔增宽。经常出现胸腔积液,多位于左侧。典型积液是血清而不是夹层破裂出血,除非伴随低血压而和血细胞比容下降。夹层位于降主动脉,通过胸部 X 线可见纵隔增宽。此外,降主动脉夹层比升主动脉夹层更宽。心电图对于鉴别急性心肌梗死和主动脉夹层非常有帮助。当主动脉夹层累及左右冠脉开口时,可引起急性心肌梗死,此种情况很少发生。

主动脉夹层可以通过无创技术如超声心动图、CT、MRI 诊断。由于上述非侵入性技术的准确性主动脉造影很少应用。经胸超声心动图简单易行,其敏感度为 60%～85%。对于诊断近端升主动脉夹层,敏感型超过 80%;对于主动脉弓及降主动脉夹层的诊断准确性较低。经食管超声需要更多的技巧及患者的配合。它对于诊断升主动脉、降主动脉的准确性极高,而对主动脉弓则不然,其敏感度为98%,而特异度接近 90%。超声心动图也对主动脉反流及心包积液的严重程度提供重要信息。CT 和 MRI 可鉴别内膜破口和夹层的程度及分支大动脉情况;敏感度和特异度均大于 90%。经常可用来鉴别壁内血肿及穿透性溃疡。MRI 经常也可以用来测定血流,识别顺行还是逆行夹层。经食管超声、CT、MRI 的相对效应取决于实施该项检查机构的准确性和专业知识、同时也取决于患者血流动力药的稳定性,CT、MRI 在血流动力药不稳定患者中很少应用。

治疗　主动脉夹层

确诊之后应尽早行药物治疗。患者应该在监护室进行血流动力学监测。除非低血压,其他均应该降低收缩压及全身动脉压。对于急性主动脉夹层,除非禁忌,应用 β 肾上腺受体阻滞药。静脉注射普萘洛尔、美托洛尔、艾司洛尔使每分钟心率降低至 60 次。同时应用硝普钠使收缩压降至 120mmHg 以下。拉贝洛尔,同时具有 α、β 肾上腺受体阻滞特性的药,在急性主动脉夹层中可作为一种注射用药。

如果不能静脉应用硝普钠或 β 肾上腺受体阻滞药,钙离子通道阻滞药维拉帕米和地尔硫草可静脉应用。也可考虑应用血管紧张素转化酶抑制药如依那普利及 β 肾上腺受体阻滞药。禁止单独应用血管扩张药肼屈嗪,此药可以增加夹层的撕裂及促进夹层扩散。

急症手术适用于急性升主动脉夹层、壁内血肿(A 型)及复杂的 B 型夹层,包括夹层扩张、累及主动脉重要分支、破裂风险大、持续性疼痛等。手术方式包括隔绝破口、隔绝假腔及置入支架。主动脉瓣断裂的患者可以置入人工瓣膜。主动脉夹层患者手术治疗后的在院死亡率为 15%～25%。围术期死亡的主要原因包括心肌梗死、截瘫、肾衰竭、心脏压塞、出血及败血症。有适应证的患者可以考虑腔内隔绝术。目前,其他的经导管技术如起始破口开窗术及狭窄分支动脉行支架置入术等可增加受损器官血液供应的方法已经开始应用于临床。对于简单和稳定的远端夹层及壁内血肿(B 型)建议采取药物治疗,但是其在院死亡率仍高达 10%～20%。治疗夹层及壁内血肿(无论是否行手术治疗)均应长期给予 β 受体阻滞药加其他降压药物如血管紧张素转化酶抑制药和钙拮抗药。慢性 B 型夹层、壁内血肿患者应每 6～12 个月进行 1 次复查(增强 CT 或 MRI)以明确夹层的发展情况。马方综合征具有患较高主动脉夹层的风险。随访结果显示,经治疗的主动脉夹层患者的长期预后良好;10 年的生存率约为 60%。

慢性动脉粥样硬化闭塞性疾病

动脉粥样硬化可影响胸腹部动脉。由动脉硬化引起的闭塞性动脉疾病经常累及肾动脉以下腹主动脉。这种疾病更多累及髂动脉。间歇性跛行包括臀部、大腿、小腿,男性的性无能(Leriche 综合征)与其有关。症状的严重程度依桥侧支而定。当侧支循环血供丰富时,腹主动脉完全闭塞可以无缺血的症状。查体可有股动脉和远端动脉搏动消失及腹部、双股动脉杂音。同时存在皮肤萎缩,脱发,双下肢冰冷,缺血严重者可出现发红,苍白。

确诊经常通过查体及非创伤性检查,包括肢体压力测试、多普勒速率分析、搏动容积记录、超声多普勒。MRI、CT 及传统的动脉造影能够证实血管再生。日常活动受限、跛行或严重的肢体缺血者应行导管介入或外科手术治疗。

急性动脉闭塞

远段腹主动脉急性闭塞是一种医学急症,因为远段腹主动脉急性闭塞影响下肢的存活。栓子(马鞍状)通常源于心脏,来源于狭窄动脉处的原位性血栓较少见。

临床上出现下肢急性缺血是其中一种形式。最常见的表现是静息时剧烈的疼痛、皮温下降、苍白及搏动减弱或消失。MRI、CT、主动脉造影可确诊。治疗方式为急性血栓取出术或血供重建。

主动脉炎

主动脉炎,学术用语称为主动脉炎症性疾病,由血管炎性疾病如大动脉炎、巨细胞动脉炎、风湿性主动脉炎、HLA-B27 相关脊柱性关节病、Behcet 综合征、抗中性粒细胞相关血管炎、Cogan 综合征,感染性疾病如梅毒、肺结核、沙门菌,腹膜后纤维化等引起的一类疾病。主动炎可导致主动脉瘤样扩张、主动脉瓣关闭不全、主动脉及其分支闭塞、急性主动脉综合征。

多发性大动脉炎

这种炎症性疾病通常累及升主动脉及主动脉弓,引起主动脉及大动脉分支阻塞。多发性大动脉炎也称为无脉性疾病,因为闭塞的大动脉通常为主动脉的分支。该疾病也可累及降主动脉、腹主动脉,阻塞大分支血管如肾动脉。主动脉瘤也经常发生。

其病理特征为单核细胞和偶见的巨噬细胞浸润，内膜增生，中外膜增厚，在慢性期可致纤维阻塞。本病最常见于亚裔年轻女性，其他地区或种族的女性也可发病，也可见于青壮年男性。在急性期，可出现发热、全身乏力、体重减低等全身症状。红细胞沉降率及C反应蛋白升高常见。在慢性炎症阶段，临床症状主要表现为大动脉阻塞出现的上肢活动不灵、颅内缺血、晕厥等症状。这个过程呈渐进性，没有明确的治疗措施。已有报道指出糖皮质激素、免疫抑制药对于急性期患者有效。外科旁路移植术及介入干预对于严重狭窄病变十分必要。

巨细胞动脉炎

该病主要发生在高龄人群且女性比男性更易发生。主要累及大动脉及中动脉。病理特征为整个动脉壁发生局灶性肉芽肿，与风湿性多肌痛有关。该病主要并发症为中动脉、主动脉主要分支（例如颞动脉和眼动脉）阻塞、血管炎的形成及主动脉瓣关闭不全。早期给予高剂量的糖皮质激素可能有效。

风湿性主动脉炎

包括升主动脉在内的动脉炎包括风湿性关节炎、强直性脊柱炎、银屑病性关节炎、反应性关节炎（原名莱特尔综合征）、复发性多软骨炎、炎症性肠功能紊乱。炎症损伤部位经常位于升主动脉也可累及瓣膜窦部、二尖瓣瓣叶及相邻的心肌。临床表现为动脉瘤、主动脉瓣关闭不全及心脏传导系统受累表现。

特发性主动脉炎

特发性腹主动脉炎是增厚的主动脉外膜及主动脉周围发生炎症。与腹主动脉瘤及特发性腹膜后纤维化有关。受感染的个体出现非特异性全身症状，如发热和腹痛。腹膜后纤维化可以引起输尿管阻塞和肾积水。糖皮质激素和免疫抑制药可减少炎症发生。

感染性主动脉炎

感染性主动脉炎是由葡萄球菌链球菌、沙门菌、真菌等致病菌直接侵入主动脉壁引起的。这些细菌通过感染主动脉粥样斑块引起主动脉炎。细菌蛋白酶引起胶原降解，随后主动脉壁的破坏，形成囊性动脉瘤而称为真菌性动脉瘤。真菌性动脉瘤好发于肾上腺以上的腹主动脉。主动脉壁的病理特征包括急性和慢性炎症、脓肿、出血、坏死。真菌性动脉瘤好发于老年人，并且男性发病率是女性的3倍。患者可有发热、败血症、胸背部及腹部疼痛、腹泻疾病。大多数患者血液培养阳性。CT及MRI用于诊断真菌性动脉瘤准确性较高。治疗包括抗生素，外科切除受累动脉，下肢的血供重建通过植入非感染移植物。

梅毒动脉炎是梅毒感染晚期的表现，主要累及升主动脉近端，特别是主动脉根部，导致主动脉扩张及主动脉瘤的形成。梅毒性主动脉炎有时也可累及主动脉弓及降主动脉。动脉瘤呈囊性或梭形，通常无症状，一旦压迫或累及周围组织将会引起症状；甚至发生破裂。

初始病变为滋养动脉的闭塞性动脉内膜炎，尤其是血管外膜。这是外膜对侵入性螺旋体的炎症反应。梅毒螺旋体通过伴滋养动脉的淋巴管进入中膜而破坏主动脉中膜。胶原蛋白及弹性组织的破坏导致主动脉的扩张、瘢痕形成及钙化。放射线的特征性改变为升主动脉的线性钙化影。

这种疾病的典型表现是，在首次感染后15～30年，被胸部的X线检查所发现。症状主要由于梅毒性动脉炎导致的主动脉瓣关闭不全及冠状动脉口狭窄，以及病变侵及邻近的组织（如食管）或主动脉破裂。诊断依据阳性的血清学检查如快速血清反应素（RPR）及荧光梅毒螺旋体抗体标记。治疗手段包括青霉素和外科切除及修复。

（王效增 译）

第 39 章

外周血管疾病

Mark A. Creager   Joseph Loscalzo

动脉疾病

外周动脉疾病

外周血管疾病（PAD）是一种主动脉、外周动脉狭窄或闭塞的临床疾病。动脉粥样硬化是 40 岁以上外周血管疾病患者的主要发病原因。其他原因包括血栓形成、栓塞、脉管炎、纤维肌性发育不良、压迫、外膜囊性坏死和创伤等。60～70 岁是 PAD 的最高发年龄段。与冠状动脉及脑动脉粥样硬化的患者类似，吸烟、糖尿病、高胆固醇血症、高血压、高同型半胱氨酸血症可增加 PAD 的发生风险。

病理

（参见第 30 章）发生狭窄或闭塞的节段性病变通常位于大-中型血管。病理改变包括伴有钙沉淀的动脉粥样硬化斑块、中膜变薄、肌肉及弹性纤维不完全破坏，内膜弹性板碎裂、血小板及纤维形成血栓。病变主要累及腹主动脉及髂动脉（30％有症状的患者）、股动脉及腘动脉（80％～90％的患者），且更多发生在远段血管，包括胫动脉及腓动脉（40％～50％的患者）。动脉粥样硬化病变更易发生在分支血管，因为这些部位血流不稳定、剪切力易变、内膜易损伤。高龄和糖尿病患者主要累及远端血管病变。

临床评估

尽管多数患者存在缓慢步态或异常步态，但是只有＜50％患者有症状。外周血管疾病最常见的症状是间歇性的跛行，包括肌肉疼痛、抽筋、麻木、无力；这种症状发生在活动之后而休息后即刻缓解。跛行发生在闭塞动脉的远段。如主动脉-髂动脉病变引起臀部及大腿受累，而股动脉-腘动脉病变引起小腿受累。相比上肢，下肢更易受累，因为下肢病变

发生阻塞的概率更高。重症动脉闭塞的患者，休息状态下血流不能满足组织的基本营养需要而致严重肢体缺血发生。患者主诉静息痛及足趾疼痛、发凉、麻木。这种症状多发生在夜晚当下肢平放、抬高或处于被动姿势。当肢体严重缺血时，静息痛可能持续发生。

外周血管疾病的查体发现闭塞远段搏动变弱或消失，狭窄处动脉存在杂音，导致肌肉萎缩。更加严重时会出现常见的体征：如头发脱落、指甲变厚、皮肤光滑有光泽、皮肤温度降低、皮肤苍白或发绀。严重肢体缺血也可能发生溃疡甚至坏疽。下肢抬高及腓肠肌反复收缩可能导致足底变白，随着缺血的加重，可能会发生继发于反应性充血的红色。当患者的下肢从抬高的姿势改为被动的体位时，下肢变红时间或足部静脉血液充盈的时间与缺血的严重性及侧支循环有关。严重的缺血可导致外周水肿，因为下肢长时间处于一种被动体位。缺血性神经病变可致麻木及反射减弱。

非侵入性检查

病史及体检即可诊断外周血管疾病。非侵入方法可以客观评价疾病的存在及严重程度。动脉压力的非侵入性检查可以通过踝关节部位应用血压袖带和多普勒器械进行听诊或记录足背及胫后动脉血流情况。通常情况下，下肢和上肢的收缩压没有区别。事实上，踝关节的压力轻度高于上肢压力，因为下肢脉波变大。当出现有显著血流动力学狭窄时，小腿部收缩压可降低。正常情况下，踝关节与肱动脉血压比例（称为踝肱比或 ABI）≥1，而在 PAD 患者中＜1；＜0.5 时与狭窄的缺血程度一致。

其他非侵入性检查包括阶段性压力测试、阶段性搏出容量记录、多普勒超声（B 型成像模式、多普勒流速监测）、经皮血氧测定法、运动试验（踏车试验）。使用充气袖带沿下肢测定收缩压。压力阶差

一般出现在有显著血流动力学狭窄部位与正常部位之间。此外,脉波容积曲线振幅在重度 PAD 患者中变钝。多普勒超声可用于检测冠状动脉自身血管及移植血管狭窄。

运动试验可客观地为医师提供证据,进而弥补功能评估的局限性。对疑似有 PAD 症状及检查发现的患者,如果出现活动后 ABI 即刻降低可支持诊断 PAD。

磁共振血管造影(MRI)、计算机断层造影(CTA)、传统的造影用于常规的诊断方式及拟行血流重建术的术前评估(图 39-1)。每项检查对拟行介入治疗或者外科血流重建时明确解剖情况都是有用的。

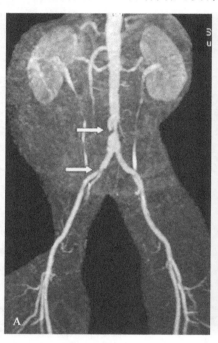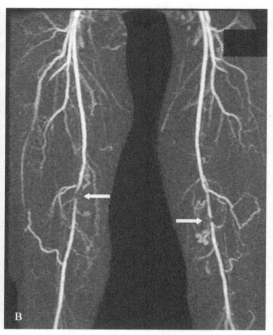

图 39-1 间歇性跛行患者磁共振血管造影。显示狭窄的远端腹部主动脉和右髂髂总动脉的狭窄(A)和左边和右侧的股浅动脉狭窄(B)(Dr. Edwin Gravereaux 允许)

预后

外周血管疾病的病史主要受合并的冠状动脉及脑血管疾病影响。近 1/3～1/2 的症状性外周血管疾病患者具有冠状动脉疾病(CAD)的证据,此类证据包括临床表现及心电图,且超过 50% 的患者通过冠脉造影证实存在 CAD。外周血管疾病患者 5 年的死亡率为 15%～30%,而患 CAD 患者 5 年死亡率可增加 2～6 倍。最严重的外周血管疾病患者的死亡率最高。ABI 是检查外周血管疾病最有效的方法且能识别动脉粥样硬化事件的发生。外周血管疾病的症状进展不及 CAD 明显。75%～80% 的非糖尿病患者出现轻到中度跛行并能维持症状的稳定性。其余患者病情可恶化,每年将近 1%～2% 的患者发展成严重肢体缺血。严重肢体缺血中近 25%～30% 的患者在肢体缺血后 1 年内截肢。伴有吸烟及糖尿病的外周血管疾病患者预后极差。

治疗 外周血管疾病

外周血管疾病的治疗应降低相关的心血管事件风险,如心肌梗死、死亡等,改善肢体症状,阻止肢体缺血症状的进展、保持肢体活性。改变心血管病危险因素及抗血小板治疗的应用,可改善心脏事件的发生。戒烟的重要性需要反复强调。医师应该评估改变生活方式的重要作用。劝导及辅助药物治疗包括尼古丁贴片、安非他酮或伐伦克林,可增加戒烟率、降低复吸。高血压患者血压的控制很重要。血管紧张素受体拮抗药可以减少外周血管疾病的心血管事件。β 受体阻滞药不会加剧跛行且对高血压有益,尤其合并心脏病的患者。治疗动脉粥样硬化的他汀类药物对降低心肌梗死、卒中、死亡有效。美国国家胆固醇教育计划成人治疗小组认为外周血管疾病及心脏病是等效的,并推荐将低密度脂蛋白(LDL)降至 100mg/dl 以下,抗血小板药包括阿司匹林及氯吡格雷,可减少动脉粥样硬化患者的不良心脏事件,并推荐给予外周血管疾病患者。双联抗血小板与单用阿司匹林相比,并不显著减少外周血管疾病患者心血管事件的发病率及死亡率。抗凝血药如华法林在预防不良的心血管事件方面与抗血小板聚集药物是等效的,但更易导致出血;并且该药显示不能改善慢性外周血管疾病的预后。

治疗间歇性跛行及严重的肢体缺血包括支持治疗、药物、非手术干预、外科手术。支持治疗包括细致的足部护理、使用保湿霜防止过度干燥。合适且保护性的鞋可减少足部创伤。避免应用弹性支撑软管,因为它可以降低流向皮肤的血流。对于严重肢体缺血采用枕头放置于床头垫高下肢、足部遮盖的方法可增加灌注压并改善静息痛。

跛行的患者应该推荐规律运动并进行性增加强度。这种运动每次应该持续 30～40min,每周至少3～5 次,至少坚持 12 周并延长行走的距离。推荐患者行走至跛行症状最严重的距离然后休息直到症状缓解。药物治疗外周血管疾病没有像冠心病那样有效(参见第 33 章),特别是血管舒张药物,已证明无益处。活动时,外周动脉舒张导致血管远段狭窄加重,结果肌肉活动时灌注压下降,如肌肉较间隙组织灌注更加低。药物如 α 肾上腺受体阻滞药、钙离子通道阻滞药、罂粟碱及其他舒张血管的药物,证实对外周血管疾病无效。

西洛他唑(一种磷酸二酯酶抑制药,具有舒张血管和抗血小板聚集作用)可使跛行距离提高 40%～60%,提高生活质量。这种机制及其有效性目前还不清楚。己酮可可碱(一种取代黄嘌呤衍生物)可以增加微循环血流及供氧。尽管一些安慰剂-对照试验证明己酮可可碱可增加患者活动的持久性,但是其临床疗效尚未得到所有临床试验的证实。他汀类药物对治疗间歇性跛行有益,但还需要更多的临床试验证实。尽管一些临床研究表明长期注射扩血管药物可以降低疼痛及促进溃疡的愈合,但没有明确的药物证实对严重肢体缺血有效。血管生长因子的临床试验正在进行。肌内血管内皮生长因子基因转移的 DNA 编码,纤维母细胞生长因子、肝细胞生长因子或低氧诱导因子 1α,内皮祖细胞的应用均可促进缺血患者侧支血管的生长。一些临床试验不支持这种观点,然而另一些却支持者种观点。正在进行的临床试验将会进一步阐述药物治疗对外周血管疾

病的作用。

再次血运重建

血运重建(包括介入治疗及外科治疗)针对药物治疗后肢体仍未恢复功能、间歇性跛行进行性加重及严重的肢体缺血患者。需要血运重建的患者,MRI、CTA、造影可用于评估血管的解剖情况。非手术干预包括经皮血管造影、支架置入及经皮腔内斑块旋切术。髂动脉造影与支架置入术相比,股动脉及腘动脉具有更加高的成功率。髂动脉支架置入术的成功率为 90%～95%,3 年的开通率为 75%。髂动脉支架置入术开通率会更高。在股动脉-腘动脉的患者中,首次成功率达到 80%、3 年的成功率为60%。开通率与治疗前狭窄的严重性相关。药物洗脱支架在外周血管疾病中的作用正在研究之中。

几种手术方法可用于治疗患者主-髂动脉及股-腘动脉疾病。外科手术根据患者的发病的部位、闭塞的程度、一般身体情况而决定。主-髂动脉疾病的手术方式包括主-双侧股动脉桥、腋-股动脉桥、股-股动脉旁路移植、动脉内膜切除术。最常用的主动脉-股动脉旁路移植的移植血管是编织聚脂纤维移植物。即刻开通率可以达到 99%,5 年及 10 年的开通率可达到 90% 及 80%。手术并发症包括心肌梗死、卒中、移植物感染、外周栓塞、髂部自主神经间断导致性无能。手术的死亡率为 1%～3%,主要由于缺血性心脏病。

手术治疗股动脉-腘动脉疾病包括原位及反向自身隐静脉桥,聚四氟乙烯或其他人工合成移植物、血栓动脉内膜切除术。手术的死亡率为 1%～3%。长期的开放率取决于应用移植物的类型、远段吻合的位置、吻合血管外径流血管的开放程度。股-腘隐静脉桥的开通率 1 年为 90%,5 年为 70%～80%。5年腘静脉桥的开通率为 60%～70%。相比之下,5年聚四氟乙烯的开通率<30%。单独行腰椎交感神经切除术或与联合腹主动脉-股动脉重建术已不提倡应用。

术前的心脏事件的评估可以鉴别那些在术前可能发生不良的心脏事件的个体。心绞痛、陈旧性心肌梗死、室性心律失常、糖尿病的患者风险将会增加。跑步机耐力测试、放射性核素心肌灌注成像、超声心动图可以对患者危险因素行进一步分级。患者的测试结果异常需要密切的监督和辅助以抗心肌缺血药物。β 受体阻滞药及他汀类药物可以减少术后心血管事件的发生。冠状动脉造影、冠状动脉重建相比优化药物治疗不能改善外周血管手术治疗的结

果。介入治疗应用于不稳定性心绞痛、难治性心绞痛及可疑左主干及3支病变患者。

肌纤维发育不良

肌纤维发育不良是一种影响中小型动脉的增生性疾病。这种病主要发生在女性的肾动脉、颈动脉以及锁骨下动脉及髂动脉。组织学分类包括内膜纤维组织增生、中膜发育不良、外膜增生。中膜发育不良分为中膜纤维组织增生、中膜旁纤维组织增生、中膜增生。中膜纤维组织增生是最常见的类型，其特点为中膜变薄与纤维肌性脊交替存在。内弹力膜通常被保留。髂动脉作为肢体动脉最容易发生肌纤维发育不良的部位。经血管造影可见由厚的纤维肌性脊与变薄的动脉壁形成串珠样现象。当肢体血管受侵犯，临床表现与动脉粥样硬化相似，包括跛行及静息痛。PTA及外科血运重建针对肢体无力症状和肢体严重受累是有益的。

血栓闭塞性脉管炎

血栓闭塞性脉管炎是一种累及小-中动脉及四肢远段静脉的炎症闭塞性血管疾病。脑、内脏、冠脉血管甚少受影响。这种疾病主要发生在＜40岁的患者中。该病在澳大利亚高发，东欧人群低发。尽管血栓闭塞性脉管炎的原因未知，但是吸烟和该疾病具有明确的关系。

发病起始阶段，单个核白细胞浸润小-中动脉及静脉的血管壁。内弹力板存在，细胞及炎症血栓在血管腔内进展。在疾病发展的过程中，单核细胞、成纤维细胞、巨噬细胞替代中性粒细胞。晚期阶段以血管纤维化，血栓机化及血运再通为特征。

血栓闭塞性脉管炎的临床特征通常包括病变肢体跛行、雷诺现象、血栓性游走性浅静脉炎。跛行经常局限在腓部、足部、前臂、手部，因为该病主要影响远端血管。手指及足趾可发生严重的缺血、指甲营养改变、疼痛性溃疡及坏疽。体检时发现肱动脉及腘动脉波动正常，但是在尺、桡、胫动脉处减弱或者消失。动脉造影有助于诊断该疾病。闭塞病变处的桥侧支血管光滑且逐渐变细。近段无动脉粥样硬化改变。这种诊断可以通过组织活检及病理检查证实。

除了戒烟，该疾病没有其他有效的治疗方式。吸烟患者的预后相当不佳，即使戒烟之后效果也令人不满意。大血管旁路移植术的选择同局部清创术一样应用于选择性病例，主要取决于患者的症状及

缺血的严重程度。该疾病抗生素有效。抗凝及糖皮质激素无效。如果以上方法均无效，则考虑截肢。

血管炎

其他类型血管炎可影响供应上肢血管和下肢血管的动脉。

急性动脉闭塞

急性主动脉闭塞导致肢体血流突然中止。缺血的严重程度及肢体的存活性与闭塞的部位、程度及随后出现的侧支循环有关。两主要原因可以引起急性主动脉闭塞：栓塞和原位血栓。

动脉栓塞主要来源于心脏、主动脉、大血管。心脏疾病引起血栓包括慢性和阵发性房颤、急性心肌梗死、室壁瘤、心肌病、感染性或非细菌性栓塞性心内膜炎、假性人工瓣膜病、心房黏液瘤。远端血管的栓子源于近端动脉粥样硬化、大动脉及大血管的动脉瘤。静脉栓塞通过未闭卵圆孔或其他隔缺陷的部位进入循环系统导致动脉闭塞很少发生。动脉栓子栓塞位于血管分叉处，因为这些部位血管口径下降。在下肢，血管栓塞依次位于股动脉、髂动脉、主动脉、腘动脉及胫腓动脉。

原位急性动脉血栓形成多见于动脉粥样硬化血管的粥样硬化斑块、动脉瘤、动脉旁路移植。创伤也可以引起急性主动脉血栓。主动脉闭塞使主动脉穿刺及置管变得复杂。闭塞也可由血管夹层的内膜片阻塞引起。较少见的原因包括胸廓出口综合征的压迫导致锁骨下动脉闭塞、腓肠肌的近侧头夹闭腘动脉。红细胞增多症、高凝也与急性主动脉血栓形成有关。

临床特征

急性动脉阻塞的症状与阻塞的部位、持续的时间及阻塞的严重性有关。通常情况下，阻塞持续1h即可出现肢体疼痛、感觉异常、麻木及发凉。严重的闭塞及缺血可以导致瘫痪。查体包括闭塞远端搏动消失、发绀、苍白、色斑、皮肤温度下降、肌肉僵硬、感觉丧失、无力、腱反射消失。如果急性动脉阻塞存在侧支循环，缺血症状可不明显，因为这种情况经常出现在移植物堵塞的时候。这种情况下患者主诉在跛行、中度的疼痛及感觉异常之前突然出现活动耐量降低。患处苍白及发凉明显，但是感觉及运动功能仍存在。诊断急性主动脉阻塞经常依据其明显的临床表现。通常情况下，MRI、CTA、造影可以用于诊断及明确阻塞的部位。

治疗　急性主动脉闭塞

一旦确诊,患者应静脉内肝素进行抗凝治疗,以防止凝块的扩展。新发的严重缺血,尤其是活动受累时,应立即进行干预保证再灌注。置入支架、外科血栓取出术、动脉旁路移植等血运重建术可迅速恢复缺血肢体血流,尤其是当近端大血管阻塞时。

当急性动脉闭塞是由血栓阻塞在动脉粥样硬化血管或动脉旁路移植术引起的。应用重组组织型纤维蛋白溶解酶活化剂,如瑞替普酶、替奈普酶进行动脉溶栓治疗常有效。溶栓治疗也适用于患者整体状况不适合外科干预或小的远端血管阻塞时。在溶栓过程中需严密观察出血并发症。另外一种血管内血栓取出术为运用高压水动力及旋转收集器将血栓切除并将碎片取出。这类方法很少单独应用,而经常结合药物溶栓治疗。当患肢失去活性(主要表现在感觉功能缺失、麻木,超声检查发现动脉及静脉血管无血液流动)需进行截肢。

如果肢体血管闭塞不严重,可采用非手术方法进行治疗,包括观察及抗凝治疗。抗凝治疗能够阻止血栓再发、降低血栓继续扩展的可能。治疗初始可经静脉应用肝素,继之口服华法林。推荐剂量与治疗深静脉血栓时相同。如栓子来自感染性心内膜炎、人工心脏瓣膜或心房黏液瘤往往需要手术治疗去除病因。

动脉栓塞

动脉粥样硬化性栓塞是急性动脉闭塞的亚型。这种疾病是由近端动脉粥样硬化病变或动脉瘤部位的沉积纤维蛋白、血小板、胆固醇残余碎片等多成分栓子所引起。大的突出的动脉粥样化为栓子来源,该栓子可能引起卒中及肾功能不全、肢体缺血。粥样硬化性栓塞可出现在动脉血管干预之后。因为栓子易于阻塞肌肉及皮肤的小血管,但不会阻塞大血管,远端搏动通常可触及。患者主诉急性疼痛及阻塞部位压痛。血管闭塞可导致缺血及"蓝足趾"综合征;也可出现坏死、坏疽(图 39-2)。闭塞部位出现压痛、苍白、网状青斑。皮肤及肌肉活检可见胆固醇结晶。

粥样硬化性栓子导致的缺血很难治疗。通常外科血管重建及溶栓无效,因为栓子呈多重性、成分多样,而且栓塞多位于远段。一些证据表明血小板抑制药可以防止动脉硬化性血栓形成。外科手术去除或旁路移植动脉粥样硬化血管或动脉瘤,目的预防其所引起的复发性粥样硬化性栓子是必要的。

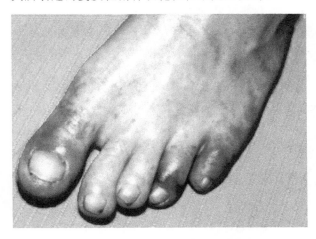

图 39-2　动脉硬化性血栓致足趾发绀及缺血性坏死(蓝趾综合征)

胸廓出口压迫综合征

这种症状是源于胸廓神经血管丛(动脉、静脉、神经)经过颈及肩部时受压引起。颈肋、三角肌发育异常、锁骨邻近第一肋骨或胸小肌异常走行均可压迫胸廓至上肢的锁骨下动脉、静脉及臂丛等组织。依据对结构的影响,胸廓的压迫症状分为动脉型、静脉型、神经型。患者神经压迫可以出现肩部及上臂疼痛、无力及感觉异常。压迫动脉可以引起跛行、雷诺现象,进而出现缺血组织坏死及坏疽。压迫静脉可以引起锁骨下静脉及腋静脉血栓。该症状出现通常与其作用有关并称之为腋静脉创伤性血栓形成综合征。

走近患者　胸廓出口压迫综合征

胸廓出口压迫综合征查体通常正常,除非行刺激试验。偶见远端搏动减弱或消失,明显的发绀或者缺血可支持疾病诊断。压痛可出现于锁骨上窝。腋锁骨下静脉出现血栓,典型的症状为肢体水肿。肩部及上肢侧支静脉的扩张十分明显。

一些支持性诊断试验通常用于该病诊断,诊断性试验可造成锁骨下动脉杂音、上肢搏动减弱。这些试验包括上臂外展 90°,肩部旋转运动;斜角肌试验(颈部伸展,头部向症状侧旋转);肋锁试验(肩部后旋转），过度外展试验（胳膊抬高 180°）。胸部 x 线出现颈肋，多普勒超声心动图、MRI、造影可证明锁骨下动脉压迫。超声心动图、MRI、造影可诊断锁骨静脉血栓的形成。如果臂丛神经受累，神经功能检查如肌电图、神经功能测试、感觉功能激发试验异常，这些试验即使正常，由于其低敏感性，也不能排除胸廓出口压迫综合征。

大部分患者可以经过非手术方式治疗，这类患者应该避免引起该症状的体位。许多患者得益于肩胛带练习。偶尔可通过外科手术切除第一肋骨及斜角肌来缓解症状及治疗缺血。

腘动脉挤压

腘动脉挤压主要影响年轻、运动男性及女性，腓肠肌或腘部肌肉压迫腘动脉引起间歇性跛行。血栓形成、栓塞、动脉瘤均可发生。搏动检查可以是正常的，除非行刺激试验，如踝关节背伸和跖屈趾（指）。诊断由多普勒超声心动图、CTA、MRI、造影证实。治疗包括外科腘动脉手术松解术及血管重建。

腘动脉动脉瘤

腘动脉动脉瘤是最常见的外周动脉瘤。50% 是双侧的。腘动脉瘤患者经常伴有其他动脉瘤，特别是主动脉瘤。最主要的临床表现为肢体血栓形成及栓塞之后的肢体缺血。破裂很少发生。另外，并发症包括腘静脉及神经的压迫症状。腘动脉瘤可以通过触诊及超声诊断。处理的适应证包括症状性动脉瘤或者瘤体直径超过 2～3cm，因为存在血栓形成、栓塞、破裂等风险。

动静脉瘘

动静脉瘘为动脉及静脉之间通过血管床不正常的连接形成，可以分为先天性或后天获得性。先天性动静脉瘘是胚胎时期血管分化成动脉及静脉失败的结果。它们与胎记有关，可位于任何器官，四肢常见。后天性动静脉瘘出现在血液透析、穿透伤（如枪伤或刀伤）、动脉导管治疗手术并发症。动静脉瘘少见原因是动脉瘤破裂进入静脉。

临床特征与动脉瘘的位置及大小相关。通常情况，可触及搏动性肿块，漏口处可闻及震颤及血管杂音。瘘管长期存在，因为静脉压升高，可出现慢性静脉功能不全的临床表现，包括外周水肿，大的、弯曲的静脉曲张，色素沉着。缺血发生在肢体远端。皮肤温度是在动静脉瘘处更高。大的动静脉瘘致心脏输出增加导致心脏肥大和高排血量心力衰竭（参见第 17 章）。

诊断经常源于明显的体检。大的动静脉瘘压迫可以出现反射性心率减慢。多普勒超声可以检查动静脉瘘，尤其是在指引导管进入受阻部位的动静脉瘘。CT 及造影可以证明瘘的部位及大小。

动静脉瘘的治疗包括外科、放射线、栓塞。先天性瘘通常难以治疗，因为其交通支数量多而分布广。主要交通支结扎之后，往往可以形成新的交通支。这些病变最保守的治疗方法为采用弹性支撑长筒袜，该法可以减少静脉高压带来的不良后果。偶尔，使用自身栓塞物质（脂肪及肌肉）或止血剂（明胶海绵及硅片）来阻塞瘘口。获得性动静脉瘘可以通过外科治疗如分开或隔绝瘘口治疗。偶尔，自身或人工移植物用于动静脉瘘的重建。

雷诺现象

雷诺现象是以缺血为特征，临床表现为指甲末端或足趾在受冷之后出现苍白、发绀、发红，受热后恢复正常的一系列现象。情绪紧张也可能参与该现象的形成。颜色的改变具有明显的界线，通常局限在手指及足趾。典型表现为当患者暴露在寒冷的环境或者接触寒冷物体，一个或者多个部位可出现发白。发热、苍白代表雷诺现象的缺血期，主要由于受累血管痉挛导致。在缺血的阶段，毛细血管和小静脉扩张、发绀源于去氧的血液。发冷、麻木、感觉异常经常伴随苍白及发绀发生。

恢复温度时，远段血管痉挛缓解，流向扩张的动脉及毛细血管的血液急剧增加。充血反应致远段皮肤变红。除了发红、发热，患者充血期出现波动感、疼痛感。尽管这种三相变色反应是雷诺现象的典型表现，但是一部分患者会仅出现苍白和发绀，另外一些患者仅出现发绀。

雷诺现象大体分为两种形式：特发性即雷诺病、继发性改变，这种改变与其他相关性疾病或引起的已知血管痉挛的疾病相关（表 39-1）。

雷诺病

当继发性雷诺现象被排除之后即为雷诺病。超过 50% 雷诺现象的患者为雷诺病。女性患病率是男性的 5 倍，常见于 20～40 岁。手指相比足趾更加容易出现。最先出现的部位为 1～2 个手指，随后出现在手指全部。40% 的患者影响足趾。尽管足趾血管痉挛与手指痉挛同时出现，但是也可能单独出现。很少情况出现在耳垂、鼻尖、阴茎。雷诺现象频繁出

表 39-1　雷诺现象的分类

原发或特发性雷诺现象：雷诺病
继发性雷诺现象
　胶原血管疾病：硬皮病、SLE、类风湿关节炎、皮肌炎、多肌炎
　动脉闭塞性疾病：肢体动脉硬化性改变、血栓闭塞性脉管炎、急性动脉闭塞、胸廓压迫综合征
　肺动脉高压
　神经性疾病：椎间盘疾病、脊髓空洞症、腕管综合征
　血液恶病质：冷凝集素、冷沉球蛋白血症、冷沉纤维蛋白血症、高黏性疾病、Waldenstrom 巨球蛋白血症
　创伤：震动伤、锤手综合征、电击伤、冻伤、打字手、钢琴手
　药物：麦角制剂、麦角新碱、肾上腺受体拮抗药、博来霉素、长春碱、顺铂

现在偏头痛或变异性心绞痛患者中。这些关联表明血管痉挛有可能是一个常见的诱发原因。

体检结果往往是正常的。桡、尺及足背动脉搏动均正常。手指及足趾受刺激后会变冷或过度出汗。在 10％ 的患者出现远段皮下结缔组织变硬变。无证据表明诊断性造影有效。

通常，雷诺病患者有中等形式的雷诺现象。少于 1％ 的患者缺乏表现。一旦这种疾病被诊断，自发性改变的占到 15％，进一步发展达到 30％。

继发性雷诺现象

80％～90％ 的雷诺现象的患者出现系统性硬化，30％ 患者出现症状。它可以是硬皮病多年唯一的症状。不正常的血管促进雷诺现象的发生。手指缺血溃疡可发展成坏疽和自发性截肢。20％ 的系统性红斑狼疮患者会出现雷诺现象。偶尔，持续性远段缺血可发展成溃疡及坏死。在大部分严重的病例中，小的血管可由增生性动脉内膜炎引起来。30％ 的患者发展成多发性肌炎。通常可发展成类风湿关节炎，这种现象与远段血管的增生有关。

肢体动脉粥样硬化是 ＞50 岁男性引起雷诺现象共同的原因。血栓闭塞性脉管炎不是雷诺现象常见的原因。但是在年轻患者中是常见的，尤其是经常吸烟的年轻人。寒冷诱发的苍白在这些疾病的发展可局限于一个或两个所涉及的手指或足趾。雷诺现象偶尔发生在大-中动脉闭塞或血栓形成之后。动脉粥样硬化沉积的栓塞可引起远段闭塞。这种情况经常包括 1～2 个手指或足趾。但不能与雷诺现象混淆。在胸廓压迫综合征患者中，雷诺现象源于减少血管压力，臂丛交感神经受刺激，或两者相结合。雷诺现象可发生在原发性肺高压；这并非巧合，反映神经功能异常可影响肺及远端循环。

大量的血液恶病质也可能与雷诺现象相关。寒冷诱导的血浆蛋白沉淀、高黏血症、红细胞、血小板聚集出现在冷凝血素、冷沉球蛋白血症、冷沉纤维蛋白血症的患者中。高黏血综合征伴随出现骨髓增生性及巨蛋白血症也应该考虑雷诺综合征。

雷诺现象经常出现在使用手部震荡工具的人群里，如锯子或电钻。这种现象同时也经常出现在钢琴家及键盘操作者。电击对于手部的损伤或者冻疮也可以在后期发展成雷诺现象。

一些药物可经常与雷诺现象有关。这些药物包括麦角制剂、肾上腺受体拮抗剂、化疗药物博来霉素、长春碱及顺铂。

治　疗　　雷诺综合征

大多数患者会出现中度不频繁的症状。这类患者应使他（她）们安心，建议保暖，尽量避免寒冷。此外，手套是必备的。患者也应该保护躯体、头部、足部进而避免寒冷刺激诱导血管收缩。烟应该戒掉。

药物治疗只是针对比较严重的患者。二氢吡啶钙离子拮抗药，如硝苯地平、非洛地平、氨氯地平可降低该症状的发生。但是地尔硫草效果不佳。突触后肾上腺受体拮抗药哌唑嗪具有良好的反应；多沙唑嗪、特拉唑嗪同样有效。外用硝酸甘油或许也有效。交感神经切断术对那些药物无反应的患者有效。

手足发绀

这种情况下，动脉血管收缩随后毛细血管及小静脉扩张导致手部持续性发绀，然而，足部很少发生。发绀主要在寒冷刺激后。该病分为原发和继发两种。原发性，女性相对男性更容易出现。年龄通常 ＜30 岁。通常情况的患者没有症状，然而求医是因为肤色变化、变色。预后是良好，不会发生疼痛、溃疡及坏疽。体检示搏动正常，外周发绀，掌潮。皮

肤营养改变及溃疡不发生。这种疾病和雷诺病不相同的，因为该病持续性，而不间断，皮肤变色从手指向近端扩散，不出现苍白。动脉闭塞引起继发性缺血可以由存在正常的搏动而排除。不出现中心性发绀及血氧饱和度下降。患者应该保暖，避免寒冷刺激。

继发性发绀源于低氧血症、结缔组织病、冷凝集素、冷球蛋白、神经性厌食症、直立性心动过速。治疗直接针对潜在的病因。

网状青斑

在这种情况下，肢体病变部位形成斑点或偏红色网状变为蓝色。受冷时青斑最常出现。网状青斑分为原发和继发性。原发性或特发性的形式可能是良性的或者与溃疡有关。良性的形式更多出现在女性，而且更多出现在 30 岁初期的患者。良性患者经常无症状，且与化妆品有关。这些患者应该保证避免寒冷刺激。没有相应的治疗药物。伴有溃疡的网状青斑也称之为萎缩斑块。这种溃疡疼痛，且可在数月恢复。继发性病变发生在动脉硬化闭塞、系统性红斑狼疮、其他血管炎、抗心磷脂抗体、高黏血症、冷球蛋白血症、Sneddon 综合征（缺血性卒中、网状青斑）等疾病中。皮肤溃疡很少发生。

冻疮

冻疮是暴露在寒冷刺激下，急性形成的血管紊乱。在寒冷刺激下，红斑发生在下肢较低部位或足部。该病可出现皮肤瘙痒和烧灼感，其可能是水疱及溃疡引起。病理检查证明单核细胞及多形核白细胞扩散及周围血管浸润等血管炎性改变。巨细胞可出现在皮下组织。患者应该避免暴露在冷环境下，溃疡部位应该保持干净，衣服应无菌。交感神经阻滞药或钙离子拮抗药对于某些患者有效。

红斑性肢痛

这种疾病以热痛及肢体红斑为特征。腿部相比手部更加容易出现，男性更加容易出现。红斑性肢痛可发生在任何年龄，主要出现在中年人。可分为原发性及继发性。继发红斑性肢痛的发生原因是骨髓增生疾病如红细胞增多症、血小板增多症。很少由以下原因导致：药物包括钙离子拮抗药、溴隐亭、培高利特，神经病，结缔组织疾病如系统性红斑狼疮，癌旁综合征。患者主诉在温暖的环境中肢体灼烧并加剧。这种症状在寒冷环境或者肢体举高时缓

解。这种疾病与外周疾病及周围神经病变继发性缺血易区分，因为动脉搏动和神经检查是正常的。没有特殊的治疗方式，阿司匹林可以缓解骨髓增生症继发性红斑性肢痛的症状，针对继发性红斑性肢痛或许有用。

冻伤

这种情况的发生大多数是因为患者在极其寒冷的环境或者直接接触了寒冷的物体引起组织损伤。组织损伤源于冷冻或者血管收缩。冻伤影响肢体远段部位或者脸部如耳、鼻、下巴、脸颊。表浅部位包括皮肤及皮下组织。患者出现疼痛及麻木、皮肤蜡白。复温时出现发绀、红斑、风疹块、水肿、水疱。深部的冻伤包括肌肉、神经、深部血管。也可以导致手部或足部水肿、囊泡、大疱、组织坏死、坏疽。

初期治疗在一种再次暴露在冷条件下冻伤不出现的环境中复温。复温可浸入 40～44℃（104～111℉）水中。禁忌按摩、冰水、迅速变热。损伤部位可以用香皂或者防腐剂洗涤，衣服应该无菌。镇痛药在复温时应用。抗菌药应用于感染。交感神经阻滞类药物还没有确定。恢复之后，患者对寒冷的敏感性会增高。

静脉和淋巴系统疾病

静脉疾病

肢体静脉疾病要么是表浅的，要么是深部的。在下肢，表浅静脉系统包括大小静脉极其分支、大动脉伴行的深部大静脉。穿孔的静脉在多个部位连接表浅及深部静脉。静脉瓣通过静脉系统直接将血流送到中心静脉。

静脉血栓形成

伴随静脉血管壁的炎症反应出现的表浅及深部静脉的血栓，称之为静脉血栓或血栓性静脉炎。血栓主要由血小板及纤维蛋白组成。红细胞穿插到纤维蛋白中，血栓在血流中扩散。血管壁的炎症反应是极少的或者以粒细胞浸润、内皮消失、退化为特征。

1856 年由 Virchow 提出易患静脉血栓的因素包括淤血、血管损伤、高凝状态。大量的临床状态与静脉血栓的高凝状态有关（表 39-2）。＞50％的患者具有骨折的手术史，尤其在髋及膝关节术后。10％～40％的患者是具有腹部及胸部的手术史。患

有胰腺、肺、泌尿生殖道、胃部、胸部的癌症可为高发人群。接近 10％～20％ 特发性深静脉血栓的患者存在或可以发展成癌症，是否应该对该类患者进行恶性肿瘤的重点诊断，目前还存在争议。

表 39-2　与静脉血栓相关的高危险因素

外科
　整形、胸部、腹部、泌尿生殖器
肿瘤
　胰腺、肺、卵巢、睾丸、泌尿道、胸廓、胃部
创伤
　骨折：脊柱、骨盆、股骨、胫骨、脊髓损伤
固定
　急性心肌梗死、充血性心力衰竭、卒中、术后康复
妊娠
雌激素替代或避孕
　雌激素、避孕药、雌激素调节剂
高凝状态
　抗活化的蛋白 C、凝血酶原 20210A、基因突变至凝血酶原Ⅲ、蛋白 C、蛋白 S 缺乏；抗磷脂综合征、骨髓增生性疾病、异常血纤维蛋白原、弥散性血管内凝血
小静脉炎
　血栓闭塞性脉管炎、Behçet 病、高胱氨酸尿症
深静脉血栓史

血栓的危险将会增加在创伤之后，如在脊柱、股骨、胫骨骨折之后。固定，无论是否存在潜在疾病，是引起静脉血栓最大隐患。这种情况在急性心肌梗死及充血性心衰患者中更易发生。静脉血栓的形成在妊娠期间的发生率增加，特别是在第 3 孕期和产后的第 1 个月，以及使用口服避孕药、绝经后激素替代疗法或选择性雌激素受体调节剂的患者中。大量遗传或获得性疾病产生系统性高凝状态，包括活化蛋白 C 抵抗、促血栓 G20210A 基因突变引起抗血栓Ⅲ、蛋白 C 及蛋白 S 缺乏；抗磷脂综合征、同型半胱氨酸尿症、系统性红斑狼疮、骨髓增生性疾病、异常纤维蛋白原异常、肝素诱导的血小板减少症、弥散性血管内血凝均与与静脉血栓形成有关。静脉炎发生在血栓性静脉炎、Behcet 综合征、高胱氨酸尿症患者中可引起静脉血栓。

浅静脉血栓

大隐静脉极其分支不会导致肺栓塞。与静脉导管插入有关，发生静脉曲张或与深静脉血栓形成有关。表浅静脉血栓迁移与癌症相关，可以发生静脉炎，如血栓闭塞静脉炎。表浅静脉血栓的临床特征很容易与深静脉血栓区别。患者主诉血栓部位疼痛。体检可见发红、发热，表浅静脉处可见线性触痛线。周围区域出现发红、水肿。

治疗　浅静脉血栓

治疗是主要推荐的方式。开始，患者可以躺在床上将腿抬起来及应用热的器械。非甾体类抗炎药不但可以镇痛，也可以掩盖血栓传播的临床症状。如果大隐静脉的血栓位于大腿、游动向大隐动脉及股静脉连接点，认为抗凝治疗对于阻止血栓向深部血管及肺栓塞发展是有效的。

静脉曲张

曲张的静脉管径扩张，曲折的表浅静脉源于大隐静脉缺乏功能性及结构性的瓣膜、静脉壁功能减弱、高的壁内压力或动静脉瘘。静脉曲张分为原发性和继发性，原发性静脉曲张源于表浅静脉，其发生的概率女性是男性 2～3 倍。接近 50％ 的患者具有家族遗传史。继发性静脉曲张主要由于深静脉功能不全、不完全的静脉穿孔或深静脉闭塞引起作为桥侧支的表浅静脉扩张。

静脉曲张的患者经常会出现腿部的表现。症状包括钝痛、长时间站立之后出现腿部压胀感。这种症状可于腿部抬高之后缓解。偶尔出现严重的腿部感觉、踝关节部位的中度水肿。表浅静脉血栓通常会出现。甚少出现曲张破裂及出血。腿部检查发现静脉曲张通常可以证明曲张血管。

静脉曲张的血管经常应用非手术治疗的方式。腿部抬高或避免长时间的站立、穿弹性筒袜可缓解症状。弹力长筒袜的压力可以抗衡静脉压力。其他方式包括硬化剂治疗、腔内放射及激光烧蚀，外科手术针对持续性疼痛、反复静脉血栓、皮肤溃疡的患者。这种治疗方式可以导致水肿发生的可能。症状性静脉曲张可以通过硬化剂治疗，该方法是硬化剂注入到曲张静脉病并压力绷带。经皮血管腔内给予放射或激光能针对不完全大隐静脉曲张患者。外科治疗包括大、小隐静脉结扎剥离。

慢性静脉功能不全

慢性静脉功能不全源于深静脉或瓣膜功能不全。深静脉血栓之后，静脉瓣膜叶变厚收缩以至于它不能阻止血流的反流。血管壁硬而厚。尽管大部分血管变形在血栓形成之后，但是大静脉近段仍保

持闭塞。远段静脉瓣膜继发性功能不全由于高压使静脉膨胀、瓣叶分离引起。原发性深静脉瓣膜功能失调也可能发生在无血栓病史的患者中。该患者主诉腿部钝痛并在长时间站立的时候加重,并将腿部抬高可缓解。体检证明腿部周径、水肿、表浅静脉曲张增加。远段腿部出现红斑、皮炎、色素沉着,溃疡出现在踝关节内侧及外侧(图 39-3)。蜂窝织炎是个反复再发的难题。CEAP(临床、病因、解剖、病理生理)模式包括症状的变异,慢性静脉功能不全及严重性的体征(表 39-3)。

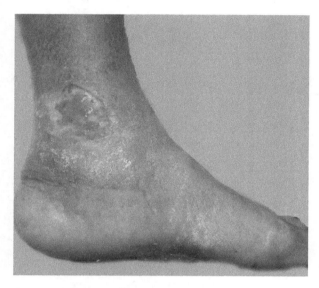

图 39-3　内踝附近的静脉功能不全伴活动性静脉溃疡

表 39-3　CEAP 分类

C0	没有明显的静脉疾病
C1	毛细血管、网状静脉
C2	静脉曲张
C3	没有皮肤改变的水肿
C4	皮肤的改变包括色素沉着、湿疹、脂性硬皮病、萎缩
C5	溃疡的治愈
C6	活化的溃疡

患者应该避免长时间站立或端坐。腿部抬高有效。白天穿长筒袜。这些方式应该在皮肤溃疡时重点应用。溃疡部位敷料从湿到干或者封闭的胶体敷料。商用的压力敷料由氧化锌、炉甘石、甘油及明胶组成,每周更换 1 次直到痊愈。外科手术切断无活性的交通静脉用于反复溃疡及严重水肿。筋膜下内

镜穿孔术是一种创伤极小且能阻断无活性的交通静脉的方法。瓣膜成形术及静脉旁路移植甚少应用。

淋巴疾病

毛细淋巴管是由单层内皮细胞形成的盲管。缺乏或广泛有窗的毛细淋巴管的基膜允许间质性蛋白及质粒通过。毛细淋巴管结合大的血管包括具有收缩功能平滑肌。小-中型淋巴管通向大的淋巴管、大的淋巴管中大部分通向胸部管腔。淋巴循环参与间质液体吸收及感染反应。

淋巴水肿

淋巴水肿分为原发性及继发性(表 39-4)。原发性淋巴水肿的发生率为 1/10 000。原发的淋巴水肿继发于淋巴发育不全、淋巴管堵塞等。它与 Turner 综合征、Klinefelter 综合征、Noonan 综合征、黄指甲综合征、肠内淋巴水肿综合征、淋巴肌瘤有关。女性更容易患病。该病分 3 个临床亚型:先天性,出生即出现;早发型,出现在青春期;迟发型,出现在 35 岁之后。先天家族性淋巴水肿及早发性淋巴水肿或许是由常染色体显性遗传伴有多样外显子引起;常染色体及性关联隐性遗传是很少见的。

表 39-4　淋巴水肿的原因

原发性	继发性
先天性(包括 Milroy 疾病)	复发性淋巴水肿
早期淋巴水肿(非 Milroy 疾病或慢性家族性肢体淋巴水肿)	丝虫病
	肺结核
	肿瘤
	外科治疗
迟发型淋巴水肿	放射治疗

继发淋巴水肿源于受伤或者正常的淋巴管道堵塞。链球菌引起的反复性细菌淋巴炎是淋巴水肿的主要原因。引起继发性淋巴水肿最主要的原因是丝织虫。肿瘤也可以至淋巴管堵塞,如前列腺癌及淋巴瘤。由肺结核、接触性皮炎、性病性淋巴肉芽肿、风湿性关节炎、妊娠、自身诱导性、止血压迫人工淋巴管后等引起。

淋巴水肿通常不痛,但是患者的会感觉到感觉迟钝、腿部感觉加重,最常见症状位于下肢。下肢淋巴水肿最先出现在足部,逐渐上升到腿部,最后发展成整个肢体水肿。在早期阶段,水肿软而有压坑。在慢性阶段,肢体呈现条纹状、组织变硬及纤维化。此时压坑不复出现。肢体正常轮廓消失,足趾呈方

形。淋巴水肿应该与其他原因引起单一下肢肿胀相区别,如深静脉血栓、慢性灌注不足等情况。在慢性灌注不足,水肿呈软性、出现淤滞性皮炎、色素沉着过度和表面的静脉曲张。另外引起腿部肿大为外周黏液性水肿及脂肪水肿导致的淋巴水肿样改变。外周黏液性水肿发生在甲状腺功能亢进患者中,尤其是 Grave 病,主要由透明脂酸在真皮中沉淀形成。脂肪水肿经常出现在女性患者中,由于脂性组织沉淀在大腿到足踝而足部不累及。评价患者淋巴水肿有明确病因。腹部、骨盆超声及 CT 可以用来观察堵塞部位。MRI 可以观察筋膜上水肿及鉴别淋巴结节及扩张的淋巴通道。淋巴系统闪烁造影及淋巴造影术很少有提示意义。淋巴闪烁造影包括在远端受累的肢体皮下组织中注射放射性胶体标记物。淋巴造影术为对比剂注射到已经被分离及插管的远段淋巴组织。在原发性淋巴水肿中,表现为淋巴管道缺失、发育不全、管腔扩张。在继发性淋巴水肿中,表现为淋巴管腔扩张,它可决定堵塞水平。

治 疗　淋巴水肿

下肢淋巴水肿的患者应该对足部进行细心护理,以防止淋巴管的炎症复发。皮肤卫生很重要,润肤剂可用于避免皮肤干燥。预防性抗生素是很有效。真菌感染应该积极治疗。应该鼓励患者参加体育活动;经常抬高腿部可以减轻水肿。包括按摩在内的物理疗法对于促进淋巴回流是有效的。患者可以穿弹力袜,以减轻直立体位时出现的淋巴水肿。居家时使用间歇性充气压迫装置也可减轻水肿。禁用利尿药,因为它可能导致血容量不足和代谢紊乱。显微淋巴静脉吻合术可建立从堵塞淋巴管至静脉系统的侧支通道。

（杜占奎　王效增　译）

第 40 章

肺动脉高压

Stuart Rich

概述

肺动脉高压(pulmonary hypertension,PH)系指肺动脉压力异常升高,乃左心衰竭、肺实质病变、肺血管病变、血栓栓塞或上述综合因素所致。无论心脏原因、肺实质病变抑或肺血管本身疾病所致PH,均常以逐渐进展为特征。诸多原因均可引起PH,故治疗之前务必明确PH病因。

病理生理学

为应对肺血管阻力增加,右心室(right ventricle,RV)通过增加其收缩压而维持心排血量。某些患者会逐渐出现肺循环改变,致使肺血管床重构逐渐加重,此时即使始发因素已移除,PH仍将持续存在甚至逐渐加重。

RV对肺血管阻力增加的承受能力受诸多因素影响,如年龄和PH进展速度等。如大血栓所致急性肺栓塞可致右心衰竭甚至休克,而慢性血栓栓塞性疾病,尽管堵塞严重程度相同,却仅引起轻度运动耐力异常。如并存低氧血症,也可损害RV代偿功能。研究显示,PH患者如RV氧耗量过度增加或冠状动脉供血不足,致其心肌缺血,可诱发右心衰竭。发生右心衰竭以后常见周围性水肿,往往预后不佳。

诊断

PH最常见症状为劳力性呼吸困难,其他常见症状包括易疲劳、心绞痛、晕厥、头晕与周围性水肿等。

典型体征包括颈静脉压力升高,颈动脉搏动减弱和RV冲动等。大部分患者肺动脉瓣区第二心音增强,可闻及RV第四心音和三尖瓣关闭不全杂音

(参见第9章)。周围性发绀和水肿多出现于肺动脉高压晚期。

实验室检查

各种辅助检查,见图40-1。胸部X线可见中心肺动脉增宽,如有肺部疾病,可见肺野相应改变。心电图显示电轴右偏、RV肥厚。超声心动图常见RV和右心房增大,而左心室(left ventricle,LV)腔缩小。多普勒超声心动图可见三尖瓣反流,通过三尖瓣反流束可估测RV收缩压。肺功能试验有助于发现潜在气道阻塞性疾病,而高分辨率胸部CT更适于诊断限制性肺部疾病。多种原因所致PH可出现低氧血症和一氧化碳弥散异常,几乎所有血栓栓塞性PH都存在肺灌注扫描异常,非节段性灌注缺损在长期PH后也很常见,但并无血栓栓塞。实验室检查还应包括抗核抗体和HIV检测。此外,特发性肺动脉高压(idiopathic pulmonary arterial hypertension,IPAH)患者甲状腺疾病发生率较高,推荐定期检测促甲状腺激素。

心导管术

为准确测量肺动脉压力、心排血量、LV充盈压,并计算分流量(必要时),心导管检查必不可少,请务必于呼气末记录压力曲线。对于动脉型PH,推荐行急性肺血管扩张试验以检测肺血管反应性。在快速降低肺动脉压力方面,吸入一氧化氮,静脉给予腺苷和依前列醇具有同等效果。一氧化氮吸入浓度为$(10\sim20)\times10^6$;腺苷初始剂量为$50\mu g/(kg\cdot min)$,此后每2分钟增加剂量1次,每次增加$50\mu g/(kg\cdot min)$,直至患者出现不良反应时停止;依前列醇初始剂量为$2ng/(kg\cdot min)$,每30分钟增加剂量1次,直至患者出现不良反应。反应阳性者可用钙阻滞药治疗,并且预后更佳。

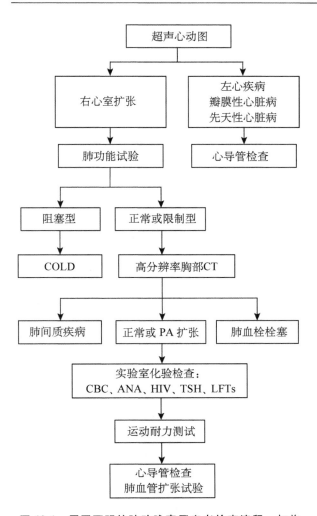

图 40-1　原因不明的肺动脉高压患者检查流程。 如临床检查发现符合肺动脉高压表现,应对其所有病因和相关疾病进行检查。COLD. 慢性阻塞性肺疾病;CBC. 血细胞计数;ANA. 抗核抗体;HIV. 人类免疫缺陷病毒;TSH. 促甲状腺激素;LFTs. 肝功能检测

动脉型肺动脉高压

　　动脉型肺动脉高压(pulmonary arterial hypertension,PAH)有多种病因,也包括 IPAH(表 40-1),其共同组织病理学特征为中膜肥厚、偏心性或同心性内膜纤维化、血栓再通(貌似纤维网状)及丛样病变。

病理生理学

　　PAH 基础病变为血管收缩、血管增生、血栓形成和炎症反应(图 40-2)。业已证实,此类患者存在多个调节肺血管内皮和平滑肌细胞的分子通路与基因异

常,包括电压门控钾通道表达减少、骨形成蛋白Ⅱ型受体基因突变、组织因子表达增加、5-羟色胺转运体过度激活、低氧诱导因子 1α 转录因子激活、活化 T 细胞核因子激活等。结果是平滑肌细胞不再凋亡而是不断增生,抗凋亡内皮细胞出现,导致血管腔消失。此外,缘于本身因素或内皮功能异常,血液处于高凝状态,凝血酶沉积于肺血管床,加速血管增生。

表 40-1　肺动脉高压临床分类

第 1 类　动脉型肺动脉高压
　主要特征: 肺动脉压力(PAP)升高而肺毛细血管楔压(PCWP)正常
　包括:
　　特发性(IPAH)
　　　散发性
　　　家族性
　　　药物或毒素所致
　　　新生儿持续性肺动脉高压
　　　肺毛细血管多发性血管瘤
　　与其他疾病相关
　　　胶原血管病
　　　先天性体-肺分流性疾病
　　　门静脉高压
　　　HIV 感染
第 2 类　静脉型肺动脉高压
　主要特征: PAP 和 PCWP 均升高
　包括:
　　左心房和左心室疾病
　　左心瓣膜性心脏病
　　肺静脉梗阻
　　肺静脉阻塞性疾病(PVOD)
第 3 类　缺氧性肺疾病相关性肺动脉高压
　主要特征: 慢性缺氧并 PAP 轻度升高
　包括:
　　慢性阻塞性肺疾病
　　间质性肺疾病
　　睡眠呼吸紊乱
　　肺泡低通气病变
　　高原环境下慢性缺氧
　　肺发育异常
第 4 类　慢性血栓栓塞性肺动脉高压
　主要特征: PAP 升高并肺动脉阻塞病史＞3 个月
　包括:
　　慢性肺动脉血栓栓塞
　　非血栓性肺动脉栓塞(如肿瘤,外源物)
第 5 类　杂类
　主要特征: PAP 升高合并全身系统疾病,因果关系不明
　包括:
　　结节病

续表

慢性贫血
组织细胞增生症 X
淋巴管瘤病
血吸虫病

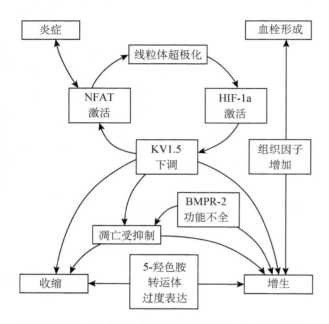

图 40-2 导致肺动脉高压的生物反应通路。仅列举了某些更有特点的通路。因通路繁杂，且诸多通路异常共存，故不可能单一因素致病。BMPR-2. 骨形成蛋白受体-2；HIF. 低氧诱导因子；KV 1.5. 电压门控钾通道 1.5；NFAT. 活化 T 细胞核因子

特发性肺动脉高压

　　IPAH，既往称之为原发性 PAH，属罕见疾病，发病率约 $2/10^6$。女性居多，自婴儿至 60 岁以上均可发病，但大多发病于 30～50 岁。

　　家族性 IPAH 约占 IPAH 的 20%，特点是常染色体显性遗传，但非完全外显。家族性和散发性 IPAH 临床和病理特点完全相同。大部分家族性 IPAH 系骨形成蛋白 II 型受体（转化生长因子 β 家族的一员）基因突变引起。转化生长因子 β 家族包括多种多功能蛋白质，可与丝氨或酸苏氨酸激酶受体结合而激活激酶受体，触发多种细胞反应。其基因外显率低下，提示尚需其他危险因素或病变参与方可临床致病。某些家族性 IPAH 患者同时存在活化素样激酶和内皮因子基因突变，后者与遗传性出血性毛细血管扩张有关。

自然病史

　　IPAH 通常于病程晚期方确诊，故其自然病史尚不明确。据报道，在靶向药物问世之前，IPAH 确诊之后仅可存活 2～3 年。功能分级仍是预测存活时间的最佳因子，NYHA 心功能 IV 级平均存活期 < 6 个月。右心衰竭为其主要死因，患者表现为进行性低氧血症、心动过速、低血压和水肿。

治 疗	动脉型肺动脉高压

　　禁止剧烈运动，PAH 患者肺动脉压力可随运动而升高；给予利尿药，可缓解周围性水肿，并有助于减轻 RV 容量负荷；监测脉搏血氧，动脉氧饱和度降低者吸氧有助于缓解缺氧和 RV 缺血；提倡所有患者均给予抗凝治疗，研究显示，华法林治疗可提高患者存活率，剂量应以国际标准化比值达到正常 2～3 倍为准。

　　现已批准多种靶向药物治疗 PAH，下面将予以系统论述。对各种药物并无厚此薄彼之意，然而不同类型 PAH，各种药物有效性与不良反应并不相同。除钙通道阻滞药外，所有靶向药物无一能显著降低肺动脉压，对存活率的长期影响也不明确。各种药物使用与选择原则，见表 40-2。

表 40-2 动脉型肺动脉高压药物治疗原则

明确诊断：
治疗前需行心导管术检查
药物治疗初步评估
检测患者药物反应性，确定治疗是否有效
肺血管扩张试验
于诊断时进行，以防遗漏阳性反应患者
阳性患者应给予钙通道阻滞药治疗
钙通道阻滞药剂量宜大
阴性反应者应给予其他治疗
尚未确定何种治疗为一线治疗
务必定期随访
治疗后 8 周内必须复查，如无效，继续原方案治疗也不可能有效
治疗可能随时间延长而失效
如治疗无效，务必更改治疗方案
应更改治疗而非加用另一种治疗
对所有治疗均无效应考虑肺移植
联合治疗收益与风险尚不清楚
仅证实西地那非与依前列醇联用有效

1. 钙通道阻滞药　急性肺血管扩张试验反应阳性(肺动脉平均压降低≥10mmHg,且试验后肺动脉平均压<40mmHg)患者应予钙通道阻滞药治疗。通常治疗剂量宜大,如硝苯地平 240mg/d,氨氯地平 20mg/d。有的患者采用钙通道阻滞药治疗后,肺动脉压力和肺血管阻力显著降低,临床症状明显缓解,RV 肥厚消退,预后显著改善,已有存活 20 年以上的报道。然而仅 20% 以下患者对钙通道阻滞药长期有效,而且它不适合急性肺血管扩张试验阴性反应患者。

2. 内皮素受体阻滞药　内皮素受体阻滞药波生坦和安立生坦现已批准用于 PAH 治疗。随机对照临床试验显示,二者均能改善运动耐力,表现为 6min 步行距离增加。波生坦首月治疗剂量为 62.5mg,每日 2 次,此后增至 125mg/次,每日 2 次。安立生坦治疗剂量为 5mg/d,也可增至 10mg/d。因使用上述药物后肝功能异常发生率增高,整个药物治疗过程中推荐每月检测肝功能 1 次。波生坦不可与环孢素和格列本脲共同服用。

3. 5 型磷酸二酯酶抑制药　磷酸二酯酶-5 抑制药西地那非和他达拉非均已批准用于 PAH 治疗。磷酸二酯酶-5 负责水解肺血管平滑肌中 cGMP,后者是一种中间产物,一氧化氮通过它可降低肺动脉压力,抑制平滑肌生长。西地那非治疗 PAH 有效剂量为 20~80mg,每日 3 次,他达拉非为 40mg,每日 1 次,二者均不可与含硝酸酯类血管扩张药合用。

4. 前列环素类

(1)伊洛前列素:一种前列环素类食物,已批准以雾化吸入方式治疗 PAH。它既可改善症状,也可将运动耐量提高 10%。治疗剂量为每次雾化吸入 2.5~5μg,其主要不良反应为颜面潮红和咳嗽。因其半衰期很短(<30min),推荐每 2 小时吸入 1 次。

(2)依前列醇:已批准采用长期缓慢静脉注射方式治疗 PAH 患者,临床试验显示,即使患者对该药无急性血流动力学反应,长期治疗依然能改善患者症状、运动耐量和存活率。使用该药需中心静脉置管,采用动态输液泵输入。不良反应包括颜面潮红、下颌疼痛和腹泻,但大部分患者可以忍受。

(3)曲前列尼尔:一种依前列醇类似物,已批准治疗 PAH,可采用静脉、皮下和雾化吸入 3 种给药方式。临床试验显示可改善症状和运动耐量。皮下注射时注射部位疼痛是大部分患者改用其他治疗方法的主要原因,不良反应与依前列醇相似。

治疗 PAH 以静脉给予前列环素类效果最佳,即使其他方式无效,该制剂通常依然效果良好,其优良特性包括扩张血管、抑制血小板聚集、抑制血管平滑肌生长和负性肌力作用。对于依前列醇和曲前列尼尔,常需调整剂量数月方可获得最佳治疗效果,这可通过症状、运动耐量和心导管检查确定。目前尚难以确定其最佳治疗剂量,通常依前列醇最佳剂量为 25~40ng/(kg·min),曲前列尼尔为 75~150ng/(kg·min)。主要问题在于长期静脉置管可致感染,故要求患者紧密监测,勤于料理。此外,骤然停止静脉输入可致肺动脉压反弹。

建议每位 PAH 患者均接受靶向治疗。尽管无任何药物因优越于其他制剂而成为一线用药,多数喜欢先用口服或吸入制剂。治疗 2 个月症状仍无改善,应该改用其他治疗,以免耽误有效治疗,导致病情进展,乃至最终对所有药物均反应不佳。虽然目前盛行联合治疗,但随机对照临床研究显示,仅有西地那非与依前列醇联合,患者可从中获益。

5. 肺移植　持续静脉给予前列环素类制剂仍发生右心衰竭的患者可考虑肺移植术。心肺联合移植、双肺移植和单肺移植均可接受,但供体来源经常影响人们选择这种方式。

肺动脉高压相关疾病

胶原血管病

所有胶原血管病均可引起 PAH,尤以 CREST(钙质沉着、雷诺现象、食管疾病、皮肤硬化、毛细管扩张)综合征和硬皮病多见,其次为系统性红斑狼疮、干燥综合征、皮肌炎、多发性肌炎和类风湿关节炎。尽管胸部 X 线、CT 和肺功能试验表现不明显,这些患者实质上常合并肺间质纤维化。患者常见特征性改变为低氧血症,伴典型 PAH 表现。弥散功能下降可出现于 PAH 之前。治疗与 IPAH 相同(参见前述),但效果更差,单纯针对 PAH 进行治疗并不能影响胶原血管病的自然病史。

先天性体-肺分流性疾病

三尖瓣后大型体-肺分流(如室间隔缺损和动脉导管未闭)常导致严重 PAH(参见第 19 章)。三尖瓣前分流(如房间隔缺损和肺静脉异位引流)也可引起 PAH,但比较少见。如不及时矫治,将出现右向左分流的相关临床表现,如低氧血症和周围性发绀,并随剧烈活动而急剧恶化(参见第 6 章)。PAH 也可于缺损矫治后数年甚至数十年出现,这类患者临床表现与 IPAH 相同,但长期存活率优于 IPAH,治疗也与 IPAH 相似。

门脉高压

门脉高压可发生 PAH,但机制不明。晚期肝硬化常呈高心排血量状态,表现为 PH 和右心衰竭共存,反之,心排血量正常可能系右心功能严重受损所致。此时腹水和水肿原因往往难以区分,既可是心源性,也可是肝源性。总之,这种患者预后较 IPAH 差。中度 PH 且对依前列醇反应良好者,成功实施肝移植术后肺血管病变也随之改善。

食欲抑制药

业已证实,多种抑制食欲药物可导致 PAH,如阿米雷司和芬弗拉明等。PH 常于使用药物数年之后出现,虽其临床表现与 IPAH 相同,但药物治疗效果更差。

肺多发性毛细血管瘤

肺多发性毛细血管瘤是一种罕见的 PH 形式,组织学特征为整个肺间质、肺动脉和肺静脉均为薄壁血管所浸润。症状与 IPAH 相似,但常伴低氧血症和咯血。根据胸部 CT 检查可做出诊断,该病通常进行性恶化直至死亡,目前尚无确切治疗办法。

静脉型肺动脉高压

PH 系肺静脉引流阻力增加所致,常与下列病变有关:LV 舒张功能不全,心包疾病、二尖瓣和主动脉瓣疾病、其他少见疾病包括三房心、左心房黏液瘤、纤维性纵隔炎压迫中心肺静脉等。静脉型 PH 对肺静脉和肺小静脉均有影响,可致外弹性膜动脉化、中膜肥厚、内膜局灶性偏心性纤维化,导致毛细血管充血、肺泡局灶性水肿、间质淋巴管扩张等微循环损害。尽管上述病变均可逆,但往往需要在去除基础病变后数年之久方可逆转。静脉型 PH 常触发肺动脉反应性收缩,引起内膜、中膜增生,致使肺动脉压力明显升高。临床上此型 PH 容易混淆,貌似两个独立疾病同时发生,然而务必鉴别清楚,否则,采用 PAH 靶向药物治疗将致病情恶化。

LV 舒张功能不全

LV 舒张性心力衰竭常伴 PH,有无收缩性心力衰竭均可出现,但常被忽略(参见第 17 章)。最常见危险因素包括高血压性心脏病、冠心病和因年龄大、肥胖、患有糖尿病和低氧血症而导致的 LV 顺应性受损等。突出症状为端坐呼吸和夜间阵发性呼吸困难。许多患者降低 LV 舒张末压后症状显著改善,但目前治疗并不令人满意。

二尖瓣疾病

二尖瓣狭窄与关闭不全是引起 PH 重要原因(参见第 20 章),系反应性肺血管收缩导致肺动脉压力明显升高。超声心动图可见二尖瓣异常,如瓣叶增厚、运动幅度减小,或者多普勒超声显示重度反流(参见第 12 章)。心导管术如肺毛细血管楔压与 LV 舒张末压之间存在压力阶差,可诊断二尖瓣狭窄。

可以预见,二尖瓣狭窄外科矫治术后或球囊成形术后肺动脉压力和肺血管阻力均将显著下降,而二尖瓣关闭不全术后则未必,原因在于其术前 LV 舒张末压持续升高。

肺静脉阻塞性疾病

肺静脉阻塞性疾病非常罕见,病理学机制独特,仅占原因不明性 PH 的 10%,以肺静脉和肺小静脉内膜增生和纤维化为组织学特征,偶尔累及肺小动脉。CT 可见纵隔增厚、弥漫性磨玻璃样改变、多发小结节、肺实变等。肺静脉阻塞晚期症状如同左心衰竭,可见呼吸困难,X 线示肺水肿,心导管检查可见肺毛细血管楔压升高。该病目前尚无有效治疗。

肺部疾病和低氧血症相关性肺动脉高压

肺动脉平滑肌对缺氧的急性反应表现为钾电流、细胞膜除极和 L-型钙通道钙离子内流受抑制,低氧血症通过小 G 蛋白 RhoA 发挥作用,它能刺激 Rho 激酶,抑制肌球蛋白位于轻链上的重链磷酸酶,增强轻链磷酸化作用,从而加强收缩。慢性缺氧可致小动脉肌化,但对内膜作用很小,单纯缺氧所致血管病变属可逆病变。

虽然业已明确,慢性缺氧可致 PH,但单纯缺氧肺动脉收缩压很少 >50mmHg,其另一个特征表现是红细胞增多。其他原因所致 PH 出现肺血管广泛病变后也可伴发低氧血症,但后者又增加了一个不利影响。低氧血症患者如肺动脉压显著增高,应考虑是否合并其他 PH 致病因素。

慢性阻塞性肺疾病

慢性阻塞性肺疾病（COLD）晚期常伴有轻度 PH，这种患者肺血管阻力增加原因很多，但主要原因为肺泡缺氧。COLD 患者出现 PH 提示预后不佳，唯一有效治疗方式是吸氧。临床试验显示，持续吸氧可缓解肺血管收缩，逆转肺血管床缺血状态，提高存活率。静息状态下动脉血氧分压 <55mmHg 是长期氧疗适应证。禁用肺血管扩张药，它可使气体交换功能恶化。

间质性肺疾病

由于肺实质病变和肺血管重构，肺间质性疾病患者 PH 常见，多伴有低氧血症，后者使 PH 发生率进一步增加。本病多伴发于胶原血管病，许多患者存在原因不明性肺纤维化。常在 50 岁以上发病，起病隐袭，进行性呼吸困难和咳嗽可达数月和数年之久，肺动脉平均压很少超过 40mmHg。PAH 靶向药物治疗本病无效。

睡眠呼吸障碍

阻塞性睡眠呼吸暂停患者常出现 PH，发生率 <20%，多为轻度 PH。某些患者也可出现重度 PH，可能与睡眠呼吸暂停无关。推荐同时治疗睡眠呼吸暂停和 PAH。

肺泡通气不足

胸腰椎畸形导致长期低通气和缺氧可致 PH 发生。症状与低氧血症有关，并逐渐加重。疾病晚期可给予间断正压呼吸和吸氧。

缺氧性 PH 也可见于神经性肌病（呼吸肌整体无力）和膈肌麻痹（常系外伤损伤膈神经）。非外伤性膈神经麻痹可能直至出现呼吸衰竭和 PH 方被发现。

血栓栓塞性肺动脉高压

慢性血栓栓塞性肺动脉高压

大部分急性肺动脉血栓栓塞患者采用静脉注射肝素和长期口服华法林治疗不会发生 PH，然而某些血栓栓塞患者因纤溶系统受损可致血栓机化、不完全再通和血管床慢性阻塞。因早期肺血栓栓塞没有及时发现和治疗，许多患者被误诊为 IPAH。抗心磷脂抗体综合征，凝血酶原基因突变，第 V 因子 Leiden 突变等病变有形成血栓的潜在基础。

诊断

体格检查可见典型 PH 体征，但在肺野可闻及血栓部分再通形成的血管杂音，肺灌注扫描和螺旋 CT 增强扫描可见多处血栓栓塞，必要时行高分辨率 CT 扫描以显示血栓位置与近端阻塞程度，评估是否存在手术可能。

治疗　慢性血栓栓塞性肺动脉高血压

对于可通过外科手术去除血栓的患者而言，肺动脉血栓内膜剥脱术业已是一种成形手术，有经验的中心手术死亡率 <10%，术后患者功能分级和运动耐量均有明显改善。这种患者必须终身使用华法林进行抗凝治疗。对慢性血栓栓塞性 PH 患者进行溶栓治疗几乎没有益处，反而增加出血风险。

其他对肺血管床有影响的病变

结节病

结节病可因肺纤维囊性变或累及心血管系统而产生 PH，因此，结节病患者如出现进行性呼吸困难和 PH，需全面检查评估，亦有部分患者虽然 PH 严重但对依前列醇反应良好。

镰状细胞病

镰状细胞病患者心血管系统异常表现突出，多方面因素可致 PH 发生，如溶血、低氧血症、血栓栓塞、长期高心排血量、慢性肝病等。此类患者出现 PH 后死亡率明显增加，针对镰状细胞病强化治疗可以减少 PH 发病。有关镰状细胞病 PH 药物治疗正在进行临床试验，疗效尚不清楚。

血吸虫病

虽然北美地区非常罕见，但在全球范围内，血吸虫病仍是 PH 最常见病因之一。PH 于肝脾病变和门脉高压后出现，研究显示系感染所致炎症反应触发了肺血管病变。可根据症状并于尿、便中发现寄生虫卵而确诊，但发现虫卵比较困难。对此类患者，针对 PH 的药物治疗效果尚无从得知。

HIV 感染

HIV 感染发生 PH 机制尚不清楚。虽然据估计其 PH 发生率为 1/200,但全球范围内 HIV 感染率急剧增加,可能会对 PH 整体发生率产生重要影响。检查评估和治疗与 IPAH 相同,针对 HIV 的治疗似乎对 PH 严重程度与自然病史无明显影响。

（张端珍 译 朱鲜阳 审校）

第六部分　心血管疾病图谱

第 41 章

心电图图谱

Ary L. Goldberger

　　这部分心电图图谱补充了第 11 章的插图。注解在于强调发现特定的教学价值。所有图片均来自 Beth Israel Deaconess 医学中心 2003 年出版的 *ECG Wave-Maven* 一书，网址 http：// ecg. bidmc. harvard. edu。

　　本章所用缩写如下：

　　AF——心房颤动

HCM——肥厚型心肌病
LVH——左心室肥厚
MI——心肌梗死
NSR——正常窦性心律
RBBB——右束支阻滞
RV——右心室
RVH——右心室肥厚

心肌缺血和梗死

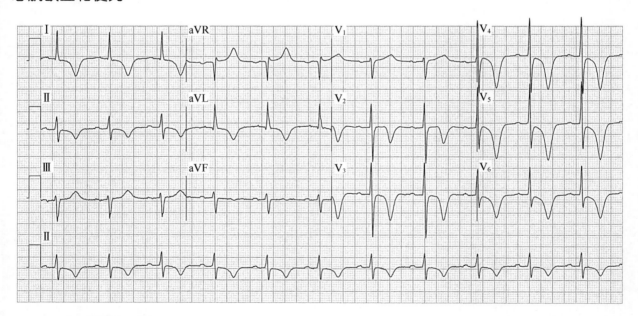

图 41-1　患者前壁心肌缺血（Ⅰ,aVL 及 V₃～V₆ 导联 T 波深倒,ST 段下移）合并 LVH（V₂～V₅ 导联高电压）

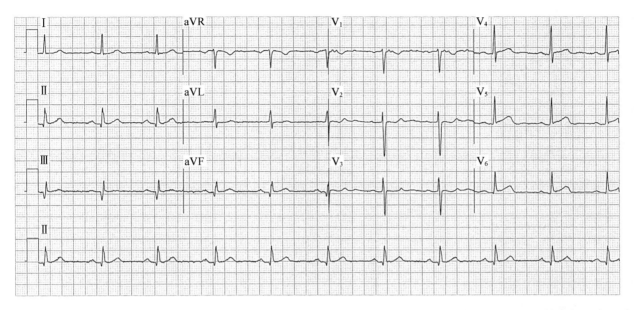

图 41-2　**急性前侧壁心肌缺血伴** $V_4 \sim V_6$ 导联 ST 段上抬。可能的陈旧性下壁 MI 伴 Ⅱ、Ⅲ、aVF 导联异常 Q 波

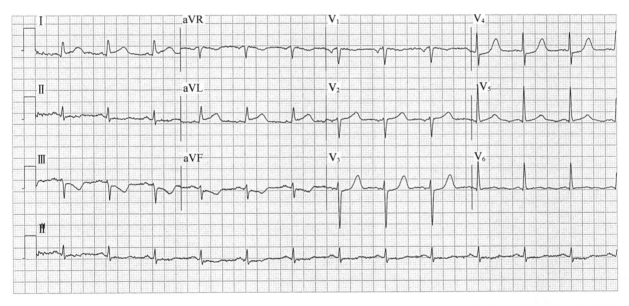

图 41-3　**急性侧壁心肌缺血伴** Ⅰ、aVL 导联 ST 段上抬,可能的对应下壁(Ⅱ、Ⅲ、aVF)导联 ST 段下移。V_3、V_4 导联也出现缺血性的 ST 段下移。**左心房异常**

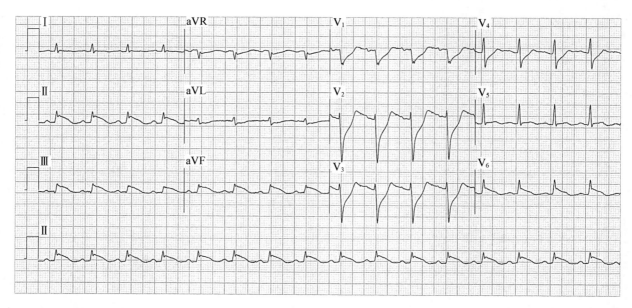

图 41-4 **窦性心动过速。**显著下壁肢体导联(Ⅱ、Ⅲ、aVF)和侧壁(V₆)缺血性 ST 段抬高提示急性下侧壁 MI,V₁~
V₄导联显著的 ST 段压低 T 波直立,与伴发的急性后壁 MI 一致

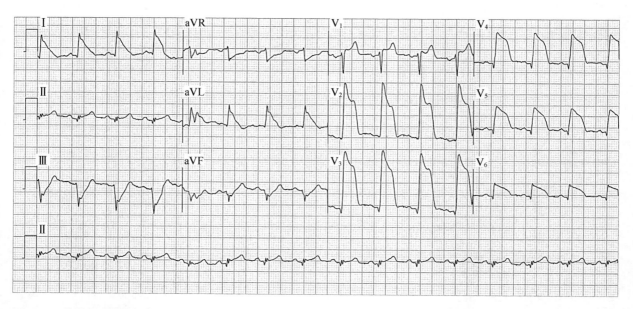

图 41-5 **急性广泛前壁** MI 伴Ⅰ、aVL,V₁~V₆导联显著 ST 段抬高,V₃~V₆导联小病理性 Q 波,对应Ⅲ、aVF 导联
ST 段压低

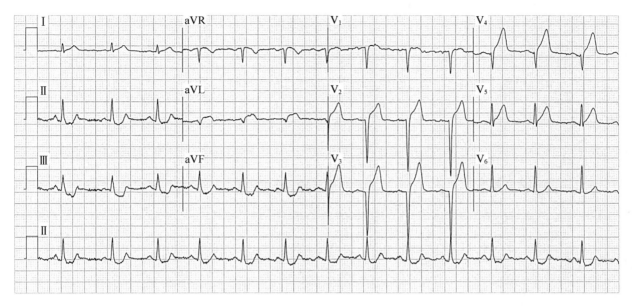

图 41-6　急性前壁 MI 伴 V_1~V_4 及 aVL 导联 ST 段上抬和 Q 波，对应下壁导联 ST 段压低

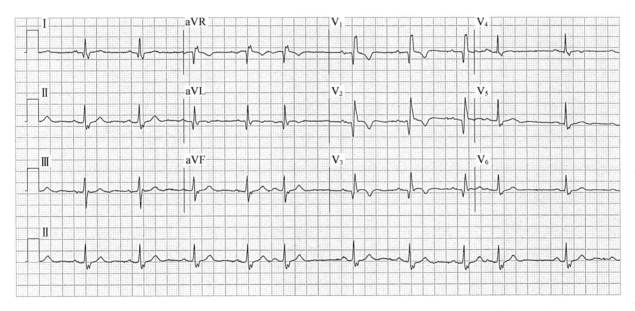

图 41-7　窦性心律伴房性期前收缩。右束支传导传导阻滞；急性前壁/前间壁 MI 导致 V_1~V_3 病理性 Q 波及 ST 段上抬

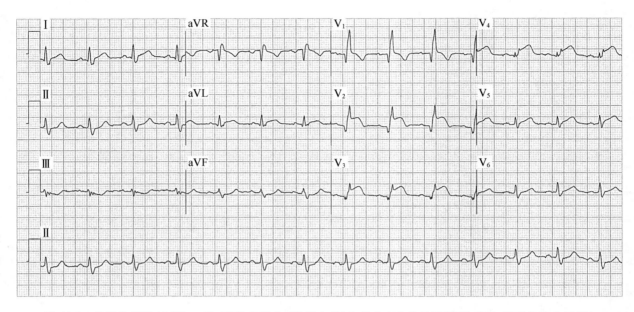

图 41-8 急性前间壁 MI（$V_1 \sim V_4$ 导联 Q 波和 ST 段上抬）合并右束支传导阻滞（注意 V_1 导联的终末 R 波）

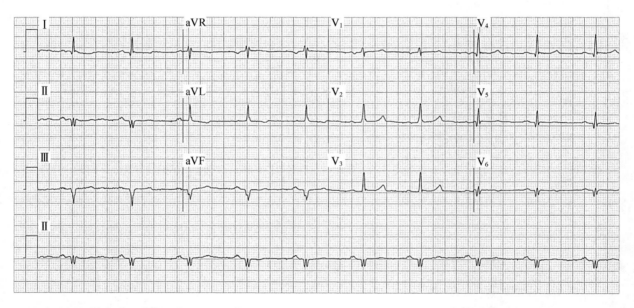

图 41-9 广泛的陈旧 MI，涉及下壁、后壁和侧壁（Ⅱ、Ⅲ、aVF 导联的 Q 波，V_1、V_2 导联 R 波高耸，V_5 V_6 导联 Q 波）。Ⅰ、aVL、V_5 和 V_6 导联 T 波异常

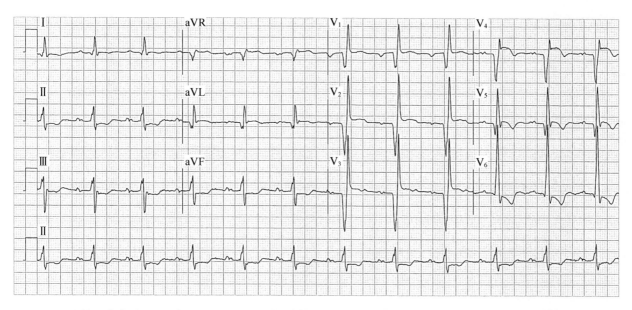

图 41-10 **窦性心律**伴随 PR 间期延长（"一度房室传导阻滞"），左心房异常，LVH 合并 RBBB。V₁～V₅，aVL 导联病理性 Q 波伴 ST 段上抬（慢性改变）。合并陈旧前侧壁 MI 及 LV 室壁瘤

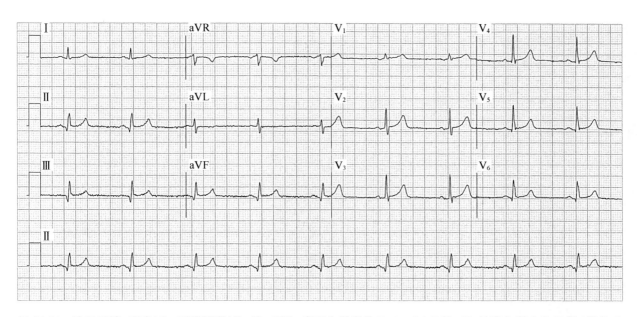

图 41-11 **陈旧下壁、后壁 MI。** 下壁导联（Ⅱ、Ⅲ、aVF），表现为增宽的（＞0.04s）Q 波；V₁导联上宽大的 R 波（等价 Q 波）。无电轴右偏，V₁～V₂导联 T 波直立均不支持 RVH

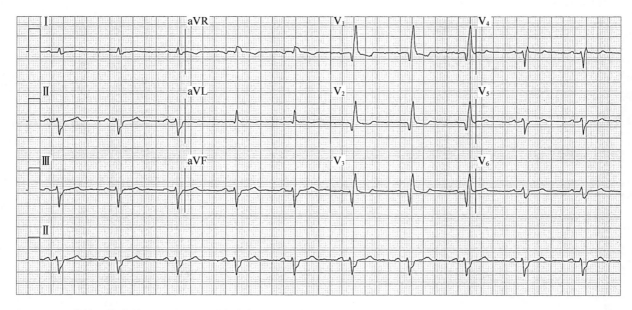

图41-12 **窦性心律合并 RBBB**(V₁导联宽大的终末 R 波)、左前分支传导阻滞及 V₁~V₃导联病理性 Q 波。患者有严重多支冠状动脉病变,并且超声心动图提示:室间隔运动减弱、心尖部运动消失

心包炎

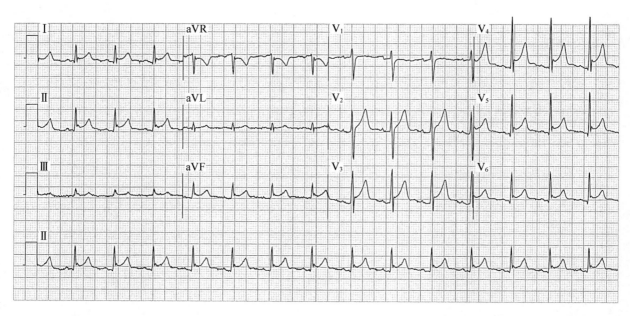

图41-13 **急性心包炎伴** Ⅰ、Ⅱ、Ⅲ、aVF 及 V₃~V₆导联广泛的 ST 段抬高,无 T 波倒置。注意伴随 aVR 导联 PR 段抬高和下侧壁导联 PR 段压低

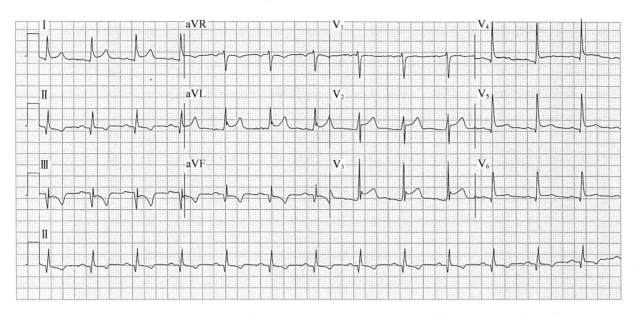

图 41-14　**窦性心律**；广泛的 ST 段抬高(Ⅰ、Ⅱ、aVL、aVF、V₂～V₆)及 PR 段变化(aVR 导联抬高，V₄～V₆导联压低)；临界低电压。Ⅱ、Ⅲ、aVF 导联 Q 波和 T 波倒置。诊断：急性心包炎合并下壁 Q 波 MI

瓣膜心脏病和肥厚型心肌病

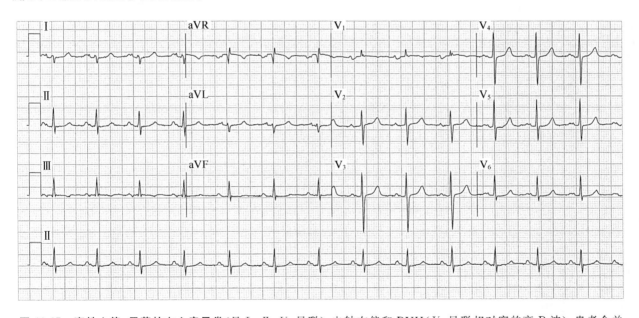

图 41-15　**窦性心律**，显著的左心房异常(见Ⅰ、Ⅱ、V₁导联)，电轴右偏和 RVH(V₁导联相对窄的高 R 波)，患者合并二尖瓣狭窄

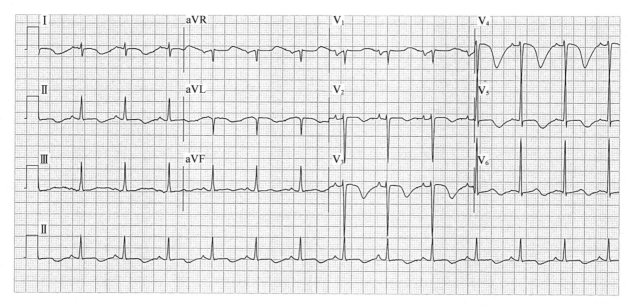

图 41-16 **窦性心律,左心房异常**,依据电压 LVH,心电轴轻度右偏,患者有二尖瓣狭窄(左心房异常和电轴右偏)合并二尖瓣反流(LVH)。显著的前壁导联 T 波倒置和 Q-T 间期延长

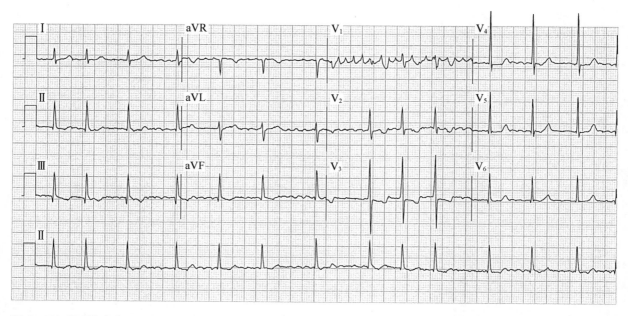

图 41-17 **粗心房纤颤**,V_2 导联 R 波高耸及直立的 QRS 轴(aVF 导联正向 R 波)表明 RVH。V_4 导联 R 波高耸可能是由于合并 LVH。患者有重度二尖瓣狭窄和中度的二尖瓣反流

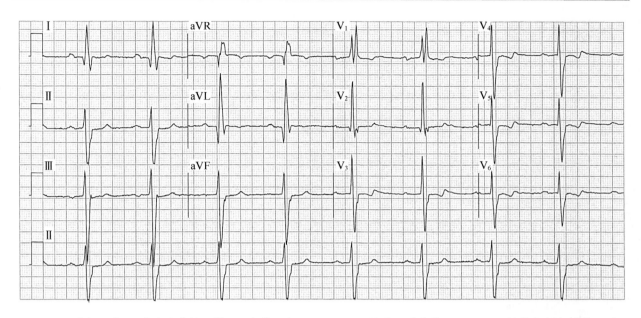

图 41-18　窦性心律,一度房室传导阻滞(PR 间期延长);LVH(aVL 导联 R 波高耸);RBBB(V₁ 导联宽大多相的 R 波)及左前分支阻滞,肥厚型心肌病患者。Ⅰ、aVL 导联上深的 Q 波与间隔肥厚一致

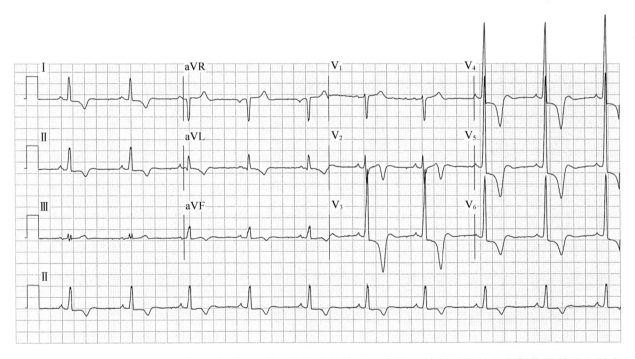

图 41-19　**LVH 伴肢体导联及胸前导联深倒 T 波。**中间胸前导联显著的 T 波倒置提示心尖部的肥厚型心肌病(Yamaguchi 综合征)

肺栓塞及慢性肺动脉高压

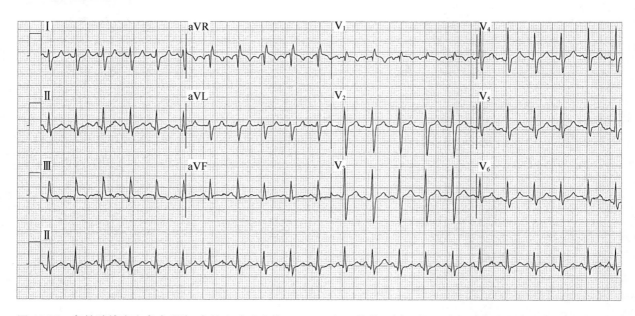

图 41-20 急性肺栓塞患者表现为：窦性心动过速伴 $S_1Q_3T_3$ 型（Ⅲ导联上倒置的 T 波），不完全右束支传导阻滞，右胸导联 T 波倒置合并急性右心室负荷过重

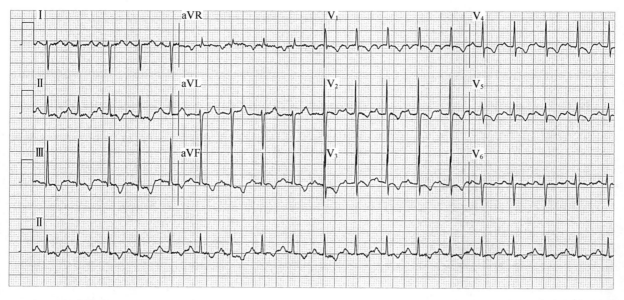

图 41-21 窦性心动过速，电轴右偏，RVH 伴 V_1 导联 R 波增高、V_6 导联 S 波加深及 Ⅱ、Ⅲ、aVF、$V_1 \sim V_5$ 导联倒置的 T 波。该患者有房间隔缺损和重度肺动脉高压

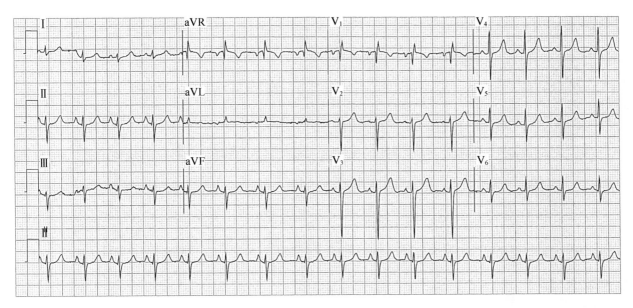

图 41-22　慢性阻塞性肺疾病患者伴右心房或右心室负荷过重，心电图表现为：①Ⅱ导联 P 波高尖；②V₁导联 QR 型及窄 QRS 波群；③胸前导联移行区延迟，伴 V₅/V₆导联终末 S 波；④显著的电轴偏移，S₁-S₂-S₃型

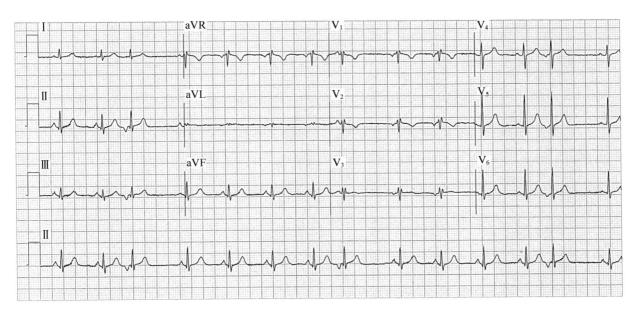

图 41-23　①低电压；②不完全右束支传导阻滞（V₁～V₃导联 rsr'型）；③Ⅱ导联 P 波高尖伴随 P 波电轴直立（可能有右心房超负荷）；④V₁～V₃导联 R 波衰减低；⑤V₆导联 S 波明显；⑥房性期前收缩。这些合并起来就是典型的严重慢性阻塞性肺疾病

电解质紊乱

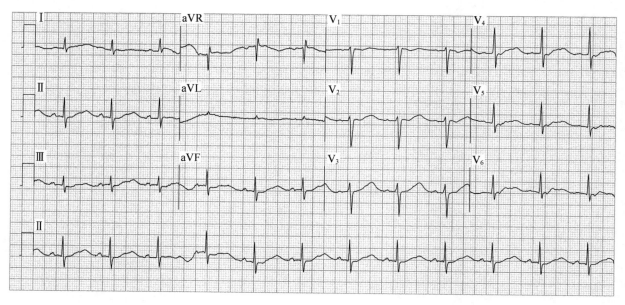

图 41-24 显著的 U 波（Ⅱ、Ⅱ 和 V₄～V₆ 导联）及心室复极延长，该患者有严重的低钾血症

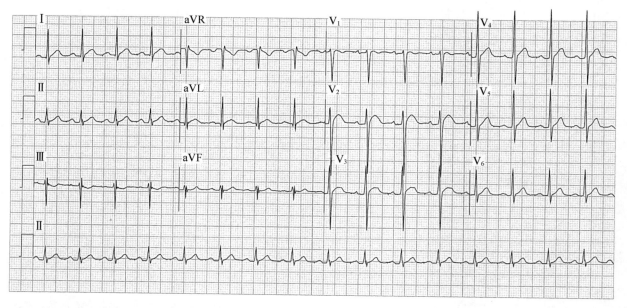

图 41-25 ST 段缩短，某些导联 T 波紧接着 QRS 波出现（Ⅰ、V₄、aVL 和 V₅ 导联），表示该患者有严重的高钙血症。注意 V₂/V₃ 导联 ST 段抬高类似急性心肌缺血

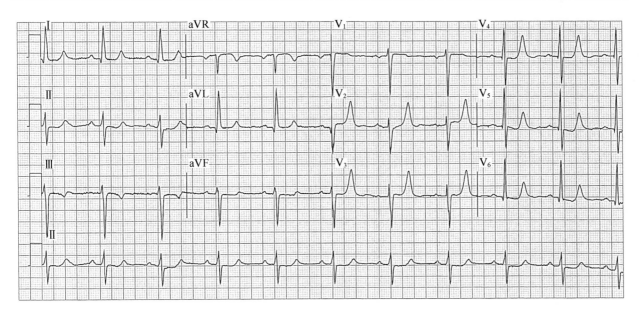

图 41-26 窦性心律伴 LVH，左心房异常合并胸前导联高尖的 T 波及下侧壁导联(Ⅱ、Ⅲ、aVF 和 V₆)ST 段的压低；左前分支传导阻滞和 QT 间期延长。该患者有**肾衰竭、高血压、高钾血症**；QT 间期延长是**低钙血症**继发改变

其他

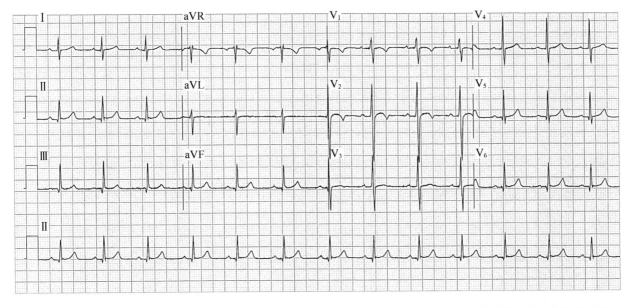

图 41-27 11 岁男孩的正常心电图。V₁～V₂导联 T 波倒置，直立的 QRS 波群电轴(＋90°)及 V₂、V₃导联上过早的胸前导联移行区过渡，这些发现在**儿童是正常的**

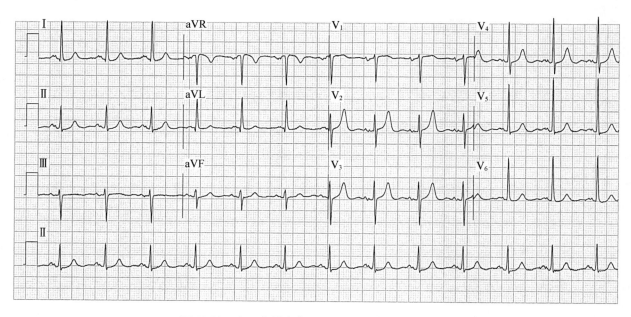

图 41-28 左心房异常伴 LVH，见于**长期高血压患者**

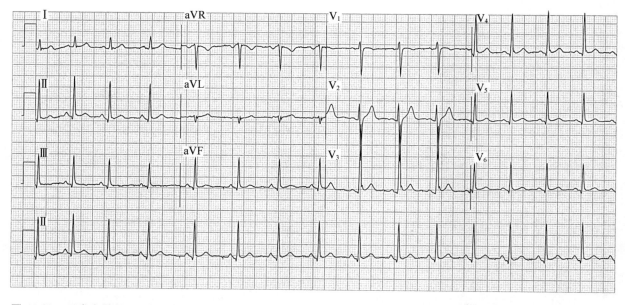

图 41-29 正常变异的 ST 段上抬见于健康的 21 岁男性（通常被认为是良性的早期复极化）。ST 段凹型上抬，V_3 和 V_4 导联上明显，肢体导联上少于 1mm。胸前导联 QRS 电压较高，但是对于年轻成年人是正常范围。没有证据表明左心房异常或 ST 段压低/T 波倒置连同 LVH

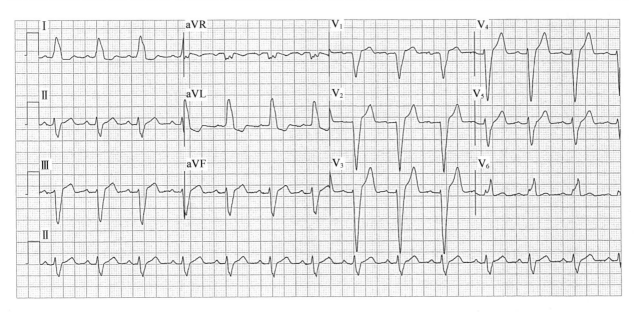

图 41-30　窦性心律,一度房室传导阻滞(PR 间期＝0.24s)合并完全左束支传导阻滞

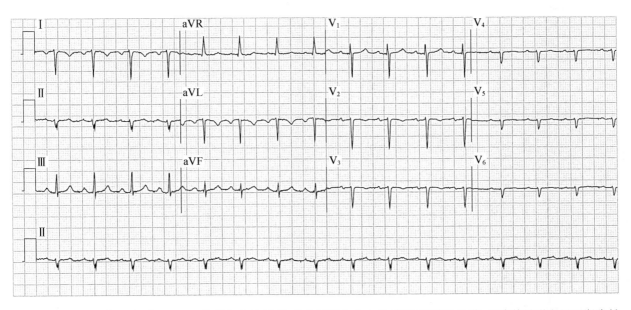

图 41-31　右位心表现为：① Ⅰ、aVL 导联上 P 波倒置；② Ⅰ 导联上负向的 QRS 波群及 T 波；③胸前导联电压逐渐降低

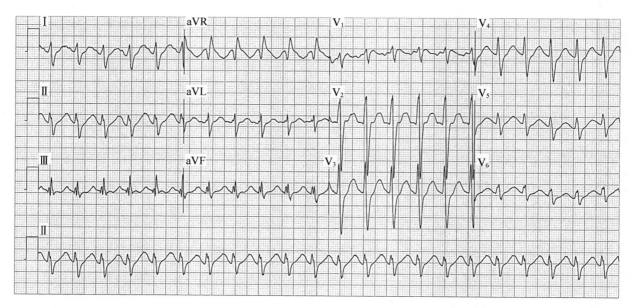

图 41-32　窦性心动过速;室内传导延迟(IVCD)和 QRS 轴右偏。QT 间期延长与心率有关。窦性心动过速、宽 QRS 波群和长 QT 间期三联征在相应的临床背景下提示**三环抗抑郁药过量**。Ⅰ 导联 S 波加深(rS),aVR 导联终末 R 波(qR)也表示 IVCD 病变的一部分

（张　剑　韩雅玲　译）

第 42 章

Chapter 42

非侵入性心脏成像图谱

Rick A Nishimura   Panithya Chareonthaitawee   Matthew Martinez

超声心动图

所有视频可从以下链接获取：http：//www.mhprofessional. com/mediacenter/。

视频 42-1　患者正常心脏的实时二维超声心动图。A. 胸骨旁长轴切面。B. 胸骨旁短轴切面。收缩期心室腔容积减小，心室壁厚度增加，表明左右心室对称收缩。探头多角度旋转选取多个声窗进行超声心动图检查，以便从多个平面展示整体心脏和大血管情况。虽然有手段进行客观测量，但目前一般研究的大部分信息都来自对二维图像的目测分析。

视频 42-2　左心室收缩功能严重减退患者的实时二维超声心动图。估算射血分数为 20%。A. 胸骨旁长轴切面；B. 胸骨旁短轴切面。

视频 42-3　肥厚型心肌病患者的实时二维超声心动图。患者左心室壁显著增厚，左心室收缩功能呈高动力状态。A. 胸骨旁长轴切面；B. 胸骨旁短轴切面。

视频 42-4　主动脉瓣狭窄患者的实时二维超声心动图，胸骨旁长轴切面。左心室腔容积及收缩功能正常。主动脉瓣增厚且钙化，开放受限。

视频 42-5　二尖瓣狭窄患者实时二维超声心动图。瓣叶交界处粘连，舒张期前叶呈圆顶状凸起（doming），瓣叶开放受限。A. 胸骨旁长轴切面；B. 胸骨旁短轴切面。

视频 42-6　二尖瓣脱垂患者的实时二维超声心动图，胸骨旁长轴切面。前后叶在心室收缩期均脱入左心房。A. 灰度图像显示小叶形态与运动；B. 彩色血流图像显示收缩末期二尖瓣反流束（蓝色血流）。二维超声心动图可诊断二尖瓣环扩大、二尖瓣脱垂、连枷样二尖瓣叶、赘生物及风湿等二尖瓣异常，并可以评估左心室对容量超负荷的反应性。

视频 42-7　实时二维彩色血流多普勒图，患者因腱索断裂引发二尖瓣反流。A. 灰度图像显示伴有收缩期对合不良的二尖瓣反流，后叶赘生物增厚；B. 彩色血流图像显示心脏收缩期高速湍流（镶嵌格局）进入左心房，提示严重的二尖瓣反流。

视频 42-8　实时经食管超声心动图，患者因连枷样二尖瓣叶引发二尖瓣反流。二尖瓣后叶无附着点，收缩期进入左心房。经食管超声心动图可以得到心脏后方结构的清晰图像，如左心房、二尖瓣和主动脉。

视频 42-9　实时二维超声心动图，患者二尖瓣附着有赘生物。图中可见可移动的回声密度影直接连接于二尖瓣器，并间歇性地出现于左心房。

视频 42-10　左心房黏液瘤患者的实时经食管超声心动图。左心房房间隔上连有高回声团块，团块在舒张期穿过二尖瓣。尽管超声心动图不能从病理学角度确定团块的病因，但可以根据团块的形态、运动和与房间隔的连接诊断疑似心房黏液瘤。

视频 42-11　实时二维超声心动图胸骨旁长轴切面，患者升主动脉上有一个庞大的主动脉瘤。

视频 42-12　心包积液患者实时二维超声心动图。心脏周围黑色无回声空间为渗出液。

视频 42-13　继发孔型房间隔缺损患者实时二维超声心动图肋下观。房间隔位置缺损，右心室因容量超负荷而扩张。

视频 42-14　房间隔缺损患者的实时二维超声心动图房间隔特写。A. 灰度图片显示房间隔存在可疑缺损；B. 彩色血流成像证实有从左至右的血流穿过房间隔。

视频 42-15　健康受试者实时二维负荷超声心动图。左图为静息态图像，右图为运动高峰时的图像。A. 胸骨旁长轴切面（上图），短轴切面（下图）；B. 心尖四腔切面（上图）和心尖二腔切面（下图）。

静息期,心肌层各部分均有收缩。运动时,心肌层各部分增厚且收缩性增强,收缩末期容积减小。

视频 42-16 冠状动脉疾病患者实时二维负荷超声心动图。左图为静息态图像,右图为运动高峰图像。A. 胸骨旁长轴切面(上图)和短轴切面(下图);B. 心尖四腔切面(上图)和心尖二腔切面(下

图)。运动高峰图像显示房室隔前分布有节段性室壁运动异常,提示心肌缺血,随后发现与冠状动脉左前降支上的高度病变相关。

核图像

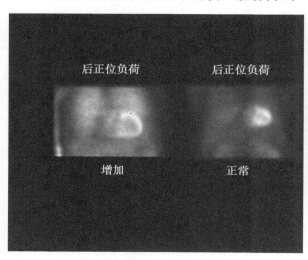

图 42-1 **负荷后正位平面铊成像显示,**左肺铊摄入增加(肺部强度大于心肌层强度的 50%),右肺铊摄入正常(肺部强度＜心肌层强度的 50%)负荷后可立即观察到肺部铊摄入增加,反映肺毛细血管楔压升高,严重冠状动脉疾病和(或)左心室收缩功能不全中也有此现象。检测结果可在其他临床、负荷试验和冠状动脉血管造影等变量的基础上增加重要的不良预后信息

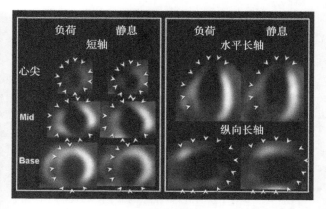

图 42-2 **有心肌梗死史的 64 岁男性患者的**[99mTc 甲氧基异丁基异腈核素运动 SPECT 扫描结果。负荷后图像(左图)显示心尖、前壁、中隔和下壁有大面积缺损(箭头所示),静息态图像与负荷后图像相比几乎没有变化(右图),提示与心肌梗死史相符的固定缺损。患者左心室严重扩张,左心室收缩功能严重减弱(图 42-3)。《哈里森内科学(第 17 版)》的表 e20-1 详细列举了 201 TI 和 99m Tc 的相对优点。尽管 201 TI 和 99m Tc 标记的能为大多数患者提供临床有效的心肌灌注图像,但 99m Tc 化合物得到的图片质量更好,也更适于心室功能分析,在负荷显像中应用更为广泛。一些机构应用"双核素显像",在起初的静息态显像时应用 201 TI 标记,随后的负荷后显像时应用 99m Tc 标记的化合物,方便患者和检测安排。SPECT. 单光子发射计算机断层显像

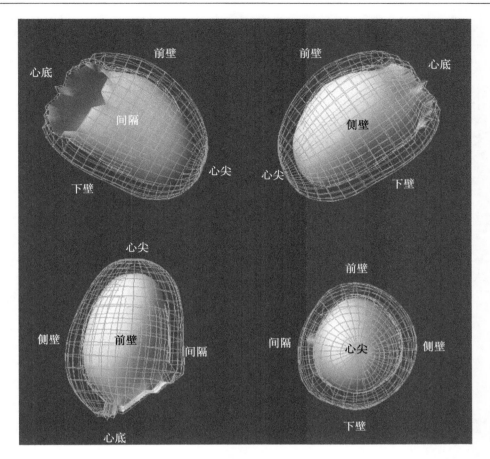

图 42-3　心电图门控的^{99m}Tc 甲氧基异丁基异腈核素运动 SPECT 扫描的网格动态图像,患者为有心肌梗死史的 64 岁男性(与图 42-2 相同)。门控图像一般在负荷后 30～45min 获取。心电图门控可计算左心室容积、全心收缩功能,并目测观察局部室壁运动。计算得出,该患者左心室射血分数为 13%,伴室壁运动功能减退

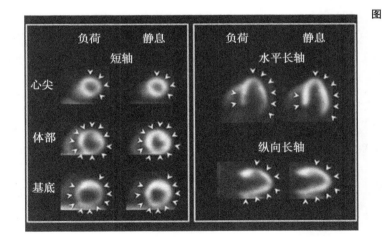

图 42-4　55 岁典型心绞痛肥胖男性患者的^{13}N 氨 PET 腺苷成像。负荷后图像(左图)显示心尖、前壁、间隔、下壁和侧壁(箭头所示)存在大面积缺损,静息态相应位置(箭头所示)示踪剂正常或接近正常,提示该位置存在可逆的缺损,与心肌缺血症状一致。随后的侵入性血管造影发现患者有严重的多支冠脉疾病。对 PET 图像进行鲁棒法衰减校正可以改善图像的特异性,尤其在女性和肥胖人群中。此外,PET 示踪剂的高分辨率和高摄取指数提高了对冠状动脉疾病检测的灵敏度。PET 图像的高质量使之在负荷显像中的应用越来越广泛。PET 的其他优点还包括可进行左心室容积和收缩功能分析,显像步骤简单,低辐射(尤其是应用 N-13 氨时)等。PET. 正电子放射断层显像;SPECT. 单光子发射计算机化断层显像

MRI/CT 图像

视频 42-17 左心室顶端动脉瘤患者的实时

MRI 扫描。长轴切面可见较薄不随意运动的动脉瘤,前壁基底和下壁基底收缩功能正常。MRI 扫描可以得到心内膜边界的清晰图像。

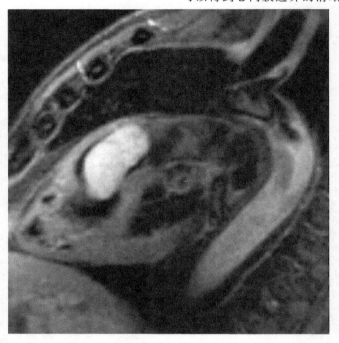

图 42-5 右心室黏液瘤患者的 MRI 图像,位于右心室流出道的明亮椭圆形结构为黏液瘤体

视频 42-18 升主动脉扩张患者的动态 MRI 扫 描,可见主动脉反流中央束进入左心室流出道。

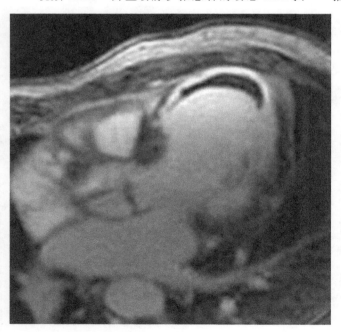

图 42-6 对比度增强后的 MRI 图像,患者伴有胸主动脉瘤和血栓。钆注射后 10～20min 心脏成像显示,梗死组织亮度增强(白色致密图像)。由于梗死组织细胞外空间较大,因此,对比度较为明显。白色心肌层附近黑色薄片区域为附着于梗死心肌层的左心室血栓

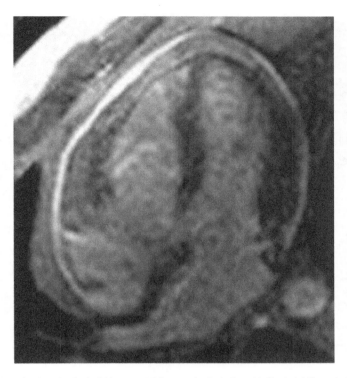

图 42-7　急性心包炎患者对比度增强后的 MRI 图像。心包炎症位置钆增强,图像上表现为心包膜上的白层

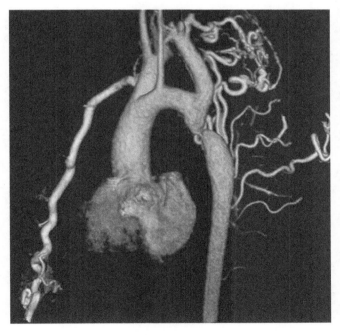

图 42-8　CT 血管造影三维重建图像显示严重的降主动脉缩窄。因胸主动脉远端严重狭窄,侧支血管增大

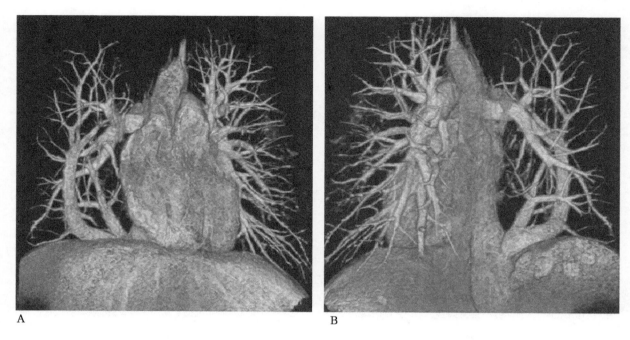

A   B

图 42-9 肺静脉血管造影三维重建图像显示引流入下腔静脉的肺静脉畸形。A. 正位；B. 后位

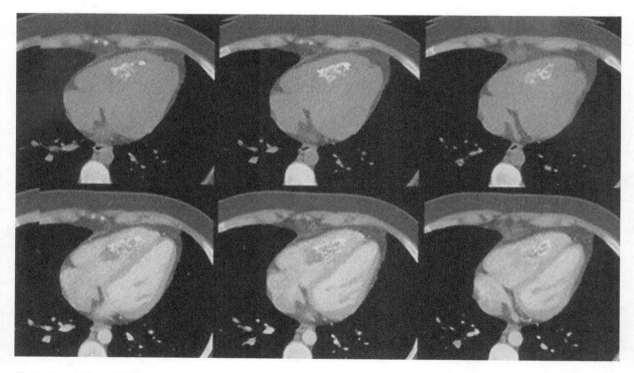

图 42-10 心脏 CT 图像显示右心室存在一个钙化团块，病理学检查确定为慢性血栓。在非对比图像（上图）和对比增强的图像（下图）中钙化区域均显示为白色信号

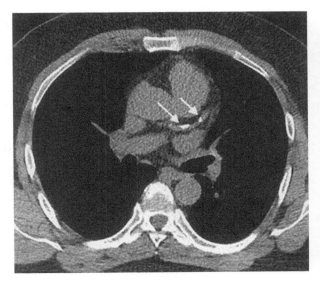

图 42-11 电子束 CT 非对比图像显示冠状动脉左前降支存在两个较小的钙化灶(箭头所示)

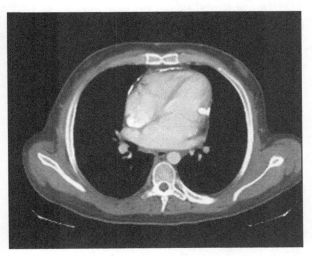

图 42-12 钙化缩窄性心包炎患者的 CT 图像。白色信号显示心包前部和延伸至左心室侧壁的钙化部分

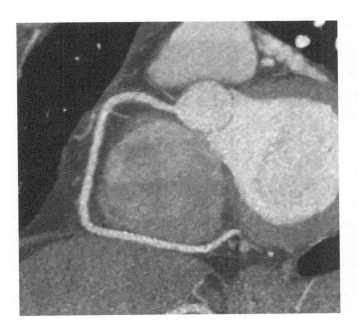

图 42-13 CT 冠脉血管造影重建显示正常的右冠状动脉

视频 42-19 CT 冠脉血管造影显示正常的右冠状动脉。视频突出显示了右冠状动脉中的多个薄 片。

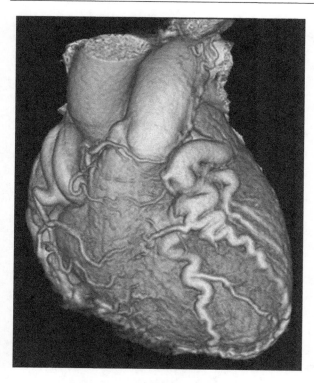

图 42-14 CT 血管造影三维重建显示左前降支上有一个较大瘘管

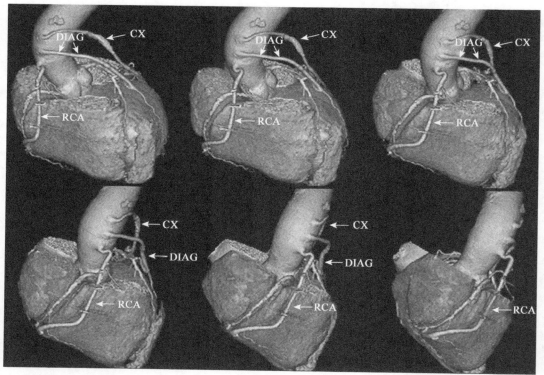

图 42-15 CT 血管造影三维重建从不同角度展示了 3 条隐静脉冠状动脉移植血管。左上角为心脏和移植血管的前后视野。从左至右的图像中心脏按顺时针旋转,表明 CT 血管造影可对隐静脉移植血管进行观察。RCA. 移植至右冠状动脉的隐静脉;CX. 移植至旋动脉的隐静脉;DIAG. 移植至对角支动脉的隐静脉

（徐　凯　韩雅玲　译）

第 43 章

Chapter 43

心律失常图谱

Ary L. Goldberger

这一章心电图图谱是对第 15 章和第 16 章的补充，具有一定的教学意义（图 43-1 至图 43-24）。

本章所有图片来自《Wave-Maven 心电图》，2003 年出版，Beth Israel Deaconess 医学中心，http：//ecg.bidmc.harvard.edu。

本章缩略语如下：

AF——心房颤动

AV——房室

AVRT——房室折返性心动过速

LBBB——左束支传导阻滞

LV——左心室

LVH——左心室肥厚

MI——心肌梗死

NSR——正常窦性心律

RBBB——右束支传导阻滞

VT——室性心动过速

WPW——预激综合征

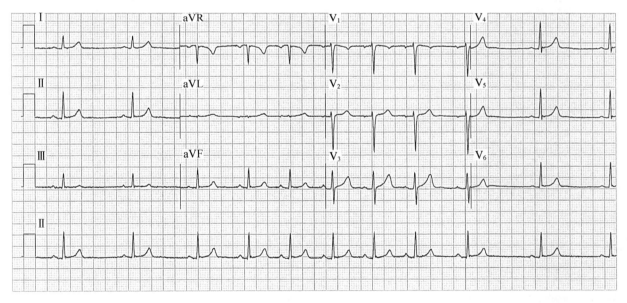

图 43-1　呼吸时窦性心律变化，健康年轻人的正常生理现象。开始呼气时，窦性心律频率降低，吸气时心率逐渐加快，呼气时心率再逐渐减慢。此现象是由于呼吸时迷走神经节的调节所致

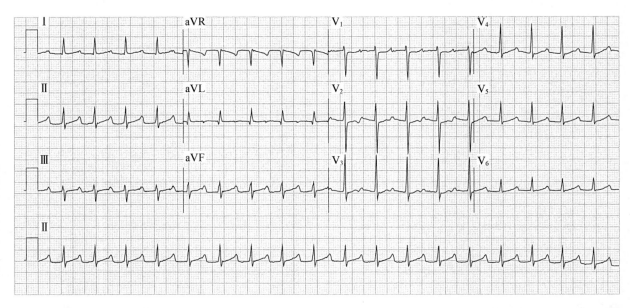

图 43-2 **窦性心动过速**(每分钟 110 次)伴一度房室传导"阻滞"(传导延迟),RR 间期＝0.28s。 $V_1 \sim V_3$ 导联 ST-T 后可见 P 波,其他导联 P 波与 T 波融合。房性(非窦性)心动过速可能产生相似的图形,但频率通常更快

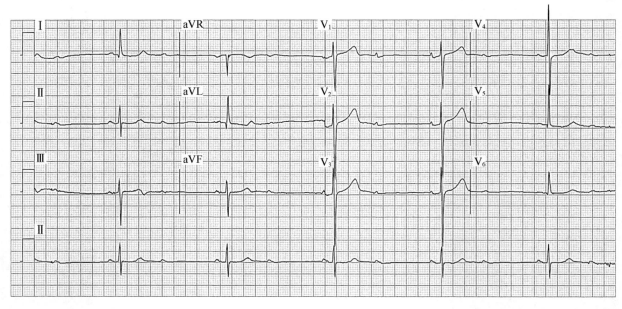

图 43-3 窦性心律(P 波频率约每分钟 60 次)伴 2：1**二度房室传导阻滞**,引起明显的心动过缓(心室率约每分钟 30 次),同时伴有左心室肥厚

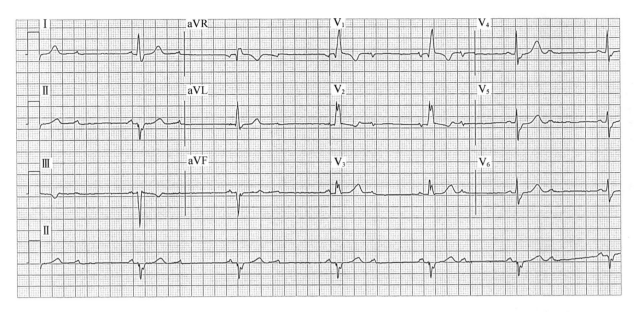

图 43-4　**窦性心律**（P 波频率约每分钟 60 次）**伴有 2∶1 二度房室传导阻滞**，心室率约每分钟 30 次，左心房异常，RBBB 伴有左前分支阻滞，可能为下壁心肌梗死

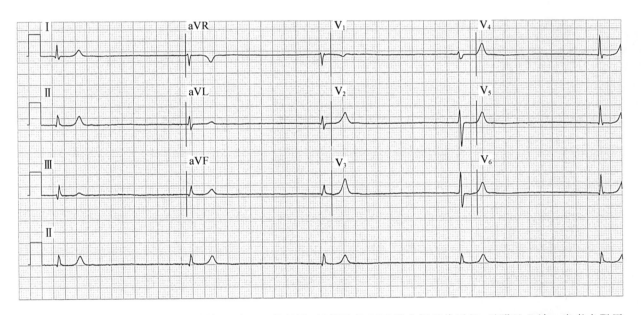

图 43-5　**显著交界性心动过缓**（每分钟 25 次），心律规则，相邻两窄 QRS 波之间基线平坦，无明显 P 波。患者未服用阿替洛尔，可能为**病态窦房结综合征**

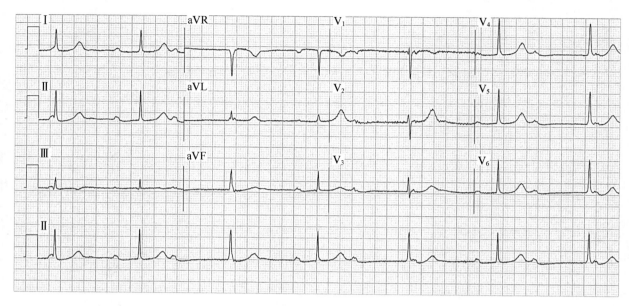

图 43-6 **窦性心律**（每分钟 64 次）（P 波频率）**伴三度房室传导阻滞**，有效的心脏频率为每分钟 40 次；慢而窄的 QRS 波提示房室交界异搏起搏点；左心房异常

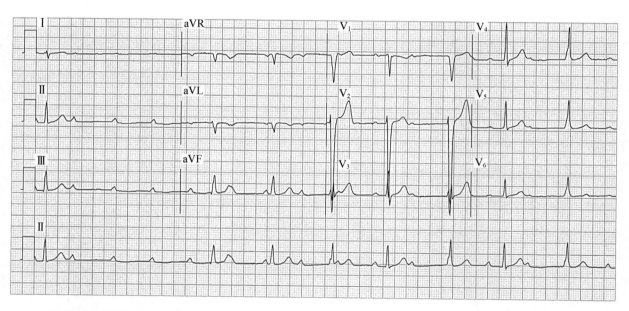

图 43-7 **窦性心律**（每分钟 90 次）**伴高度房室传导阻滞**，可能为莱姆心肌炎引起的暂时性完全心脏阻滞

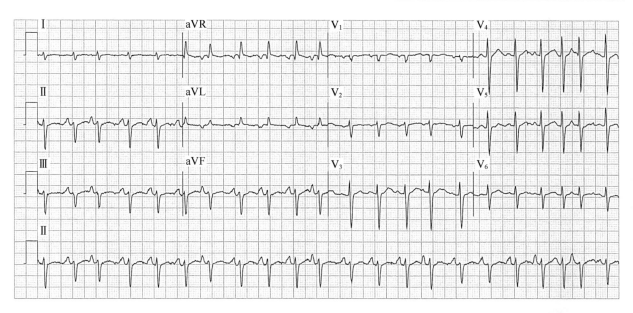

图 43-8 **多灶房性心动过速**,P 波形态改变和 P-P 间期不等;右心房负荷重伴 Ⅱ,Ⅲ,aVF P 波高尖(垂直 P 波电轴); QRS 电轴向上;胸前导联 R 波转换延迟,此患者为**严重慢性阻塞性肺疾病**

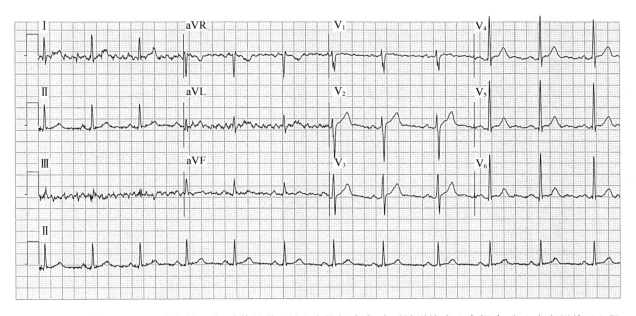

图 43-9 **帕金森病**患者的正常窦性心律,肢体导联可见人为的颤动波,有时被误认为**心房颤动**,左心室电压处于心肌 肥厚的临界值

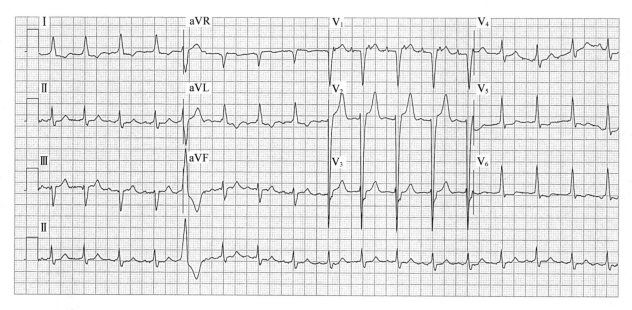

图 43-10 **房性心动过速**，心房率约每分钟 200 次（注意 V_1 导联），**2∶1房室传导阻滞**，1 个室性期前收缩；同时存在：左心室肥厚伴室内传导延迟，胸前导联 R 波转换晚（不能排除陈旧前壁心肌梗死）

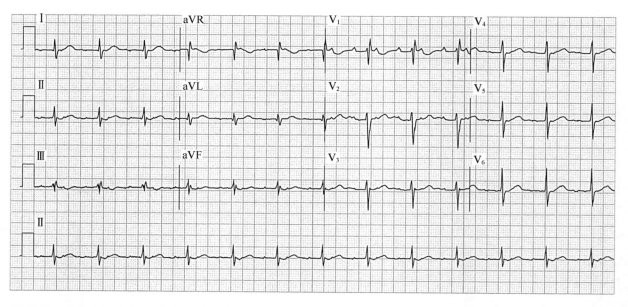

图 43-11 **房性心动过速 2∶1传导**：P 波频率约每分钟 150 次，心室频率（QRS 波）约每分钟 75 次；V_1 导联 QRS 波后可见清晰 P 波，未下传；不完全 RBBB 伴 QT 间期延长（临界值）

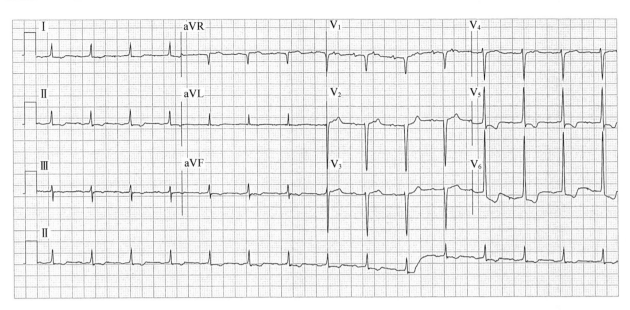

图 43-12 **房性心动过速[每分钟 180 次, 2:1房室传导阻滞**(V_1 导联可见 P 波)**]**；胸前导联电压增高和非特异性 ST-T 改变提示 LVH；R 波增高较慢($V_1 \sim V_4$)考虑陈旧前壁心肌梗死

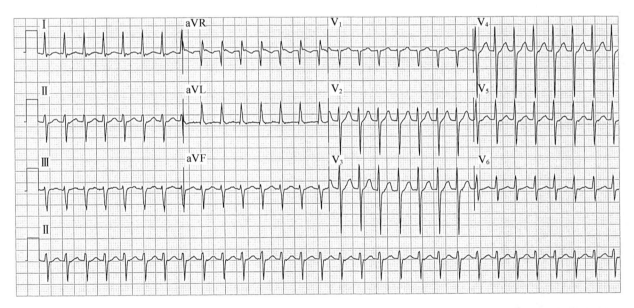

图 43-13 **房室结折返性心动过速**（AVNRT）每分钟 150 次，aVR 导联 R 波后出现伪 r 波，是由于逆传心房激动引起，同时再次激动心室形成 AVNRT；电轴左偏伴左前分支阻滞

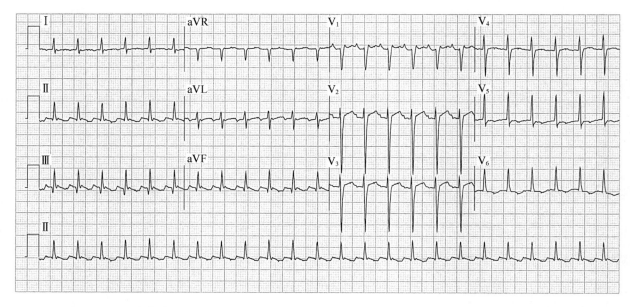

图 43-14　心房扑动 2∶1 房室传导。注意心房扑动波形，部分隐藏在 ST 段早期，Ⅱ和 V₁ 导联明显

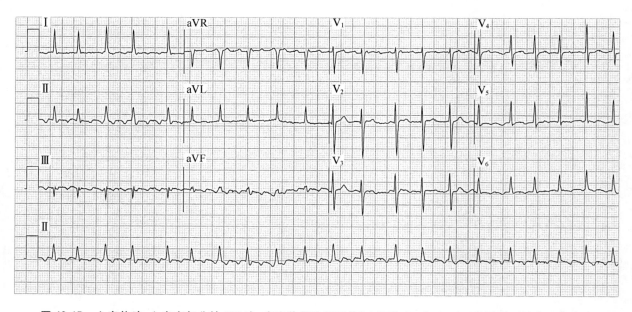

图 43-15　心房扑动，心房率每分钟 300 次，房室传导比例不等（主要为 2∶1 和 3∶1）。Ⅱ导联可见典型房扑波

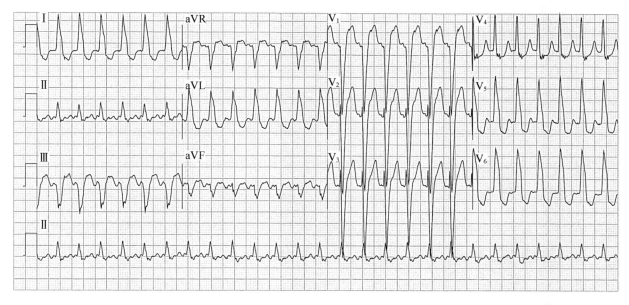

图 43-16　宽 QRS 心动过速。心房扑动 2∶1 房室传导（阻滞）伴 LBBB，易误认为室性心动过速；Ⅱ导联清晰可见典型心房扑动激动波，折返周长约每分钟 320 次，有效的心室频率约每分钟 160 次

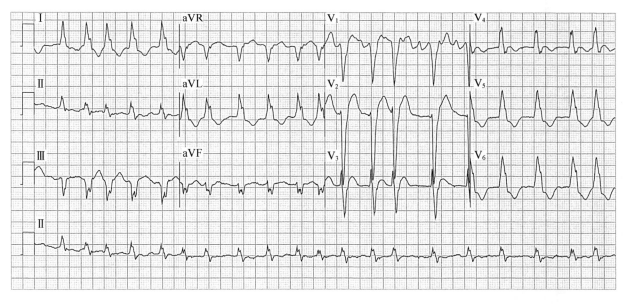

图 43-17　心房颤动伴 LBBB。心室节律极不规则，V₁导联可见明显颤动波，伴典型 LBBB 图形

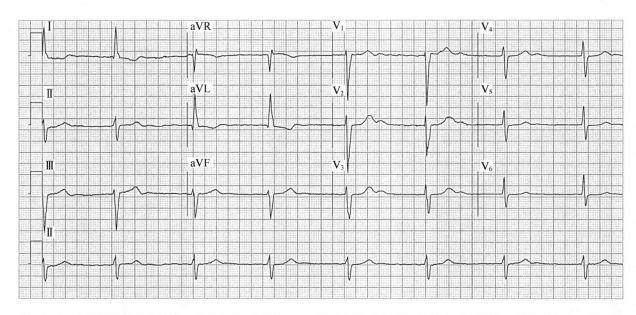

图 43-18 **心房颤动伴完全性房室传导阻滞,交界性心律**,慢而规则,心室率每分钟 45 次;QRS 波显示室内传导延迟伴电轴左偏,左心室肥厚,QT 间期延长

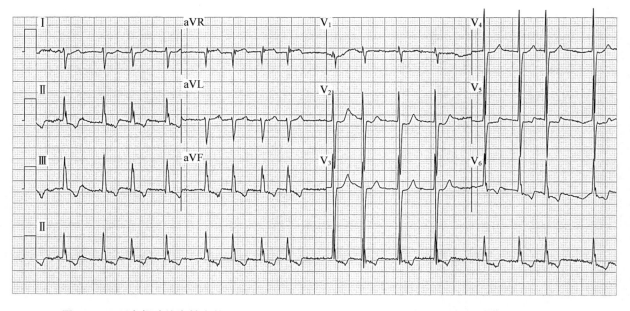

图 43-19 **心房颤动伴电轴右偏,左心室肥厚**。此患者为双心室肥厚伴二尖瓣狭窄和主动脉瓣疾病

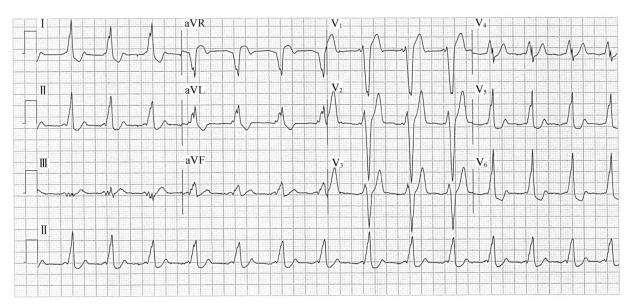

图 43-20　WPW 预激综合征，P-R 间期缩短，宽 QRS 和 δ 波；δ 波的极性（V_1 和 V_2 导联 δ 波轻度向上，Ⅱ 导联和侧壁胸导联 δ 波明显向上）考虑为右侧旁路

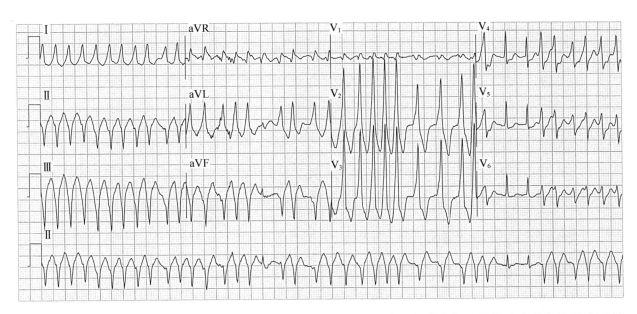

图 43-21　**心房颤动伴 WPW 综合征**，前向传导通过旁路引起宽 QRS 心动过速；节律极不规则，心室率极快（约每分钟 230 次）；不是所有的心室波均有预激

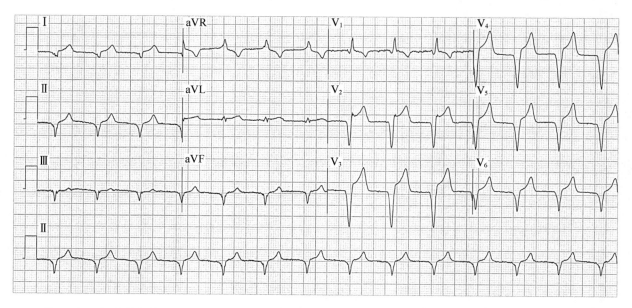

图 43-22 加速性室性自主心律(AIVR)起源于左心室,RBBB 图形,胸前导联 ST 段抬高提示急性心肌梗死

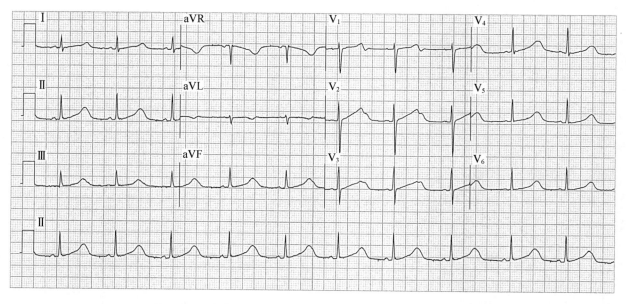

图 43-23 遗传性长 QT 间期综合征患者,QT 间期延长(0.6s)

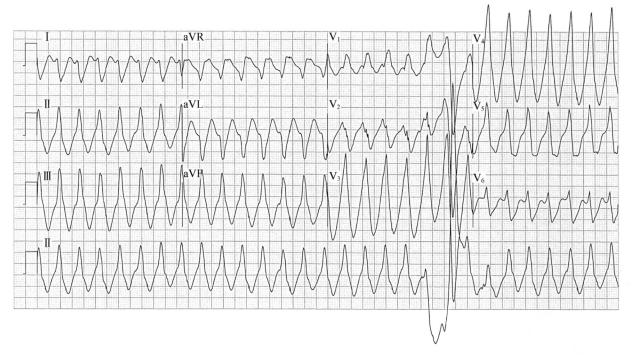

图 43-24　**单型性室性心动过速,每分钟 170 次**；V_1 导联为 RBBB，V_6 导联 R∶S 小于1，提示 VT。VT 形态提示起源于左心室基底部（RBBB 伴电轴向下向右）；V_1～V_3 导联基线不稳

（杨桂棠　王祖禄　译）

第 44 章

Chapter 44

经皮血供重建图谱

Jane A. Leopold　Deepak L. Bhatt　David P. Faxon

经皮冠状动脉介入术（PCI）是目前世界范围内应用最广泛的冠状动脉血供重建技术（参见第36章）。目前 PCI 已经成为治疗稳定型心绞痛、急性冠状动脉综合征（ACS），包括不稳定型心绞痛、非 ST 段抬高急性心肌梗死的手段，并且成为 ST 段抬高心肌梗死（STEMI）的首选治疗策略。PCI 也可治疗单支或多支血管病变。

在本章中，将以图例的形式介绍 PCI 在各种临床和血管解剖条件下的应用，包括慢性闭塞病变、左主干病变、多支病变和支架内血栓形成。此外，也介绍了结构性心脏病的介入治疗，包括房间隔缺损封堵术和经皮主动脉瓣置入。经皮主动脉瓣置入在欧洲已经被批准应用，但在美国尚处于临床试验阶段未被批准应用（译者注：2011 年 Edwards 公司生产的 Sapien 经皮主动脉瓣膜已得到美国 FDA 批准，2013 年 FDA 又批准了第二代产品 Sapien XT；2014 年通过了 CoreValve 瓣膜系统应用于临床）。

病例1：慢性阻塞病变

视频 44-1 至视频 44-7 可从下列链接获取进入：http：//www.mhprofessional.com/mediacenter/。

• 男性，81 岁，有心绞痛，心功能 4 级，^{99}Tc 扫描显示下壁、心尖、后壁心肌缺血。

• 造影显示左优势型，回旋支（LCX）完全闭塞。LCX 远端可见来自前降支（LAD）的侧支循环，提示该闭塞病变为慢性闭塞病变。

视频 44-1　左冠状动脉造影显示 LCX 完全闭塞，并有来自 LAD 的侧支循环。

视频 44-2　尝试用亲水涂层导丝通过 LCX 闭塞病变未能成功，导丝走行至轨道的右侧。

视频 44-3　经 LAD 间隔支侧支送入导丝，送至 LCX 远端并逆向通过闭塞病变。

视频 44-4　逆向通过闭塞段。在指引导管内抓住导丝，拉至体外，通过正向送入器械至 LCX。

视频 44-5　球囊扩张后 LCX 正向血流恢复。

视频 44-6　闭塞段置入支架，远端血流改善并可见第二处狭窄。

视频 44-7　LCX 支架术后最终结果。

总结

• 15%～30% 的介入治疗患者有完全闭塞病变（CTO）。

• CTO 常需外科手术治疗以实现完全血供重建。

• 由于 CTO 不能得到治疗造成的不完全血供重建死亡率升高（HR 1.36，95% CI 1.12～1.66，P < 0.05）。

• CTO 成功开通可使死亡率绝对值下降 3.8%～8.4%，症状缓解，心功能改善。

• 当正向失败或不可行，并且侧支循环良好的情况下，新型技术，如逆向侧支循环通过闭塞段，是可行的。

病例2：分叉病变支架术

图 44-1；视频 44-8 至视频 44-16 可从下列链接获取：http：//www.mhprofessional.com/mediacenter/。

• 52 岁，男性，ACS，肌钙蛋白 I 0.18（正常值上限为 0.04）。

• 造影提示 LAD 单支病变，病变位于 LAD 中段，分叉病变累及较大对角支（D）。

视频 44-8　造影显示 LAD 中段严重狭窄，分叉病变累及大 D。

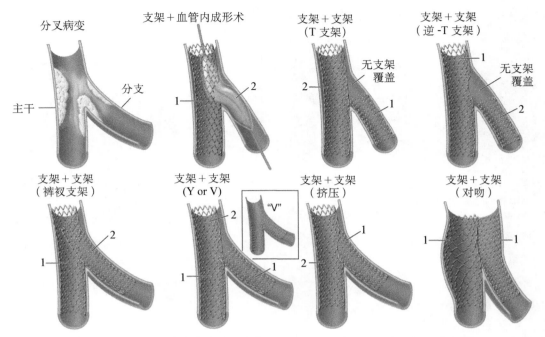

图 44-1　图解单支架和双支架技术治疗分叉病变（Reprinted with permission from SK Sharma，A Kini：Cardiol Clin 24：233，2006）

视频 44-9　两支血管均送入导丝并行球囊预扩张。

视频 44-10　球囊扩张后结果。

视频 44-11　LAD 置入支架。

视频 44-12　LAD 支架内后扩张。

视频 44-13　应用"culotte"技术经支架网眼在 D 内释放支架。

视频 44-14　D 内支架后扩张。

视频 44-15　两个直径 2.5mm 的球囊行对吻扩张。

视频 44-16　对吻后扩张结果。

总结

· 15％～20％的 PCI 需要对分叉病变进行治疗。

· 分叉病变治疗需考虑 PCI 策略以保护分支血管。

· 治疗分叉病变有单支架技术和双支架技术；选用何种技术取决于血管解剖特点，包括斑块负荷、分支开口角度、血管成形术过程中斑块移位和分支分布情况。

· 靶病变血供重建和支架内血栓发生率单支架技术与双支架技术相似。

病例 3：下壁心肌梗死——血栓和抽吸血栓

图 44-2 至图 44-4；视频 44-17—视频 44-22 可从下列链接获取：http：// www. mhprofessional. com/mediacenter/。

· 59 岁，男性，剧烈胸骨后压榨感 2h 后就诊急诊室。

· 收缩压 100mmHg，窦性心动过速，心率每分钟 90～100 次。

· 第一张心电图显示下壁导联 ST 段抬高，侧壁导联 ST 段压低。

· 紧急送入导管室实施直接 PCI。

视频 44-17　RCA 完全闭塞，提示 RCA 内有血栓。

视频 44-18　导丝通过血栓病变，但血流未恢复。

视频 44-19　通过血栓切除和抽吸。破裂的"罪犯"斑块和残余血栓显现。

视频 44-20　球囊扩张并置入支架后血栓仍可见。

视频 44-21　反复血栓切除和支架内扩张，血栓消失。

视频 44-22　最终结果。

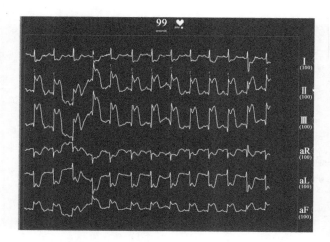

图 44-2 术前 ECG 显示下壁导联 ST 段抬高,侧壁导联 ST 段压低

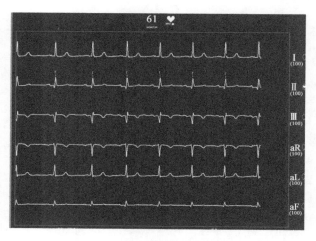

图 44-4 术后心电图显示 ST 段回落

- 直接 PCI 中血栓抽吸与良好的心肌灌注和降低死亡率相关。
- 抗血小板和抗凝在处理冠状动脉内血栓过程中十分重要。

病例 4:远端保护下行静脉桥血管介入

图 44-5;视频 44-23 至视频 44-26 可从以下链接获取:http://www.mhprofessional.com/media-center/。

- 62 岁,男性,有慢性稳定型心绞痛史。
- 17 年前行 CABG 术,共植入 4 根桥血管,分别是左内乳动脉至 LAD,右内乳动脉至 RCA,隐静脉桥至第一钝缘支(OM1),隐静脉桥至 D1。
- 患者近期心绞痛加重,^{99m}Tc 扫描显示侧壁心肌缺血。
- 造影显示至 OM1 隐静脉桥体部严重狭窄。

视频 44-23 至 OM1 隐静脉桥中部 80% 偏心性狭窄

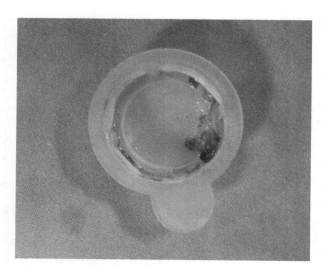

图 44-3 举例:手动血栓抽吸导管抽出红血栓(Reprinted with permission from C Trani et al:J Invasive Cardiol 19:E317,2007.)

总结

- 当斑块破裂引发血栓形成时,若造成冠状动脉堵塞,则发生 STEMI。
- 尽管成功开通心外膜下冠状动脉,但是,在球囊扩张和置入支架过程中产生的血管微栓塞可能导致永久的微血管功能不良。微血管功能不良与心肌梗死后心腔扩大、心力衰竭、恶性心律失常和死亡均相关。
- 血栓抽吸可将血管内血栓移出,可以减少血管成形术过程中的远端栓塞。

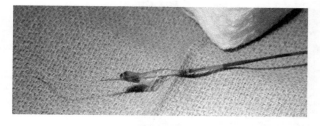

图 44-5 远端保护装置捕捉球囊扩张时脱落的粥样斑块碎屑(Reprinted with permission from RA Aqel et al:J Invasive Cardiol 19:E104,2007.)

视频 44-24　远端保护装置置入

视频 44-25　在远端保护下,行球囊扩张

视频 44-26　支架置入后最终结果

总结

·隐静脉桥 1 年后失效约 20%,5 年时达 50%。

·静脉桥失败(1 个月以上)的原因是内膜增生和动脉粥样硬化。

·静脉桥 PCI 易发生斑块碎屑和微血栓远端栓塞,前向血流不良(无复流)和心肌梗死。

·远端保护装置可降低远端栓塞的风险,降低无复流、心肌梗死的发生率。

病例 5:高危患者无保护左主干 PCI

图 44-6 和图 44-7;视频 44-27—视频 44-34 可从以下链接获取:http://www.mhprofessional.com/mediacenter/。

·89 岁,女性,NSTEMI,心尖部导联 ST 段压低 5mm,2 周前曾因 NSTEMI 住院,当时非手术治疗。

·慢性阻塞性肺疾病,老年人,患者拒绝外科手术治疗,仅限于药物非手术治疗或介入治疗。

·造影显示左优势型,左主干末端 80% 狭窄,严重钙化,病变延展至 LCX 近段。LAD 近段也可见 70% 狭窄。

·与患者及家属、外科医师讨论后,PCI 在 IABP 和临时起搏下实施。

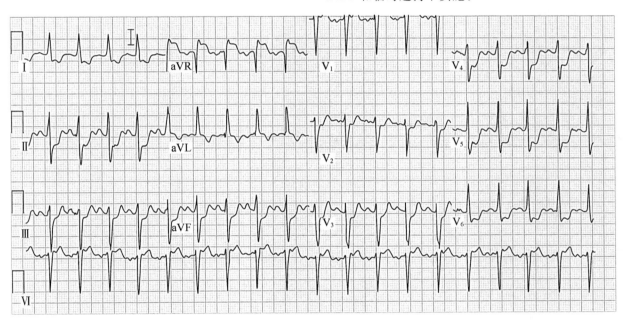

图 44-6　胸痛时,ECG 下壁、侧壁导联 ST 段压低至 5mm

视频 44-27　RAO+CRA 投照显示左主干高度钙化狭窄及 LAD 近段明显狭窄。

视频 44-28　CAU 投照显示 LM 病变延伸至 LCX 和 LAD 口部。

视频 44-29　导丝分别置于 LCX 和 LAD。LCX 和左主干行球囊扩张,LAD 近段扩张后置入长药物洗脱支架覆盖导丝通过造成的夹层。

视频 44-30　分叉病变采用"culotte"术式治疗。首先,自 LCX 近段至左主干置入药物洗脱支架。

视频 44-31　接下来,LAD 内导丝退出后穿过支架网眼进入 LAD 远端。第二枚支架通过第一枚支架网眼置入。

视频 44-32　再将导丝送入 LCX,对吻球囊扩张。

视频 44-33　足位 LAD 最终结果。

视频 44-34　RAO+CRA 最终结果。

总结

·左主干病变在冠脉造影中占 5%～10%。

·左主干患者接受 CABG,5～10 年随访显示死

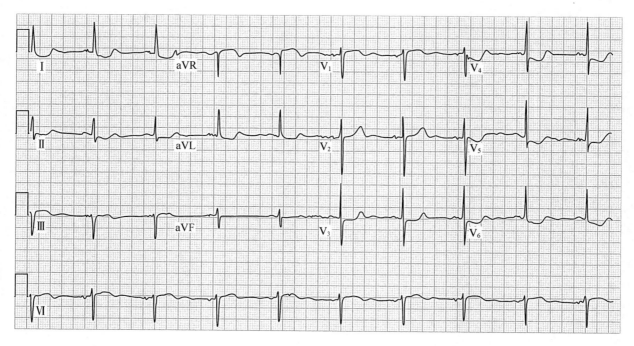

图 44-7 胸痛消失后，ST 段压低不明显

亡率显著下降。

· 某些患者接受药物洗脱支架 PCI，在 SYN-TAX 研究中显示，院内和 1 年死亡、心肌梗死的发生率与 CABG 相当。长期结果是否有差异目前尚不知晓。

· 左主干病变 PCI 的适应证应是外科手术高危的患者，和有保护的左主干（如既往曾行 CABG）。对适合 CABG 的患者若拟选择 PCI，患者本人、介入医师、外科医师应共同讨论，个体化选择最佳治疗策略。

· 孤立的左主干口部或体部病变，可以用一枚支架治疗，其预后优于累及 LAD 和 LCX 口部的分叉病变。

病例 6：糖尿病患者多支血管病变 PCI

视频 44-35—视频 44-42 可从以下链接获取：http://www.mhprofessional.com/mediacenter/。

· 58 岁，男性，NSTEMI。

· 患者有高脂血症、2 型糖尿病，正口服降糖药物控制血糖。

· 造影显示双支血管病变，OM2 完全闭塞，考虑为罪犯病变。另外，中间支可见高度狭窄，RCA 中段严重狭窄。

视频 44-35　RAO 投照显示 OM2 完全闭塞并

可见侧支循环，中间支可见高度狭窄。

视频 44-36　导丝通过闭塞病变并行球囊预扩张。

视频 44-37　药物洗脱支架置入后，血管通畅。OM3 可见 1 级血流，未处理。

视频 44-38　导丝通过中间支病变并行球囊预扩张。

视频 44-39　药物洗脱支架置入。最终结果显示中间支和 OM2 支架无残余狭窄。

视频 44-40　RCA 中段可见高度狭窄。

视频 44-41　球囊预扩张后置入支架。

视频 44-42　RCA 中段支架内无残余狭窄。

总结

· 多支血管病变 PCI 十分常见，可以一次全部完成，或分两次或多次完成。

· 多支血管病变 PCI 的短期和长期疗效在死亡和心肌梗死方面与 CABG 相当，但再次血供重建比例增高。

· BARI 研究显示，糖尿病患者接受 PCI 治疗长期疗效较 CABG 差。然而，BARI 注册研究显示，若解剖条件良好，糖尿病患者 PCI 效果与 CABG 相当。

病例 7：LAD 近段置入药物洗脱支架后极晚期血栓形成

图 44-8 和图 44-9；视频 44-43—视频 44-46 可从以下链接获取：http://www.mhprofessional.com/mediacenter/。

- 62 岁，男性，因严重心绞痛曾在 LAD 近段置入药物洗脱支架。其接受双联抗血小板药物（阿司匹林和氯吡格雷）治疗 1 年，然后按照医嘱停用氯吡格雷。

- 患者支架术后良好，直至术后 15 个月再次因剧烈胸痛诊断为 STEMI 入院。

- 入院后 70min 患者被送入导管室，造影显示 LAD 近段支架内完全闭塞。

视频 44-43　LAD 近段支架内完全闭塞，LCX 口部可见高度狭窄

视频 44-44　LAO 投照可见 LCX 口部充盈缺损，提示为血栓

视频 44-45　导丝通过 LAD 病变，显示 LAD 中段血流 TIMI 2 级，支架内血栓充盈

视频 44-46　LAD 和 LCX 支架术后结果。LAD 病变预扩张后置入裸金属支架覆盖近段病变。LCX 口部预扩张后置入裸金属支架，支架术式为 V 支架术

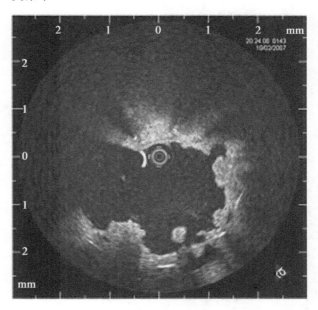

图 44-8　球囊扩张后的 OCT 图像，显示仍有残余血栓附着于支架小梁（Reprinted with permission from AF Schinkel et al：JACC Cardiovasc Interv 1：449，2008.）

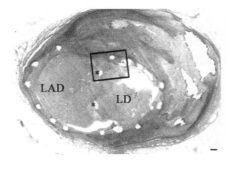
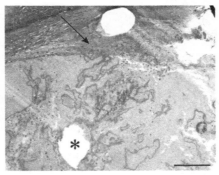

图 44-9　尸检获得的支架内血栓病理标本。在 LAD 内可见大量血栓，并延伸至对角支。支架小梁占据的部位用 * 表示（左）。放大图片显示在支架小梁周围的血栓和新生内膜（箭头）（右）（Reprinted with permission from A Farb et al：Circulation 108：1701，2003.）

总结

- 支架内血栓发生率较低，为 1%～2%，但是后果十分严重。通常发生在支架术后 1 个月，但是比较罕见，裸金属支架内血栓发生率为 0.2%～0.6%。极晚期血栓（支架术后 1 年以上），裸金属支架极少发生，但在药物洗脱支架可以发生。

- 提前终止双联抗血小板药物治疗是发生早期和晚期支架内血栓的主要原因；极晚期血栓发生原因尚不清楚。

- 绝大多数的支架内血栓患者出现 ACS 或 STEMI，死亡率 10%。

- 治疗方法为立即 PCI，可采用球囊扩张或再次置入支架。

病例 8：经导管主动脉瓣置换

图 44-10 至图 44-14；视频 44-47 至视频 44-50 可从以下链接获取：http://www.mhprofessional.com/mediacenter/。

· 75 岁，女性，主动脉瓣狭窄，经胸超声显示主动脉瓣口面积 0.58cm²。

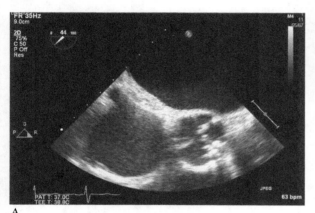

A

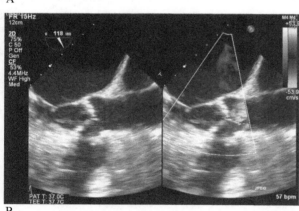

B

图 44-10　经食管超声显示钙化的三尖瓣（A）、瓣叶活动度减小和在收缩峰值时瓣口明显狭窄（B）

· 慢性阻塞性肺疾病（FEV₁ = 0.54）和其他伴随疾病，外科换瓣手术风险高（Eurosore 评分 = 29.57%）。

· 被纳入经导管主动脉瓣置换研究。

视频 44-47　主动脉造影显示冠状动脉良好和轻微的主动脉瓣关闭不全。

视频 44-48　心室起搏每分钟 180 次情况下对瓣膜行球囊扩张。

视频 44-49　26mm Edwrds 瓣膜在 X 线和食管超声指引下定位和释放。

视频 44-50　造影显示瓣膜有轻度主动脉瓣关闭不全和未影响冠状窦。

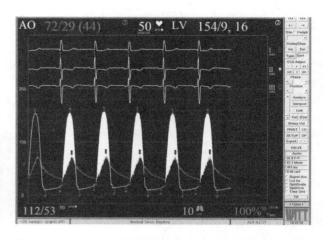

图 44-11　血流动力学改变明显的主动脉瓣狭窄。同时记录主动脉和左心室压力显示 82mmHg 的峰-峰阶差和 63.3mmHg 的平均压力阶差。其与主动脉瓣口面积 0.58mm² 相一致

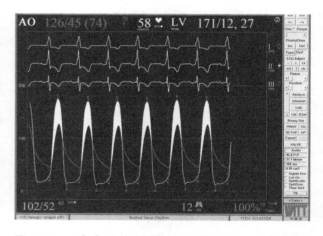

图 44-12　球囊扩张后，LV-AO 平均压力阶差降至 37.3mmHg，瓣口面积增至 0.95mm²

总结

· 75 岁以上老年人钙化性主动脉瓣狭窄的比例为 2%～3%。

· 有症状的主动脉瓣狭窄患者平均预期寿命 2～3 年，猝死风险明显增加。主动脉瓣膜置换可以改善症状和提高生存率。

· 不能接受外科手术的严重主动脉瓣狭窄高危患者，1 年和 5 年的生存率分别为 62% 和 38%。

· 经导管主动脉瓣置换在欧洲已获得认证。在美国正在进行作为对高危病变替代外科手术的临床

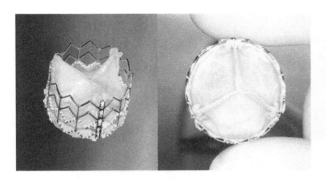

图 44-13 Edwards 经导管主动脉瓣膜

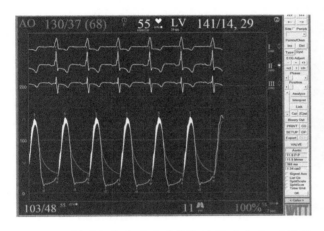

图 44-14 瓣膜释放后,压力阶差降至 11.6mmHg,功能性瓣膜面积 1.34cm²

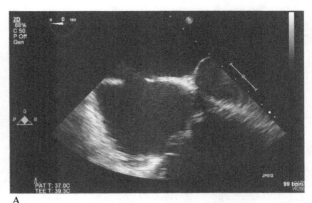

A

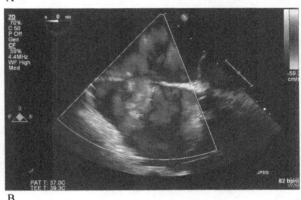

B

图 44-15 经食管超声显示继发性房间隔缺损。房间隔缺损呈现为左右房之间的不完整(A)。多普勒超声呈现蓝色,提示右心房内右向左分流(B)

试验。

病例9:房间隔缺损封堵

图 44-15 至图 44-19;视频 44-51 至视频 44-53 可从以下链接获取:http://www.mhprofessional.com/mediacenter/。

· 女性,48 岁,进行性呼吸困难,运动耐力下降,房间隔缺损 18mm。

· 超声显示右心房、右心室扩大,提示右心负荷过重。

· 分流系数(Qp/Qs)为 2.3:1。

· 根据其症状、右心腔扩大和中等大小的房间隔缺损,患者拟行房间隔缺损封堵。

视频 44-51 用以测量的球囊送入房间隔。

视频 44-52 Amplatzer 封堵器通过房间隔。

视频 44-53 房间隔两侧封堵器盘位置良好。

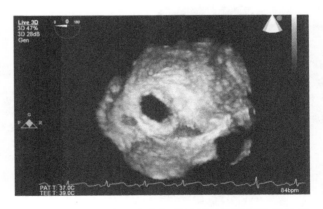

图 44-16 三维超声重建房间隔缺损。房间隔缺损为圆形,有组织边缘可用于封堵器附着

小结

· 未修复的房间隔缺损可导致肺动脉血流增加和右侧心力衰竭症状和体征;如气短、活动耐力下降、乏力、心悸和房性心律失常及肺内感染。

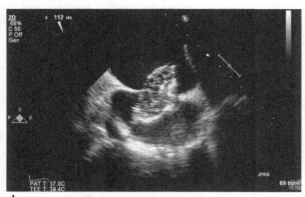

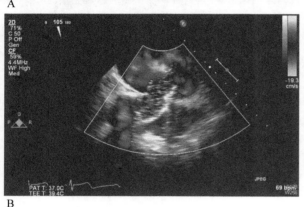

图 44-17 经食管超声显示球囊大小(A)和无血流经过房间隔(B)

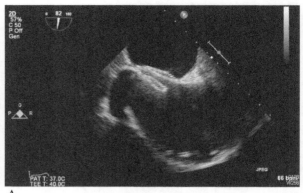

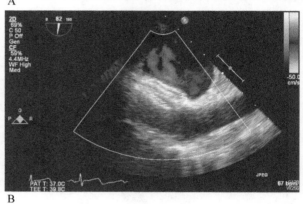

图 44-18 Amplatzer 封堵器位置(A)。无血流通过封堵器(B)

• 当遇到下列情况时,推荐房间隔封堵:继发孔型房间隔缺损,以及右心房、右心室扩大的证据,无论有无症状。

• 顽固性肺动脉高压及无左至右分流是封堵术的禁忌证。不推荐封堵静脉窦型房间隔缺损、冠状静脉窦间隔缺损和原发性房间隔缺损。

• 房间隔封堵术后,患者应服用抗血小板药物和预防性抗生素,某些患者需要服用 6 个月。推荐术后 1d、1 个月、6 个月和 1 年行心脏超声检查,以评估有无封堵器移位或损坏、残余分流、血栓或心包积液。1 年后可定期进行上述复查。

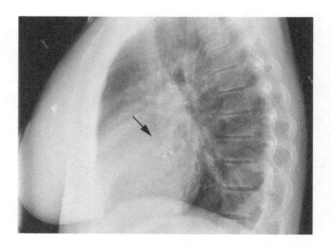

图 44-19 术后侧位胸部 X 线片显示 Amplatzer 封堵器位置良好

（王　斌　荆全民　译）

复习与自测答案

Charles Wiener　Cynthia D. Brown　Anna R. Hemnes

1. 患者,男性,62岁,主诉气促。所有下列症状支持左心功能不全是导致患者呼吸困难的原因之一,除了(　　)
   - A. 感觉胸口发紧
   - B. 夜间呼吸困难
   - C. 端坐呼吸
   - D. >10mmHg 的奇脉
   - E. 感觉气不够用

2. 患者,男性,48岁,出现不明原因缺氧,近期发觉活动及立位时气促加重,卧位减轻。体格检查时小量活动即可见呼吸困难,正常呼吸时静息氧饱和度为89%,卧位时氧饱和度增加到93%,肺部听诊无干、湿啰音,心脏听诊正常无杂音,胸部X线片提示右下肺叶处一个1cm疑似结节,立位吸入100%纯氧后患者氧饱和度为90%。患者缺氧最可能的原因是(　　)
   - A. 循环性缺氧
   - B. 低通气
   - C. 心内右向左分流
   - D. 肺内右向左分流
   - E. 通气-灌注不匹配

3. 患者因周围型发绀入急诊,下述均为可能的病因,除了(　　)
   - A. 冷空气暴露
   - B. 深静脉血栓
   - C. 高铁血红蛋白症
   - D. 外周血管疾病
   - E. 雷诺综合征

4. 患者,女性,35岁。因呼吸困难入院,下述查体符合特发性肺动脉高压的诊断,除了(　　)
   - A. 颈静脉怒张,第一、第二心音正常,胸骨右上缘可闻及2级舒张期吹风样杂音
   - B. 颈静脉怒张,第二心音单一响亮;胸骨左下缘可闻及2级收缩期杂音
   - C. 颈静脉怒张,第二心音分裂固定;胸骨左下缘可闻及3级收缩期杂音
   - D. 颈静脉怒张,第二心音呼气时分裂,胸骨左上缘可闻及2级粗糙收缩期杂音
   - E. 颈静脉怒张,桶状胸,呼气相延长

5. 患者,女性,75岁。因广泛转移性非小细胞肺癌入ICU,血压73/25mmHg,诉近3～5d出现乏力及呼吸困难加重,查体发现颈静脉怒张,胸部X线片提示心影大,水瓶样,无新发肺浸润。以下哪个体征最可能在查体时发现(　　)
   - A. 吸气时收缩压下降>10mmHg
   - B. 吸气时颈静脉压未下降
   - C. 舒张晚期开瓣音
   - D. 迟脉
   - E. 颈静脉压监测有缓慢Y形下降曲线

6. 患者,男性,78岁。因失代偿性入ICU,长期有缺血性心肌病,心电图显示心房颤动及左束支传导阻滞,胸部X线片显示心脏扩大及Kerley B线在双侧肺泡浸润。查体时最不可能会出现(　　)
   - A. 第四心音
   - B. 心律失常
   - C. 交替脉
   - D. 第二心音逆向分裂
   - E. 第三心音

①问题和答案源自:Wiener C et al (eds):Harrison's Principles of Internal Medicine Self-Assessment and Board Review,18th ed. New York:McGraw-Hill,2012.

7. 患者,男性,45 岁。因充血性心力衰竭症状入 ICU,每日通过注射吸食海洛因及可卡因,12h 4 管血培养中均出现甲氧西林敏感型金黄色葡萄 球菌,生命体征:血压 110/40mmHg,心率每分钟 132 次,胸骨左缘可闻及 4 级舒张期杂音。图 7 为颈动脉搏动的示意图。该患者心脏杂音最可 能的原因是( )

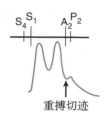

图 7

A. 主动脉瓣反流

B. 主动脉瓣狭窄

C. 二尖瓣狭窄

D. 二尖瓣反流

E. 三尖瓣反流

8. 患者,男性,72 岁。因活动后腿痛求诊,疼痛为大 腿肌肉内酸痛及痉挛样痛,休息后疼痛减弱,偶 尔出现静息时右足麻木,因右足夜间疼痛痛醒; 既往有高血压及脑血管病病史,4 年前因短暂性 脑缺血发作(TIA)行右颈动脉内膜切除术,目前 每日口服阿司匹林、厄贝沙坦、氢氯噻嗪及阿替 洛尔,查体发现双侧足背动脉及胫后动脉搏动减 弱,右足背动脉搏动微弱,四肢远端毛发缺如,毛 细血管充盈试验:右足 5s,左足 3s。下列哪项提 示右足严重缺血( )

A. 踝肱指数<0.3

B. 踝肱指数<0.9

C. 踝肱指数>1.2

D. 足背动脉搏动消失

E. 四肢出现凹陷性水肿

9. 患者,男性,24 岁。因打篮球时出现晕厥入心内 科,本人对此次晕厥无记忆,但被告知跑动中摔 倒,清醒后躺在地上,因摔倒致多处挫伤,既往运 动活跃,但近期因出现活动后胸痛而限制活动, 父亲 44 岁攀岩时死亡,他认为父亲的死因是心 脏猝死,曾被告知父亲心脏增大。查体发现患者 收缩中期有Ⅲ级由强转弱的杂音,心电图提示左 心室肥大。怀疑肥厚型心肌病为该患者的心脏

疾病,下述哪项操作将会导致杂音增强( )

A. 握手腕试验(握住手腕上举,感觉脉搏强弱变 化)

B. 下蹲

C. 站立

D. Valsalva 试验

E. A 和 B

F. C 和 D

10. 患者,18 岁,大一新生。因体检时发现心脏杂音 就诊,她自诉平时喜爱运动,过去未曾患病,无 心脏症状。其心脏杂音出现在收缩中期,非喷 射样,随第二心音增强,卧位-站立杂音延长,下 蹲杂音缩短,胸骨左下缘及心尖部为杂音最佳 听诊区,心电图正常。下述最可能导致该杂音 的是( )

A. 主动脉瓣狭窄

B. 肥厚梗阻型心肌病

C. 二尖瓣脱垂

D. 肺动脉瓣狭窄

E. 三尖瓣反流

11. 以下哪个特点让一个心脏杂音更可能由三尖瓣 反流而不是二尖瓣反流造成( )

A. 服用硝酸戊酯后杂音强度减弱

B. 心尖部第二心音不可闻及

C. 颈静脉搏动出现显著 c-v 波

D. 发病由收缩中期喀喇音提示

E. 第二心音分裂增宽

12. 对一位 25 岁患者进行常规查体,心脏听诊发现 第二心音分裂,不受呼吸影响,胸骨中缘也可闻 及 2～3 级收缩中期杂音。下述哪项最可能 ( )

A. 房间隔缺损

B. 肥厚梗阻型心肌病

C. 左束支传导阻滞

D. 正常生理性

E. 肺动脉高压

13. 左束支传导阻滞,可出现于如下哪组疾病( )

A. 房间隔缺损,冠心病,主动脉瓣疾病

B. 冠心病,主动脉瓣疾病,高血压心脏病

C. 冠心病,主动脉瓣疾病,肺动脉高压

D. 肺栓塞,心肌病,高血压心脏病

E. 肺动脉高压,肺栓塞,二尖瓣狭窄

14. 一位 57 岁男性长期患缺血性心肌病前来例行 看病,自述遵医嘱服用利尿药,但自从上次看病

后体重减轻大约 2kg。常规化验提示钾离子 2.0mmol/L。患者被转诊到急诊部补钾。以下哪项可能出现在补钾之前的心电图上（　　）

A. P 波增幅减低

B. Osborne 波

C. QT 间期延长

D. U 波明显

E. ST 段下移

15. 一位来自萨尔瓦多的 55 岁女性因活动后气促来看急诊，否认胸痛、咳嗽、喘息、咳痰及发热，胸部 X 线片上可见肺动脉增大及左心房大，但无肺实质浸润，心电图 V_1 导联可见 R 波高尖及电轴右偏。以下哪项最可能出现在其超声心动图上（　　）

A. 主动脉瓣反流

B. 主动脉瓣狭窄

C. 左心室射血分数低

D. 二尖瓣狭窄

E. 三尖瓣狭窄

16. 29 岁女性因车祸导致下肢骨筋膜间隔综合征出现横纹肌溶解而入 ICU，后出现急性肾衰竭和严重疼痛，行筋膜切开术后入 ICU，下图 16 是其心电图。此时最恰当的做法是（　　）

A. 做 18 导联心电图

B. 冠脉介入

C. 血液透析

D. 静脉补液＋襻利尿药

E. 肺通气/灌注成像

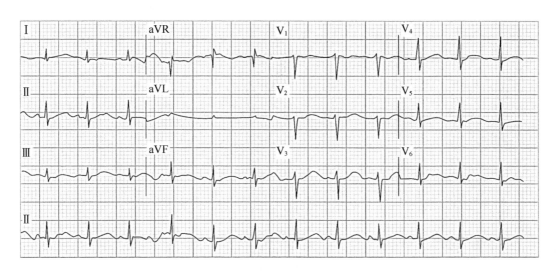

图 16

17. 急性高钾血症会出现以下哪种心电图改变（　　）

A. PR 间期缩短

B. ST 段延长

C. U 波明显

D. QRS 增宽

E. T 波低平

18. 以下（图 18）心电图最可能来自哪个患者（　　）

A. 33 岁女性，突发剧烈头痛，定向障碍，头脑 CT 扫描可见脑室内出血

B. 42 岁男性，打网球时突发胸痛

C. 54 岁女性，长期吸烟史，气促、喘息加重 2d

D. 64 岁女性，肾功能不全晚期，近 4d 未透析

E. 78 岁男性，晕厥，颈动脉泵血延迟，右侧第二肋间可闻及粗糙收缩期杂音

19. 患者带着 2 周前做的心电图（图 19）来诊，你预计会问出什么样的症状（　　）

A. 心绞痛

B. 咯血

C. 阵发性夜间呼吸困难

D. 胸膜炎性胸痛

E. 心动过速

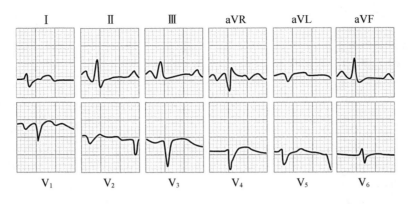

图 18

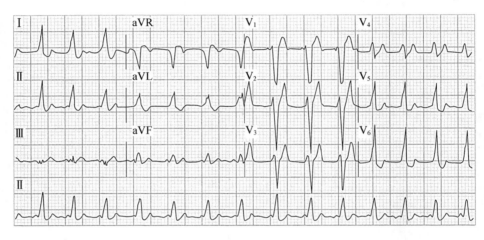

图 19

20. 以下所有心电图结果均提示左心室肥大,除了
    (   )
    A. V_1 导联 S 波 + V_5/V_6 导联 R 波 > 35mm
    B. aVL 导联 R 波 > 11mm
    C. aVF 导联 R 波 > 20mm
    D. Ⅰ 导联 R 波 + Ⅲ 导联 S 波 > 25mm
    E. aVR 导联 R 波 > 8mm

21. 根据下列心电图(图 21),治疗哪种疾病可以特异性改善该患者的心动过速(   )
    A. 贫血
    B. 慢性阻塞性肺疾病(COPD)
    C. 心肌缺血
    D. 疼痛

22. 75 岁男性行常规心脏介入,以评估对药物治疗没有反应的稳定型心绞痛,他询问操作相关风险,下述哪项是心脏介入及冠状动脉造影最常见的并发症(   )

A. 急性肾衰竭
B. 心动过缓
C. 心肌梗死
D. 心动过速
E. 血管穿刺部位出血

23. 下列哪个患者是经右心介入术的合适对象
    (   )

A. 54 岁女性出现不明原因呼吸困难;第二心音强,固定分裂;胸部 X 线片正常;房间隔出现双向分流

B. 54 岁男性在赌场出现持续单一室性心动过速发作,由旁观者除颤得以终止。到达急诊室后,患者血流动力学稳定

C. 63 岁女性有吸烟史、高胆固醇血症及 2 型糖尿病,静息性胸痛,心电图正常,血清肌钙蛋白值轻度升高

D. 66 岁男性有吸烟史、高胆固醇血症,因胸

骨后疼痛 1h、气促入急救部,血压 95/60mmHg,每分钟心率 115 次,本次心电图较 1 个月前心电图出现新发左束支传

导阻滞

E. 79 岁男性因呼吸困难来心内科就诊,行超声心动图检查发现严重主动脉瓣狭窄

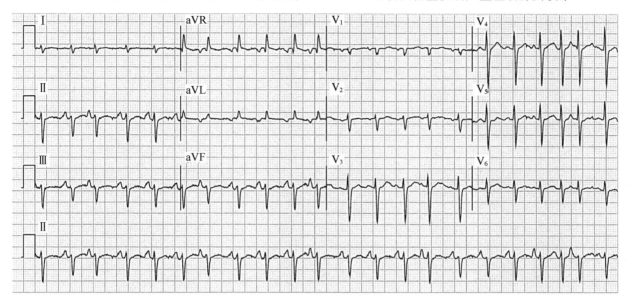

图 21

24. 55 岁女性因活动后呼吸困难就诊,32 岁时发现高血压、肥胖、体重指数(BMI)44kg/m² ,肺功能检测提示轻度限制性肺疾病,超声心动图提示左心室壁增厚、左心室射血分数 0.7 并提示肺动脉高压,估算的右心室收缩压为 55mmHg,但超声心动图技术上较难操作,且质量较差。患者行右心介入,显示如下结果:平均动脉压110mmHg,左心室舒张末压 25mmHg,肺动脉(PA)收缩压 48mmHg,PA 舒张压 20mmHg,PA 平均压 34mmHg,心排血量 5.9L/min,该患者呼吸困难最可能的原因是( )

A. 慢性血栓栓塞性疾病

B. 舒张性心力衰竭

C. 阻塞性睡眠呼吸困难

D. 肺动脉高压

E. 收缩性心力衰竭

25. 以下哪项是患病态窦房结综合征患者出现快慢综合征时导致血栓栓塞的危险因素( )

A. 年龄>50 岁

B. 心房增大

C. 糖尿病

D. 凝血酶原 20210 突变

E. 以上均否;病态窦房结综合征出现快慢综合

征时不会增加血栓栓塞的风险

26. 38 岁男性近期出现乏力,作为总经理很忙,也是铁人三项运动员,1 周前参加挑战赛并不费力,但其他几次却感觉疲惫。实验室检查,包括血细胞比容和促甲状腺激素(TSH)均未见异常,因其妻诉其偶尔打鼾,行睡眠试验检查但并未发现明显呼吸暂停,夜间动态心电图监测显示窦性心动过缓,患者睡觉时每分钟心率波动于42～56 次,觉醒时静息心率为 65～72 次。对于患者的心动过缓下述哪个方法最合适( )

A. 按摩颈动脉窦

B. 间断夜间叫醒

C. 测游离 T_4

D. 不做特别治疗

E. 转诊-安装起搏器

27. 以下所有选项均为窦房结失调的可逆原因,除了( )

A. 低体温

B. 甲状腺功能减退症

C. 颅内压增高

D. 锂中毒

E. 放疗

28. 患者,男性,58 岁。因严重呼吸困难 2d 入院,3

周前发生 ST 段抬高型心肌梗死行溶栓治疗,自述完全遵医嘱服药,包括阿托伐他汀、赖诺普利、美托洛尔及阿司匹林。查体:心率每分钟 44 次,血压 100/45mmHg,听诊双肺可闻及爆裂音,心脏查体发现颈静脉怒张、心动过缓、双下肢 2$^+$ 度水肿,无奔马律及新发杂音,心电图提示窦性心动过缓及近期陈旧性心肌梗死征象。以下哪项是下一步最合适的处置(   )

A. 使用多巴胺

B. 继续使用美托洛尔

C. 测 TSH

D. 转诊-安装起搏器

E. 转诊-急诊冠脉造影

29. 23 岁大学生放暑假回家,近 3d 因头晕入急诊,诉右腿出现皮疹,几天前看起来像个靶子,其他方面均体健。查体发现心动过缓每分钟 40

次,血压 88/42mmHg,氧饱和度正常,除发现右大腿上部一个牛眼样皮疹外,其他查体均无明显异常。心电图显示三度房室传导阻滞。下列哪项实验室检查最可能发现他症状和体征的病因(   )

A. ANA(抗核抗体)

B. HLA-B27 检测

C. 伯氏疏螺旋体 ELISA

D. RPR

E. SCL-70

30. 以下心电图监测(图 30)中有哪种传导异常?在传导通路的何处通常会发现该传导阻滞(   )

A. 一度房室传导阻滞;窦房结内

B. 二度 I 型房室传导阻滞;窦房结内

C. 二度 II 型房室传导阻滞;窦房结下

D. 二度 II 型房室传导阻滞;窦房结内

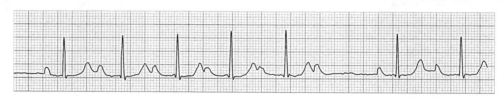

图 30

31. 患者,女性,47 岁。因阵发性心悸就诊,既往吸烟,有溃疡性结肠炎。主诉既往半年每隔 2～4d 就感觉心悸,每次持续约 5min,无明显诱发因素,发作时无头晕、胸痛。查体正常。静息心电图提示窦性心律,无异常。除检查血清电解质,下列哪项是最佳检查(   )

A. 腹部增强 CT(口服及静脉使用对比剂)

B. 事件监测

C. Holter 监测

D. 无须进一步检查,安慰患者

E. 转诊至电生理治疗组

32. 进一步检查后,发现上述患者有多次房性期前收缩。以下哪项有关该患者心律失常的描述是正确的(   )

A. 心电监测上,房性期前收缩较室性期前收缩少见

B. 需行经食管超声以判断是否有结构性心脏病

C. 应该服用美托洛尔控制症状

D. 应该宽慰患者,目前情况并不危险,无须进

一步检查

E. 患者应行负荷试验(运动平板实验)以确定是否有心肌缺血

33. 一位终末期 COPD 的 55 岁男性因阻塞性肺疾病加重入 ICU,发生 II 型呼吸衰竭后插管使用呼吸机辅助通气,尽管强力镇静,吸气峰压仍然增高致使呼吸机数度报警。医生到床旁处置心动过速。查体发现血压 112/68mmHg,心率每分钟 180 次,心脏查体提示律齐,未见其他异常。右肺呼吸音减弱。心电图提示窄的复合性心动过速。按摩颈动脉窦后,心率每分钟一过性降到 130 次,但又回到 180 次。以下哪项是下一步最佳处理(   )

A. 腺苷 25mg 静脉推注

B. 胺碘酮 200mg 静脉推注

C. X 线胸部检查

D. 美托洛尔 5mg 静脉推注

E. 镇静后电复律

34. 以下均为心房颤动患者卒中的危险因素,除了(   )

A. 糖尿病

B. 充血性心力衰竭病史

C. 卒中史

D. 高血压

E. 左心房内径＞4cm

35. 以下哪项关于心房颤动后恢复窦性心律的描述是正确的（　　）

A. 门诊患者起始用多非利特是安全的

B. 住院药物治疗的窦性心律患者应延长 Holter 监测时间以确定是否能够安全停用抗凝药

C. 药物维持窦性心律的心房颤动患者,其生存率比用控制心率和抗凝药物的患者高

D. 药物维持窦性心律的心房颤动复发不常见

36. 57 岁女性,儿时行房间隔缺损修补术,因心悸 3d 入急诊,每分钟心率 153 次,血压 128/75mmHg,心电图提示心房扑动,超声心动图提示左右心房扩大,心脏术后改变,左右心室功能正常。以下哪项是正确的（　　）

A. 应开始使用达比加群酯抗凝

B. 如果经食管超声未发现左心房血栓,可不用抗凝行电复律

C. 应立即静脉用肝素

D. 应立即电复律

E. 经食管超声可排除左心房血栓

37. 患者因心悸、气促 6h 入急诊留观室,心电图结果如图 37。查体最可能发现下列哪项（　　）

A. 弥散性腹部压痛、肌紧张

B. 弥散性呼气相多音性哮鸣音,呼吸运动减弱,肺部过度充气

C. 抬举性左心室搏动,第三心音

D. 锁骨上淋巴结肿大

E. 胸 5 神经支配区右侧皮肤出现囊状皮疹

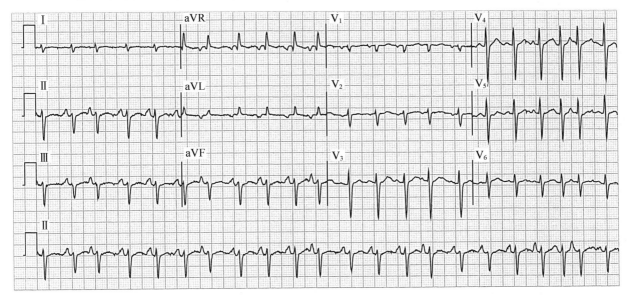

图 37

38. 43 岁女性 30min 前突发心悸入急诊,发作时坐于办公室电脑前。除下腰痛外均健康。分诊时每分钟心率 178 次,血压 98/56mmHg,血氧饱和度正常。查体发现颈部血管跳动及心动过速,其他正常。心电图显示复合型心动过速,无可识别的 P 波。以下哪项是控制心动过速最佳的首要步骤（　　）

A. 5mg 美托洛尔静脉输液

B. 6mg 腺苷静脉输液

C. 10mg 维拉帕米静脉输液

D. 按压颈动脉

E. 100J 直流电复律

39. 37 岁男性晚饭时突发心悸入急诊,既往曾行膝关节手术。每分钟心率 193 次,血压 92/52mmHg,氧饱和度正常。查体除心动过速、出汗外均正常。膝关节术前心电图显示胸前导联早期出现 delta 波,目前心电图显示宽的复合型心动过速。以下哪项是治疗其快速型心律失常

的禁忌证（ ）

A. 腺苷

B. 按压颈动脉窦

C. 直流电复律

D. 地高辛

E. 美托洛尔

40. 在一份宽的复合型心动过速的心电图中，以下哪项线索强烈支持室性心动过速的诊断（ ）

A. 房室分离

B. 经典右束支传导阻滞模式

C. 心律失常，不规则，QRS波不断变化

D. QRS间期＞120ms

E. 按压颈动脉窦减慢心率

41. 40岁男性患糖尿病及精神分裂症，因骨髓炎住院行抗生素治疗，其注射海洛因部位溃疡后发生骨髓炎。护理人员突然发现患者意识丧失。心电图如图41。最有可能引起这种节律的物质是（ ）

A. 呋塞米

B. 甲硝唑

C. 氟哌利多

D. 二甲双胍

E. 海洛因

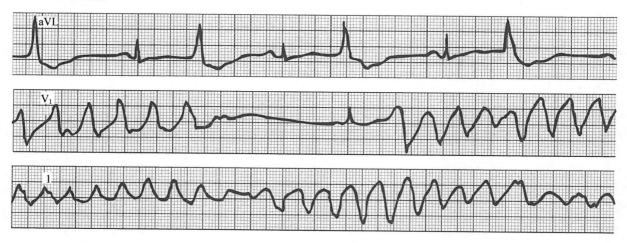

图 41

42. 对上述患者进行电复律后恢复为正常窦性心律，12导联心电图提示QT间期延长，除了停用禁忌药物，治疗这种节律紊乱的最佳方式是静脉注射以下哪项药物（ ）

A. 胺碘酮

B. 利多卡因

C. 镁

D. 美托洛尔

E. 钾

43. 你在看护有心率相关性心绞痛的患者，其心率稍快，心绞痛症状影响其生活质量，24h动态心电图监测发现患者似乎有窦性心动过速。患者心律失常的机制是（ ）

A. 延迟后除极

B. 提早后除极

C. 自律性增加

D. 折返通路

44. 心房颤动最常见的驱动因素解剖上位于（ ）

A. 左心耳

B. 二尖瓣环

C. 肺静脉口

D. 静脉窦

E. 窦房结

45. 心房颤动症状因人而异，差别巨大，如果患者发生心房颤动，合并以下哪种情况最可能让其产生症状（如气促）（ ）

A. 急性酒精中毒

B. 肥厚型心肌病

C. 甲状腺功能亢进症

D. 低体温

E. 开胸手术术后

46. 47岁绝经后女性因既往数周发生严重呼吸困难就诊，自述发病前无胸痛、咳嗽、咳痰、发热，有下肢水肿。查体血压145/78mmHg，每分钟心

率123次,眼球突出,双肺吸气相水泡音占下肺1/3,颈静脉怒张,心率正常,心动过速,可闻及第三心音,无杂音。以下哪项是其心力衰竭最可能的病理生理解释(　　)

A. 贫血-高输出状态

B. 慢性循环高血压致使左心室肥大及非收缩性心力衰竭

C. 血色素沉着病继发限制型心肌病

D. 心肌梗死,左心室收缩功能减弱

E. 甲状腺功能亢进症,高输出状态

47. 以下哪项关于检测血浆BNP以诊断心力衰竭的说法是正确的(　　)

A. 呼吸困难患者血浆BNP升高可以确诊左心力衰竭

B. 肾衰竭时,尽管有心力衰竭BNP水平也会被抑制

C. 血浆BNP水平在肥胖合并心力衰竭患者中可能出现假阴性

D. 在治疗失代偿性心力衰竭时应当连续检测BNP以指导治疗

E. 上述均正确

48. 患者,男性,64岁。患缺血性心肌病,射血分数35%,C期心力衰竭,入心内科检查疾病状态,患者自述跑步机上规律运动,每周数次,偶尔出现下肢水肿加重,额外加用呋塞米可缓解。从未因心力衰竭住院,目前治疗方案包括赖诺普利、阿司匹林、呋塞米、阿托伐他汀、地高辛、螺内酯及美托洛尔。患者由于药品费用想停药。关于他的治疗方案以下哪项是正确的(　　)

A. ACEI治疗被证明可以改善心力衰竭症状

B. 该患者应用β受体阻滞药治疗可能会加剧他需要额外的呋塞米控制下肢水肿

C. 他应该将螺内酯改为依普利酮以提高药效(对EF小于35%的患者)

D. 如果停用地高辛,症状很可能会加重

E. 如果因为咳嗽不能耐受赖诺普利,改为ARB类药物是合理的

49. 患者,78岁,体型较瘦,活动后呼吸困难数周,野炊时食用一些泡菜后进展为静息性呼吸困难入急诊,诉下肢水肿、端坐呼吸、夜间阵发性呼吸困难。既往长期患高血压病、子宫脱垂及焦虑状态,查体发现心力衰竭体征,心尖冲动点向外侧移位,可闻及第四心音。该患者被收入院,给予利尿药,行超声心动图检查发现严重的左心

室肥大,射血分数70%,无局部室壁运动异常,主动脉瓣及二尖瓣功能完好。右心室收缩压估测为45mmHg。利尿药控制心力衰竭症状后,患者准备出院。以下哪项药物已被证明可改善心力衰竭患者的病死率、保持射血分数,并应包括在该患者的治疗方案中(　　)

A. 地高辛

B. 赖诺普利

C. 美托洛尔

D. 西地那非

E. 以上均否

50. 患者,男性,68岁。既往患心肌梗死及充血性心力衰竭,静息时无症状,但走向自己的汽车时出现呼吸困难、乏力,有时会出现心悸,休息数分钟后该症状可缓解。其NYHA心功能分级是哪一级(　　)

A. Ⅰ级

B. Ⅱ级

C. Ⅲ级

D. Ⅳ级

51. 患者,女性,68岁。患充血性心力衰竭。睡觉时似乎有时会出现呼吸暂停,丈夫因此而担心,他注意到她呼吸暂停持续约10s,此后出现相似时长的过度通气,并没有被憋醒,不打鼾。上午休息时感觉良好,但轻微运动后即感觉严重呼吸困难。下一步处理是(　　)

A. 脑电图检查

B. 强化心力衰竭治疗

C. 睡觉时经鼻持续正压通气(CPAP)

D. 睡眠监测

E. 用支气管扩张药

52. 患者,男性,53岁。因潜在的家族性高胆固醇症患终末期缺血性心肌病,行心脏移植术。供体是23岁摩托车车祸受害者。患者移植头三年情况良好,急性排斥反应仅发生一次,患者对免疫抑制药耐受良好,包括泼尼松、西罗莫司。常规随访时患者诉活动后呼吸困难,肺功能检查正常,胸部X线片正常。患者行左右心介入手术,活检移植心脏。冠脉造影提示严重弥漫同轴纵向的冠状动脉病变,组化未提示急性期排斥反应。以下哪项关于该患者冠脉粥样硬化的说法是对的(　　)

A. 尚无免疫抑制药被证明使用后能降低心脏移植术后冠状动脉粥样硬化的发生率

B. 冠状动脉粥样硬化很可能是移植器官血管内皮的免疫损伤

C. 患者现在的心脏移植术后冠状动脉粥样硬化可能由于移植前的粥样硬化

D. 患者潜在的胆固醇异常并未让其心脏移植术后更易再次发生冠状动脉粥样硬化

E. 他汀治疗并未减少移植术后这种并发症的发生率

53. 以下哪项是终末期心力衰竭患者安装心室辅助器已知的并发症（　　）

A. 脑血管意外

B. 置入部位感染

C. 机械装置失灵

D. 血栓栓塞

E. 以上均是

54. 以下均为成人房间隔缺损潜在的并发症，除了（　　）

A. 来源于中央静脉导管的气体栓塞

B. 活动后动脉血氧饱和度下降

C. 栓塞性脑血管意外

D. 肺动脉高压

E. 不稳定型心绞痛

55. 患者，女性，32岁。来首诊医生诊所常规复查甲状腺功能减退症，她也有复杂先天性心脏病病史，室间隔缺损部分被修复，主要是补片处有右向左分流，患者一般状况良好，做清洁工作无严重呼吸困难，否认心力衰竭或神经症状，但外周氧饱和度为78%，全血细胞计数提示血细胞比容为65%。以下哪项是处理其升高的血细胞比容最合适的方法（　　）

A. 开始氧疗

B. 动脉血气样本中检测血氧定量

C. 检测血清红细胞生成素水平

D. 观察病情

E. 转诊至血液科抽血

56. 患者，男性，43岁。近期发现无症状性房间隔缺损，1个月前行经皮封堵术后关闭缺损，且无并发症。1周后于牙科行根管治疗，打电话给首诊医生办公室询问是否需要预防性使用抗生素。关于该患者预防性使用抗生素的如下说法哪个正确（　　）

A. 因为他仅有先天性心脏病，无须预防性使用抗生素

B. 因为病变已纠正，无须预防性使用抗生素

C. 除非没有其他可选方案，他应避免牙科操作，因为可能导致菌血症

D. 尤其是当补片时间不足半年，菌血症性牙科操作中可常规预防性使用抗生素

E. 只要出现异物，菌血症性牙科操作中可常规预防性使用抗生素

57. 患者，男性，20岁。应征入伍体检查胸部X线片，幼时正常，无大病，无鼻窦炎、肺炎或慢性呼吸疾病病史，胸部X线片提示右位心，进一步查体发现右腹部可触及脾缘，左腹可叩及肝。以下哪项关于他情况的说法是正确的（　　）

A. 他很可能有主动脉狭窄

B. 他很可能精液缺乏

C. 他很可能有房间隔缺损

D. 他很可能有室间隔缺损

E. 他很可能其他都正常

58. 患者，男性，24岁。因近期出现头痛前来就诊，为敲击样头痛，昼夜均可发生，口服对乙酰氨基酚缓解不明显，查体右臂血压185/115mmHg，每分钟心率70次，眼底镜检查发现动静脉狭窄，颈动脉、颈静脉正常，PMI负荷压力，第四心音高尖，无腹部杂音，双下肢脉搏减弱。总结阳性体征仅有活动后下肢乏力。检查血压发现：右臂185/115mmHg，左臂188/113mmHg，右大腿100/60mmHg，左大腿102/58mmHg，以下哪项诊断性检查最可能证明其头痛的原因（　　）

A. 头部MRI

B. 肾MRI

C. 胸部MRI

D. 24h尿5-羟吲哚乙酸测定

E. 24h尿游离皮质醇测定

59. 上述患者最可能患以下哪种相关的心脏病（　　）

A. 二叶式主动脉瓣

B. 二尖瓣狭窄

C. 预激综合征

D. 右束支传导阻滞

E. 三尖瓣闭锁

60. 二尖瓣狭窄经常由于肺动脉高压而变得复杂。以下哪项是二尖瓣狭窄中肺动脉高压的原因（　　）

A. 肺小血管壁的间质水肿

B. 左心房压力升高的被动传递

C. 肺血管床的闭塞性改变

D. 肺小动脉收缩

E. 以上均是

61. 患者,男性,58 岁。既往患高血压、高脂血症、有吸烟史,因压迫性胸痛、心电图 ST 段抬高及心前区小 Q 波入 ICU,因其症状持续 36h,不考虑行溶栓治疗。入 ICU 时使用 β 受体阻滞药后血压 123/67mmHg,每分钟心率 67 次,使用 2L 鼻导管血氧饱和度为 93%,其他查体均正常。给予赖诺普利、阿司匹林、肝素和美托洛尔。在转诊至三级中心前,患者诉极度呼吸困难,出汗,每分钟心率 80 次,血压 84/56mmHg,使用 100% 非呼吸机氧饱和度 93%,双侧肺均可闻及水泡音,颈静脉压中度升高。心电图无变化。胸部 X 线片提示右肺浸润比左肺严重。以下哪项是查体时可能发现的( )

A. 第四心音,心尖部可闻及 3 级收缩期咕咕样杂音,放射至腋下

B. 右心室抬举,第二心音强,胸骨右下缘可闻及吸气相增强的 3 级杂音

C. 出现第三心音,胸骨右上缘可闻及 3 级由强转弱的杂音

D. 弥散性荨麻疹反应,肺部听诊可闻及哮鸣音

E. 黏液性水肿,手指肿胀,喘鸣

62. 对于上述患者以下哪项是最佳的下一步治疗措施( )

A. 沙丁胺醇雾化吸入

B. 开始推注去甲肾上腺素

C. 静脉推注硝普钠

D. 静脉输液甲泼尼龙

E. 主动脉内球囊反搏(IABP)

63. 患者,26 岁,健康女性。常规检查时行宫颈涂片,她感觉良好,无不适,既往病史无明显异常,内科医师全面查体发现可闻及收缩中期咔嗒音,无杂音及奔马律,她对此比较担心。关于她查体时的发现,以下哪项说法是对的( )

A. 对于有这种病的多数患者可发现潜在的病因,比如遗传性结缔组织病

B. 牙科操作应预防菌血症引起的感染性心内膜炎

C. 大多数患者无症状,且将终身如此

D. 她应开始口服阿司匹林 325mg/d

E. 超声心动图不能发现该疾病

64. 患者,男性,78 岁。因活动后呼吸困难就诊,吸烟、肥胖、糖尿病多年,目前药物包括二甲双胍、

阿司匹林,偶尔使用布洛芬。查体发现外周动脉搏动峰值延迟,显著左心室抬举。心律齐,心底可闻及 4 级收缩中期杂音并放射至双侧颈动脉,可闻及第四心音。超声心动图提示严重的主动脉狭窄,无其他瓣膜疾病。以下哪项最可能导致其心脏疾病的发生( )

A. 先天性双叶式主动脉瓣

B. 糖尿病

C. 隐匿性风湿性心脏病

D. 潜在结缔组织病

E. 以上均否

65. 患者,男性,63 岁。新发活动后晕厥并发现有主动脉狭窄。问诊患者时,告诉他你的治疗建议基于,据观察发现,与他症状相同的未治疗的患者预期平均寿命是( )

A. 5 年

B. 4 年

C. 3 年

D. 2 年

E. 1 年

66. 以下哪项查体发现提示严重主动脉瓣反流( )

A. Corrigan 脉

B. 交替脉

C. 二联脉

D. 奇脉

E. 延迟脉

67. 41 岁索马里女性妊娠 6 个月发生咯血就诊,本次是其第 4 次妊娠,前 3 次均不复杂,尽管分娩第 3 个时她 35 岁,她在此之前体健,现诉妊娠 4 个月时出现轻度呼吸困难,很快在之后出现轻度下肢水肿,她将其归因于妊娠。呼吸困难现已加重,她现在仅限于在房子周围走动。5d 前开始咳少量血性痰,无发热及咳脓痰,其产科医师给予的一组抗生素治疗后无好转。查体发现体温正常,心率每分钟 110 次,血压 108/60mmHg,正常呼吸下氧饱和度 91%。鼻孔及口咽部均未见出血。肺部可闻及弥散性水泡音,心脏查体发现颈静脉中度抬高,心率正常,第二心音强,心尖部可闻及低调隆隆样舒张期杂音。腹部可触及妊娠子宫,下肢水肿 1+ 度。以下哪项最可能确定导致她症状的原因( )

A. 支气管镜检

B. 胸部增强 CT

C. 超声心动图

D. 右心介入

E. 耳鼻喉科医师上呼吸道检查

68. 应给上述患者开以下哪种药物以减轻其症状（　）

    A. 贝那普利

    B. 地高辛

    C. 呋塞米

    D. 肝素

    E. 左氧氟沙星

69. 以下患者行超声心动图检查发现显著二尖瓣反流，如行外科手术，哪种患者有术后预后良好的最佳手术指征（　）

    A. 52 岁男性，射血分数 25%，症状为 NYHA Ⅲ级，左心室收缩末期直径 60mm

    B. 54 岁男性，射血分数 30%，症状为 NYHA Ⅱ级，肺动脉高压

    C. 63 岁男性，窦性心律，无症状，射血分数 65%，右心介入正常

    D. 66 岁男性，无症状，射血分数 50%，左心室收缩末期直径 45mm

    E. 72 岁女性，无症状，近期发现心房颤动，射血分数 60%，收缩末期直径 35mm

70. 以下均为三尖瓣反流的潜在原因，除了（　）

    A. 先天性心脏病

    B. 感染性心内膜炎

    C. 下壁心肌梗死

    D. 肺动脉高压

    E. 风湿性心脏病

F. 以上均可导致三尖瓣反流

71. 以下关于心脏瓣膜置换均正确，除了（　）

    A. 因其耐用性在年轻患者中更推荐用生物瓣而非机械瓣

    B. 生物瓣血栓栓塞并发症发生率低

    C. 机械瓣发生血栓形成的风险二尖瓣高于主动脉瓣

    D. 患者待孕是机械瓣置换的禁忌证

    E. 机械瓣中双盘倾斜式比双盘倾斜式有更佳的血流动力学特点

72. 以下哪种感染源与导致感染性心内膜炎有关（　）

    A. 柯萨奇病毒

    B. 白喉

    C. Q 热

    D. 克氏锥虫

    E. 以上均是

73. 以下均为发生围生期心肌病的危险因素，除了（　）

    A. 高龄孕妇

    B. 营养不良

    C. 初产

    D. 双胎妊娠

    E. 使用安胎药

74. 患者，男性，67 岁。长期吸烟，出现左侧心力衰竭症状，包括肺水肿及肺淤血，行左右心脏介入，未发现明显冠脉疾病。以下哪项右心介入数字支持脚气性心脏病的诊断（表 74）（　）

表 74

	右心房压 (mmHg)	平均肺动脉压 (mmHg)	肺毛细血管楔压 (mmHg)	心排血量 (L/min)	外周血管阻力 $(dyn \cdot s/cm^5)$
A	18	30	24	12	610
B	4	15	12	6	1050
C	24	35	28	3	2140
D	24	48	8	5	2140
E	2	10	2	4	2140

75. 20 岁篮球运动员在开始下一季比赛前前来评估身体。心脏听诊可在胸骨左下缘闻及粗糙的收缩期杂音。如果肥厚型心肌病是潜在原因，以下哪项操作会增强这种杂音（　）

    A. 抓手上举

    B. 坐位前倾

    C. 左侧卧位

    D. 下蹲

    E. 瓦萨瓦动作

76. 患者，女性，62 岁。因呼吸困难 4 个月来诊，既

往患意义不明性单克隆丙种球蛋白病（MGUS），近5年未随访。少量体力活动后即需休息，但静息时无症状，已出现端坐呼吸，但否认阵发性夜间呼吸困难，诉乏力、头晕及下肢水肿。查体：血压110/90mmHg，心率每分钟94次，颈静脉压升高，吸气时颈静脉波未下降，出现第三、四心音以及二尖瓣反流杂音。心前区最强搏动点未移位。腹部查体发现腹水、肝大、压痛、搏动感。胸部X线片提示双侧肺水肿。心电图提示陈旧性左束支传导阻滞。哪个临床特征可将狭窄型心包炎和限制性心肌病区分开（　　）

A. 颈静脉压升高

B. Kussmaul 征

C. 脉搏压窄

D. 搏动的肝

E. 以上均否

77. 25岁患者在另一个州被诊断为心力衰竭，后转诊至你处，NYHA心功能Ⅱ级症状，否认心绞痛，为评估及治疗前来就诊。患者坐轮椅多年，有严重脊柱侧弯，无高脂血症家族史。查体发现双肺水泡音、第三心音、无发绀。心电图提示 V_1、V_2 导联R波高，V_5、V_6 导联深 Qs 波，超声心动图报告严重全面的左心室功能不全，射血分数减少。最可能的诊断是（　　）

A. 肌萎缩性脊髓侧索硬化症

B. 房间隔缺损

C. 慢性血栓栓塞性疾病

D. 杜氏肌营养不良

E. 缺血性心肌病

78. 患者，女性，35岁。既往吸烟，因严重胸痛放射至双臂入急诊，疼痛开始于8h前，吸气加重，因平卧后疼痛明显加重而不能平卧，前倾坐位缓解。查体心率96次/分，血压145/78mmHg，氧饱和度98%。双肺呼吸音清，胸骨左下缘可闻及三级摩擦音。最有可能在其心电图上发现的是（　　）

A. 胸前导联广泛T波倒置

B. Ⅱ、Ⅲ、aVF 导联 PR 抬高

C. 窦性心动过速

D. Ⅰ、aVL、V_2～V_6 导联 ST 段上凹形抬高，aVR 导联相应压低

E. V_1～V_6 导联 ST 段弓背样抬高，aVR 导联相应压低

79. 关于奇脉以下哪种说法是对的（　　）

A. 吸气时动脉收缩压升高大于 15mmHg

B. 可发现于严重阻塞性肺疾病的患者

C. 是吸气时的反常现象

D. 源于呼气时右心室扩张导致左心室容积受压及继发的收缩脉压减少

E. 以上均是

80. 心脏压塞时 Beck 三联症的特点是以下哪项（　　）

A. 低血压、电交替、颈静脉显著X形下降

B. 低血压、心音不清、电交替

C. 低血压、心音不清、颈静脉扩张

D. Kussmaul 征、低血压、心音不清

E. 心音不清、低血压、心包摩擦音

81. 患者，女性，35岁。因感觉不适、体重及腹围增加、水肿入院，症状3个月前开始出现并逐渐进展。患者诉腰围增加约15cm，下肢水肿加重，患者现在觉得大腿也有肿胀。患者活动后呼吸困难，端坐呼吸时枕2个枕头，既往18岁时患霍奇金病，后行化疗及纵隔放疗。查体发现患者精神差，慢性疾病面容。目前体重为96kg，既往3个月增加了11kg。生命体征正常，颈静脉压约16cm，吸气时颈静脉未消失，心音遥远，心尖部主动脉瓣关闭后即可闻及短促第三心音，肝大有搏动感，有腹水。下肢凹陷性水肿延伸至腹壁。超声心动图提示心包增厚，下腔静脉及肝静脉扩张，心室舒张早期出现心室充盈突然中断，射血分数为65%。该患者的最佳治疗是（　　）

A. 仅强化利尿

B. 心脏移植术

C. 二尖瓣置换术

D. 心包切除术

E. 心包穿刺术

82. 19岁曲棍球运动员既往体健，比赛防守时被冰球击中左胸，当时立即倒地，教练跑到他身边，发现他没有反应及脉搏。以下哪项最可能是这种综合征的原因（　　）

A. 主动脉破裂

B. 心脏压塞

C. 心脏震荡

D. 肥厚型心肌病

E. 张力性气胸

83. 以下哪项是社区原发性瓣膜感染性心内膜炎最

常见的病因（　）

A. 凝固酶阴性葡萄球菌

B. 凝固酶阳性葡萄球菌

C. 肠球菌

D. 需要复杂营养的革兰阴性球杆菌

E. 非肠球菌性链球菌

84. 以下均为临床诊断感染性心内膜炎杜克标准中的次要标准，除了（　）

A. 免疫现象（肾小球性肾炎、奥斯勒结节、罗斯点）

B. 经胸超声心动图发现新的瓣膜反流

C. 诱发因素（心脏情况、注射毒品史）

D. 体温大于38℃

E. 血管现象（动脉栓子、败血症性肺动脉栓子、詹韦病变等）

85. 以下哪种患者需要抗生素治疗预防感染性心内膜炎（　）

A. 23岁已知二尖瓣脱垂女性行牙龈手术

B. 24岁女性2岁时房间隔缺损完全修复，因无痛性血尿择期行膀胱镜检查术

C. 30岁男性既往注射吸毒并患心内膜炎，行前列腺脓肿外科引流术

D. 45岁男性5年前接受二尖瓣换瓣手术，行常规洁牙

E. 63岁女性2年前接受主动脉瓣换瓣手术，行结肠镜筛查

86. 38岁流浪汉，因短暂性脑缺血发作入急诊，入院时面瘫、左上肢无力持续20min，左上腹疼痛。诉近2周感觉间断发热、出汗及寒战，近期未旅游或接触动物，未服用抗生素，查体发现患者稍痛苦、外表不洁，体温38.2℃，心率每分钟90次，血压127/74mmHg，牙齿情况较差。心脏查体发现左侧第三肋间可闻及舒张早期杂音，脾压痛，超出肋缘2cm。右手第三指尖有红色结节，压痛阳性，左手第四指也有新发红色压痛结节。患者衣物上有幼虱，提示患者有体虱感染。白细胞计数为14 500/μl，5%为带型，93%为多形核细胞。给予血培养并经验性应用万古霉素治疗，血培养5d后仍为阴性。患者仍发热但血流动力学稳定，但足趾新出现类似于入院第3天手指的病变。经食管超声心动图可见主动脉瓣尖有1cm活动赘生物，主动脉瓣中度反流。腹部CT平扫提示脾大，可见楔形脾梗死及肾梗死。应送检哪项检测以确认最可能的诊断

（　）

A. 巴尔通体血清学检查

B. EB病毒异嗜性抗体

C. HIV PCR

D. 外周血涂片

E. Q热血清学检查

87. 患细菌性心内膜炎的患者以下哪种超声心动图病变最可能导致血栓栓塞（　）

A. 5mm二尖瓣赘生物

B. 5mm三尖瓣赘生物

C. 11mm主动脉瓣赘生物

D. 11mm二尖瓣赘生物

E. 11mm三尖瓣赘生物

88. 患者因发热、乏力及广泛性关节疼痛入院。初始血培养的所有培养瓶中均出现耐甲氧西林金黄色葡萄球菌（MRSA）。查体未发现患关节炎。肾功能正常。超声心动图提示主动脉瓣有5mm赘生物，给予患者每12小时静脉输液万古霉素15mg/kg。4d后患者仍乏力，血培养MRSA仍阳性。除了查找感染性栓子外，你会改变以下哪项治疗方案（　）

A. 不改变

B. 加用庆大霉素

C. 加用利福平

D. 检测万古霉素血清中药物波峰波谷浓度水平，考虑调整为每日3次

E. 停用万古霉素，使用达托霉素

89. 以下哪项是急性风湿热（ARF）最常见的临床表现（　）

A. 心肌炎

B. 舞蹈症

C. 边缘性红斑

D. 多发性关节炎

E. 皮下结节

90. 19岁来自埃塞俄比亚的新移民首次来诊，目前感觉良好，既往因新发心房颤动入院。儿时在埃塞俄比亚曾患一种疾病，会导致四肢及舌头出现不受控制的乱动，持续约1个月。青年时期也发作过3次游走性大关节炎，口服药物后缓解。患者目前口服美托洛尔和华法林，无药物过敏。查体发现心律失常，血压正常，最强搏动点（PMI）在锁骨中线，大小正常。心尖部可闻及舒张早期隆隆音及3级全收缩期杂音。左侧第三肋间可闻及舒张早期柔和杂音。将她转诊

至心脏病医师以评估瓣膜置换术指征并行超声心动图检查。此时还可以考虑其他哪项干预（　　）

A. 糖皮质激素

B. 每日口服阿司匹林

C. 每日口服多西环素

D. 每月注射青霉素 G

E. 需要时所有咽喉痛均用青霉素 G 注射

91. 以下关于心源性休克均正确,除了（　　）

A. 约 80% 伴随急性心肌梗死的心源性休克可归因于严重的急性二尖瓣反流

B. 心源性休克在 ST 段抬高型心肌梗死中比非 ST 段抬高型心肌梗死中更常见

C. 心源性休克在下壁心肌梗死中不常见

D. 心源性休克也可发生于无明显冠脉狭窄的患者中

E. 肺毛细血管楔压在心源性休克中升高

92. 患急性 ST 段抬高型心肌梗死和心源性休克的患者,用主动脉内球囊泵的主动脉反搏有以下哪个优于灌注加压或强心药治疗的优点（　　）

A. 增加心率

B. 增加左心室后负荷

C. 降低舒张压

D. 在急性主动脉反流中非禁忌

E. 减少心肌耗氧量

93. 以下哪项是解释心脏猝死最常见的电机制（　　）

A. 心脏停搏

B. 心动过缓

C. 无脉性电活动

D. 无脉性室性心动过速

E. 心房颤动

94. 以下关于心脏猝死成功复苏的说法均正确,除了（　　）

A. 高龄并不影响即时复苏的可能性,只影响患者住院的概率

B. 院外心搏骤停后,如果 5min 后除颤,生存率大约为 25%

C. 如果院外心搏骤停的起始节律是无脉性室性心动过速,患者生存的概率较心搏停止更高

D. 立即 CPR 后立即除颤,在所有情况下均可改善预后

E. 如果患者心搏骤停发生在公共环境下,其生存率比发生在家中更高

95. 32 岁男性常规检查冠脉危险因素。他平素健康,无吸烟史,血压正常,无糖尿病。母亲及外婆胆固醇高。查体发现肌腱黄色瘤,空腹胆固醇测定发现低密度脂蛋白胆固醇（LDL-C）为 387mg/dl。以下哪项最可能影响患者的基因异常（　　）

A. 常染色体显性高胆固醇血症

B. 家族性 ApoB-100 缺陷

C. 家族性肝酯酶缺陷

D. 家族性高胆固醇血症

E. 脂蛋白脂酶缺陷

96. 以下均为 LDL 升高的可能原因,除了（　　）

A. 神经性厌食

B. 肝硬化

C. 甲状腺功能减退

D. 肾病综合征

E. 噻嗪类利尿药

97. 患者,男性,16 岁。由父母带入诊所,因父母担心其体重。患者多年未找医生看病,诉因未活动导致体重增加,由于活动性胸痛而减少活动,未服药。患者为领养,其父母不清楚其亲生父母的疾病史。查体发现高血压 1 级,BMI 30kg/m²。患者手上、足踝处及臀部均有黄色瘤,实验室检查提示低密度脂蛋（LDL）为 210mg/dl,肌酐 0.7mg/dl,总胆红素 3.1mg/dl,结合珠蛋白低于 6mg/dl,糖化血红蛋白 6.7%。根据临床及实验室发现,怀疑为遗传性高脂蛋白血症。下列哪项检查可有助于诊断患者为原发性脂蛋白异常（　　）

A. 黄色瘤活检刚果红染色

B. 肝 CT 平扫

C. 家族谱系分析

D. 气相色谱分析

E. 皮肤活检检测 LDL 受体功能

98. 患者,男性,60 岁。患单克隆丙种蛋白病,发病时间不详,随访来诊并看看近期的实验室检查结果,肌酐近期升高到 2.0mg/dl,钾 3.7mg/dl,钙 12.2mg/dl,LDL 202mg/dl,三酰甘油 209mg/dl。进一步问诊后,患者诉 3 个月前眼周水肿及泡沫尿,查体发现全身水肿。怀疑是多发性骨髓瘤及肾病综合征,查尿蛋白/肌酐比为 14:1。以下哪项对治疗其血脂异常最合适（　　）

A. 酯化胆固醇转运蛋白抑制药

B. 饮食控制

C. HMG-CoA 还原酶抑制药

D. 血脂血浆置换

E. 烟酸及贝特类

99. 48 岁白种人男性来常规查体，无特殊不适，检查发现血压 134/82mmHg，心率正常，BMI 31kg/m²，其余查体正常，以下哪项关于生活方式改变是正确的（　　）

A. 快步走 10min，每周 4 次会降低血压于正常范围

B. 限制食盐摄入，低于 6g/d 会降低血压

C. 改变生活方式不会影响其血压

D. 限酒至每天喝 3 次或更少会降低其血压

E. 降低体重约 9kg 有望使其血压降至正常范围

100. 46 岁白种人女性，因担心 1 个月前被诊断为高血压来诊，她问医师她发生高血压并发症的可能性，包括肾衰竭及脑卒中的风险有多大，除了高血压，患者否认既往患其他疾病，无高血压易患因素相关的症状，目前口服氢氯噻嗪片 25mg/d，吸烟每日 0.5 包，每周饮酒不超过 1 次，父母均有高血压病，母亲死于脑血管事件，父亲尚在，患冠心病，行血液透析治疗。患者血压 138/90mmHg，BMI 23kg/m²。无视网膜渗出及其他高血压性视网膜病，其最大心搏点持续、未移位，心率及心律齐，无奔马律，周围脉搏正常，心电图提示电轴为—30°，依据基线电压标准考虑为左心室肥大，肌酐 1.0mg/dl。以下哪项为其病史及查体中提示高血压患者转归不良的危险因素（　　）

A. 肾衰竭及脑血管疾病家族史

B. 治疗开始后血压持续升高

C. 继续吸烟

D. 继续饮酒

E. ECG 出现左心室肥大

101. 患者，女性，28 岁。患难治性高血压，2 年前被诊断出高血压。自此以后用药量不断增加，目前用药包括拉贝洛尔 1g，每日 2 次，赖诺普利 40mg，每日 1 次，可乐定 0.1mg，每日 2 次及氨氯地平 5mg，每日 1 次。查体患者无不适，血压 168/100mmHg，心率每分钟 84 次。心脏查体无特殊，无摩擦音及奔马律，无杂音。脉搏正常，无水肿。身体无多毛症，无脂肪分布异

常，生殖器无异常。实验室检查提示钾 2.8mmol/dl，血清碳酸氢盐 32mmol/dl，空腹血糖 114mg/dl，可能的诊断是（　　）

A. 先天性肾上腺增生

B. 肌纤维发育不良

C. 库欣综合征

D. Conn 综合征

E. 嗜铬细胞瘤

102. 诊断上述疾病最好的方法是（　　）

A. 肾静脉肾素水平检测

B. 收集 24h 尿检测甲氧基肾上腺素

C. 肾动脉 MRI 检查

D. 收集 24h 尿检测皮质醇

E. 血浆醛固酮/肾素比值测定

103. 以下哪个有主动脉夹层或血肿的患者无须外科治疗就可控制（　　）

A. 74 岁男性夹层涉及主动脉根部

B. 45 岁女性夹层涉及主动脉大血管起始部以远至肾动脉头侧

C. 58 岁男性主动脉夹层涉及主动脉远端及双侧肾动脉

D. 69 岁男性主动脉根部动脉壁内有血肿

E. 以上患者主动脉疾病均需外科干预

104. 患者，男性，68 岁。常规来随诊感觉良好，未诉不适，既往患高血压及高胆固醇血症，每日仍吸一包烟，口服氯噻酮 25mg/d，阿替洛尔 25mg/d，每晚普伐他汀 40mg，血压 133/85mmHg，心率每分钟 66 次。心脏及双肺查体无特殊，腹部脐中左侧可扪及 4cm 搏动性包块，CT 检查以确认腹主动脉瘤的诊断，发现瘤体位于肾下，长 4.5cm。以下关于患者的诊断均正确，除了（　　）

A. 这种大小的动脉瘤 5 年破裂的风险是 1%～2%

B. 因为动脉瘤的大小，外科干预或血管内介入是可行的

C. 鉴于动脉瘤位于肾下，如果动脉瘤持续增大，可考虑肾下血管内支架置入术

D. 如果患者出现复发性腹痛或后背痛的症状，应该考虑外科干预或血管内介入

E. 如果动脉瘤扩张到 5.5cm 以上，应该考虑外科干预或血管内介入

105. 患者，女性，32 岁。突发气促入急诊，螺旋 CT 提示无肺栓塞，但附带发现升主动脉扩张到

4.3cm。以下均与上述发现相关,除了( )

A. 梅毒

B. 高安动脉炎

C. 巨细胞动脉炎

D. 类风湿关节炎

E. 系统性红斑狼疮

106. 患者,男性,68岁。既往有冠心病,因咳嗽、咳痰就诊于初诊诊所,医师怀疑肺炎,行胸部X线片检查提示主动脉扭曲,纵隔增宽,胸部对比增强CT证实有4cm胸部升主动脉瘤,未见夹层。该患者最合适的处理是( )

A. 会诊放射介入科考虑安装血管内支架

B. 会诊胸外科考虑修复

C. 无须进一步评估

D. 每年复查胸部对比增强CT,如果动脉瘤＞4.5cm,转诊至外科考虑修复

E. β受体阻滞药治疗,每年复查胸部对比增强CT,如果动脉瘤每年增长＞1cm,转诊至外科考虑修复

107. 患者,女性,37岁。除儿时有心脏杂音外无明显既往病史,因突发右下肢严重疼痛来诊。患者为年轻女性,不适面容,除心率每分钟110次外,其他生命体征均正常,右大腿远离右膝处苍白、触之皮温低,足背动脉搏动消失。以下哪项检查可能诊断患者体征的潜在原因( )

A. 右下肢血管造影

B. 血培养

C. 超声心动图

D. 血清 c-抗中性粒细胞胞质抗体

E. 右上肢静脉超声

108. 多普勒超声心动图对于诊断以下哪项心脏疾病最有效( )

A. 确定可闻及扑落音的患者心脏包块

B. 确定既往心肌梗死患者左心室射血分数

C. 诊断不典型胸痛患者心肌缺血

D. 诊断心包渗出

E. 怀疑存在舒张性心功能不全

答案

1.D。(参见第5章)气短或呼吸困难是初级诊所常见的主诉,但是呼吸困难是个复杂的症状,定义为主观感觉呼吸不畅,包括身体因素及心理社会因素。已有大量关于患者描述呼吸困难所用语言的研究,发现某些因素在特殊疾病中更常见。有气道疾病[哮喘、慢性阻塞性肺疾病(COPD)]的患者经常诉气不够用,呼吸费力,以及因过度充气而感觉不能深吸气。此外,哮喘患者常诉胸部发紧,心源性呼吸困难患者也诉胸部发紧及气不够用,但没有呼吸费力及因过度充气而不能深吸气的感觉。仔细询问病史也会进一步引出有关呼吸困难原因的线索。夜间阵发性呼吸困难见于充血性心力衰竭或哮喘患者,端坐呼吸见于心力衰竭、膈肌无力及由食管反流引起的哮喘。在讨论活动后呼吸困难时,重要的是评估呼吸困难是慢性、进展性或阵发性,而阵发性呼吸困难更多见于心肌缺血、哮喘、COPD,间质性肺病表现为持续性呼吸困难。斜卧呼吸是一种少见的呼吸困难,患者坐位呼吸困难,平躺改善。呼吸困难患者查体时需观察患者是否能说话,是否使用辅助肌呼吸。作为生命体征的一部分,哮喘及 COPD 中常见＞10mmHg 的奇脉,＞10mmHg 的奇脉也见于心脏压塞。肺部查体可能发现纵隔呼吸动度降低、水泡音、哮鸣音,让检查者确定呼吸困难的原因。进一步检查可能包括肺功能检查、胸部X线片、胸部CT、心电图、超声心动图或运动检查及其他检查,以明确呼吸困难的原因。

2.D。(参见第6章)当患者以缺氧就诊时,重点是考虑缺氧的可能原因以确定其病因学。缺氧的首要原因与呼吸疾病相关,包括通气/灌注(V/Q)失调、低通气及肺内右向左分流。呼吸系统以外的缺氧原因包括心内右向左分流、高海拔缺氧、贫血性缺氧、循环性缺氧及一氧化碳中毒。本患者的缺氧机制可缩窄为2种可能:心内右向左分流或肺内右向左分流,之所以如此简单可以确定是因为患者吸100％氧气也不能纠正其缺氧。斜位呼吸及直立低氧血症的病史提示可能原因是肺内分流而不是心内分流。胸部X线片发现下肺野可疑肺部结节也支持由于动静脉畸形产生的肺源性分流作为病因,这在胸部X线片上可以表现为肺部结节。心内右向左分流由先天性心脏畸形及艾森门格综合征造成。如果有心源性分流,心脏查体会出现杂音和(或)肺动脉高压体征。

V/Q 失调是最常见的缺氧原因,来源于肺灌注区域接受有限的通气。V/Q 失调的例子包括哮喘、慢性阻塞性肺疾病及肺栓塞。V/Q 失调造成的缺氧可由供氧纠正。低通气可由多种原因造成,包括急性呼吸窘迫或伴 CO_2 分压升高的慢性呼吸衰竭。

低通气造成的缺氧也可由供氧纠正,但肺泡-小动脉氧梯度常常是正常的。

呼吸系统以外的缺氧原因较少见。当患者旅行到达超过3km高的地方时常可见高海拔缺氧,贫血性缺氧无氧分压降低,但血红蛋白减少可导致血液携氧能力下降及相应供给组织缺氧。循环性缺氧指由于心排血量减少而导致更多的组织摄氧而产生组织缺氧。由此静脉部分氧分压下降,且小动脉-混合静脉氧梯度增加。

3. C。(参见第6章)评估发绀的第一步是区分中央型/周围型发绀。由于病因是血氧饱和度降低或血红蛋白异常,中央型发绀查体可见黏膜及皮肤出现蓝色样变,相反,周围型发绀血氧饱和度正常,但血流速度减慢及氧摄取分数增加,因此,查体仅在皮肤及四肢发现发绀,黏膜不受累。周围型发绀常见于肢体暴露于冷空气中出现血管收缩,相似的生理现象也见于雷诺综合征。周围血管病及深静脉血栓形成导致血流速度减慢及氧摄取增加,继而出现发绀。地中海贫血导致循环系统血红蛋白异常,因此,与此相关的发绀是系统性的。其他常见的中央型发绀原因包括血氧不足性肺疾病、心源性右向左分流及肺小动静脉畸形。

4. B。(参见第9章及第40章)肺动脉高压会出现第二心音强,在心底部听诊强于第一心音。特发性肺动脉高压无先天性病变,比如房间隔缺损(ASD)。ASD的第二心音成分、主动脉瓣及肺动脉瓣关闭并不改变其相对于呼吸循环的时相,且通常是明显分裂的,因此被称为"固定分裂"。特发性肺动脉高压的第二心音成分几乎是叠加的,且强,通常无呼吸性变异。所有病因引起的肺动脉高压几乎都能在胸骨左下缘闻及由三尖瓣反流造成的柔和收缩期杂音。特发性肺动脉高压,就其定义,与肺实质病变如肺气肿无关。特发性肺动脉高压患者查体不应当有慢性气道疾病表现。

5. A。(参见第9章)患者非常可能有因转移癌造成的心脏压塞,颈静脉突出、心影形状及大小,以及易患因素均可以提示。由于更加取决于心室内压力,正常吸气时的血压下降(<10mmHg)在心脏压塞时会加重(常>15mmHg),称为奇脉,虽然事实上是正常体征的放大。Kussmaul征,或吸气时颈静脉压未下降,通常提示右心室缺乏顺应性,常见于限制型心包炎,尽管也可发现于限制型心肌病或巨大肺栓塞中。颈静脉压力监测中v波波峰之后出现一个快速的y形下降波提示心脏压塞。细迟脉,或动脉

搏动细小而慢是主动脉瓣狭窄的晚期表现。舒张晚期杂音及开瓣音见于二尖瓣狭窄。

6. A。(参见第9章)第四心音表明左心室收缩前扩张,在活跃的心房收缩对心室充盈很重要的患者中常见,第四心音不见于心房颤动。心率不规则是心房颤动的特点,不规则心率的特征是绝对不规则。第三心音出现在心室舒张的快速充盈期,表明心力衰竭。第二心音逆向分裂发生在左束支传导阻滞,如该患者。最后,交替脉指每次跳动的脉搏幅度的变异,仅出现在气囊压力缓慢降低时每隔一个科罗特科夫音可闻及时,被认为是由细胞内钙离子和动作电位持续时间的周期性改变引起,与严重的左心室衰竭相关。

7. A。(参见第9章)该患者的临床表现与感染性心内膜炎引起的急性瓣膜功能不全的诊断一致。增宽的脉压及胸骨下缘可闻及舒张期杂音提示主动脉瓣反流。图9-2中C组显示典型的主动脉瓣反流特征性的双峰脉,其中心脏收缩时可触及2个不同的搏动。初始搏动代表扩大的撞击波,反映出主动脉瓣反流时增加的心搏量,第二峰反映潮波或升支波。

感染性心内膜炎导致瓣膜完整性缺失及急性瓣膜反流。其他选项中,二尖瓣反流及三尖瓣反流(E项)会导致收缩期,非舒张期杂音。高动力性脉搏可能出现于上述情形中,尤其是合并发热或败血症。在高动力性脉搏中,双重脉搏压痕更明显,正如图中E组所示。二尖瓣狭窄会导致舒张期杂音,但不是感染性心内膜炎相关的病变,除非感染前有潜在的瓣膜狭窄。二尖瓣狭窄与双峰脉不相关,与细迟脉相关,正如图中B组所示,出现一个延迟加长的颈动脉内上行运动。二尖瓣狭窄出现一种粗糙的由强而弱的收缩期杂音。

8. A。(参见第9章)外周血管疾病(PAD)影响5%～8%美国人,随着年龄增长发生率也在增长。65岁后,PAD发生率升至12%～20%。PAD的首要症状是跛行,正如该患者所述,跛行发生于运动时,经常被描述为痉挛样痛或酸痛,休息后缓解。查体会经常发现PAD患者外周脉搏减弱,毛细血管充盈延迟,以及四肢毛发缺失。触诊常可发现皮肤冷,薄而亮。严重PAD患者肢体会出现静息痛。以上发现可提示PAD诊断,且应记录踝肱指数(ABI),因为单纯查体不足以诊断PAD。尽管脉搏不可触及提示严重缺血,但并不具有诊断性。为获取ABI,需测量上臂及下肢血压,下肢可取足背动脉或胫后

动脉搏动。踝部收缩压除以肱部收缩压即为 ABI。静息时 ABI<0.9 正常,但严重缺血时除非 ABI<0.3 才会出现静息痛。血管严重钙化的患者如有 PAD,ABI 可异常升高(>1.2)。这种情况下,应当考虑测量足趾血压以确定 ABI 或利用诸如 MRI 或动脉造影等成像技术。下肢水肿表明充血性心力衰竭,而不是 PAD。

9.F。(参见第 9 章)当查体发现不明原因的杂音时,可用多种生理性动作阐明原因。常用的包括杂音是否随呼吸变化,瓦氏动作,体位及运动。肥厚型心肌病会出现室间隔不对称性肥厚,这会导致动态性流出受阻。减少左心室充盈的动作会导致杂音增强,而增加左心室充盈的动作会导致杂音减弱。所有列举的干预中,站立及瓦氏动作会减少静脉回流及随后的左心室充盈减少,导致肥厚型心肌病杂音变强。而下蹲会增加静脉回流,因此减少杂音。最大范围抓手动作也会导致杂音减弱。

10.C。(参见第 10 章)二尖瓣脱垂会出现特征性的收缩中期非喷射性杂音(咔嗒音),而后是收缩晚期增强杂音,结束于 S_2。站立导致静脉回流减少,会将咔嗒音移近 S_1 并增加杂音持续时间。下蹲会增加静脉回流并减少杂音持续时间。肥厚型心肌病杂音具有类似特征,但不是非喷射性咔嗒音,左心室肥大在心电图上可见。主动脉瓣狭窄可在右侧第二肋间闻及,并放射至颈动脉,特点是由强而弱。先天性肺动脉狭窄特点是由强而弱,在左侧第二、三肋间可闻及,如果严重的话,心电图胸旁导联会出现右心室过载引起的抬高。三尖瓣反流导致全收缩期,而非收缩中期杂音,吸气时增强。

11.C。(参见第 10 章)三尖瓣反流和二尖瓣反流(以及室间隔缺损)导致全收缩期杂音,这些杂音起始于 S_1,结束于 S_2 或随 S_2 而结束。三尖瓣反流在胸骨左缘可闻及,二尖瓣反流在心尖部可闻及并放射至心底或腋下。杂音出现在 S_1 后,为非喷射性咔嗒音是二尖瓣脱垂的特征。硝酸酯类药物减少二尖瓣反流及室间隔缺损杂音强度。三尖瓣反流吸气时增强。S_2 分裂增宽是室间隔缺损的特征。心尖部不可闻及 A_2 是二尖瓣反流的特征。由于三尖瓣功能不全,三尖瓣反流杂音会伴随颈静脉搏动中出现明显的 c-v 波以及尖的 y 形下降。

12.A。(参见第 10 章)听诊时判断第二心音中主动脉(A_2)及肺动脉(P_2)成分分裂对于诊断是有用的。正常情况下,P_2 在 A_2 后,吸气时分裂增加。呼气时出现 S_2 逆向/反常分裂时 P_2 先于 A_2(吸气两

者离得更近)是由于 A_2 延迟所致,这是严重主动脉瓣狭窄、肥厚梗阻型心肌病、右心室起搏或急性心肌缺血的特征。S_2 分裂增宽是生理性模式的加强,常由肺动脉瓣关闭延迟(右束支传导阻滞、肺动脉狭窄、肺动脉高压)或主动脉瓣关闭提前(严重二尖瓣反流)导致。固定分裂(无呼吸性变异)如题所述,是房间隔缺损的特点。这是个重要的体征,因为有可能无症状直到 30 岁或 40 岁,如果没有诊断出来,可能导致严重肺动脉高压和艾森门格综合征。

13.B。(参见第 11 章)左束支(传导阻滞),出现 QRS 间期>120ms 且 V_1、V_6 导联有典型样式,见于 4 类疾病:冠心病、高血压心脏病、主动脉瓣疾病及心肌病。所有疾病中左束支传导阻滞均与心血管发病及死亡相关,4 类疾病均有左心室病变。相反,右束支传导阻滞与先天性心脏病、肺血管疾病相关,而与瓣膜心脏病较少相关。

14.D。(参见第 11 章)低钾血症典型表现为由于心室复极延长而出现明显 U 波。勺样 ST 段常见于地高辛中毒。P 波幅度低见于高钾血症早期。QT 间期延长常由于药物中毒,如三环类抗抑郁药过量、普鲁卡因胺、奎尼丁丙吡胺及吩噻嗪类。最后,奥斯本波或 J 点凸状上移见于严重低体温,由复极延时引起。

15.D。(参见第 11 章、第 20 章、第 40 章)患者来源的国家很可能在儿童链球菌感染治疗率较低,继而患风湿性心脏病的危险性较高。她的肺动脉较大,无肺实质浸润,表明肺动脉高压,心电图提示右心室肥大,特点是 V_1 导联相对高的 R 波,或 R 波大于/等于 S 波。这极有可能是因为二尖瓣狭窄。虽然主动脉瓣狭窄和反流是可能原因,但可能性较小。三尖瓣狭窄与右心室肥大无相关性。左心室收缩性衰竭可导致肺静脉高压,但检查时更多与左心室衰竭表现相关。

16.D。(参见第 11 章、第 41 章)心电图提示 $V_{2\sim5}$ 导联 ST 段短。高钙血症通过缩短复极时程,缩减了从除极至复极的总时间。表现在心电图上为短的 QT 间期。在本例中,高钙血症起因于横纹肌溶解症和肾衰竭。液体及襻利尿药是治疗高钙血症的合适疗法。血液透析很少使用,用于明显高钾血症,后者也可出现于横纹肌溶解症,变现为 T 波隆起或 QRS 增宽。肺栓塞典型心电图表现(S_1,Q_3,T_3 模式)在肺栓塞(PE)患者较罕见,尽管这些心电图改变可见于巨大 PE。本心电图未见心肌缺血表现,使得冠脉介入和 18 导联心电图检查无阳性发现。

17. D。（参见第 11 章）高钾血症导致心肌细胞部分除极。结果是动作电位上升减慢及复极时程减少，T 波高尖，RS 复合波增宽，可与 T 波融合（产生一个正弦波的样子），P 波变浅或消失。明显 U 波与低钾血症相关。ST 段延长与低钙血症相关。

18. C。（参见第 11 章、第 21 章）心电图显示轻度电轴右偏及低电压。这些是肺气肿的典型改变，胸部过度充气后变平的膈肌将心脏向下及纵向牵拉所致。急性中枢神经系统（CNS）事件，比如蛛网膜下腔出血可能导致 QT 间期延长，伴深而宽的倒置 T 波。高钾血症会导致 T 波高尖变窄或宽 QRS 波。肥厚型心肌病患者有左心室肥大及广泛性深而宽的 Q 波。

19. E。（参见第 11 章、第 43 章）心电图监测显示 Ⅰ、Ⅱ、V5 导联可见短 PR 间期、宽 QRS 和 delta 波三联症，提示预激（Wolff-Parkinson-White，WPW）综合征，预激综合征患者诊断时通常没有症状，心电图显示上述典型表现。症状是由于经由旁路传导，产生快速型心悸、头晕、晕厥、心肺衰竭及心源性猝死。威胁生命的表现通常是由于发生 1∶1 传导的心房颤动或心房扑动，两者均可促成心室颤动。不稳定型心绞痛主要与 ST 段异常相关，尽管也可见于传导异常。肺栓塞可导致咯血和胸膜炎性胸痛，心电图表现无特异性，包括 S1Q3T3（急性右心室衰竭）或 T 波异常。

20. E。（参见第 11 章）肢体导联 aVR 通常偏转方向向下，因为心室除极的主要向量指向下并偏离本导联。因此在左心室肥大的病例中，向下的偏转或 S 波，应该更大，而对 R 波无影响。心电图诊断左心室肥大有多个标准。

21. B。（参见第 11 章、第 43 章）本心电图监测心前区导联提示多源性房性心动过速（MAT），右心房过载，a superior axis 及 R 波递增不良。变异性 P 波形态（大于 3 种形态）及 P-P 间期。MAT 最常见由 COPD 引起，但其他疾病也与此心律失常相关，包括冠脉疾病、充血性心力衰竭、瓣膜性心脏病、糖尿病、低钾血症、低镁血症、氮质血症、术后状态及肺栓塞。贫血、疼痛、心肌缺血也是心动过速的原因，当处理新发心动过速时也应当考虑。这些状态通常与窦性心动过速相关。

22. E。（参见第 13 章）尽管心肌梗死、脑卒中及死亡均有报道发生于心脏介入（所有发生率小于 0.1%），后者的常见并发症是快速或缓慢心律失常、急性肾衰竭及瓣膜并发症。血管穿刺部位出血是心脏介入术最常见的并发症，发生于 1.5%～2% 患者。当急诊行介入手术治疗急性心肌梗死或血流动力学不稳定患者时，并发症发生率可能会明显上升。

23. A。（参见第 13 章）尽管右心介入在左心介入时已经并不常规开展，这项操作仍有重要的适应证，包括评估无法解释的呼吸困难，特别是怀疑有肺动脉高压时；诊断瓣膜性心脏病比如二尖瓣反流；心包疾病；右心室和（或）左心室功能不全，特别是确定严重性；诊断先天性心脏病；怀疑心内分流。本例中，患者查体发现响亮的、固定的第二心音分裂，以及可能相关的呼吸困难，因此很可能有房间隔缺损。右心介入会测量肺动脉压以评价肺动脉高压，并测量下腔静脉、右心房、右心室及肺动脉的静脉饱和度，以评价饱和度增加提示心内分流的证据。上述其他患者更适合行左心介入术及冠脉造影术。

24. B。（参见第 13 章、第 40 章）在诊断肺动脉高压的算法中，右心介入术对记录肺动脉高压的存在及程度较重要。超声心动图中右心室收缩压（RVSP）提供一个肺动脉压的估算值，但准确确定 RVSP 依赖于三尖瓣反流的出现及超声心动图的高质量。该患者的身体状态对于获得好的超声心动图有禁忌。因此，右心介入术对于记录肺动脉高压及确定病因是必需的。右心介入表明平均动脉压升高，左心室舒张末压（肺毛细血管楔压）升高，以及平均肺动脉压升高。在心排血量正常及左心室射血分数升高的情况下，这跟舒张性心力衰竭的诊断一致。收缩性心力衰竭右心介入有相似的指标，但左心室功能在收缩性心力衰竭中低下。其他备选项是肺动脉高压的已知病因，但不会导致左心室舒张末压升高。阻塞性睡眠呼吸困难通常仅有轻微肺动脉压升高。本患者 BMI 使其有患阻塞性睡眠呼吸困难的风险，但不是导致这些右心介入数据的原因。慢性血栓栓塞性疾病及肺动脉高压会导致肺动脉压升高，但左心房压力正常。

25. B。（参见第 15 章）病态窦房结综合征的心动过速-心动过缓变异与血栓栓塞风险增加相关，特别是对于心房颤动患者存在类似的增加血栓栓塞风险的危险因素。与极高危血栓栓塞相关的特异性危险因素包括年龄大于 65 岁，既往脑卒中史，瓣膜性心脏病，左心室功能不全，或心房增大，有这些危险因素的患者应抗凝治疗。

26. D。（参见第 15 章）心动过缓常见于受过训练的运动员，特别是晚上，通常每分钟心率为 40～60 次。睡眠呼吸暂停可与心动过缓相关，该患者夜间多导睡眠图并未发现呼吸暂停。该患者心动过缓的其他可能原因包括甲状腺功能低下已被排除。TSH 正常,则不建议测量游离 T₄。该患者生理情况正常,因此不建议行起搏器置入术。颈动脉窦按压很可能会导致进一步心动过缓。乏力很可能是因为工作压力大。

27. E。(参见第 15 章)窦房功能不全常被分为窦房结内源性和外源性疾病。这是一个关键的差异,因为外源性原因通常可逆,且不需置入起搏器。药物中毒是外源可逆性窦房功能不全常见的原因,常见药物包括 β 受体阻滞药,钙通道阻滞药,锂中毒,麻醉药,戊烷脒,可乐定。甲状腺功能低下,睡眠呼吸暂停,缺氧,低体温及颅内压增高均为外源性功能不全的可逆形式。放疗会导致永久性窦房结功能不全,因此,是窦房结功能不全的一个不可逆,或内在原因。对于有症状患者,可置入起搏器。

28. B。(参见第 15 章)当有窦房结功能不全表现,如该患者出现窦性心动过缓时,第一步是寻找可逆性原因。本例中,过量 β 受体阻滞药是其心动过缓和症状最可能的解释。停止使用美托洛尔片,至少暂时停用是恰当的。没有临时或永久起搏器置入的紧急指征,因为他没有高度房室阻滞、晕厥或休克。当其心率增加后,其心力衰竭应可纠正。尽管药物性变时性刺激可临时增加心率,他不太重的症状表明简单地等待 β 受体阻滞药被代谢掉是合适的。没有证据表明,有新发梗死或梗死后心绞痛;因此患者无须紧急行血管再通术。一旦该患者稳定后,可以考虑重新调低剂量使用 β 受体阻滞药,并评价其风险及获益。

29. C。(参见第 15 章)患者表现为典型的牛眼样病变,或称为游走性红斑,与莱姆病表现一致。心脏传导异常常见于莱姆病,常累及房室结。可能需要临时起搏,但传导异常通常可恢复。最常用的诊断性检测是 ELISA,Western blot 确认。其他伴随的阻断心脏传导的感染性病因也可存在,比如梅毒、查加斯病,但它们均与典型莱姆疹无关。自身免疫性及浸润性疾病也可出现于传导系统疾病中,比如强直性脊柱炎、类风湿关节炎、硬皮病及系统性红斑狼疮。

30. B。(参见第 15 章)二度Ⅰ型房室传导阻滞(莫氏Ⅰ型)特点是 PR 间期逐渐延长,此后出现传导停止,停止出现于第三及第四个 QRS 波。一度房室传导阻滞是传导通过房室结减慢,当 PR 间期大于 200ms 时可诊断。二度Ⅱ型房室传导阻滞特点

为 P 波出现间断传导失效,无 PR 或 RR 间期改变。二度Ⅱ型房室阻滞通常发生在希氏束远端或内部传导系统中。

31 和 32. B 和 D。(参见第 16 章)患者有持续的,未威胁生命的心悸,足够苦恼以至于寻求医疗干预。24h 动态心电监测对于症状 1d 内发生数次的患者是合适的,当症状发生时患者触发事件监控器,因此可监测更长时间。没有胃肠道触发物的迹象,因此腹部 CT 没有什么帮助。房性期前收缩并不复杂,本次不需要额外诊断性评估,也不带来其他的健康风险。EP 转诊对于威胁生命的或诸如晕厥等严重症状的患者是有指征的。

33. C。(参见第 16 章)患者有生理性窦性心动过缓,与气胸有关,其阻塞性肺疾病和容量循环的机械通气是其危险因素。机械性呼吸机增加的吸气峰压是由气胸导致呼吸系统顺应性降低而产生的。生理性窦性心动过缓通常缓慢出现且对颈动脉按压反应较差,会逐渐回归起始心率。药物干预对于纠正导致心动过速的潜在病因通常无效。本例中,胸部 X 线片确定有张力性气胸,置入胸腔管后,心动过速得以纠正。生理性窦性心动过速的原因包括:疼痛、甲状腺功能亢进、焦虑、贫血、低血压、发热和运动。

34. E。(参见第 16 章)心房颤动患者有极高中风危险的包括既往卒中史,TIA,或栓塞,以及有高血压、糖尿病、充血性心力衰竭、风湿性心脏病、左心室功能不全,以及明显左心房扩张大于 5cm 或年龄大于 65 岁的患者。这些患者应该强烈建议用抗凝治疗。左心房增大是慢性心房颤动的危险因素。

35. B。(参见第 16 章)AFFIRM 和 RACE 试验比较心房颤动患者生存及血栓栓塞事件结果差异,应用两种治疗策略:心率控制及抗凝与药物治疗维持窦性心律。两者事件发生率上无差异,这被认为是由于窦性心律组药物治疗效率不足,以及无症状性心房颤动组心率较快。因此,当考虑终止维持窦性心律的患者抗凝治疗时,推荐给予延长的心电监测以确保不出现无症状性心房颤动。由于 QT 间期延长及多形性心动过速的危险,推荐住院期间使用多非利特和索他洛尔。

36. C。(参见第 16 章)患者有心房扑动,心房扑动是血栓栓塞事件的高危因素,因此应当如同心房颤动一样需要治疗。如果心房扑动持续 24~48h 没有抗凝,可行经食管超声以排除左心房血栓。如无血栓,可尝试心脏电复律,如成功后可抗凝治疗 1 个月。经胸超声心动图对于排除左心房血栓不合适。

患者血流动力学稳定,无急性心脏电复律的指征。达比加群酯目前并非 FDA 批准用于心房扑动患者。考虑到症状持续超过 12h,如无禁忌,应当立即静脉使用肝素。

37. B。(参见第 16 章)心电图显示至少 3 种不同形态 P 波及 3 种不同 PR 间期,这是多源性房性心动过速的特点。这也是有明显肺部疾病患者的特征性心动过速,常见于慢性阻塞性肺疾病,表现为弥散性多音性呼气相哮鸣音和过度充气。

38. D。(参见第 16 章)患者有房室结折返性心动过速的典型症状。查体常见所谓的蛙征(由于房室分离出现大炮样 A 波导致明显的颈静脉搏动),表明房室同时收缩。对于这些折返性窄(QRS)波的快速心律失常的一线治疗是颈动脉窦按压,以增加迷走神经张力。通常仅需此操作即可使患者转复窦性心律。如不成功,可尝试静脉注射 6～12mg 腺苷。如果注射腺苷无效,可经静脉使用 β 受体阻滞药或钙通道阻滞药(地尔硫䓬或维拉帕米)。最后,对于血流动力学不稳定或对上述方法均无反应患者,可使用 100～200J 直流心脏电复律。

39. D。(参见第 16 章)患者有传导旁路,表现为心电图基线可见 delta 波。患者现在表现为经旁路出现的心房颤动。QRS 波增宽并非由于室性心律失常,而是由于异常旁路传导所致。通常情况下,这种折返性心动过速可参照其他心动过速的处理方式,除了避免使用地高辛和维拉帕米,这两者会导致心动过速恶化为心室颤动。地高辛被认为可缩短旁路不应期,因此会诱发心动过速加重为心室颤动。维拉帕米被认为会导致系统性血管扩张,结果会增加交感张力,因此也可能会诱发心室颤动。

40. A。(参见第 16 章)房室分离是室性心动过速的典型表现。当心房收缩与三尖瓣关闭相抵触时查体可发现颈静脉大炮样 A 波,心电图表现为心房捕获和(或)融合搏动。室性心动过速心电图的其他表现包括 V$_1$ 导联出现右束支样 QRS 时程大于 140ms,或 V$_1$ 导联左束支形态 QRS 时程大于 160ms,额状面轴−90°～180°,QRS 波起始段活化延迟,或奇异 QRS 波不像典型右或左束支传导阻滞中 QRS 波形。心律绝对不规则,QRS 波形改变提示心房颤动及心室预激。颈动脉窦按压旨在增加迷走神经张力并减慢房室结传导,对于减慢室性心动过速无效,因为折返点低于房室结。

41 和 42. C 和 C。(参见第 16 章)患者心律是尖端扭转型室速,伴多形性室性心动过速和 QRS 波幅度及周期长度变异,由此产生沿轴向的振荡。尖端扭转型室性心动过速伴随 QT 间期延长;因此任何伴随 QT 间期延长的状态均可能会导致尖端扭转型室性心动过速。最常见于电解质紊乱,比如低钾血症及低镁血症、吩噻嗪类、氟喹诺酮类、抗心律失常药、三环类抗抑郁药、颅内事件及缓慢性心律失常均与这种恶性心律失常相关。除了可能需要心脏电复律的稳定(心律),处理上还包括去除诱发药剂。此外,有报道,给予镁剂及心房超速抑制/心室起搏,通过减少 QT 间期可成功终止或预防恶性心律。对于先天性长 QT 间期综合征患者可给予 β 受体阻滞药,但该患者不考虑。

43. C。(参见第 16 章)这些是心律失常引发及维持的三种主要机制:自律性、后除极及折返。自律性,见于窦性心动过速、房性期前波及一些房性心动过速,是由于 4 相动作电位斜率增加所致。除极阈值更快地反复达到。后除极会伴随细胞钙蓄积,导致动作电位 3 相(早期)和 4 相(延迟)反复心肌除极。早期后除极可与启动尖端扭转型室性心动过速相关。延迟后除极导致地高辛中毒相关的心律失常及儿茶酚胺诱导的室性心动过速。折返是由于心肌传导不均质性和不应期所致,折返时一个通路的传导被阻断,使得另一个通路传导减慢。由此导致足够的延迟以至于阻断部位有时间折返并使心动过速在两个通路间传递。折返似乎是绝大多数室上性及室性心动过速的发生机制。

44. C。(参见第 16 章)心房颤动启动及维持的机制仍有争议;但是有解剖结构在两种过程中均起作用。肺静脉入口部的肌性组织是心房颤动主要的解剖性驱动因素,尽管代谢性干扰,如甲状腺功能亢进、炎症、感染也非常见。对肺静脉入口区域的这种组织行射频消融术可终止心房颤动,但是复发并不少见,也可能存在其他解剖性驱动因素。左心房是心房颤动患者血栓形成的一个重要位置。任何左心房或右心房内的局部病变点均可成为局部房性心动过速折返的焦点,包括二尖瓣环或静脉窦。窦房结自律性增加是窦性心动过速的发生机制。

45. B。(参见第 16 章)心房颤动的症状变异极大。最常见症状是快速型心悸;然而血流动力学效应可以解释左室充盈受损的症状。心房颤动时无有效心房收缩来扩大舒张晚期左心室充盈。对于心室舒张功能不足的患者,这种有效心房收缩缺失会导致左心室充盈不足,左心房充盈压增加及肺淤血。这些血流动力学效应在老年、长期高血压、肥厚型心肌病及阻塞性主动脉瓣疾病患者中更常见。心房颤动所致的心动过速进一步使左心室充盈不足并增加心房充盈压。心房颤动可发生于急性酒精中毒、低体温患者加热时及胸部手术术后。血流动力学效应及症状的程度与心室率（更慢的心率给予左心室更多充盈时间）及潜在的心脏功能有关。

46. E。（参见第 17 章）依据病史，患者有心力衰竭症状，查体明确此诊断。查体也表明患者有眼球突出及细微震颤，这两项均提示甲状腺功能亢进。甲状腺中毒症，同贫血、营养不良及系统性动静脉分流，均能导致高输出性心力衰竭。尽管收缩性和舒张性功能不全是心力衰竭更常见病因，与高输出状态相关疾病通常可逆，因此当临床线索表明可能出现这种情况时，应该坚持这种诊断。

47. C。（参见第 17 章）钠尿肽的循环水平可作为一个有用的辅助工具用于诊断心力衰竭，但它们不能替代临床判断。BNP 或 N 末端 BNP 最常使用，是从衰竭的心脏中释放出来的，尽管其释放并不特异性指向左侧心力衰竭或右侧心力衰竭；因此，其升高常见于伴随肺血管疾病的肺心病，以及左侧心力衰竭患者。此外，许多因素可影响正常情况下从衰竭的心脏中释放出来的 BNP 水平。年龄及肾功能不全可增加血浆 BNP 水平。肥胖与假性低 BNP 水平相关。尽管 BNP 水平治疗后可恢复正常，但目前并不推荐连续监测这种肽段作为心力衰竭治疗的指导。

48. E。（参见第 17 章）一些药物已被证明可预防心力衰竭进展，包括 ACE 抑制药、血管紧张素受体阻滞药，β 受体阻滞药及醛固酮拮抗药。抑制 ACE 已被证明可改善症状及生存率，减少心脏肥大及住院治疗。其使用经常因激肽的增强作用相关的咳嗽而变得复杂，这也是换用血管紧张素受体阻滞药的一个可接受的原因。地高辛治疗未被证明可提高生存率，可能伴随高剂量毒性，对于不经常住院的稳定患者通常可以停药。β 受体阻滞药治疗初期偶尔伴随心力衰竭症状加重，但这通常可以通过增加利尿药解决。对于此患者 β 受体阻滞药的好处远大于由偶尔需要额外利尿药所带来的麻烦。醛固酮拮抗药如螺内酯及依普利酮推荐用于 EF 小于 35% 且正在接受上述标准治疗的患者。目前并未发现此类药物中的一种比另一种更好。

49. E。（参见第 17 章）尽管有大量信息说明哪类药物能改善射血分数减少的心力衰竭患者的症状和生存率，对于射血分数正常的心力衰竭患者所知甚少。事实上并无已经证实的或已被批准的药物治疗射血分数正常的心力衰竭患者。治疗应当旨在处理导致心力衰竭发生的易患因素，比如处理系统性高血压（如果有的话），如果合适的话逆转缺血等。易患因素，比如该患者饮食不注意、心房颤动或感染，可以处理以改善症状。西地那非目前仅被批准用于治疗肺动脉高压，并未被批准用于合并射血分数正常的心力衰竭及肺动脉高压患者。

50. C。（参见第 17 章）纽约心脏协会（NYHA）分级是一个明确心力衰竭患者活动能力及临床表现标准的工具。也用于肺动脉高压患者。这些标准被证明有预测预后价值，即当分级增加时患者生存率会恶化。对于临床医师理解大型临床试验的准入及排除标准也是有用的。Ⅰ 级用于无限制症状的患者；Ⅱ 级用于轻微受限的患者；Ⅲ 级表明休息时无症状，但少量活动即出现呼吸困难，或心绞痛或心悸——患者中度受限；Ⅳ 级用于即使最小活动量也会导致症状严重受限的患者。治疗指南也常基于这些临床分期产生的推荐。该患者有轻微活动后有症状，但休息时感觉舒适，因此他为 NYHA Ⅲ 级。

51. B。（参见第 17 章）严重充血性心力衰竭患者常表现为陈-施呼吸，定义为间断性短暂的低通气及高通气。其机制被认为与肺和脑部呼吸控制中枢之间的循环时间延长有关，导致呼吸控制 CO_2 分压不良。陈-施呼吸的程度与心力衰竭严重性相关。这种呼吸模式不同于阻塞性睡眠呼吸暂停，后者有明显的大鼾声，周期性呼吸暂停及突然觉醒。患者也经常出现白天嗜睡。睡眠呼吸暂停通过降低体重及夜间 CPAP 治疗，而陈-施呼吸却很难处理，因为它常常是晚期收缩性功能不全的征兆，并提示预后不佳。所有进一步优化心力衰竭治疗的努力如上所示。睡眠研究可证明这种呼吸模式，但这种病史及临床表现较典型。支气管扩张药或脑电图在此没有作用。

52. B。（参见第 18 章）冠状动脉疾病是心脏移植术后常见的晚期并发症，被认为是由于初始免疫损伤血管内皮所致，尽管也会受非免疫因素如血脂异常、糖尿病及巨细胞病毒感染的影响。应用麦考酚酯、吗替麦考酚酯及哺乳类靶标西罗莫司、西罗莫司已被证明与较低的短期冠脉内膜增厚发生率相关。与此类似的是，使用他汀已被证明可减少这种并发症的发生率。因为供体一般均较年轻，移植后出现的冠脉疾病不被认为是移植前出现的冠脉病变。

53. E。(参见第 17 章)心室辅助装置治疗可被用作符合条件的申请者接受心脏移植术前的桥梁，或作为非心脏移植申请者，也即终末期心力衰竭患者的最终归属。FDA 批准了 4 种装置，所有装置均有常见的并发症包括血栓栓塞、脑血管事件、装置失灵及感染。

54. E。(参见第 19 章)房间隔缺损（ASD）并不是不常见的单纯先天性心脏病病变，常在成人期被诊断出来。由于心内血液慢性左向右分流，肺动脉高压是一个公认的常见并发症。出现肺动脉高压后，来源于右心房至循环系统的气体或形成血栓的物质导致的反常栓塞的可能性增加了。与此类似的是，肺动脉高压及 ASD 背景下，活动后血液可能会出现右向左分流，导致循环动脉氧饱和度不足。可能出现心房颤动或其他室上性心律失常，也是源于这种病变导致的心房扩张。动脉粥样硬化及不稳定型心绞痛在成人期必然会出现，但不是 ASD 已报道的并发症。

55. D。(参见第 19 章)患者由于艾森门格综合征及慢性动脉低氧血症而出现继发性红细胞增多症。她部分纠正的左向右分流导致慢性肺循环过量以及随后的肺动脉高压。肺血管压升高后，分流逆转为主要是右向左分流，这导致循环氧饱和度不足。由于低氧血症是由分流而不是通气/灌注失调（常见于 COPD）导致的，故对氧疗无反应。外周氧饱和度不足导致氧输送至肾减少，增加了促红细胞生成素的分泌，以及由此产生的红细胞增多症。本例中促红细胞生成素水平应会升高（相对于真性红细胞增多症）。静脉放血疗法仅用于有症状性红细胞增多症患者：高黏血症症状，包括短暂缺血发作等的神经症状；鼻出血或出血症状；或视力改变。因为即使血细胞比容较低，铁消耗也可能加重血黏滞度，铁消耗仅作为艾森门格综合征中红细胞增多症的临时治疗。该患者没有红细胞增多症导致的症状，因此期待治疗最合适。

56. D。(参见第 19 章)常规预防性应用抗生素对于菌血性牙科操作或器械通过感染部位的大多数先天性心脏病术后患者是有指征的，尤其是不论何时有异物时。有一例外是：补片植入后没有高度渗漏，此处预防性应用抗生素仅需 6 个月直至内皮化。

57. E。(参见第 19 章)患者胸部 X 线片表现为右位心及内脏转位，或查体见完全镜像性内脏转位。当右位心单独发生不伴内脏转位时，经常可见多发性心脏畸形。或者，当右位心伴内脏转位时，其他心

脏缺陷则常常少见。伴黏膜纤毛功能不全的卡塔格内综合征可能提示内脏转位，但与鼻窦炎及慢性支气管炎相关，而该患者并没有。

58 和 59. C 和 A。(参见第 19 章)患者有主动脉缩窄，表现为接近病变处的明显高血压。缩窄最常发生于左锁骨下动脉起始处的远段，这解释了双上肢血压相同及下肢血压下降。主动脉缩窄占先天性心脏异常大约 7%，更多见于男性（2 倍于女性），伴随性腺发育不全及主动脉瓣双瓣叶。成人表现为高血压，身体上部分高血压表现（头痛、鼻出血），或下肢跛行。查体可见下肢脉搏减弱和（或）延迟，身体上部分侧支血管增粗，或下肢发育不良。心脏查体可能发现与左心室肥大一致的体征。可能无杂音，胸前及后背可闻及收缩中期杂音，或双瓣叶的主动脉杂音。经胸（胸骨上/胸骨旁）或经食管超声心动图，胸部增强 CT 或 MRI，或心脏介入术可以诊断。头部 MRI 诊断上没有帮助。临床表现与肾动脉狭窄、嗜铬细胞瘤、类癌或库欣综合征表现不一致。

60. E。(参见第 20 章)二尖瓣狭窄是全世界导致肺动脉高压的主要原因之一，特别是在链球菌性疾病治疗不足的发展中国家中。肺动脉高压的主要决定因素是左心房压、肺血管阻力及血流。二尖瓣狭窄可限制从左心房至左心室的血流，因此伴随左心房高压及被动性肺动脉高压（由于背压）。此外，肺血管床可因左心房高压而主动性血管收缩。其他在二尖瓣狭窄中导致肺动脉高压的参与因素包括肺小血管壁的间质水肿。

61 和 62. A 和 E。此患者为 ST 段抬高型心肌梗死。从症状持续时间和心电图变现来看，已经发生广泛的心肌坏死，有发生心肌梗死并发症的风险。在此案例中，急性呼吸困难、逐渐恶化的血氧饱和度和胸部 X 线片中的非对称性水肿均是乳头肌断裂后二尖瓣关闭不全的征象。而药物引起的过敏反应不会出现严重的低氧血症。它可能能够引起中等程度的可逆性低氧血症，但不会引起胸部 X 线片的变化。典型的急性二尖瓣关闭不全表现为心尖区高调收缩期杂音，并向腋下传导，表现为"海鸥鸣"。通常也可听到第四心音。如果患者因为低血压而不能耐受药物的扩张小动脉作用，这就需要应用主动脉内球囊反搏术。沙丁胺醇和甲泼尼龙主要用于急性支气管痉挛，对心源性休克的患者无益。

63. C。此患者体格检查中发现的二尖瓣脱垂的典型体征——收缩中期咔嗒音，可与收缩期杂音有关，也可与其无关。二尖瓣脱垂被普遍认为是良

性病变,大部分患者可能一生都不会出现症状。但是遗传性结缔组织疾病患者,如马方综合征的患者会出现二尖瓣脱垂,在大多数情况下,一种体征并不能确诊。二尖瓣脱垂在超声心动图中表现为二尖瓣瓣叶脱入左心房至少 2mm。多普勒超声有助于二尖瓣脱垂的诊断。因为病变通常是良性的,一般不使用药物预防心内膜炎,除非患者有心内膜炎病史。虽然有些二尖瓣脱垂患者会出现房性心律失常,但是多数患者并不会出现并发症,因此不推荐预防性应用抗血小板药物或者华法林。

64. B。此患者晚年出现主动脉瓣狭窄。而主动脉瓣狭窄的患者近一半为二叶型主动脉瓣,此类患者在早年时就会出现典型的病变,只有 40% 的超过 70 岁的主动脉瓣狭窄的患者接受二尖瓣手术。风湿性心脏病可能导致主动脉瓣狭窄,但二尖瓣狭窄也会同时存在。是否与潜在结缔组织病有关也不得而知。现代研究发现,一些传统的动脉粥样硬化危险因素,如糖尿病、吸烟、慢性肾脏疾病、代谢综合征能够影响主动脉瓣的进展。维生素 D 受体的基因多态性也参与主动脉瓣狭窄的发病。

65. C。劳累性晕厥主动脉瓣狭窄患者的后期表现,同时也预示着预后不良。出现此症状或有心绞痛症状的患者平均死亡时间为 3 年。患者呼吸困难 2 年,而心力衰竭患者的平均存活时间为 1.5~2 年。综合这些数据,重度主动脉瓣狭窄和出现症状的主动脉瓣狭窄的患者应考虑手术治疗。

66. A。重度主动脉瓣关闭不全时由于心脏收缩和舒张,动脉压力的骤升骤降,使得脉搏骤起骤落,犹如水冲,称"水冲脉"。按压重度主动脉关闭不全患者的甲床,还可出现毛细血管搏动征。在股动脉处可闻及股动脉枪击音(Traube 征)和双期杂音(Duroziez 征)。在重度主动脉瓣关闭不全时还可出现交替脉。交替脉是因在一正常的心搏后出现一低输出量心搏(通常为一室性期前收缩)。交替脉认为系左心室收缩力强弱交替所致,为左心室心力衰竭的重要体征之一。

奇脉常至心脏压塞或重度阻塞性肺疾病时出现。

67 和 68。C 和 C。此案例为风湿热高发地区的心力衰竭的中期妊娠患者。此患者具有发生风湿性二尖瓣狭窄的风险,通常在妊娠的第 4~6 个月出现症状,因为此时为适应胎儿和血容量的大幅增加,心排血量增加。因为狭窄的瓣膜不能适应妊娠而产生的血流量,充血性心力衰竭和继发性肺静脉高压随

之出现。此患者通过检查肺动脉高压发现心力衰竭。其心脏舒张期隆隆样杂音为二尖瓣狭窄的特征。在重度二尖瓣狭窄中,咯血在并不是一罕见症状,这可能是由于肺静脉高压导致肺-支气管静脉破裂出血。在咳粉红色泡沫痰的患者中,偶可发现明显的肺泡出血与肺毛细管压力升高相关。超声心动图可证实有无二尖瓣狭窄。虽然右心导管术可能证明肺动脉高压和肺毛细血管楔压升高,这些现象的病因如果没有左心成像技术仍然未知。二尖瓣狭窄合并心力衰竭的患者应该应用利尿药。患者没有左侧心力衰竭的情况下,ACEI 和地高辛不能缓解其的症状。偶尔,尤其是在心房心律失常的患者中,β受体阻滞药可以改善其症状。二尖瓣狭窄的患者并不推荐使用抗凝治疗,除非出现心房心律失常或肺栓塞。感染不是咯血的病因,因此使用抗生素无效。

69. D。二尖瓣关闭不全的手术指征赖于左心室功能、心室大小和慢性二尖瓣关闭不全的预后。外科医师的经验和成功修复二尖瓣的可能性也是十分重要的因素。慢性严重的二尖瓣关闭不全取决于存在的症状、左心室功能、左心室大小和其他复杂因素,如是否存在肺动脉高压、心房颤动。左心室功能非常差(小于 30% 或收缩末期直径大于 55mm),手术的风险增加,左心室复原通常是不完全的,长期存活率降低。然而,药物治疗对这些患者的作用很小,在成功率能够达到 90% 的情况下应该考虑手术。射血分数为 30%~60% 时,且收缩末期直径超过 40mm,即使没有症状也应进行手术表示,这归因于他们的长期存活率。左心室功能恶化会导致不可逆的左心室重构。肺动脉高压和心房颤动是关闭不全恶化的表现。对左心室功能和大小正常的无症状患者出现肺动脉高压或射血分数和收缩末期左心室直径大小正常的患者出现心房颤动为二尖瓣修复术的Ⅱa级手术指征。

70. F。三尖瓣关闭不全是因右心室扩大导致三尖瓣环扩张引起。任何引起左侧心力衰竭导致右侧心力衰竭,可导致三尖瓣关闭不全。先天性心脏疾病或肺动脉高血压所致的右侧心力衰竭可扩张三尖瓣环。下壁心肌梗死可能涉及右心室。风湿性心脏病可能累及三尖瓣,虽然其最长累及瓣膜为二尖瓣。感染性心内膜炎,尤其是在静脉吸毒者,能够感染三尖瓣,导致其生成疣状赘生物和关闭不全。三尖瓣关闭不全的其他原因还包括良性肿瘤性心脏病、心内膜心肌纤维化、先天性房间隔缺损、右心室心脏起搏器。

71. A。生物瓣是由人类、猪或牛的组织制成。生物瓣膜的主要优点是血栓栓塞的发生率低，尤其是在置入后3个月内。尽管在术后可能会使用一些抗凝治疗，3个月后无须继续抗凝或监控。缺点是生物瓣易退化，其自然史和寿命较短。约50%的患者将在15年需要更换。因此，生物瓣在抗凝禁忌证的患者中是有用的，如有并发症的老年患者和有妊娠意愿的年轻患者。老年人也可以免去重复手术的必要性，由于他们的寿命会短于生物瓣的寿命。机械瓣的优点是较为耐用。相对于单叶瓣和球链瓣，双叶瓣的血流动力学更加稳定。然而，高促凝性使得长期抗凝治疗是必需的。年轻没有禁忌证的患者接受抗凝治疗要优于机械瓣膜更换。

72. E。炎性心肌炎的发生与许多传染性病原相关，包括病毒（柯萨奇病毒、腺病毒、艾滋病病毒、丙型肝炎病毒）、寄生虫、锥虫病或克氏锥虫（*T. cruzi*）、弓形虫病。此外，与细菌如白喉、螺旋体病如包柔螺旋和伯疏螺旋体、立克次体病、真菌感染均有关联。

73. C。围生期心肌病是一种罕见的妊娠并发症，可以发生在最后的3个月或在产后6个月。危险因素包括高龄、双胞胎、营养不良、接受过保胎治疗、子痫前期。

74. A。脚气性心脏病是由于硫胺素缺乏所致的扩张型心肌病。在发达国家较为罕见，但这种情况仍可发生在大部分能量来自酒精的患者和只吃精加工食物的青少年。早期阶段，患者出现全身性血管舒张和非常高的心排血量。在疾病的进展期，可以出现低排血量状态。补充硫胺素后可以完全恢复。患者A为全身性血管舒张和高心排血量的心力衰竭，其可能会出现脚气病。患者B血流动力学正常。患者C为全身性血管收缩的低心排血量心力衰竭。患者D为肺动脉压增高、肺毛细血管楔压正常的右侧心力衰竭，与肺血管疾病相符，如肺动脉高压。患者E右心充盈压低，心排血量低和外周血管阻力增高，其可能为低血容量性休克。

75. E。肥厚型心肌病通常发生在20～40岁，最常见的症状是呼吸困难。然而，许多患者无任何症状，发现这一潜在的致命疾病的线索就是体格检查。流出道有梗阻的患者可在胸骨左缘第3～4肋间听到粗糙的收缩期杂音，同时伴有二尖瓣关闭不全。减少心室容量如Valsalva动作或取站立位可使增强杂音。相反增加左心室容量，如取下蹲位会是杂音减轻。使患者左侧卧位，身体前倾可能会有心包摩擦音。

76. E。常见的诊断难点为限制型心肌病和缩窄性心包炎。二者都可出现颈静脉压增高，二者均可出现Kussmaul征象（吸气时颈静脉压力增高或不变）。其他心力衰竭的表现均不能准确区分二者。在限制型心肌病比缩窄性心包炎更易触及心尖冲动，且二尖瓣关闭不全更为常见。这些典型的临床表现，也不能完全区分二者。结合临床资料和左心室、心包的辅助检查，某些特殊表现可以增加明确诊断的可能。如果心包出现增厚或钙化，则可能为缩窄性心包炎传导异常在浸润性心肌病中较为常见。缩窄性心包炎时稳定的舒张压是左右心室压力平衡的结果。左心压力孤立性增高或心室不平衡则是限制型心肌病的特点。右心导管检查的特征性表现："平方根征"（深，舒张早期右心室压力急剧下降，随后右心室压力持续在一高水平）在缩窄性心包炎和限制型心肌病中均可出现。副蛋白异常（MUGS、骨髓瘤、淀粉样蛋白）在限制型心肌病更为常见。

77. D。神经肌肉病变常会累及心脏。Duchenne肌萎缩症的典型心电图表现为：胸前导联R波高耸，R／S比值大于1.0，肢体导联和胸前导联均出现深Q波。这些患者往往还会出现各种室上性和室性心律失常。由于心肌病变和射血分数低下，患者还会出现猝死。在适当的情况下可以考虑置入式心律转复除颤器。在扩张型心肌病可出现左心室功能不全、病变心肌势必运动异常、缺血心肌还会出现心绞痛。此患者还有发生静脉血栓的风险，然而慢性血栓与肺动脉高压的程度一致，但与左侧心力衰竭的严重程度不相关。肌萎缩侧索硬化症时运动神经元病变，不累及心脏。房间隔缺损的患者会出现发绀和心力衰竭。

78. D。患者具有典型的急性心包炎的表现：持续性或胸膜炎性胸痛，平卧位加重，坐起前倾位时减轻。血清中，由于心肌炎症可出现心肌损伤标志物中等程度升高，但通常不会有大幅上升。心前区可闻及心包摩擦音，在身体直立、前倾位更易闻及。急性心包炎时心电图主要表现为ST段抬高，见于除aVR导联意外的所有常规导联中，呈弓背向下型。PR段可出现压低。ST段弓背向上抬高位急性心肌梗死的表现。数日后，ST段回到基线。持续数周至数月后心电图逐渐恢复正常。

79. B。（参见第22章）奇脉是指吸气时脉搏收缩压下降大于或等于10mmHg。奇脉通常出现在心脏压塞和阻塞性肺疾病（COPD，哮喘）的患者。由心脏压塞引起的奇脉,吸气时收缩压的下降主要归咎于不可压缩的心包积液。吸气时右心室扩张,压缩左心室并且导致体循环收缩压的下降。在阻塞性肺疾病中,吸气时收缩压的下降可能是由于显著的胸腔内负压引起的,或是引起了左心室压缩(由于增加了右心室静脉回流)或是增加了左心室的射血阻力(增加了后负荷)。

80.C。(参见第 22 章)贝克三联征能提醒临床医师潜在的心脏压塞患者。主要特点是低血压,心音低钝或听不见,颈静脉怒张。这些是因为心室充盈不足和心脏射血受限造成的。Kussmaul 征见于限制型心肌病和缩窄型心包炎,而不是压塞。摩擦音可出现在任何引起心包炎的情况。

81.D。(参见第 22 章)这个患者的描述和体格检查与缩窄性心包炎的诊断很一致。整体来说,缩窄性心包炎最常见原因为肺结核,但是考虑到美国肺结核的发生率低,缩窄性心包炎在美国是非常罕见的。随着用纵隔照射治疗霍奇金病能力的增加,美国患有缩窄性心包炎的许多病例中包含了这些10~20 年前接受过有效放疗的患者。这些患者同样有早发冠心病的风险。导致这些并发症的危险因素包括:放疗的剂量和包括心脏的放疗窗。其他能引起缩窄性心包炎的少见原因为:复发性急性心包炎,出血性心包炎,曾做过心脏手术,纵隔照射,慢性炎症及肿瘤疾病。生理学上,缩窄性心包炎的特点是由于不柔软的心包导致了心室充盈能力的下降。在心脏舒张的早期,心室快速充盈,但是当达到心包弹性极限时充盈便突然停止。临床上,患者出现乏力,精神委顿,全身水肿。劳力性呼吸困难很常见,端坐呼吸一般较轻。腹水和肝大的出现是因为静脉压的增加导致的。极少病例的肝硬化是从慢性充血性肝病发展而来。颈静脉怒张并且吸气时颈静脉充盈(Kussmaul 征)。心音低沉。心包叩击音频繁出现。在心尖部听到第三心音,出现在动脉瓣关闭后 0.09~0.12s。右心导管特征是突然的 y 轴下降,然后是逐渐上升的心室压力。但是这一发现并不是缩窄性心包炎的特征性症状,它可出现在能引起限制型心肌病的任意疾病中。超声心动图显示心包膜增厚,下腔静脉和肝静脉扩张,在心脏舒张早期心室充盈突然停止。心包切除术是缩窄性心包炎唯一的确定性治疗。利尿,限盐有利于术前控制容量状态,另外还需要穿刺术。手术死亡率为 5%~10%。潜在的心脏功能是正常的;所以不考虑心脏移植。心包穿刺术可诊断性地抽出超声心动图上无法显示的

心包积液,解决心脏压塞。二尖瓣狭窄同样会出现全身性水肿,充血性肝衰竭和腹水。但是肺水肿和胸腔积液也很常见。体格检查可能会听到舒张期杂音,超声心动图显示心包膜正常,二尖瓣则增厚,固定。如果是二尖瓣狭窄引起了患者的这些症状,可考虑二尖瓣置换术。

82.C。(参见第 23 章)在此描述的钝性、非穿透性外伤能引起心脏震荡。当外伤发生在 T 波波峰之前心脏复极化易受影响阶段,并引起心室颤动,这就叫作心脏震荡。心脏震荡在年轻运动员中很常见,如棒球运动员、足球运动员、篮球运动员及网球运动员。处理是迅速的除颤。主动脉破裂,心脏破裂合并心脏压塞及张力性气胸的发生可能有胸壁外伤,它们不会在创伤后立即出现。在此病例中肥厚型心肌病可能会引起心源性猝死,但是前述的胸壁外伤引起心脏震荡的可能性较大。

83.E。(参见第 25 章)感染性心内膜炎的病原微生物随宿主的不同而不同(图 25-1)。社区获得性自体瓣膜心内膜炎仍然是一个重要的临床问题,尤其是老年人。这些患者当中,链球菌占了约 40% 的病例。金黄色葡萄球菌(30%)次之。肠球菌,HACEK 细菌组,凝固酶阴性和培养阴性的病例均不到社区获得性自体瓣膜心内膜炎病例的 10%。与健康保健相关的,注射毒品使用相关的,超过 12 个月的人工瓣膜心内膜炎,金黄色葡萄球菌最常见。凝固酶阴性的葡萄球菌是小于 12 个月的人工瓣膜心内膜炎最常见的病原菌。与健康保健相关的,2~12 个月的人工瓣膜和注射毒品使用相关的病例中,肠球菌引起的心内膜炎占 10%~15%。培养阴性的心内膜炎占上述临床情况的 5%~10%。

84.B。(参见第 25 章)Duke 标准是诊断感染性心内膜炎的一组主要和次要临床、实验室及超声心动图指标。这些指标的敏感性及特异性较高。出现两个主要指标,一个主要指标和三个次要指标或者五个次要指标均能明确心内膜炎的临床诊断(表 25-3)。超声心动图的证据是证明瓣膜有赘生物,支架结构或者置入材料;心脏内脓肿或者部分裂开的人工瓣膜;新出现的瓣膜反流是 Duke 分级的主要指标。临床检查发现杂音增强或者发生改变是不够的。经胸廓超声心动图检测感染性心内膜炎特异性很强,但是在确诊的心内膜炎患者中只检测到 65% 的患者有赘生物。用它来评估人工瓣膜或心脏内并发症是不充分的。经食管超声心动图灵敏性更好,能检测出 90% 已确诊心内膜炎病例的异常情况。

85. C。（参见第 25 章）最近，建议预防感染性心内膜炎的方法发生了改变。建议更少的患者接受预防治疗。最近的美国心脏协会指南（Circulation116：1736,2007）反对先前基于间接证据的建议，并提出收益甚微并且不受成本收益或成本效益研究的支持。现行建议是预防性应用抗生素仅适用于有存在引起严重发病率和死亡率的高风险的患者（有牙龈组织或牙齿根尖周区域的处理，口腔黏膜穿破或有其他感染病灶）。对行胃肠道、泌尿生殖道常规操作的患者不建议预防性治疗。高风险患者包括曾患有心内膜炎的患者，人工心脏瓣膜，未修复的发绀型先天性心脏病病变，最近（<6 个月）修复的先天性心脏病病变，不全修复的先天性心脏病病变，心脏移植后的心脏瓣膜病。英国抗菌化学治疗学会（British Society for Antimicrobial Chemotherapy）建议对行特定的胃肠道、泌尿生殖道操作的患者进行预防治疗；但是，英国的国家健康和临床研究所建议终止这一行为（http：//www. nice. org. uk/guidance/cg 64）。

86. A。（参见第 25 章）此为培养阴性的心内膜炎患者。当血液培养阴性时，几乎没有确诊为感染性心内膜炎的临床证据。在这种情况下，包括瓣膜反流，主动脉赘生物、四肢栓塞、脾栓塞和肾栓塞，这些是亚急性细菌性心内膜炎的证据。血培养阴性多数是因为先前使用过抗生素。若没有使用抗生素，两种最常见的病原体是（在血培养瓶中很难将这两种病原体分开）Q 热立克次体和巴尔通体菌株。这种情况，患者为流浪汉和体虱问题是五日热巴尔通体感染的线索。有 25％的病例是由血培养做出诊断的。另外，可以用瓣膜组织（如果可以获得）的聚合酶链反应或者急性和康复患者的血清学作为诊断选项。经验治疗培养阴性的心内膜炎通常包括头孢曲松钠和庆大霉素联合或者不联合多西环素。为明确是巴尔通体心内膜炎，最佳的治疗方案是庆大霉素加多西环素。EBV 和 HIV 不会引起心内膜炎。外周血图片不用于诊断。

87. D。（参见第 25 章）虽然任何瓣膜赘生物都能引起栓塞，但位于二尖瓣并且>10mm 的赘生物引起栓塞的危险性最大。选项 C,D 和 E 中赘生物的大小均使栓塞的风险增加。但是只有 D 选项提供了引起栓塞风险增加的赘生物大小和位置。由栓塞赘生物引起的远隔部位的播种感染可能会涉及任意器官，但是最易受累的是有高血流的器官。他们中 50％的患者有心内膜炎。静脉吸毒人群中，由三尖瓣病变引起败血性肺栓塞很常见。二尖瓣和主动脉

损伤可导致皮肤、脾、肾、脑膜和骨骼系统的血栓性疾病。细菌性动脉瘤是危险的神经系统并发症，它是动脉壁的局灶扩张，感染血管及脓毒性栓子使动脉壁功能减退，导致出血。

88. A。（参见第 25 章）感染性心内膜炎患者用抗生素治疗 5～7d 出现临床疗效。金黄色葡萄球菌用 β-内酰胺类抗生素治疗 3～5d 和万古霉素治疗 7～9d 多次血培养仍为阳性。题目中描述的利福平和庆大霉素均无临床受益。万古霉素高峰和低谷水平均没有提高感染性心内膜炎的药物疗效。考虑万古霉素对该病例无效还为时过早。因选择万古霉素来治疗左侧耐甲氧西林金黄色葡萄球菌心内膜炎，所以达托霉素或林奈唑胺的疗效还不确定。

89. D。（参见第 26 章）目前，急性风湿热（ARF）大多都是由 A 组链球菌引起的，尽管实际上所有的链球菌疾病都有可能诱发风湿热。尽管皮肤感染可能与风湿热有关，最常见的情况是之前患有咽炎。从咽喉痛到出现 ARF 的潜伏期大约为 3 周。最常见的临床表现为发热和多发性关节炎，60％～75％的病例会出现多发性关节炎。心肌炎也会出现，尽管发生率稍低（50％～60％的病例会出现心肌炎）。舞蹈症及无痛性心肌炎可能以亚急性出现。舞蹈症出现在 2％～30％的病例中。环形红斑和皮下结节较少见。60％的 ARF 患者发展成风湿性心脏病并且心内膜、心包膜和心肌均可能受累。所有的 ARF 患者均应接受足量抗生素治疗 A 组链球菌的急性感染。

90. D。（参见第 26 章）此患者在体格检查时发现有二尖瓣反流，二尖瓣狭窄和主动脉反流这些提示 ARF 反复发作的证据。这些体征及心房颤动提示严重的风湿性心脏病。此病的危险因素包括贫困和拥挤的生活条件。所有 ARF 在发展中国家较常见。每天服用阿司匹林治疗 ARF 的常见临床症状：大关节的移动性关节炎和发热。在心脏炎急性发作时，医师有时用类固醇来消炎，尽管这种方法是有争议的，并且在 ARF 发作间期无作用。二级预防（每天口服青霉素或每月注射 IM）是阻止 ARF 进展的最好方法并可以防止瓣膜进一步损伤。根据需要用青霉素做一线预防防止发展成心脏炎同样有效。但是，大多数咽喉痛对患者来说太微不足道，而不去看医师。因此，二期预防对已经有严重瓣膜病患者来说更好。多四环素不是 ARF 病原菌 A 组链球菌的一线药物。

91. A。（参见第 28 章）心源性休克（CS）的特点

是由心脏指数严重下降[＜2.2L/(min·m²)]和持续的收缩期低动脉压(＜90mmHg)引起的全身性灌注不足,但充盈压升高(肺毛细血管楔压＞18mmHg)。这与住院病死率大于50%有关。急性心肌梗死合并左心功能不全是心源性休克的最常见原因。急性心肌梗死的其他并发症(如二尖瓣反流或游离壁破裂)不常见。心源性休克是心肌梗死住院患者的主要死因。早期再灌注治疗急性心肌梗死降低了心源性休克的发生率。休克通常与ST段抬高型心肌梗死有关,但非ST段抬高型心肌梗死并不常见。患者有急性心肌梗死,老龄,女性,有心肌梗死史,糖尿病,发生过心肌梗死的位置都与心源性休克的风险增加有关。休克与初发下壁心肌梗死有关,这可能增进了对机械原因的探讨。心肌梗死后很快再梗增加了心源性休克的风险。2/3心源性休克患者的三支主要冠状动脉均有限流狭窄,20%的患者有左冠状动脉主干狭窄。心源性休克很少发生在无明显狭窄的患者,比如左心室心尖球形综合征/Takotsubo心肌病。

92.E。(参见第28章)急性心肌梗死患者和心源性休克患者,经皮冠状动脉介入治疗可以减少病死率并促进预后。稳定心源性休克患者的病情是个很重要的操作。初期治疗目的是通过血管加压药和调节血容量以确保充足的左心室充盈压,从而提高收缩压维持全身及冠脉充足的血流灌注。降低舒张压是有害的,因为它会降低冠状动脉血流量。但是,血管加压药和正性肌力药通过增加心肌耗氧量,心率或左心室后负荷可能会使这一缺血过程恶化。与多巴胺相比,去甲肾上腺素与包括心律失常在内的不良事件的关联性较小。与正性变时性相比,多巴酚丁胺有更强的正性肌力作用。但是,由于血管舒张可能会引起血压的下降。用主动脉内气囊泵(IABP)行主动脉反搏术对快速稳定患者病情是有帮助的,因为它能增加动脉舒张压和心排血量。球囊在舒张早期自动膨胀,增加冠脉血流量;在收缩早期塌陷,减少左心室后负荷。IABP可以临时改善大多数心源性休克患者的血流动力学状态。与血管加压药和正性肌力药相比,减少了心肌耗氧量,改善了缺血。如果存在主动脉反流或怀疑有主动脉夹层,禁忌使用IABP。

93.E。(参见第29章)心搏骤停最常见的电生理表现是心室颤动,其发生率占50%～80%。重度持续性缓慢性心律失常,心跳停止,无脉搏电活动(有节律的电活动,异常缓慢,无机械反应,以前被称

为机电分离)占心搏骤停电生理表现的另外20%～30%。无脉持续性室性心动过速(一种区别于无脉搏电活动的快速性心律失常)在心搏骤停发生中是一种不常见的机制。急性低心排血量状态突然发病,临床上也认为是心搏骤停。这些血流动力学原因也包括大量急性肺栓塞,来源于主动脉瘤破裂的内源性失血,强烈的过敏反应心肌梗死后心脏破裂造成的压塞。这些原因造成的突然死亡通常不包括在造成突发性心脏病死亡的种类之中。

94.A。(参见第29章)心搏骤停到开始心肺复苏的时间间隔,心搏骤停发生的场合,发生的机制(包括心室颤动,室性心动过速,无脉搏电活动,心跳停止)以及心搏骤停前患者的临床状况,这些都与心肺复苏的成功相关。循环再开通和生存率作为除颤的结果在第1分钟到第10分钟里呈线性减少。如果还是在医院外,5min后的生存率不超过25%～30%。因此,无论在什么场合都应该尽快进行心肺复苏,其次是进行电除颤提高患者的生存率。然而,在重症监护室的患者以及其他科室的住院患者,他们的心肺复苏结果还要受到其临床疾病的影响。短期结果来看在重症监护室因为急性心脏事件或短暂存在的代谢紊乱发生心搏骤停后心肺复苏的成功率是很高的,但是对于晚期慢性心脏病或其他严重的非心脏病疾病(例如,肾衰竭、肺炎、脓毒血症、糖尿病、癌症)而言生存率很低并且住院与非住院患者之间没有表现出差异。在没有监督的医院中意外发生的心搏骤停的存活概率并不高于住在医院外的患者发生心搏骤停。因为实施社区反应系统,不住院的患者发生心搏骤停的存活率已经有所提高,虽然在大多数情况下仍然是低的。在公共场合的生存率高于在家里。这可能是因为许多在家心搏骤停患者有严重的潜在心脏病。初步心肺复苏的成功率及在院外发生心搏骤停至住院出院的存活率很大程度上是依赖于此事件发生的机制。大多数的心搏骤停是由于非持续性或持续性室性心动过速开始的心房颤动。当发生的机制是无脉室性心动过速,结果往往是最好的,心房颤动是下一个最成功的,而根据统计心搏骤停及无脉性电生理活动则导致非常糟糕的结果。另外,高龄也不利于心肺复苏及预后。

95.D。(参见第31章)低密度脂蛋白受体突变会导致高胆固醇血症。这种突变可能是杂合子突变或者纯合子突变,而在人群中1/500是以纯合子突变的形式发生。纯合子疾病会更加严重,随着症状的发展在童年时期就会出现冠状动脉粥样硬化,而

杂合子患者则从出生就有高胆固醇血症,并且直至患者成年后出现肌腱黄色瘤或冠状动脉疾病才意识到高胆固醇血症的存在。有杂合子病变的患者,父母至少有一方存在家族性病史。在家族性高胆固醇血症中,低密度脂蛋白胆固醇(LDL-C)升高至200~400mg/dl同时并不伴随乳糜微粒及极低密度脂蛋白的变化。家族性缺陷载脂蛋白 B-100 也有类似的变现,但是少于常见的发病率(1/1000)。如果这个家庭出现常染色体显性遗传病史提示常染色体显性遗传高胆固醇血症,然而由于这样的情况非常罕见(<1/1 000 000)因此不太可能。家族性肝脂酶缺乏症及脂蛋白脂酶缺乏症与乳糜微粒增加相关而与 LDL-C 无关联,并且会有发疹性黄色瘤,肝脾大及胰腺炎的临床表现。这种情况的发生也是极为罕见(<1/1 000 000)。

96. E。(参见第 31 章)有许多低密度脂蛋白次要形式的升高应当考虑患者有低密度脂蛋白异常。这里面包括甲状腺功能减退症,肾病综合征,胆汁淤积,急性间歇性卟啉病,神经性厌食症,肝癌及噻嗪类、环孢素类药物。肝硬化也与低密度脂蛋白相关,因为硬化后低密度脂蛋白的产生减少。吸收不良、营养不良、戈谢病、慢性感染性疾病、甲状腺功能亢进症及烟碱酸中毒都同样与低密度脂蛋白降低相关。

97. D。(参见第 31 章)该患者的体征和症状提示有家族性高胆固醇血症并伴有血浆低密度脂蛋白升高,三酰甘油正常,肌腱黄色素瘤及早期的冠状动脉疾病。家族性高胆固醇血症是常染色体显性脂蛋白症,是引起以上综合征最常见的单基因遗传病。其在南非白种人、黎巴嫩人和法裔加拿大人中发病率较高。目前对于家族性高胆固醇血症还没有明确的诊断标准。其可以通过皮肤活检诊断,因为可以通过观察成纤维细胞的 LDL 活性受体减少来判断(虽然与正常的组织有相当大的重叠)。家族性高胆固醇血症主要是通过临床诊断,尽管分子诊断也正在制订。溶血并不是家族性高胆固醇血症的特异性表现,胆固醇血症通过溶血的发作区别于家族性高胆固醇血症。这是一种罕见的常染色体隐性遗传疾病,会导致对膳食中植物甾醇的吸收显著增加。溶血是由于植物甾醇的结合进入红细胞膜。胆固醇血症的确诊可以通过气相色谱法观察到谷甾醇的血浆水平增加来判断。而肝 CT 扫描不足以区别这两类高脂血症。因此,像胆固醇血症这一类常染色体显性遗传病,系谱分析比一定能够分离出疾病基因。

98. C。(参见第 31 章)这名患者有肾病综合征,这可能是多发性骨髓瘤造成的结果。高脂血症肾病综合征的出现是由于肝生成和低密度脂蛋白增加及极低密度脂蛋白减少联合作用。它通常是混合的,但可表现为高胆固醇血症或高三酰甘油血症。从根本上有效治疗肾疾病可以恢复正常血脂。目前可供选择的治疗中,HMG-CoA 还原酶抑制药将是最有效地降低该患者的低密度脂蛋白的手段。膳食管理是重要的控制手段,但低密度脂蛋白降低很少超过10%。如果三酰甘油含量较高提示可以使用烟酸和贝特类药物,但是这时低密度脂蛋白是更需要关注处理的脂异常。脂机采是为不能耐受降脂药物或血脂异常基因无法治疗的患者预留的。胆固醇酯转运蛋白抑制药具有升高高密度脂蛋白水平作用,它们在治疗脂蛋白异常中的作用仍需要进一步研究。

99. E。(参见第 37 章)患者有高血压前期表现,收缩压 120~139mmHg 或者舒张压 80~89mmHg。尽管针对这个时期的血压尚没有提示药物治疗,但是在 MRFIT 试验中清楚地表明了对收缩压和舒张压造成的心血管死亡率的分级影响中应将收缩压下降到 120mmHg 正常范围内。因此,此处描述的患者需要改善生活方式。饮酒建议为男性每天两次或更多,女性每天一杯或更少。氯化钠每天不到 6g 的摄入已证实在确诊的高血压患者和某些人群中可以有效地降低血压。为降低血压,建议经常进行适当强度的有氧运动每周 6~7d,每次 30min。最后,体重每减 9.2kg 可以降血平均 6.3mmHg。

100. C。(参见第 37 章)几个因素已显示,将使高血压并发症的风险有所增加。而这里患者描述的只有一个:吸烟。具有较差预后的流行病学因素,包括非裔美国人、男性及发病的高血压青少年。另外,那些可以独立增加动脉粥样硬化的并存因素影响高血压患者的预后。这些因素包括高胆固醇血症、肥胖、糖尿病和吸烟。体检及实验室检查发现的终末器官损害也可能预示着预后较差。这包括伴有心脏增大或充血性心脏衰竭的视网膜损害或高血压心脏病。进一步研究发现,缺血或左心室受损但是没有左心室肥厚的心电图结果也提示预后较差。家族性高血压的并发症如果将舒张压维持在不超过110mmHg 不会使预后恶化。

101 和 102. D 和 E。(参见第 37 章)这名患者年轻,血压难以控制,提出了继发性高血压的相关问题。最可能的诊断是原发性醛固酮增多症,也称为 Conn 综合征。该患者没有体征提示先天性肾上腺皮质增生或库欣综合征。另外,没有如常见的库欣综合征表现出的葡萄糖不耐受。发作症状缺乏及不稳定的血压使嗜铬细胞瘤可能性不大。难以控制的高血压情况下,低钾血症和代谢性碱中毒也提示诊断 Conn 综合征。疾病的诊断可能是困难的,但更适合的试验是血浆醛固酮/肾素比值。这个测试应当在早上 8 时进行,比值在 30～50 可以诊断为原发性醛固酮增多症。如果患者在进行血管紧张素转化酶抑制药治疗的时候进行该实验需要考虑影响,因为血管紧张素转化酶抑制药可提高假血浆肾素活性。然而,在用血管紧张素转化酶治疗的情况下血浆肾素水平检测不到或醛固酮升高/肾素比值升高,这个结果高度提示原发性醛固酮增多症。在诊断疾病后,可以进行选择性肾上腺静脉肾素采样来帮助确定该过程是单侧还是双侧。尽管在年轻女性患者中肌纤维发育不良是高血压的继发因素,低钾血症和代谢性碱中毒存在也提示 Conn 综合征。因此,肾动脉的磁共振图像在这个病例中是非必需的。24h 尿钾测定和醛固酮分泌可能对于诊断 Conn 综合征有帮助。肾上腺素或皮质醇的测定没有太大提示意义。

103.B。(参见第 38 章)主动脉夹层或血肿患者,适当的管理包括应用 β 受体阻滞药减少剪切力,控制高血压,减少血管紧张性。对于升主动脉夹层和升主动脉壁内血肿(A 型)及复杂的 B 型夹层(涉及远端动脉),应以紧急外科手术治疗为主。外科手术的并发症不可忽视,包括主要分支受损、血管破裂及持续的疼痛。因此,累及远端动脉的 B 型夹层,目前没有关于最佳治疗方案的证据,以避免并发症的出现。

104.B。(参见第 38 章)腹主动脉瘤(AAA)在超过 50 岁的男性中发病率为 1%～2%。大多数 AAAs 无症状是在偶然的情况下体检发现的。AAA 的诱发因素与其他心血管疾病相同,超过 90% 与动脉粥样硬化相关。大多数 AAA 位于肾下,最近的数据表明,简单的肾下 AAA 可行血管内支架置入治疗而不是通常的手术移植。进行手术的适应证包括任何症状或动脉瘤快速增长的患者。血管超声或 CT 可以检测该病。因为主动脉瘤破裂所导致的高死亡率,故所有动脉瘤 >5.5cm 应进行干预。AAA 的破裂发生率与瘤体大小直接相关,<5cm 的动脉瘤 5 年破裂风险为 1%～2%,而 >5cm 动脉瘤破裂风险为 20%～40%。接受选择性修复的患者的死亡率是 1%～2%,因 AAA 急性破裂而就诊的患者

死亡率高达 50% 以上。选择性修复术前评估心脏是必要的,因冠状动脉疾病常与其共存。

105.E。(参见第 38 章)主动脉炎、升主动脉瘤通常由囊性中央坏死和主动脉中层炎导致主动脉壁的弹性纤维变薄和削弱。许多感染、炎症和遗传因素与其相关,包括梅毒、肺结核、真菌的动脉瘤,人巨细胞病毒巨细胞动脉炎、风湿性关节炎、脊椎关节病(强直性脊柱炎、银屑病性关节炎、Reiter 综合征,Behcet 病)。此外,马方综合征和先天性结缔组织发育不全综合征(Ehlers-Danlos 综合征)也可伴发该病。

106.E。(参见第 38 章)降主动脉瘤常与动脉粥样硬化相关。其平均每年增长为 0.1～0.2cm。破裂的风险和预后与动脉瘤的大小及动脉瘤所引起的症状相关。然而,大多数胸主动脉瘤是无症状的。当症状出现时,通常表现为动脉瘤所引起的相邻结构的压迫,包括气管和食管,症状包括咳嗽、胸痛、嘶哑、吞咽困难。<4cm 的动脉瘤破裂的年风险为 2%～3%,>6cm 的动脉瘤每年增加 7% 的破裂风险。降主动脉瘤包括血压控制。推荐应用 β 受体阻滞药,其可以减少心脏的收缩性,降低主动脉壁压力,使动脉瘤的增长放缓。胸主动脉瘤患者至少每年应进行影像学监测,如有新的症状应及时监测,包括 CT 血管成像、MRI 或经食管超声心动图。如果动脉瘤 1 年扩大超过 1cm 或瘤体直径在 5.5～6.0cm 或以上应予手术治疗。胸主动脉瘤血管内支架治疗是一种相对较新的治疗手段,尚缺乏长期的临床随访结果。到目前为止规模最大的临床研究入选了 400 例以上需要胸部血管支架置入术的患者。在 249 例胸降主动脉瘤支架置入的患者中,显示手术成功率为 87.1%,30d 死亡率的 10%。然而,如果是症状驱动的急诊支架置入则 30d 死亡率是 28%。在 1 年时,原 249 例患者中有 96 例的胸降主动脉动脉瘤发生退行性改变。在这些患者中,支架置入术后 80% 的患者可以得到较满意的预后,14% 仍有动脉瘤的继续增长(LJ Leurs,J Vasc Surg 40:670,2004)。对于治疗方式的证据仍需要进行长期的随访,但是对于不适宜进行外科手术的患者,应该考虑支架治疗。

107.C。(参见第 39 章)该患者呈现典型肢体动脉闭塞疼痛,体检显示下肢苍白,无脉,皮肤发凉。她没有主动脉或外周动脉粥样硬化疾病的高危因素,因此血管造影只会证实动脉闭塞的诊断,不证明诱发条件。没有发热或系统性症状,血管炎、心内膜

炎不太可能来源于动脉栓塞。她可能有房间隔缺损所引起的反常栓塞，这也可能是她的童年时期心脏杂音的原因。因为这些患者随着肺高血压的进展，其出现反常栓塞的风险较高。尽管在这种情况下，动脉栓子经常来自静脉血栓，但如果存在较大的卵圆孔未闭或房间隔缺损而未出现右向左分流时，就不能出现反常血栓。

108. E。（参见第 42 章）多普勒超声心动图使用超声波来反映红细胞在心脏结构中的移动，以便测定心脏或大血管中的血流速度。因此，它可以有效判定血液的异常流动或流动限制。具体地说，它用以检测瓣膜反流或狭窄、心排血量和舒张期心室的充盈。尽管多普勒可能有助于确定心脏压塞，但二维（2D）超声心动图是心包渗出诊断的首选模式。同样，二维超声心动图是用来计算射血分数和诊断心脏大小。可用超声心动图的生理或药理试验来进行心肌缺血的诊断，而不是用多普勒超声心动图。

（梁振洋 译）

附 录

临床相关的重要实验检查参考值

Alexander Kratz　Michael A. Pesce　Robert C. Basner　Andrew J. Einstein

本附录包含实验室检查、特殊检查和特别功能检查的参考值表。很多因素会影响参考值。这些因素包含被研究群体的数量、样本传送时间和方式、检验方法和仪器型号，甚至包含收集实验样本的容器类型。因此，该附录里所给出的参考值和"正常"区间可能不适合所有实验室，这些数值只作为综合性指导。任何时候，实验所提供的参考值只被用在实验数据的解释上。这篇附录里提供的数值只反映出成年人的典型参考区间。儿童参考值可能与成人存在很大差异。

在编制这篇附录时，作者考虑到国际标准单位制(SI)虽然在大部分国家和一些医学期刊中常用，然而，临床检查报告可能仍然会延续"传统"或习用单位。因此，这两个系统在附录中都会使用。除外以下两种情况：①SI和习用单位的数值一致，而术语不同时（如 mmol/L 和 meq/L 或者 U/L 和 mIU/ml），仅用国际标准单位；②大部分压力测量法（如血压和脑脊液渗透压），仅使用习用单位（mmHg, mmH_2O）。本文所有其他检查数值均给出两种单位制（表 1～16）。

实验测试参考量

表 1　血液学和凝血

被分析物	样本	国际标准单位(SI)	习用单位
活化凝血时间	WB	70～180s	70～180s
活化蛋白 C 抵抗性（V Leiden 因素）	P	不适用	比例＞2.1
蛋白聚糖酶 13 活性	P	≥0.67	≥67%
蛋白聚糖酶 13 抗化剂活	P	不适用	≤0.4 U
蛋白聚糖酶 13 抗体	P	不适用	≤18 U
抗纤维蛋白溶酶 Alpha 2	P	0.87～1.55	87%～155%
抗磷脂抗体系统			
PTT-LA（狼疮抗凝筛查）	P	阴性	阴性
血小板中和试验	P	阴性	阴性
稀释毒蛇毒液筛查	P	阴性	阴性
抗心磷脂抗体	S		阴性
IgG		0～15 任意值	0～15GPL
IgM		0～15 任意值	0～15MPL
抗凝血酶Ⅲ	P		
抗原		220～390mg/L	22～39mg/dl
功能性		0.7～1.30U/L	70%～130%

续表

被分析物	样本	国际标准单位(SI)	习用单位
Anti-Xa 化验(肝磷脂化验)	P		
普通肝素		0.3～0.7kU/l	0.3～0.7 U/ml
低分子肝素		0.5～1.0kU/l	0.5～1.0 U/ml
达那肝素(肝素)		0.5～0.8kU/l	0.5～0.8 U/ml
自血溶解测试	WB	0.004～0.045	0.4%～4.50%
与葡萄糖自身溶血试验	WB	0.003～0.007	0.3%～0.7%
出血时间(成人)		<7.1min	<7.1min
骨髓:见表7			
血块凝缩试验	WB	0.50～1.00/2h	50%～100%/2h
冷纤维蛋白原	P	阴性	阴性
D-二聚体	P	220～740 ng/ml FEU	220～740 ng/ml FEU
血细胞分类计数	WB		
相对计数:			
中性细胞		0.40～0.70	40%～70%
范围		0.0～0.05	0%～5%
淋巴细胞		0.20～0.50	20%～50%
单核细胞		0.04～0.08	4%～8%
嗜酸细胞		0.0～0.6	0%～6%
碱性细胞		0.0～0.02	0%～2%
绝对计数:			
中性细胞		$(1.42～6.34)×10^9/L$	$1420～6340/mm^3$
范围		$(0～0.45)×10^9/L$	$0～450/mm^3$
淋巴细胞		$(0.71～4.53)×10^9/L$	$710～4530/mm^3$
单核细胞		$(0.14～0.72)×10^9/L$	$140～720/mm^3$
嗜酸细胞		$(0～0.54)×10^9/L$	$0～540/mm^3$
嗜碱细胞		$(0～0.18)×10^9/L$	$0～180/mm^3$
红细胞计数	WB		
成年男子		$(4.30～5.60)×10^{12}/L$	$(4.30～5.60)×10^6/mm^3$
成年女子		$(4.00～5.20)×10^{12}/L$	$(4.00～5.20)×10^6/mm^3$
红细胞寿命	WB		
正常生存		120d	120d
被标记的铬		25～35d	25～35 d
红细胞沉降率	WB		
女性		0～20mm/h	0～20mm/h
男性		0～15mm/h	0～15mm/h
优球蛋白溶解时间	P	7200～14 400s	120～240min
因子Ⅱ,凝血素	P	0.50～1.50	50%～150%
因子Ⅴ	P	0.50～1.50	50%～150%
因子Ⅶ	P	0.50～1.50	50%～150%
因子Ⅷ	P	0.50～1.50	50%～150%
因子Ⅸ	P	0.50～1.50	50%～150%

被分析物	样本	国际标准单位(SI)	习用单位
因子 X	P	0.50~1.50	50%~150%
因子 XI	P	0.50~1.50	50%~150%
因子 XII	P	0.50~1.50	50%~150%
因子 XIII 筛查	P	不适用	现在
因子抑制剂测定	P	<0.5 Bethesda Units	<0.5 Bethesda
纤维蛋白(原)降解产物	P	0~1mg/L	0~1μg/ml
纤维蛋白原	P	2.33~4.96g/L	233~496mg/dl
葡萄糖-6-磷酸脱氢酶(酶学)	WB	<2400s	<40 min
Ham 测试(酸性血清)	WB	阴性	阴性
血细胞比容	WB		
成年男子		0.388~0.464	38.8~46.4
成年女子		0.354~0.444	35.4~44.4
血红蛋白			
血浆	P	6~50mg/L	0.6~5.0mg/dl
全血:	WB		
成年男子		133~162g/L	13.3~16.2g/dl
成年女子		120~158g/L	12.0~15.8g/dl
血红蛋白电泳	WB		
血红蛋白 A		0.95~0.98	95%~98%
血红蛋白 A₂		0.015~0.031	1.5%~3.1%
血红蛋白 F		0~0.02	0%~2.0%
除 A_1,A_2,F 外的血红蛋白		缺失	缺失
肝素诱导性血小板减少症	P	阴性	阴性
不成熟血小板部分	WB	0.011~0.061	1.1%~6.1%
关节液晶体	JF	不适用	未见晶体
关节液黏蛋白	JF	不适用	只见 I 型黏蛋白
白细胞			
碱性磷酸酶(LAP)	WB	0.2~1.6μkat/L	13~100U/L
计数(白细胞)	WB	(3.54~9.06)×10⁹/L	(3.54~9.06)×10³/mm³
平均红细胞红蛋白	WB	(26.7~31.9) pg/cell	(26.7~31.9)pg/cell
平均红细胞红蛋白浓度	WB	323~359g/L	32.3~35.9g/dl
网织红细胞的平均红细胞红蛋白	WB	24~36pg	24~36 pg
平均红细胞容积	WB	79~93.3fl	79~93.3μm³
平均血小板容积	WB	9.00~12.95fl	9.00~12.95
红细胞渗透脆弱性	WB		
直接		0.0035~0.0045	0.35%~0.45%
间接		0.0030~0.0065	0.30%~0.65%
部分凝血活酶时间,活化	P	26.3~39.4s	26.3~39.4s
血纤维蛋白溶酶原	P		
抗原		84~140mg/L	8.4~14.0mg/dl
功能性		0.70~1.30	70%~130%

被分析物	样本	国际标准单位(SI)	习用单位
纤溶酶原激活物抑制剂 1	P	4～43μg/L	4～43ng/ml
血小板聚集	PRP	不适用	＞65％聚集反应诱导剂为腺苷，ADP，肾上腺素，胶原，瑞西斯汀素和花生四烯酸
血小板计数	WB	(165～415)×10⁹/L	(165～415)×10³/mm³
血小板，平均体积	WB	6.4～11fL	6.4～11.0μm³
前激肽释放酶测试	P	0.50～1.5	50％～150％
前激肽释放酶筛查	P		无缺项
蛋白 C	P		
总抗原		0.70～1.40	70％～140％
功能性		0.70～1.30	70％～130％
蛋白 S	P		
总抗原		0.70～1.40	70％～140％
功能性		0.65～1.40	65％～140％
自由抗原		0.70～1.40	70％～140％
凝血素基因突变 G20210A	WB	不适用	不存在
前凝血酶时间	P	12.7～15.4s	12.7～15.4s
原卟啉，自由红细胞	WB	红细胞 0.28～0.64μmol/L	红细胞 16～36μg/dl
红细胞体积分布广度	WB	＜0.145	＜14.5％
蛇毒凝血酶时间	P	16～23.6s	16～23.6s
网织红细胞计数	WB		
成年男性		0.008～0.023 红细胞	0.8％～2.3％红细胞
成年女性		0.008～0.020 红细胞	0.8％～2.0％红细胞
网织红细胞血红蛋白容量	WB	＞26 pg/cell	＞26pg/cell
瑞斯西丁素辅因子(功能性血管假性血友病因子)	P		
血型 O		0.75 正常平均值	75％正常平均值
血型 A		1.05 正常平均值	105％正常平均值
血型 B		1.15 正常平均值	115％正常平均值
血型 AB		1.25 正常平均值	125％正常平均值
血清素释放试验	S	＜0.2 释放率	＜20％释放率
镰形细胞测试	WB	阴性	阴性
蔗糖溶血	WB	＜0.1	＜10％ hemolysis
凝血酶时间	P	15.3～18.5s	15.3～18.5s
总嗜酸性细胞	WB	(150～300)×10⁶/L	150～300/mm³
运铁蛋白受体	P	9.6～29.6nmol/L	9.6～29.6nmol/L
血黏度			
血浆	P	1.7～2.1	1.7～2.1
血清	S	1.4～1.8	1.4～1.8

被分析物	样本	国际标准单位(SI)	习用单位
血管假性血友病因子抗原			
血型 O		0.75 正常平均值	75% 正常平均值
血型 A		1.05 正常平均值	105% 正常平均值
血型 B		1.15 正常平均值	115% 正常平均值
血型 AB		1.25 正常平均值	125% 正常平均值
血管假性血友病因子多聚体	P	正态分布	正态分布

JF. 关节液；P. 血浆；PRP. 富血小板血浆；S. 血清；WB. 白细胞

表 2　临床化学和免疫学

被分析物	样本	国际标准单位(SI)	习用单位
乙酰乙酸盐	P	49～294mol/L	0.5～3.0mg/dl
促肾上腺皮质激素	P	1.3～16.7pmol/L	6.0～76.0pg/ml
丙氨酸转氨酶	S	0.12～0.70μKat/L	7～41U/L
白蛋白	S	40～50g/L	4.0～5.0mg/dl
醛缩酶	S	26～138nkat/L	1.5～8.1U/L
醛固酮(成人)			
卧位,标准钠餐	S,P	<443pmol/L	<16ng/dl
站位,标准	S,P	111～858pmol/L	4～31ng/dl
甲种胎儿球蛋白(成人)	S	0～8.5g/L	0～8.5ng/ml
抗胰蛋白酶 Alpha$_1$	S	1.0～2.0g/L	100～200mg/dl
氨(NH_3)	P	11～35μmol/L	19～60g/dl
淀粉酶(依集体方法)	S	0.34～1.6μkat/L	20～96U/L
雄烯二酮(成年)	S		
男性		0.81～3.1nmol/L	23～89ng/dl
女性			
绝经期前		0.91～7.5nmol/L	26～214ng/dl
绝经后		0.46～2.9nmol/L	13～82ng/dl
血管紧张素转化酶	S	0.15～1.1μkat/L	9～67U/L
阴离子间隙	S	7～16mmol/L	7～16mmol/L
载脂蛋白 A-1	S		
男性		0.94～1.78g/L	94～178mg/dl
女性		1.01～1.99g/L	101～199mg/dl
载脂蛋白 B	S		
男性		0.55～1.40g/L	55～140mg/dl
女性		0.55～1.25g/L	55～125mg/dl
动脉血气	WB		
[HCO_3^-]		22～30mmol/L	22～30meq/L
PCO_2		4.3～6.0kPa	32～45mmHg
pH		7.35～7.45	7.35～7.45
PO_2		9.6～13.8kPa	72～104mmHg

被分析物	样本	国际标准单位(SI)	习用单位
天冬氨酸转氨酶	S	0.20~0.65μkat/L	12~38U/L
自身抗体	S		
抗着丝点抗体 IgG		≤29 AU/ml	≤29AU/ml
抗双链(天然)DNA		<25 U/L	<25U/L
反肾小球基膜抗体			
定性 IgG,IgA		阴性	阴性
定量 IgG 抗体		≤19AU/ml	≤19AU/ml
反组蛋白抗体		<1.0 U	<1.0U
反 Jo-1 抗体		≤29AU/ml	≤29AU/ml
反线粒体抗体		不适用	<20Units
抗中性白细胞胞质抗体		不适用	<1:20
丝氨酸蛋白酶 3 抗体		≤19 AU/ml	≤19AU/ml
髓过氧化物酶抗体		≤19 AU/ml	≤19AU/ml
抗核抗体		不适用	阴性值 1:40
抗胃壁细胞抗体		不适用	没有
抗核糖核蛋白抗体		不适用	<1.0 U
抗 Scl 70 抗体		不适用	<1.0 U
抗 Smith 抗体		不适用	<1.0 U
抗平滑肌抗体		不适用	<1.0 U
抗 SSA 抗体		不适用	<1.0 U
抗 SSB 抗体		不适用	阴性
抗甲状腺球蛋白抗体		<40 kU/L	<40 U/ml
抗甲状腺过氧物酶抗体		<35 kU/L	<35 U/ml
B 型钠尿肽	P	年龄、性别: <100ng/L	年龄、性别: <100pg/ml
Bence Jones 蛋白,定性血清	S	不适用	没有
Bence Jones 蛋白,定量血清	S		
Kappa 游离		3.3~19.4mg/L	0.33~1.94mg/dl
Lambda 游离		5.7~26.3mg/L	0.57~2.63mg/dl
K/L 比率		0.26~1.65	0.26~1.65
Beta2 微球蛋白	S	1.1~2.4mg/L	1.1~2.4mg/L
胆红素	S		
总数		5.1~22μmol/L	0.3~1.3mg/dl
直接		1.7~6.8μmol/L	0.1~0.4mg/dl
间接		3.4~15.2μmol/L	0.2~0.9mg/dl
C 肽	S	0.27~1.19nmol/L	0.8~3.5ng/ml
C1 酯酶抑制剂	S	210~390mg/L	21~39mg/dl
CA 125	S	<35kU/L	<35U/ml
CA 19-9	S	<37kU/L	<37U/ml
CA 15-3	S	<33kU/L	<33U/ml
CA 27-29	S	0~40kU/L	0~40U/ml

被分析物	样本	国际标准单位（SI）	习用单位
血降钙素	S		
男性		0～7.5ng/L	0～7.5pg/ml
女性		0～5.1ng/L	0～5.1pg/ml
钙	S	2.2～2.6mmol/L	8.7～10.2mg/dl
钙,电离	WB	1.12～1.32mmol/L	4.5～5.3mg/dl
二氧化碳含量	P(海平面)	22～30mmol/L	22～30meq/L
碳氧血红蛋白	WB		
不吸烟者		0.0～0.015	0%～1.5%
吸烟者		0.04～0.09	4%～9%
意识丧失和死亡		＞0.50	＞50%
癌胚抗原	S		
不吸烟者		0.0～3.0g/L	0.0～3.0ng/ml
吸烟者		0.0～5.0g/L	0.0～5.0ng/ml
血浆铜蓝蛋白	S	250～630mg/L	25～63mg/dl
氯化物	S	102～109mmol/L	102～109meq/L
胆固醇:见表5			
胆碱酯酶	S	5～12kU/L	5～12U/ml
嗜铬粒蛋白 A	S	0～50μg/L	0～50ng/ml
补体	S		
C3		0.83～1.77g/L	83～177mg/dl
C4		0.16～0.47g/L	16～47mg/dl
补体总量		60～144CAE units	60～144CAE units
皮质醇			
空腹,早8时至中午12时	S	138～690nmol/L	5～25μg/dl
中午12时至晚8时		138～414nmol/L	5～15μg/dl
晚8时至早8时		0～276nmol/L	0～10μg/dl
C反应蛋白	S	＜10mg/L	＜10mg/L
C反应蛋白,高敏	S	心脏风险	心脏风险
		低:＜1.0mg/L	低:＜1.0mg/L
		平均:1.0～3.0mg/L	平均:1.0～3.0mg/L
		高:＞3.0mg/L	高:＞3.0mg/L
肌酸激酶	S		
女性		0.66～4.0μkat/L	39～238U/L
男性		0.87～5.0μkat/L	51～294U/L
肌酸激酶	S		
质量		0.0～5.5μg/L	0.0～5.5ng/ml
活性成分(电泳)		0～0.04	0%～4.0%
肌酸酐	S		
女性		44～80μmol/L	0.5～0.9mg/dl
男性		53～106μmol/L	0.6～1.2mg/dl
冷凝球蛋白	S	不适用	未检测出

被分析物	样本	国际标准单位(SI)	习用单位
胱抑素 C	S	0.5~1.0mg/L	0.5~1.0mg/L
脱氢表雄酮(成人)	S		
男性		6.2~43.4nmol/L	180~1250 ng/dl
女性		4.5~34.0nmol/L	130~980 ng/dl
脱氢表雄酮硫酸盐	S		
男性(成人)		100~6190μg/L	10~619μg/dl
女性(成人,绝经前期)		120~5350μg/L	12~535μg/dl
女性(成人,绝经后期)		300~2600μg/L	30~260μg/dl
脱氧皮质醇(成人)(硫化合物)	S	0.34~4.56nmol/L	12~158ng/dl
二氢睾酮			
男性	S,P	1.03~2.92nmol/L	30~85ng/dl
女性		0.14~0.76nmol/L	4~22ng/dl
多巴胺	P	0~130 pmol/L	0~20pg/ml
肾上腺素	P		
仰卧(30min)		<273pmol/L	<50pg/ml
坐		<328pmol/L	<60pg/ml
站立(30min)		<491pmol/L	<90pg/ml
红细胞生成素	S	4~27U/L	4~27U/L
雌二醇	S,P		
女性			
月经来潮:			
早卵泡期		74~532pmol/L	<20~145 pg/ml
黄体中期		411~1626pmol/L	112~443 pg/ml
晚卵泡期		74~885pmol/L	<20~241pg/ml
绝经后		217pmol/L	<59pg/ml
男性		74pmol/L	<20pg/ml
雌素酮	S,P		
女性			
月经来潮:			
早卵泡期		<555pmol/L	<150pg/ml
晚卵泡期		<740pmol/L	<200pg/ml
绝经后		11~118pmol/L	3~32pg/ml
男性		33~133pmol/L	9~36pg/ml
脂肪酸,免(未酯化的)	P	0.1~0.6mmol/L	2.8~16.8mg/dl
铁蛋白	S		
女性		10~150μg/L	10~150ng/ml
男性		29~248μg/L	29~248ng/ml
促卵泡激素	S,P		
女性			
月经来潮:		3.0~20.0U/L	3.0~20.0mIU/ml
早卵泡期		9.0~26.0U/L	9.0~26.0mIU/ml
黄体期		1.0~12.0U/L	1.0~12.0mIU/ml
晚卵泡期		18.0~153.0U/L	18.0~153.0mIU/ml
绝经后		1.0~12.0U/L	1.0~12.0mIU/ml
男性			

续表

被分析物	样本	国际标准单位(SI)	习用单位
果糖胺	S	<285μmol/L	<285μmol/L
血清谷氨酰转肽酶	S	0.15～0.99μkat/L	9～58U/L
胃泌激素	S	<100ng/L	<100pg/ml
胰高血糖素	P	40～130ng/L	40～130pg/ml
葡萄糖	WB	3.6～5.3mmol/L	65～95mg/dl
葡萄糖(空腹)	P		
正常		4.2～5.6mmol/L	75～100mg/dl
患糖尿病的风险增加		5.6～6.9mmol/L	100～125mg/dl
糖尿病		即时检测≥7.0 mmol/L,2h糖耐量实验≥11.1mmol/L;随机血糖≥11.1mmol/L	即时检测≥126mg/dl,2h糖耐量实验≥200mg/dl,随机血糖≥200mg/dl
生长激素	S	0～5μg/L	0～5ng/ml
血红蛋白 A_{1c}	WB	0.04～0.06 HgB亚型	4.0%～5.6%
糖尿病前		0.057～0.064 HgB亚型	5.7%～6.4%
糖尿病		血红蛋白 A_{1c}≥0.065 Hgb (美国AHA指南推荐)	血红蛋白 A_{1c}≥6.5%（美国AHA指南推荐）
血红蛋白 A_{1c}(葡萄糖平均值)	WB	eAg (mmoL/L) = 1.59 × HbA_{1c} − 2.59	eAg (mg/dl) = 28.7 × HbA_{1c} − 4.67
高密度脂蛋白(见表5)			
同型半胱氨酸	P	4.4～10.8μmol/L	4.4～10.8μmol/L
人体绒毛膜促性腺激素	S		
非孕期女性		<5U/L	<5mIU/ml
妊娠1～2周		9～130U/L	9～130mIU/ml
妊娠2～3周		75～2600U/L	75～2600mIU/ml
妊娠3～4周		850～20 800U/L	850～20 800mIU/ml
妊娠4～5周		4000～100 200U/L	4000～100 200mIU/ml
妊娠5～10周		11500～289 000U/L	11 500～289 000mIU/ml
妊娠10～14周		18 300～137 000U/L	18 300～137 000mIU/ml
妊娠中期		1400～53 000U/L	1400～53 000mIU/ml
妊娠晚期		940～60 000U/L	940～60 000mIU/ml
羟基丁酸	P	60～170μmol/L	0.6～1.8mg/dl
17-羟基丁酸	S		
男性		<4.17nmol/L	<139ng/dl
女性			
卵泡期		0.45～2.1nmol/L	15～70ng/dl
黄体期		1.05～8.7nmol/L	35～290ng/dl
免疫固定	S	不适用	未测量
免疫球蛋白,定量			
IgA	S	0.70～3.50g/l	70～350mg/dl
IgD	S	0～140mg/l	0～14mg/dl
IgE	S	1～87kU/l	1～87U/ml
IgG	S	7.0～17.0g/L	700～1700mg/dl

续表

被分析物	样本	国际标准单位（SI）	习用单位
IgG1	S	2.7～17.4g/L	270～1740mg/dl
IgG2	S	0.3～6.3g/L	30～630mg/dl
IgG3	S	0.13～3.2g/L	13～320mg/dl
IgG4	S	0.11～6.2g/L	11～620mg/dl
IgM	S	0.50～3.0g/L	50～300mg/dl
胰岛素	S,P	14.35～143.5pmol/L	2～20μU/ml
铁	S	7～25μmol/L	41～141μg/dl
铁结合能力	S	45～73μmol/L	251～406μg/dl
铁结合能力饱和度	S	0.16～0.35	16％～35％
关节液水晶	S	<85 kU/L	<85 U/ml
关节液黏蛋白	JF	不适用	未见结晶体
酮（丙酮）	JF	不适用	仅见Ⅰ型黏蛋白
	S	阴性	阴性
乳酸盐	P,动脉	0.5～1.6mmol/L	4.5～14.4mg/dl
	P,静脉	0.5～2.2mmol/L	4.5～19.8mg/dl
乳酸脱氢酶	S	2.0～3.8μkat/L	115～221U/L
脂肪酶	S	0.51～0.73μkat/L	3～43U/L
脂类：见表5			
脂蛋白	S	0～300mg/L	0～30mg/dl
低密度脂蛋白（见表5）			
促黄体激素	S,P		
女性			
月经来潮			
早卵泡期		2.0～15.0U/L	2.0～15.0mIU/ml
黄体期		22.0～105.0U/L	22.0～105.0mIU/ml
晚期卵泡		0.6～19.0U/L	0.6～19.0mIU/ml
绝经后		16.0～64.0U/L	16.0～64.0mIU/ml
男性		2.0～12.0U/L	2.0～12.0mIU/ml
镁	S	0.62～0.95mmol/L	1.5～2.3mg/dl
去肾上腺素	P	<0.5nmol/L	<100pg/ml
高铁血红蛋白	WB	0.0～0.01	0～1％
肌红蛋白	S		
男性		20～71μg/L	20～71μg/L
女性		25～58μg/L	25～58μg/L
去甲肾上腺素	P		
仰卧（30min）		650～2423pmol/L	110～410pg/ml
坐位		709～4019pmol/L	120～680pg/ml
站立（30min）		739～4137pmol/L	125～700pg/ml

被分析物	样本	国际标准单位(SI)	习用单位
氨基末端肽(交叉结合),NTx	S		
女性,绝经前期		6.2～19.0nmol BCE	6.2～19.0nmol BCE
男性		5.4～24.2nmol BCE	5.4～24.2nmol BCE
骨胶原等效			
N末端前脑钠肽	S,P	<125ng/L<75 岁	<125pg/ml<75 岁
		<450ng/L>75 岁	<450pg/ml>75 岁
核苷酸酶	S	0.00～0.19μKat/L	0～11U/L
渗透压	P	275～295mOsmol/kg 血清	275～295mOsmol/kg 血清
骨钙蛋白	S	11～50μg/L	11～50ng/ml
氧含量	WB		
动脉(海拔)		17～21	17～21vol%
静脉(海拔)		10～16	10～16 vol%
氧饱和度(海拔)	WB	Fraction:	百分比:
动脉		0.94～1.0	94%～100%
静脉,手臂		0.60～0.85	60%～85%
甲状旁腺素(全部)	S	8～51ng/L	8～51pg/ml
磷酸酶,碱性	S	0.56～1.63μkat/L	33～96 U/L
无机磷	S	0.81～1.4mmol/L	2.5～4.3mg/dl
钾	S	3.5～5.0mmol/L	3.5～5.0meq/L
前白蛋白	S	170～340mg/L	17～34mg/dl
降钙素原	S	<0.1μg/L	<0.1ng/ml
黄体酮	S,P		
女性:卵泡		<3.18nmol/L	<1.0ng/ml
黄体中期		9.54～63.6nmol/l	3～20 ng/ml
男性		<3.18nmol/L	<1.0 ng/ml
催乳激素	S		
男性		53～360mg/L	2.5～17ng/ml
女性		40～530mg/L	1.9～25ng/ml
前列腺特异性抗原	S	0.0～4.0μg/L	0.0～4.0 ng/ml
前列腺特异性抗原,游离型	S	总PSA:>4～10μg/L;游离PSA:>0.25 前列腺癌发生风险减少;<0.10 前列腺癌发生风险增加	总 PSA:4～10ng/ml;游离PSA:>25% 前列腺癌发生风险减少;<10% 前列腺癌发生风险增加
蛋白分段	S		
清蛋白		35～55g/L	3.5～5.5g/dl(50%～60%)
球蛋白		20～35g/L	2.0～3.5g/dl(40%～50%)
α_1		2～4g/L	0.2～0.4g/dl(4.2%～7.2%)
α_2		5～9g/L	0.5～0.9g/dl(6.8%～12%)
β		6～11g/L	0.6～1.1g/dl(9.3%～15%)
γ		7～17g/L	0.7～1.7g/dl(13%～23%)
蛋白质,总量	S	67～86g/L	6.7～8.6g/dl

续表

被分析物	样本	国际标准单位(SI)	习用单位
丙酮酸盐	P	40~130μmol/L	0.35~1.14mg/dl
类风湿因子	S	15kU/L	15U/ml
血清素	WB	0.28~1.14μmol/L	50~200ng/ml
血清蛋白电泳	S	不适用	正常谱形
性激素结合球蛋白(成人)	S		
男性		11~80nmol/L	11~80nmol/L
女性		30~135nmol/L	30~135nmol/L
钠	S	136~146mmol/L	136~146meq/L
生长素介质(IGF-1)(成人)	S		
16 岁		226~903μg/L	226~903ng/ml
17 岁		193~731μg/L	193~731ng/ml
18 岁		163~584μg/L	163~584ng/ml
19 岁		141~483μg/L	141~483ng/ml
20 岁		127~424μg/L	127~424ng/ml
21~25 岁		116~358μg/L	116~358ng/ml
26~30 岁		117~329μg/L	117~329ng/ml
31~35 岁		115~307μg/L	115~307ng/ml
36~40 岁		119~204μg/L	119~204ng/ml
41~45 岁		101~267μg/L	101~267ng/ml
46~50 岁		94~252μg/L	94~252ng/ml
51~55 岁		87~238μg/L	87~238ng/ml
56~60 岁		81~225μg/L	81~225ng/ml
61~65 岁		75~212μg/L	75~212ng/ml
66~70 岁		69~200μg/L	69~200ng/ml
71~75 岁		64~188μg/L	64~188ng/ml
76~80 岁		59~177μg/L	59~177ng/ml
81~85 岁		55~166μg/L	55~166ng/ml
生长激素抑制素	P	25ng/L	25pg/ml
睾酮,游离			
成年女性	S	10.4~65.9pmol/L	3~19pg/ml
成年男性		312~1041pmol/L	90~300pg/ml
睾酮,总	S		
女性		0.21~2.98nmol/L	6~86ng/dl
男性		9.36~37.10nmol/L	270~1070ng/dl
甲状腺球蛋白	S	1.3~31.8μg/L	1.3~31.8ng/ml
合球蛋白	S	13~30mg/L	1.3~3.0mg/dl
促甲状腺激素	S	0.34~4.25mIU/L	0.34~4.25μIU/ml
甲状腺素,游离型(fT_4)	S	9.0~16pmol/L	0.7~1.24ng/dl
甲状腺素,总(T_4)	S	70~151nmol/L	5.4~11.7μg/dl
甲状腺素指数(游离)	S	6.7~10.9	6.7~10.9
转铁蛋白	S	2.0~4.0g/L	200~400mg/dl

被分析物	样本	国际标准单位（SI）	习用单位
三酸甘油酯(见表5)	S	0.34～2.26mmol/L	30～200mg/dl
三碘甲状腺氨酸,游离（fT₃）	S	3.7～6.5pmol/L	2.4～4.2pg/ml
三碘甲状腺氨酸,总(T₃)	S	1.2～2.1nmol/L	77～135ng/dl
肌钙蛋白I(不定常法)	S,P		
健康人第99百分位		0～0.04μg/L	0～0.04ng/ml
肌钙蛋白T	S,P		
健康人第99百分位		0～0.01μg/L	0～0.01ng/ml
尿素氮	S	2.5～7.1mmol/L	7～20mg/dl
尿酸	S		
女性		0.15～0.33mmol/L	2.5～5.6mg/dl
男性		0.18～0.41mmol/L	3.1～7.0mg/dl
肠血管活性肽	P	0～60ng/L	0～60pg/ml
锌原卟啉	WB	0～400μg/L	0～40μg/dl
锌原卟啉/亚铁血红素（比例）	WB	0～69μmol ZPP/mol heme	0～69μmol ZPP/mol heme

表3　毒理学和治疗药物监测

	治疗范围		毒性水平	
	国际标准单位	习用单位	国际标准单位	习用单位
对乙酰氨基酚	66～199μmol/L	10～30μg/Ml	>1320μmol/L	>200μg/ml
阿米卡星				
最高点	34～51μmol/L	20～30μg/ml	>60μmol/L	>35μg/ml
低谷期	0～17μmol/L	0～10μg/ml	>17μmol/L	>10μg/ml
阿米替林/去甲替林	430～900nmol/L	120～250 ng/ml	>1800nmol/L	>500 ng/ml
（用药总量）				
苯丙胺	150～220nmol/L	20～30 ng/ml	>1500nmol/L	>200 ng/ml
溴化物	9.4～18.7 mmol/L	75～150mg/dl	>18.8mmol/L	>150mg/dl
毒性轻			6.4～18.8mmol/L	51～150mg/dl
毒性严重			>18.8mmol/L	>150mg/dl
致命			>37.5mmol/L	>300mg/dl
咖啡因	25.8～103μmol/L	5～20μg/ml	>206μmol/L	>40μg/ml
立痛定	17～42μmol/L	4～10μg/ml	>85μmol/L	>20μg/ml
氯霉素				
峰值	31～62μmol/L	10～20μg/ml	>77μmol/L	>25μg/ml
谷值	15～31μmol/L	5～10μg/ml	>46μmol/L	>15μg/ml
氯氮䓬	1.7～10μmol/L	0.5～3.0μg/ml	>17μmol/L	>5.0μg/ml
氯硝西泮	32～240nmol/L	10～75ng/ml	>320nmol/L	>100ng/ml
氯氮平	0.6～2.1μmol/L	200～700ng/ml	>3.7μmol/L	>1200ng/ml
可卡因			>3.3μmol/L	>1.0μg/ml
可待因	43～110nmol/ml	13～33ng/ml	>3700nmol/ml	>1100ng/ml(致死)

续表

	治疗范围		毒性水平	
	国际标准单位	习用单位	国际标准单位	习用单位
环孢素				
肾移植				
0～6 个月	208～312nmol/L	250～375ng/ml	＞312nmol/L	＞375ng/ml
移植后 6～12 个月	166～250nmol/L	200～300ng/ml	＞250nmol/L	＞300ng/ml
＞12 个月	83～125nmol/L	100～150ng/ml	＞125nmol/L	＞150ng/ml
心脏移植				
0～6 个月	208～291nmol/L	250～350ng/ml	＞291nmol/L	＞350ng/ml
移植后 6～12 个月	125～208nmol/L	150～250ng/ml	＞208nmol/L	＞250ng/ml
＞12 个月	83～125nmol/L	100～150ng/ml	＞125nmol/L	＞150ng/ml
肺移植				
0～6 个月	250～374nmol/L	300～450ng/ml	＞374nmol/L	＞450ng/ml
肝移植				
开始	208～291nmol/L	250～350ng/ml	＞291nmol/L	＞350ng/ml
维持	83～166nmol/L	100～200ng/ml	＞166nmol/L	＞200ng/ml
去郁敏	375～1130nmol/L	100～300ng/ml	＞1880nmol/L	＞500ng/ml
地西泮（代谢物）				
地西泮	0.7～3.5μmol/L	0.2～1.0μg/ml	＞7.0μmol/L	＞2.0μg/ml
去甲西泮	0.4～6.6μmol/L	0.1～1.8μg/ml	＞9.2μmol/L	＞2.5μg/ml
地高辛	0.64～2.6nmol/L	0.5～2.0ng/ml	＞5.0nmol/L	＞3.9ng/ml
丙吡胺	5.3～14.7μmol/L	2～5μg/ml	＞20.6μmol/L	＞7μg/ml
多律平和去甲基律平				
多律平	0.36～0.98μmol/L	101～274ng/ml	＞1.8μmol/L	＞503ng/ml
去甲基多律平	0.38～1.04μmol/L	106～291ng/ml	＞1.9μmol/L	＞531ng/ml
乙醇				
行为变化			＞4.3mmol/L	＞20mg/dl
法律限制			≥17mmol/L	≥80mg/dl
醉酒状态			＞54mmol/L	＞250mg/dl
乙二醇				
有毒			＞2mmol/L	＞12mg/dl
致命			＞20mmol/L	＞120mg/dl
乙琥胺	280～700μmol/L	40～100μg/ml	＞700μmol/L	＞100μg/ml
依维莫司	3.13～8.35nmol/L	3～8ng/ml	＞12.5nmol/L	＞12ng/ml
氟卡尼	0.5～2.4μmol/L	0.2～1.0μg/ml	＞3.6μmol/L	＞1.5μg/ml
庆大霉素				
峰值	10～21μmol/ml	5～10μg/ml	＞25μmol/ml	＞12μg/ml
谷值	0～4.2μmol/ml	0～2μg/ml	＞4.2μmol/ml	＞2μg/ml
海洛因（二乙酰吗啡）			＞700μmol/L	＞200ng/ml（吗啡）
布洛芬	49～243μmol/L	10～50μg/ml	＞970μmol/L	＞200μg/ml
丙米嗪（代谢物）				
地昔帕明	375～1130nmol/L	100～300ng/ml	＞1880nmol/L	＞500ng/ml
丙米嗪总量＋地西帕明	563～1130nmol/L	150～300ng/ml	＞1880nmol/L	＞500ng/ml

	治疗范围		毒性水平	
	国际标准单位	习用单位	国际标准单位	习用单位
拉莫三嗪	11.7~54.7μmol/L	3~14μg/ml	>58.7μmol/L	>15μg/ml
利多卡因	5.1~21.3μmol/L	1.2~5.0μg/ml	>38.4μmol/L	>9.0μg/ml
锂	0.5~1.3 mmol/L	0.5~1.3meq/L	>2mmol/L	>2meq/L
美沙酮	1.0~3.2μmol/L	0.3~1.0μg/ml	>6.5μmol/l	>2μg/ml
甲基苯丙胺	0.07~0.34μmol/L	0.01~0.05μg/ml	>3.35μmol/l	>0.5μg/ml
甲醇			>6mmol/L	>20mg/dl
甲氨蝶呤				
低量	0.01~0.1μmol/L	0.01~0.1μmol/L	>0.1mmol/L	>0.1mmol/L
高量(24h)	<5.0μmol/L	<5.0μmol/L	>5.0μmol/L	>5.0μmol/L
高量(48h)	<0.50μmol/L	<0.50μmol/L	>0.5μmol/L	>0.5μmol/L
高量(72h)	<0.10μmol/L	<0.10μmol/L	>0.1μmol/L	>0.1μmol/L
吗啡	232~286μmol/L	65~80ng/ml	>720μmol/L	>200ng/ml
霉酚酸	3.1~10.9μmol/L	1.0~3.5ng/ml	>37μmol/L	>12ng/ml
硝普盐(硫氰酸盐)	103~499μmol/L	6~29μg/ml	>860μmol/L	>50μg/ml
去甲替林	190~569nmol/L	50~150ng/ml	>1900nmol/L	>500ng/ml
镇静安眠药	65~172μmol/L	15~40μg/ml	>258μmol/L	>60μg/ml
苯妥英	40~79μmol/L	10~20μg/ml	>158μmol/L	>40μg/ml
苯妥英,游离	4.0~7.9μg/ml	1~2μg/ml	>13.9μg/ml	>3.5μg/ml
％游离	0.08~0.14	8％~14％		
普里米酮和代谢物				
普里米酮	23~55μmol/L	5~12μg/ml	>69μmol/L	>15μg/ml
镇静安眠药	65~172μmol/L	15~40μg/ml	>215μmol/L	>50μg/ml
普鲁卡因胺				
普鲁卡因胺	17~42μmol/L	4~10μg/ml	>43μmol/L	>10μg/ml
乙酰普鲁卡	22~72μmol/L	6~20μg/ml	>126μmol/L	>35μg/ml
奎尼丁	6.2~15.4μmol/L	2.0~5.0μg/ml	>19μmol/L	>6μg/ml
水杨酸盐类	145~2100μmol/L	2~29mg/dl	>2900μmol/L	>40mg/dl
西罗莫司(谷期)				
肾移植	4.4~15.4nmol/L	4~14ng/ml	>16nmol/L	>15ng/ml
他克莫司				
肾和肝	12~19nmol/L	10~15ng/ml	>25nmol/L	>20ng/ml
开始				
保持期	6~12nmol/L	5~10ng/ml	>25nmol/L	>20ng/ml
心脏				
开始	19~25nmol/L	15~20ng/ml		
保持期	6~12nmol/L	5~10ng/ml		
茶碱	56~111μg/ml	10~20μg/ml	>168μg/ml	>30μg/ml
硫氰酸盐				
硝普盐后注入	103~499μmol/L	6~29μg/ml	>860μmol/L	>50μg/ml
不吸烟者	17~69μmol/L	1~4μg/ml		
吸烟者	52~206μmol/L	3~12μg/ml		

续表

	治疗范围		毒性水平	
	国际标准单位	习用单位	国际标准单位	习用单位
妥布霉素				
峰值	11～22μg/L	5～10μg/ml	＞26μg/L	＞12μg/ml
谷值	0～4.3μg/L	0～2μg/ml	＞4.3μg/L	＞2μg/ml
丙戊酸	346～693μmol/L	50～100μg/ml	＞693μmol/L	＞100μg/ml
万古霉素				
峰值	14～28μmol/L	20～40μg/ml	＞55μmol/L	＞80μg/ml
谷值	3.5～10.4μmol/L	5～15μg/ml	＞14μmol/L	＞20μg/ml

表 4　维生素和微量元素

被分析物	样本	参考范围	
		国际标准单位(SI)	习用单位
铝	S	＜0.2μmol/L	＜5.41μg/L
砷	WB	0.03～0.31μmol/L	2～23μg/L
镉	WB	＜44.5nmol/L	＜5.0μg/L
辅酶 q10(泛醌)	P	433～1532μg/L	433～1532μg/L
β 胡萝卜素	S	0.07～1.43μmol/L	4～77μg/dl
铜	S	11～22μmol/L	70～140μg/dl
叶酸	RC	340～1020nmol/L 生素	150～450ng/ml 细胞
叶酸	S	12.2～40.8nmol/L	5.4～18.0ng/ml
铅(成年)	S	＜0.5μmol/L	＜10μg/dl
汞	WB	3.0～294nmol/L	0.6～59μg/L
硒	S	0.8～2.0μmol/L	63～160μg/L
维生素 A	S	0.7～3.5μmol/L	20～100μg/dl
维生素 B$_1$	S	0～75nmol/L	0～2μg/dl
维生素 B$_2$	S	106～638nmol/L	4～24μg/dl
维生素 B$_6$	P	20～121nmol/L	5～30ng/ml
维生素 B$_{12}$	S	206～735pmol/L	279～996pg/ml
维生素 C	S	23～57μmol/L	0.4～1.0mg/dl
维生素 D$_3$,1,25-二羟,总量	S,P	36～180pmol/L	15～75pg/ml
维生素 D$_3$,25-羟基,总量	P	75～250nmol/L	30～100ng/ml
维生素 E	S	12～42μmol/L	5～18μg/ml
维生素 K	S	0.29～2.64nmol/L	0.13～1.19ng/ml
锌	S	11.5～18.4μmol/L	75～120μg/dl

表5 低密度脂蛋白,总胆固醇、高密度脂蛋白胆固醇分类

低密度脂蛋白胆固醇	
＜70mg/dl	高风险患者治疗选择参考值
＜100mg/dl	正常值
100～129mg/dl	近于正常/高于正常
130～159mg/dl	高临界值
160～189mg/dl	高值
≥190mg/dl	极高值
总胆固醇	
＜200mg/dl	正常值
200～239mg/dl	高临界值
≥240mg/dl	高值
高密度脂蛋白胆固醇	
＜40mg/dl	低
≥60mg/dl	高

来源:1. Executive summary of the third report of the National Cholesterol Education Program(NCEP) expert panel on detection,evaluation,and treatment of high blood cholesterol in adults(adult treatment panel Ⅲ). JAMA 2001; 285: 2486-97. 2. Implications of Recent Clinical Trials for the National Cholesterol Education Program Adult Treatment Panel Ⅲ Guidelines. SM Grundy et al for the Coordinating Committee of the National Cholesterol Education Program; Circulation 110:227,2004.

特殊检查参考值

表6 脑脊液[a]

成分	参考范围	
	国际标准单位(SI)	习用单位
渗透压	292～297mmol/kg H_2O	292～297mOsm/L
电解质		
钠	137～145mmol/L	137～145meq/L
钾	2.7～3.9mmol/L	2.7～3.9meq/L
钙	1.0～1.5mmol/L	2.1～3.0meq/L
镁	1.0～1.2mmol/L	2.0～2.5meq/L
氯化物	116～122mmol/L	116～122meq/L
二氧化碳含量	20～24mmol/L	20～24meq/L
PCO_2	6～7 kPa	45～49 mmHg
pH	7.31～7.34	
葡萄糖	2.22～3.89mmol/L	40～70mg/dl
乳酸盐	1～2mmol/L	10～20mg/dl
总蛋白		
腰椎	0.15～0.5g/L	15～50mg/dl
池状	0.15～0.25g/L	15～25mg/dl
心室	0.06～0.15g/L	6～15mg/dl
清蛋白	0.066～0.442g/L	6.6～44.2mg/dl
IgG	0.009～0.057g/L	0.9～5.7mg/dl
IgG 指数[b]	0.29～0.59	
寡克隆	匹配带少于两条	
范围	血清	

续表

成分	参考范围	
	国际标准单位（SI）	习用单位
氨	15～47μmol/L	25～80μg/dl
肌酸酐	44～168μmol/L	0.5～1.9mg/dl
人脑髓鞘碱性蛋白	<4μg/L	
脑脊髓液压		50～180mmH₂O
脑脊髓液体积（成人）	～150ml	
红细胞	0	0
白细胞		
总量	0～5 个单核细胞/L	
差别		
淋巴细胞	60%～70%	
单核细胞	30%～50%	
中性粒细胞	无	

a. 由于脑脊液浓度是恒定值，以上参数在血浆检测中也被推荐。但是，到达平衡存在时间的滞后性，血浆中脑脊液成分会随时间滞后出现一定波动。b. IgG 指数＝CSF IgG（mg/dl）×血浆白蛋白（g/dl）/白浆 IgG（g/dl）×CSF 白蛋白（mg/dl）

表 7A　骨髓穿刺液有核细胞计数[a]

	观察范围（%）	95%范围内（%）	平均数（%）
胚细胞	0～3.2	0～3.0	1.4
前髓细胞	3.6～13.2	3.2～12.4	7.8
中性粒细胞	4～21.4	3.7～10.0	7.6
髓细胞			
嗜伊红细胞	0～5.0	0～2.8	1.3
髓细胞			
晚幼粒细胞	1～7.0	2.3～5.9	4.1
中性粒（白）细胞			
男性	21.0～45.6	21.9～42.3	32.1
女性	29.6～46.6	28.8～45.9	37.4
嗜酸性细胞	0.4～4.2	0.3～4.2	2.2
嗜酸性细胞	0.9～7.4	0.7～6.3	3.5
加上嗜酸性粒细胞	0～0.8	0～0.4	0.1
髓细胞			
嗜碱粒细胞			
成红细胞细胞			
男性	18.0～39.4	16.2～40.1	28.1
女性	14.0～31.8	13.0～32.0	22.5
淋巴细胞	4.6～22.6	6.0～20.0	13.1
浆细胞	0～1.4	0～1.2	0.6
单核细胞	0～3.2	0～2.6	1.3
巨噬细胞	0～1.8	0～1.3	0.4
M：E 比例			
男性	1.1～4.0	1.1～4.1	2.1
女性	1.6～5.4	1.6～5.2	2.8

a. 以上参考值来自于 50 个骨髓穿刺健康志愿者（男性 30 人，女性 20 人）（源自：BJ Bain：Br J Haematol 94：206，1996）

表7B 骨髓细胞结构

年龄	通视距离	95%范围	平均数
10 岁以下	59.0%～95.1%	72.9%～84.7%	78.8%
10～19 岁	41.5%～86.6%	59.2%～69.4%	64.3%
20～29 岁	32.0%～83.7%	54.1%～61.9%	58.0%
30～39 岁	30.3%～81.3%	41.1%～54.1%	47.6%
40～49 岁	16.3%～75.1%	43.5%～52.9%	48.2%
50～59 岁	19.7%～73.6%	41.2%～51.4%	46.3%
60～69 岁	16.3%～65.7%	40.8%～50.6%	45.7%
70～79 岁	11.3%～47.1%	22.6%～35.2%	28.9%

(来源：From RJ Hartsock et al：Am J Clin Pathol 1965；43；326,1965.)

表8 类便常规分析

	参考范围	
	国际标准单位	习用单位
Alpha-1 抗胰蛋白酶	≤540mg/L	≤54mg/dl
总数	0.1～0.2kg/d	100～200g/24h
粪卟啉	611～1832nmol/d	400～1200μg/24 h
脂肪		
成人		<7g/d
成人无脂餐		<4g/d
脂肪酸	0～21mmol/d	0～6g/24h
白细胞	无	无
氮	<178mmol/d	<2.5g/24h
pH	7.0～7.5	
钾	14～102mmol/L	14～102mmol/L
隐血	阴性	阴性
渗透度	280～325mOsmol/kg	280～325mOsmol/kg
钠	7～72mmol/L	7～72mmol/L
胰岛素		20～95U/g
尿胆素原	85～510μmol/d	50～300mg/24 h
尿卟啉	12～48nmol/d	10～40μg/24h
水	<0.75	<75%

(源自：Modified from：FT Fishbach，MB Dunning III：A Manual of Laboratory and Diagnostic Tests，7th ed.Philadelphia，Lippincott Williams & Williams ,2004.)

表 9 尿常规和肾功能测试

	参考范围	
酸性,可滴定	20～40mmol/d	20～40meq/d
醛固酮	正常饮食:6～25μg/d	正常饮食:6～25μg/d
	低盐饮食:17～44μg/d	低盐饮食:17～44μg/d
	高盐饮食:0～6μg/d	高盐饮食:0～6μg/d
铝	0.19～1.11μmol/L	5～30μg/L
氨	30～50mmol/d	30～50meq/d
淀粉酶		4～400U/L
淀粉酶/肌酐清除率	1～5	1～5
$[(Cl_{am}/Cl_{cr})\times100]$		
砷	0.07～0.67μmol/d	5～50μg/d
Bence Jones 蛋白,尿,定性	不适用	没有
Bence Jones 蛋白,尿,定量		
游离 Kappa	1.4～24.2mg/L	0.14～2.42mg/dl
游离 Lambda	0.2～6.7mg/L	0.02～0.67mg/dl
K/L te	2.04～10.37	2.04～10.37
钙(每餐钙含量 10 meq/d 或 200mg/d)	<7.5mmol/d	<300mg/d
氯化物	140～250mmol/d	140～250mmol/d
柠檬酸盐	320～1240mg/d	320～1240mg/d
铜	<0.95μmol/d	<60μg/d
粪卟啉(类型 Ⅰ and Ⅲ)	0～20μmol/mol 肌酐	0～20μmol/mol 肌酐
皮质醇,游离	55～193nmol/d	20～70μg/d
肌(氨)酸,as 肌酸酐		
女性	<760μmol/d	<100mg/d
男性	<380μmol/d	<50mg/d
肌酸酐	8.8～14mmol/d	1.0～1.6g/d
多巴胺	392～2876nmol/d	60～440μg/d
嗜酸性粒细胞	<100 嗜酸粒细胞/ml	<100 嗜酸性粒细胞/ml
肾上腺素	0～109nmol/d	0～20μg/d
肾小球滤过率	>60ml/(min·1.73m²)	>60ml/(min·1.73m²)
	(印第安美国人要×1.21)	(印第安美国人要×1.21)
葡萄糖(葡萄糖氧化酶法)	0.3～1.7mmol/d	50～300mg/d
5-Hydroindoleacetic acid [5-HIAA]	0～78.8μmol/d	0～15mg/d
羟(基)脯氨酸	53～328μmol/d	53～328μmol/d
碘,患者应采用点尿样		
WHO 缺碘分类		
不缺碘	>100μg/L	>100μg/L
轻度缺碘	50～100μg/L	50～100μg/L
中度缺碘	20～49μg/L	20～49μg/L
严重缺碘	<20μg/L	<20μg/L

	参考范围	
酮(丙酮)	阴性	阴性
17-酮类固醇	3～12mg/d	3～12mg/d
肾上腺素类物质		
肾上腺素	30～350μg/d	30～350μg/d
去甲肾上腺素	50～650μg/d	50～650μg/d
微量白蛋白		
标准	0.0～0.03g/d	0～30mg/d
微量白蛋白尿	0.03～0.30g/d	30～300mg/d
临床蛋白尿	＞0.3g/d	＞300mg/d
微白蛋白/肌酐比值		
正常	0～3.4g/mol 肌酐	0～30μg/mg 肌酐
微白蛋白	3.4～34g/mol 肌酐	30～300μg/mg 肌酐
临床蛋白尿	＞34g/mol 肌酐	＞300μg/mg 肌酐
微球蛋白 β_2	0～160μg/L	0～160μg/L
去甲肾上腺素	89～473nmol/d	15～80μg/d
端肽 N(交叉结合)		
女性,绝经期前	17～94nmol BCE/mmol 肌酐	17～94nmol BCE/mmol 肌酐
女性,绝经期后	26～124nmol BCE/mmol 肌酐	26～124nmol BCE/mmol 肌酐
男性	21～83nmol BCE/mmol 肌酐	21～83nmol BCE/mmol 肌酐
骨胶原等效		
渗透度	100～800 mOsm/kg	100～800 mOsm/kg
草酸		
男性	80～500μmol/d	7～44mg/d
女性	45～350μmol/d	4～31mg/d
pH	5.0～9.0	5.0～9.0
磷酸盐	12.9～42.0mmol/d	400～1300mg/d
胆色素原	无	无
钾	25～100mmol/d	25～100 meq/d
蛋白	＜0.15g/d	＜150mg/d
蛋白/肌酐比	男：15～68mg/g	男：15～68mg/g
	女：10～107mg/g	女：10～107mg/g
沉淀物		
红细胞	0～2/高倍视野	
白细胞	0～2/高倍视野	
细菌	无	
晶体	无	
囊细胞	无	
鳞状细胞	无	
肾小管细胞	无	
宽大管型	无	
上皮细胞管型	无	

续表

参考范围		
粒性管型	无	
透明管型	0～5/低倍视野	
红细胞管型	无	
蜡样管型	无	
白细胞管型	无	
钠	100～260mmol/d	100～260meq/d
比重：		
限制饮水 12h 后	＞1.025	＞1.025
不限制饮水 12h 后	≤1.003	≤1.003
肾小管重吸收,磷	0.79～0.94 滤过负荷	79%～94% 滤过负荷
尿素氮	214～607mmol/d	6～17g/d
尿酸(标准餐)	1.49～4.76mmol/d	250～800mg/d
香草扁桃酸	＜30μmol/d	＜6mg/d

特殊功能测试

表 10 心脏和大血管的正常压力

压强(mmHg)	平均	范围
右心房		
平均	2.8	1～5
a 波	5.6	2.5～7
c 波	3.8	1.5～6
x 波	1.7	0～5
v 波	4.6	2～7.5
y 波	2.4	0～6
右心室		
收缩期峰值	25	17～32
心舒末期	4	1～7
肺动脉		
平均	15	9～19
收缩期峰值	25	17～32
心舒末期	9	4～13
肺动脉楔压		
平均	9	4.5～13
左心房		
平均	7.9	2～12
a 波	10.4	4～16
v 波	12.8	6～21

续表

压强(mmHg)	平均	范围
左心室		
收缩期峰值	130	90～140
心舒末期	8.7	5～12
肱动脉		
平均	85	70～105
收缩期峰值	130	90～140
心舒末期	70	60～90

（来源：Reproduced from：MJ Kern The Cardiac Catheterization Handbook，4th ed. Philadelphia，Mosby，2003. ）

表 11　循环系统功能测试

测试	参考范围	
	国际标准单位	习用单位
动静脉氧分压	30～50ml/L	30～50ml/L
心排血量(Fick)	2.5～3.6 L/(m² · min)	2.5～3.6 L/(m² · min)
收缩性指标		
最大左心室收缩末期压力(dp/dt)	220 kPa/s(176～250kPa/s)	1650mmHg/s(1320～1880mmHg/s)
DP when DP＝5.3kPa	(37.6± 12.2)/s	(37.6±12.2)/s
(40 mmHg)(DP,developed LV pressure)	3.32± 0.84 舒张末期容积/s	3.32 ± 0.84 舒张末期容积/s
平均正常收缩射血率(血管造影术)	(1.83± 0.56)/s	(1.83± 0.56)/s
圆周纤维缩短的平均速度(血管造影术)		
射血分数:冲程容积/舒张期末容积	0.67±0.08(0.55～0.78)	0.67±0.08(0.55～0.78)
舒张期末容积	(70±20.0)ml/m²(60～88ml/m²)	(70±20.0)ml/m²(60～88ml/m²)
收缩期末容积	(25±5.0)ml/m²(20～33ml/m²)	(25± 5.0)ml/m²(20～33ml/m²)
左心室做功		
每搏功指数	(50± 20.0)(g · m)/m²(30～110)	(50± 20.0)(g · m)/m²(30～110)
左心室每分钟做功指数	1.8～6.6 [(kg · m)/m²]/min	1.8～6.6 [(kg · m)/m²]/min
氧耗量指数	110～150ml	110～150ml
最大摄氧量	35ml/min(20～60ml/min)	35ml/min(20～60ml/min)
肺血管阻力	2～12(kPa · s)/L	20～130(dyn · s)/cm⁵
体循环血管阻力	77～150(kPa · s)/L	770～1600(dyn · s)/cm⁵

（来源：E Braunwald et al：Heart Disease ，6th ed.Pihiladelphia W. B. Saunders Co. ，2001. ）

表 12　成人超声诊断正常值及病理分级

	女性正常值	轻度病变	中度病变	重度病变	男性参考值	轻度病变	中度病变	重度病变
左心室大小								
中隔厚度(cm)	0.6～0.9	1.0～1.2	1.3～1.5	≥1.6	0.6～1.0	1.1～1.3	1.4～1.6	≥1.7
后壁厚度(cm)	0.6～0.9	1.0～1.2	1.3～1.5	≥1.6	0.6～1.0	1.1～1.3	1.4～1.6	≥1.7
舒张期直径(cm)	3.9～5.3	5.4～5.7	5.8～6.1	≥6.2	4.2～5.9	6.0～6.3	6.4～6.8	≥6.9
舒张末期直径/BSA (cm/m²)	2.4～3.2	3.3～3.4	3.5～3.7	≥3.8	2.2～3.1	3.2～3.4	3.5～3.6	≥3.7

续表

	女性正常值	轻度病变	中度病变	重度病变	男性参考值	轻度病变	中度病变	重度病变
舒张末期直径/身高（cm/m）	2.5～3.2	3.3～3.4	3.5～3.6	≥3.7	2.4～3.3	3.4～3.5	3.6～3.7	≥3.8
左心室								
舒张末期体积(ml)	56～104	105～117	118～130	≥131	67～155	156～178	179～201	≥202
舒张末期直径/BSA(ml/m²)	35～75	76～86	87～96	≥97	35～75	76～86	87～96	≥97
收缩末期体积(ml)	19～49	50～59	60～69	≥70	22～58	59～70	71～82	≥83
收缩末期直径/BSA(ml/m²)	12～30	31～36	37～42	≥43	12～30	31～36	37～42	≥43
左心室质量,二维测量方法								
质量(g)	66～150	151～171	172～182	≥183	96～200	201～227	228～254	≥255
质量/BSA(g/m²)	44～88	89～100	101～112	≥113	50～102	103～116	117～130	≥131
左心室功能								
心内膜缩短分数(%)	27～45	22～26	17～21	≤16	25～43	20～24	15～19	≤14
中隔缩短分数(%)	15～23	13～14	11～12	≤10	14～22	12～13	10～11	≤9
射血分数,二维测量方法(%)	≥55	45～54	30～44	≤29	≥55	45～54	30～44	≤29
右心室范围(cm)								
右心室底部直径	2.0～2.8	2.9～3.3	3.4～3.8	≥3.9	2.0～2.8	2.9～3.3	3.4～3.8	≥3.9
右心室中部直径	2.7～3.3	3.4～3.7	3.8～4.1	≥4.2	2.7～3.3	3.4～3.7	3.8～4.1	≥4.2
底-尖部长度	7.1～7.9	8.0～8.5	8.6～9.1	≥9.2	7.1～7.9	8.0～8.5	8.6～9.1	≥9.2
主动脉瓣上右心室流出道直径	2.5～2.9	3.0～3.2	3.3～3.5	≥3.6	2.5～2.9	3.0～3.2	3.3～3.5	≥3.6
肺动脉瓣右心室流出道直径	1.7～2.3	2.4～2.7	2.8～3.1	≥3.2	1.7～2.3	2.4～2.7	2.8～3.1	≥3.2
肺动脉瓣下肺动脉直径	1.5～2.1	2.2～2.5	2.6～2.9	≥3.0	1.5～2.1	2.2～2.5	2.6～2.9	≥3.0
右心室大小和功能(四腔示)								
舒张末期面积(cm²)	11～28	29～32	33～37	≥38	11～28	29～32	33～37	≥38
收缩末期面积(cm²)	7.5～16	17～19	20～22	≥23	7.5～16	17～19	20～22	≥23
面积变化分数(%)	32～60	25～31	18～24	≤17	32～60	25～31	18～24	≤17
心房大小								
左心房直径(cm)	2.7～3.8	3.9～4.2	4.3～4.6	≥4.7	3.0～4.0	4.1～4.6	4.7～5.2	≥5.3
左心房直径/BSA(cm/m²)	1.5～2.3	2.4～2.6	2.7～2.9	≥3.0	1.5～2.3	2.4～2.6	2.7～2.9	≥3.0
右心房最小轴(cm)	2.9～4.5	4.6～4.9	5.0～5.4	≥5.5	2.9～4.5	4.6～4.9	5.0～5.4	≥5.5

	女性正常值	轻度病变	中度病变	重度病变	男性参考值	轻度病变	中度病变	重度病变
右心房最小轴/BSA (cm/m²)	1.7～2.5	2.6～2.8	2.9～3.1	≥3.2	1.7～2.5	2.6～2.8	2.9～3.1	≥3.2
左心房面积(cm²)	<20	20～30	30～40	≥41	<20	20～30	30～40	≥41
左心房体积(ml)	22～52	53～62	63～72	≥73	18～58	59～68	69～78	≥79
左心房体积/BSA (ml/m²)	16～28	29～33	34～39	≥40	16～28	29～33	34～39	≥40
主动脉瓣狭窄,严重程度分级								
大动脉射血速度(m/s)		2.6～2.9	3.0～4.0	>4.0		2.6～2.9	3.0～4.0	>4.0
平均压(mmHg)		<20	20～40	>40		<20	20～40	>40
瓣膜面积(cm²)		>1.5	1.0～1.5	<1.0		>1.5	1.0～1.5	<1.0
瓣膜面积指数(cm²/m²)		>0.85	0.60～0.85	<0.6		>0.85	0.60～0.85	<0.6
速度比		>0.50	0.25～0.50	<0.25		>0.50	0.25～0.50	<0.25
二尖脉瓣狭窄,严重程度分级								
瓣膜面积(cm²)		>1.5	1.0～1.5	<1.0		>1.5	1.0～1.5	<1.0
平均压力(mmHg)		<5	5～10	>10		<5	5～10	>10
肺动脉压(mmHg)		<30	30～50	>50		<30	30～50	>50
主动脉反流,严重指数(%)								
流颈宽度(cm)		<0.30	0.30～0.60	≥0.60		<0.30	0.30～0.60	≥0.60
射血宽度/左心室流出道宽度,(%)		<25	25～64	≥65		<25	25～64	≥65
Jet CSA/LVOT CSA(%)		<5	5～59	≥60		<5	5～59	≥60
反流体积(ml/beat)		<30	30～59	≥60		<30	30～59	≥60
反流分数(%)		<30	30～49	≥50		<30	30～49	≥50
有效反流面积(cm²)		<0.10	0.10～0.29	≥0.30		<0.10	0.10～0.29	≥0.30
二尖瓣反流,严重指数								
流颈宽度(cm)		<0.30	0.30～0.69	≥0.70		<0.30	0.30～0.69	≥0.70
反流体积(ml/beat)		<30	30～59	≥60		<30	30～59	≥60
反流分数(%)		<30	30～49	≥50		<30	30～49	≥50
有效反流面积(cm²)		<0.20	0.20～0.39	≥0.40		<0.20	0.20～0.39	≥0.40

BSA.体表面积；CSA.横截面积；LVOT,左心室流出道(来源：Values adapted from：American Society of Echocardiography,Guidelines and Standards. http：// www. asecho. org/i4a/pages/index. cfm? pageid＝3317. Accessed Feb 23,2010.)

表 13　肺生理学有效量值

	符号	参考数据	
		男子（40 岁，体重 75kg，身高 175cm 高）	女子（40 岁，体重 60kg，身高 160cm）
肺力学			
呼吸量-体积-时间曲线			
用力肺活量	FVC	5.0L	3.4L
1 秒用力呼气量	FEV_1	4.0L	2.8L
FEV_1/FVC	FEV_1%	80%	78%
最大呼气中期流速	MMEF(FEF 25～75)	4.1L/s	3.2L/s
最大呼气流速	MEFR(FEF 200～1200)	9.0L/s	6.1L/s
呼吸量-流速曲线			
50%肺活量的最大呼气流速	V_{max}50(FEF 50%)	5.0L/s	4.0L/s
75%肺活量的最大呼气流速	V_{max}75(FEF 75%)	2.1L/s	2.0L/s
气流阻力：			
肺阻力	$RL(R_L)$	<3.0cmH$_2$O/(s·L)	
呼吸道阻力	Raw	<2.5cmH$_2$O/(s·L)	
电导率	SGaw	>0.13cmH$_2$O/s	
肺顺应性			
肺活量的静态反冲压强	Pst TLC	(25±5) cmH$_2$O	
肺顺应性（静态）	CL	0.2 L cmH$_2$O	
肺和胸的顺应性	C(L+T)	0.1L cmH$_2$O	
每分钟 20 次呼吸的动态顺应性	C dyn 20	(0.25±0.05)L/cmH$_2$O	
最大静态呼吸压强：			
最大吸气压强	MIP	>110cmH$_2$O	>70cmH$_2$O
最大呼气压强	MEP	>200cmH$_2$O	>140cmH$_2$O
肺容量			
肺总容量			
有效残余量	TLC	6.9L	4.9L
残余体积	FRC	3.3L	2.6L
深吸气量	RV	1.9L	1.5L
补呼气量	IC	3.7L	2.3L
肺活量	ERV	1.4L	1.1L
	VC	5.0L	3.4L
气体交换（海拔）			
动脉氧压	PaO$_2$	(12.7±0.7)kPa[(95±5)mmHg]	
动脉二氧化碳压	PaCO$_2$	(5.3±0.3)kPa[(40±2)mmHg]	
动脉氧饱和度	SaO$_2$	0.97±0.02(97%±2%)	
动脉血 pH	pH	7.40±0.02	
动脉碳酸氢	HCO$_3^-$	(24±2)meq/L	
碱剩余	BE	0±2meq/L	

续表

符号	参考数据	
	男子(40岁,体重75kg,身高175cm高)	女子(40岁,体重60kg,身高160cm)
一氧化碳弥散力(单次呼吸)	DL_{CO}	37ml CO/(min·mmHg)	27ml CO/(min·mmHg)
无效腔容积	V_D	2ml/kg 体重	
生理无效腔;无效腔/一次换气比	V_D/V_T		
休息		≤35% V_T	
活动		≤20% V_T	
肺泡动脉氧分差	$P(A-a)O_2$	≤2.7 kPa ≤20 kPa(≤24 mmHg)	

（源自：AH Morris et al：Clinical Pulmonary Function Testing. A Manual of Uniform Laboratory Procedures,2nd ed. Salt Lake City,Utah,Intermountain Thoracic Society,1984.）

表 14　胃肠试验

试验	结果	
	国际标准单位	习用单位
吸收试验		
D-木糖:整夜空腹后,口服25g木糖水溶液		
尿液:5h后收集	25%摄入剂量	25%摄入剂量
血清:服药后2h	2.0～3.5mmol/L	30～52mg/dl
维生素A:获得空腹血标本和口服给予200 000单位维生素A	快速给药3～5h后,血清浓度增加2倍	快速给药3～5h后,血清浓度增加2倍
苯替酪胺测试(胰腺功能):500mg		
口服苯替酪胺(chymex);对氨基苯甲酸测量		
血浆		
尿液		>3.6(±1.1)μg/ml 90 min
胃液	6h内恢复>50%	6h内恢复>50%
量		
24h		
夜间	2～3 L	2～3 L
基地,空腹	600～700ml	600～700ml
反应	30～70ml/h	30～70ml/h
pH		
禁食液的滴定酸度	1.6～1.8	1.6～1.8
酸排出量	4～9μmol/s	15～35meq/h
基础		
女性(平均值±1SD)		
男性(平均值±1SD)	(0.6± 0.5)μmol/s	(2.0± 1.8)meq/h
最大(SC组胺磷酸盐后,0.004mg/kg,50mg异丙嗪,或者皮他唑后,1.7mg/kg,或者五肽胃泌素,6 μg/kg)	(0.8± 0.6)μmol/s	(3.0± 2.0)meq/h
女性(体重±1SD)		
	(4.4±1.4)μmol/s	(16± 5)meq/h

续表

试验	结果	
	国际标准单位	习用单位
男性(体重±1SD)	$(6.4\pm1.4)\mu mol/s$	$(23\pm5)meq/h$
基础酸排出量/最大排出量比率	$\leqslant0.6$	$\leqslant0.6$
胃泌激素,血清	$0\sim200\mu g/s$	$0\sim200pg/ml$
胰泌素试验(胰腺外分泌功能):1U/kg,IV		
体积(胰液),80min 内	$>2.0ml/kg$	$>2.0ml/kg$
重碳酸盐浓度	$>80mmol/L$	$>80meq/L$
30min 内重碳酸盐产出	$>10mmol$	$>10meq$

其他

表 15　体液及其他质量数据

	参考量	
	国际标准单位(SI)	习用单位
腹液		
体液		
总体液量	50%(肥胖)～70%	
细胞内	30%～40%的体积	
细胞外	20%～30%的体积	
血液		
总量		
男性	69ml/kg 体重	
女性	65ml/kg 体重	
血浆量		
男性	39ml/kg 体重	
女性	40ml/kg 体重	
红细胞量		
男性	30ml/kg 体重	体表面积的 $1.15\sim1.21L/m^2$
女性	25ml/kg 体重	体表面积的 $0.95\sim1.00L/m^2$
体重指数	$18.5\sim24.9kg/m^2$	$18.5\sim24.9\ kg/m^2$

表 16　辐射-衍生单位

总量	测量	废单位	国际标准单位	国际标准单位名称	转换关系
活性	放射衰退率	(Ci)	dps	Bq	$1Ci=3.7\times10^{10}\ Bq$
					$1mCi=37MBq$
					$1Bq=2.703\times10^{-11}Ci$
暴露量	干燥空气中 X 射线,γ 射线电离量(每单位质量)	R	C/kg	无	$1C/kg=3876R$
					$1R=2.58\times10^{-4}C/kg$
					$1mR=258pC/kg$

总量	测量	废单位	国际标准单位	国际标准单位名称	转换关系
空气比释动能	空气中电离辐射下带电粒子初始能量总和（每单位质量）	rad	J/kg	Gy	1Gy＝100rad 1rad＝0.01Gy 1mrad＝10μGy
吸收剂量	每单位质量中媒介中（器官/组织）的能量储存	rad	J/kg	Gy	1Gy＝100rad 1rad＝0.01Gy 1mrad＝10μGy
等价量	每单位质量中媒介中（器官/组织）的能量储存，测量以反映辐射种类	rem	J/kg	Sv	1Sv＝100rem 1rem＝0.01Sv 1mrem＝10μSv
有效量	参考个体的每单位质量中能量储存，双重测量以反映射线和被辐射器官的种类	rem	J/kg	Sv	1Sv＝100 rem 1rem＝0.01Sv 1mrem＝10μSv

致谢

感谢 Drs. Daniel J. Fink，Patrick M. Sluss，James L. Januzzi，和 Kent B. Lewandrowski 对以前各版《哈里森内科学》本部分内容所做的贡献。我们也感谢 Drs. Amudha Palanisamy 和 Scott Fink 的认真校对和合理建议。

（张　磊　译）